Nutrition
Concepts and Controversies
(15th edition)

营养学
——概念与争论
（第15版）

[美] 弗朗西斯·显凯维奇·赛泽
（Frances Sienkiewicz Sizer）
　　　　　　　　　　　　主编
[美] 埃莉诺·诺斯·惠特尼
（Eleanor Noss Whitney）

陈　伟　主译

清华大学出版社
北京

北京市版权局著作权合同登记号　图字 01–2020–4257 号

Nutrition: concepts & controversies
Frances Sienkiewicz Sizer, Eleanor Noss Whitney

图书在版编目（CIP）数据

营养学：概念与争论：第 15 版 /（美）弗朗西斯·显凯维奇·赛泽，（美）埃莉诺·诺斯·惠特尼主编；陈伟主译 .-2 版 .—北京：清华大学出版社，2024.3（2025.3重印）
书名原文：Nutrition : concepts & controversies
ISBN 978-7-302-60870-7

Ⅰ．①营…　Ⅱ．①弗…②埃…③陈…　Ⅲ．①营养学　Ⅳ．① R151

中国版本图书馆 CIP 数据核字（2022）第 090924 号

责任编辑：罗　健
封面设计：傅瑞学
责任校对：李建庄
责任印制：沈　露

出版发行：清华大学出版社
　　　　网　　　址：https://www.tup.com.cn，https://www.wqxuetang.com
　　　　地　　　址：北京清华大学学研大厦 A 座　　　　　　　　邮　　编：100084
　　　　社 总 机：010-83470000　　　　　　　　　　　　　　邮　　购：010-62786544
　　　　投稿与读者服务：010-62776969，c-service@tup.tsinghua.edu.cn
　　　　质量反馈：010-62772015，zhiliang@tup.tsinghua.edu.cn
印 装 者：三河市君旺印务有限公司
经　　销：全国新华书店
开　　本：215mm×275mm　　　印　　张：48.75　插页：6　　　字　　数：1568 千字
版　　次：2017 年 4 月第 1 版　2024 年 4 月第 2 版　　　　　印　　次：2025 年 3 月第 2 次印刷
定　　价：198.00 元

产品编号：086811–01

弗朗西斯 · 显凯维奇 · 赛泽
Frances Sienkiewicz Sizer

理学硕士，注册营养师，美国营养与饮食学学会会员。本科和研究生阶段就读于佛罗里达州立大学，1980 年获理学学士学位，1982 年获营养学硕士学位。她是美国营养与饮食学学会的创始会员。由她创立并担任副主席的美国营养和健康协会坐落于佛罗里达州的塔拉哈西，作为信息和资源中心，该组织不断对 1000 多个营养学课题进行文献数据库的追踪研究。她的专著包括《生活的选择：健康概念和方略》《做出生活的选择》《健康三连音：激励、训练和营养》等。她也是《营养学互动教程》（大学营养学光盘版教材）的作者，在大学课堂上率先推出营养概念动画。她曾协助美国各地的教授组建咨询委员会，重点关注营养教育创新。除此之外，她还在各大学、国际或地区性会议上发表演讲，并为她所在社区的消除饥饿和无家可归者救援组织提供帮助。

仅以此书献给我亲爱的最小的孙女：卡伦 · 安 · 塞泽，欢迎你小天使！

——弗朗

埃莉诺 · 诺斯 · 惠特尼
Eleanor Noss Whitney

博士，1960 年于拉德克里夫学院获得生物学学士学位，1970 年在圣路易斯华盛顿大学获得生物学博士学位。她曾执教于佛罗里达州立大学，是美国营养与饮食学学会认证的注册营养师。她现在致力于营养、健康和环境问题的研究、写作和咨询工作。她的早期著作包括发表于《科学》《遗传学》等杂志上的论文，以及大学教材《走进营养学》《健康人群营养学和临床营养学》《营养学和食疗》《关键的生活选择》和中学教材《做出生活的选择》。目前她最大的研究兴趣是能量守恒、太阳能利用、采用替代燃料的交通工具以及生态系统的修复。她还是一名公民气候游说团体的全职志愿者。

献给我最爱的马克思、佐伊、艾米莉、丽贝卡、卡里加和公爵夫人（宠物昵称）。

——埃莉

译者的话

"民以食为天"，营养学是关系每个人切身利益的学问，大众迫切需要营养学科学知识。本书是风靡全球的营养学名著，在营养学界有很大的影响力，由美国营养和健康协会副主席弗朗西斯·显凯维奇·赛泽和佛罗里达州立大学埃莉诺·诺斯·惠特尼教授主编。该书被北美地区很多高校选作营养学教材，其版权被很多国家的出版社购买，以多种语言在全世界发行。清华大学出版社早在 2004 年 4 月就出版了本书第 8 版，2017 年 4 月又出版了本书第 13 版，由清华大学生命科学学院生物化学教授王希成主译，该书出版后，受到中国读者的热烈欢迎，多次重印。

我受清华大学出版社邀请翻译本书，当时正值"健康中国 2030 战略"实施和国家"十四五"开局之年，国家将居民科学合理膳食放在十五项健康中国行动的第二项，由此可见国家的重视程度。"三减（减盐、减油、减糖）三健（健康口腔、健康体重、健康骨骼）"行动更是与营养学息息相关。

在借鉴《营养学——概念与争论》（第 13 版）基础上，我们翻译了《营养学——概念与争论》（第 15 版）。在翻译过程中，我与翻译团队成员尊重清华大学王希成教授生前的翻译成果，其第 13 版译文真正做到了翻译的高境界——"信、达、雅"。在我们翻译期间，王希成教授不幸因病去世，我们表示深切的哀悼！但我们也尽量规范使用营养学术语，仔细核对原文，查漏补缺，在忠于英文原文意思基础上，尽量使表述符合中文习惯。书中的不少食物是西方国家的食物，中国很少见，另外，国外的食物计量单位不同于国内，虽然多次校对稿件，但难免有错，敬请读者批评指正！

本书以营养学基本概念、基本原理、常见争论、自测题为主线，按照"健康美国 2020"基本倡议及其概念安排章节内容，内容质量上乘，编排科学合理，文笔流畅，深入浅出、生动活泼地阐述了营养学原理。本书诠释了蛋白质、脂类、碳水化合物、维生素、水与矿物质6 类营养素，阐述了饮食与健康的关系以及不同年龄段和性别的人的营养问题，介绍了膳食营养素参考摄入量、食物血糖指数、糖尿病前期、反式脂肪酸、代谢综合征、运动补充剂等概念，讨论了饮酒对健康的影响，添加糖与健康的关系，向心性肥胖的风险，营养与慢性疾病，营养对后代的影响，饮食的选择能否延长寿命，饮食能否影响老年痴呆，营养与药物相互作用等问题，书中有大量生动的案例，理论与实际生活完美结合，对大众营养有很强的指导作用。

在翻译过程中，本书给我们带来强烈的震撼，本书有三个突出的亮点：

（1）将营养学概念与日常生活紧密结合，清晰界定营养学概念，实用性强。如明确定义有机食品、无公害食品、绿色食品、清真食品、素食食品、保健食品，让读者不会陷于商业概念炒作的漩涡之中。为什么头天喝多了酒第二天醒来会口干舌燥？怎样补水最健康？本书会给你科学的解释，从合理营养的角度教你健康饮酒和合理饮水。

（2）本书版式设计非常合理，概念、生活小窍门摆放得恰到好处，便于阅读。章后安排有自测题，你可以随时检验你的学习效果。

（3）作者敢于直面营养学争论的话题，激起读者强烈的阅读欲望。如低碳和生酮饮食能否改善健康？吃水果好还是喝果汁好？读者的各种疑虑在书中都有明确答案，读完本书，你一定有茅塞顿开之感！

本书的参考文献也沿用英文原著中的参考文献格式，未按中国参考文献国家标准调整：一是因为原著参考文献数目极多；二是中美两国参考文献要求不尽相同，要求展示的信息不尽相同；三是有些陈旧的参考文献难以查找。

本书的能量单位按原著统一译为千卡（kcal），没有统一换算为国际单位千焦（kJ），1kcal=4.18kJ：一是便于国内读者记忆和理解；二是便于国内临床营养人员使用；三是原著有些图表不便更改单位。特此说明。

在本书翻译过程中，北京协和医院临床营养科的研究生们倾情付出，即使在新冠疫情期间，依然不懈工作，主译助理王雪同学负责收集资料，仔细校对文稿，在此，我对所有参译人员表示衷心感谢！感谢上海营康科技公司在翻译工作中给予的帮助！感谢协和医院及临床营养科领导的大力支持！感谢所有参译人员家人给予的支持！也感谢清华大学出版社对我们的信任与鼓励！

北京协和医院临床营养科　陈伟

2023 年 12 月

译者名单

主　译：陈　伟

主译助理：王　雪

译　　者（以姓氏拼音为序）：
陈沫汐、陈　伟、李齐菲
李秋妍、李融融、刘　琰
时小东、王　雪、吴　磊
于子涵

前　　言

在通往路易斯安那州的高速公路上有这样的告示牌："来者如此，归时不同"，意思是说，一旦你看了、闻了、尝了、听了路易斯安那州风情，你整个人就会有变化。本书想对读者也发出同样的邀请：带着你现有的知识和热情，带着你未解的疑问和困惑，也带着你当前的饮食习惯和偏好，请你访问营养科学。

你将带着变化离开，你将从阅读中得到对营养学更全面的理解，能更好地明辨营养信息的真假，能提出深刻的问题，并找出答案，最后，能够更好地安排自己的饮食，使它不仅美味，而且能带来精神上的享受，更能给身体提供营养。

在过去的 40 多年里，《营养学——概念与争论》一直是北美地区营养学教学的基石，为营养学专业师生服务。秉承此传统，第 15 版教材继续探讨日新月异的营养学前沿知识，以科学原理为根基来解决疑难问题。我们与师生们保持密切的联系，清晰、通俗易懂一直是本书标志性的风格。

教学特点

全书有很多特别吸引读者的内容。富有逻辑性的阐述和生动的图解，易于理解，令人兴致盎然，既适合善于阅读、听讲的学生，也适合喜欢直观形象化学习的读者。本书配有的大量照片、图片增添了阅读的乐趣。

第 15 版保留了很多经历过时间考验、确切有效的教学方式，每一章开头都有"启发提问"，以激起读者的兴趣，结尾有"你的结论是什么"，要求读者得出结论。"学习目标（learning objectives,LO）"对每章的主旨做出概括。"学习目标"还会在每节标题下再次出现，明确点出该部分的中心思想。"算一算"专栏让读者解决营养相关算术问题，并提供相应示例；"健康生活专栏"提示读者将营养、身体活动和健康联系起来；"膳食指导"为理论与实践搭桥，它们是每章概念的实际应用。有关消费者的部分被命名为"消费者指南专栏"，在当前令人困惑的市场中，它能以科学为指导，帮助读者做出明智的抉择，结尾附有复习题，帮助读者回忆要点。

我们保留了非常受读者欢迎的维生素和矿物质简

介，它采用了美国营养与饮食学学会 2015 年推荐的每日摄取量标准。它们如同浓缩的信息胶囊，描述了维生素和矿物质的食物来源，展示了膳食营养素参考摄入量，指出每种营养素的主要功能，以及当其缺乏或中毒时的症状。

新的或重要的名词定义在章节页边空白处或邻近的表格中展示。每一章以不可或缺的"自测题"结尾，答案在附录 J 中，可为读者提供即时反馈。

争论

本书题目中含有"争论"二字，意指书中内容会为你介绍公认的营养学知识范围以外的东西，这些选修阅读材料放在每章后，深入讨论当前的科研课题和营养领域科学家之间的争论。这些快速变化的主题很吸引人，展示了科学研究是如何建立营养学知识体系的，我们又是如何质疑它的。

各章内容

第 1 章开头就向学生们提出了一个与其息息相关的问题。很多人也问了营养学教育者同一个问题——"为什么要在意营养？"我们的回答方式是阐述食物营养对疾病的种种影响，列举了一系列的病症，从完全由基因引起的病症到几乎仅凭营养干预就能预防的病症。在叙述一些关于基因、养分、食物中生物活性成分和食物性质的入门知识后，向大家介绍了美国的"全民健康"目标。第 1 章以对科学研究和营养骗术的讨论结束。

第 2 章让人了解营养素标准的概念，例如膳食营养素参考摄入量，并通过《美国居民膳食指南（2015—2020）》来安排三餐。

第 3 章全面、精练地介绍了人体功能，从基因到器官，着重介绍消化系统及其微生物。

第 4 章到第 6 章专注于介绍产能营养素——碳水化合物、脂类和蛋白质。争论 4 更新了关注点，围绕食物中添加糖对健康的影响的理论和谣言展开。争论 5 探讨了脂质指南的科学基础。

第 7、8 章介绍维生素、矿物质和水。

第9章将能量平衡与人体构成、肥胖和低体重联系在一起，对人一生的体重管理都有指导作用。

第10章介绍了身体活动、运动员成绩和营养之间的关系，并对如何鉴别面向运动员的产品做了一些指导。

第11章将前10章所学的原理应用于慢性疾病及其预防。

第12章阐述极为重要的食品安全的概念，最后以在现实生活中应用这些概念的实用建议结束，并且论述了食品添加剂的实用性和安全性，包括人工甜味剂和人造食用脂肪。

第13、14章强调营养贯穿人一生的重要性，并在争论13中突出儿童肥胖症问题，第14章还提供了针对学龄前儿童、小学生、青少年和老年人的营养建议。

第15章讲解了美国和全球的饥饿和营养不良问题。它揭示了数目巨大又互相关联的问题，它们会威胁未来的食物供应，并探讨了可能的解决方法。

我们传达给你的信息

我们始终不变的目标是想通过本书加深读者对营养学的理解。我们希望书上的信息能超越教室的范围，并真正有益于读者的生活，让读者把这些知识带回家，在生活中应用它，滋养自己，教育你所爱的人，使他人也拥有健康的未来。关注营养学最新的动态，尽管报道中有彼此矛盾的内容、夸大其词的宣传，甚至充斥一些骗术，但真正的营养学知识会因真正的科学精神而不断向前发展，重要的真理亦会不断被发现。

本版新增内容

本教科书的每一章每一节都反映了第14版以来营养科学的变化。附录K给出了参考文献，既往的参考文献可在以往版本中查到。

第1章

- 更新了主要死因数据。
- 更新了"健康美国2020"内容。
- 新增了宏量营养素和微量营养素的定义。
- 新增了荟萃分析的定义。
- 争论中的定义和描述依据美国营养与饮食学学会的规定。
- 术语表（2017）的定义。
- 更新了有关注册营养师资格的内容。

第2章

- 更新了美国饮食与理想饮食的对比图。
- 新增了营养当量的定义。
- 对饮食计划部分和表格进行了比较大的修改。
- 扩大了体重管理相关的食品清单，并进行阐述。
- 更新了食品标签对比图。
- 改进了植物化合物表格。
- 将表C2-3移至教师材料中。

第3章

- 重新组织了章节，更关注消化道及其功能。把其它系统的材料转移至教师材料中。
- 修改了pH值图。
- 更新了小肠内壁图。
- 引入并定义了"微生物组"的概念。
- 重新整理了食物和肠道气体表。
- 对酒精部分的争论进行了重要的重组、更新和精简。

第4章

- 对产能营养素在总能量摄入中所占百分比的新解释。
- 产能营养素占比的新图。
- 将纤维组成图移至教师材料中。
- 增加纤维摄入量的新对策。
- 精简了有关血糖指数的介绍。
- 糖尿病的主要报道部分移至第11章。
- 新增糖尿病与低血糖章节，解释血糖控制失败的原因。
- 新增糖醇章节。
- 新增糖醇相关表格。
- 精简和更新了争论部分。

第5章

- 新增了"起酥油"的定义。
- 新增了"炎症"的定义。
- 更新并扩大了EPA和DHA的介绍版块。
- 将鱼油补充剂标签图移至教师材料中。
- 新增谷物食品所含脂质的条形图。
- 更新了争论。

第6章

- 在消费者指南中新增关于骨汤的讨论。

- 删除蛋白质过量引起的成人骨丢失。
- 新增了希腊酸奶和高蛋白奶昔中的能量和蛋白质比较数据。
- 压缩和合并了争论部分的表格。
- 新增含 2000 kcal（1 kcal=4.186kJ，本书英文图表中大量出现 kcal，为了方便读者理解、记忆及临床应用，本书能量单位统一译为 kcal）能量的一日素食菜单。

第7章
- 全面更新了每一种维生素的相关内容。
- 将以下照片转换为图表：油中的维生素 E；新生儿用的维生素 K；叶酸和神经管缺陷。
- 表格：将疾病中的维生素 D 移至教师材料中。
- 新增关于食品加工和维生素的消费者指南。
- 新图：叶酸强化对一些国家神经管缺陷患病率的影响。
- 更新了争论部分，探讨了当前的补充剂污染问题。
- 新图：如何阅读食物标签。

第8章
- 重组并更新了有关水的部分内容。
- 重组了有关钠的部分内容。
- 替换了钠的来源图片。
- 新图：食物标签中的钠。
- 将下列照片改为图片：渗透（茄子）、甲状腺肿、碘盐标签、非血红素铁吸收、锌缺乏症。
- 新图：美国成年人平均每日钠摄入量。
- 新图：钙的来源。
- 将钙的示踪部分移至教师材料。
- 更新了争论。

第9章
- 使用新分析方法的肥胖地图。
- 新定义的临床术语：基于肥胖的慢性疾病。
- 增加了食欲刺激素的助眠功能。
- 精炼了有关微生物和肥胖的章节。
- 探讨了人工甜味剂的好处。
- 增加了肥胖患者基因改变的讨论。
- 新的汇总表格：引起肥胖的相关因素。
- 在减重手术方法中增加了袖状胃切除术。
- 更新了"间歇性禁食"的解释。

- 新定义：运动电玩。
- 探讨了膳食能量密度的文化差异。
- 更新了与女性运动员三联征相关的术语。
- 新表格：神经性厌食的危害。

第10章
- 重组了几个主要章节。
- 阐述了能量可及性和能量需求的概念。
- 阐述了超耐力运动对胃肠道的影响。
- 新的美国营养与饮食学学会的碳水化合物和蛋白质推荐。
- 新图：女性运动员贫血。
- 美国营养与饮食学学会给出的新的补水计划表。
- 国际运动营养学会给出的营养摄入时机的应用指南。
- 新讨论：甜菜根和膳食中的亚硝酸盐在运动补充剂中的作用。

第11章
- 章节完全重组，重点为营养和慢性疾病。
- 删掉了感染性疾病的讨论。
- 新表：慢性疾病危险因素。
- 新表：成人血压标准范围。
- 新增关于糖尿病的主要章节；新表：糖尿病的常见误区。
- 新增定义：精准医学。
- 探讨了基因检测中的消费者隐私问题。

第12章
- 新定义术语：病原体、中毒、地方病。
- 新增术语：毒素介导的感染。
- 新章节：FDA 的《食品安全现代化法案》，附带定义。
- 扩增了有关包装日期的内容。
- 定义了 FDA 的新的《产品安全规则》。
- 厨房检测表移至新的膳食指导。
- 为清晰起见，重组了温度计和安全温度的图片。
- 新的膳食指导：应对食品安全的现实挑战。
- 新图：选择性育种。
- 定义了基因编辑和 CRISPR 技术。
- 描述并增加了基因工程鲑鱼的新图。
- 在汇总表中增加了消费者关注的有关草甘膦的

内容。

第13章

- 删掉了婴儿死亡率图片。
- 替换了脊柱裂图片。
- 新表：孕期和哺乳期女性的海产品推荐。
- 用胎儿酒精综合征患儿的照片替换了胎儿酒精综合征患者面部特征的草图。
- 重组的表格：母乳喂养婴儿的补充剂。
- 增加了有关响应式喂养的讨论和定义。
- 在婴儿发育表中增加了饥饿和饱食信号。
- 新表：预防儿童肥胖的养育对策。
- 新增充足睡眠的章节和表格。

第14章

- 更新 MyPlate 图片。
- 更新并完善了过敏的章节。
- 压缩并更新了经前期综合征部分。
- 新章节：老年人体重下降和超重。
- 重组和更新了维生素 D 部分。
- 探讨了地中海饮食模式在阿尔茨海默病发病中的作用。
- 新图：与阿尔茨海默病相关的可控因素。
- 新图：咖啡因来源。

第15章

- 新图：食品危机的流行趋势。
- 更新了饥饿的章节。
- 几张新图。
- 附录变更。
- 删掉了食物组分表格。
- 将之前的附录 I "化学结构" 改为附录 A。

教学辅助材料

学生和老师都会喜欢本教材附带的创新性教学和学习资料。

心灵点击 MindTap： 一种高度个性化的在线学习方式。除了电子书、家庭作业答案、数字补充材料及优质网站外，MindTap 还是一个数字学习平台，可与你的校园 LMS 一起使用，为生活中的各种电子设备提供课程。MindTap 建立在 "应用程序 app" 模型之上，在 Cengage 和非 Cengage 资源范围内增强数字化协作，提供引人入胜的学术内容。

教师同伴网站： 所有你需要的课程内容都在一个地方！本书的课件和课堂工具集合可以通过登录 www.cengage.com/login 在线获得，访问和下载 PowerPoint 演示文稿、图像、教师手册、视频等。

Cognero 测试库： 由 Cognero 线上系统提供支持的 Cengage 学习测试库是一个灵活应用的在线系统，允许你：

- 创作、编辑和管理多个 Cengage 学习解决方案的测试库内容。
- 可快速创建多个测试版本。
- 为你的校园 LMS、教室或任何你想要的地方提供测试。

饮食与健康 +（Diet & Wellness Plus）： 饮食与健康 + 帮助你了解营养如何与你的个人健康目标相关。跟踪你的饮食和活动，生成报告，并分析你所吃食物的营养价值。饮食和健康 + 包括超过 75000 种食物以及定制食物和食谱功能。新的行为改变计划可以帮助你识别生活中的风险，并指导你通过关键步骤做出积极的改变。饮食与健康 + 也是一个应用程序（app），可以点击 MindTap 的 app 停靠栏。

全球营养观察（Global Nutrition Watch）： 通过 "Cengage Learning" 将 "全球营养观察" 带到课堂上。这个用户友好型网站提供方便访问数千个可信来源的路径，包括学术期刊、报纸、视频和播客，可用于研究项目或课堂讨论。全球营养观察每天更新，并提供与营养相关的最新新闻。

致谢

感谢我们的合作伙伴琳达·凯利·德布鲁因（Linda Kelly DeBruyne）和莎伦·罗尔夫斯（Sharon Rolfes）几十年来的支持。谢谢戴维·沃伦·考克斯（David Warren Cox）帮助我们生成有序的尾注列表。

我们还要感谢更新本版部分内容的营养专家。

- 琳达·德布鲁恩（Linda Debruyne）（第 11 和 13 章）。理学硕士，注册营养师。琳达在佛罗里达州立大学获得营养学硕士学位，是美国营养与健康协会的创始成员。她还参与合著了大学营养教科书《营养与饮食疗法》和《健康与保健的营养》。
- 香农·杜伊什高尔·温特斯（Shannon Dooies Gower-Winter）（第 7 章）。理学硕士，注册营养师。香农毕业于佛罗里达州立大学 (Florida State University)，获得营养学硕士学位。她曾在佛罗里达州立大学教授营养学，并在全州范围内发表与儿童营养相关的演讲。她从事营养神经科学领域的研究，主要研究锌在大脑中的各种作用。她的研究成果曾在区域和国家科学会议上发表，并在有同行评议的期刊上合著了多篇文章。

特别感谢我们的出版团队——米里亚姆·迈尔斯（Miriam Myers）、洛里·哈泽德（Lori Hazzard）和卡罗尔·萨梅特（Carol Samet），感谢他们出色的工作和卓越的奉献。

我们也要感谢 MPS 北美有限责任公司为第 15 版的学生和教师辅助材料所做的贡献，其中包括试题库、教师手册和强化课程（PowerLecture）。

新版审稿人

一如既往，我们感谢那些花时间对本修订版进行评论的老师们。在加强本书并提出新的思路方面，你们的建议是非常宝贵的。我们希望你们继续提供意见和建议。

塞缪尔·阿德耶（Samuel Adeyeye），佐治亚南方大学（Georgia Southern University）

凯瑟琳·阿莱莫（Katherine Alaimo），密歇根州立大学（Michigan State University）

琳达·阿姆斯特朗（Linda Armstrong），诺曼代尔社区学院（Normandale Community College）

塔米·里·克里斯滕森（Tammy Lee Christensen），霍斯托斯社区学院（Hostos Community College, CUNY)

多琳达·M. 科瑟玛（Dorinda M. Cosimano），肯恩大学（Kean University）

凯蒂·费拉多（Katie Ferraro），圣罗莎初级学院（Santa Rosa Junior College）

肖莎娜·弗里德曼（Shoshana Freedman），格伦代尔社区学院（Glendale Community College）

基思·R. 亨奇博士（Keith R. Hench, Ph.D.），柯克伍德社区学院（Kirkwood Community College）

蕾切尔·约翰逊（Rachel K. Johnson），佛蒙特大学（University of Vermont）

劳伦·拉夫勒特斯基（Lauren Lavretsky），德克萨斯大学埃尔帕索分校（University of Texas at El Paso）

大卫·莱特西（David Lightsey, M.S.），贝克斯菲尔德学院（Bakersfield College）

谢丽尔·迈克菲（Cheryl McAfee, RDN, LD），乔治王子社区学院（Prince George's Community College）

莱蒂·莫雷诺·布朗（Letty Moreno-Brown），埃尔帕索社区学院 / 德克萨斯大学埃尔帕索分校（El Paso Community College/University of Texas, El Paso）

莫利·兰尼（Molly Ranney），芬格湖群社区学院（Finger Lakes Community College）

维多利亚·雷特迈尔（Victoria Rethmeier），东南社区学院（Southeast Community College）

劳拉·罗科斯兹（Laura Rokosz），EGGLROCK 营养有限责任公司（EGGLROCK Nutrition, LLC）

劳里·伦克（Laurie Runk），海岸线社区学院（Coastline Community College）

克里斯蒂·舒伯特（Christie Shubert），北佛罗里达大学（University of North Florida）

泰勒·C. 华莱士（Taylor C. Wallace），乔治梅森大学（George Mason University）

目　　录

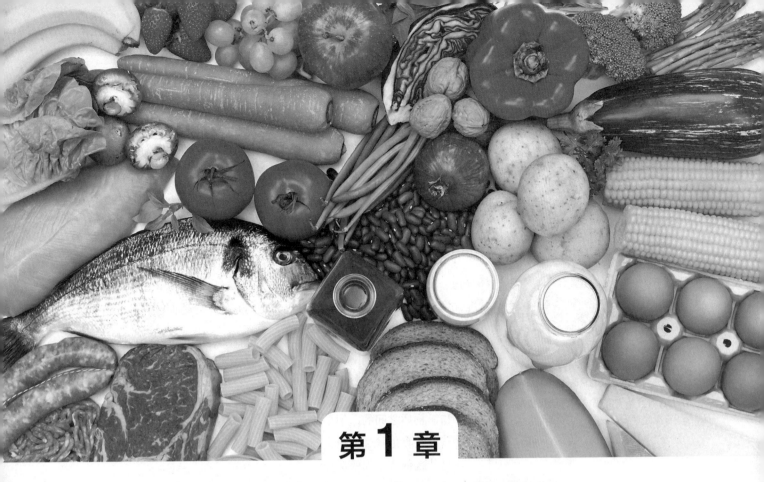

第 1 章

食物选择与人体健康

学习目标

当你学习完本章，应当达到下列目标：

LO 1.1 描述食物选择影响人体健康的方式。

LO 1.2 列出 7 个主要的营养类别及"健康人 2020"中与体重相关的目标。

LO 1.3 说出 6 种营养素。

LO 1.4 举例说明选择健康饮食面临的挑战和解决方案。

LO 1.5 描述营养科学。

LO 1.6 描述行为改变的六阶段特征。

LO 1.7 解释为何营养素密度的概念可以帮助我们制订饮食方案。

LO 1.8 评估所获得的营养学信息来源的可靠性。

启发提问

你的饮食真的能带来身体生病或保持健康的差别吗？

膳食补充剂能比食物更有效地保证人的良好营养状况吗？

你为什么会偏好某些食物？

新闻和媒体报道的营养信息是有用的还是令人困惑的？

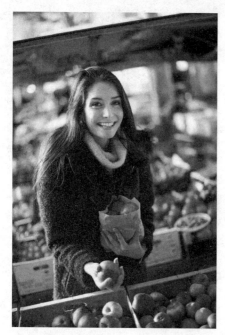

当你运用营养学的思维模式选择食物，你就可以提高幸福感

如果你很注重自身的健康和对**食物**（food）的选择，那么学习营养学将会使你受益匪浅。**营养学**（nutrition）研究的是食物如何滋养人体的问题，是一门引人入胜并且经常被人们讨论的科学。每一天，报纸、网站、广播和电视上所报道的与心脏健康或癌症预防相关的营养学新发现层出不穷，与此同时，杂志广告和电视商业片上五光十色的诱人的食物图片——披萨饼、汉堡、蛋糕、薯片等充斥着人们的视线。你可能和大多数人一样，吃东西时，有时候会自问"这种食物对我有好处吗？"或是自责道"我可能不应该吃这个"。

在学习营养学之后，你就会知道哪些食物最适合自己，并能够明智地选择食物、安排三餐、合理地设计**日常饮食**（diet）。这些知识会改善你的健康状况，增加饮食的乐趣，从此不必再为吃的东西不合适而感到自责和烦恼。

本章将讨论下列有关营养学问题：

● 为什么要注意你的营养？为什么要关注食物中的**营养素**（nutrients）？为什么不能直接吃营养补充剂呢？

● 食物中的营养素是什么？它们在你的身体中起什么样的作用？维生素与矿物质之间的差别是什么？

● 营养饮食由什么构成？为了获得营养，你应该如何明智地选择食物？是什么促成了你的选择？

● 我们如何知道自己对营养学的了解有多少呢？营养科学的原理是什么？我们怎样才能跟上不断变化的营养信息呢？

争论1总结了区分值得信赖的营养信息和不可靠信息的方法。

1.1 一生的营养

LO 1.1 描述食物选择影响人体健康的方式

如果你能活到65岁或更长，你就会吃70000多顿饭，你那非凡的身体将会处理掉50吨食物。而你选择的食物会对你的身体产生累加性的作用。如果你知道应该关注什么食物，随着年龄的增加，你会看到并感受到这些影响。

你的身体在持续不断地进行着自身结构的更新，每天都会制造出一些新的肌肉、骨骼、皮肤和血液，用以替代旧的组织。如果摄入的能量（卡路里）过多，身体就会增加一点脂肪；反之，如果摄入的能量小于机体需求，就会减少一些脂肪。你今天所吃的食物就会成为明天你身体的一部分。

因此，对你来说，最好的食物是那些能够帮助制造并维持强健的肌肉、完好的骨骼、健康的皮肤和充足的血液（用来清理和滋养全身各处）的食物。也就是说食物不仅要能提供正常量的能量，还要包含充足的营养素，即足够的水、碳水化合物、脂肪、蛋白质、维生素和矿物质。如果你今天吃的食物提供的某种营养素过少或者过多，可能只会对你今天的健康造成一点不良影响，但如果日复一日、年复一年长期如此的话，你的老年生活可能就会遭受严重疾病的影响。

术语

食物（food）：从科学的角度讲，是指来源于植物或者动物的物质，包含必需营养素，比如碳水化合物、脂类、蛋白质、维生素或者矿物质，并且可以被生命体消化、吸收同化，产生能量，促进生长并维持生命；从社会的角度讲，是指被某种文化形态所接受的有限数量的物质。

营养学（nutrition）：研究食物和人体内营养素的学科；有时也包括与食物相关的人类行为。

日常饮食（diet）：一个人经常吃喝的食物，包括饮料。

营养素（nutrients）：食物中对于机体功能不可缺少的那些成分。营养素可以提供能量，是可以用于构建人体组织的原材料，能够帮助维持和修复身体各组分并支持身体生长。营养素包括水、碳水化合物、脂类、蛋白质、维生素和矿物质。

精心选择搭配的食物能够提供充足的能量和人体所需的每一种营养素，可以防止**营养不良（malnutrition）**的发生。营养不良包括营养素的缺乏、失衡以及单独一种或多种营养素过剩，任何一种形式的营养不良都会随着时间的推移对健康产生不良影响。

术 语

营养不良（malnutrition）：因能量或营养素摄入过剩、不足或摄入营养素失衡而导致的身体症状。其中营养素或能量缺乏被称为营养不良，反之则称为营养过剩。

慢性病（chronic diseases）：退行性疾病或发展缓慢、持续时间长、难以短时间内治愈的疾病，慢性病限制身体功能、降低生产率，以及生活质量和寿命。慢性病包括心脏病、癌症和糖尿病。

要 点

- 食物中的营养素支持人体的生长、维持和修复。
- 能量和营养素缺乏、过剩或失衡会导致营养不良。

1.1.1 饮食与健康的关系

你选择的饮食方式会对你的健康产生深远的影响，不论是现在还是将来。在常见的影响疾病进展的生活习惯中，只有两种生活习惯比饮食的影响更大：吸烟或用其它形式使用烟草和饮酒过量。表 1-1 排在前列的致死原因中，4 种（心脏病、癌症、脑卒中和糖尿病）与营养直接相关，而另外一种——意外事故——与饮酒有关。

表 1-1　在美国导致死亡的主要原因

在美国，慢性疾病是成人主要的死亡原因，其医疗支出比例超过美国总医疗支出的 85%。

死　因	占总死亡人数的百分比 /%
1. 心脏病	23.5
2. 癌症	22.5
3. 慢性肺病	5.7
4. 脑卒中	5.0
5. 意外事故	5.0
6. 阿尔茨海默病	3.3
7. 糖尿病	2.9
8. 肺炎和流感	2.2
9. 肾病	1.8
10. 自杀	1.6

注： 加粗标注的疾病与饮食有关。

来源： National Center for Chronic Disease Prevention and Health Promotion, Chronic disease prevention and health promotion, www.cdc.gov/chronicdisease, 2017, updated regularly; J. Q. Xu and coauthors, Deaths: Final data for 2013, National Vital Statistics Reports 64 (Hyattsville, MD: National Center for Health Statistics, 2016).

很多老年人身体状况不断恶化，如果他们能够了解并运用现今的营养学原理，这种情况在很大程度上都是可以避免的。**慢性病（chronic diseases）**，如心脏病、糖尿病、某些类型的癌症、牙病和成年人骨量丢失等都与不良的饮食有关。虽然这些疾病并不是单靠合理膳食就能预防的，在一定程度上也取决于一个人的基因组成、日常活动和生活方式，但是，在特定的遗传状况下，你的日常食物选择对这些疾病发生的可能性有很大的影响。

要点

● 营养极大地影响健康。

1.1.2 遗传、营养与个体

图 1-1 描述了遗传和营养对不同疾病的影响程度。比如镰状细胞导致的**贫血（anemia）**纯粹是由遗传导致的，因此出现在图 1-1 的左侧，与营养完全没有关系。患这种贫血症的概率不会因为一个人选择吃什么而发生任何变化，不过营养疗法可以缓解病情。而在图 1-1 另一侧的缺铁性贫血在大多数情况下是由营养不良导致的。该连续疾病谱包括了一系列单纯遗传因素或单纯生活方式因素导致的疾病和健康损害。与营养关系越大的疾病或健康损害，通过改善营养摄入进行预防就越有效。

并非所有疾病都受到饮食的相同程度的影响。有些疾病，如镰状细胞贫血病，几乎是纯遗传性疾病；有些可能具备遗传易感性（或患病的风险存在遗传性），但容易受到饮食影响，如糖尿病；有些则是单纯受饮食影响的疾病，如维生素缺乏

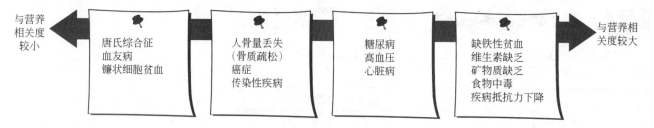

图1-1 营养与疾病

另外，一些疾病如心脏病和癌症，并非是单一的疾病，而是多种疾病共存。两个人可能都患有心脏病，但不是同一类型，一个人的癌症可能与营养有关，而另一个人则未必。以成千上万种巧妙方式组成的个体基因彼此之间存在着差异，因而不能简单地判断饮食能够在多大程度上帮助人们预防这种疾病或减缓病情的发展。

人类基因组（genome）的识别确定了人类 DNA 中基因（**gene**）的完整序列。这个工作大体上揭示了用于制造人体所有工作部件的身体指令。在所有人中，人类基因组 99.9% 都是相同的，所有的正常变化，如头发颜色的差异，以及导致疾病的变化，如镰状细胞贫血，都处于 0.1% 基因组的变化范围内。营养科学家正致力于运用这些知识来造福人类健康。下面一些章节将详述营养与基因之间的关系。

要点

● 在基因遗传已确定的情况下，饮食会影响人长期的健康。
● 营养素对某些疾病影响很小，但对另一些疾病影响很大。

1.1.3 其它生活方式的选择

除了食物选择外，其它生活方式的选择也会影响人类健康。对烟草和酒

术语

贫血（anemia）：指一种血液疾病，身体的氧载体 - 红细胞不足或受到损伤，不能满足机体对氧的需要。

基因组（genome）：一个细胞染色体中完整的遗传信息。人类基因组由大约 35000 个基因和辅助材料组成。基因组的研究称为基因组学。在争论 11 中也有定义。

基因（gene）：细胞的遗传单位，它是更大的遗传分子 DNA（脱氧核糖核酸）的一部分。每个基因指导一个或多个个体内蛋白质的合成。

DNA：是脱氧核糖核酸（deoxyribonucleic acid）的缩写，它是具有编码遗传信息结构的线状分子。DNA 链紧密缠绕形成染色体（更多信息参考第三章）。

健康生活专栏： 为什么要进行身体活动？

人们为什么要努力锻炼身体？一个人的日常食物选择会很大程度地影响健康，而营养与身体运动结合则更有益于健康。那些将规律的身体活动与营养膳食结合起来的人至少能够获得以下一些益处：

■ 降低心血管疾病、糖尿病、某些癌症和高血压等疾病的风险。
■ 增加耐受力、力量和柔韧性。
■ 更乐观和避免抑郁症。
■ 改善心理功能。
■ 感觉充满活力。
■ 感受到归属感——在身体活动中

能够得到乐趣和友谊。
■ 增强自我形象。
■ 减少体脂并增加瘦组织。
■ 更年轻的外貌，健康的皮肤并提高皮肤弹性。
■ 增大骨密度，降低成年人日后骨质流失的风险。
■ 增加老年人的独立性。
■ 改善睡眠质量。
■ 加速伤口愈合。
■ 减轻经期症状。
■ 提高抗感染能力。

即使只能得到上述收益中的一半，

你也肯定会动心的。实际上，只要你能够每天坚持运动，就能达到上面所有的结果。第十章的主题将讨论健身和体育运动。

从现在开始！ 想要做出改变？登录本书网站 www.cengage.com，获得 MindTap，并打开 Diet & Wellness Plus program。跟踪你 3 天内所有的锻炼。在记录了你的行动之后，可以看出你花费了多长时间在中至高强度的运动。你应该提高你的锻炼强度和运动量吗？

精以及其它物质的滥用可能会损害健康，身体活动、睡眠、压力和其它环境因素也会影响一些疾病的发展。在维持健康方面，身体活动与营养联系非常密切，因此本书很多章都安排了"健康生活专栏"。

要点

● 生活方式的选择，如吸烟、喝酒以及体育锻炼，可能损害或改善健康。

1.2 全民营养目标

LO 1.2 列出 7 种主要的营养类别及"健康人 2020"中与体重相关的目标

美国卫生和人类健康服务部设定了 10 年目标来引导国民健康促进工作。"健康人 2020"的愿景是建设一个所有人都能健康长寿的社会。表 1-2 提供了近十年设定的与营养和体重相关的目标。营养与食物安全列入目标表明公共卫生政府部门认为这些领域是国家需要优先考虑的。

2015 年，美国的健康报道喜忧参半：越来越多的成年人达到了推荐的运动量，但是大多数人的饮食中仍缺乏蔬菜，并且肥胖率显著增加。为了充分达到"健康人 2020"的营养目标，美国人必须改变其饮食习惯。

下一章将会关注营养科学的核心——营养素。随着你的课程学习不断深入，各个营养素将会像老朋友一样，为你揭示其越来越多的内涵。

要点

● 每隔十年，美国卫生和人类健康服务部会设定国民健康和营养目标。

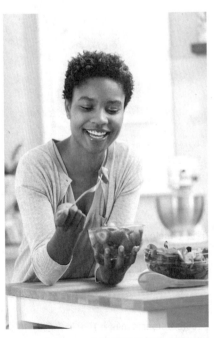

"健康人 2020"的目标是帮助人们健康长寿

表 1-2	"健康人 2020"，营养和体重目标摘录

更多其它目标可登录 www.healthypeople.gov 查询。

1. 慢性病
- 降低成年人患骨质疏松症的比例
- 降低癌症、糖尿病、心脏病和脑卒中的病死率
- 降低糖尿病的每年新增病例数

2. 食品安全
- 降低食源性传染病的暴发
- 降低食物过敏成年人的严重食物过敏反应

3. 母亲、婴儿和儿童健康
- 降低低出生体重婴儿和早产儿的数量
- 提高母乳喂养婴儿的比例
- 减少胎儿酒精综合征（fetal alcohol syndrome, FAS）的发生
- 降低儿童、青少年、育龄妇女和孕妇的铁缺乏症
- 降低铅暴露儿童中的血铅水平
- 增加提供早餐的学校数量

4. 食物和营养素组成
- 增加两岁及两岁以上人群膳食中的蔬菜、水果和全谷物食物，减少固态脂肪和添加糖的摄入

5. 进食障碍疾患
- 降低因试图控制体重而导致进食障碍的青少年比例

6. 身体活动与体重控制
- 增加儿童、青少年和成年人中维持健康体重人数的比例
- 降低儿童、青少年和成年人中肥胖人数的比例
- 降低没有闲暇时间参加身体活动人数的比例
- 增加要求所有学生进行日常身体活动的学校比例

7. 食品安全
- 消除美国家庭儿童食品安全程度极低的情况

来源: www.healthypeople.gov.

1.3 人体及其食物

LO 1.3 说出 6 种营养素

能量（energy）：完成活动的能力。食物中的能量是化学能，在体内可以转换为机械能、电能、热能或其它形式的能量。食物能量以卡路里为单位进行测量。卡路里在 1.3.1 节中定义。

有机物（organic matter）：含碳化合物。6 类营养素中的 4 类（碳水化合物、脂肪、蛋白质和维生素）是有机物。有机化合物仅包括那些由生物体制造的物质，不包括 CO_2、钻石和一些含碳的盐。

当你的身体每天都在运动和工作时，它必须消耗**能量（energy）**。人体运转所需的能量都是通过植物由太阳间接供给的。植物在生长过程中捕获太阳能并储存在自身组织中。当你食用植物性食物，如水果、谷类或蔬菜时，就可以获取并利用它们储存的太阳能。素食性动物也通过同样的方法获得能量，因此当你食用动物性食品时，摄入的化合物中所含的能量也是来自太阳的。

身体需要 6 类营养素——一系列维持身体功能必需的分子，而食物则提供这些营养素。表 1-3 列举了这 6 类营养素，其中 4 类是**有机物（organic matter）**，也就是说营养素含有来自生物的碳元素。

| 表1-3 | 6类营养素中的元素 |

含有碳的营养素是有机的。

	碳	氧	氢	氮	矿物质
碳水化合物	✓	✓	✓		
脂肪	✓	✓	✓		
蛋白质	✓	✓	✓	✓	b
维生素	✓	✓	✓	✓a	b
矿物质					✓
水		✓	✓		✓

a 所有的 B 族维生素都含氮（nitrogen），胺（amine）意味着氮；

b 蛋白质和一些维生素含有矿物质硫，维生素 B_{12} 含有矿物质钴。

1.3.1 满足人体营养素的需要

食物和人体都是由同样材料组成的，只不过排列的方式不同（图 1-2）。当谈到食物和营养素数量时，科学家通常用重量单位**克（gram，g)**或者克分数来表示它们。

食物和人体都是由同样的材料组成的

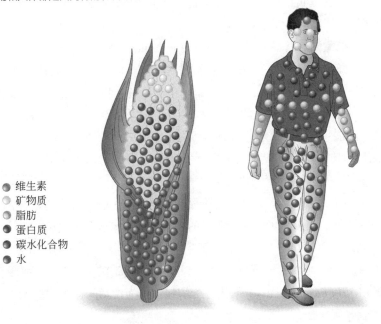

- ● 维生素
- ○ 矿物质
- ○ 脂肪
- ● 蛋白质
- ● 碳水化合物
- ● 水

图1-2　食物和人体的成分

1. 产能营养素 4 类有机营养素中，有 3 类是**产能营养素（energy-yielding nutrients）**，身体可以利用它们含有的能量。产能营养素是碳水化合物、脂肪和蛋白质，它们通常被称为**宏量营养素（macronutrients）**，并提供你消耗的能量。在它们之中，蛋白质由于具有双重作用，它既能产生能量，也可以为构建机体的组织提供原料（酒精也可以产生能量，见表 1-4 注释），故能脱颖而出。

术 语

克(g)：重量的公制单位。大约 28g 等于 1 盎司。1 mg 是 1g 的千分之一。1 µg 是 1g 的百万分之一。

产能营养素（energy-yielding nutrients）：可为机体提供能量的营养素——碳水化合物、脂肪和蛋白质。这些营养素也可以用作建造机体的原材料。

宏量营养素 (macronutrients)：产能营养素——碳水化合物、脂肪和蛋白质的另一个名字。

表1-4　产能营养素

人从每日饮食中摄入的能量来自这三种产能营养素。如果摄入了酒精，1g酒精也会产生大约7 kcal的能量（见注释）。

产能营养素	能量
碳水化合物	4 kcal/g
脂肪	9 kcal/g
蛋白质	4 kcal/g

注：酒精并不算是营养素，因为它对身体组织的生长、维持和修复有害。

2. 维生素和矿物质　第5类和第6类营养素分别是维生素和矿物质。由于它们在生命体组织中含量甚微，有时被称为**微量营养素（micronutrients）**。它们不能为身体提供能量。一些矿物质是身体结构的组成成分（如钙和磷是骨骼的主要成分），而所有的维生素和矿物质都是调节因子，参与身体所有的生命过程，如食物消化、肌肉运动、代谢废物排泄、维持组织生长、伤口愈合、以及从碳水化合物、脂肪和蛋白质中获取能量和其它一切用以维持生命的必需过程。在后续章节中将专门讨论这6类营养素。

3. 水　尽管在清单的最后，水是6类营养素中身体里数量最多的。身体不断地失去水分，主要通过出汗、呼吸和排尿。体内的水必须持续不断地更新。没有足够的水，身体的细胞无法发挥功能。

4. 必需营养素的概念　进食给身体提供了能量和营养素。其中一些营养素是**必需营养素（essential nutrients）**，这意味着你如果不能从食物中吸收它们，就会发生相应的营养缺乏症，这是因为身体自身不能合成这些营养素。上述的6类营养素都是必需营养素：水肯定是必不可少的，同时还有一些碳水化合物、一些脂类、一些蛋白质、所有的维生素和对于人类营养来说很重要的矿物质。

你可能会产生疑惑，为什么以健康获益而出名的**纤维（fiber）**没有列在必需营养素中。原因是大多数纤维在体内并不能被吸收。不从饮食中摄取它并不会导致特别的缺乏症。即便如此，研究表明，纤维丰富的饮食有益健康（更多细节请参考第4章相关内容）。

5. 能量值　食品科学家用千卡（kilocalorie, kcal）（能量单位）来衡量食物所含的能量。原书使用通俗词"**卡路里（calories）**"来表达同样的意思，本书统一译为千卡（kcal），便于那些希望控制食物能量摄入和体脂的人查询表1-4中的能量营养素的能量值。能量最丰富的营养素是脂肪，每克含有9 kcal的能量；每克碳水化合物和蛋白质分别只含有4 kcal能量。重量、人体测量和其它学习营养学知识所需的转换方式，请参考本书附录C。

科学家已经找到了测定食物中能量和营养素含量的方法，他们还计算了不同类型（性别、年龄以及生命阶段和活动状况）的人所需的能量和营养素的量。因此，研究了人们对营养素的需求量（见第2章）之后，你就可以比较准确地说出你自己身体的需求了——这么多的水、那么多的碳水化合物，还有一定量的维生素C等等。那么为什么不能简单地吃些药丸或**膳食补充剂（dietary supplements）**来代替食物呢？因为食物能提供的远不止这6类基本营养素。

术语

微量营养素（micronutrients）：需求量很小的营养素，指维生素和矿物质。

必需营养素（essential nutrients）：身体无法通过其它原材料制造或无法快速制造的营养素；必须通过食物获得，从而预防营养缺乏。

纤维（fiber）：一个描述植物摄入后在体内不被消化部分的总体名词，它们之中很多都与人体健康有着密切关系。（见第4章）

卡路里（calories）：能量的单位。在营养科学中，用于衡量食物中的能量单位是千卡：指使1kg（1L）水的温度升高1℃所需的能量。本书遵循常用写法：kcal，表达同样的意思。

膳食补充剂（dietary supplements）：含有纯化的营养素或其它成分的药片、水剂或药粉。（见争论7）

要点

- 产能营养素包括碳水化合物、脂肪和蛋白质。
- 调节营养素是维生素和矿物质。
- 食物中最重要的营养素是水。
- 饮食中的必需营养素可预防营养素缺乏。
- 食物的能量单位是千卡（本译本统一为kcal，国内临床营养常用能量或热量单位，1 kcal = 4.18 kJ），营养素的重量通常用克（g）来计量。

1.3.2 只吃补充剂能生存吗?

营养科学已经能够确定人们需要哪些营养素才能生存——至少在短期内是生存所必需的。科学家们越来越善于制作**要素膳（elemental diets）**，即具有确定化学组成的饮食，目的是抢救医院中不能正常进食的患者的生命。这些配方可以持续使用几天甚至几周，不仅可以帮助延续其生命，还可以帮助患者改善营养缺乏的状况，消除感染，并促进伤口愈合。配方饮食也可以让中老年人或有进食障碍的人避免体重下降。

配方饮食对抢救患者的生命固然十分重要，但并不足以保证人们长时间的健康生活。即使在医院，要素膳配方也不是促进其生长和健康的最佳选择，甚至会导致医疗并发症。尽管严重的情况很少见，并且可以被及时发现和纠正，但是也说明这些饮食的组成并不是在所有情况下都是最佳选择。

最近，商家把这些液体补充剂配方从医疗场所搬到了市场上，并向所有年龄段的健康人群宣传这是防止营养不良的"饮食替代品"或"万能补充剂"。而事实上，正常食物要比这些补充剂的营养价值好得多，大多数合理营养饮食的健康人完全不需要服用补充剂。

1. 食物是最好的 即使你完全了解并且能够满足一个人的基本营养素需求，食物中的有些成分还是不能通过人工营养配方来提供。通过静脉注射营养素的住院患者能够进食后，病情也会大为好转。真正的食物中肯定有些东西是有益于健康的，但它们是什么物质呢？食物中这种不能通过针头和导管注射提供的"东西"到底是什么呢？科学家已经给出了部分解释，一些是生理上的需要，一些是心理作用。

在消化道中，胃和肠都是动态变化的活体器官，它们会根据接收到的食物甚至食物的外观、气味和味道而不断变化。当人通过静脉输注摄入营养素时，这些消化器官就会像肌肉长期不用时那样，变得衰弱和逐渐萎缩。鉴于此，医疗界现在规定：当患者必须通过静脉输注获取营养素时，输注时间应尽量缩短，越早恢复正常进食越好。消化器官受食物刺激时还会释放激素，将信息传送给大脑，进而给人们带来一种满足感，"嗯，很好，我吃饱了。"进食具有生理和心理上的双重抚慰作用。

2. 复杂的相互作用 食物的化学成分很复杂，除了营养素，食物还含有**植物化合物（phytochemicals）**，它们能够赋予食物颜色、味道和其它特性。有些可能是有**生物活性（bioactive）**的食物成分，它们与身体中的代谢过程相互作用，可能会影响疾病发生的风险，即便是一个普通的烤土豆都含有几百种不同的化合物。在体内，营养素与其它食物成分相互作用，彼此和谐相处，从而发挥最好的作用。综上所述，食物提供给人类的绝不仅仅是营养素，如果不是这样那才是怪事呢。

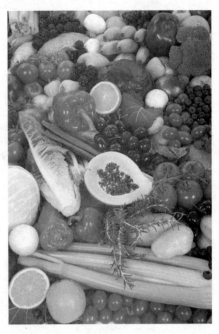

除了 6 类营养素之外，一些食物还含有植物化合物

要点

- 富含营养的食品在保持理想健康状态方面优于膳食补充剂。
- 大多数正常营养饮食的健康人完全不需要服用膳食补充剂。

术语

要素膳（elemental diets）：由纯化的、已知的化学成分组成的膳食，目的是尽最大可能为那些不能进食的人提供必需的营养素。

植物化合物（phytochemicals）：来自植物性食物的具有生物活性的化合物。

生物活性（bioactive）：具有化学和物理特性，对身体组织功能产生影响。见争论 2。

1.4　选择食物面临的挑战

LO 1.4　举例说明选择健康饮食面临的挑战和解决方案

精心安排的饮食能带来快乐、提供营养，也符合你的口味、个性、家庭和文化传统、生活方式和预算。如今食物的种类和数量之多达到了令人吃惊的地步，以致消费者很难知道食物中含有什么，也不知道如何把这些食物合理地搭配成对健康有益的饮食。下面这些定义和基本指导原则将会对你有所帮助。

1.4.1　从大量食物中选择

100年前的人类食物清单比较短，只包括一些天然食品（whole foods），即人们长期以来常吃的食物，如蔬菜、水果、肉类、奶和谷物等（表1-5定义的食物类型），这些食物曾被冠以基本的、未加工的、天然的或农场食物等名称，不管是以何种名称，这些食物组成了基本的营养饮食结构。然而，超过80%的美国人摄入过少的蔬菜和水果。当人们食用蔬菜时，选择最多的一种蔬菜是土豆，而且通常还是炸薯条。长此以往，这样的饮食模式更容易导致慢性病。

今天食品工业提供数量惊人的食物，如图1-3所示。数千种食物摆在超市的货架上，许多都是加工后的基本食物的混合物，有些食物完全由高度加工的成分构成。具有讽刺意味的是，丰富的食物让营养的饮食计划的实现变得更困难了，而非更容易了。

表1-5　食物类型术语

- **强化食品（enriched food, fortified food）** 添加了营养素的食品。如果原材料是天然食品，比如奶和全谷物食物，那么得到的将是高营养的食品；如果原材料是浓缩的糖或者脂肪，那么得到的食品就不是很有营养
- **快餐（fast food）** 在餐厅中点餐后几分钟之内就能得到的食物，传统上指汉堡、薯条和奶昔等，最近还包括沙拉以及其它的蔬菜拼盘。这些食物不一定能很好地满足人体所需营养，这取决于其选料和食用者对能量和营养素的需求状况
- **功能食品（functional food）** 含有生物活性成分的天然或改良食品，被认为能够给健康带来益处，如降低疾病风险，胜过那些常见营养素提供的益处。不过，是否所有功能食品对健康都有一定的益处仍有争论。争论2将详细讨论
- **医用食品（medical food）** 为有临床疾病的患者制造的食物，食用必须遵循医嘱
- **天然食品（natural food）** 一个没有法定定义的术语，但通常是指暗示其有益健康的食品
- **保健食品（natraceutical food）** 一个没有法定或科学意义的术语，但有时用来指确信具有医疗作用的食品、营养素

或补充剂，经常被用来销售非生活必要或者没有经过验证的补充剂
- **有机食品（organic food）** 指没有使用过人工合成的杀虫剂或化肥的食品。其实从化学角度来看，所有食品几乎都是由有机物（含碳）组成的（详见第12章的消费者指南专栏）
- **加工食品（processed food）** 指任何经过加工（如研磨、改变质地、加入添加剂、烹调等）的食品，营养程度取决于其原材料及具体加工过程
- **主食（staple food）** 常吃或每天都吃的食物，如大米（在远东和东南亚）或土豆（在爱尔兰）。如果选择得当的话，这些食物可能营养丰富
- **超加工食品（ultra-processed food）** 描述由工业成分和添加剂（比如添加糖、精制淀粉、脂肪、盐和风味及颜色模拟剂，并且只添加少量或不添加全谷物食物）制造的非常美味的食品。例如含糖精制早餐谷物、糖果、曲奇、炸鸡块、炸马铃薯块、即食食品、薯片、蛋糕和软饮料
- **天然健康食品（whole food）** 奶和奶制品；肉和肉类食品，如鱼和家禽；蔬菜，包括干豆和豌豆；水果；谷物。这些食物通常被认为是营养膳食的基础，也称为基本食物

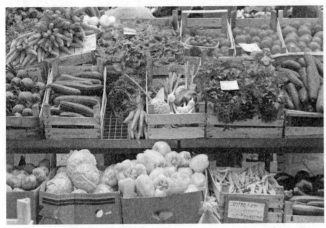

以前的食物是这样的

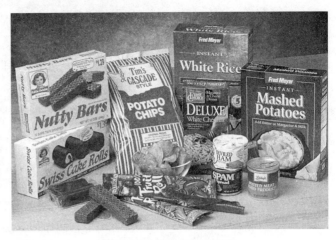

但是现在的很多食物是这样的

图1-3 从前和现在的食物选择

表1-5定义的食物术语包含了所有食物类型，包括**快餐（fast food）**、**加工食品（processed food）**和**超加工食品（ultra-processed food）**，为食客提供了多种不同的选择。一些食品促进健康的作用更大。你可能也听说过**功能食品（functional food）**，一个杜撰的营销术语，让你认为这些含有天然或加工物质的食物能够预防慢性病。科研人员试图将最能促进健康的食物挑选出来，其困难在于，几乎每一种天然的食物，即便是巧克力，在某些方面对人们的健康也是有作用的。

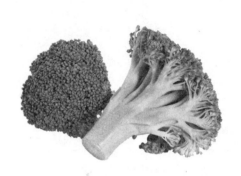

食物维持良好健康的程度取决于它们含有的能量、营养素和植物化合物。简言之，为了正确地选择食物，你除了要熟悉它们的名字，还需要了解食物的内在质量。更重要的是，你需要知道怎样将各种食物搭配成有营养的饮食。评定食物本身营养丰富是没有意义的，只有当它们对营养膳食有所贡献时才能体现它们的价值。合理安排饮食的关键是保证你每天所吃的食物——你的**主食（staple food）**是富含营养的。

> **要点**
>
> ● 构成营养膳食基础的食物是天然食物，如奶和奶制品、肉、鱼、家禽、蔬菜以及干豌豆和大豆、水果和谷类食物。

1.4.2 怎么才能准确分辨一个有营养的饮食？

一个富含营养的饮食实际上是一种**饮食模式（eating pattern）**、一种习惯性的饮食方式，它具有五大特点：一是**充足（adequacy, A）**，食物必须提供充足的各种必需营养素、纤维和能量；二是**均衡（balance, B）**，所选择的食物不应过分强调某一种营养素或某类食物而忽略了其它成分；三是**控制能量（calorie control, C）**，食物应提供维持正常体重所需的能量——不多也不少；四是**适量（moderation, M）**，食物中没有过多的脂肪、盐、糖或其它不需要的成分；五是**多样化（variety, V）**，每天所选的食物都有所不同。另外，为了维持营养素的稳定供给，每天都应定时吃饭。简言之，营养膳食是一种遵循

术语

饮食模式（eating pattern）：食物和饮料的组合，组成了个人长期的、完整的饮食结构；即个人的日常饮食习惯。

充足（adequacy, A）：膳食特点，该膳食提供所有必需营养素、纤维和能量，足以维持健康和体重。

均衡（balance, B）：膳食特点，多种类型食物按比例提供，富含一些营养素的食物不会把富含另一些营养素的食物排挤在外。

控制能量（calorie control, C）：控制能量摄入，合理膳食计划的一个特点。

适量（moderation, M）：膳食特点，提供的成分处于设定范围，不过量。

多样化（variety, V）：膳食特点，提供的食物选择范围广，不单调。

A、B、C、M 和 V 原则的饮食模式，即充足、均衡、控制热量、适量和多样化。

1. 充足   我们可以用任何一种营养素来说明饮食充足的重要性。以人们熟悉的铁为例，铁是人体必需的一种营养素，由于每天都会消耗掉一些，所以必须不断地补充铁。补充铁的唯一方法就是食用含铁的食物。如果含铁的食物摄入量太少，就会发生缺铁性贫血，造成虚弱、疲劳、感冒、忧郁和淡漠的症状，患者还会时常感到头痛，稍微进行体力劳动就会感到疲惫不堪。如果补充一些富含铁的食物，你会迅速感到活力倍增。一些食物富含铁，而另一些含铁量很少。肉类、鱼类、家禽和**豆类（legumes）**含铁量都很丰富，补充铁的简单方法就是常食用这类食物。

2. 均衡   为了说明饮食均衡的重要性，让我们以另外一种必需营养素钙为例。饮食中缺少钙会导致生长阶段骨骼发育不良，并在成年人阶段更易流失骨质。大多数含铁量丰富的食物含钙量都很少。钙的最佳食物来源是奶和奶制品，而它们恰恰含铁量极少。因此很明显，要摄入足够的铁和钙，人们在选择能够提供特殊营养素的食物时就必须做到均衡。然而要保证从食物中摄入维持身体健康所需的适量而不过量的四十多种营养素是一项非常需要技巧的复杂工作。第 2 章会阐明，食物分类计划对所有富含营养的食物进行分类汇总，能够帮助你的饮食达到充足和均衡，因为该计划会从各个食物类中推荐适量的食物，目的就是提供食物类之间均衡的一种饮食模式。

3. 控制能量   能量的摄入量不应超过或少于身体对能量的需求。俗称的"控制能量"是指从食物中摄入的能量与身体功能和身体活动所消耗的能量保持相对平衡。这样的饮食才能控制体重和维持合理的体脂。第 9 章给出了实现这一目标的很多方法。

4. 适量   为了健康，应该控制某些食物成分的摄入，如饱和脂肪、添加糖和盐。一些人把这句话理解为他们永远不能享受一块美味的牛排或是一份浇了热巧克力糖汁的冰激凌，这其实是一种误解。适量而不是彻底的节制才是关键，经常食用牛排或冰激凌可能会有害，但作为一种健康饮食模式的一部分，每周吃一次可能影响并不大，如果只是一个月吃一次，影响就可以忽略不计了。适量意味着需要限制，对有益的食物成分也是如此。比如，食物中一定量的纤维对消化系统的健康有好处，但纤维太多则会导致营养素的流失。

5. 多样化   提到多样化，基于多种理由，营养学家一致认为不应该每天只吃同样的食物，即便是很有营养的食物。第一，多样化的饮食更容易做到营养充足。第二，食物中一些不太为人所知的营养素和植物化合物可能对健康非常重要，而某些食物中的含量可能会比其它食物高。第三，单一的食物会带来大量的毒素或污染物，一种食物中的不良成分可以通过同时食用一些其它的食物来稀释，如果间隔几天再吃这种食物，这些成分就能进一步得到稀释。第四，多样化还可以增加乐趣——尝试新的食物能够给人带来快乐。

术语

豆类（legumes）：大豆、豌豆和小扁豆，是蛋白质、维生素、矿物质和纤维的廉价来源，同时不会显著增加膳食中的脂肪量。第 6 章中也有定义。

多样化只适用于那些富含营养的符合上述讨论的饮食原则的食物。否则单靠多样化来决定食物的选择很容易导致选择营养素含量低、能量高的饮食模式，它们由各种不营养的零食和甜点组成。如果你能养成利用以上讨论的所有原则选择食物的习惯，你会发现选择健康有益的饮食会变得像刷牙或入睡那样容易。确立 A、B、C、M 和 V 习惯（图 1-4）可能需要做些努力，但改善健康的回报是巨大的。表 1-6 分析了不良饮食的一些常见借口。

要点

● 精心安排的饮食应该选择营养充足、均衡、能量适中、含较少的非必需成分、多样化的食物。

所有这些因素都有助于构建营养性膳食

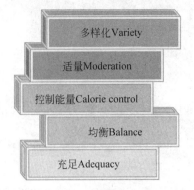

图1-4 营养性膳食的构成因素

表1-6	今天吃不好的理由是什么？

如果你发现自己在说："我知道我应该吃得很好，但我太忙了"（或太喜欢快餐，或钱太少，或其它借口），注意：

■ **没时间做饭**。每个人都很忙，利用包装好的新鲜或速冻蔬菜、意大利面酱罐头以及准备好的肉类和沙拉，只要花一点时间你就可做出营养餐	■ **渴望快餐和甜食**。在保持营养饮食的同时，偶尔吃适量的快餐食品和甜食是可以接受的
■ **不会优先考虑**。当疾病来袭时，生活的优先次序就会立即发生变化——现在花一点精力滋养身体、增强抵抗力，比将来花费巨大的精力与疾病做斗争要更好	■ **钱太少**。正确的饮食可能比不良的饮食花费稍多一些，但是由于饮食不当而罹患慢性病的医疗支出巨大 ■ **以维生素片代替**。维生素片，甚至是广告宣称的"营养饮料"不能弥补长期不良的食物选择

来源： D. P. Reidlinger, T. A. Sanders, and L. M. Goff, How expensive is a cardioprotective diet? Analysis from the CRESSIDA study, Public Health Nutrition (2017), epub ahead of print, doi: 10.1017/S1368980016003529; M. M. Abdullah, J. P. Jones, and P. J. Jones, Economic benefits of the Mediterranean-style diet consumption in Canada and the United States, Food and Nutrition Research (2015), epub, doi: 10.3402/fnr.v59.27541; M. Rao and coauthors, Do healthier foods and diet patterns cost more than less healthy options? A systematic review and meta-analysis, BMJ Open 3 (2013): e004277.

1.4.3 为什么要选择食物？

进食是一种有目的的行为。每天，人们选择食物、准备食物、决定在哪儿吃、吃什么以及和谁吃饭。许多因素都会影响食物选择。

1. 食物的文化和社会意义 像穿传统服装或说本族语一样，享受**传统美食（cuisines）** 和**饮食文化（foodways）** 是庆祝你自己或朋友生活的传统方式。分享**民族特色食品（ethnic food）** 具有象征意义：提供食物的人们表达了想与别人分享自己价值观的意愿，当人们接受这些食物时，不仅象征接受给予食物的这个人，而且也接受了这个人的文化。对帮助他人实现营养饮食的专业人士来说，发展饮食**文化能力（cultural competence）** 尤为重要。

饮食文化传统并非一成不变，它会随着人口流动、对新食物的了解，以及彼此间的交流而不断地发展变化。今天，一些人已经由**杂食者（omnivores）** 变为**素食者（vegetarians）**。素食者选择这种生活方式是因为他们尊重动物的生命，或是发现富含植物性食物（豆类、全谷物、水果、坚果和蔬菜）的饮食模式对身体健康有益。争论 6 将探讨素食者和肉良者饮食的优缺点。

术语

美食（cuisines）：好的烹调方式。

饮食文化（foodways）：文化习惯、风俗习惯、信仰和对食物的偏好的总和。

民族特色食品（ethnic food）：与人群中特定文化群体相关的食物。

文化能力（cultural competence）：认识和接受自己与他人的文化及与各种人有效互动的能力。

杂食者（omnivores）：那些既吃植物性也吃动物性食物（包括动物肉类）的人。

素食者（vegetarians）：饮食中排除动物肉并且尽可能排除其它动物性食品（牛奶、奶酪和鸡蛋）的人。

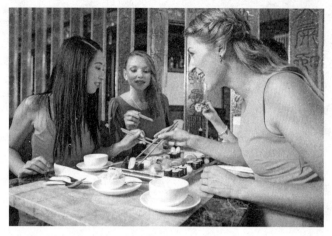

分享传统食物是分享文化的一种方式

2. 影响食物选择的因素 味道是影响消费者食物选择的首要因素，其次是价格。消费者也看重方便程度，所以他们愿将几乎一半的食物预算用于到外面去吃饭。现在，越来越少的人学习在家准备有营养的食物的方法。他们经常外出吃饭，或将方便食品带回家，或叫外卖。当他们做饭时，他们想要在15~20min内只用少数的原料来准备食物。然而，这样的便利以牺牲营养为代价，不在家里吃饭减少了水果、蔬菜、牛奶和全谷物食物的摄入，还增加了能量、饱和脂肪、钠和添加糖的摄入。但是，吃便利饮食并不一定意味着对营养置之不顾。本章的膳食指导探讨了现今忙碌的人们面对时间、金钱和营养是如何进行取舍的。

许多其它因素，如心理、体力、社会和哲学上的因素，都会影响人们选择食物。举例来讲，大学生为了社交、出游、节省时间、约会，经常会选择在餐馆吃饭，他们并不会经常意识到他们的身体需要有营养的食物。这些因素包括：

- 广告：媒体说服你吃这些食物。
- 易得性：它们就存在于环境中，最方便。
- 价格：它们符合你的财务预算。
- 情感安慰：它们会暂时使你感觉好一点。
- 习惯：你最熟悉它们，经常吃。
- 个人爱好和基因遗传：你喜欢这些食物的味道。
- 正面和负面的相关性：正面：你崇拜的人常吃这些食物，或者它们象征着一种地位，或者它们使你想起有趣的事情；负面：你被迫吃它们或者你吃了它们后生病了。
- 国家区域：它们是在当地受人们青睐的食物。
- 社交礼仪：你的同伴都在吃的食物，或者他们提供的食品，你不好意思拒绝。
- 价值或信仰：它们符合你的宗教传统，与你的政治观点或环境保护的信念相符合。
- 体重：你认为它们会帮助你控制体重。

其它影响食物选择的因素：

- 营养和健康利益：你认为它们对你的健康有利。

下一节将解决本章前面提出的一个问题：我们要怎样学习那些我们需要了解的营养学内容？

要 点

- 文化传统和社会价值观往往影响饮食方式。
- 除了营养之外，还有许多其它因素影响食物选择。

1.5 营养科学

LO 1.5　描述营养科学

理解营养学需要坚实的科学基础知识。本部分描述了营养学的核心。

和解剖学、物理学等学科不同，营养学是一门相对年轻的学科，绝大多数研究始于 1900 年。1897 年确定了第一个维生素，而第一个蛋白质分子的结构直到 20 世纪 40 年代中期才被完全解析出来。由于营养学是一门活跃的、不断变化的、知识越来越多的学科，新的发现往往表现得相互矛盾或者有着看似冲突的多种解释，导致消费者困惑、不满和抱怨，"那些科学家什么都不知道。如果他们不知道什么是真的，我又怎么能知道呢？"

然而，通过可重复性试验，科学家们已经非常肯定地验证了许多营养事实。为了理解为什么在营养学中有时会出现明显的矛盾，我们首先需要了解科学家们都在做什么。

1.5.1 科学研究方法

事实上，寻找科学问题的答案是科学家的天职。科学家通过系统地提出客观问题来获得可证实的真相。他们采用科学的方法（图 1-5）来试图回答这些问题。他们会设计各种实验来验证各种可能的答案（图 1-6，表 1-7）。当科学家排除了一些可能性并为某些其它的解释找到证据时，他们就会呈交这些发现，不过不是向媒体，而是由另外一些科学家组成的评委。这些评委试图遴选出可靠的发现，而且常常在论文获准发表之前要求查证进一步的证据。最终研究结果会发表在科学刊物上，这样，别的科学家也可以看到这些结果。之后，新闻记者会看到并撰写有关报道，公众就会看到这些结果。同时，其它科学家会重复实验并且报道他们的发现，这些发现可能是支持，也可能是反驳之前的结论。

> **要 点**
> - 营养学是一门新兴的快速发展的学科。
> - 科学家提出问题，然后设计研究实验来验证可能的答案。
> - 研究人员理解科学方法并且将其应用于不同的试验设计。

科研人员遵循科学研究的方法。请注意，大多数研究项目会导致新问题的出现，而不是最终的答案。因此，研究应以周期性的方式持续进行。

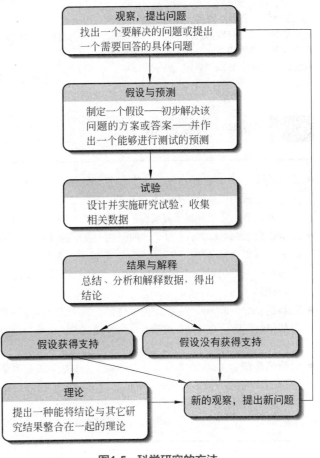

图1-5　科学研究的方法

进行研究时采用何种手段取决于研究者想获得哪些信息。**个体研究**（case study, 案例研究）的结果可以为后续的研究提供可能的思路。比如，一个人经常吃橡皮糖并且成为著名的舞蹈家，意味着研究者可以做一个实验去验证一下橡皮糖是否具有提高舞蹈能力的作用。

群体研究（epidemiological study，流行病学研究）可以提供另一种信息，它可以揭示一种**相关性**（correlation）。比如流行病学研究发现一个人吃橡皮糖和其高超的舞步并没有任何必然联系，但是可能意外揭示它与蛀牙的相关性。

进一步的研究就是研究者们主动介入去改变人们的**饮食习惯**（干预研究，intervention study）。在这样的研究中，一组**受试者**（试验组，experimental group）接受某种疗法，而另一组（**对照组**，control group）不采取任何措施或只使用**安慰剂**（placebo）或**假性治疗**。如果采取的是**盲法试验**（blind experiment），受试者就不知道他们中到底谁接受了治疗，而谁是假治疗。如果试验组和对照组产生的效果不同，那么就可以准确找到那种疗法的效果。比如，通过这种干预性试验可以发现不吃橡皮糖和其它糖果、甜食的试验组的蛀牙概率要比相应的对照组低。

实验室研究能准确指出某种营养素的作用机制。那么橡皮糖是怎么导致蛀牙的呢？与它的大小、形状、温度、颜色和成分有什么样的关系呢？分别用各种不同的橡皮糖去喂养老鼠，人们会发现是其中所含的糖（在黏性的载体中）导致了蛀牙。科学家在实验

案例研究

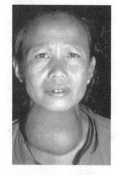

这个人吃的营养素 X 太少，并得了 Y 病

流行病研究

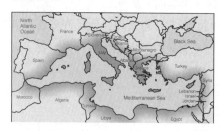

这个国家的食物供给含有的营养素 X 多，所以患 Y 病的人少

干预研究

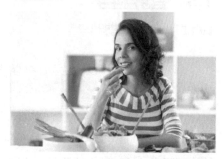

将含有营养素 X 的食物加到某些人的食物中，将他们患 Y 病的发生率与没有接受这一营养素的人进行比较

实验室研究

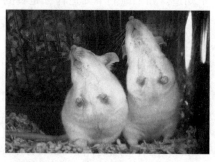

现在让我们来看看在这些大鼠中诱导营养素 X 缺乏是否会引起 Y 病

室利用动物、植物或细胞，对其导入疾病、诱导某种物质缺乏并使用不同的治疗方法进行实验，从而对当前研究的机制有更深入的了解。干预研究和实验室研究能够说明疗法的效果，因此是营养学研究中最为重要的两种工具。

图1-6　研究设计的例子

表 1-7　与研究设计相关的术语

- **盲法试验**（blind experiment）：受试者在这种试验中并不知道自己是属于试验组还是对照组；在"双盲试验"中，在试验结束之前，受试者和研究者都不知道受试者属于哪一组

- **案例研究**（case study）：对个体的研究，在临床条件下，研究者能够观察具体疗法的表面效果。要证明一种疗法有效，必须同时观察另外一个情况类似但未使用该疗法的受试者（即对照个体）

- **对照组**（control group）：在试验中与真正的受试个体在各方面都相似但接受的只是假性治疗的一组受试者，也称为对照受验者。见试验组和干预研究

- **对照临床试验**（controlled clinical trial）：一组受试者接受治疗（试验组，experimental group），而另一个能够进行比较的组（对照组，control group）接受模拟治疗，并比较两组的结果。理想情况下，研究人员和受试者都不知道谁接受

了治疗、谁服用了安慰剂（双盲研究）

- **荟萃分析**（meta-analysis）：基于既往的多个研究，通过统计计算得到的对研究证据的总结

- **相关性**（correlation）：两种因素同时改变，比如体重增加身高也增加称之为直接或正相关，癌症发病率减少与纤维摄入量增加的关系称之为反相关或负相关。两个因素的相关性暗示一个因素可能会引发另一个因素，但并不能排除这两个因素的变化是由于存在偶然因素或第三种因素的可能性

- **流行病学研究**（epidemological study）：对整个群体的研究，营养学研究经常使用这种方法来探求饮食习惯和疾病发生率之间的相关性，这是寻找与营养相关的病因的第一步

- **试验组**（experimental group）：在试验中接受一定治疗的人或动物，也称之为试验受试者

- **干预研究 (intervention study)**：研究群体时，对其中的一些个体进行试验干预，观察结果，比如对半数的受试者（试验受试者）建议减少饮食中的脂肪摄入，而对另一半受试者（对照受试者）则不如此，并同时监测两组受验者的心脏健康状况

- **实验室研究 (laboratory study)**：被设计用来精确地找出因果关系并在严格控制的条件下进行的研究，通常用动物进行实验
- **安慰剂 (placebo)**：科学研究中经常用到的假药物或假疗法，是一种惰性而无害的医学手段。安慰剂效应指接受治疗（而非治疗本身）所起到的康复作用

1.5.2　科学挑战

　　一个重要的科学真理是，一个实验不能"证明"或"推翻"任何东西。一项发现只有经过几个不同的研究者通过几种不同类型的实验严格、反复地验证后，才能被最终确认。即使这样，严格来讲，科学也并不是刻在石头上的一成不变的事实，而是可以随时受到挑战和修改的假设。当然，有些假设，比如地球围绕太阳旋转，已经得到了许多的观测和实验结果的充分证明，因此被人们认定为事实。我们所"知道"的营养学知识也是这样得到证实的——通过对研究结果的年复一年的反复确认。这种缓慢的反复研究的做法与媒体想要获得今日最新消息的想法形成了鲜明对比。

　　再次重申，获得有效的营养信息的唯一来源是缓慢、艰苦、严格设计、公正的、具有可重复性的科学研究。我们相信一些营养事实是真实的，是因为经过无数次设计的实验排除了所有其它可能性。例如，我们知道视力好坏部分取决于维生素 A，因为：

- 案例研究证实，失明的人一直食用缺乏维生素 A 的食物。
- 流行病学研究观察到缺乏维生素 A 饮食的人群失明的发病率高。
- 干预研究（**临床对照试验，controlled clinical trial**）证实向维生素 A 缺乏的人群提供富含维生素 A 的食物可以显著降低他们的失明率。
- 实验室研究表明动物在仅缺乏维生素 A 时就会失明，当食物中恢复足够的维生素 A 后，它们的视力也恢复了。
- 进一步的实验室研究阐明了维生素 A 在眼组织中作用的分子机制。
- 重复进行的研究提供了同样的结果。

　　之后，一项基于之前研究的**荟萃分析（meta-anlysis）**也证实了这个结论。

　　现在我们可以确切地说，"视力依赖于充足的维生素 A"。

> **要　点**
>
> - 单一研究结果在被认为是有效之前，必须经过可重复试验验证。
> - 当后续研究的结果和各种研究设计都支持该理论时，该理论的可信度就会增强。

1.5.3　我能相信媒体报道的营养信息吗？

　　新闻媒体渴望新的发现，记者经常在假说被充分验证之前抓紧报道科学实验室里的信息。另外，一个对科学缺乏深刻理解的记者也可能误解或错误

报道复杂的科学原理。说实话，有时科学家们对他们的发现过于兴奋，因此在还没有经过同行科学家严格审查之前就泄露给新闻界。因此，公众经常会在研究结果得到充分证实之前接触到最新的营养新闻。然后，当假设经过验证后不成立时，消费者觉得被这样的发现欺骗了，其实这只是科学研究的正常过程。

真正的科学家善于观察新趋势。他们对每个研究使用的方法进行评估，根据从其它研究中收集的证据评估每项研究，并逐渐修改为最为可能的结果。随着证据的积累，科学家们对自己为人们的健康和生活提出建议的能力越来越有信心。

有时候媒体追求轰动效应，会过分高估真实并经重复确认的发现。例如，媒体急切地报道燕麦产品能够降低血液胆固醇———一个降低心脏病风险的血脂类指标。尽管报道是真实的，但他们往往不提食用低脂肪的营养饮食仍然是降低血胆固醇的最主要手段。他们还可能跳过重要的问题：一个人必须吃多少燕麦才能产生期望的效果？小剂量的燕麦麸丸或冲剂能满足需要吗？燕麦麸饼干行吗？如果可以的话，要吃多少饼干呢？要使日常血脂下降，每日需要吃一碗半燕麦片，而少许药片或饼干并不能提供足够数量的燕麦，当然也不能消除选择不良饮食造成的不利影响。

现在，燕麦降低胆固醇的效果已经获得了公认。发现、质疑和澄清的全过程经历了差不多十年的研究。很多其它领域的研究会花费更长的时间。在科学领域里，一个独立的发现很难对我们整体的认知做出决定性的改变，但是每个发现都像是电影里的一幅定格的画面，增加我们对全局的了解，而许许多多类似的画面能让我们拼凑出整个故事。

要 点

- 新闻媒体常常炒作单一研究结果，所以可能不是值得信赖的信息来源。

1.5.4　全民营养研究

当你学习营养学时，你可能听说过全国性营养和健康项目的普查结果。一项美国食物和营养素摄入量调查——"在美国我们吃什么？"帮助我们了解公众的食物和营养补充剂摄入情况。它是**全民健康和营养检查调查**（**National Health and Nutrition Examination Surveys, NHANES**）这项巨大的研究工作的一部分，NHANES 同时收集体检、人体测量和实验室测试数据。究其实质，NHANES 包括：

- 询问人们吃什么食物。
- 记录人处于健康状态时的测量结果。

过去的 NHANES 结果已经为绘制儿童生长曲线图、指导食品营养强化工作、制定减少慢性疾病国家指南和许多其它有益项目提供了重要的资料。表1-8 列出了一些参与这些工作的机构。

要 点

- 国家营养研究项目，例如 NHANES，会提供有关美国食品消费和营养状况的数据。

术 语

全民健康和营养检查调查（National Health and Nutrition Examination Surveys, NHANES）：一项研究计划，通过采访和体检来评价美国成年人和儿童的健康及营养状态。

表 1-8　营养研究和政策制定机构

这些机构积极参与营养法规制定、研究和监测工作。

- 美国疾病预防控制中心（Centers for Disease Control and Prevention, CDC）
- 美国农业部（U.S. Department of Agriculture, USDA）
- 美国健康和人类服务部（Department of Health and Human Services, DHHS）
- 美国食品药品监督管理局（U.S. Food and Drug Administration, FDA）

1.6 改变行为

LO 1.6 描述行为改变的六阶段特征

如果只是帮助人们考试时得个 A，那么营养学知识一点价值都没有。只有当人们用它来改善自己的饮食时，才能体现它的价值。要按照营养学知识行事，人们必须改变自己的不良饮食行为，尽管听起来好像很简单，但是行为改变往往需要付出很大努力。

1.6.1 行为改变的过程

心理学家描述了行为改变的 6 个阶段（表 1-9），了解自己处于哪个阶段有助于继续前行实现目标。不过在给别人提供饮食帮助的时候，请记住，其它人所处的行为改变阶段可能会影响他们对建议的反应。

表 1-9 行为改变的阶段

阶 段	特 征	行 动
前期	不考虑改变；没有改变的意图；目前的行为看不出问题	收集有关当前行为影响健康的信息，以及改变带来的益处
思考	承认可能需要改变，权衡改变和不改变的利弊	致力于改变并设置开始日期
准备	准备改变一个具体行为，采取初始步骤，设定一些具体目标	写一个行动计划，详细说明要改变的具体行为；设定小目标，告诉别人有关计划的情况
采取行动	承诺拿出时间和精力来做出改变，按照设定的计划实施具体行为的改变	执行新的行为，设法使情感和身体适应改变后的情形
坚持	努力把新的行为整合到日常生活中去，努力使它坚持下去	经由挫折坚持下来；教导他人，帮助他们实现目标（这个阶段可能持续几年时间）
采用／继续	以前的行为已经消失，新的行为已成为常规	维持新的行为数月或一年且无失误后，转向其它目标

1.6.2 全面评估并设定目标

当你察觉出问题时，你可以计划做出改变。一些问题很容易发现，比如从不吃蔬菜，而比较细微的饮食问题，如钙摄入量不足，可能不易察觉，但是会给你的健康带来严重的影响。跟踪记录几天的食物摄入量，然后将摄入量与标准进行比较（见第 2 章），可以揭示你饮食模式中的各种有意思的优势和缺点。

一旦发现了弱点，下一步就是制订小的、能达到的目标来纠正这些弱点。最容易成功的目标是根据具体的行为来制订的，而不是根据最终的结果。例如，如果希望减掉 4.5 kg 体重，就需要根据饮食和运动来设定目标，从而帮助实现减轻体重的目标。在设立目标和开始进行改变的时候，跟踪进度的方法增加了成功的可能性。

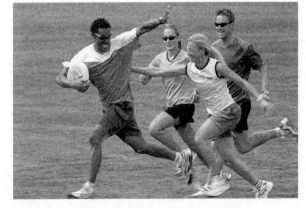

许多人需要改变他们的生活习惯，要加强体育运动

1.6.3 从现在开始

当你通过本书学会了更多的知识后，你可能想要改变一些习惯。为了帮助你，本书中有一些标题为"从现在开始"的提示，这些提示与"健康生活专栏"在一起。欢迎登录本书的网址（www.Cengage.com）。在这里，你可以理清自己的行为，设定目标，跟踪进度，并且尝试新的行为改变，直到新的行为方式像过去的生活方式一样让你感到舒服且熟悉。

要 点

● 行为改变遵循多步骤模式。
● 设定目标和监测过程能够促进行为改变。

消费者指南专栏：

阅读营养新闻

尼克是一个有健康意识的消费者。在一间咖啡屋里，尼克把杯子放在报纸的生活方式版上，他瞥了一眼标题："脂肪对心脏健康没有影响"，然后得出一个错误的结论："你的意思是说，我可以一直吃汉堡和黄油吗？太朝令夕改了！每次我一改变我的饮食，科学家就会有新的说法。"尼克的沮丧是可以理解的，像许多其它人一样，尼克感觉被愚弄了。为了健康，他几年来一直坚持改变饮食习惯，如今却发现新闻标题把当初的饮食建议整个颠倒过来了。然而，他不应当责备科学。

1. 诡计和陷阱

当尼克被引人注目的标题吸引的时候，麻烦就开始了。由于突破性研究非常让人激动，媒体经常使用与主流的科学思想相反的标题，从而吸引读者的注意，让他们想买报纸、书籍或杂志（顺便提一下，你在第5章争论部分中能够读到有关改变脂类摄入量建议的真实故事）。即使尼克读完报纸的全文，他仍可能被"现

在我们确知"或"这是真的"等措辞所误导。记者会使用这样的语言来盖棺定论。相反，科学家使用不确定的语言，例如，"可能""也许"，因为他们知道来自单独一项研究的结论将会受到挑战，有可能被修改，甚至被随后的研究推翻。

2. 真实报道的标志

要想以专业的眼光评判营养新闻报道，需要寻找代表科学研究的标志：

■ 当一篇文章描述一项科学研究时，这项研究应该发表在由科学家同行审查的杂志上，比如《美国临床营养》（图1-7）等。一项没有发表过的研究结果的正确性就很难说，读者们对其正确性无从考察，因为它还尚未被该领域的其它专家仔细审阅过。

■ 报道中应该描述该研究者的方法。实际上，一些流行的报道很少提供这些详细信息。比如，受试者的数量是8个还是

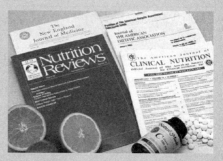

要了解关于营养话题的整个背景，请阅读同行评议期刊上的相关文章。一份综述杂志会甄选相关主题的所有可用证据。其它期刊则详细报道各单个研究的方法、结果和结论

图1-7 同行评审杂志

8000个就很不一样，或者研究者是亲自观察受试对象的行为还是依靠电话自我报告给出的数据，这也大不相同。

■ 报道中应该明确说明研究的对象是单个的细胞、动物还是人。如果研究对象是人，那么你和他们的共同点越多（比如年龄和性别），这些研究结果就越适用。

■ 真实的报道也应说明先前的研究情况，而且还应对当前研

究的一些背景加以介绍。有些流行媒体记者能定期地追踪某一领域的发展状况，从而具备对该领域进行真实报道所需的相关背景知识，他们会尽量使报道适当、均衡和完整，包括治疗的花费、潜在的伤害和益处、证据的力度以及谁会从这一发现相关的潜在销售中获益等信息。①

■ 寻找专家撰述的评论文章，以此获得有用的营养学当前主题的科学总结。这样的文章经常出现在如《营养评论》（*Nutrition Reviews*）那样的学术期刊上。

最可靠的营养科学信息来源是这方面的科学杂志，本章的争论部分将着重讨论科学营养信息和错误信息的其它来源。

3. 前景展望

当你看到营养新闻时，请用批判的眼光和科学的原理来解读。当一条标题吹嘘找到了某个营养学问题的"答案"这种惊人发现时，需要谨慎对待。虽然它可能的确是一篇尊重科学发现的渐进性的、谨慎的研究报道，但大多数情况只是想为报刊创造一种轰动效应，借以引起购买者的关注和增加媒体收入。

复习题②

1. 要跟上营养科学的发展步伐，消费者应当＿＿＿。
   a. 寻找报刊和杂志中的健康和健身专栏，并用一种专业的眼光解读
   b. 阅读经同行审阅的杂志，例如《美国临床营养》（*American Journal of Clinical Nutrition*）刊登的研究报道
   c. 寻找经同行审阅的杂志，例如《营养评论》刊登的评论文章
   d. 以上都是

2. 要回答营养学问题应该＿＿＿。
   a. 依靠提供营养学问题答案的文章，这些文章应包含"现在我们知道"或"答案是"等短语
   b. 寻找科学答案，希望科学家继续完善他们的结论
   c. 意识到营养问题对消费者来说也许太复杂、太难以理解
   d. a 和 c

3. 学术评论杂志，例如《营养评论》＿＿＿。
   a. 落后于营养新闻报道
   b. 讨论营养学中有关一个主题的所有的研究发现
   c. 充满了医学行话
   d. 仅供从业人员使用，不适用于学生

---

① HealthNewsReview.org 是一个提供可信的健康新闻的网站，网址：www.healthnewsreview.org/.

② 答案见附录 J.

1.7 膳食指导：营养素密度——怎样才能做到既不摄入过多的能量又可以得到充足的营养？

LO 1.7 解释为何营养素密度的概念可以帮助我们制订饮食方案

在美国，只有极少的成年人能够选择营养充足、适量的饮食模式。能够帮助实现这一点的食物，相对于它所含的能量来说，它所含营养素都非常丰富，也就是说，这些食物的**营养素密度（nutrient density)** 很高。图 1-8 是这一概念的简单描述。以含钙食物为例，冰激凌和脱脂牛奶都能提供钙，一份冰激凌能提供多于 350 kcal 的能量，而一杯脱脂牛奶只有 85 kcal 能量，但后者含有的钙几乎是前者的两倍。为了自身的健康，大多数人在购买食品时都应该考虑食品中所含的能量，否则会经常摄入过多能量，却不能提供身体所需的足量的营养素。

蔬菜的营养密度通常较高，特别是不含淀粉的蔬菜，如深色绿叶蔬菜（熟的和生的）、红灯笼椒、西兰花、胡萝卜、蘑菇和西红柿。这些经济实惠的食物可能需要花时间烹调，但是花费这些时间能够带来营养和健康。从营养学角度看，花 20min 削皮和切菜来做一份沙拉要比花同样的时间做一份精美、高脂、高糖的甜点要划算得多。此外，制作甜点所需的原料更贵，而且食用

术 语

营养素密度（nutrients density)： 一种测量每千卡能量的食物中所含营养素的方法。一种营养素密集的食物可提供需要的营养素和相对低的能量。

这两份早餐每份大约提供 500 kcal 的能量，但它们每千卡能量提供的营养素却有很大不同。注意：大份早餐中的香肠是低能量的土耳其香肠，而不是高能量的猪肉香肠。在每一次早餐中做出这样的小改变，累加起来就能少摄入很多能量，在饮食上为更多的营养性食品，甚至为吃上甜品提供了空间。

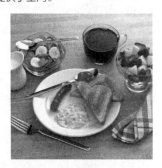

营养早餐

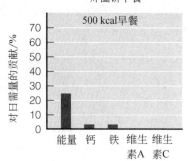

炸圈饼早餐

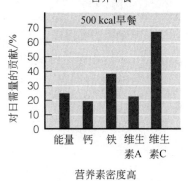

营养素密度高

营养素密度低

图1-8　判断哪种食物最有营养的方法

甜点很容易使摄入的能量超标。

不过，时间是另一个要考虑的问题。今天的上班族、大学生和各个年龄段的活跃个体可能很少有时间做饭。厨师们应该准备营养丰富的方便食品，例如袋装的已准备好的沙拉、准备好的新鲜蔬菜、事先做好的冷冻低脂肉类和家禽、罐装豆类和蔬菜。一个既方便又使成本更低的小窍门是将一份食谱中的蔬菜总量增加一倍；洗净，削皮，剁碎；然后冷藏或冷冻，以备下次使用。一把干果和干炒坚果，可作为沙拉和其它食物的美味的、有营养的配料。美味的脱脂牛奶或酸奶可以当作饭后甜品。其它的便利选择，例如大多数馅饼、冷冻的披萨、拉面以及袋装的三明治，总体营养稍差，因为它们含的蔬菜很少，但能量很多，所以它们的营养素密度低。后面各章的膳食指导会提供许多方便选择和有营养的食品的窍门。

所有的讨论得出了一个实现营养健康的中心原则：饮食中不应包括或排除任何特定的食物。你的饮食模式——即如何在饮食中把不同食物合理搭配起来，以及如何安排几天和几周的饮食——才是获得健康营养的关键。营养学是一门科学，而不是艺术，但的确可以艺术性地创造出既赏心悦目又能提供丰富营养的饮食。本书余下的部分旨在帮你做出明智的选择，把它们巧妙地组合起来以满足身体的营养需求。

1.8　争论1　如何甄别真正的营养学专家和假冒伪劣的骗子？

LO 1.8　评估所获得的营养学信息来源的可靠性

从马拉货车售卖蛇油的推销员时代到今天的互联网销售体系，识别经常逃避政府监管和执法的营养**骗术（quackery）**一直是个难题。为了防止自己被骗，消费者要能区分真实的、有用的营养产品或服务和一系列误导甚至彻头彻尾的骗局。

每年消费者都将大量金钱花费在营养保健服务和产品上，这些服务与产品既有出自合法商家的，也有来自欺诈商户的。每年卖营养保健品的骗子从合法的医疗保健专业人员那里掠夺了消费者数以千亿美元。

1.8.1 损失的并不仅仅是金钱

当骗子的产品是园林工具或去污剂时，被骗的消费者可能失去少量金钱和一些自尊。当该产品是无效的、未经检验的，甚至危险的"膳食补充剂"或"医疗器械"时，消费者就会丧失他们想要的——良好的健康。当一个患者浪费时间请江湖医生医治时，容易导致严重的问题，同时还会错过最佳的治疗时机。而原本健康的人听信错误的建议服用这些补充剂，可能造成可怕的后果，甚至是肝衰竭。

1.8.2 信息来源

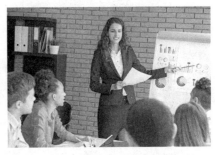

谁在讲营养？

当想到与营养学有关的问题时，大多数人通过互联网、畅销书、杂志或者电视寻找答案。有时，这些资源能够提供可靠的、科学的和值得信赖的信息，然而，更多的时候，**专题广告片（infomercials)、社论式广告（advertorials）和都市传说（urban legends）**（表 C1-1）看似传播知识，但实际目的是通过编造以最小的努力和低廉的价格实现健康或减肥的美好承诺来推销他们的产品。

那么人们如何才能区分有效的营养信息和错误的信息呢？有些骗子的行为是很容易识别的，如图 C1-1 中销售人员的谎话，而其它类型的骗子要隐蔽些。在精确的科学资料和骗子故意编造的谎言这两种极端观点之间，还存在着大量错误的营养信息。健身房的教练、医生、保健品店的雇员、书籍作者、"清洁饮食"产品的倡导者或减肥小器具的推销员，都会竭力地使你相信他们推荐的营养方案是有益的。但是，他们提供建议的资质是什么呢？遵循他们的建议是有益还是有害？要想从这些鱼龙混杂的信息中筛选出有意义的营养学信息，你必须学会识别。

第 1 章解释了有用的营养学信息来源于科学研究，而绝不是依靠**民间证据（anecdotal evidence）**或推荐；表 C1-2 列出了一些真实的营养学信息的来源。

识别营养学的错误信息不仅需要收集准确的信息，还需要培养批判性思维的能力。批判性思维可以帮助收集信息的人：

表 C1-1	骗子的术语

- **社论式广告（advertorials）**：刊登在报纸和杂志上的冗长广告，读起来像期刊文章，但目的是宣扬产品的好处，准确性堪忧
- **坊间证据（anecdotal evidence）**：信息源于有趣的和娱乐性的个人故事，没有科学依据
- **批判性思维（critical thinking）**：理性而又巧妙地分析、综合、评价信息的思维活动
- **骗子(fraud)或骗术(quackery)**：为了诈骗钱财，鼓吹自己的仪器、疗法、服务、计划或产品（包括饮食和补充剂）能够改变人体状况，但不能证明其安全性或有效性（骗术一词来源于术语庸医，意思是指江湖医生大声叫卖他的神奇产品——护肤液或药膏）
- **专题广告片（infomercials）**：紧接在正常的节目之后的长篇电视商业片，目的是说服观众购买产品，并不是教育或娱乐
- **都市传说（urban legends）**：故事往往都是假造的，通过互联网可以快速地在世界范围内传播，仅仅依靠重复来获得表面的有效性

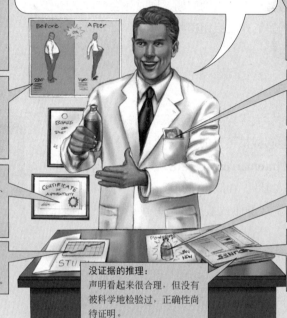

好得令人难以置信：
把复杂的问题说得如此简单，真是说到大多数人的心坎上去了，听起来太神奇了！

怀疑正常饮食：
往往促使人们对目前的医疗方法和正常的饮食产生怀疑。兜售"替代品"，这些替代品往往是劣质甚至危险的，但却以"选择自由"的名义留在市场上。可能会用"天然"来暗示其安全。

感谢信：
展示那些经过此产品治疗之后的人写的诸如"迅速治愈""重返青春"或"减肥成功"等赞扬的话来证明产品好。个体并不能代表有统计学差异的样本。

伪造的证书：
推销的人或组织往往被冠以博士、大学诸如此类的称号，其实质不过是编造或非法买来的。

未发表的研究结果：
声称引用"科学"研究，但不引用那些发表在可靠期刊上的研究。

科学突破！ VIT-O-MITE能令你健壮如牛、减肥并提高记忆力！哦，当然，可能您听到的VIT-O-MITE和我们说的不太一样，但那是FDA想让你知道的！我们的博士们和科学家们认为它是维生素最佳补充剂，当今的食品含有的维生素越来越少，把它们放到一边去吧！VIT-O-MITE中含有其它产品中绝对没有的专利保密成分。马上订购，我还免费送给你另一种产品。

受害者声明：
声称医疗机构的迫害、虚假的政府阴谋，或者医生"想让你一直生病，这样你就可以继续支付医疗费"。

未被引用过的证明：
如果一些研究听起来有理有据，但是从未被别人引用过，因此也无法对其进行检验，无法知道其操作是否科学、规范。

动机：牟取暴利
这些人或组织这样宣传是为了骗你相信，然后再从你身上牟取暴利。

广告：
广告商为这些产品做广告也是为了赚钱（找一下"广告"这个字样，可能只能在传单的某个角落里才能发现，而且字印得还很小）。

最新的创新/久经考验：
伪科学术语是为了激发人们的敬畏，假的"古代治疗法"是为了赢得人们的信任。

没证据的推理：
声明看起来很合理，但没有被科学地检验过，正确性尚待证明。

图C1-1　营养骗术的特征

表 C1-2　可信的营养信息来源

政府机构、志愿者协会、消费者团体和专业组织为消费者提供可靠的健康和营养信息。可信的营养信息来源包括：

- 大学或社区学院的营养和食品科学系
- 当地机构如卫生部或城市合作推广服务
- 政府资源，如：

美国疾病预防控制中心 (CDC)	www.cdc.gov
美国农业部 (USDA)	www.usda.gov
美国卫生与人类健康服务部 (DHHS)	www.hhs.gov
《美国居民膳食指南》	fnic.nal.usda.gov/dietary-guidance
美国食品药品监督管理局 (FDA)	www.fda.gov
加拿大卫生部	www.hc-sc.gc.ca/index-eng.php
"健康人"	www.healthypeople.gov
"让我们动起来"	www.letsmove.gov
"我的餐盘"	www.choosemyplate.gov
美国国立卫生研究院	www.nih.gov

美国人身体活动指南	www.health.gov/paguidelines

- 志愿者健康机构，如：

美国癌症协会	www.cancer.org
美国糖尿病协会	www.diabetes.org
美国心脏协会	www.heart.org/HEARTORG

- 信誉良好的消费者团体，如：

美国科学和健康委员会	www.acsh.org
国际食品信息委员会	www.foodinsight.org

- 专业健康组织，如：

美国营养与饮食学学会	www.eatright.org
美国医学学会	www.ama-assn.org
加拿大营养师协会	www.dietitians.ca

- 期刊，如：

《美国临床营养杂志》	ajcn.nutrition.org
《美国营养与饮食学学会杂志》	www.andjrnl.org
《新英格兰医学杂志》	www.nejm.org
《营养评价》	www.ilsi.org

（1）理解概念之间如何联系。

（2）评估一个观点的好处和坏处。

（3）发现思考过程中的不一致和错误。

（4）解决问题。

（5）评判新信息的相关性。

（6）本书的争论部分致力于帮助你培养批判性思维。

1.8.3 网上的营养信息

有问题？万维网（World Wide Web）上有答案。互联网提供了很多可靠的信息，例如科学杂志中的信息，但是无数的网站也提供了大量不完整的、误导性的或不准确的信息。简单地说，任何人都可以在互联网上发布任何东西。例如，流行且独立的网络百科全书网站允许任何人就所有的主题发布信息或改变他人发布的信息。网络上的信息可能是正确的，也可能是错误的，读者必须自己评估。表C1-3提供了一些判断营养信息站点可靠性的提示。

个人网站，称为"网络博客"或"博客"，包括作者个人的意见，而且在发布之前通常是不经专家审查的；除此之外，电子邮件通常传阅恶作剧和恐怖故事。当出现下列现象时就值得怀疑。

- 撰写人不是发件人或你熟知的某些权威。
- "转发给所有你认识的人"的措辞出现在任何地方。
- 声明"这不是骗局"，通常意味着就是骗局。
- 信息令人震惊或你从来没有通过合法途径听过。
- 语言过分强调或常用大写词汇和感叹号点缀。
- 未提供参考资料，或提供的资料在你研究后发现有效性值得怀疑。
- 网站，例如 www.quackwatch.com 或 www.urbanlegends.com 已揭穿了

这样的虚假消息。

与之相比，进行科学研究时，最值得信任的网站是美国国家医学图书馆的 PubMed 网站。这个网站免费提供数以亿计的世界各地科学杂志发表的研究文章的摘要（简要描述），许多摘要提供了在其它网站发布的全文链接。该网站易于使用，并对初学者给予指导。图C1-2介绍了这一资源。

表 C1-3	这个网站可靠吗？

要判断一个网站所提供的营养信息是否可靠，先回答下列问题。

谁？ 谁负责这个网站？有合格的专业人员吗？查找作者的姓名和证书。专家是否检查网站内容的准确性

何时？ 网站最后一次更新是什么时候？因为营养学是一门不断变化的科学，所以网站需要经常更新

在哪里？ 信息从何而来？网站地址中点后面的三个字母表示该网站的从属关系。以"gov"（政府）、"edu"（教育机构）和"org"（组织）结尾的地址通常提供可靠的信息；"com"（商业）站点代表企业，根据它们的资格和诚实度，它们可能提供可靠的信息，也可能提供不可靠的信息。许多可靠的网站提供与其它网站的链接，以方便你寻求知识，但这本身不一定是为了维护信誉。请注意，任何网站都可以在未经允许的情况下链接到任何其它网站

为什么？ 为什么网站会告诉你这些信息？这个网站是提供公共服务还是销售产品？许多商业网站提供准确的信息，但有些却不能。当获取金钱是主要动机时，信息可能是带有偏见的

什么？ 信息是什么，它是否与其它可靠来源的信息一致？与常识相矛盾的信息应该受到质疑

美国国家医学图书馆的 PubMed 网站提供教程，以帮助初学者有效地使用搜索系统。通常，简单地访问站点，在搜索框中输入一个检索词，然后单击"搜索"就会有令人满意的结果。

例如，为了找到关于钙和骨骼健康的研究，输入"calcium bone"会得到近 3000 个结果。要改进搜索，请尝试对日期、文章类型、语言和其它标准进行限制，精准搜出的结果数。

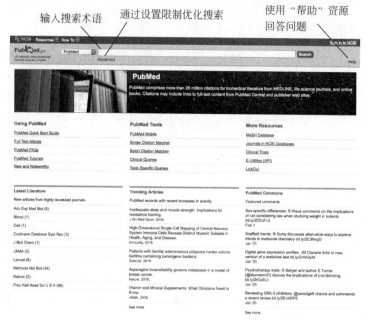

图C1-2 PubMed (www.ncbi.nlm.nih.gov/pubmed): 科学的营养参考信息的互联网资源

1.8.4 谁是真正的营养学专家？

大多数人咨询饮食问题时都会去找医生，但是医生的营养学知识储备各不相同。医生在人体生物化学、生理学方面受过大量的训练，这些虽是营养学研究的基石，但是大部分的美国医学院不要求医学生像正在阅读本教材的学生一样，学习完整深入的营养学课程。

出色的医生会侧重于临床营养学中的某些专业领域，能够提供营养方面的建议。美国营养和饮食学学会或临床营养学学会（本书多次引用该学会的杂志）的会员资格可以作为医生营养学知识的标志。

幸运的是，很容易区分有合格证书的营养学家。你可以放心地拜访一位**注册营养师**（**registered dietitian nutritionist，RDN**）。为了成为一名注册营养师，首先必需从**认证**（**accredited**）的学院或大学获得理学学士学位或硕士学位，且课程中通常包含生物化学、化学、人体解剖学、生理学、微生物学和食品与营养学，还包括食品供应系统管理、商务、统计学、经济学、计算机学、社会学、咨询和教育学。之后还需要完成经过认证的并且有专家指导的实践项目。最后，还要通过由美国营养和饮食协会举办的考试。获得证书后，专业人员还需要通过参加继续教育活动来保持注册的状态。

此外，一些州会要求**营养学家**（**nutritionists**）和**饮食专家**（**dietitians**）具备**执业许可证**（**license to practice**），达到各州制定的标准，同时在美国营养和饮食学学会**注册**（**registration**），这才是真正的专家。表 C1-4 定义了营养专家，同时提供了一些与营养建议有关的常用术语。

在大多数社区都很容易找到注册营养师，因为他们的职能范围非常广

表C 1-4　与营养建议相关的术语

- **美国营养和饮食学学会（Academy of Nutrition and Dietetics，AND）**：美国专业营养师组织（前身是美国饮食协会）；在加拿大，类似的组织是加拿大营养师协会（Dietitians of Canada，DC），运行方式类似

- **认证（accredited）**：批准；以医疗中心或大学为例，由美国教育部认可的机构认证

- **认证的糖尿病教育工作者（certified diabetes educator，CDE）**：完成强化专业培训计划和考试的卫生保健专业人员，获得证书，证明其在教育糖尿病患者方面具备合格的知识和技能，以帮助患者通过医疗和生活方式管理疾病。许多其它实践领域也存在专业认证

- **运动营养学认证专家(certified specialist in sports dietetics，CSSD)**：具有特殊资质和专业知识的注册营养师，为运动员和其它积极锻炼人士提供安全、有效、基于证据的营养评估和健康指导

- **注册营养师（nutrition and dietetics technician, registered，NDTR）**：在官方认可的学院或大学获得学位并通过认可的营养师项目的专业人员。该专业还需要通过国家考试，并通过继续专业教育保持注册

- **营养师（dietitian）**：接受过营养学、食品科学和饮食计划等方面系统培训的人，另见"注册营养师"

- **文凭工厂（diploma mill）**：一个不要求学生达到教育标准就授予毫无意义的学位的组织。文凭工厂不同于文凭伪造者（提供假文凭和带有真实的、受人尊敬的机构名称的证书）。虽然从视觉上看，假文凭与真正的文凭并没有什么区别，但通过直接与学校核实，假文凭还是可以被发现的

- **美国营养与饮食学学会会员（Fellow of the Academy of Nutrition and Dietetics，FAND）**：该学会的会员，因其在饮食学领域的杰出服务和诚信而受到表彰

- **执业许可证（license to practice）**：在符合一定条件的基础上，经州或联邦法律批准可以使用某一头衔（如营养师）和提供某项服务，注册营养师可在姓名后加上LD（licensed dietitians）这样的称谓

- **医学营养治疗（medical nutrition therapy）**：用于外伤、疾病治疗或其它情况的营养服务，包括营养状况和饮食状况评估、应用正确的饮食方案、咨询服务和其它营养服务

- **营养学家（nutritionist）**：从事营养学研究或向他人提供饮食建议的人，可能有也可能没有营养学学位。在具有相应法律的州，营养学家只指那些从正规机构获得硕士或博士学位的人

- **公共卫生营养学家（public health nutritionist）**：从事公共健康营养事业的营养师和具有营养专业高学历的其它人

- **注册营养师（registered dietitian nutritionist，RND）**：至少从美国营养和饮食学学会（或加拿大营养师协会）批准或承认的学院或大学获得学士学位的食品和营养学专家。该营养师也必须在认可的实习机构实习或经同等阶段的锻炼，通过注册考试，并且通过继续教育保持专业技能。许多州还需要申请注册实习营养师，也可称作RD

- **注册（registration）**：满足特定课程和经历的要求并通过考试后加入一个专业组织

泛（表C1-5）。他们工作的场所包括饮食服务部门、制药公司、运动营养项目、公司的健康计划、食品工业、家庭健康机构、长期护理机构、私人诊所、公众健康部门、合作推广与捐赠机构[1]、研究中心、大学、医院、卫生保健组织（health maintenance organization, HMO)和其它场所。在医院里，营养师会提供**医学营养治疗（medical nutrition therapy）**，这是患者治疗的一部分，或者进行食品服务工作，或专门作为**糖尿病教育工作者（certified diabetes educators, CDE）**帮助糖尿病患者控制疾病。**公共卫生营养学家（public health nutritionists)**在政府部门中会作为咨询专家、倡导者发挥领导作用，或直接提供服务。**运动营养学认证专家（certified specialist in sports dietetics，CSSD）**为那些必须进行体育锻炼、应急反应、军事防御的人提供咨询。如此众多的角色很难一概而论。

在某些机构，营养技师会协助注册营养师负责管理和临床工作。营养技师接受过营养方面的教育和培训，以完成患者护理、食品服务和其它营养学领域的实际任务。当通过国家考试后，技师可获得**注册营养与饮食技师（nutrition and dietetics technician, registered，NDTR）**头衔。

1　合作推广与捐赠机构与学院和大学有关，可以在电话簿的政府清单或互联网上找到。

表C 1-5　注册营养师的专业职责

注册营养师执行多样化的工作，在劳动市场中担任重要的角色。本表只列出了少数专业人士的少数职责。

专　业	代表性责任
教育	■ 编写课程，向学生提供适合其培养目标的营养知识，并满足认证机构和专业团体的标准。 ■ 教导和评估学生的学习进度；研究、写作和出版。
食品服务管理	■ 从加工到运输环节，为机构的食品服务系统提供方案和指导。 ■ 计划和管理预算；开发产品；市场服务。
卫生与身心健康	■ 为个体或人群设计并实施研究项目，以改善营养、健康和身体素质。
医院卫生保健/临床诊疗	■ 设计和实施疾病预防服务。 ■ 独立安排治疗性饮食。 ■ 配合其它卫生保健专业人员护理患者。 ■ 评估患者的营养状况和需求。 ■ 提供患者诊疗和饮食咨询。
实验室研究	■ 设计、实施以及解释有关食品与营养的研究。 ■ 在同行评审的期刊和非专业出版物上撰写和发表研究论文。 ■ 为营养师提供科学指导。 ■ 记录和管理拨款。
公共卫生营养学	■ 影响营养政策、法规和立法 ■ 计划、协调、管理和评估食品援助计划 ■ 咨询机构；计划和管理预算
运动营养团队	■ 提供个人和群体/团队营养咨询和教育，以提高竞技运动员和休闲活动者在现场和运动过程中的能力 ■ 对身体成分进行评估。 ■ 跟踪和记录相关人员的表现和其它结果。 ■ 管理预算、餐饮设施和人员。

来源：Academy Quality Management Committee, Academy of Nutrition and Dietetics : Revised 2017 Scope of Practice for the Registered Dietition Nutritionist, Journal of the Academy of Nutrition and Dietetics 118 (2018) : 141-165.

1.8.5　识别假证书

与注册营养师和其它获得证书的营养专业人员相反，很多人的营养学学位都是假的，他们还自称为营养咨询专家、营养学家或"饮食专家"，诸如此类的名号听起来头头是道，但绝大多数都没有美国营养和饮食协会颁发的证书，只要细看一下就能发现他们是冒牌的。

1. 教育背景

一个假行家可能只有一张6周函授课程的文凭，获得这样的学位很简单，完全不像获取合法营养证书那样必须满足众多的必要条件。有时，一些打着合法的函授学校幌子的学校实际上变成了一种文凭工厂（diploma mills)——一种诈骗行业，只要给钱，就会给你"学位证书"。收费从一个本科学历不到一千美元，一个博士学位几千美元不等。要得到这些"学位"，无须读任何书或参加任何考试，唯一的书面工作是在支票上签字。有几个警示信号可帮助识别这些骗局。

- 在非常短的时间内，有时只是几天，就颁发一个学位。
- 学位授予完全基于工作或生活经验。
- 机构只提供一个电子邮件地址，而实际位置只有模糊的信息。
- 提供多种证书和文凭的模板（供选择）。
- 让"学生"选择毕业日期。

卖学位是一门大生意，许多虚假机构的网络往往由同一个实体拥有，在 2011 年，已确认有 2600 多家这样的文凭和证书工厂，还有 2000 多家正处于调查之中。

2. 认证和执照

缺少正当的认证是虚假教育机构的标志。为了保证教育质量，美国教育部认可的认证机构对完全、准确地符合学校教育标准的学校进行认证，但是，在营养学方面，江湖认证机构浑水摸鱼，造假的营养学学位也可被近 30 个虚假的认证机构"认可"。①

各州的法律未必能够帮助消费者在鱼龙混杂的"专家"中明辨真伪，有些州允许任何人使用"营养师"或"营养学家"的头衔，但有些州已经开始只允许注册营养师和具有一定学历的人使用上述称谓，很多州还要求注册执照。注册执照为人们提供了鉴定某人是否达到最低标准的教育程度和经验的依据。

3. "想不通过都难"

曾有一位作家为了向人们展示得到一张假的营养学文凭有多么容易，亲自花了 82 美元上了一所自称"函授学校"的营养学文凭工厂。她想尽一切办法使自己考试不及格，为此她故意答错了所有的考试题。尽管如此，课程结束时她仍然得到了一张"营养师"证书，和"学校"领导寄来的一封信，信中说明校方确信她一定是读错了题目。

4. 你会相信吃狗食的营养师吗？

类似的还有一件令人啼笑皆非的事。埃迪·狄克曼先生（Mr. Eddie Diekman）被任命为某营养"专家"协会的正式会员（图 C1-3），为了表彰它的努力，它被颁发了一张适合装裱和展示的文凭。其实埃迪只是一条可卡犬，它的主人——科尼耶·B. 狄克曼（Connie B.Diekman）——美国饮食学学会主席，支付了埃迪的学费，这证明仅仅通过发送它的名字就可被授予"营养师"头衔。

埃迪展示它的专业证书

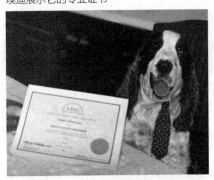

图C1-3 假协会的"专业成员"

---

① 要了解一个在线学校是否被认可，可询问远程教育和培训委员会及授权委员会，地址：1601 Eighteenth Street, NW, Washington, D.C. 20009；电话：202-234-5100；或访问它们的网站（www.detc.org）。

要了解一所学校是否适合申请营养学学位，请访问美国教育部的认证机构和项目数据库，网址是 https://ope.e.gov/accreditation。你也可以写信给营养和饮食学学会教育和研究部门，地址：120 South Riverside Plaza, Suite 2000, Chicago, Illinois 60606-6995；电话：800-877-1600；或访问他们的网站（www.eatright.org）。

美国教育委员会出版官方认可的高等教育机构项目，包含被认可机构的目录、被认可的职业项目和被认可的候选人，这些信息可以从许多图书馆获得。有关更多信息，请写信给美国教育委员会。地址：One Dupont Circle NW, Suite 800, Washington, D.C. 20036；电话：202-939-9382；或访问他们的网站（www.acenet.edu）。

5. 识别骗局

归纳起来，要识别江湖营养医生，需要核实他们的资格。首先要看其学位和相应的证明 [如医学博士（MD）、注册营养师（RDN）、理学硕士（MS）博士（PhD）或持照营养师（LD）]，然后再看授予该学位的机构声誉如何。如果这个人拒绝了你，或者你发现了可疑的情况，就找一个更有资格的人提供营养学建议。一个人的健康是最宝贵的财产，花费时间和精力去保护你的健康是非常值得的。

6. 批判性思维

描述你将如何应对以下情况：

（1）一个朋友已经开始吃人参—— 一种声称能帮助减肥的补充剂。你也想尝试，然而，在做出决定之前，你想更多地了解这种草药及其作用。你应当做哪些研究？或向你的朋友请教什么问题来确定人参是否是正规的减肥产品？

（2）为获得可靠的营养信息，你可以咨询一位营养权威人士。但是识别他是不是真权威很困难，因为获得一个不靠谱的营养证书太容易了。根据下面描述的"营养专家"的受教育经历和经验，从最具有营养专业知识和最值得信任的人到最不值得信任、营养专业知识最差的人，依次排序。

① 注册的营养技师 (NDTR)，在诊所工作。

② 取得很大成就的运动员／教练，有一个从事营养咨询和销售一系列营养补充剂的小公司。

③ 一个已经完成了 30h 美国营养咨询协会培训的人。

④ 一个附属于医院的注册营养师（RDN）。

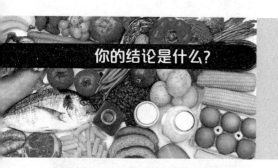

你的结论是什么？

你的饮食真的能带来身体生病或保持健康的差别吗？

膳食补充剂能比食物更有效地保证人的良好营养状况吗？

你为什么会偏好某些食物？

新闻和媒体报道的营养信息是有用的还是令人困惑的？

线上资源有哪些？

MINDTAP
From Cengage

访问 www.Cengage.com，点击 MindTap，它是一个完整的网络课程，包含了 Diet & Wellness Plus、互动性的小测试、视频及更多的其它内容。

自测题

1. （LO 1.1）心脏病和癌症都与遗传因素有关，因此饮食不能对其产生影响。

   对　　　　　　　　　错

2. （LO 1.1）某些病例，例如 _____，几乎完全与营养有关。

   a. 癌症

   b. 唐氏综合征

   c. 缺铁性贫血

   d. 镰状细胞贫血

3. （LO1.2）国家的营养目标，作为"健康人 2020"目标的一部分为 _____。

   a. 期望建成一个所有人都长寿、健康生活的社会

   b. 追踪和调查结果表明癌症是美国人的主要杀手

   c. 设定与美国营养和体重相关的目标，一次 10 年

   d. a 和 c

4. （LO1.2）根据国家健康报告，_____。

   a. 大多数人的饮食缺少足够的水果、蔬菜和全谷物食物

   b. 身体活动充足的人数在下降

   c. 超重人数已经在下降

   d. 国家已经完全达到了以前设立的"健康人"的目标

5. （LO 1.3）下列哪一项不是产能的营养素？

   a. 维生素　　　　　b. 碳水化合物

   c. 脂肪　　　　　　d. 蛋白质

6. （LO 1.3）下列哪一项不是有机营养素？

   a. 矿物质　　　　　b. 脂肪

   c. 碳水化合物　　　d. 蛋白质

7. （LO 1.3）1 克碳水化合物和蛋白质提供的能量都是 4 kcal。

   对　　　　　　　　　错

8. （LO 1.4）营养膳食的一个特征是保证所提供的任何成分都不过量，这一原则称为_____。

   a. 充足　　　　　　b. 均衡

   c. 适量　　　　　　d. 多样化

9. （LO1.4）下列哪一种食物是加工食品？

   a. 胡萝卜　　　　　b. 面包

   c. 坚果　　　　　　d. 西瓜

10. （LO1.4）人们选择食物大都看它们提供的营养。

    对　　　　　　　　　错

11. （LO1.5）在研究群体时，对其中一些人进行观察的同时还进行实验，这样的研究被称为_____。

    a. 案例研究　　　　b. 干预研究

    c. 实验室研究　　　d. 流行病学研究

12. （LO 1.5）一项重要的国家食品和营养摄入调查（名为"在美国我们吃什么？"）是_____的一部分。

    a. NHANES　　　　b. FDA

    c. USDA　　　　　d. 以上都不是

13. （LO 1.6）行为改变是一个按阶段发生的过程。

    对　　　　　　　　　错

14. （LO1.6）一个准备改变行为并正在设定目标的人处于前期阶段。

    对　　　　　　　　　错

15. （LO1.7）一块桃肉糕含有 357 kcal 能量和 48U 的维生素 A，一个大桃子含有 42 kcal 热量和 53U 的维生素 A，这是一个_____的例子。

    a. 能量控制　　　　b. 营养素密集

    c. 多样化　　　　　d. 必需营养素

16. （LO1.7）希望满足营养素需求的同时又不过多摄入能量的人需要精通_____。

    a. 营养素密度的概念　b. 糖减少的概念

    c. 每一美元的概念　　d. 法国烹调

17. （LO1.8）哪些"警示"可以帮助确认营养骗术？

    a. 诱导大众快速而简单地回答复杂的问题

    b. 对常规食物的摄入表示怀疑

    c. 用户的大力支持和好评

    d. 以上都是

18. （LO1.8）在这个国家，严格的管理使得骗子很难获得伪造的营养证书。

    对　　　　　　　　　错

答案见附录 J。

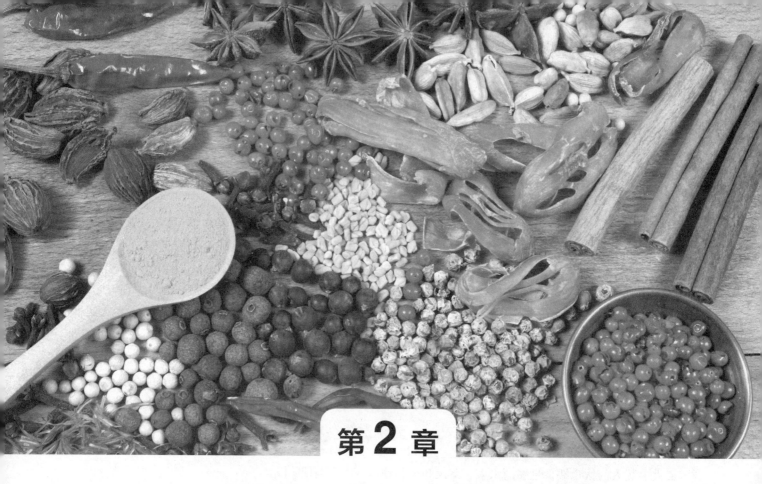

第 2 章

营养学工具——标准与指南

LO 2.1　说明膳食营养素参考摄入量（DRI）和每日营养需要量作为营养摄入标准的重要性。

LO 2.2　阐述《美国居民膳食指南》在整个美国膳食指导系统中的作用。

LO 2.3　描述如何将美国农业部的膳食模式用于日常营养饮食计划的制订。

LO 2.4　参照设定的能量需要量，用美国农业部的膳食模式工具制订健康饮食计划。

LO 2.5　描述食品标签上的营养信息。

LO 2.6　比较规划营养素密度膳食和未规划营养素密度膳食。

LO 2.7　总结食物和营养补充剂中的植物化合物对健康的潜在影响。

启发提问

你怎么知道每种营养素每天该摄入多少呢？

我们能相信政府的饮食建议吗？

食品标签上的健康声明准确可靠吗？

某些"超级食品"除了提供营养素外，确定能够改善你的健康吗？

理论上讲吃得好很容易。只要选择既能提供适量必需营养素、纤维、植物化合物和能量，又不含有过多脂肪、糖和盐的食物就可以了，另外还要保证充分的运动来平衡摄入的食物。但实际上，真正吃得好比说起来难多了，很多人超重或营养不足，或因营养过剩或营养缺乏而损害健康——即营养失调。可能你觉得自己并非如此，但你的营养摄入可能已经欠佳而你却还不知情。经年累月，不良习惯会严重损害你的生活质量。

从积极的角度说，如果学会如何更好地摄入营养，你就能始终保持旺盛的精力、体力和生命力。为了学习如何做到，你首先需要了解一些基本的指导原则并知道几个基本问题的答案。你需要摄取多少营养素和能量？哪种类型的食物能提供哪些营养素？每种类型的食物你应该吃多少？怎样在享受各种食物的同时又不增加体重？本章会给出一些理想的营养素和能量的摄入标准，然后介绍如何实现这些目标。

2.1 推荐的营养素标准

LO 2.1 说明膳食营养素参考摄入量（DRI）和每日营养需要量作为营养摄入标准的重要性

每日营养素推荐摄入量是用来衡量人们的营养素和能量摄入量的标准。营养学专家借此评估营养素摄入，并提供营养素摄入量的建议。消费者可以利用这些标准来确定他们需要多少营养素，以及究竟摄入多少算是过量。

2.1.1 两套标准

对于营养学专业学生来说，有两套标准很重要：一套是人们的营养摄入量标准，另一套是食品标签标准。第一套是**膳食营养素参考摄入量（dietary reference intake，DRI）**。美国和加拿大的营养学专家组成的委员会制定、出版并不断更新 DRI。DRI 委员会对所有的维生素、矿物质及糖、纤维、蛋白质、水和能量制定了一套推荐和限制摄入量的标准。

看过食品标签的人都很熟悉另一套营养素标准——**每日需要量（daily values）**。人们经常使用和查阅的营养素标准——DRI 标准和每日需要量分别列在书后的附录 G、H 中。营养学家在提到这些指标时，总是用缩略语，本书也是如此（图 2-1）。

> **要点**
> ● 膳食营养素参考摄入量是指美国和加拿大的营养素摄入标准。
> ● 每日需要量是指美国食品标签上使用的标准。

2.1.2 DRI 列表与目标

每一种营养素都有一系列的 DRI 值，每一个适用于不同的目的。大多数人只需关注两类 DRI 值——营养素摄入量目标值（RDA、AI 和 AMDR，下文将描述）和描述营养素安全性的 UL 值（下文描述）。总的来说，DRI 包

不要让营养摄入标准中的"字母缩写"迷惑你。你只有学以致用才能使其发挥实际作用。

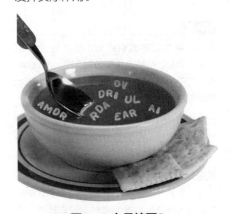

图2-1 字母缩写？

术 语

膳食营养素参考摄入量（DRI）：是适用于美国和加拿大的一套健康人营养素摄入标准，包括 5 项内容，平均需要量（EAR）、推荐膳食营养素供给量（RDA）、适宜摄入量（AI）、可耐受最高摄入量（UL）和可接受的宏量营养素分布范围（AMDR）。

每日需要量（daily values，DV）：食物标签、杂货店和餐馆告示上使用的营养素标准。

括 5 套数值：

（1）**推荐的膳食营养素供给量（recommended dietary allowance，RDA）**——充足；

（2）**适宜摄入量（adequate intake, AI）**——适当；

（3）**可耐受最高摄入量（tolerable upper intake level, UL）**——安全；

（4）**平均需要量（estimated average requirement, EAR）**——研究与政策；

（5）**宏量营养素可接受的范围（acceptable macronutrient distribution range，AMDR）**——产能营养素的理想摄入范围。

1. RDA 和 AI——推荐营养素摄入量 DRI 值的一个最大优越性是其适用于个体的饮食，人们可以采用推荐的膳食营养素供给量（RDA）和适宜摄入量（AI）作为自己的营养素摄入目标。然而，AI 在科学上并不等同于 RDA。

毫无疑问，RDA 是 DRI 推荐摄入量的基础，因为 RDA 的依据是确凿的实验证据和其它可靠的观察结果，制定的数值可满足几乎所有健康人群的需要。相比之下，AI 的建立基于现有的科学证据和一些合理的猜测。一旦 DRI 委员会发现提出 RDA 的证据不足，他们就会设定一个 AI 值来代替它。本书将 RDA 和 AI 值统称为 DRI。

2. EAR——营养研究与政策 平均需要量也是 DRI 委员会设定的，为特定生命阶段和性别群体设立了平均营养素需要量，供研究者和营养政策制定者在他们的工作中使用，公共卫生部门人员也可借此评估公众营养素摄入量不足的比例，并提出建议。EAR 是设定 RDA 值的科学基础（下一节将解释其原因）。

3. UL——安全性 如果超过一定的限度，大量摄入任何一种营养素都是不明智的，所以 DRI 委员会设定了可耐受最高摄入量来确认营养素摄入的潜在毒性水平。通常低于这个水平的营养素摄入量致病的风险较低。长期摄入高于 UL 值的营养素会增加患病风险。对于那些服用营养补充剂或摄入已添加了维生素和矿物质的食物和饮料的消费者——几乎包括所有人，UL 值是不可或缺的。公共卫生部门也依靠 UL 值为添加到食物和水中的营养素制定一个安全上限。

营养物质的 DRI 并没有严格划分出安全摄入量和危险摄入量（图 2-2）。相反，营养素需求应处于一定范围内，在这个范围之下和之上都存在一个危险带。人们对于高剂量营养素的耐受性是不一样的，所以当营养素摄入量接近 UL 值（附录 G）时要谨慎行事。

某些营养素缺乏 UL 值，但并不意味着任何摄入量都是安全的，其意思是指确定这个 UL 值的资料还不充分。

4. AMDR——能量百分比范围 对于糖、脂肪和蛋白质，DRI 也设定了宏量营养素可接受的范围。3 种产能营养素对每天总能量摄入都有贡献，它们的贡献可用总能量百分比来表示。根据委员会的设定，按照下列比例提供充足能量的饮食能提供充足的营养素，同时将慢性疾病的风险降至最低。

- 45%~65% 的能量来自碳水化合物。
- 20%~35% 的能量来自脂肪。

术语

推荐的膳食营养素供给量（RDA）：个人营养摄入目标；在特定生命阶段和性别群体中，满足几乎所有（97%~98%）健康人群需要的平均每日营养摄入水平。

适宜摄入量（AI）：当科学数据不足以建立 RDA 值时，为个人设定的营养摄入目标，假设该标准满足健康人的需要量。

可耐受最高摄入量（tolerable upper intake level, UL）：对特定生命阶段和性别的几乎所有健康人无毒性危险的每日最高平均营养素摄入水平。

平均需要量（estimated average require-ment, EAR）：营养研究和政策制定中使用的营养需要值，也是制定 RDA 值的基础；在某一特定生命阶段和性别群体中，估计能满足半数健康个体需求量的平均每日营养素摄入量。

宏量营养素可接受的范围（acceptable macronutrient distribution range, AMDR）：碳水化合物、脂肪和蛋白质占每日总能量摄入的百分比；能够提供足够的总能量和营养素，同时将慢性疾病的风险降到最低而设定的产能营养素的摄入量范围。

一个普遍的习惯说法是，摄入低于 DRI 的营养素是危险的，但摄入过多的营养素是安全的。精确说法是 DRI 有一个安全范围，UL 是可耐受最高摄入量，如右侧算一算所示。

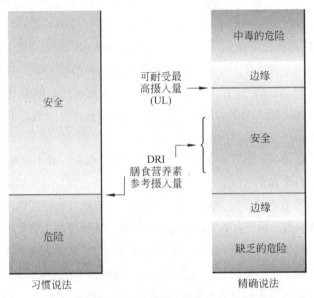

图2-2 有关最佳营养素摄入量的习惯说法与精确说法的对比

● 10%~35% 的能量来自蛋白质。

有关产能营养素的章节还会谈到这些范围。

幸运的是，在计划营养膳食时，你不必自己计算这些百分比。页边空白处的样例示范了如何进行数学计算，但政策制定者已经将这些指导原则转化为一种食物组的模式，从而减轻了规划膳食方案的负担（参见《美国居民膳食指南》）。

> **要 点**
>
> ● DRI 为个人设定了营养素摄入目标，为研究者和公共政策制定者设定了标准，并设定了可耐受最高摄入量。
> ● RDA、AI、UL 和 EAR 都是 DRI 标准，还有为产能营养素设定的 AMDR 范围。

2.1.3 理解 DRI

营养素参考摄入量被很多人误解。一位年轻女士提出了这样问题："你的意思是某些政策制定者认为我所需要的维生素 D 和别人完全一样吗？他们真的认为一个标准适合所有人吗？"事实上，正好相反。

1. 为群体设定的 DRI DRI 委员会承认个体之间的差异，设定营养素推荐值的时候也考虑了这些因素，并为特殊群体——男性、女性、孕妇、哺乳妇女、婴幼儿和儿童以及特殊年龄段的人分别制定了推荐量。例如，4~8 岁儿童会有他们自己的 DRI，每个人都可以根据自己所属的年龄段、性别等特征找到适合自己的推荐摄入量。在各个年龄和性别组中，委员会建议在特殊情况下，例如生病或吸烟等情况，增加或减少营养素需求量。下面的章节将提供哪些人需要调整哪种营养素摄入量的详细信息。

算一算

使用这个通用公式计算一日三餐中产能营养素的供能百分比：

（一种营养素产生的能量 ÷ 总能量）×100

计算一日三餐中蛋白质所含能量的百分比：

一日三餐提供 50g 蛋白质和 1754 kcal。

1. 将蛋白质克数转化为蛋白质的供能（每克蛋白质提供 4 kcal 能量）：

   50g 蛋白质 ×4 kcal/g= ＿＿＿＿ kcal 能量来自蛋白质

2. 将上面的结果应用到通用公式中：

   （蛋白质提供的能量 ÷ 总能量 ×100）

   （＿＿＿ ÷1754）×100= ＿＿＿ 来自蛋白质的能量百分比。

按照相同的步骤计算碳水化合物（每克 4 kcal）和脂肪（每克 9 kcal）提供的能量百分比。

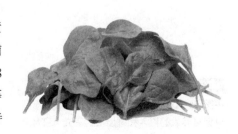

对于绝大多数的健康人，如果日常饮食能够持续地达到 RDA 或 AI 对于某种特定营养素的推荐摄入量，那么对于这种营养素来说，这种饮食就是适宜的。人们应设法让每种营养素的长期摄入的平均值能够达到 100%DRI 推荐摄入量，以确保营养素充足。

2. DRI 的其它特点　以下事实有助于正确认识推荐摄入量 DRI。

- 这些数值反映了一段时间内平均每天要达到的摄入量。考虑到每天的摄入量会有所不同，因此将数值设置得足够高，以确保身体的营养储备在短期摄入不足的情况下（几天，甚至几个月，取决于营养素的不同）也能基本满足营养需求。

- 这些数值最大程度上基于现有的科学研究制定，并不断更新以反映当前的科学知识。

- 这些数值考虑了概率和风险。对于特定年龄段和性别组的人们，DRI 推荐的摄入量使营养素缺乏的概率降低，而且基本不会产生毒性。

- 这些数值是最佳摄入量，并非最小需要量，它们的安全界限范围很大，可以满足特定年龄和性别组中几乎所有健康人的需要。

- 这些数值是根据营养素充足情况下的某些指标制定的，比如血液中的营养素浓度，保持正常发育，或降低某种慢性病或其它失调症的发生，而不仅仅是为了预防营养素缺乏症。

3. DRI 仅应用于健康人　DRI 是为健康人保持健康和预防疾病而制定的，并不适用于让患者恢复健康或让缺乏营养的人补充营养。在患重病或营养不良的情况下，一个人对某些营养素的需要量可能会远远超过 DRI 值，或者根本无法承受 DRI 推荐的量。这时应使用治疗性饮食，根据不同的医疗状况，如手术恢复、烧伤、骨折、疾病、营养不良或成瘾，对推荐摄入量进行调整。

> **要　点**
>
> - DRI 为不同年龄的特定群体设定了不同的推荐量。
> - 对于美国和加拿大的健康人来说，DRI（RDA 和 AI）是最新、最合适和安全的营养素摄入量。

2.1.4　DRI 委员会是如何确定 DRI 值的：一个 RDA 的例子

有关的理论讨论有助于解释 DRI 委员会是如何设定 DRI 值的。假设我们是 DRI 委员会的成员，要为营养素 X（一种必需营养素）制定一个 RDA 值。理想情况下，第一步是要得到不同的健康个体对该营养素的需要量。为此，我们需要回顾有关营养素缺乏状况、营养素储备和消耗及其影响因素的研究结果，然后选择最有价值的数据。确定组成 DRI 的五项营养素标准需要严谨的科学研究，其中 RDA 值的确定最为严谨，不容许一点主观臆测。

1. 确定个体的需要量

一个我们需要回顾和进行的实验是**平衡研究（balance study）**实验。在这种类型的研究中，科学家们测量身体对某种营养素的摄入量和排出量，从

术　语

平衡研究（balance study）：是指控制饮食并测量营养素的摄入和排出量的研究，只对像钙（化学元素）那样在体内不发生变化的营养素才有效。

而发现需要摄入多少来平衡排出。对每一个受试者，都可以测得一个达到 X 营养素平衡的**需要量（requirement）**。如果摄入量少于需要量，人体就会出现负平衡或储备量减少，日久天长就会引起该营养素的缺乏。

我们发现不同的人，即使年龄、性别相同，需要量也有所不同。A 先生每天需要 40U 营养素来维持平衡，而 B 先生需要 35U，C 先生为 57U。如果我们观察足够多的个例，就会发现他们的需要量分布如图 2-3 所示，绝大多数人的需要量分布在中间区域（这个例子中为 45U），而两极只有很少的人。

2. 考虑人口的需要 为了确定该数值，我们必须决定每个人的推荐摄入量。我们用平均值（图 2-3 中的 45U）行吗？这个值是营养素 X 的平均需要量（EAR），前文中已描述，它对于科学家和政策制定者是有价值的，但并不适合个人的营养素摄入目标。假设数据是如图 2-3 的分布（事实上，绝大多数营养素的数据分布并不如此对称），EAR 可能接近人们的最低需要量。但如果大家只作字面理解，每天都准确摄入这么多的 X 营养素的话，估计会有半数的人在不知不觉中发生营养素缺乏，有的甚至会出现明显的营养素缺乏病的症状，上面提到的 C 先生（需要 57U 的营养素）就会是其中之一。

或许我们应该把 X 营养素的推荐量定在极大值，甚至更高，比如一天 70U，这样每个人都能包括在内（事实上，我们没有调查每个人，所以肯定有些没有被调查到的人有更高的需要量）。理论上这个主意不错，但像 B 先生那样一天只需要 35U 的人会怎样呢？推荐量就会是他的需要量的两倍，他会浪费钱去购买含有 X 的食品并无形中减少了购买含有其它营养素的食物。

3. 决定 我们最后做出的决定是要把该数值定得足够高，以便能适用于绝大多数人（97%~98%），但又不至于太过量（图 2-4）。在这个例子中，合理的选择可能是每天 63U。把 DRI 值推向极端可以包含更多的人，但会夸大多数人的推荐量，包括 A 先生和 B 先生。在为许多营养素制定 DRI 推荐摄入量时，委员会需要对这种情形做出判断。相对来说，仅有少数健康人的需求没有被 DRI 推荐摄入量覆盖。

要点

- DRI 基于科学数据制定，并适用于几乎所有美国和加拿大的健康人。

4. 设定能量需要量

相比于营养素，设定**能量需要量（estimated energy requirement, EER）**就不那么宽松；这个数值设定在预期能够使特定年龄、性别、身高、体重和身体活动水平的个体保持体重和良好健康的水平。能量的 DRI 反映了一个平衡作用：充分的食物能量对维持健康和生命是至关重要的，但太多的能量会导致不健康的体重增加。即使每天摄取的能量只超过很少的量，日复一日就可能导致体重增加并增加相关疾病的风险，DRI 委员会并没有制定可耐受的最高能量摄入量。

每一个方块代表一个人，A、B 和 C 代表 A 先生、B 先生和 C 先生。每个人需要量都不同。

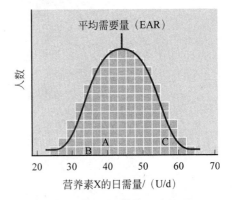

图2-3 营养素需求量的个体化差异

大多数维生素和矿物质的推荐摄入量都是确定的，能满足几乎所有人的需求。

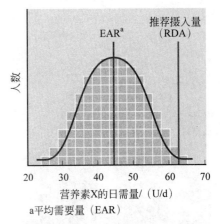

图2-4 营养素推荐摄入量：示例

术语

需要量（requirement）：刚好能预防营养素缺乏症出现的营养素量；与有安全界限的，较宽松的 DRI 推荐摄入量不同。

能量需要量（estimated energy requirement, EER）：平均膳食能量摄入量，预计可维持特定年龄、性别、体重、身高和与健康状况一致的身体活动水平的健康成年人的能量平衡。

> **要 点**
> ● 能量需要量预期能维持体重并且防止不健康的体重增加。

5. 为什么食品标签要使用每日需要量？

谈到每日需要量，许多人会问为什么食品标签上还需要另外一套标准，而不用 DRI？不使用的原因是营养素的 DRI 值会随不同人群而变化，而食品标签需要列出每一种营养素单独的数值，任何人拿起一包食品并阅读其标签时都可以使用该数据。

每日需要量反映了所有人群，即从 4 岁的孩子到老年人所需要的营养素的最高水平。例如铁的每日需要量为 18mg，远远超过一个男士的 RDA 值 8mg（但是这个量恰好可满足一个年轻女性的高需求量）。因此，如果对不同食物进行比较，使用每日需要量最为理想，但它并不能作为个人的营养素摄入目标。

> **要 点**
> ● 每日需要量是仅用于食品标签的标准，让消费者能够比较食物的营养价值。

2.2 《美国居民膳食指南》

LO 2.2 阐述《美国居民膳食指南》在整个美国膳食指导系统中的作用

附录 B 提供了世界卫生组织指南。

许多国家都制定了膳食指南，以此来回答"我应当吃什么才能保持健康？"的问题。美国农业部为美国居民发布了膳食指南，作为国家营养指导系统的一部分。DRI 设定了营养摄入目标，《美国居民膳食指南》提供了以食物为基础的策略来实现这些目标。如果每个人都遵循该膳食指南，大多数人的营养素和能量的摄入量就会恰到好处。表 2-1 列出了《美国居民膳食指南》中的重要内容及主要建议。

2.2.1 《美国居民膳食指南》促进健康

遵循《美国居民膳食指南》的人——那些不过度摄入能量，摄入足够多种富含营养的食物和饮料，并使身体活动成为一种习惯的人——通常拥有最好的健康状况。然而，美国只有少数人的生活符合这样的标准。相反，大约一半的美国成年人患有一种或多种可预防的慢性疾病，这些疾病与不良的饮食习惯和久坐不动的生活方式有关。

2.2.2 与《美国居民膳食指南》相比，美国居民的实际饮食是怎样的？

膳食指南委员会审视了反映当前营养素摄入量情况的全国性调查结果及生化评估和其它形式的证据。结果很明显：在当前的美国饮食中，一些重要且必需的营养素供给不足，而其它不健康的营养素则供过于求（表 2-2）。

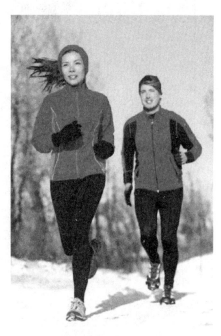

《美国居民膳食指南》推荐通过身体活动平衡能量的摄入量，以达到并维持健康体重的目的。

| 表 2-1 | 《美国居民膳食指南 2015—2020：指南和建议》 |

《美国居民膳食指南》和主要建议应完全应用于 2 岁及以上的人群；它们是相互关联的，每个部分都可能影响其它部分。

《美国居民膳食指南》中的重要内容	主要建议
（1）一生都要遵循健康的饮食模式。所有的食物和饮料的选择都很重要。选择适宜能量水平的健康饮食模式，达到和维持健康体重，保持营养充足，并降低患慢性疾病风险的目的 （2）关注食物种类、营养素密度和数量。为了在能量限制量内满足营养需求，在所有食物组中选择各种营养素密度高的食物，并在推荐量内选用 （3）限制来自添加糖和饱和脂肪的能量，减少钠的摄入量。少吃含添加糖、饱和脂肪和钠的食物。少摄入含这些成分较高的食物和饮料，契合健康饮食模式 （4）选择更健康的食品和饮料。在所有的食物组中，选择营养素密度高的食物和饮料来代替不健康食物。同时考虑文化和个人喜好，让这些选择更容易实现和维持 （5）支持所有人的健康饮食模式。从家庭到学校，从工作场所到社区，在不同环境中，每个人都可以在创建和实现健康饮食模式中发挥作用	保持健康的饮食习惯，所有的食物和饮料都要保持在适当的能量水平。 健康的饮食模式包括： ■ 各种各样的蔬菜——深绿色、红色和橙色蔬菜、豆类和豌豆、淀粉类和其它蔬菜 ■ 水果，尤其是完整的水果 ■ 谷物，至少一半是全谷物 ■ 脱脂或低脂乳制品，包括牛奶、酸奶、奶酪和强化大豆饮料 ■ 各种蛋白质食品，包括海鲜、瘦肉和家禽、鸡蛋、豆类和豌豆、坚果、种子和豆制品 ■ 油 健康饮食模式限制： ■ 饱和脂肪和反式脂肪、添加糖和钠 　■ 每天从添加糖中摄入的能量少于 10% 　■ 每天从饱和脂肪中摄入的能量少于 10% 　■ 每天的钠摄入量少于 2300 mg ■ 如果饮酒，应适量饮用——女性每天最多喝一杯，男性每天最多喝两杯——而且仅限达到合法饮酒年龄的成年人饮用 **符合《美国人身体活动指南》要求**

来源：U.S. Department of Health and Human Services and U.S. Department of Agriculture, 2015–2020 Dietary Guidelines for Americans, 8th edition (2015), available at http://health.gov/dietaryguidelines/2015/guidelines/.

图 2-5 显示，与《美国居民膳食指南》的理想目标（下一节将详细讨论）相比，通常情况下，人们从食物组中摄取的营养性食物太少。他们通常会摄入过多的能量、红肉、加工肉类、精制谷物、添加糖、钠和饱和脂肪。

| 表 2-2 | 营养不足和营养过量 |

按照 DRI 的水平，这些营养物质都是长期摄入不足或过量，这表明美国居民的饮食习惯需要改变。添加糖同样摄入过量，但并没有列出来，目前也没有添加糖的 DRI 标准。

营养不足：在美国饮食中长期供应不足的营养素	
■ 维生素 A	■ 钙
■ 维生素 C	■ 铁（针对一些女性，详见第八章）
■ 维生素 D	■ 镁
■ 维生素 E	■ 纤维素
■ 叶酸	■ 钾
营养摄入过多：在美国饮食中长期供过于求的营养素	
■ 饱和脂肪	■ 钠

来 源：Source: U.S. Department of Agriculture and U.S. Department of Health and Human Services, Scientific Report of the 2015 Dietary Guidelines Advisory Committee (2015), D-1:89, available at www.health.gov.

美国人的饮食需要改进——多吃全谷物，少吃精制谷物，多吃蔬菜和水果，多喝牛奶——以达到摄入量目标。此外，大多数美国人添加糖、饱和脂肪和钠的摄入量大大超过推荐量。

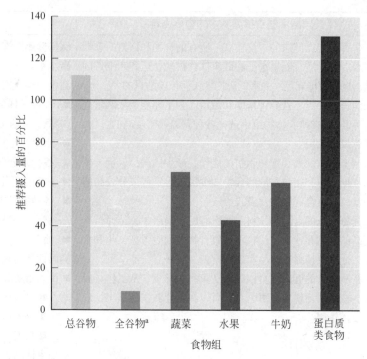

a. 你吃的谷物至少一半应该是全谷物

来源：USDA Economic Research Service, 2015.

图2-5　典型的美国饮食是什么样的？

请注意，《美国居民膳食指南》并不要求放弃你最喜欢的食物或吃一些奇怪的、不吸引人的食物。他们提倡通过明智的食物和饮料选择来实现健康的膳食模式，而不是通过营养补充剂实现（除非医学需要）。只要稍加计划和调整，几乎任何人的饮食都能够促进健康，而不是产生疾病。指南计划的一部分还必须包含适量的运动，从而帮助达到和保持健康的体重，本章的健康生活专栏提供了一些指导，而第10章提供了更多的细节知识。

2.2.3　我们的观点

如果制定这些指导原则的专家们当初询问我们的话，我们会加上一条建议：仔细选择，享受食物。吃的乐趣在生理上对身体是有益的，因为它可在神经、内分泌和免疫系统中产生促进健康的变化。当食物有营养又令人愉快时，人们就可以获得维持身体正常运转所需的所有营养及健康的皮肤、有光泽的头发和伴随健康而来的自然吸引力。记得享受你的食物。

要　点

● 《美国居民膳食指南》侧重于解决营养不足和营养过剩的问题。
● 建议遵循一个健康的饮食模式并积极锻炼身体。
● 许多美国人的饮食中缺乏必需的关键性营养素，而其它营养素则供过于求。

健康生活专栏： 推荐的日常身体活动

USDA 的《美国人身体活动指南》建议：为了保持良好的健康，成年人每周应有 2.5h 参加适当的身体活动。每分钟约 100 步的快步走属于适度运动。另外：

■ 身体活动可以是间歇性的，在一周中有时间的时候可以做 10min，下次再继续做。

■ 抗阻力运动（如举重）可以在每周的锻炼中起到重要的作用。

■ 少量增加适宜运动对健康有益。在感受到身体益处之前，可以超过运动阈值。

为了控制体重或者获得额外的健康益处，身体活动则要超过这个最小量。详细信息见后续章节。

现在开始！ 准备做出改变吗？设定一个每天 30min 身体活动的目标（散步、慢跑、骑自行车、举重训练等），然后跟踪你 5 天的实际活动。你可以用铅笔和纸来完成，或者使用 Diet & Wellness Plus 的活动跟踪功能，可在 www.cengagement 网站的 MindTap 上找到。

2.3 根据 USDA 饮食模式制订膳食计划

LO 2.3 描述如何将美国农业部的膳食模式用于日常营养饮食计划的制订

膳食计划将营养学理论与餐桌上的食物联系起来。为了帮助人们实现《美国居民膳食指南》的目标，美国农业部采用了一种名为"美国农业部饮食模式"的**食物组计划（food group plan）**。图 2-6 展示了这项计划的食物组合。通过合理地利用这个计划和了解不同食物中的产能营养素、维生素和矿物质，你能够达到第 1 章提到的营养饮食的目标——充足、营养平衡、能量控制、适量和多样性。

如果你能围绕这个计划设计饮食，就可以保证获取的营养素是充足和平衡的，同时还能摄取其它必需的营养素和数以百计的可能有益的植物化合物，因为所有这些化合物都分布在同样的食物中，同时还有助于限制能量摄入和避免潜在的有害食物成分。

2.3.1 食物类及其亚类

图 2-6 定义了主要的食物类和它们的亚类。USDA 在每一个食物组中规定了**营养当量（nutritional equivalents）**的各种食物的份额（图 2-6 的左栏），因此可以在饮食计划中相互交换。图 2-6 也列出了每一类食物提供的主要营养素及值得关注和记住的有价值的信息。每类中的食物都是一些人们所熟知能提供主要营养成分的食物，这些食物也能供应其它许多营养素。同时该图按照**营养素密度（nutrient density）**对食物进行分类。

1. 蔬菜亚类和蛋白质食物亚类 并不是每一种蔬菜都能提供蔬菜组的所有关键营养成分，因此，蔬菜按其营养成分被分为不同的亚组。所有的蔬菜都能提供有价值的纤维和矿物质钾，许多"红色和橙色"亚类蔬菜的维生素 A 含量丰富，那些"深绿色蔬菜"提供大量叶酸，"淀粉类蔬菜"能提供丰富的碳水化合物，豆类则供应大量的铁和蛋白质。

术语

食物组计划（food group plan）：一种饮食计划工具，根据营养成分将食物分成几组，然后规定人们应该从每一组中吃一定数量的食物。

营养当量（nutritional equivalents）：提供相同数量的任何一种营养物质需要的各种食物份量大小。例如，在蔬菜组中，一杯煮熟的羽衣甘蓝和两杯生的羽衣甘蓝营养素相当，因为它们都含有相同数量的铁元素。

营养素密度（nutrient density）：单位能量的食物所提供的营养物质的数量。营养密集的食物提供维生素、矿物质和其它营养素，很少含有或不含固态脂肪、添加糖、精制淀粉或钠。

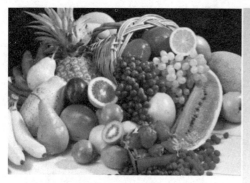

水果提供叶酸、维生素 A、维生素 C、钾和纤维

多吃水果，选择完整的或切块的水果，而不是果汁：

苹果、杏子、鳄梨、香蕉、蓝莓、哈密瓜、樱桃、葡萄柚、葡萄、番石榴、蜜露、猕猴桃、芒果、油桃、橙子、木瓜、桃子、梨子、菠萝、李子、覆盆子、草莓、橘子、西瓜；果脯（枣、无花果、李子、葡萄干）；100% 果汁

限制食用那些含有固态脂肪和（或）添加糖的水果：

糖浆罐头或冷冻水果；果汁、果汁混合饮料、加糖果汁饮料；油炸大蕉

220g水果=
  220g新鲜的、冷冻的或罐装的水果
  110g果脯
  240ml 100%果汁

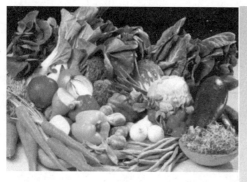

蔬菜提供叶酸、维生素 A、维生素 C、维生素 K、维生素 E、镁、钾和纤维

每天食用多种蔬菜，而且每周从 5 个亚类中选择几次

蔬菜亚类：

深绿色蔬菜：花椰菜和绿叶蔬菜，如芝麻菜、甜菜、油菜、羽衣甘蓝、无头甘蓝、芥末、长叶莴苣、菠菜、萝卜、水田芥

红色和橙色蔬菜：胡萝卜、胡萝卜汁、南瓜、红甜椒、甘薯、番茄、番茄汁、蔬菜汁、笋瓜（栎子、灰胡桃）

豆类：黑大豆、黑眼豆、鹰嘴豆（香豌豆）、腰豆、小扁豆、海军豆、花豆、去皮干豌豆、白豆、大豆和豆制品（如豆腐）

淀粉类蔬菜：木薯、玉米、青豆、玉米片、利马豆、土豆

其它蔬菜：洋蓟、芦笋、竹笋、豆芽菜、甜菜、球芽甘蓝、卷心菜、仙人掌、菜花、芹菜、黄瓜、茄子、四季豆、绿甜椒、卷心莴苣、蘑菇、黄秋葵、洋葱、海藻、糖荚豌豆、西葫芦

限制食用那些含固态脂肪和（或）加糖的蔬菜：

烤豆、拔丝地瓜、冰拌卷心菜丝、法式炸土豆条、土豆沙拉、油炸豆、烤马铃薯、天麸罗（日本面裹油炸蔬菜）

220g蔬菜 =
  220g切碎的新鲜蔬菜或170g熟的蔬菜
  220g煮过的豆类
  240ml蔬菜汁
  440g新鲜的绿叶菜

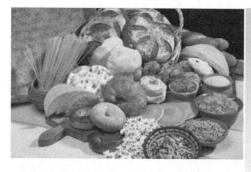

谷物提供叶酸、烟酸、维生素 B、维生素 B$_2$、铁、镁、硒和纤维

大部分谷物（至少一半）选择全谷物。

谷物亚类：

全谷类：苋菜、大麦、糙米、荞麦、面粉、玉米、小米、藜麦、燕麦、黑麦、小麦、野生稻全麦产品（如面包、麦片、薄脆饼干和面团、爆米花）

强化的精制食品：硬面包圈、面包、麦片、面团（蒸粗麦粉、通心面、意大利面条）、椒盐卷饼、白米饭、面包卷、玉米饼

限制食用那些含固态脂肪和（或）加糖的谷物：

饼干、蛋糕、甜饼干、玉米面包薄脆饼干、羊角面包、甜甜圈、炒米饭、麦片、蛋糕、糕点、馅饼、

预先甜化的麦片、玉米卷

28g谷物=
  1片面包
  110g熟米饭、面团或麦片
  28g干面条或米饭
  50g速食麦片
  660g爆米花

图2-6　USDA饮食模式：食物类和食物亚类

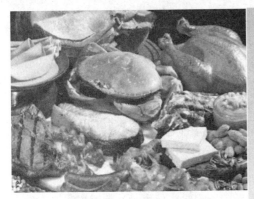

28g蛋白质食物＝
    28g熟瘦肉、禽肉或海产品
    1个鸡蛋
    55g熟豆或豆腐
    15ml花生酱
    14g坚果或种子

蛋白质类食物提供蛋白质、必需脂肪酸、烟酸、维生素 B_1、维生素 B_6、维生素 B_{12}、铁、镁、钾和锌

从 3 种亚类选择不同的蛋白质类食物，包括一周两次用海产品替代肉类和禽肉

蛋白食物亚类：

海产品：鱼（鲶鱼、鳕鱼、鲽鱼、黑线鳕鱼、大比目鱼、鲭鱼、鲱鱼、青鳕、鲑鱼、沙丁鱼、鲶鱼、鳟鱼、笛鲷鱼和金枪鱼），贝类和甲壳类（蛤、螃蟹、龙虾、贻贝、牡蛎、扇贝和虾）

肉、禽、蛋：瘦肉或低脂肪肉（去脂牛肉、野味、火腿、羊肉、猪肉、小牛肉），禽肉（去皮），蛋

坚果、种子和豆制品：无盐坚果（杏仁、腰果、榛子、核桃、开心果和胡桃），种子（亚麻籽、南瓜籽、芝麻和葵花籽），豆类、豆制品（加工植物蛋白、豆腐和豆豉），花生酱、花生

限制那些含固态脂肪和（或）加糖的蛋白食物：

熏猪肉，烤豆子，油炸肉类，海鲜，家禽、鸡蛋或豆腐，豆泥，牛肉，热狗，午餐肉，肥瘦相间的牛排，带皮禽肉，香肠，排骨

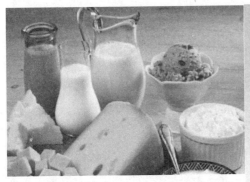

240ml奶或奶制品＝
    240ml奶、酸奶或强化豆浆
    42g天然干酪
    56g加工奶酪

奶和奶制品提供蛋白质、维生素 B_2、维生素 B_{12}、钙、钾。经过强化后，提供维生素 A 和维生素 D

选择去脂肪或低脂肪产品，如果你不能食用奶类，选择其它富含钙的食物

脱脂或脂肪含量低于 1% 的奶或奶制品，如酪乳、奶酪、农家干酪、酸奶、脱脂强化豆浆

限制那些含固态脂肪和（或）加糖的奶制品：

脂肪减至 2% 的奶和全奶及其奶制品，如奶酪、农家干酪、酸奶；加糖调味牛奶，如巧克力奶、蛋奶冻、冻酸奶、冰激凌、奶昔、布丁和冻果汁露；强化豆浆。

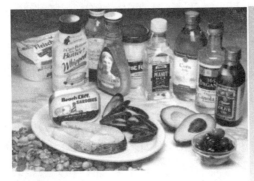

5ml油＝
    5ml植物油
    5ml软质人造奶油
    15ml低脂蛋黄酱
    30ml淡沙拉酱

油不是一个食物种类，列在此处是因为它们可以提供维生素 E 和必需脂肪酸

只要可能就用油取代固态脂肪

液态植物油，例如油菜、玉米、亚麻、坚果、橄榄、花生、红花、芝麻、大豆和葵花籽油，蛋黄酱、油性沙拉酱和无反式脂肪的软质人造黄油，天然存在于食物中的不饱和油，如鳄梨、富含脂肪的鱼类、坚果、橄榄和种子（亚麻籽和芝麻），贝类等

限制这些固态脂肪：

动物脂肪、黄油、起酥油、人造黄油

图2-6 （续）

蛋白质类食物也分成亚类。所有蛋白质食物都能够供应铁和蛋白质，但它们提供的脂肪差异很大。"肉"富含饱和脂肪，需要限制摄入量。"海产品"和"坚果、种子和大豆"所含的饱和脂肪低，同时还能提供人体需要的必需脂肪。

2. 谷物亚类和其它食物 在谷物中，全谷物亚类的食物能够供应纤维和种类繁多的营养素。精制谷物缺少许多有益的化合物，但能提供丰富的能量。《美国居民膳食指南》建议：一天的饮食中至少一半谷物是全谷物，或每天饮食中至少包括3份全谷物食物（图2-5列出了28g的一份谷类食物的大小）。

香料、香草、咖啡和茶提供的营养素很少，但可为饮食增添味道，带来愉悦感。有些茶和香料，富含有益的植物化合物，请参阅本章的讨论部分。

3. 食物类之间和食物类之内的多样化 多样化食物选择既包括食物类之间的选择，也包括每一种食物类之内的选择，这样有助于确保营养素摄入量充足，而且也能防止大量摄入任何一种有毒或受污染的食物。做到多样化可能需要一些努力，但了解哪种食物属于哪一类就会使任务容易多了。

要点

- USDA饮食模式按照主要营养素含量将食物分为食物类。
- 每一食物类和亚类的摄入都达到指定量的人就可以做到饮食充足、均衡和多样化。

2.3.2 选择营养素密集的食物

为了帮助人们控制能量、达到健康体重并维持体重，USDA食物模式指导消费者的饮食要以每一类中营养素密度最高的食物为基础。一般来说，未加工或轻微加工的食物最好。许多加工过程会使食物损失有益的营养素和纤维，而且还额外添加了盐、糖或固态脂肪。高度加工的食品往往营养素密度低，因此必须尽量减少摄入量，以满足膳食指南的需求。图2-7展示了一些低营养素密度的食物和饮料，这些食物和饮料贡献了饮食中大部分的固态脂肪、添加糖和酒精。

在这方面值得注意的还有生油（原料油）。油是单纯富含能量的脂肪，因此营养素密度比较低，但少量的原料油可以提供其它食物易缺乏的维生素E和必需脂类，例如来源于牛油果、坚果和鱼类中的油，甚至是植物油等。但是，煎炸中使用高温会破坏这些营养素，所以建议使用生油。

固态脂肪、添加糖和酒精会降低营养素密度。**固态脂肪（solid fats）**提供饱和脂肪和反式脂肪，你在读过第5章后就会熟悉这些术语。所有类型的糖（第4章描述）都会作为碳水化合物提供能量。图2-8展示了固体脂肪和添加糖是如何将"无效的"能量（empty calories）添加到食物中去的，从而降低食物的营养素密度。

固态脂肪包括：

- 天然脂肪，例如奶类脂肪和肉类脂肪。
- 添加脂肪，例如黄油、奶油干酪、硬质人造黄油、猪油、酸奶油和酥油。

限制这些食物和饮料的摄入

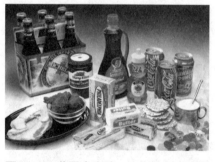

图2-7 一些固态脂肪、添加糖和酒精的来源

术语

固态脂肪（solid fats）：饱和脂肪含量高的脂肪，在室温下通常不是液态的。一些常见的固态脂肪包括黄油、牛肉脂肪、鸡肉脂肪、猪肉脂肪、人造黄油、椰子油、棕榈油和起酥油。

"无效的"能量（empty calories）：由添加糖和固态脂肪提供的能量，含有很少其它营养成分或没有其它营养成分。其它无效的能量来源包括酒精和高度精制的淀粉，如玉米淀粉或土豆淀粉，通常存在于高度加工的食品中。

黑色的条形图显示了营养最丰富的食物中所含的能量；灰色的条形图显示了糖和脂肪提供了多少无效能量。

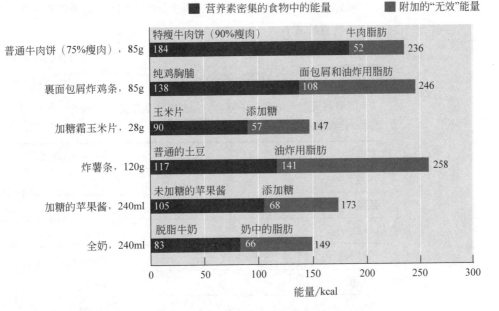

图例：
■ 营养素密集的食物中的能量　■ 附加的"无效"能量

食物	营养素密集的食物中的能量	附加的"无效"能量	总计
普通牛肉饼（75%瘦肉），85g	特瘦牛肉饼（90%瘦肉）184	牛肉脂肪 52	236
裹面包屑炸鸡条，85g	纯鸡胸脯 138	面包屑和油炸用脂肪 108	246
加糖霜玉米片，28g	玉米片 90	添加糖 57	147
炸薯条，120g	普通的土豆 117	油炸用脂肪 141	258
加糖的苹果酱，240ml	未加糖的苹果酱 105	添加糖 68	173
全奶，240ml	脱脂牛奶 83	奶中的脂肪 66	149

能量/kcal

图2-8　固态脂肪和添加糖向营养素密集的食物额外添加了能量

添加糖包括：

● 所有含能量的甜味剂，例如红糖、糖果、蜂蜜、果冻、糖蜜、软饮料、糖和糖浆。

● USDA 建议限制固态脂肪和添加糖的摄入量。

酒精饮料是许多美国成年人饮食中无效能量的主要来源，但提供的营养素却很少。喝酒的人应当监控并调节他们的饮酒量，对于女性来说，一天不要超过 1 份，男性不要超过 2 份。在很多情况下人们需要严格戒酒（见争论 3）。

要点

● 遵循 USDA 饮食模式要求，大多数情况下选择营养素密度高的食物。

● 限制固态脂肪、添加糖和酒精的摄入。

2.4　膳食计划

LO 2.4　参照设定的能量需要量，用美国农业部的膳食模式工具制订健康饮食计划

USDA 饮食模式指定每一类食物的量，提供规定能量的健康饮食。在本章中，我们以 2000 kcal 饮食为例（表 2-3）。当然，人们的能量需求会随着年龄、性别和活动水平的不同而有很大差别，所以要找到你自己的模式（或其它人的模式）。首先，你必须知道自己每天大约需要多少能量，然后选择合适的饮食模式。以下是步骤：

● 先翻到书后面的附录 F。

● 学习表 F-1 来确定你的活动量，这是决定能量需求的关键变量。

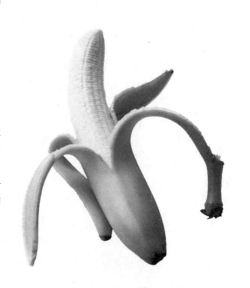

- 之后，参考表 F-2，看看最上面的一行，自己属于上面描述的哪些人群？看看下面的数字列，找到你的能量需求。
- 知道你的能量需求后，转到附录 E，选择一种吸引你的健康的美国式饮食模式。

表 2-3　2000 kcal 的健康美国饮食模式

注意每天摄入的每个主要食物组都需要满足推荐食物量；每周都需要从亚组中选择一定数量的食物。

食物组 [a]	每日摄入量 [b]
水果	440g/d
蔬菜	550g
深绿色	330g
红与橙色	1210g
豆类	330g
淀粉类	1100g
其它	880g
谷物	168g/d
全谷物	84g/d
精制谷物	84g/d
牛奶和奶制品	720ml/d
蛋白质食物	154g/d
海鲜	224g/ 周
肉、禽肉、蛋	728g/ 周
坚果、种子、豆制品	140g/ 周
油	27g/d
限制其它用途的能量	270 kcal/d

a 所有的食物都被认为是营养丰富的，瘦肉或低脂，在加工过程中不添加脂肪、糖、精制淀粉或盐。

b 食物组的计量单位为杯 (c-eq) 或盎司 (oz-eq) 换算为 g 或 ml；这些等价物列在图 2-6 的食物照片下面。油用克 (g) 计量。

c 如果所有食物选择营养丰富的形式，仍不能满足饮食模式规定的能量（"其它用途的能量限制"），在特定限制范围内的能量，可以少量摄入添加糖、添加的精制淀粉、固态脂肪、酒精，或者食用一组食物中超过推荐量的食物。

来源：U.S. Department of Health and Human Services and U.S. Department of Agriculture, 2015–2020 Dietary Guidelines for Americans, 8th edition (2015), available at https://health. gov/dietaryguidelines/2015 /guidelines/appendix-3/.

对于蔬菜和蛋白质类食物，如表 2-3 所示，需要把每周的摄入量划分到食物亚类中去。每周的需求量已经在每日目标中列出。没有必要每天吃每个亚组的全部食物。有了明智选择，饮食可以兼具营养与美味（在餐桌上称为

"能量的其它用途")。

现在，饮食计划者可以开始将 USDA 的饮食模式转换为餐盘上的食物，方法是将每一类食物分配到正餐和零食上，如表 2-4 所示。之后用食物来创建一个菜单。例如，表 2-4 中的早餐需要 28g 谷物、240ml 牛奶和 110g 水果，有可能是这样的：

240ml 速煮麦片 =28g 谷物类

240ml 脱脂牛奶 =240ml 奶类

1 根中等大小香蕉 =110g 水果类

表 2-4 一个简单的膳食计划（2000 kcal）

这个膳食计划只是每日饮食计划的例子之一。图 2-16 星期一食谱，描述了完整的膳食计划。

食物组	推荐量	早餐	午餐	小吃	晚餐	小吃
水果	440 g	110 g		110 g	220 g	
蔬菜	550 g		110 g		440 g	
谷物	170 g	28 g	57 g	14 g	57 g	14 g
蛋白类食物	160 g		57 g		99 g	
牛奶	720 ml	240 ml		240 ml		240 ml
油	30 ml		10 ml		20 ml	

我们完成的饮食计划如图 2-16 所示（本章的膳食指导）。我们选择了健康的美国饮食模式的食物，但也有很多其它的选择，只要坚持《美国居民膳食指南》的原则就可以。

请注意，我们计划通过能量来满足营养需求；摄入足够多的有营养的食物，或者一份小的甜品，比如 140g 的普通冷冻酸奶或者 340g 的含糖苏打水。努力减肥的饮食计划者也可以选择略过这类额外食品，以产生减肥所需的能量缺口。

要点

● 美国农业部的饮食模式为不同能量水平的饮食计划提供了模板。

2.4.1 我的餐盘（MyPlate）教育工具

对于能上网的消费者，USDA 的 "MyPlate"（我的餐盘）教育工具的在线套件使得应用 USDA 饮食模式更加容易。图 2-9 给出了 "我的餐盘" 的图标。懂得使用计算机的消费者能在互联网（www.choosemyplate.gov）上找到 "我的餐盘" 的大量辅助材料和饮食评估工具。无法使用网络的那些消费者遵循本章的原则，用铅笔和纸张也可以实现同样的膳食计划目标。

要点

● "我的餐盘" 在线教育工具给出了 USDA 饮食模式的概念。

注意：蔬菜和水果占盘子体积的一半，而另一半中的谷物部分比蛋白质类食物部分稍大些。遵循 USDA 饮食模式的饮食可反映出这样的理想安排

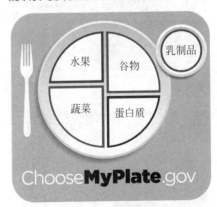

图2-9 USDA "我的餐盘"

来源： United States Department of Agriculture.

2.4.2 USDA饮食模式的灵活性

USDA饮食模式非常灵活。例如，使用者可以用脱脂的酸奶替换脱脂奶，因为二者都提供了牛奶和奶制品的关键营养成分。豆类是一种营养素非常丰富的食物，它能提供许多类似蛋白质食物类的营养素，而且它是一个蔬菜亚类，所以一份餐中的豆类既可算作一份肉，也可被认为是一份蔬菜。像图2-10说明的那样，消费者也可混搭菜肴，例如砂锅菜与民族特色食品。

素食者也能够适应USDA饮食模式，做出合理的食物选择。因为食物类既包括肉类，也包括坚果、种子和由豆类制作的食品。蔬菜类包括豆类，对于素食者来说，也可以算作蛋白质食物。在包含牛奶的食物类中，豆浆和豆奶（由大豆制作的饮料）经过强化后，添加了钙、维生素 B_2、维生素A、维生素D以及维生素 B_{12}，可以替代牛奶满足同样的营养素需求。因此，对于各种谨慎的饮食计划者来说，USDA饮食模式为健康饮食计划提供了基本蓝图。

要 点

● 不同饮食方式的人可灵活运用USDA饮食模式。

2.4.3 控制体重的食物清单

糖尿病和体重管理食物清单是帮助人们控制能量摄入的一套特别清单。

饮食类型	谷物	蔬菜	水果	蛋白食物	牛奶
亚洲饮食 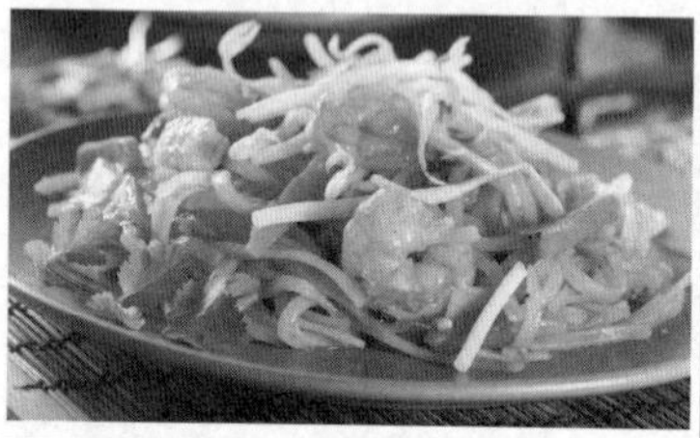	大米，精白粉或米粉，小米，小麦或者大米卷，薄饼	小玉米，竹笋，白菜，大葱，绿叶菜（如苋菜），绿豆芽，荷兰豆，蘑菇，菱角，海带	杨桃，番石榴，金橘，枇杷，荔枝，甜瓜，柑橘，柿子	大豆和豆制品如味噌和豆腐，鸭等家禽，鸡蛋，鱼，章鱼，猪肉，海胆，鱿鱼和其它海产品，腰果，花生等	豆奶
地中海饮食 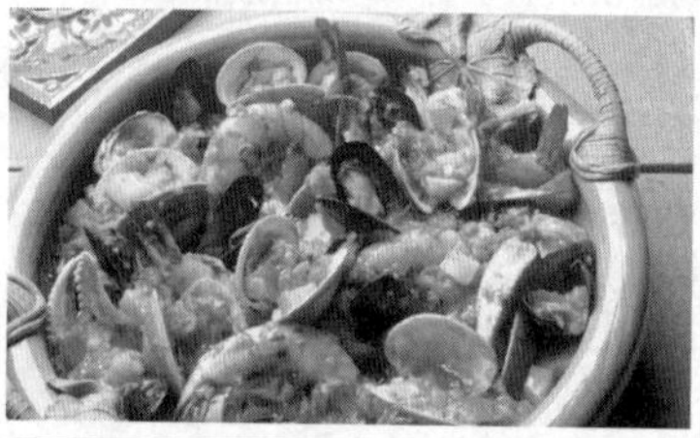	皮塔袋面包，面团，米饭，蒸粗麦粉，玉米面粥，碾碎的干小麦，香草橄榄油面包，意大利面包	洋蓟，茄子，西红柿，辣椒，黄瓜，茴香，葡萄叶，绿叶菜，韭菜，洋葱	浆果，枣，无花果，葡萄，柠檬，橄榄，橙子，石榴	鱼和其它海产品，希腊烤肉卷，羊肉，鸡肉，猪肉，香肠，扁豆，蚕豆，坚果（杏仁、核桃）	里科塔奶酪，波罗伏洛干酪，帕尔马干酪，羊乳酪，马苏里拉奶酪和山羊乳奶酪，酸奶和酸奶饮料
墨西哥饮食 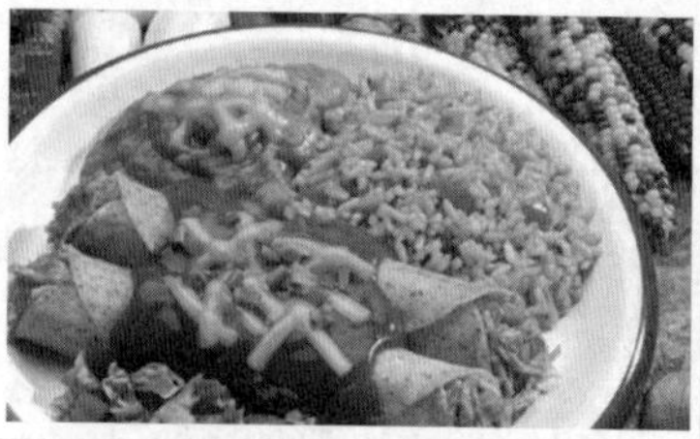	玉米粉，玉米面团，米饭，墨西哥玉米粉圆饼（玉米或面粉）	甜椒，仙人掌果，木薯，核桃，红辣椒，玉米，豆薯，洋葱，夏南瓜，西红柿，笋瓜，山药	牛油果，香蕉，番石榴，酸橙，芒果，橙子，木瓜，大蕉	豆子，炸豆泥，牛肉，鸡肉，西班牙辣香肠，鸡蛋，鱼，羊肉，猪肉	奶酪，蛋奶糊，牛奶饮料

图2-10 民族特色食品的选择

这份清单不仅是为糖尿病患者制定的，对任何关注能量的人来说都是一个有价值的工具。这些列表如表 2-5 所示。注意，表格强调食物的份量和能量。

当然，个别食物与表中所示的例子不同，但是这些平均值是有用的。一个已经记住了表 2-5 的平均数的节食者可以快速计算任何一盘食物的能量。"让我们看看：我有两个面包，一个水果，一个蔬菜，一个蛋白质食物……是的，这顿饭将给我提供 320kcal 的能量——这正是我所需要的。"

表 2-5　糖尿病和体重管理人群评估能量的食物清单

这些能量值是对不同种类食物的平均分量的估计值。附录 D 提供了这些列表中的各种食物的能量值和能量营养素含量的详细信息。

食物清单	平均能量值 /kcal
淀粉	80
一片面包	
110g 煮熟的谷物、大部分谷物、豆类和含淀粉的蔬菜	
74g 意大利面或米饭	
28g 低脂饼干	
甜品 ᵃ	70
15g 白糖	
15ml 糖浆	
1·个冷冻果汁条	
水果	60
牛奶和牛奶代替品	100
240ml 脱脂、低脂奶（0~1%）	100
160ml 脱脂酸奶（普通酸奶或者希腊酸奶）	100
240ml 低脂牛奶（2%）	120
240ml 牛奶	160
非淀粉类蔬菜	25
蛋白质 ᵇ	
28g 瘦肉	45
28g 中等脂肪肉类	75
28g 高脂肉类	100
脂肪	45
5ml 油或固体脂肪	
15ml 沙拉酱	
酒精（14g 没有添加其它物质的乙醇；详见争论 3）	100

a 糖果、甜点、烘焙食品和饮料所含能量差别很大。

b 植物性蛋白质所含能量各不相同。

来　源：Adapted from American Diabetes Association and Academy of Nutrition and Dietetics, Choose Your Foods: Food Lists for Diabetes (2014), www.diabetes.org (catalog no. 310X14) or www.eatright.org (ISBN: 978-0-8809-387-4).

消费者指南专栏：

在家和外出用餐时控制食量

当外出吃饭时，服务员递上菜单并问"请问你要点什么？"的时候，你必须从一个选择众多，每样都看起来很诱人的菜单中迅速选择出主餐。没有人会带着秤去餐馆称量每份食物的分量，也无法依靠在家里常用的量具（如量杯）来判断食物量。餐馆中的每份食物并不标准，例如，你点了"一个汉堡"，但端上来的这个三明治可能像是一个57g儿童三明治或一个340g巨无霸。即使在家中，有时也搞不清楚份量的大小，例如煮多少意大利面？

1. 你的面包圈有多大？

当要求大学生们带上"中等分量"的食物来上课时，他们会带来重60~140g的百吉饼、60~230g的马芬蛋糕和110~260g的烤土豆等。了解每日合适的食物量对于控制能量摄入至关重要，但是，无论是在家里准备一顿饭，还是从餐馆菜单上选择，消费者都需要估计每份食物分量的大小。

2. 度量练习和度量法

在家里可进行度量练习。为了估计一份食物分量的大小，请记住下面一些普通食品的计量：

■ 85g 肉 = 一个女人手掌或一副扑牌大小

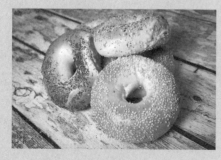

你的百吉饼有多重？

■ 一个中等大小土豆或一块水果 = 一个网球大小

■ 42g 奶酪 = 一节 9 伏电池大小

■ 28g 午餐肉或奶酪 = 1 薄片大小

■ 140g 熟面团 = 1 个棒球大小

■ 1 小块（5ml）黄油或人造黄油 = 一片 7g 黄油棒，大约像本书的 150 页压在一起那样厚

■ 大多数冰激凌勺容纳约 60ml = 约为一个高尔夫球大小的冰激凌（测试勺的大小：充满水，然后将水倒入量杯中。现在你有了这个方便的小勺，可以在家里测量份量大小——估测土豆泥、面条、蔬菜、大米和谷物）。

在体积测量中，1"杯"指一个 240ml 测量杯（不是茶杯或水杯）充满至水平（不冒尖）；汤匙和茶匙指的是测量勺（不是扁平的勺）充满至水平（不溢出或冒尖）。对于干性食品、奶酪和其它以重量衡量的食品，用"盎司"表示重量，不能等同于体积。一盎司的谷物（比如爆米花）可以填满一整杯，但是一盎司（28g）的麦片只能填满 1/4 杯。

3. 换个新碗

花点时间考虑一下你的盘子、碗、器皿和其它餐具的大小。餐具似乎是衡量食物份量的一种视觉标尺。在研究中，在一次就餐时间内，使用大盘子吃饭的人通常比使用小盘子吃饭的人吃得多（详情见第9章）。因此，如果你的餐具看起来更像大盘子而不

是小盘子，可以试着用更小的盘子。这同样适用于碗和勺子；如果你的餐具过大，那就购买一些小餐具。

4. 餐馆里的大份菜肴

图 2-11 给出了过去 30 年收集到的资料，显示在外用餐的消费者的食物量都加倍了。另外两个趋势同时发生，即每份食物的分量增大，因此能量更多了（图 2-12），而人们的体重也增加到了危害健康的水平。

如今，人们将更多的食物预算花费在去餐厅吃饭和其它外出就餐上。

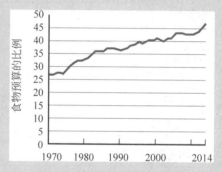

图2-11 美国外出就餐的趋势

来源：Economic Research Service, U.S. Department of Agriculture, Food Expenditures, 2017, www.ers.usda.gov/data-products/food-expenditures .aspx.

大型连锁餐厅，包括快餐店，标出了菜单上的每一份标准食品的能量信息。如果没有这样一个现成的标准，消费者往往会低估餐馆中食物的能量（第 9 章的图 9-13 展示了餐厅菜单上的能量信息）。

当一份食物似乎过大或能量过多时，用创造性的解决方案将份量减少：点半份，或将另一半打包下一餐吃；或点份儿童餐；或与朋友共享一份。另一个有效的策略是多在家做饭。这样做的人控制自己的饮

在过去的几十年里，许多食物的尺寸急剧增加，人们的体型也随之增大。快餐、牛排、糖果、烤土豆、意大利面，甚至爆米花的分量都比过去要大得多。

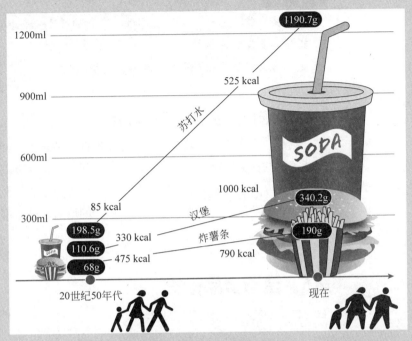

图2-12 向巨大份量的转变

来源：Young, L. & Nestle, M, [2002]. The contribution of expanding portion sizes to the US obesity epidemic. AJPH, 92(2), 246-249.

Young, L. & Nestle, M, [2007]. Portion sizes and obesity: Responses of fast food companies. JPHP, 28(2), 238-248.

CDC, Advance Data, No.347, Oct. 27, 2004.

CDC, National Health Statistics Reports, No. 10, Oct. 22, 2008.

食量，通常会更好地遵循《美国居民膳食指南》，同时还能省下一大笔钱作奖励。

5. 前景展望

控制份量是一种习惯，而且也是一种避免暴饮暴食的方式。在家做饭时，要准备好测量工具。外出就餐时，你的测量工具就是判断份量大小的实践帮手，这样，当服务员问"你准备好点菜了吗？"，掌握了份量诀窍的精明消费者就能自信地回答"是的"。

复习题

1. 美国餐馆的食物份量是稳定一致的，你可以把它们作为选择份量的指南。

对　　　错

2. 在家练习判断食物份额大小是非常有用的自我教育。

对　　　错

3. 当消费者猜测餐厅食物中的能量值时，他们会普遍高估数值。

对　　　错

答案见附录J。

不同于美国农业部主要根据食物的维生素和矿物质含量来分类的饮食模式（之前提到过），这些清单主要根据食物的能量——碳水化合物、脂肪和蛋白质来分类。奶酪与肉类一起出现在"蛋白质"列表中，因为奶酪与肉类一样，其贡献的碳水化合物微不足道，但却含有丰富的脂肪和蛋白质。美国农业部将奶酪与牛奶划分为一组，因为它们和其它奶制品都可提供相似的维生素和矿物质。另一个不同之处在于，含淀粉的蔬菜（如玉米、青豆和土豆）与谷物一起列在食品清单系统的"淀粉"清单上，而不是像美国农业部的模式那样与蔬菜放在一起。淀粉类蔬菜所含的碳水化合物相比于芹菜，更像谷类。

> **要 点**
>
> - 糖尿病和体重管理的食物清单根据食物的碳水化合物、脂肪、蛋白质和能量含量将食物分类。
> - 这些清单有助于控制能量、营养素的摄入。

2.4.4 膳食计划的最后一句话

为了改善营养，需要在饮食上作出的改变似乎令人却步，甚至觉得是不可能完成的任务，然而，每天一小步，时间长了，饮食就会有很大改进。如果每个人今天就开始采取这样的步骤，不仅健康生活的质量会大大提高，而且还会降低糖尿病、肥胖、心脏病和癌症的风险，这些都将证明他们的努力是值得的。

2.5 查看食品标签

LO 2.5 描述食品标签上的营养信息

一个土豆就是一个土豆，并不需要食品标签告诉你。但是，如何判断一袋炸薯片的成分？依据法律，它的食品标签应当列出炸薯片的成分：土豆、脂肪和盐，同时需要在**营养成分表（nutrition facts）**上详细告知它的营养素组成。如果饱和脂肪高，标签也会告诉你（有关脂肪的更多信息见第5章）。除了必需的信息外，标签还会有选择地描述食物的风味，或在某些方面对你有好处，或有很大价值。其中的一些说明，尤其是美国食品药品监督管理局（FDA）监管的那些是可靠的。而许多其它的文字说明都是营销工具，大多是基于营销技术而不是营养科学。

2.5.1 食物标签应当包括的内容

1990年的营养学教育和食品标签行动要求食品标签能够提供一些特定的信息，真实地告诉消费者包装内的营养素和成分。2012年，FDA审查了这些信息的细节。一般来说，每个包装食品都必须给出以下的说明：

- 产品的常用名或惯用名。
- 生产商、包装商或批发商的名称和地址。
- 在重量、体积或数量方面的净含量。
- 产品的营养素成分（营养成分表）。
- 成分按重量由大到小排列，并使用通俗的语言。
- 必要的提示，例如提示有的成分会引起过敏反应或其它问题。

并不是每个包装都需要给出全部维生素和矿物质的信息。一个大包装，例如一盒谷类食物应当提供列出所有信息；而贴在金枪鱼罐头上的小的标签常用简短形式提供一些信息；最小的标签，比如一个糖果上的标签，只提供一个电话号码或一个网站，以获取营养信息。

1. 营养成分表　大多数消费者会查看食品标签。当他们这样做时，往往依靠的是像图 2-13 那样的营养成分表。左图所示的原始食品标签最早出现于 20 年前；图右边更新的标签已经被批准，可能很快就会出现在市场上。除了食品标签，食品商还自愿在农产品和其它产品上张贴告示或发放传单，为消费者提供最受欢迎的新鲜水果、蔬菜和海产品的营养信息。

请注意图 2-13，只有食物营养成分表的上半部会给出包装食物的信息，而每一标签的下半部分基本都一样，是每日需要量的标注。

这个麦片标签为消费者理性购买提供了信息。每个标签部分都提供了详细信息。更新的食品标签更好用，反映了当前的营养科学成果，比如最新的食用份量。

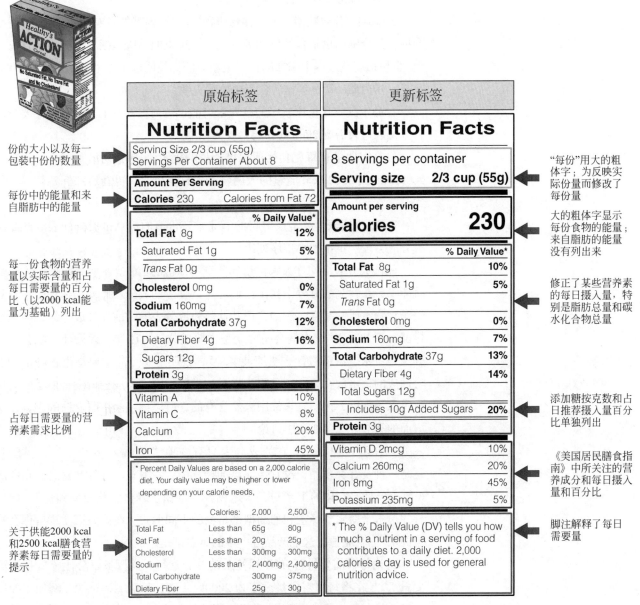

图2-13　食物标签上都写了什么？

以下信息可在营养成分表中找到：

份额大小：是一种常见的家用和公制测量单位，食物标签列出 1 份食物所提供的能量和营养素。一份薯条有 10 条，如果你吃了 50 条，你就摄入了标签上列出的能量和营养素的 5 倍。记住：标签上的份额大小并不是推荐量。它们只反映人们通常消费一份食物的量。

包装中的份数　每箱、罐或其它包装所含的份数。

能量/来自脂肪的能量　每份食物所提供的总能量，以及其中脂肪提供的能量。

营养素含量以及占每日需要量的百分比 包括：

a. **总脂肪**：每份食物的脂肪克数，附有每份食物所含的饱和脂肪以及反式脂肪的克数。

b. **胆固醇**：每份食物所含胆固醇的毫克数。

c. **钠**：每份食物所含钠的毫克数。

d. **总碳水化合物量**：每份食物所含碳水化合物的克数，包括淀粉、纤维和糖，并分别给出膳食纤维和糖的克数。这里的糖既包括食品里天然含有的糖，也包括制造过程中添加的糖。更新后的标签明确了糖中有多少是添加糖。

e. **蛋白质**：每份食物所含蛋白质的克数。

食品中其它含量比较多的营养素可能也被列在标签上。占每日需要量的百分比以每天需要 2000 kcal 能量者为标准。

每日需要量和每克食物所提供能量的提示 这部分列举了一个每天需要 2000 kcal 或 2500 kcal 能量的人的营养素日需要量。更新后的标签解释了其含义。

2. 成分列表 经常被忽略的但非常有价值的信息是成分列表。产品的成分应当按照重量大小排序列出。

阅读成分表会使你大大优于那些毫不知情的消费者。食物过敏的人很快就能学会在食品成分表中找出他们应"禁食"的成分。此外，你还能寻找到关于食物本质的线索。例如，橙汁饮料粉成分表上的前 3 种成分为"糖、柠檬酸、橙汁香料"，你就会明白糖是主要成分。再比如一罐果汁，成分表的开头是"水、浓缩橙汁、浓缩菠萝汁"，说明这个产品主要是由各种果汁混合而成的，水放在第一位是因为它是这种饮料的主要成分，没有糖是因为没有特意添加糖，而糖是果汁中天然含有的，所以标签会指明含糖的克数，这方面的细节会在第 4 章中讨论。

现在看一种麦片，它的成分表只有一项"100% 小麦片"。毫无疑问，这是一种全谷类食品，没有任何添加物。最后，来看一种谷类食品，它的前 6 种成分是"膨化的玉米粉、玉米糖浆、蔗糖、蜂蜜、葡萄糖和盐"，如果你知道玉米糖浆、蜂蜜和葡萄糖都是糖的不同形式（在读完第 4 章后你会知道的），你就能猜出这个产品近一半的重量都是添加糖。

再论每日需要量百分比 标签上的营养素每日需要量百分比（% 每日需要量），是在将每日需要量设定为 2000kcal 饮食基础上计算的。例如，如果一种食物每份提供 4mg 的铁元素，而铁的每日需要量为 18mg，那么一份食物就提供了铁元素每日需要量的22%。

当然，虽然每日需要量是基于2000 kcal能量的饮食进行计算的，但人们实际对能量和营养的需求却大不相同。因此，每日需要量只适用于比较两种不同的食品，而不适用于衡量个人的营养摄入目标。当然，通过查看一种食品大概的营养价值，消费者可以了解该食品提供的营养素是"一点"还是"很多"，以及和另一种食品相比，它提供的营养素是"多"还是"少"。

2.5.2 食物标签可能包括的内容

到此为止，这一节给出了准确、可靠的食品标签内容。另一类可靠的信息来源是**营养素声明（nutrient claims）**。

1. 营养素声明：可靠的信息　符合指定标准的食物会在食品标签上显示经批准的营养素声明。这些声明——例如，一种食物"胆固醇含量低"或"富含维生素A"——都是基于每日需要量给出的。表2-6列出了这些规范的、有效的标签术语及其定义。

2. 健康声明：在可靠和不可靠之间　过去，在允许制造商在食品标签上标明**健康声明（health claims）**之前，FDA会要求制造商提供最高标准的科学证据。健康声明描述了食品或其成分与疾病或健康状况之间的关系。例如，当标签上写着"低钠饮食可以降低高血压的风险"时，消费者可以确信FDA对该声明已有了充分的科学证据。

然而今天，FDA也允许类似探索性的健康声明出现，这些声明的证据稍弱，但这些都是"合格"的声明，因为标签上必须标明支持这些声明的科学证据强度。不幸的是，大多数消费者不能区分哪些是可靠的科学声明和哪些是缺少证据的声明。

3. 结构－功能声明：最好不予理睬　最不可靠的是**结构－功能声明（structure-function claims）**。看标签的消费者最有可能遇到的就是食品和营养补充剂标签上的这类声明，而不是上面介绍的受到严格监管的健康声明。对于食品制造商来说，印上"健康声明"需要向FDA申请和递交科学证据，这是一个花费时间和精力的过程。与之相比，印上看上去类似的结构－功能声明则容易得多，该声明只是通知FDA，并未事先取得批准。图2-14比较了刚才讨论的3类声明。

表2-6 食品标签上可靠的营养素声明

能量术语
■ **低能量**　每份40 kcal或更少
■ **较低能量**　所含能量比"标准量"或参考食品至少要低25%
■ **无能量**　每份少于5 kcal

脂肪术语（肉和家禽产品）
■ **精瘦肉** [a]　每份中的脂肪少于5g，并且饱和脂肪和反式脂肪总量少于2g，胆固醇含量少于95mg
■ **瘦肉** [a]　每份中的脂肪少于10g，而且饱和脂肪和反式脂肪总量少于4.5g，胆固醇含量少于95mg

术语

营养素声明（nutrient claims）：FDA批准的描述食物中营养水平的食品标签声明。例如："无脂肪"或"少钠"。

健康声明（health claims）：FDA批准的食品标签声明，将食品成分与疾病或健康相关的情况联系起来。例如："低饱和脂肪和反式脂肪饮食中的可溶性燕麦纤维可以降低患心脏病的风险"或"低总脂肪饮食可以降低患某些癌症的风险。"

结构－功能声明（structure-function claims）：一种合法的，但在很大程度上不受监管的声明。描述一种物质对身体结构或功能的影响，但未提及疾病。例如："有助免疫和消化健康"或"强健骨骼"。

续表

脂肪术语（所有产品）

- **不含脂肪** 每份含有的脂肪少于 0.5g
- **较低的饱和脂肪** 饱和脂肪和反式脂肪总量不超过参照食物的 25%
- **低脂肪** 每份含有的脂肪不超过 3g
- **低饱和脂肪** 每份含有不超过 1g 的饱和脂肪和不超过 0.5g 的反式脂肪
- **减少饱和脂肪** 与参考食物相比，每份中的饱和脂肪含量至少低 25%，饱和脂肪还要低 1g 以上
- **不含饱和脂肪或反式脂肪** 饱和脂肪少于 0.5g，每份中反式脂肪少于 0.5g

纤维素术语

- **高纤维** 每份 5g 以上（做出高纤维素声明的食品必须符合低脂肪的定义，或紧接在高纤维声明下面列出总脂肪的水平）
- **优质来源纤维** 每份 2.5~4.9g
- **较多纤维或添加纤维** 每份比参考食品至少多 2.5g

钠的术语

- **低钠** 每份不超过 140 mg
- **钠含量少** 与合格产品相比，钠至少低 25%
- **不含钠** 每份少于 5 mg
- **钠含量非常低** 每份不超过 35 mg

其它术语

- **优质来源** 每份含日需量的 10%~19%
- **高含量** 每份含的营养素占日需量的 20% 或更高，类似的表达还有"富含"和"优秀来源"
- **减少** 能量或营养素的含量至少比参考食物低 25%，可能是天然的，也可能是改变食物的结果。例如，椒盐卷饼通常是低脂肪的，它可以声明其提供的脂肪比类似食物炸土豆片要少。
- **较少** 这种描述在标签上有 3 种含义：
  1. 一份该食物所含能量比一般食物少 1/3 或所含脂肪少一半
  2. 一份该食物的钠含量比一般食物少一半，并且低能量、低脂肪
  3. 产品的颜色浅或质地轻，只要标签上的意思清楚，比如"浅棕色糖"

a "脂肪含量少的"作为商标名称的组成部分（例如"脂肪含量最少的"）指每份产品中脂肪含量少于 10g。

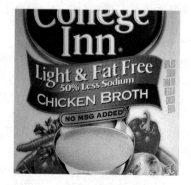

营养素声明

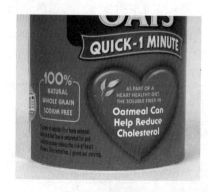

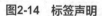

健康声明

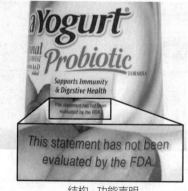

结构 - 功能声明

图2-14 标签声明

对理性消费者来说，这两类声明可能看起来是相同的：

● "较低胆固醇"（FDA 批准的健康声明）。

● "有助于维持正常的胆固醇水平"（结构－功能声明）。

这种看似有效但实际并不可靠的结构－功能声明降低了标签上所有与健康有关声明的可信度。在市场营销领域，现行的标签法提醒消费者："让买家当心。"

4. 标签简化 一些消费者对食品标签上详细的营养成分表感到畏惧。对他们来说，将易于阅读的营养信息图标贴在包装正面可以加快对包装食品的比较。由于没有规定和监督，食品公司在包装正面设计出各种各样的符号来传达任何适合他们的信息。为了统一这些标志，一个主要的食品杂货协会和他们的广告行业与 FDA 协商，把信息放在前面，如图 2-15 所示。总的来说，消费者喜欢使用包装正面的标签来帮助他们选择能促进健康的食品。

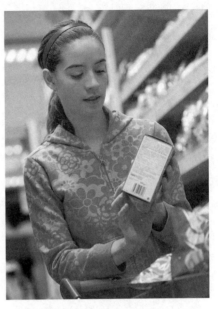

食品标签为营养调查提供了线索

> **要点**
>
> ● 食品标签可能包含可靠的营养声明和经批准的健康声明，但也可能包含可靠性稍差的结构－功能声明。
>
> ● 包装正面的标签能加快消费者对营养信息的理解。

"事实摆在面前"（facts up front）是一项由食品生产和营销团体发起的自愿标签活动。

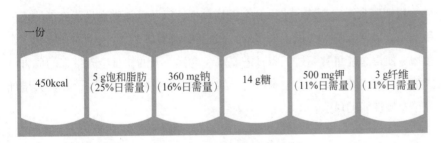

一份

| 450kcal | 5 g饱和脂肪
（25%日需量） | 360 mg钠
（16%日需量） | 14 g糖 | 500 mg钾
（11%日需量） | 3 g纤维
（11%日需量） |

图2-15 "事实摆在面前"

来源： FactsUpFront/GMA.

2.6 膳食指导：学会搜寻食物中的营养素

LO 2.6 比较规划营养素密度膳食和未规划营养素密度膳食

图 2-16 和图 2-17 对两天的食谱进行了有趣的对比。"星期一食谱"是依据本章推荐和表 2-4 给出的菜单选择的，"星期二食谱"则更多地基于方便和熟悉的原则而不是着重于营养素。

2.6.1 比较两个食谱的营养素

那么人们应该怎样比较这两个食谱所提供的营养素呢？一种方法是在

食物成分表里查找每种食品，写下它的营养素值，然后与 DRI 标准比较，如图 2-16 和图 2-17 所示。在所需能量范围内满足营养素需求，从这个角度看，显然星期一食谱是赢家，星期二食谱提供的能量和饱和脂肪过多，而提供的纤维和主要的维生素、矿物质较少。

另一个有用的方法是对一天饮食所提供的食物总量与每一食物类的推荐量进行比较，图 2-16 和 2-17 提供了食物的克数或毫升数，然后将总量与图表部分的 USDA 饮食模式比较。

2.6.2 星期一食谱的详细说明

星期一食谱提供了来自每一食物类的必需份额，以及健康所需的少量油脂，而且提供的能量在 2000 kcal 的允许范围内。仔细查看星期一食谱，会发现早餐的全麦麦片、午餐的全谷物三明治和零食时间吃的全麦饼干可以满足一天内谷类食物份额的一半来自全谷物食物的要求。

至于蔬菜亚类，如晚餐沙拉中的深绿色蔬菜、橙色蔬菜和豆类及"其它蔬菜"始终占据着突出的位置。重申一遍，并不需要每天都选择每一亚类的蔬菜，按照这一食谱吃饭的人们只需在一周内吃包含其它亚类的蔬菜就可以了。另外，星期一饮食计划还留有可自由支配能量摄入的空间，如额外份额的美味食物或一些甜食或脂肪。

2.6.3 星期二食谱的详细说明

星期二食谱完全缺少水果和全谷物食物，以及可提供充足营养素的蔬菜和牛奶，星期二食谱提供了太多的饱和脂肪和糖及过量的肉、油和精制谷类食物，使得总能量数超过了每日需要量。这样一天的饮食给人带来的危害可能不大，但连续如此饮食就有可能导致营养素缺乏和体重增加，并大大增加晚年患慢性病的风险。

2.6.4 用计算机程序和 App 或者不用它们进行饮食分析

如果你有一台电脑或智能手机，它可以帮助你节省时间。饮食分析程序会以闪电般的速度进行所有的计算。自己使用纸张和带橡皮的铅笔计算就显得落伍了。不过在有些时候，用电子产品计算并不太现实，比如在自助餐厅或者在点快餐时，需要迅速地选择食品。

那些依靠笔和纸自己进行饮食分析的人和那些额外花时间研究、用计算机分析结果的人通常都能学会计算食品中的营养素（当学习到第 10 章时，你就能学会这项技能）。就餐时，他们能够快速评估可选的食物，并做出明智的选择。那些还没有掌握这些技巧的人只好等到回家后将这些数据输入计算机程序或 App 时才知道自己的选择是否明智。

早餐

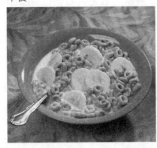

午餐

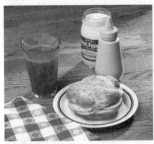

午后点心

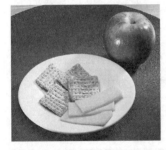

晚餐

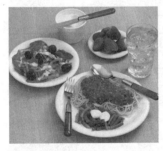

就寝前点心

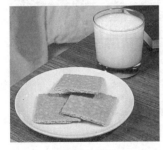

食物	数量	能量 /kcal	饱和脂肪 /g	纤维 /g	维生素 C /g	钙 /g
上学前，一个学生吃的早餐						
220g 全谷物冷麦片	28g 谷物	108	—	3	14	95
240ml 脱脂牛奶	240ml 牛奶	100	—		2	306
1 个中等大小香蕉（切片）	110g 水果	105	—	3	10	6
然后回家吃一顿简单午餐						
一个全麦火鸡三明治	56g 肉					
	56g 谷物					
配 7.5ml 低脂沙拉酱	7.5ml 油	343	4	2	—	89
240ml 低盐蔬菜汁	220g 蔬菜	50	—	1	60	27
在下午学习时，吃茶点						
4 块全麦低脂薄脆饼干	14g 谷物	86	1	2	—	—
42g 低脂切达奶酪	240ml 牛奶	74	2	—	—	176
1 个苹果	110g 水果	72		3	6	8
那个晚上，该学生做晚饭						
1 份沙拉：						
220g 生菠菜叶、胡萝卜丝	220g 蔬菜	19	—	2	18	61
55g 鹰嘴豆	28g 豆类	71		3	2	19
51g 橄榄油						
30ml 油性沙拉酱	10ml 油	76	1	1		2
主食：						
220g 意大利面	56g 谷物	425	3	5	15	56
加肉酱	70g 肉			2	6	29
110g 四季豆	220g 蔬菜	22	1	—	—	—
10ml 软质人造奶油	10ml 油	67	1			
甜点：						
140g 草莓	140g 水果	49		3	89	24
那天晚上，该学生吃睡前茶点						
3 块全麦脆饼干	14g 谷物	90	—	—	—	—
240ml 脱脂牛奶	240ml 牛奶	100	—		2	306
总计：		**1857**	**12**	**30**	**224**	**1204**
DRI[a] 推荐摄入量		2000	< 20[b]	25	75	1000
占 DRI 推荐摄入量的百分比		93%	60%	120%	299%	120%

摄入量与推荐量比较							
食物类别	早餐	午餐	快餐	晚餐	小吃	星期一 总计	推荐量
水果	110g		110g	220g		440g	440g
蔬菜		220g		440g		660g	550g
谷物	28g	56g	14g	56g	14g	168g	168g
蛋白质类食物		56g		98g		154g	154g
牛奶	240ml		240ml		240ml	720ml	720ml
油		7.5ml		20ml		27.5ml	30ml
能量供给量						1857 kcal	2000 kcal

a DRI 值适用于 19~30 岁久坐少动的女性，其它 DRI 值列在附录 G。

b 列出的 20g 值是对于 2000 kcal 膳食的最大允许的饱和脂肪，DRI 推荐的饱和脂肪供能要小于 10%。

图2-16　星期一食谱——选择营养素密集的食物

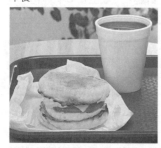

早餐

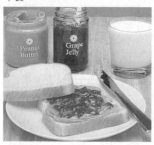

午餐

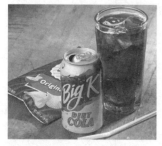

午后点心

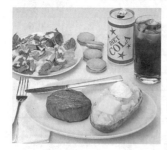

晚餐

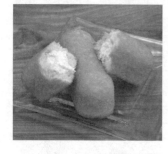

就寝前点心

食物	数量	能量 /kcal	饱和脂肪 /g	纤维 /g	维生素 C /mg	钙 /mg
今天，该学生吃速食早餐，开始了新的一天：						
240 ml 咖啡	56g 谷物	5	—	—	—	—
1 个带鸡蛋、奶酪和咸肉的英格兰松饼	56g 蛋白质食物 240ml 牛奶	436	9	2	—	266
两课之间，该学生返回家吃一顿快餐式午餐：						
1 个白面包上涂有花生酱和果冻的三明治	56g 谷物 28g 蛋白质食物	426	4	3	—	93
240ml 全脂牛奶	240ml 牛奶	156	6		4	290
在学习时，该学生还享用：						
360ml 健怡可乐		—				
一袋薯片（14 片）ª		105	2	—	4	
那天晚餐，该学生吃了：						
1 份沙拉						
220g 生菜						
15ml 蓝纹奶酪	110g 蔬菜	84	2	1	2	23
主菜：						
170g 牛排	170g 肉	349	6			27
1/2 个烤土豆	110g 蔬菜	161	—	4	17	26
15ml 黄油		102	7			3
15ml 酸奶油 b		31	2			17
360g 健怡可乐						
甜点：						
4 块三明治型饼干	28g 谷物	158	2	1	—	
而后，一个睡前小吃：						
2 块奶油夹心点心蛋糕	57g 谷物	250	2	2		20
240ml 花草茶		—				
总计：		2263	42	13	27	765
DRI 推荐摄入量ᶜ		2000	< 20ᵈ	25	75	1000
占 DRI 推荐摄入量的百分比		113%	210%	52%	36%	77%

摄入量与推荐量比较							
食物类别	早餐	午餐	快餐	晚餐	小吃	星期二总计	推荐量
水果						0	440g
蔬菜			a	220g		220g	550g
谷物	56g	56g		28g	56g	196g	168g
蛋白质类食物	56g	28g		168g		252g	154g
牛奶	240ml	240ml				480ml	750ml
油						38mlᵇ	27.5ml
能量供给量						2263 kcal	2000 kcal

a 14 片土豆提供的蔬菜量少于 110g。

b 牛排、黄油和酸奶油中的饱和脂肪属于固态脂肪，不是油。

c DRI 值适用于 19~30 岁久坐少动的女性，DRI 值参见附录 G。

d 列出的 20g 值是对于 2000 kcal 膳食的最大允许的饱和脂肪值，DRI 推荐的饱和脂肪能量要小于 10%。

图2-17　星期二食谱——选择的营养素密集的食物少

2.7 争论2 是否存在对健康有益的超级食物?

LO 2.7 总结食物和营养补充剂中的植物化合物对健康的潜在影响

某些食物是对健康有益的超级食物吗?新闻头条是这样认为的,"健忘?蓝莓能提高脑功能!""经常感冒?食用大豆可以增强你的免疫系统!""担心癌症?请吃西红柿!"商店的食品区域能作为药箱吗?尽管头条新闻试图夸大它们的功能,**功能食品(functional foods)**确实能够提供**植物化合物(phytochemicals)**——植物的非营养素成分——其中一些成分对健康和疾病的影响正在研究之中(功能食品的术语参见表C2-1)。

2.7.1 科学家对植物化合物的看法

在一段时间内,对于植物化合物,人们只知道它们在食物中的感官特性,如味道、香味,质地和颜色。辣椒的灼热感、洋葱和大蒜的辛辣味、巧克力的苦味、香草的芳香以及西红柿、菠菜、粉红葡萄果和西瓜的漂亮颜色都要归功于植物化合物。

今天,已确认许多植物化合物是**生物活性食物成分(bioactive food components)**,这些成分能够改变身体的生理过程,超过了营养素的作用(在第一章中定义)。已知许多植物化合物具有抗氧化活性,而体内的**抗氧化剂(antioxidants)**可以保护DNA和其它细胞成分免受氧化损伤。一些其它的植物化合物可以与基因相互作用,影响蛋白质的合成,还有少数物质类似于身体本身的激素,也有许多似乎没有作用或它们的作用正等待着人们去发现。

人们仅对已知的成千上万种植物化合物中的很少一部分对健康的影响进行了研究,仅本书提到的那些例子也足以说明提供这些物质的食物范围之广泛以及它们在人们健康中的潜在作用。然而,人们吃的是食物而不是单个的植物化合物,所以这部分将着重阐述少数众所周知的能提供这些有趣化合物的食物。

表C 2-1 功能食品术语

- **抗氧化剂(antioxidants)** 通过本身与氧反应来保护其它化合物免受氧化反应损伤的化合物(anti的意思是"抗";oxy的意思是"氧气")。氧化作用是一种与氧有关的正常的细胞化学反应,可能产生潜在伤害的作用(详见第5章和第7章)

- **生物活性成分(bioactive food components)** 食物中的成分——营养素或植物化合物,能够改变生理过程

- **药物(drug)** 活的有机体摄入后能改变体内一个或多个功能的任何物质

- **功能食品(functional food)** 含有生物活性成分的天然或改良的食物,被认为具有健康益处,例如降低患病风险,超过它们的营养素赋予的好处。所有天然食物在某些方面都是

功能性食物,因为它们至少提供一些人体需要的物质,某些食物含有丰富的生物活性成分(详见第1章)

- **保健品(nutraceutical)** 没有法律或科学意义的术语,但有时用来代表被认为具有药物作用的食物、营养物质或营养补充剂,通常用于销售不必要的或功效未经证实的营养补充剂

- **植物化合物(phytochemical)** 植物中的化合物,能够赋予食物颜色、味道和其它特征,通常是功能食品的生物活性成分(在第1章中有定义)。Phyto表示"植物"

表C 2-2	植物化合物术语

- **花椰菜幼芽（broccoli sprouts）** 甘蓝子（*Brassica italica*）或普通花椰菜的发芽种子，因为植物化合物含量高而被认为是功能食品
- **日本青豆（edamame）** 新鲜的未成熟的大豆，一类植物化合物的来源
- **类黄酮（flavonoids）** 常见的、广泛存在的一组植物化合物，已确定的成员有 6000 多个，生理作用可能包括抗氧化、抗病毒、抗癌和其它活性。某些类黄酮是食物中的黄色色素（flavus 代表"黄色"）
- **亚麻籽（flaxseed）** 小的亚麻褐色种子，用在烘烤、谷类食物或其它食物中，是脂肪酸、木脂素和纤维的来源
- **染料木碱（genistein）** 一种主要存在于大豆中的植物雌激素，它模仿和阻断体内雌激素的作用，是一种黄酮类化合物
- **酸乳酒（kefir）** 一种液态酸奶，由牛奶、益生菌和调味品制成
- **木脂素类（lignans）** 主要存在于种子中的植物化合物，特别是亚麻籽，它们被肠道细菌转化为植物雌激素，作为可能的抗癌药物正在被研究
- **叶黄素（lutein）** 一种黄色色素，人们认为这种植物化合物可能在眼睛的功能和健康中发挥作用
- **番茄红素（lycopene）** 番茄和其它红色蔬菜的红色色素，一种可在体内充当抗氧化剂的植物化合物

- **日本豆面酱（miso）** 日本烹调用的发酵大豆酱，豆制品被认为是功能食品
- **有机硫化物（organosulfur compounds）** 一大类含硫的植物化合物，有机硫植物化合物赋予洋葱、韭菜、香葱、冬葱和大蒜辣味和香味，被认为能促进体内的癌症防御系统
- **植物雌激素（phytoestrogens）** 结构上类似于人类雌激素的植物化合物，植物雌激素功能类似但弱于人类雌激素，能够调节人体内激素的活性
- **植物甾醇（plant sterols）** 结构上类似于胆固醇的植物化合物，可通过干扰小肠对胆固醇的吸收来降低血液胆固醇。植物甾醇包括甾醇酯和植物甾烷醇酯，前者称为植物甾醇
- **益生元（prebiotic）** 是一种宿主不能消化的物质，例如纤维，但可作为益生菌的食物，促进它们生长
- **益生菌（probiotic）** 一种活的微生物，适量服用时可改变体内的菌群，能给宿主提供健康益处
- **白藜芦醇（resveratrol）** 葡萄所含有的一种植物化合物，对健康有潜在益处，正处于研究之中
- **豆奶（soy milk）** 由大豆制作的类似牛奶的饮料，声明是一种功能食品。大豆饮料应当用维生素 A、维生素 D、维生素 B_2 和钙强化，以达到牛奶的同等营养价值
- **豆腐（tofu）** 由大豆制作的白色凝乳，在亚洲菜中流行，并被认为是一种功能食品

1. 蓝莓与大脑

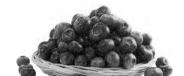

当研究人员给一组老鼠喂食富含蓝莓粉的食物时，它们比吃普通食物的老鼠表现出更少的与年龄相关的智力衰退，这个结果在研究中得到了重复。这一发现引发了人们对蓝莓可能成为大脑超级食物的兴趣。为了解释它们的作用，研究者提出蓝莓、葡萄和核桃中的**类黄酮（flavonoids）** 在大脑中都能起到抗氧化剂的作用，因此可限制氧化作用对脑细胞的损伤。一些临床研究支持富含类黄酮的饮食能够帮助人们随着年龄的增长保持思维敏捷。当研究人员评估老年女性的精神状态时，他们发现较高的类黄酮摄入量，尤其是浆果类，伴随着较低的认知能力下降。此外，给健康的老年人服用浓缩蓝莓12 周后，他们大脑的血流量增加了，在记忆力测试中的得分也提高了。

那么，是否可以说蓝莓是真正的智力超级食物呢？蓝莓目前在类黄酮和脑研究中硕果累累，但是还需要在临床上证实它们对人体的作用。如果未来的研究支持它们的有效性，就会产生更多的新问题。吃多少蓝莓就足够了呢？一把蓝莓能抵消经常食用汉堡、炸薯条以及可乐的副作用吗（很大可能是不会）？一片蓝莓片就够了吗？人们似乎从各种含类黄酮食物中获益良多：洋蓟、豆类、咖啡、石榴、种子、菠菜、草莓和其它浆果。

事实上，大多数水果和蔬菜、全谷类食物、食品混合物，甚至是坚果、枫糖浆和海藻也都是类黄酮的来源。如果只关注蓝莓，人们会很容易忽略掉

富含类黄酮食物中的营养素和植物化合物的好处。蓝莓，当然非常美味，作为复杂的天然食品，可能还有其它好处。

2. 巧克力、心脏和情绪

想象一下，在一个实验中，年轻的研究对象需要吃下85g的黑巧克力，并能得到报酬，他们会有多高兴。不过随之不那么美妙的是，研究者会抽取受试者的血液，测试巧克力中的抗氧化类黄酮是否能被吸收到血液中。结果是肯定的，类黄酮确实在研究对象的血液中聚集，而且在同一时间，潜在有害的氧化化合物的水平也下降了40%。

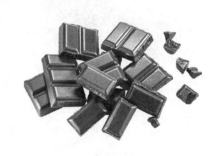

巧克力和健康的关系很复杂，一些证据表明，只有在适量食用的情况下，巧克力或其类黄酮可以改善血管功能。每天的食用量超过一份巧克力，它与心脏健康的关联就会消失。

人们常认为吃巧克力能振奋精神，使人快乐。然而，在大约有1000人参与的研究中，巧克力摄入量越高的人群，抑郁症状越严重，而不是越少。可能是因为在这项研究中，心情不好的人会尝试通过吃巧克力来缓解他们的症状。关于巧克力对情绪的影响，我们所知甚少，因此无法得出结论。

巧克力的医学用途之一是增加体重。每85g巧克力糖果中的添加糖和固体脂肪可提供400 kcal能量，这些能量是大多数人难以承受的。大多数人最好还是从营养素密集、低能量的水果和蔬菜中获取更丰富的植物化合物，偶尔品尝巧克力来犒劳自己。

3. 亚麻籽

长期被用于治疗便秘和消化不良，**亚麻籽（flaxseed）**正显示出其它潜在的健康益处。亚麻籽富含**木脂素（lignans）**，它是类似于胆固醇的植物化合物。木脂素在消化道中可被细菌转化为**植物雌激素（phytoestrogens）**，该化合物类似于人体的雌激素。在美国饮食中，木脂素主要是由其它种子及全麦和蔬菜提供的。

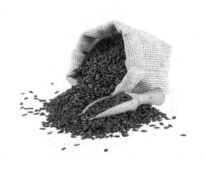

动物研究表明，大量食用亚麻木脂素可以降低血压和炎症，从而降低潜在的心脏病风险。然而，群体研究表明木脂素摄入与心脏病风险降低的联系并不能使人信服，研究的结果好坏参半。

木脂素对于某些癌症的潜在作用还处于研究之中。最近一些研究发现：

- 亚麻籽含量高的鼠粮逆转了大鼠乳腺组织的癌变。
- 与未处理的细胞相比，用亚麻籽油处理过的乳腺癌细胞复制速度更慢，凋亡速度更快。
- 血液中木脂素含量最高的女性患乳腺癌和死于乳腺癌的风险较低。

将少量亚麻籽加到膳食中并不是一个坏主意，即使研究未能证实它作为一个超级食品的地位。亚麻籽可提供丰富的亚麻酸，这是美国饮食中经常缺乏的一种必需脂肪酸（见第5章）。要想从亚麻籽中受益，可以选择亚麻籽粉或者自己磨碎。当亚麻籽被整个食用时，它们通常会完整地通过消化道，不被消化吸收。

4. 大蒜

人们将大蒜用于医疗已有几千年的历史了。早期的埃及医学著作中报道

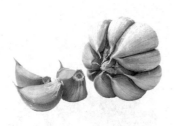

大蒜主要用于治疗头痛、心脏病和肿瘤。

今天，人们研究大蒜是因为据报道它含有的抗氧化剂**有机硫化物**（**organosulfur compounds**）可以抑制肿瘤发展。当氧化化合物损伤动物细胞 DNA 时，细胞就可能癌变。大蒜所含有的抗氧化剂可以终止这些氧化物的作用，至少在实验室中是这样。目前还不清楚大蒜是否会影响癌症。虽然大蒜被认为具有抗过敏、抗心脏病、抗感染和溃疡的作用，但这些作用是没有根据的。对于疾病预防的证据是有限的，而且研究也不支持服用大蒜补充剂。当然如果你喜欢大蒜食品，可以放心地食用，因为传统说法和一些研究数据支持你。

5. 大豆和豆制品

与西方人相比，亚洲人食用更多的大豆和豆制品，例如**毛豆**（**edamame**），**味噌**（**miso**）、**豆浆**（**soy milk**）和**豆腐**（**tofu**），他们患肥胖、心脏病和某些癌症的概率较低。然而，当亚洲人采取西方人的饮食和习惯时，他们的肥胖率和慢性病发病率都会上升。

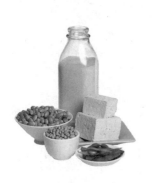

在研究中，有关大豆与心脏健康的证据似乎有很大应用前景。大豆中的**胆固醇类植物固醇**（**plant sterols**）可能会抑制小肠对胆固醇的吸收，从而降低血液胆固醇浓度。大豆蛋白也可以加速体内胆固醇的排泄。

考虑到癌症（如乳腺癌、结肠癌、前列腺癌）可能是雌激素敏感性癌症，即暴露于雌激素时会加重。除了植物甾醇，大豆还含有植物雌激素，可能与雌激素的作用类似或相反。由于大豆植物雌激素的作用，在儿童和青少年时期吃豆类食品的女孩成年后患乳腺癌的风险可能会降低。在亚洲国家，大豆摄入也可以降低成年女性患乳腺癌的风险，但对西方国家的女性来说，没有证据表明它有什么好处。科学家们会继续寻找可能解释这些关系的细胞机制。

6. 大豆的潜在副作用

低剂量的大豆植物雌激素——**金雀异黄酮**（**genistein**）在实验室培养及母鼠试验中似乎会刺激乳腺癌细胞的分裂，而高剂量的效果则相反。但是，适度摄入豆类食品似乎不太可能对人体造成伤害。否则，常吃大豆的人们患癌症的概率会增高，但实际上并不会。

大豆植物雌激素在不同情况下截然相反的作用，对服用营养补充剂的人是一个警告，特别是对患有癌症或者有家族癌症史的人群。美国癌症协会建议乳腺癌生存者和那些正在治疗乳腺癌的人食用适量的大豆食品，作为健康植物性饮食的一部分，但不应补充大豆植物雌激素。

7. 茶

在亚洲，每天喝两杯或更多绿茶的人死于消化道癌症的风险往往比不喝茶的人要低，这可能是由于绿茶中的多酚具有抗氧化作用。红茶是一种大多数美国消费者选择的饮料类型，是饮食中类黄酮的主要贡献者。在一项研究中，每天喝三杯以上的红茶可以减少严重的骨折。证据还表明，茶可能通过改变与雌激素代谢相关的基因来影响女性癌症。

绿茶在亚洲被广泛饮用，在中国人中，绿茶可以降低死亡风险，尤其是死于心脏病的风险。事实上，从人类研究中收集的证据表明，绿茶可能改善血压水平和降低血脂浓度，从而减少慢性疾病的风险。这些发现还需要长期的临床对照研究来证实。至于癌症，当研究人员寻找饮用绿茶和降低癌症之间的联系时，结果并不一致。

高剂量绿茶提取物补充剂会导致肝中毒，而绿茶喝得过多可能会导致肾脏问题。最近 USDA 分析了流行的名牌绿茶补充剂，得出结论是：一些质量很好，一些不含任何绿茶成分，还有一些含有未申报的添加剂。即便是名牌产品，膳食补充剂的质量也不能通过标签信息来判断。

8. 葡萄和葡萄酒

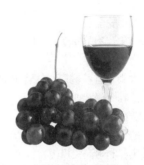

紫葡萄汁和红葡萄酒都含有大量类黄酮，其中还包含少量的**白藜芦醇**（**resveratrol**）。研究发现白藜芦醇有希望能够抵抗疾病。在实验室研究中，白藜芦醇显示有降低有害组织炎症的潜能，这些炎症都是伴随癌症、糖尿病、肥胖和心脏病出现的，而且白藜芦醇会通过许多其它方式阻止心脏病的发展。一些研究还发现白藜芦醇似乎有延长鱼和蠕虫寿命的作用。但在人体中，白藜芦醇的吸收很差，并且缺乏证据证明这些作用也会发生在人类身上。

争论 3 比较了饮酒的潜在风险和益处。

9. 酸奶

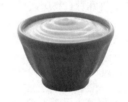

酸奶是超级食品中的一个特殊情况。作为奶制品，酸奶缺少来自植物的典型的类黄酮或其它植物化合物，不过却含有活的乳酸菌或其它细菌，这些细菌能将牛奶发酵成酸奶或液体酸奶饮料——**酸乳酒**（**kefir**）。这种微生物称为**益生菌**（**probiotics**），它们可以寄居在消化道内，改善肠道功能，从而减少结肠癌、溃疡和其它消化道疾病的发生，减少过敏、提高免疫力和抗感染力。由不同类型和比例的微生物构成的肠道微生物菌落，在糖尿病和肥胖症等疾病中的作用也在研究中。乳酸菌和其它微生物还可以帮助缓解经常使用抗生素导致的腹泻。然而，需要担心益生菌补充剂在某些人群中的安全性。阅读表 C2-3 可了解更多细节。益生菌的潜在好处或风险需要更多的研究来阐明。

其它食物提供**益生元**（**prebiotics**），即不消化的碳水化合物或其它成分，消化道细菌可以以此为食。益生菌生长迅速，它制造的副产品有时能提供某些健康益处，例如减少与疾病相关的结肠炎的发生。

2.7.2 植物化合物补充剂

毋庸置疑，富含豆类、蔬菜、水果和其它天然食物的饮食可以降低患心脏病和癌症的风险，但是分离出相应的食物、营养素或植物化合物是困难的。食物提供几千种生物活性成分，所有这些成分都在一起，能最大限度地发挥可用性和有效性。西兰花，特别是**西兰花芽**（**broccoli sprouts**）含有多达 10000 种不同的植物化合物，每一个都可能影响身体的某些作用。这些食物在 DNA 水平上的潜在抗癌作用正在研究中，第 11 章还会提到它。

表C 2-3	植物化合物和功能补充剂：赞同和反对的观点

关于从超级食品或补充剂中大量摄入植物化合物有益还是有害于健康的争论开始了。关于允许大量使用某些植物化合物的观点列在左边；相反的，要求适度的证据列在右边。

赞成的观点	对立和反对的证据
1. **抗氧化**。从食物中提取的某些植物化合物，可以保护 DNA 和其它细胞结构免受氧化损伤	1. **氧化损伤**。从补充剂中获得的高含量的植物化合物可能会增加对 DNA 和其它结构的氧化损伤
2. **预防疾病**。富含植物化合物的饮食被证明对健康有益，因为它具有抗炎和抗癌的特性，还可以预防心血管和神经退行性疾病	2. **疾病进展**。植物化合物的补充剂没有任何临床益处。大剂量的植物化合物还会抑制某些维生素或矿物质的吸收，因此可能会促进疾病的发展
3. **对人类安全** 植物化合物是安全的，因为它们是"天然的"，它们存在于食物中。例如： ■ 木脂素有益健康。饮食中的木脂素有可能预防癌症，包括乳腺癌和前列腺癌 ■ 益生菌的好处。益生菌，大肠中的微生物，可能会有益的作用，包括改善抗生素引起的腹泻、消化系统疾病、肥胖和提高免疫力	3. **未经证实的安全**。"天然"并不意味着"安全"。所有物质，即使是水和维生素，大量摄入都是有害的。举例： ■ 木脂素阻碍健康。每天摄入过高剂量的木脂素，特别是从补充剂中摄取，会干扰维生素和矿物质的吸收，造成营养缺乏的风险，也可能导致消化困难 ■ 益生菌的危害。益生菌补充剂对大多数健康人来说可能是安全的，但患有胰腺疾病和免疫力低下的患者在服用后发生严重感染
4. **只有几样食物**。某些"超级食物"是植物化合物最丰富的来源。这几种食物应该每天吃	4. **各种各样的食物**。只关注少数的"超级食物"而不考虑其它天然食物可能会限制预期的健康益处。几乎所有植物来源的食物中都含有成千上万的植物化合物，但只有少数被研究过，这使得多样化成为最好的策略。此外，多数植物类食物通常含有天然毒素，这是需要选择多种食物的另一个原因
5. **已经有足够的证据**。现有证据足以建议人们服用提纯的植物化合物的补充剂	5. **没有足够的证据**。缺乏单独的植物化合物补充剂对人类安全性的证据，但潜在危害的证据却在增加
6. **健康的标签声明**。产品标签上的植物化合物补充剂声明说明它们对健康有强大的益处，因此它们是真实的	6. **不可靠的标签声明**。植物化合物标签可以做出一些结构–功能声明，这些声明听起来很好，但通常都是基于薄弱的或不存在的科学证据
7. **充分的监管和监督**。植物化合物补充剂是安全的，因为可靠的商家（甚至药店）都在销售它们	7. **缺乏监督**。没有监管机构监督各种出售给消费者的植物化合物的安全性。在销售之前，并不需要任何研究来证明其安全性或有效性

即使已确切知道哪些食物可以预防哪种疾病，大多数分离出的补充剂，即使是最有应用前景的补充剂，也无法在研究中证实它们能够真正地预防疾病。糟糕的是，某些这样的补充剂还可能干扰和降低重症患者服用药物的有效性。这类食物和药物的相互作用是至关重要的，第 14 章的争论部分将专门讨论它们。

植物化合物补充剂的使用者和销售人员认为人们已经食用含有植物化合物的食物数千年了，而且因为身体能够处理食物中的植物化合物，所以那些植物化合物补充剂也是安全的。这种想法引起了科学家们的担忧，他们指出身体虽然能够处理天然食品中稀释的植物化合物，但不能处理浓缩剂量的补充剂。正如营养学中经常被证实的原则一样，"过多"与"过少"一样有害。

2.7.3 功能食品的概念

几乎所有的天然食品在维护健康中都有一些特殊用途，所以称为功能食品。例如，有一些证据表明蔓越莓可能有助于预防尿路感染。然而，生产的功能食品往往都是由高度加工的食品构成的，这些食品都经过了营养素强化并特别添加了生物活性成分（例如草药），而支持这些活性成分有益的证据却很少或没有（一些例子如图C2-1所示）。

目前市场上的功能食品承诺可以"改善情绪""促进身心放松和积善业""保持警觉"和"有益于记忆"等

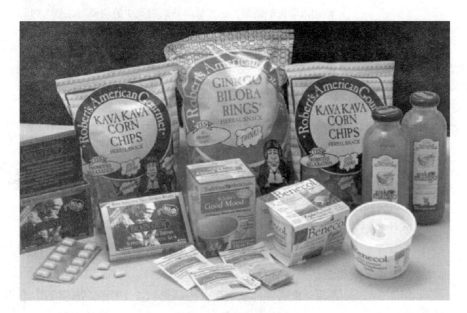

图C2-1　功能食品样品

这种新颖的食品会引发一些问题：

• 这样的食品安全吗？

功能食品可以像**药物（drug）**一样起作用。

它们含有的成分可以改变身体功能，引起过敏、药物相互作用、嗜睡和其它副作用。然而，与药物不同，功能食品包装并不提供关于剂量、使用频率或治疗时间的说明。

• 这是健康的选择吗？

在食物中添加植物化合物并不会神奇地使它成为健康选择。添加了植物化合物的糖块仍然主要由糖和脂肪构成。

2.7.4 最后的寄语

从所有支持和反对植物化合物和功能食品的证据来看，适度的方式是最可行的。每天吃很多水果和蔬菜的人们患许多疾病的风险可能会降低一半以上，用豆类食品替代一些肉类可能会进一步降低风险。表C2-4提供了食用富含植物化合物的天然食品的一些小窍门。

一条建议：不要为了健康方面的神奇作用而试图挑选出一些超级食物或

植物化合物，并且要忽略包装产品的炒作，因为没有证据支持产品的有效性。相反，应采取实用的方式，按照充足、平衡以及多样化饮食原则广泛地选择各种各样的全谷物、豆类、坚果、水果和蔬菜，以获取这些食物可能提供的所有健康益处。

表C 2-4	食用植物化合物的小贴士

- **多吃水果。**《美国居民膳食指南》要求平均每天至少吃 110g 水果；在就餐和吃快餐时别忘了选择果汁和鲜果、干果或煮熟的水果和蔬菜；用干果替代糖果
- **增加蔬菜份额。**将正常饮食中的蔬菜、非淀粉类蔬菜量增加一倍
- **使用草药和调料。**烹调书中介绍了一些欧芹、罗勒、大蒜、辣椒、牛至、姜黄根粉和其它富含植物化合物的调味品的用法
- **替代一些肉类。**用谷类、豆类和蔬菜取代饮食中的一些肉类，例如，用燕麦、豆制素肉替代品或磨碎的胡萝卜和肉馅及调料混合，做出一道美味又有营养的肉糜糕
- **加入切碎的蔬菜。**例如辣肉酱或肉丸中的胡萝卜、意大利面调味料中的芹菜和南瓜等；添加不会使食物味道有很大改变的植物化合物
- **尝试新食物。**每周尝试一种新的水果、蔬菜或全谷物；逛逛超市中的蔬菜区和农贸市场；读些食谱；做饭时尝试一下豆腐、强化豆浆或大豆

批判性思维

（1）分为两组，一组支持使用超级食物，另一组反对使用超级食物。在辩论过程中，一定要回答以下问题：

- 什么是超级食品？将一个特定食物归为超级食品合适吗？
- 你能肯定地说有什么食物具有超级食品的特点吗？叙述为了支持一种食品是超级食品你所查阅的研究资料。

（2）描述你认为适合摄入一种植物化合物补充剂或功能食品的情况；给出你选择一种植物化合物或功能食品，或者反对选择这些食品的理由。

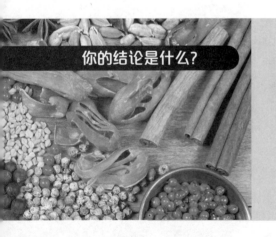

你的结论是什么？

你怎么知道每种营养素每天该摄入多少呢？

我们能相信政府的饮食建议吗？

食品标签上的健康声明准确可靠吗？

某些"超级食品"除了提供营养素外，确定能够改善你的健康吗？

线上资源有哪些？

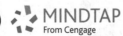
MINDTAP
From Cengage

访问 MindTap (www.Cengage.com)。这是一个完整的在线课程，包括饮食和健康以及互动测验，视频和其它内容。

自测题

1. （LO 2.1）下列各项中除哪项之外均为正在使用的营养标准?

   a. 适宜摄入量（AI）

   b. 日需最小量（DMR）

   c. 每日需要量（DV）

   d. a 和 c

2. （LO 2.1）膳食营养素参考摄入量（DRI）是为以下哪一目的设计的?

   a. 为个人设定营养目标

   b. 设定摄入量的上限，超过这一限度就可能有毒性

   c. 经科学研究制订的平均营养素需要量

   d. 以上各项均是

3. （LO 2.1）能量摄入推荐值应设定在预计可维持体重的水平。

   对　　　　　　　　错

4. （LO 2.1）膳食营养素参考摄入量是针对所有人的，不管他们有何病史。

   对　　　　　　　　错

5. （LO 2.2）下列哪一项不符合《美国居民膳食指南》?

   a. 增加蔬菜的摄入量

   b. 增加营养素密度高的食物的摄入量

   c. 减少人工成分的摄入

   d. 增加全谷物的摄入量

6. （LO 2.2）《美国居民膳食指南》推荐的身体活动有助于平衡能量摄入以达到维持健康体重的目的。

   对　　　　　　　　错

7. （LO 2.3）按照 USDA 饮食模式，应当限制摄入以下哪一种蔬菜?

   a. 胡萝卜　　　　　　b. 牛油果

   c. 烘豆　　　　　　　d. 土豆

8. （LO 2.3）USDA 的饮食模式建议每天食用少量的油，这种油来自哪里?

   a. 橄榄油　　　　　　b. 坚果油

   c. 植物油　　　　　　d. 以上都是

9. （LO 2.3）不吃动物和动物性食品的人在计划他们的饮食时，需要找到一个可替代的饮食模式来取代 USDA 饮食模式。

   对　　　　　　　　错

10. （LO 2.4）为了制订一个健康的饮食计划，从每个食物组中正确分配食物量，膳食计划者应当从遵循　　　　　　　　开始。

    a. USDA 饮食模式

    b. 膳食营养素参考摄入量

    c. 样品菜单

    d. 以上都不是

11. （LO 2.4）一个合理的饮食计划通过排除加餐来控制能量。

    对　　　　　　　　错

12. （LO 2.5）下列哪一个值会出现在食物标签上?

    a. 推荐膳食营养素供给量

    b. 膳食营养素参考摄入量

    c. 每日需要量

    d. 平均需要量

13. （LO 2.5）根据法律规定，食品标签上必须按重量从高到低排列成分，并使用日常用语。

    对　　　　　　　　错

14. （LO 2.5）标示"低脂"，即每份这种食物含有的脂肪必须低于 3g。

    对　　　　　　　　错

15. （LO 2.6）评估任何一种饮食的方法是将每一种食物组所提供的食物总量与 USDA 推荐的饮食模式进行比较。

    对　　　　　　　　错

16. （LO2.6）一个精心计划的饮食具有以下哪些特点?

    a. 它含有充足的未加工油

    b. 它不含固体脂肪或添加的糖

    c. 它含有所有的蔬菜亚类

    d. a 和 c

17. （LO 2.7）各种天然食物含有多种不同的植物化合物，消费者应注重吃各种各样的食物，而不是寻找一个特定的植物化合物。

    对　　　　　　　　错

18. （LO 2.7）由于植物化合物是食物的天然成分，所以作为补充剂大量食用是安全的。

    对　　　　　　　　错

答案见附录 J.

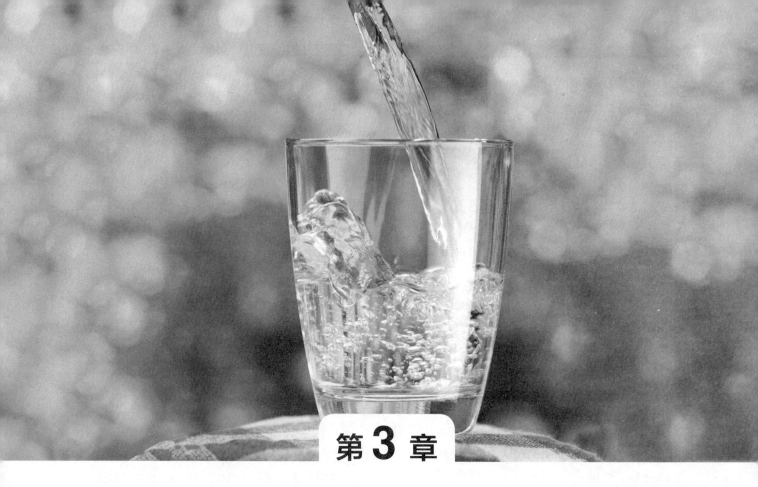

第 3 章

奇妙的人体

学习目标　当你学习完本章，应当达到下列目标：

LO 3.1　陈述细胞的六种基本需求。

LO 3.2　概述体液在组织内循环时所发生的物质交换。

LO 3.3　概述激素、神经系统和营养之间的相互作用。

LO 3.4　概述消化系统是如何为身体组织提供营养的。

LO 3.5　概述与营养有关的八种常见消化问题的症状。

LO 3.6　详述肺、肝、肾和膀胱的排泄功能。

LO 3.7　解释身体组织如何储存多余的营养。

LO 3.8　比较适量饮酒和大量饮酒的影响。

启发提问

"人如其食"这句话是真的吗？

盘中餐是如何转化成身体的营养的？

肠道中的细菌和营养有什么关系？

应该服用抗酸药缓解胃灼热吗？

在受孕那一刻，你就以 DNA 的形式从父母那里继承了基因，而他们的基因又是从其父母那里继承来的。从那一刻起，基因就一直在幕后工作，指导你身体的发育和机能。

人体很多基因都是非常古老的，和几千年前的基因相比，几乎没有什么变化，但如今你生活在 21 世纪，食物、奢侈品、烟雾、污染和其它一些优越的生活条件与困难并存，从今天的食物中随意选择的饮食并不一定能够满足我们这个"古代人"身体的需要。我们不像我们的祖先那样可以从其生活周围的野生动植物中获取营养。你必须了解：自己的身体是怎样工作的？它需要什么？如何选择食物来满足它的需要？

3.1 人体细胞

LO 3.1 陈述细胞的六种基本需求

人体是由上万亿个**细胞（cell）**组成的，但是没有一个细胞知道有关食物的任何事情。你饿了想吃水果、牛奶或面包，可是你身体的每一个细胞需要的是营养素——食物中的关键成分。本章的主题是人体细胞如何协同获取和利用营养素。

身体的每一个细胞都是一个独立的、有生命的实体（图 3-1），同时它依赖身体其它细胞供应并满足其需求。细胞最基本的需求是能量以及产能用的氧气，细胞也需要水来维持它们生活的环境；需要构件和控制系统；特别需要自身不能制造的营养素，也就是第 1 章所说的必须由食物提供的必需营养素。饮食安排的第一个原则就是我们选择的食物必须提供能量以及包括水在内的必需营养素。

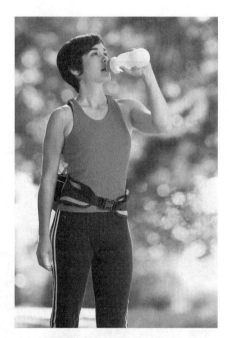

身体中所有的细胞都生活在水中

这个细胞是被放大的；真正的细胞非常小，一根针的顶端可以容纳 1 万个细胞。

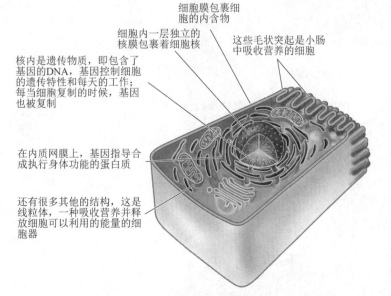

细胞膜包裹细胞的内含物

细胞内一层独立的核膜包裹着细胞核

这些毛状突起是小肠中吸收营养的细胞

核内是遗传物质，即包含了基因的DNA，基因控制细胞的遗传特性和每天的工作；每当细胞复制的时候，基因也被复制

在内质网膜上，基因指导合成执行身体功能的蛋白质

还有很多其他的结构，这是线粒体，一种吸收营养并释放细胞可以利用的能量的细胞器

图3-1 一个细胞（简化图）

术 语

酶 (enzyme)：促进化学反应的蛋白质，比如从营养素分子中释放能量，而在此过程中自身不发生改变。第6章描述了酶和它们的作用。

结构蛋白 (structural protein)：细胞的非酶蛋白质，如细胞膜及细胞内部结构中的蛋白质。

染色体 (chromosome)：主要是卷曲的 DNA 和蛋白质，存在于每个细胞的细胞核中。DNA 携带着制造细胞蛋白质的基因；蛋白质和其它成分影响 DNA 的结构和功能。

脂肪细胞 (fat cell)：专门储存脂肪、形成脂肪组织的细胞。脂肪细胞还分泌脂肪代谢的酶，以及与食欲和能量平衡有关的激素。（第9章）

作为有生命的个体，细胞会死亡，虽然速度不同。有些皮肤细胞和红细胞必须每 10~120 天就更新一次；消化道内壁细胞每 3 天更新一次；在正常的情况下，肌细胞每几年才更新一次；肝细胞在肝脏需要修复的时候可以很快地更新；有些脑细胞则完全不能更新，一旦因受伤或疾病而受损就永远不能恢复了。

所有的细胞互相合作，共同支持整个身体的运作，而每个细胞内的基因决定了细胞的作用到底是什么。

3.1.1 基因控制功能

每个基因都是指导一个或多个蛋白质合成的蓝图，如合成一个执行细胞工作的**酶（enzyme）**以及组成细胞的**结构蛋白（structural protein）**。基因也为细胞生存所需的所有结构成分提供指令（图 3-2）。每个细胞中都包含一组完整的基因，位于**染色体（chromosome）**上，但在不同类型的细胞中，活跃的基因不同。例如，在一些小肠细胞中，指导合成消化酶的基因很活跃，但制造指甲和头发角蛋白的基因就处于沉默状态；在身体的某些**脂肪细胞（fat cell）**中，制造代谢脂肪的酶的基因就很活跃，而消化酶基因则处于沉默状态。初步研究显示营养素也会参与基因的激活或抑制。

> 营养和基因活动之间的联系正在营养基因组学领域中研究，该部分的描述将在"争论11"中展示。

DNA 是大分子，在其结构中编码所有的遗传信息；基因是位于 DNA 链的细胞遗传单位。

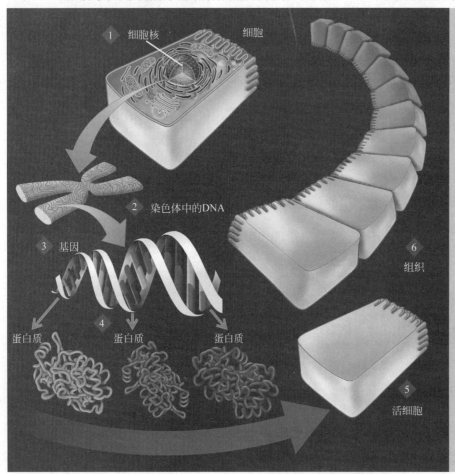

1　每一个细胞核都含有DNA——它是所有有机体中的遗传材料。

2　人体DNA的长链卷曲成23对染色体。如果身体内所有细胞DNA链全部打开，首尾相连，相当于从地球往返太阳400次，DNA链还特别细，细到大约500万条链拧成的线可一次穿过一个针眼。

3　基因是DNA链的一部分，含有指导合成蛋白质的信息，起着构建蛋白质模板的作用。某些基因只参与一种蛋白质合成，而另外一些参与一种以上蛋白质的合成。

4　合成一个蛋白质需要多个步骤，参见第6章图6-6。

5　蛋白质做着活体细胞布置的工作。细胞利用蛋白质执行基本功能和构成组织结构。

6　功能性细胞群落组成活体组织。

① 细胞核　　细胞

② 染色体中的DNA

③ 基因

④ 蛋白质　蛋白质　蛋白质

⑥ 组织

⑤ 活细胞

图3-2　从DNA到活细胞

基因会影响机体处理营养素的方式。一些基因中的某些变化会改变身体吸收、代谢和分泌营养素的方式。偶然情况下，一个基因的变异可能引起终生疾病，即**遗传代谢性缺陷 (inborn error of metabolism)**。在这种情况下，细胞结构的关键部分，通常是酶的基因有缺陷或缺失，引起机体代谢紊乱。先天性疾病**苯丙酮尿症 (phenylketonuria)** 就是其中的一个例子，患者由于遗传变异使得身体没有能力代谢来自食物蛋白质中的苯丙氨酸，因此必须严格限制苯丙氨酸的摄入。有毒物质在体内积聚并引起一系列症状，包括癫痫、颤抖、发育不良、湿疹和智力迟钝。患者从婴儿期开始就必须采用不含苯丙氨酸的特殊饮食以防止这种疾病造成的损害，因为这种损害一旦发生就无法逆转。为了促进治疗，要求食品制造商在一些含有苯丙氨酸的食物，如某些含有苯丙氨酸的人造甜味剂上印上警示标签。

3.1.2　细胞、组织、器官和系统

细胞构成了**组织 (tissue)** 以执行专门的生理功能。例如，一个个肌细胞组成了能收缩的肌肉组织。而相应的，各种组织又一起形成了整个**器官 (organ)**。例如，在我们称为心脏的器官中，肌肉组织、神经组织、结缔组织会和其它组织一起工作来泵出血液。有些机体功能是由几个相关器官一起组成的**身体系统 (body system)** 来完成的，如心脏、肺和血管一起组成心血管系统，把氧气运给全身的细胞。下面将介绍几个与营养密切相关的系统。

> **要 点**
> - 身体细胞需要能量、氧气、营养素以及水来维持健康并履行它们的职能。
> - 基因指导每个细胞蛋白质（包括酶）的制造。
> - 特殊细胞群聚在一起形成组织和器官，器官共同在身体系统内工作。

3.2　体液和循环系统

LO 3.2　概述体液在组织内循环时所发生的物质交换

体液不断地为组织提供能量、氧和包括水在内的营养素。体液不断循环，收集新鲜的供给物，并把废物运到废品站。每个细胞都在不停地从体液中摄入氧和营养素，并把二氧化碳和其它的废物排放到体液中。

3.2.1　体液

身体的循环液体是**血液 (blood)** 和**淋巴液 (lymph)**。血液在**动脉 (arteries)**、**静脉 (veins)**、**毛细血管 (capillaries)** 和心脏的房室中流动（图3-3）。淋巴液在它本身独立的一套管道中流动。

围绕细胞之间循环的是其它液体，例如血液中的**血浆 (plasma)**（会围绕白细胞和红细胞循环）及围绕肌细胞循环的液体（图3-4）。围绕细胞的液

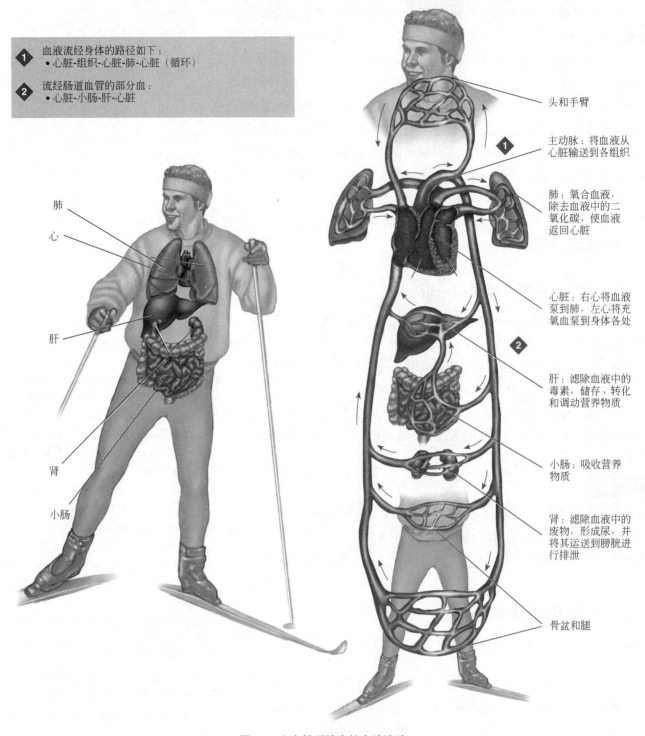

1 血液流经身体的路径如下：
 • 心脏-组织-心脏-肺-心脏（循环）

2 流经肠道血管的部分血：
 • 心脏-小肠-肝-心脏

肺
心
肝
肾
小肠

头和手臂

1 主动脉：将血液从
心脏输送到各组织

肺：氧合血液，
除去血液中的二
氧化碳，使血液
返回心脏

心脏：右心将血液
泵到肺，左心将充
氧血泵到身体各处

2

肝：滤除血液中的
毒素，储存、转化
和调动营养物质

小肠：吸收营养
物质

肾：滤除血液中的
废物，形成尿，并
将其运送到膀胱进
行排泄

骨盆和腿

图3-3　心血管系统中的血液流动

上面的方框中是一小块组织，血液从毛细血管网（放大）中流过。下面的方框阐明了细胞外液体的流动。物质交换也发生在细胞液和细胞外液中。

1 液体通过毛细血管从血液中过滤，毛细血管壁是由细胞构成的，细胞之间还有很小的细胞间隙。

2 液体可能会进入到毛细血管中或回到血液里。

3 液体可进入淋巴管与淋巴液汇合淋巴液流经淋巴管，最终通过一条大淋巴管进入血液，然后再流入大静脉。

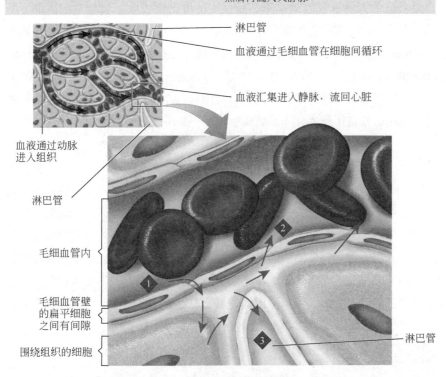

淋巴管
血液通过毛细血管在细胞间循环
血液汇集进入静脉，流回心脏
血液通过动脉进入组织
淋巴管
毛细血管内
毛细血管壁的扁平细胞之间有间隙
围绕组织的细胞
淋巴管

图3-4 细胞周围的体液循环

体称为**细胞外液（extracellular fluid）**，它来源于毛细血管中的血液，这些液体从毛细血管壁中渗出，并围绕细胞外部流动，以便进行物质交换。

一部分细胞外液可以重新进入毛细血管回到血液中，留在毛细血管之外的液体形成了淋巴液，通过淋巴管在体内循环。在靠近心脏的地方，大淋巴管汇入血管，淋巴液回到血液中。这样，所有的细胞都能通过心血管系统获得养料。

细胞内液体，简称为**细胞内液（intracellular fluid）**，为所有细胞反应的发生提供了媒介；它的压力能够帮助细胞保持它们的形态。细胞内液来自于浸泡着细胞的细胞外液。

3.2.2 血液和淋巴液循环

血液循环到肺，从肺中收集氧气，并将来自细胞的二氧化碳释放（图 3-5）。然后血液回到心脏，心脏通过有力的搏动使来自肺的富含新鲜氧气的血液通过**主动脉 (aorta)**（心脏发出的大动脉）输送到全身的组织中。当血液流经心血管系统的各部分时，会把细胞需要的物质运送进去，同时收集细胞产生的废物。

当血液流经消化系统时，血液会把氧气供给那里的细胞，同时从**小肠（intestine）**中吸收除了脂肪及其相关物质之外的所有营养素，然后运往全身。

术语

细胞内液（intracellular fluid）：细胞内的液体，为细胞反应提供介质。

主动脉（aorta）：将含氧血液从心脏输送到循环系统的其它部分。

小肠（intestine）：人体中细长的管状的消化器官，营养素吸收的部位。

血液离开消化系统直接流向肝脏，肝脏的特殊任务是用化学方法改变所吸收的物质，使其更适于其它组织利用。之后，在通过肾脏时，血液中的废物被清除（回看图 3-3）。血液携带营养物质从小肠到肝脏，肝脏将它们释放到心脏，心脏将它们泵到身体组织。

至于淋巴液，它单向通过一组血管，这组血管起源于组织，最终在靠近心脏的大静脉导管处结束。肠道中的淋巴管吸收了食物中的大部分脂肪，并将它们沿着淋巴管路径带到血液中。此外，淋巴系统在人体**免疫系统**（immune system）中发挥着重要作用。淋巴系统运输并帮助激活**淋巴细胞**（lymphocytes），以抵御入侵的**微生物**（microbes）。消化道则利用庞大的淋巴细胞和淋巴组织网络来抑制感染，否则日常存在的数百万微生物将会导致感染（稍后你将了解人体大多数微生物并不会构成健康威胁）。

3.2.3　保持身体系统的健康

为了确保所有的细胞液高效循环，需要摄入足够的液体，这就是说每天要喝足够的水来补充损失的水分。心血管健康也非常重要，需要随时注意营养和身体活动来维持。健康的红细胞也起着重要作用，因为它们把氧气运送给所有其它的细胞，使它们能够利用燃料产能。因为红细胞从产生到死亡只有大约 4 个月的时间，所以人体必须不断地更新红细胞，而更新过程就会需要食物中的许多必需营养素。因此，血液对营养不良非常敏感，经常作为饮食不足或维生素或矿物质不平衡引发代谢紊乱的指标。

> **要点**
> - 血液和淋巴把营养素运往身体的所有细胞，并且运走废物。
> - 心血管系统确保体液在所有组织内正常循环。

下丘脑检测身体状况，并把信号传导给大脑中负责思考的部位——皮质，皮质做出决定发生反应。垂体被称为身体的主分泌腺，因为它能调节身体其它腺体和器官的活动。

术语

肝（liver）：大型叶状器官，位于肋骨之下。负责过滤血液；吸收和加工营养素；生成运往身体其它部位的物质；降解毒素，或者把毒素储存起来，使它远离循环系统。

肾（kidneys）：一对从血液中滤除废物的器官，能产生尿，并把尿送到膀胱，排出体外。

免疫系统（immune system）：人体组织和器官构成的一个庞大系统，用来保护身体免受微生物或外来物质侵入皮肤或身体内层造成伤害。

淋巴细胞（lymphocytes）：参与免疫反应的一种白细胞。

微生物（microbes）：细菌、病毒、真菌或其它肉眼看不见的生物，其中一些会引起疾病。

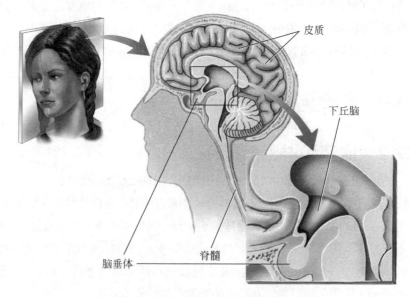

图3-5　脑纵切面显示下丘脑和皮质

3.3 激素和神经系统

LO 3.3 概述激素、神经系统和营养之间的相互作用

除了体液、血细胞、营养素、氧气和废物，血液还能把化学信使激素从一个细胞系统运送给另一细胞系统。**激素（hormones）**负责传递应外界环境改变而引发身体器官做出反应的信息。

3.3.1 激素与营养有什么关系？

激素由被称为**腺体（gland）**的器官分泌，直接进入血液。人体内的腺体和激素有很多种，每一种腺体监控一种身体生理状态，并且分泌一种或多种激素来调节这种状态。每一种激素都是一种信使，会刺激不同的器官产生适当的反应。例如，胰岛素等激素的产生是为了调节身体的血液**葡萄糖（glucose）**浓度，而血糖浓度对包括大脑在内的许多其它器官的功能都是至关重要的。**胰腺 (pancreas)** 是一个腺体，它产生两种激素：**胰岛素 (insulin)** 和**胰高血糖素 (glucagon)**。胰岛素会在血糖过高时降低血糖水平，而胰高血糖素会在血糖过低时升高血糖水平。详见胰脏、肝脏和其它主要器官的示意图（图 3-7）。

营养状况也会影响激素系统。例如，在变得很瘦的人中，激素稳态变化会导致其骨骼失去矿物质而变得脆弱。过瘦的女性也可能会闭经，月经是一个由激素调节的过程。

激素系统也会影响营养。激素：

- 传递信息以调节消化系统对饮食或禁食的反应。
- 告知大脑身体的肥胖程度。
- 帮助调节饥饿和食欲。
- 影响妇女月经周期和怀孕期间的食欲变化。
- 调节身体对压力的反应，抑制饥饿和消化。

此外，激素状态的改变也会导致患者食欲不振。当人们对一个人的营养或健康状况产生疑问时，检测其激素状态通常能够获知部分答案。

> **要 点**
>
> - 腺体分泌的激素充当信使，帮助调节身体活动。

3.3.2 神经系统与营养是怎样相互作用的？

身体的另一个主要传导系统当然是神经系统。用脑和脊髓作为中央控制器的神经系统，从遍布全身的感受器接受和整合信息，视觉、听觉、触觉、嗅觉、味觉和其它感觉都会与大脑联系，把身体外部和内部的状态传输给大脑，包括能获得的食物和是否需要进食。神经系统还会指导肌肉和腺体，告诉它们应该做什么。

神经系统对饥饿的调节是由大脑来协调的。饥饿和食欲的感受是通过大脑外层的负责思考的大脑**皮质 (cortex)** 觉察到的，处于大脑深处的**下丘脑（hypothalamus）**（图 3-7）会监控很多身体状态，包括有没有足够的营养素

术 语

格斗 - 逃跑反应（fight or flight reaction）：身体本能的、由激素和神经调节的对危险做出的反应，也叫作应激反应（stress response）。

和水。为了调控饥饿——对食物的生理需求——消化道通过激素和神经向下丘脑传递信息。这些信息同时也会刺激胃加紧收缩和分泌，引起饥饿疼痛和发出"饥饿声（咕咕叫）"。当你的大脑皮质感受到饥饿的时候，你就想吃饭。但是大脑皮质的自主意识可以忽略消化道来的信息，使人在饥饿的时候也能推迟吃饭，或者在不饿的时候进食。

人体对环境的一种奇妙的适应，如身体对危险反应的能力，与激素和神经系统都有关。这种适应被叫作**格斗 - 逃跑反应（fight or flight reaction）**，或**应激反应（stress response）**。所有动物的应激反应只有很小的差别，这说明应激反应对所有生物的生存都是很重要的。当发现危险时，神经释放**神经递质（neurotransmitters）**，腺体释放**肾上腺素（epinephrine）**和**去甲肾上腺素（norepinephrine）**。身体的每个器官都做出相应反应，**代谢（metabolism）**也会加速。瞳孔放大使视觉改善；肌肉紧张，使人能够用最大的力量跑、跳或打斗；呼吸加速、加深，以增加供氧量；心跳加快，快速地把氧气运送到肌肉；血压增高以便很快地把产能需要的燃料送到肌肉处；肝和脂肪细胞分别释放它们所储存的葡萄糖和脂肪；消化系统活动减弱使得全身系统都协助肌肉和神经系统工作。由于各个系统处于最佳的工作状态，身体能够以惊人的速度和力量对付任何危险。

在古代，压力往往意味着身体上的危险，对压力的反应也是激烈的体力上的较量。在现代社会中，外界压力很少是体力上的，但身体对紧张的反应仍然是一样的。使你紧张的可能是支票簿被弄乱了或者是老师突然说要进行小测验。在这些紧张情况下，你不需要像石器时代的祖先那样格斗或逃跑，你向"敌人"微笑，试图掩盖你的紧张，但是你还是会感到心跳加速，激素仍会使你血液中充满葡萄糖和脂肪。

今天你的头号敌人不是一只你住的洞穴门口吼叫的剑齿虎，而是现代文明带来的疾病——心脏病。多年来在动脉中累积的脂肪和其它成分以及使心脏紧张的压力往往会导致心脏病，尤其是当习惯了长期松弛状态的身体突然经历高血压时。把日常锻炼作为健康生活方式的一部分，就能够释放压抑的情绪，有助于保护心脏。

> **要 点**
>
> ● 神经系统和激素系统调节体内代谢过程，应对食物的需求，支配饮食行为，调节消化，当需要时，激发应激反应。

3.4 消化系统

LO 3.4　概述消化系统是如何为身体组织提供营养的

当身体需要食物的时候，大脑和激素会使你意识到饥饿；随后，在进食的时候，味蕾会帮助你判断食物能不能吃。

舌头上的味蕾存在能探测五种基本化学味道的表面结构：甜、酸、苦、咸和鲜。这些基本的味道会与香气、质地、温度和其它风味成分因素一起影

术 语

神经递质（neurotransmitters）：当神经冲动传导到神经细胞末端时释放的化学物质；神经递质通过扩散穿过细胞间隙，可改变下一个细胞膜的状态，使这个细胞兴奋或产生迟钝。

肾上腺素（epinephrine）：引发应激反应的主要激素。

去甲肾上腺素（norepinephrine）：协助引发应激反应的一种与肾上腺素相关的激素。

代谢（metabolism）：活体细胞中所有物理和化学变化的总和，包括机体从食物中获得和消耗能量的所有反应。

响一个人对食物味道的感知。其实，人对食物的气味的敏感度要比味道高几千倍，例如，即使油煎熏肉的香味被稀释在几个充满空气的房间里，哪怕只有几个分子，人的鼻子仍然能闻到。

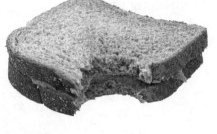

3.4.1 人们为什么喜欢糖、脂肪和盐？

甜的、咸的和富含脂肪的食物最受欢迎，而大多数人不喜欢单纯的苦味和酸味的食物（图3-6）。人对糖的喜爱是天生的，它会促使人们摄入大量的能量，尤其是含碳水化合物的食物，它们能够为大脑提供能量燃料；咸味的作用是提示人们要摄入足量的两种重要矿物质——钠和氯；同样，富含脂肪的食物能够提供密集的能量和所有身体组织需要的必需营养素。不幸的是，婴儿期对苦味的厌恶可能会持续到以后的生活中，就像对有利于健康但略带苦味的蔬菜（比如萝卜和花椰菜）产生厌恶一样。

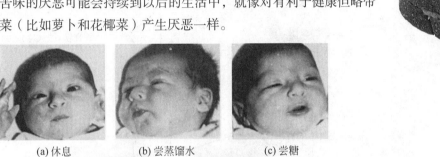

(a) 休息   (b) 尝蒸馏水   (c) 尝糖

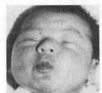

(d) 尝酸的东西   (e) 尝苦的东西

图3-6　婴儿对甜味的天生喜好

来源：Courtesy of Classic studies of J. E. Steiner, in Taste and Development: The Genesis of Sweet Preference, ed. J. M. Weiffenbach, HHS publication no. NIH 77-1068 (Bethesda, MD: U.S. Department of Health and Human Services, 1977), pp. 173–189, with permission of the author.

对糖、脂肪和盐的天生喜好会导致过量食用这些食物。糖在近几百年内才有了纯化的形式，所以相对来说糖是较新的食物。盐和脂肪已经存在很久了，但是我们的口味并没有进化到能抵抗这三者中的任何一种。如今，生产商在食品中随意添加这三种物质以引诱我们吃他们的产品。

> **要点**
>
> ● 对于甜味、咸味和脂肪的喜好与生俱来，它可能导致过量摄入富含糖、盐和脂肪的食物。

3.4.2　消化道结构

进食之后，大脑和激素会指挥**消化系统（digestive system）**的很多器官一起**消化（digest）**和**吸收（absorb）**经过咀嚼和吞咽的复杂的食物混合物。图3-7是消化道及其附属器官的图解。消化道本身是一个由肌肉形成的柔软管道，从嘴开始，经过喉、食管、胃、小肠、大肠和直肠，到肛门结束，

> **术语**
>
> **消化系统（digestive system）**：把复杂的食物颗粒分解成更小、可吸收的物质的器官组成的身体系统。消化道是指从口延伸到肛门的管状器官，包括胰、肝脏和胆囊在内的整个系统，有时也被称为胃肠道系统。
>
> **消化（digest）**：把食物分解成更小的分子，是消化道对食物作用的主要功能。
>
> **吸收（absorb）**：营养物质经过消化后被吸收进小肠细胞，是消化道对营养素的主要功能。

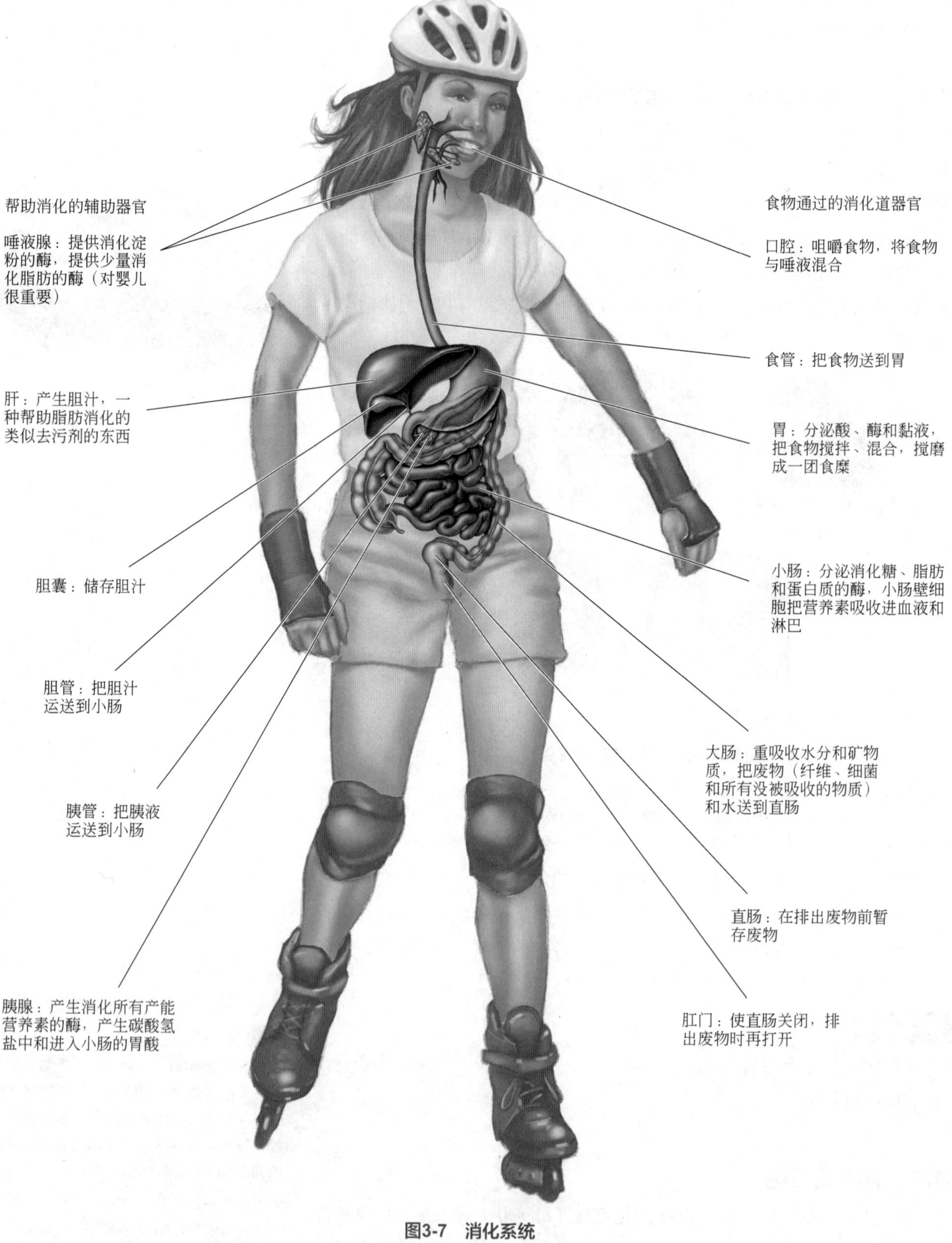

帮助消化的辅助器官

唾液腺：提供消化淀粉的酶，提供少量消化脂肪的酶（对婴儿很重要）

肝：产生胆汁，一种帮助脂肪消化的类似去污剂的东西

胆囊：储存胆汁

胆管：把胆汁运送到小肠

胰管：把胰液运送到小肠

胰腺：产生消化所有产能营养素的酶，产生碳酸氢盐中和进入小肠的胃酸

食物通过的消化道器官

口腔：咀嚼食物，将食物与唾液混合

食管：把食物送到胃

胃：分泌酸、酶和黏液，把食物搅拌、混合，搅磨成一团食糜

小肠：分泌消化糖、脂肪和蛋白质的酶，小肠壁细胞把营养素吸收进血液和淋巴

大肠：重吸收水分和矿物质，把废物（纤维、细菌和所有没被吸收的物质）和水送到直肠

直肠：在排出废物前暂存废物

肛门：使直肠关闭，排出废物时再打开

图3-7 消化系统

总共约有 790cm 长。人体组织包围着这个消化管道。当你吞下食物的时候，食物还不能算在身体内，它只是在这个管道的内孔里而已。只有当营养素和其它物质穿过消化道壁时，才算是进入了身体组织。很多东西进入消化道，未被吸收就又被排出了。小孩玩珠子时可能吞下一颗，但是珠子不会真正进入身体，一两天后它会从消化道中排出去。

消化系统的任务是把食物分解成它的组成成分，然后吸收营养素和一些非营养素，留下纤维之类应该排出的东西。消化系统从两个水平上执行这些任务：机械和化学性消化。

要点

- 消化道是能消化食物并吸收营养素和一些非营养素的柔软的、多肌肉管道。
- 辅助消化器官，如胰腺和胆囊，能够帮助消化。

3.4.3 机械性消化

对食物的机械性消化从口腔开始。在口腔中，大的固体食物——例如一块肉——被咀嚼成碎块，这样吞咽的时候就不会窒息了。咀嚼还以产生唾液的形式把水分混入粗糙、有棱角的食物（如炸玉米粉圆饼）中，以保护食管不被扎坏。唾液还使每一块食物湿润、光滑，这样食物就能很容易顺着食管滑下去。

包在无法消化的外皮（如种子的壳）内的营养物质必须在消化前破皮。咀嚼使种子（比如玉米）破裂，否则它会经过消化道，不经消化就被排出了。一旦食物被捣碎润湿，可以舒服地吞咽了，再延长咀嚼时间对消化就没有用处了。实际上，对于消化系统来说，进食时放松、平静的情绪比延长咀嚼时间更重要。

胃和小肠通过研磨和挤压的方式使食物液化，在这些胃肠的动作中，最为人所知的是**蠕动**（peristalsis），即从吞咽过程中舌的动作开始直到沿食管一直下行的一系列挤压食物的波动（图 3-8）。胃和小肠还通过蠕动的波动推

术语

蠕动（peristalsis）：食管、胃和小肠肌肉的波动性收缩运动，推动其内含物沿消化道向前移动。

蠕动使消化道内容物移动

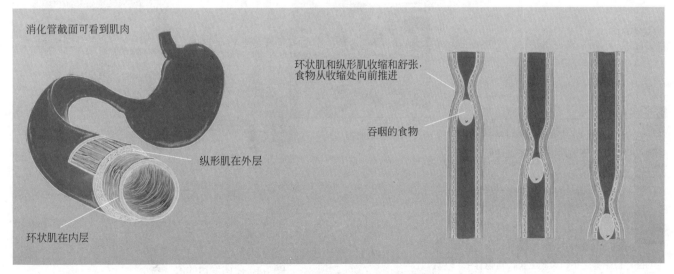

消化管截面可看到肌肉

环状肌和纵形肌收缩和舒张，食物从收缩处向前推进

吞咽的食物

纵形肌在外层

环状肌在内层

图3-8 蠕动波通过食管并逐步向下蠕动

术 语

胃（stomach）：肌肉发达、有弹性、袋状的消化器官，搅磨吞下的食物，并把食物与胃酸和酶混合，形成食糜。

动食物在消化道中行进。除了这些动作之外，**胃**（**stomach**）还能把食物暂存一段时间，并将其搅磨成颗粒很细的糊状物；胃和小肠还会添加水，因此糊状物在消化道中向前移动时会变成流体。

图 3-9 显示的是肌肉发达的胃。注意食管末端的环状**括约肌**（**sphincter**），括约肌收缩使得食管到胃的开口变窄，防止在胃收缩的时候食物倒流。胃的上部暂存食物，并一点一点地把食物挤到胃的下部，食物会被充分地搅磨混合，保证帮助消化的化学物质和整个黏稠液体混合成**食糜**（**chyme**）。食糜与原来的食物有很大区别，其中的淀粉已经被部分降解，蛋白质也被解螺旋和切断，脂肪也已从食糜中分离。

胃还起着贮存食物的作用。胃下端肌肉发达的**幽门瓣**（**pyloric valve**）（图 3-9）控制食糜的排出，只允许一次把一点儿食糜喷射到**小肠**（**small intestine**）中，进餐后的几小时内这样的强有力的喷射使得胃排空。小肠有节奏地收缩，把食物向下推进。

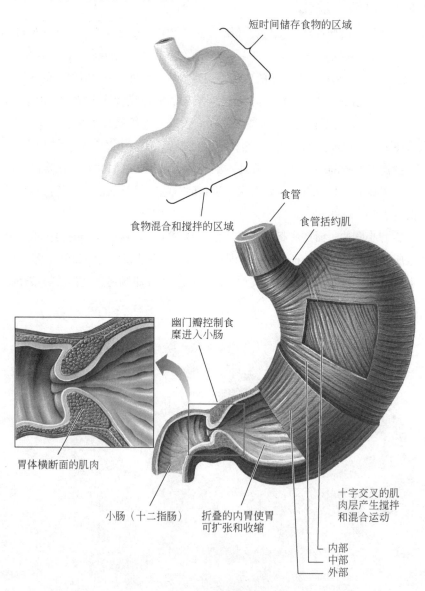

图3-9 肌肉发达的胃

术 语

括约肌（sphincter）：环状肌肉，能收缩和舒张。

食糜（chyme）：进食后由于胃的运动形成的液体。

幽门瓣（pyloric valve）：胃下端的环状肌肉，控制部分消化的食物进入小肠，也称为幽门括约肌。

小肠（small intestine）：约610cm长的小直径的肠，位于胃之下，大肠之上，食物消化和营养素吸收的主要部位。

当食物从小肠到达**大肠（large intestine）**［也叫**结肠（colon）**］时，消化和吸收几乎已经完成了。结肠的任务主要是重新吸收消化器官先前分泌的水分和矿物质，留下一团由纤维和其它未被消化物质组成的适合排泄的残渣——**粪便（feces）**。纤维使食糜体积增大，更便于结肠工作。直肠保存粪便，间歇性地排出。从口腔到直肠，一顿饭的消化吸收完成时间，短则 1 天，长可达 3 天。

有些人想知道消化道是否只在某一时间内工作得最好，定时用餐是否会影响人的感觉。定时用餐对良好感觉很重要，但是并不是因为有时消化道不能工作，而是因为身体的营养素每隔几个小时就需要补充。而消化几乎是连续的，除了在睡眠和运动时受到限制外。对有些人来说，吃饭晚会影响正常睡眠。至于运动，最好安排在进餐几个小时之后，因为消化会抑制身体活动（详见第 10 章）。

要 点

- 机械性消化运动包括咀嚼、胃中食物的混合、添加液体和通过蠕动推进消化道中的食物。
- 消化和吸收完成之后，食物残渣被排出。

3.4.4　化学性消化

消化道的有些器官能分泌消化液，这些消化液进行复杂的化学性消化过程。消化液中含有消化酶，这些酶可将营养物质降解为它们的组成成分（表 3-1 列出了一些酶的术语）。分泌消化液的器官有唾液腺、胃、胰、肝和小肠。前面的图 3-7 列出了它们的分泌物。

1. 在口腔中　消化从口腔开始。唾液中的一种酶能很快地降解淀粉，另一种酶可以开始少量地消化脂肪，尤其是奶中的脂肪，这对婴儿很重要。唾液以两种方式保护牙齿健康：① 把导致龋齿的食物颗粒冲洗掉；② 中和口腔细菌产生的导致蛀牙的酸性物质。

2. 在胃中　蛋白质的消化从胃开始。胃细胞释放**胃液（gastric juice）**，一种水、酶和**盐酸（hydrochloric acid）**组成的混合物，这个强酸混合物可以激活消化蛋白质的酶，开始蛋白质的消化——消化蛋白质是胃的主要功能。溶液的酸碱性强弱用 pH 值表示，pH 值低表示溶液的酸性更强，pH 值高表示碱性更强。就像图 3-10 表示的那样，唾液的酸性很微弱，而胃液的酸性要强得多。

当了解消化道中消化液和酶的强大作用之后，学生们可能会感到奇怪，为什么消化道内壁的细胞不会和食物一起被消化掉呢？答案是：会有专门的细胞分泌一种叫做**黏液（mucus）**的黏稠物质，这种黏液覆盖在消化道内壁，起到保护作用。

3. 在小肠中　消化过程在小肠有条不紊地进行。小肠是真正的消化和吸收的器官，它把起始于口腔和胃中的消化工作全部完成。小肠的工作像实验室化学家一样精确。当完全变成液体的半消化的食物混合物进入小肠的时候，激素信使会刺激胆囊收缩，把适量的**乳化剂（emulsifier）**——**胆汁（bile）**

术 语

大肠（large intestine）：肠道的一部分，它是完成吸收过程的最后部位。

结肠（colon）：大肠的一部分。

表 3-1　几种常见的消化酶术语

超过 30 种消化酶将食物降解为能够被吸收的营养素。将它们全部命名列出超出了本书的范围，但了解一些通用的酶的术语可能是有用的。

- **-ase**：后缀，意思是各种酶类，一般酶都含有这个后缀
- **糖酶（carbohydrase）**：裂解碳水化合物化学键的酶
- **脂肪酶（lipase）**：裂解脂肪（脂质）化学键的酶
- **蛋白酶（protease）**：裂解蛋白质化学键的酶

术 语

粪便（feces）：消化、吸收后留下的废物，最终被排出体外。

胃液（gastric juice）：胃分泌的有消化作用的物质。

盐酸（hydrochloric acid）：由氢和氯原子组成的强腐蚀性酸，由胃产生以帮助消化。

pH 值：一种酸度的量度。pH 值为 1 的溶液是强酸性的，pH 值为 7 的溶液是中性的，pH 值为 14 的溶液是强碱性的。

黏液（mucus）：消化道内壁（和身体的其它内壁）上光滑的覆盖层，它使得细胞免受消化液（或其它破坏性的物质）的攻击。消化道内壁是由黏液细胞黏膜组成的。

胆汁（bile）：一种由肝分泌，储存在胆囊中，需要时释放到小肠中的物质；能乳化脂肪和油，使它们易于进行酶促分解（见第 5 章）。

乳化剂（emulsifier）：同时含有亲水部分和亲油部分的物质，能使脂肪和油与水形成乳状液。

一种物质的酸度或碱度是由 pH 值来衡量的。坐标上每降低一格，决定酸性的氢离子浓度降低 10 倍。例如，pH 为 2 的物质比 pH 为 5 的物质酸性强 1000 倍。

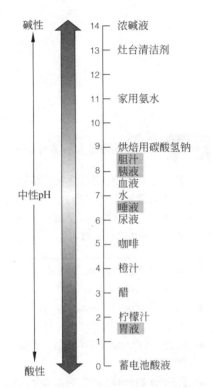

图3-10　各种消化液和其它常见液体的 pH值

释放到小肠中；其它的激素使胰释放**胰液**（**pancreatic juice**），其中所含的碱性**碳酸氢盐**（**bicarbonate**）恰好能中和到达小肠的胃酸。上述这些过程能改变小肠环境，全力帮助消化酶工作。

同时，当胰和小肠分泌的酶作用于那些把大分子的营养素连接在一起的化学键上的时候，越来越小的碎片会被释放到小肠的液体环境中。小肠壁的细胞表面上也有一些消化酶，这些酶会在营养素被吸收之前进行最后的降解反应。最后，消化过程释放的碎片小得足以让细胞吸收和利用。在小肠中的物质进入结肠之前，人体消化酶的作用和糖、脂肪和蛋白质的吸收基本已经完成了，但是水、纤维和一些矿物质还留在消化道中。还有刚才提到的小孩吞下的珠子，它在结肠里等待随粪便排出。

> **要点**
>
> - 在口腔中，食物与唾液中消化碳水化合物的酶混合，消化过程开始。
> - 消化过程在胃中继续，胃中的酶和酸能降解蛋白质。
> - 消化过程在小肠中继续进行，小肠中有肝和胆囊提供的胆汁，能乳化脂肪；胰和小肠提供酶，将食物降解为营养素。

3.4.5　消化道中的微生物

在小肠内，人类无法消化的某些食物残渣（主要是纤维），经常被生活在结肠内数十亿的微生物分解，统称为**微生物群**（表3-2 定义了微生物术语）。一个健康的消化道是数万亿多种微生物的家园（图 3-11 展示了其中一种）。单是细菌的数量就超过人体细胞的十倍。结肠中的细菌在发酵和分解食物方面是如此高效，以至于它们被比作一个专门打捞营养物质的身体器官。表 3-3 概述了消化过程，包括细菌的作用。

表 3-2　微生物术语

- **肠道菌群**（intestinal flora）：肠道内的细菌。
- **微生物组**（microbiome）：特定细菌样品的整体基因，例如，在一个人的粪便样本中存在的细菌种类的特殊组合。
- **微生物群**（microbiota）：指微生物的集合，例如所有存在于人体的消化道中的细菌、真菌和病毒。

1. 细菌活动　消化道细菌从未消化的食物物质中获取能量，并利用它维持自己的生命和增殖。在这个过程中，它们会产生更小的分子，供人体吸收和使用。例如，细菌：

- 发酵许多不易消化的纤维，产生短脂肪酸，结肠的许多细胞依赖其提供能量。
- 分解到达结肠的任何未消化的蛋白质或未被吸收的氨基酸，产生氨和其它化合物。
- 分解和回收胆汁成分。

● 改变某些药物和植物化合物，改变其对身体的影响。

细菌也能产生几种维生素，但数量不足以满足身体的需要，所以这些维生素仍必须从饮食中获得。

2. 好细菌还是坏细菌？ 肠道细菌可影响人体许多系统的健康和功能。微生物产生的化合物可以与肌肉、**脂肪组织（adipose tissue）**（见第 9 章）甚至大脑等多种组织进行互动交流。它们还向免疫系统传递信息，从而促进免疫防御。研究表明，当混合的细菌种类失去平衡时，一些潜在的有害细菌就会增殖，产生一些会增加炎症的物质，这些物质与肥胖、糖尿病、数种肠道疾病、脂肪肝、某些癌症，甚至哮喘有关。

食物摄入在很大程度上控制了肠道细菌的种类组合。肉类、脂肪和超级

粪肠球菌是生活在人类消化道的数千种细菌中的一种。

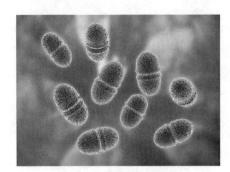

图3-11 消化道中的细菌

表 3-3　消化过程总结

食品成分	口腔	胃	小肠、胰、肝和胆囊	大肠（结肠）
糖和淀粉	唾液腺分泌唾液湿润和润滑食物；咀嚼把食物磨碎并把它和开始消化淀粉的唾液酶混合	食物保存在胃的上部储存部位，淀粉继续被消化；在胃下部消化部位，盐酸和胃液中的酶终止淀粉的消化	胰分泌消化淀粉的酶，并把它释放到小肠中；小肠内壁细胞表面上有酶把糖和淀粉碎片分解成单糖，然后吸收	未消化的糖到达结肠，被肠道细菌部分分解
纤维	牙齿将纤维嚼碎，并把它与唾液混合，使它湿润，易于吞咽	没有消化	纤维与胆固醇和其它矿物质混合	大部分的纤维随粪便排出；部分纤维被结肠中的细菌分解
脂肪	富含脂肪的食物与唾液混合，舌头能产生微量的消化脂肪的酶并完成部分脂肪降解，特别是奶中脂肪的降解。这种酶在低 pH 时稳定，对于婴儿尤其重要	脂肪会浮在水溶性胃液和食物混合物表面，只有少量脂肪被消化；脂肪是最后离开胃的	肝分泌胆汁，胆囊储存胆汁，把它释放进小肠；胆汁乳化脂肪，使之易于被酶消化；胰产生消化脂肪的酶，并把它释放到小肠中，把脂肪分解成它们的组成成分（主要是脂肪酸），然后吸收	有些脂肪未被吸收，随着其它废物一起被带出体外
蛋白质	通过咀嚼把富含蛋白质的食物嚼碎、软化并与唾液混合	胃酸（盐酸）使蛋白质链解旋并活化胃里的蛋白酶，然后蛋白酶把蛋白质长链切成小片段	小肠和胰分泌的酶把蛋白质片段切成更小的片段和游离的氨基酸；小肠内壁细胞的酶把一些蛋白质片段切成游离的氨基酸，然后吸收；有些蛋白质片段也能被吸收	大肠内寄宿细菌分解少量未消化蛋白质和氨基酸。剩下的残留物随粪便排出体外。正常情况下，食物中几乎所有的蛋白质都会被消化吸收
水	口腔提供含水、酶的唾液	胃提供含水和酶的酸性胃液	肝提供含水、胆汁的液体；胰和小肠分泌含水、酶的液体；胰液还是一种碱性溶液	大肠重新吸收水分和部分矿物质

加工食品（定义在第一章）组成的固定饮食多数缺乏酸奶或其它含有活菌的食物中所含有的能够带入消化系统中的益生菌。同时这些食物也缺乏益生菌赖以生存的膳食纤维，缺乏适当的食物，有益菌群就会逐渐匮乏。不受竞争的羁绊，一些不那么有益甚至有害的菌群就会迅速增长。维持健康的微生物

第4章列出了富含纤维的食物，能够促进肠道健康。

群很简单，即在饮食中保证富含益生菌的食物，多吃天然食品，提供膳食纤维，就能使有益菌得以茁壮成长。

要点

- 大量的肠道细菌清除和分解纤维和其它未消化的化合物。
- 结肠吸收和使用细菌代谢产物；细菌及其产物还与其它器官和组织相互作用。
- 饮食对肠道细菌的组成和代谢有很大影响。

3.4.6　某些食物搭配比其它食物搭配更容易消化吗？

人们有时担心有些食物混合起来会不容易消化，比如水果和肉。支持"食物组合"饮食说法的人认为消化道不能同时进行多种消化工作，显而易见这是低估了人体消化系统的能力。消化系统能自我调节，适应各种食物的混合物。事实上，所有食物，不论特性如何，都会被消化酶降解为构成它们的基本分子。下一节通过阐述食物混合物中的营养物质是如何被处理的来回顾消化过程。

要点

- 健康的消化系统能适应各种饮食，能轻松地消化各种食物组合。

3.4.7　如果"我是由我吃的食物组成的"，那么一个花生酱三明治是怎么成为"我"的一部分的？

将食物转化为营养素，并完全吸收进体液的过程是非常高效的。在24~48h内，健康人体能消化和吸收一顿饭中90%的糖、脂肪和蛋白质。图3-12说明了典型的24h内通过消化系统转送营养的过程。下面我们来追踪一个花生酱香蕉馅料的全麦芝麻三明治经过消化道的过程。

1. 在口腔中　每吃一口，牙齿和舌头都会把食物嚼碎、嚼烂并使之与唾液混合。芝麻被牙嚼碎，不能消化的纤维外壳被破开，这样消化酶就能接触到种子里面的营养素了。三明治里的花生酱是特别松脆的种类，不过牙齿会把稍大块的花生酱咀嚼成一团糊糊以便吞咽。唾液中消化糖类的酶开始分解面包、香蕉和花生酱中的淀粉。每吞咽一次都会激起食管蠕动波，沿着食管把咀嚼过的小块三明治送到胃里。

2. 在胃里　胃将吞咽的食物收集在胃上部的贮存部位，唾液酶会继续分解淀粉直到与胃液混合而停止反应。一小部分嚼碎的三明治会被推入胃的消化区域，与胃液混合，胃液中的酸使面包、芝麻和花生酱中的蛋白质解链，然后酶将多肽链剪成碎片，这时三明治就变成了食糜。食糜中水分多的富含

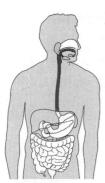
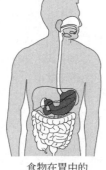

食物在口腔的时间　　　食物在胃中的
不超过1min　　　　　时间为1~2h

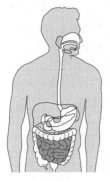
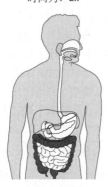

食物在小肠　　　　　食物在结肠时
时间为7~8h　　　　　间为12~14h*

图3-12　典型的消化系统传送时间

*根据24h通过时间，实际时间变化很大。

糖和蛋白质的部分会先进入小肠，脂肪层则紧随其后。

3. 在小肠中 香蕉中的一些甜的糖分几乎不用消化，刚一接触就直接渗透过小肠内壁。位于附近的肝脏通过一个管道把胆汁输送入小肠，胆汁使花生酱和芝麻中的脂肪与水状的富含酶的消化液混合；胰腺把胰液送入小肠来分解食糜中的脂肪、蛋白质和淀粉，而这些营养成分一小时前还存在于一个三明治内；小肠自身的细胞也会产生酶来完成这些过程。随着酶开始工作，越来越小的化学片段从食糜中释放出来，通过小肠壁的细胞被吸收进血液和淋巴。维生素和矿物质也在这里被吸收。它们最终会进入血液为组织提供营养。

4. 在大肠（结肠）中 在大肠中被吸收的只有纤维片段、水分和一些矿物质。芝麻、全麦面包、花生酱和香蕉中的纤维被生活在结肠中的细菌分解一部分，另一部分被吸收。但是，多数纤维并没有被消化，它们会与其它成分一起经过结肠，成为粪便排出体外。

要点

● 消化道通过机械消化和化学消化高效率地把食物降解成营养素，大的营养素分子被降解成小的构件分子。

3.4.8 营养素的吸收和转运

一旦消化系统把食物降解成营养成分，身体的其它部分就开始等待营养成分的输送。但是，每一个营养素分子都必须先穿过小肠的某个内壁细胞。这些细胞从小肠内的混合物中吸收营养物质，然后把水溶性化合物运送到血液中，而将脂溶性化合物运送到淋巴液中。这些细胞是有选择性的，它们会认识到某些营养素在饮食中的供应不足，例如，当吸收矿物质钙时，饮食中的钙越少，小肠细胞从小肠内含物中吸收的钙就越多。这些细胞非常高效，能吸收满足全身细胞使用的营养素。

1. 小肠的吸收表面 小肠内壁细胞以片层形状排列为成千上万的指状突起——**小肠绒毛（villi）**，小肠绒毛上的每个细胞都有刷状多毛的外壁［**微绒毛（microvilli）**］能捕获营养颗粒。小肠绒毛（突起）都有自己的毛细血管网和淋巴管道，这样营养物质一穿过小肠细胞就能立即与体液混合。图3-13是小肠绒毛的详图。图3-14描述了整个系统。

小肠内壁、小肠绒毛和其它所有的结构都折成上千个皱褶，这样吸收表面积变得极大。如果皱褶和上边突起的小肠绒毛都展平，可以覆盖1/3个足球场。虽然整个表面上的数十亿个细胞只有1.8~2.3kg，然而它们却能吸收足够的营养素供其它68kg左右的身体组织使用。

2. 营养素在血液和淋巴管中的转运 营养素穿过小肠绒毛细胞后，血液和淋巴负责把它们运送给最终用户——身体细胞。淋巴管会开始转运大部分的脂肪降解产物和脂溶性维生素，最终运输给心脏附近的大血管。血管则直接把糖类和蛋白质降解产物、大部分的维生素和矿物质从消化道运送到肝。依靠这两套运输系统，每一种营养素都能很快到达身体需要的地方。

这张显微照片显示的是肠绒毛单个细胞上的微绒毛。

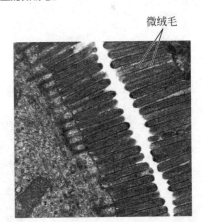

微绒毛

图3-13 微绒毛在肠绒毛细胞上

术语

小肠绒毛（villi）：小肠内壁细胞形成的毛状突起，使得小肠壁面积大大增加。

微绒毛（microvilli）：每一个小肠绒毛细胞上的微小绒毛的突起，能捕获营养素并吸收进细胞。

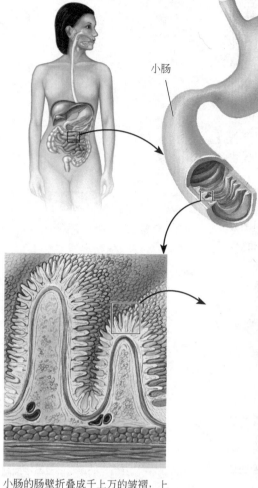

小肠

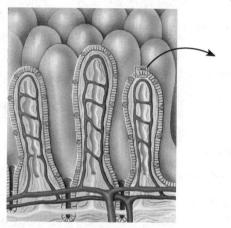

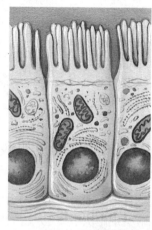

小肠的肠壁折叠成千上万的皱褶，上面覆盖着绒毛

每个绒毛都含有毛细血管和淋巴管网，用于将营养物质从肠细胞中运送出去

每个绒毛都由吸收细胞组成，这些细胞被更小的突起(微绒毛)所覆盖，这些突起捕获并吸收营养物质

图3-14　小肠黏膜的微观环境

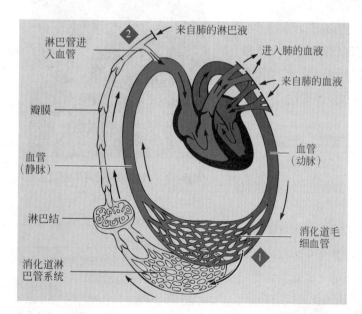

来自肺的淋巴液

淋巴管进入血管

进入肺的血液

来自肺的血液

瓣膜

血管(静脉)

血管(动脉)

淋巴结

消化道毛细血管

消化道淋巴管系统

1　营养物质通过肠内两种血管吸收：毛细血管和小淋巴管。毛细血管连通更大的血管，进而到达肝脏

2　淋巴管中的淋巴液将吸收的大部分膳食脂肪输送到靠近心脏的大静脉。富含脂肪的淋巴液从那里流入血液

图3-15　淋巴管和血液——营养物质在全身流动

3. 消化道的滋养 消化系统的上百万个专门的细胞本身对能量、营养素和膳食纤维的缺乏极其敏感。在能量和营养素供给太少的严重营养不良的情况下，小肠的吸收表面会皱缩，表面积会缩小到正常面积的 1/10，这进一步阻碍它们吸收小肠中有限食物能提供的少量营养物质，而且如果没有充足纤维为食糜增加体积，消化道肌肉就无法推动它们，这样肌肉会因为缺乏锻炼而变弱。营养不良是一种恶性循环，因为营养不良会损害消化系统，而受损的消化系统又会使营养不良变得更加严重。

消化系统的需求很少，但很重要，身体会用各种症状和感觉告诉你很多事情，如果你聪明的话，最好注意聆听。下一部分将会简单地介绍消化道传递的一些信息。

> **要 点**
>
> ● 消化系统喂养身体的其余部分，而它本身更容易受到营养不良的影响。
> ● 小肠的皱褶和绒毛能增大营养素的吸收面积，营养素通过无数的细胞被吸收进血液和淋巴，然后这些转运系统会把营养素送往全身细胞。

3.5 消化道致主人的一封信

LO 3.5 概述与营养有关的八种常见消化问题的症状

致我的主人：

你我是那么的亲密，我希望我能有话直说而不伤害你。我知道有时候在安静的时候，我的咕咕声和打嗝声会令你反感和不适，但你可以读读表 3-4，在你嚼口香糖时，在你喝碳酸饮料的时候，还有进食太快的时候，每一次都吞咽下了空气。我在运送空气的时候不得不发出声音或者靠打嗝来把气体释放出去。你吃喝太快的时候，我会不受控制地**打嗝（hiccups）**（常见的消化道问题见表 3-5）。所以吃饭时请你坐下来，并保持放松，这样我的任务就能轻松一些，我们两个都会很高兴。

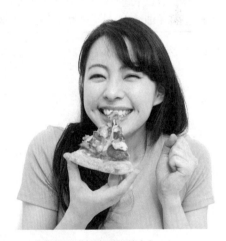

你的消化道想告诉你什么？

表 3-4 **食物和小肠气体**

最近的实验揭示了小肠气体产生的原因和预防方式，这里列出了一些最近的发现。

问 题	解 决 方 法
那些不能消化奶中乳糖的人喝牛奶会产生气体，不过大多数人喝一杯牛奶不会产生过量气体	一次最多喝 120ml 奶；或换成低脂奶酪或不加奶粉的酸奶；食用低乳糖的奶或用减少乳糖的酶制品处理过的普通奶制品
豆类会产生气体，是因为其中的一些碳水化合物不能被人体的酶消化，但可被肠道细菌消化，不过这些少量的气体，大多数人不用担心	食用冲洗过的罐装豆子或已煮烂的干豆，因为煮过的碳水化合物更容易消化。尝试使用酶液或酶片，它们会在碳水化合物到达小肠之前帮助降解它
在吃或喝东西时吞咽了空气可能会产生气体，就像碳酸饮料那样的气体。每吞咽一口饮料可能带入 3 倍液体体积的气体，可能使一些人打嗝	吃东西时放慢速度；咀嚼口香糖或吮吸硬糖可能会导致吸入气体；限制碳酸饮料的摄入
蔬菜在某些人体内会产生气体，但是还缺乏研究证据	如果你觉得某种蔬菜产生气体，可尝试吃少量煮过的蔬菜，不过不要放弃再次尝试，很有可能产生气体只是偶然的，与吃这种蔬菜无关

表 3-5　常见消化道问题的定义

这些情况经常在美国居民中发生：

- **便秘（constipation）**：不频繁的、困难的排便。一般每周少于 3 次，通常由不良饮食、缺乏运动、脱水或药物引起。在第 4 章也有定义
- **腹泻（diarrhea）**：频繁的水状排便，通常由饮食、压力或结肠刺激引起。长期、严重的腹泻会使身体失去水分和某些矿物质，导致脱水和失衡，如果不及时治疗会很危险
- **胃食管反流病 (gastro-esophageal reflux disease, GERD)**：胃酸和胃酶进入食道、喉咙、口腔或气道，导致这些器官受损。不治疗胃食管反流可能会增加患食道癌的风险；治疗方法有手术或药物治疗
- **胃灼热（heartburn）**：由于胃酸回流到食道而在胸部（心脏部位）产生的灼烧感
- **痔疮（hemorrhoids）**：直肠静脉肿胀、硬化（静脉曲张），通常由便秘引起的压力导致
- **疝气（hernia）**：一个器官或器官的一部分穿过通常包含该器官的体腔壁形成的突出物。例如，食管裂孔疝，胃的一部分穿过横膈膜凸出进入胸腔，胸腔包括食道、心脏和肺
- **打嗝（hiccups）**：声带和横膈膜的痉挛引起周期性的、能听见的、短的、吸入的咳嗽，可由膈膜刺激、消化不良或其它原因引起。打嗝通常在几分钟内就会消失，但如果持续的话会有严重影响。向纸袋里呼吸（吸入二氧化碳）或在嘴里溶解一茶匙糖可能会阻止打嗝
- **肠易激综合征（irritable bowel syndrome, IBS）**：间歇性肠功能紊乱，尤指腹泻或交替腹泻和便秘，常伴有腹部绞痛或腹胀；通过饮食、身体活动或减轻心理压力来控制。病因尚不清楚，但常与炎症有关，可能是肠道微生物群改变所致。肠易激综合征不会对肠道造成永久性伤害，也不会导致严重疾病
- **溃疡（ulcer）**：消化道黏膜表面或下层细胞受损形成内皮腐蚀。消化道溃疡通常发生在食管、胃或小肠上部

注：其它疾病，如腹腔疾病和憩室病，在后面的章节中有定义。

而且，当别人推荐你尝试新食品的时候，你会狼吞虎咽地吃，相信我能完成工作。我当然会尽力而为，但是如果你尝试一种新的食物时（特别是富含纤维的食物），请先少吃一些，这样我的工作就不会那么困难，也不会产生那么多的气体了。因为降解纤维的细菌会产生气体，所以富含纤维的食物要慢慢尝试。但是，如果吃一种食品时明显的有特别多的气体排出，就应该避免再吃。如果气体极多，就让医生检查一下，问题可能很简单但是也可能很严重。

当你吃或喝得太多的时候，会让我很难受。过量饮食会导致**胃灼热（heartburn）**，因为胃中的酸水会反流到食管。对于健康的胃来说，酸没有什么大不了的，因为胃壁有很厚的黏液层来保护。但是胃太满的时候，它会把食物倒送到食管里，酸会腐蚀食管未被保护的表面。太紧的牛仔裤也会挤压胃，使食物反流到食管里。吃饭后只要斜靠着或者躺下就会使酸逆流进食管，因为在这种状态下胃和食管间的强壮的括约肌比其它括约肌松弛一些。有时候减肥很有必要，因为多余的脂肪会压迫胃，使酸液反流。当出现胃灼热的时候，应努力做到：少吃，饭前或饭后 1h 喝些水，但是不要在吃饭的时候喝；穿宽松的衣服；饭后要休息，但是要坐着不要躺下；不要吸烟；少喝酒和碳酸饮料，它们都会使胃灼热加剧。

有时你选择的食物很让我烦恼，特别是食物中的化学刺激物，比如辣椒中"辣"的成分、咖啡中的化学成分、脂肪、巧克力、碳酸软饮料和酒都会使一些人的胃灼热加重。不要再吃这些会引起麻烦的食物。更重要的是不要吸烟，吸烟会使胃灼热加剧，你也应该感受到你的肺部在疼痛呢。

同时，我能感觉到你又在为胃灼热（烧心）吃药了。你要知道**抗酸药**

术语

抗酸药（antacids）：直接快速中和胃酸的药物，最适于治疗偶尔发生的胃灼热。

（antacids）只能暂时中和胃酸，短期缓解胃灼热。但是当抗酸药使正常的胃液酸性减弱的时候，我必须分泌更多的胃酸来恢复酸性环境，而且抗酸药中的一些成分会影响我的营养吸收能力。如果胃灼热经常发生的话，尤其是你在决定采用商业广告推销的抑酸药之前，就需要医生检查，而且一定要在你决定服用**抑酸剂（acid reducers）**之前检查，因为这些药物会限制我正常的产酸能力，使我消化食物的工作变得更加困难。

在适当机会下，强大的胃酸能够帮助抵抗许多细菌感染——大多数引起疾病的细菌不能在强大腐蚀液中存活。但抑酸剂会使胃液酸性减弱（我敢打赌你知道），从而使更多的细菌得以存活。而更糟的是，自行服用的胃灼热药物可能掩盖了**溃疡（ulcer）、疝（hernia）**以及一种有害的慢性胃灼热——**胃食管反流病（gastro-esophageal reflux disease, GERD）**的症状，这会造成很严重的后果。虽然抗生素药物可以杀死导致大多数溃疡的幽门螺杆菌（*H.pylori*），但产生溃疡还可能有其它原因，例如频繁使用某些止痛药，这是导致溃疡症状产生的原因，必须处理。食管疝有时也会导致食物反流入食管，症状像胃灼热一样，但通常需要医生矫正治疗，而不是去抗酸。GERD感觉也很像胃灼热，需要正确的药物治疗，以防止呼吸问题或导致癌症发生的食管损伤，所以请不要等太长时间才去看医生，因为慢性或严重的胃灼热可能并不是简单的消化不良。

当你吃得太快的时候，我害怕你会窒息（图3-16）。请花点时间把食物切成小片，把它咀嚼到粉碎并用唾液将它润湿。吞咽之前不要说笑，还有，在呼吸困难时千万不要吃东西。另外，为了我们和其它人着想，请学习图3-17给出的窒息急救操作法。

术 语

抑酸剂（acid reducers）：减少胃酸分泌的药物，适于治疗严重的、持续的胃灼热，但是对于中和已经分泌进胃中的胃酸没有作用。副作用很常见，包括腹泻，其它胃肠不适，以及会影响胃分解乙醇的能力，因此在饮酒后会导致更多的乙醇进入血液。

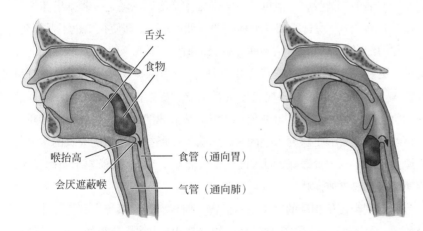

正常的吞咽：会厌像一个盖子一样封住进入肺的入口（气管），使食物从食管进入胃

窒息：窒息的人没法说话或呼吸，因为食物堵在气管里，封住了气体的通路。箭头指出了食物应该走的路径

图3-16 正常吞咽和窒息

当我受苦的时候，你也会很难受。当**便秘（constipation）**或者**腹泻（diarrhea）**的时候，我俩都不会开心。缓慢、困难、干燥的排便会很痛，而长时间不排便会导致头痛、背痛、胃痛和其它疾病，慢性便秘会引起**痔疮（hemorrhoids）**或其它疾病。大多数人都遇到过偶尔无害的便秘，而泻药可

　　窒息急救依靠腹部冲击，也称为海姆立克手法。如果腹部冲击没有成功，人已经失去意识，把他放在地板上并呼叫医疗急救，如果可能的话，取出阻塞气道的物体，并开始进行心肺复苏。当要求你采取这种向死亡挑战的行动时，没有犹豫的时间。花点时间通过救生课程学习这些技术，你会做得很好的

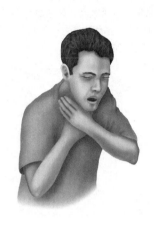

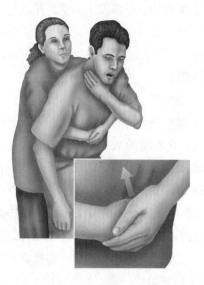

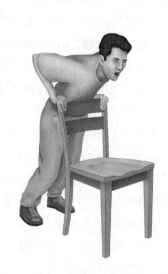

窒息时，请求别人帮助的通用信号

站在窒息人的身后，用手臂抱住他的腰。一手握拳，把拳头的拇指侧顶住肚脐之上胸廓之下的部位。

救护者另一只手握住握拳的手，快速向上向内推挤。重复冲击直到物体脱落

要对自己进行腹部冲击时，握拳，将拇指放在胸骨下方和肚脐上方。握紧你的拳头，另一只手向内快速向上推。或者将上半身靠在桌子边、椅子或栏杆上，快速挤压腹部

图3-17　窒息急救操作法

能会对你有所帮助，但是过于频繁地使用泻药和灌肠剂会产生依赖性，扰乱我们的体液、盐和矿物质的平衡，而使用矿物油泻药会干扰脂溶性维生素的吸收（矿物油不能被吸收，但可将脂溶性维生素溶解并随它一起排出体外）。

　　不要依赖泻药，应仔细留意身体需要排便的信号，即使很忙也不要拖延。你无视我的信号时间越长，结肠就有越长的时间吸收粪便中的水分，使之变得更干、更硬。还要注意多吃富含纤维的食物（第4章列出了一些富含纤维的食物），纤维能吸收水分，使粪便变得更软、更松散、体积更大，进而刺激我的肌肉收缩，更容易推进粪便；纤维能帮助我的肌肉保持健康，使排泄更加容易。一定要喝足够的水，因为缺水会使结肠把粪便中能吸收的水分都吸收掉。还要注意体育锻炼，因为锻炼不仅能使手臂、腿以及躯干肌肉发达，也能使结肠肌肉更加强壮。

　　当我遇到与便秘相反的麻烦——腹泻的时候，消化系统会夺走你体内的水分和盐。腹泻时，肠的内含物运动过快，把组织中的水分和盐分抽入肠内。这时要休息一下，喝些液体（我喜欢清汤和肉汤）。然而，如果腹泻是有血的，或者它持续恶化，请打电话给医生，因为严重的腹泻可能危及生命。

　　为了避免腹泻，不要突然或太快地改变日常饮食模式。我很想为你工作，学习消化新的食物，如果你突然改变饮食模式，你我都会深受其害。尽管我不愿去想它，但一个可能引起腹泻的原因是食源性疾病（请详细阅读并且注意使用第12章里的食物安全要诀）。如果腹泻持续时间超过两天，或者伴随着间歇性的便秘，原因可能是**肠易激综合征（irritable bowel syndrome,IBS）**，这就需要看医生了。在IBS中，强烈收缩会加快肠内含物

移动，导致排气、腹胀、腹泻，并伴随频繁或严重的腹痛；随之而来的则是收缩削弱和减缓，造成便秘。当你感到压力，我也一样，而压力可能会导致 IBS。尝试减少进餐量，避免进食洋葱或其它刺激性食物，使用放松技巧或运动来缓解精神上的压力。如果所有手段都不起作用，打电话给我们的医生——在医生监督下，通过运动、吃偏头痛药或抗痉挛药都可以治疗 IBS。

顺便说一下，我相信你不会相信骗人的谎言：健康问题可以通过用强力的灌肠机冲洗结肠来解决。事实上，冲洗结肠没有必要，甚至会由于设备污染、电解质耗竭以及肠穿孔而导致疾病甚至死亡。

谢谢你读我的信，我知道这样的交流对你我都有好处，因为我们会长期互相依存。

爱你的消化道

> **要点**
>
> ● 维护健康的消化道需要通过仔细选择健康饮食来预防症状，当出现问题时，通过正确的医疗护理来应对。

3.6　排泄系统

LO 3.6　　详述肺、肝、肾和膀胱的排泄功能

细胞产生许多废物，而所有的废物都需要被清除。许多身体器官都参与废物的排泄，如前所述，细胞产生的二氧化碳随血液进入肺，在肺中与氧气交换后被排出，其它废物被肝从血液中抽出，把它们与胆汁混合排进消化道，随粪便排出体外，或把它们送到肾，随尿液排出。器官系统合作排出废物，但是肾是排出废物和水的专家。

肾横跨在心血管系统之上，负责过滤流过的血液。溶于水中的废物被肾的工作单元——**肾单位（nephrons）**收集。这些废物浓缩在尿中，随着尿液在管道中流动至**膀胱（bladder）**。膀胱持续地收集尿液，并间歇性地排空，将废物排出体外。因此，血液在一天中一直在被不断地净化，并且溶解的物质在必要时也会被排出体外。溶解的盐，即钠盐，可以帮助调节血压。肾对钠盐的排出和贮存是人体调节血压的最重要机制。

尽管肾只占身体总重量的 0.5%，但却用去了 10% 的身体氧供应量，说明肾在进行着紧张的代谢活动。肾排泄废物的功能对生命的重要性可与呼吸匹敌，而且肾还有其它方面的作用。通过将溶解的物质分类，保留一些，同时排出另外一些物质，肾能精确地调节血液以及细胞外液容积和溶质浓度。通过这些机制，肾可以帮助调节血压（详见第 11 章）。就像你可能预料的那样，肾的工作受到激素的调控，而激素是腺体根据血液的情况（比如钠盐浓度）分泌的。肾也会释放一些激素。

由于肾把有害身体的毒物排出，维持肾的健康就是维持身体健康。强壮的心血管系统和足够的水对于血液快速流过肾很重要。另外，肾需要充足的能量来完成复杂的筛选和分类工作，许多维生素和矿物质就是它们机器中的

> **术语**
>
> **肾单位（nephrons）**：肾中的工作单位，由细长迂回的血管和肾小管组成。
>
> **膀胱（bladder）**：排泄之前贮存尿液的囊。

齿轮。锻炼和营养对健康的肾功能至关重要。

3.7　存储系统

LO 3.7　　解释身体组织如何储存多余的营养

　　人每隔 4~6h 吃一次饭，但是细胞则每时每刻都需要营养。为了不断向细胞提供充足的能量，需要很多机体系统的合作。这些系统储存和释放能量，以供两餐之间机体细胞使用。最重要的储存部位是肝和肌肉，它们储存糖类，而脂肪细胞储存脂肪和其它相关物质。

3.7.1　当我吃得比身体的需要量多时，多余的营养素到哪里去了？

　　从消化系统收集到的营养素迟早都会流经蜿蜒于肝细胞之间的巨大的毛细血管网，这样的安排可确保肝细胞能够靠近所有新吸收的营养素来进行加工。

　　肝脏负责收集多余的产能营养物质，并将其转化为两种储存形式——**糖原（glycogen）**（碳水化合物的一种形式）和几种脂类或脂肪（细节将在后面的章节中详述）。

　　肝将一部分过量的糖分制造成糖原，当两顿饭之间的时间间隔延长时，肝糖原能提供细胞活动所需的能量。如果没有食物供应，肝中的糖原储备减少，在 6h 之内就会被耗尽。肌肉细胞也能制造和储存糖原，但是储存的糖原仅供自己使用。

　　对脂肪来说，肝脏会将其打包运送到身体的其它部位（详见第五章）。所有的细胞都能从肝输出的脂肪包中吸取它们所需的脂肪，而脂肪组织内的脂肪细胞会把剩余的脂肪收集并储存起来以满足长期的能量需要。与肝细胞不同，脂肪细胞的储存能力几乎是无限的。在不进食的情况下，它可为机体的细胞连续提供脂肪达几天、几星期甚至几个月之久。

　　葡萄糖和脂肪的储存系统能保证在饥饿的时候身体也不会缺乏能量。许多其它的营养素也有相应的储存系统，各自有不同的储存能力。例如，肝细胞和脂肪细胞能储存很多种维生素，而骨骼则是钙、钠和其它很多种矿物质的储藏库。营养素的储存使得血液成分稳定以满足细胞的需求。

3.7.2　营养素储存中的差异

　　在身体中，有些营养素比其它营养素储存的量要多很多。例如，有些维生素可无限地在身体中积累，即使达到有毒浓度也不会停止；而其它营养素无论摄入量有多大都只能储存一点，很快就会被耗尽。当你学习身体如何处理各种营养素时，注意它们是怎样储存的，这样你就能知道你身体的容忍限度。例如，人并非每一顿饭都要吃脂肪，因为人体的脂肪储备很充足；然而，

糖原（glycogen）：碳水化合物能量（葡萄糖）的储存形式。第 4 章详细描述。

人一天里必须不时地吃一些糖，因为肝细胞储存的糖原不够全天用。

要点

- 身体中的肌肉和肝会以糖原的形式储存有限数量的碳水化合物。
- 人体将大量脂肪储存在脂肪细胞中。
- 人体储存的各种营养物质的数量各不相同。

3.7.3　结论

除了刚刚描述的系统之外，人体还有很多其它组织和器官，包括骨骼、肌肉、生殖器官等，它们通力合作，使得每个细胞都能生存下来。例如，皮肤和上皮组织能够保护其它组织免受微生物的侵扰，同时还有专门的组织负责滋养和清洁皮肤。每个系统都需要持续不断地供给某些营养素才能维持和继续工作。例如，钙对骨骼很重要，而铁对肌肉，葡萄糖对脑很重要。但是所有系统都需要所有的营养素，如果营养素供应不足或者过量，每一个系统都会受到损害。

当外部各种喧嚣的事情争着引起他人注意的时候，人体却在无声无息地进行维持生命的工作。身体的大多数工作都是由大脑和神经系统的无意识部分自动指导的，这些工作处于精确的调控之下，以达到健康状态。但也需要你的大脑皮质和大脑自主思维来理解和满足你身体的需要。在这个过程中，要注意营养优先。回报将会是无限的：人会有充足的能量来完成各种任务，有坚强的意念，有健康的面容，这些都源于身体健康。请继续阅读，学习用营养学知识指导你选择食物。

要点

- 为了滋养身体系统，人们需要有意识地选择食物来提供营养素。

3.8　争论3　饮酒：风险和益处

LO 3.8　　比较适量饮酒和大量饮酒的影响

几乎每个人都听过媒体报道，适度饮酒与一些可能的健康获益之间存在正相关性。同样众所周知的是酒精的破坏作用。在美国，与酒精有关的死亡人数每年高达88000人，酒精成了疾病和死亡率的重大肇事者。

不喝酒的人应该为了自己的健康而喝酒吗？或者饮酒者现在应该停止喝酒以避免问题吗？这场争论为这个问题的双方提供了证据。

3.8.1　美国的酒精消费

平均一天中，成年饮酒者从含酒精饮料获得的能量大约占总摄入能量的16%，而且男性喝的酒远远多于女性。然而，每一个人通常会遵循一定的饮酒模式：有些人滴酒不沾，许多人只在吃饭的时候喝一杯酒，而许多人只在社交场合喝，还有一些人每天喝大量的**烈性酒**（**hard liquor**）或其它酒精饮料，因为他们对酒精**上瘾**（**addiction**）。

下图每一份饮料都是标准的一杯酒，含有约18ml的纯乙醇。

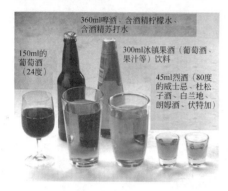

图C3-1 相当于一杯酒的一份酒精饮料份量

酗酒（heavy drinking）和**重度饮酒（heavy episodic drinking）（滥饮者，binge drinking）**是常见的两种饮酒模式，特别是在大学年龄段的人中，对饮酒者和不善饮酒者都会造成严重的健康和社会后果。在美国成年人中，每6个人中就有1人是滥饮者，据估计每年死亡的88000人中一半以上应归于酒精消费。相反，适度饮酒者女性应限制在每天只喝一杯，而男性不应超过两杯，以将风险降至最低。表C3-1给出了有关酒精和饮酒的术语。图C3-1描述了相当于一杯的酒精饮料。但是要知道，大多数酒杯能装6~8盎司（180~240ml）的酒，而不是5盎司（150ml）；冰镇果酒饮料可能是12盎司（360ml）而不是10盎司（300ml）装一瓶；一个大啤酒杯可以装20盎司（600ml）或更多，而不是12盎司（360ml）；一种烈性酒饮料可能包含2或3盎司（60或90ml）的各种酒而不是标准的1.5盎司（45ml）。（译者注：1盎司约30ml）

表C 3-1　与酒精和饮酒相关的术语

- **一杯酒（a drink）** 任何含有约18ml（0.6盎司）纯乙醇的酒精饮料。参见标准酒精度

- **上瘾（addiction）** 一种慢性、反复发作的脑部疾病，其特征是不顾有害后果地、强迫性地寻求和使用药物；上瘾被归类为一种大脑疾病，因为上瘾的药物会改变大脑的结构和功能

- **醇（alcohol）** 由一个碳原子或碳链组成的化合物，其上连着一个羟基（-OH）。酒精饮料中的酒精是乙醇，它有两个碳原子

- **酗酒（alcohol abuse）** 见"饮酒问题"

- **酗酒者（alcoholism）** 对酒精依赖的人，其特征是强迫性、无法控制地饮酒，对身体健康、家庭关系和社会健康有负面影响

- **戒酒硫（antabuse）** 一种会增加乙醛的药物，与酒精结合会产生痛苦，因此饮酒者在服用后会停止饮酒（乙醛是酒精代谢过程中的产物）。其通用形式为双硫仑

- **抗利尿激素（antidiuretic hormone）** 一种大脑激素，向肾脏发出保存水分的信号；酒精会抑制这种激素，增加排尿量

- **滥饮者（binge drinking）** 参见重度饮酒

- **药物（drug）** 可改变生物体一种或多种功能的物质。在争议2中有定义

- **乙醇（ethanol）** 含酒精饮料中的酒精；也可作为药物

- **愉悦感（euphoria）** 由极度愉快的经历或酒精之类的药物所引起的极度快乐的状态

- **宿醉（hangover）** 由于前一天晚上喝了太多酒而引起的一种

延后的反应，通常在第二天早上出现，表现为头痛，有时恶心

- **烈性酒（hard liquor）** 一种通过蒸馏葡萄酒或啤酒等发酵产物而制成的饮料；一种酒精含量较高的酒。例如白兰地、杜松子酒、朗姆酒、伏特加和威士忌

- **过量饮酒（heavy drinking）** 每个月至少有5天每天喝5杯或更多酒

- **重度饮酒（heavy episodic drinking）（狂饮者，binge drinking）** 在短时间内大量饮酒，并有醉酒的意图；男性：喝5杯以上；对于女性来说：在30天内至少有一次喝4杯或4杯以上

- **醉酒（intoxication）** 由于摄入酒精或其它药物而导致的精神和身体能力下降、过度兴奋或麻木的状态

- **过量饮酒（moderate drinking）** 女性每天饮酒不超过一杯，男性每天饮酒不超过两杯，饮酒时行为正常

- **酗酒（problem drinking）（酒精滥用，alcohol abuse）** 由于过量饮酒导致社会、情感、家庭、工作或其它问题的行为；这是迈向酒精中毒的一步

- **标准酒精度（proof）** 饮料中的酒精含量；标签上使用的术语。水是酒精饮料的主要成分。标准酒精度等于乙醇百分比浓度的两倍。例如，大多数啤酒和麦芽饮料含有5%~10%的乙醇（10~20 proof）。大多数葡萄酒的酒精含量为13%~15%（26~30 proof），而烈性酒（威士忌、伏特加、朗姆酒和白兰地）的酒精含量约为50%（大约100 proof）

3.8.2　酒精的化学作用和身体对酒精的处理

醇（alcohol）是一类化合物，它们的一端都有相同的活性基团（羟基）。最小的醇是甲醇，它只有一个碳原子；其次是**乙醇（ethanol）**（含2个碳），即含酒精饮料中的酒精（你可以在附录A看到它的结构）。甘油（含3个碳）

紧随其后，在第 5 章关于脂肪的部分会再次出现。后缀 -ol 表示醇。

酒精对生物有深远的影响，部分原因是它能溶解脂类。大多数情况是可以伤害或杀死细胞的毒素。酒精很容易穿透细胞外的脂膜，一旦进入细胞内，就会破坏细胞的结构并杀死细胞。由于一些醇能杀死微生物，所以它可以成为有用的消毒防腐剂。

酒精饮料中的乙醇比其它醇的毒性要小一些。如果稀释度足够，缓慢而适度地饮用，它将在大脑中产生**愉悦感（euphoria）**，这是人们寻求的一种快感，它能使社交变得轻松。

由于它具有这样的作用，酒精也可以被当作一种**药物（drug）**，和许多药物一样，它对使用者既有好处，也有危害。

从开始喝酒精饮料的那一刻起，身体就给予它特别的关注。与食物不同，食物在被吸收之前需要消化，乙醇直接通过胃壁扩散进入血液。当胃里充满食物时，酒精分子不易被血液吸收；食物也会延迟酒精进入小肠的时间。想要在社交场合喝酒而不醉酒的人，在喝酒前和喝酒时都要吃零食。

胃拥有一种酶（乙醇脱氢酶，缩写 ADH），它转化了所摄入的酒精，留下其主要的分解产物——乙醛。肝脏中的乙醇脱氢酶也会通过吸收的酒精产生乙醛。乙醛的毒性比酒精更大，但另一种酶（乙醛脱氢酶，在肝脏中被发现）可以进一步将其分解为无毒物质，最终变成无害的水和二氧化碳。人体大部分的乙醇脱氢酶都在肝脏中，因此肝脏代谢的酒精最多。

女性胃中的乙醇脱氢酶比男性少，因此从每杯酒中吸收的酒精要比体重相同的男性多。专家经常警告说，由于这个原因，女性不应该与男性喝一样多的酒。

肝脏每小时可以处理大约 12 盎司（约 360ml）的血液乙醇（大约相当于一杯酒的量），这取决于人的体型、饮酒经历、性别、健康状况和食物摄入量。一天不吃东西会导致包括乙醇脱氢酶在内的身体蛋白质降解，这将使酒精代谢率降低一半，因此有"不要空腹喝酒"的说法。

3.8.3 饮酒模式

饮酒方式会影响酒精对身体的作用。偶尔喝一两杯酒的人，或许一个月喝一到两次酒的人，可能根本不会受到影响。无论是好是坏，每天适量饮酒的人，也就是每天喝一杯酒的女人或每天喝两杯酒的男人，都可能受到这种选择的影响。喝酒超过这个量的人经常会遭受脱水（酒精会抑制抗利尿激素），以及广为人知的次日早晨的宿醉。对那些过度饮酒的人，酒精会对身体的各个器官造成严重的伤害。酒精是一种上瘾的药物，而酒精成瘾就是酗酒。

1. 节制饮酒

戒酒的人可能出于文化、宗教或健康原因而选择戒酒。有些人不应该喝酒，因为它会给他们带来特殊的风险。如果有以下情况，你就不应该喝酒：

- 你还未到法定饮酒年龄。溺水、车祸和创伤是儿童和青少年死亡的常见原因，而饮酒加剧了这些风险。

- 你怀孕了，或者可能怀孕了。目前并没有确定怀孕期间饮酒的安全量。
- 你正在哺乳（你可以在哺乳前 4 小时喝一杯）。
- 你正在服用与酒精相互作用的药物。这类药物都有标签，提醒你注意其风险。
- 你患有肝病、高血脂、胰腺炎或有其它加重酒精有害影响的情况。
- 你将要开车、操作机器或参加其它需要集中注意力、技能或协调的活动，如游泳、骑自行车或划船。
- 你无法把饮酒量限制在适度水平。

不含酒精的饮料也能使饮酒者产生一些愉悦感觉（这些饮料最多含有 0.5% 的酒精）。有一些不含酒精的啤酒和葡萄酒，或者是咖啡和苏打水，都可以提升情绪、缓解社交压力。不喝酒的人可以喝这些饮料。

2. 适度饮酒

许多人坚持在限定的范围内适度饮酒。适度饮酒者不会给肝脏带来超出其承受能力的问题，在一个愉快的社交晚会之后，一晚平静的睡眠即可恢复原始健康状态。当然，达到这个效果的关键是在饮酒过量之前即停止饮酒。

值得重申的是，已经证明适量摄入酒精并不会立即对身体造成伤害：

- 女性每天喝一杯酒。
- 男性每天喝两杯酒。

表 C3-2 的左列显示了适度饮酒者如何管理酒精的摄入。后面的内容会涉及右列。

表C 3-2	适度饮酒者与酗酒者的特征
适度饮酒者特征	**酗酒者典型特征**
■ 偶尔慢慢地饮酒	■ 喝得很快，猛烈
■ 在饮酒时或饮酒之前吃些食物	■ 空腹饮酒
■ 不会狂饮，能适时停止	■ 狂饮，直至喝醉
■ 尊敬不饮酒的人	■ 强迫他人喝酒
■ 在解决问题或者做决定时，避免饮酒	■ 在面临问题和做决定时，会选择饮酒
■ 不欣赏或者鼓励喝醉	■ 认为饮酒很有趣或者很值得欣赏
■ 饮酒时能自始至终保持安静、平衡	■ 在饮酒时，变得大声、愤怒、暴力或者沉默
■ 不会由于饮酒给他人和自己带来麻烦	■ 在饮酒时，在身体和感情上伤害自己、家人或者其它人

3. 过度饮酒

过度饮酒者每小时会喝超过半盎司（约 15ml）的酒。刚开始产生的愉快感是短暂的，很快就会被大剂量酒精的影响所取代，这种影响包括社交活动的减弱和欣快感的减弱。饮酒者很快就会表现出**醉酒**（**intoxication**），特别是空腹饮酒时。

如果一个人的饮酒量超过了胃和肝的代谢能力，那么过量的酒就会通过血液流向大脑和身体其它部位，然后肺部和肾脏会通过呼吸和尿液排出约 10% 的血液酒精。呼吸中的酒精含量与血液中的酒精含量成正比，因此执法人员使用的酒精测试仪可以准确测定醉酒的程度。

没有办法加快肝脏清除酒精的速度：只有时间才能让醉酒者恢复清醒。四处走动也无济于事，因为肌肉不能代谢酒精。喝咖啡也不行：咖啡因是一种兴奋剂，但它不会加快酒精的新陈代谢。警察说一杯咖啡只会使一个瞌睡的醉汉变成完全清醒的醉汉。表 C3-3 给出了其它关于酒精的误区。

表C 3-3	关于酒精的误区和真相

误区：一小杯酒会使你暖和起来	
真相：酒精把血液转移到你的皮肤处，所以使你觉得暖和，但实际上酒精使身体变凉了	
误区：葡萄酒和啤酒比较温和，它们不会使人上瘾	
真相：在世界范围内，喝葡萄酒和啤酒的人死于与酒相关的疾病的比率很高。你喝什么酒不是问题的关键，关键在于你喝了多少	
误区：将不同酒混合着喝容易宿醉	
真相：宿醉是过多的酒精造成的，而不取决于以何种方式喝酒	
误区：酒精是兴奋剂	
真相：酒精会抑制大脑的活动	
误区：酒精是合法的，因此，它不是药物	
真相：酒精是合法的，但是它改变了机体功能，在医学中也就被定义为抑制性药物	

4. 狂饮

重度饮酒（heavy episodic drinking），通常被称为狂饮，对很多人来说是一种有问题的饮酒方式，而且采用这种饮酒方式的人数还在不断增加。年轻人喜欢聚会、体育活动和其它社交场合，但这些场合往往会鼓励狂饮。狂欢饮酒影响了国家统计数据的准确性，大学校园里饮酒的现象比实际情况更加普遍。大学生每周的平均饮酒量为 1.5 杯，而豪饮者则为 14.5 杯。这种破坏性的饮酒模式在 18~34 岁人群中最多，也是这个群体发生与酒精相关的事故和疾病的主要原因。

危害随着年龄的增长而加重。在美国，每天有 6 名狂饮者死亡，大部分是 35~64 岁的男性。与不饮酒者和适度饮酒者相比，狂饮者还更有可能破坏财产、攻击他人或造成致命事故。他们也更有可能进行无保护措施的性行为，导致性传播疾病和意外怀孕。女性狂饮者更有可能成为强奸的受害者。居住在校园内外的狂饮者可能意识不到自己是酗酒者，直到他们的饮酒行为导致了诸如车祸等危险情况，或者直到长时间过去，狂饮对他们的健康造成潜在的、不可逆转的损害。

3.8.4 酒精过量的短期影响

一个人喝太多酒会对身体产生负面影响，有些是短暂的，有些更有害。酒精中毒的短期影响往往是可逆的，但长期影响可能是不可逆的。

1. 脱水

过量饮酒会对身体的其它器官产生影响。它渗透到所有的组织并使它们脱水——任何过量饮酒的人都很熟悉这种感受。酒精会抑制大脑分泌一种激素（抗利尿激素），这种激素会抑制体内水分的排泄，因此尿液的排出会增加。

由此导致的脱水引起口渴，而粗心的饮酒者喝更多的酒只会让情况变得更糟。唯一能解渴的液体是水。

由于脱水而失去的水分会带走重要的矿物质，如镁、钾、钙和锌，耗尽身体的储存。这些矿物质对神经和肌肉的协调以及体液平衡至关重要。当饮酒导致矿物质流失时，必须在随后的膳食中补充矿物质，以防止缺乏。

2. 宿醉

宿醉——第二天早上难受的头痛和恶心——是喝酒过量的结果。大脑脱水是宿醉的主要原因。酒精会耗尽大脑细胞中的水分；当它们补水时，就会肿胀并引起疼痛。

此外，人体内有几种化学物质会导致宿醉。回想一下，胃和肝脏正忙于将酒精转化为乙醛，乙醛是一种有毒化合物，会在体内积累一段时间，等待进一步分解。随后的分解步骤还需要肝脏其它化合物的参与（谷胱甘肽，一种重要的抗氧化剂；半胱氨酸，一种氨基酸），这些物质在分解乙醛工作完成之前就已耗尽了，时间久了，可以清除宿醉体内产生的毒素。

矛盾的是，因为乙醛是有毒的，所以它反而对想要戒酒的饮酒者有利。它是一种叫做**戒酒硫（antabuse）**药物的活性成分，它会产生严重的乙醛中毒症状，以致于当酒精存在于体内时，嗜酒者会选择不喝酒。

3. 心脏和大脑

只要体内有过量的酒精，每个器官都能感觉中毒的影响。心脏、胃和大脑就是例子。急诊室的护士描述了醉酒患者"假日心脏综合征"的症状，其特征是威胁生命的心律不齐。任何年龄的人只要在短时间内喝下几杯以上的酒，都可能出现这种症状。但是，胃可能会拯救饮酒者，因为过量饮酒会引发呕吐反射，这是人体对抗中毒的主要防御系统之一。

在大脑中，少量的酒精会选择性地镇静神经抑制的功能，产生兴奋异常的印象。有些人用酒精来达到这种"快感"，他们认为酒精有助于缓解焦虑，使他们放松，但多余的酒精会抵消这种快感，然后，对许多人来说，会产生紧张和压力。当血液中的酒精浓度上升到足够高时，所有的神经细胞都被镇静下来。

图 C3-2 显示了逐渐升高的血液酒精浓度对大脑的影响。在 0.08% 的血液酒精浓度下，人的判断、推理和情绪控制能力受损。在 0.1% 血液酒精浓度下，中脑的语言中枢处于镇静状态。在 0.15% 血液酒精浓度下，肌肉控制和反射就会受损。在较高的浓度下，会导致昏迷，如果饮酒者在呕吐或昏倒之前摄入致命剂量，呼吸和心跳就会停止。大多数高速公路安全条例规定了醉酒的法定上限为 0.08% 血液酒精浓度，但即使在较低的浓度下，驾驶能力也可能会受损。

戒酒，再加上良好的营养，可以逆转一些由于酗酒（持续时间不长）而造成的脑损伤。然而，超出了一个人恢复能力的长期饮酒，会严重损害视力、记忆、学习、推理、语言和其它大脑功能，且不可逆转。

显然，适度饮酒和过度饮酒在健康风险上有明显的区别。研究表明，尽管前者可能在某些方面对饮酒者有益，但后者却是极其有害的。

酒精的浓度越高,对脑组织的不良作用越严重。这是一个典型的连续发展过程,但个体反应会有一定差异。

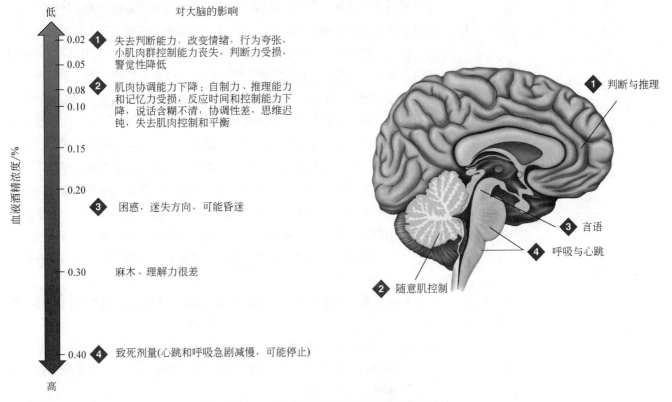

图C3-2 血液中高酒精浓度对大脑的作用

来源:美国疾病预防控制中心。

3.8.5 适度饮酒的可能好处

一些研究表明,适度饮酒对健康有益,但这些研究很难解释其结论。有四种类型的研究特别值得关注:对成年人的研究,比较不同国家饮酒模式的研究,关注年轻人的研究,以及比较葡萄酒与其它类型酒效果的研究。

但这些人群研究只能带来某些启发,并不能为因果关系提供证据,只揭示了相关性。简单地说,如果"A"经常和"B"一起出现,这并不能证明"A"导致"B",反之亦然。可能是第三个因素 C 同时导致了 A 和 B。

在已经发现的相关关系中:经常适度饮酒者患上心脏病、卒中和糖尿病的风险降低,他们的血脂和凝血因子也有所改善。这些研究表明适度饮酒和心脏病风险降低二者同时发生,但不能证明适度饮酒可以降低心脏病风险。适度饮酒可能只是反映了较高的社会经济地位,其特征还包括更好的饮食、更少的社会压力、更多的锻炼、更小的吸烟和更容易获得医疗保健。

法国进行的人口研究阐明了饮酒与健康之间的关系。在法国,一周内少量和适度饮酒是常态,这种饮酒模式与高于平均水平的心脏健康指标和低于平均水平的死亡率相关。而在其它国家,摄入等量酒精的人却有更高的患病风险。他们经常大量饮酒。例如,他们可能会在大多数工作日戒酒,但随后会在每个周末喝上四五杯或更多。因为随着时间的累积,他们总饮酒量在"适度"范围内,研究人员可能会在调查中把这些人误算作适度饮酒者,但事实上，他们是偶尔重度饮酒者，患心脏病和死亡的风险很高。

对青少年和青壮年饮酒的研究得出了非常清楚的证据。无论年轻人是否饮酒，他们的最高死亡率不是来自疾病，而是来自车祸、杀人和其它暴力行为。饮酒，即使只是一点点，也会增加年轻人死于这些原因的风险。对他们来说，适度饮酒是否有益于心脏健康的问题变得无关紧要。

对于喝葡萄酒的好处，研究仍在继续。你问的人可能会告诉你红酒对健康有好处。在美国销售的红酒的标签上经常写着这样的声明："我们鼓励你咨询你的家庭医生，了解红酒对健康的影响。"这样的声明似乎预示着葡萄酒有益健康，但有关葡萄酒与健康的关系的研究结果是矛盾的。例如：

- 一些好消息：一些人群研究表明，每天喝一杯或两杯葡萄酒往往与低于平均水平的心脏病发作风险有关。这种效果可能要归功于酿制这种葡萄酒的葡萄汁：葡萄汁中含有钾和植物化合物白藜芦醇（见争论2），它们可能有助于维持正常的血压；当葡萄汁被制成葡萄酒时，这些成分仍然存在。
- 坏消息：大量饮酒，即使是红酒，也会引起血压升高和炎症，对心脏有害。
- 更多的好消息是：葡萄酒中的一些化学物质似乎可以抗某些癌症。
- 更多的坏消息是：这些植物化合物很难被吸收，只有很少的量到达身体组织。

关于葡萄酒抗癌的好消息被一项发现抵消：饮酒，即使每天少于一杯，也会导致或促进乳腺癌、结肠癌、食道癌、肝癌和喉癌；喝的越多，喝的越久，风险就越大。

因此，尽管研究人员希望能够就适度饮酒可能带来的益处发表一些研究成果，但多数科学证据并不具有说服力。《美国居民膳食指南》建议，不饮酒或不要太频繁地饮酒，对健康有益。

3.8.6 过度饮酒的长期后果

一个描述自我毁灭的过度饮酒的术语是**酗酒**（**problem drinking**），也被称为**酒精滥用**（**alcohol abuse**）。表C3-2的右侧可以看出酗酒者的典型行为，它为判断酗酒行为提供了一面镜子。

酗酒是最严重的自毁式饮酒。许多刚开始喝酒的人发现他们无法保持适度饮酒的生活模式，而更倾向于有害和危险的过量饮酒。对酗酒的人来说，饮酒会导致各种形式的非理性和危险行为，包括醉酒驾驶、争吵和暴力，以及计划外和危险的性行为。如果继续酗酒，这些人将面临心理抑郁、身体疾病、严重营养不良和自尊心受挫。更糟的是，由于酒精是一种易上瘾的药物，否认酗酒常与酒精成瘾相伴，许多有酒瘾的人说"我不是一个酒鬼"，而恢复正常的第一步就是要承认这个问题。如果你想知道你是否存在饮酒问题，请参阅表C3-4。如果你认为你有，你应该立即寻求专业评估。

长期过量饮酒会对大脑、肝脏、肾脏、心脏和其它身体系统造成累积的、不可逆的损害。肝损害的进展如图 C3-3 所示。该图展示了长期过度饮酒引

左边，正常的肝脏；中间，脂肪肝；右边，肝硬化

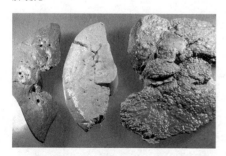

图C3-3　酒精对肝脏的损伤

表C 3-4	问题饮酒和酒精成瘾的症状

通过回答这些问题，健康专家可以诊断和评估问题饮酒或酒精成瘾。过去的一年，你有没有以下问题：

■ 是否曾经喝得比你预想的更多或更久 ■ 不止一次想要减少或停止饮酒，或试图减少或停止饮酒，但做不到 ■ 有强烈饮酒的欲望 ■ 在饮酒期间或之后不止一次地让自己处于危险中（如驾驶汽车、游泳、使用机械、在危险区域行走或发生不安全性行为） ■ 有没有注意到你需要喝比平时更多的酒才能感觉到效果 ■ 即使喝酒让你感到沮丧、焦虑或身体不适，你还是继续喝酒 ■ 花很多时间喝酒、生病或克服其它后遗症	■ 即使给你的家人或朋友造成了麻烦，你还是继续喝酒 ■ 是否发现喝酒或因喝酒而生病常常影响你照顾你的家庭或家人？或者造成了工作上的麻烦、学校的问题 ■ 为了喝酒而放弃或减少那些对你来说很重要或有趣的活动 ■ 发现当酒精的作用逐渐消失时，你会出现戒断反应，比如失眠、颤抖、烦躁、恶心、出汗、心跳加速或癫痫？或者感觉到不存在的东西 ■ 发现自己通过喝酒来抵御戒断反应

如果你有以上任何症状，或者如果你身边的人担心你喝酒，那么酒精可能就是一个值得担心的原因。你的症状越多，出现的频率越高，你就越迫切需要改变。去看医生吧。

注：这些问题基于美国精神病学协会2013年发布的第5版《精神疾病诊断与统计手册》中描述的饮酒相关疾病的症状。《精神疾病诊断与统计手册》是美国最常用的诊断精神疾病的参考书。

起的肝脏退化阶段的经典照片，展示了潜在的严重损害。关于过量饮酒的危害的更多细节已经为人所知，每年都有许多人死于过量饮酒。

3.8.7　营养与饮酒

营养和酒精在许多方面相互作用，有些是有益的，有些是有害的。在益处中，小剂量的酒精（如一小杯葡萄酒）可以刺激过于焦虑而不吃东西的人的食欲或对食物失去兴趣的老年人的食欲。研究表明，在晚年适量饮用红酒还能提高精神，促进社会交往，促进安稳的睡眠。在疗养院里，为饮酒的老年患者提供一杯葡萄酒或一杯鸡尾酒能够改善患者和员工关系。

消极的一面是，酒精可能会给身体带来多余的脂肪。酒精本身是能量，而酒精饮料的能量含量可能很高。乙醇每克可产生7 kcal能量（相比之下，碳水化合物为4 kcal，蛋白质为4 kcal，脂肪为9 kcal）。摄入的乙醇中只有一小部分通过呼吸和尿液从体内排出。此外，像椰林飘香（一种鸡尾酒）这样的混合饮料，通常还含有很多额外的能量。表C3-5提供了一些酒精饮料和混合饮料能量的例子。

脂肪和酒精在体内相互作用。在脂肪和酒精的作用下，身体储存了相对无害的脂肪，并通过优先将酒精作为能量使用来避免毒性。因此，酒精会促进脂肪的储存，脂肪通常储存在腹部中央区域，即饮酒者常出现的"啤酒肚"。

饮酒会增加维生素和矿物质失衡的可能性。和糖一样,酒精也构成了"单纯能量"——也就是说，它在不带来任何营养物质的情况下提供能量。一个由营养食物组成的2000 kcal的饮食，必然比一个其中500 kcal食物被酒精取代的饮食提供更多的营养。此外，酒精还会改变新陈代谢或促进几种重要维生素的排出。当矿物质失衡时，血液中敏感的酸碱平衡就会改变，导致紧

表C 3-5　酒精饮料和混合酒类中的能量

酒精饮料容器的标签不需要列出能量，但是酒精饮料的能量，比如鸡尾酒，可能很快出现在许多餐馆的菜单上。

饮　　　料	份量 /oz	能量 /kcal
麦芽饮料（甜味）	16[a]	350
麦芽饮料（非甜味）	16	175
冷藏葡萄酒	12	170
混合葡萄朗姆酒（无酒精）	4	160
啤酒	12	150
餐后酒	3.5	140
水果味汽水、汤姆科斯林鸡尾酒	8	115
杜松子酒、朗姆酒、伏特加酒、威士忌酒（48%）	1.5	105
可乐、无醇啤酒、气泡加香料姜汁汽水	8	100
玛格丽特酒（无醇）	4	100
淡啤酒	12	100
佐餐葡萄酒	3.5	85
番茄汁、血腥玛丽鸡尾酒（无醇）	8	45
苏打水、普通的矿泉水、减肥饮料	8	1

注：a 典型容器大小，oz 为盎司，1 盎司液体 =29.27ml（美制，≈30ml），但 3oz 容器更常见。

急情况。

酗酒还会破坏每个组织的营养代谢。在酒精的作用下，胃细胞会分泌过多的酸和组胺，后者是免疫系统产生炎症的一种物质。肠道细胞不能吸收硫胺素、叶酸、维生素 B$_{12}$ 和其它维生素。肝细胞在激活维生素 D 时失去效率。眼睛的视网膜细胞通常将醇形式的维生素 A（视黄醇）转化为视觉所需的形式（视黄醛），但它必须先处理乙醇。肝脏细胞处理和使用维生素 A 的能力也降低了。肾脏排出所需的矿物质：镁、钙、钾和锌。

由于食物摄入不足和酒精滥用导致的营养吸收受损，约 80% 的酒瘾患者都缺乏一种 B 族维生素——硫胺素。事实上，在慢性酒精中毒中常见的硫胺素缺乏症有自己的名字——韦尼克 - 柯萨考夫综合征。这种综合征的特征是眼肌瘫痪、肌肉协调性差、记忆障碍和神经损伤。补充硫胺素可能有助于修复部分损伤，特别是当人停止饮酒时。

另一个有趣的例子是酒精对叶酸的影响。当摄入酒精过量时，身体会主动将叶酸从活动和储存部位排出。正常情况下，肝脏含有足够的叶酸以满足所有需求，但它却将叶酸排到血液中。当血液中的叶酸含量上升时，肾脏会将其排出体外，就好像叶酸过量了一样。正常情况下，肠道会持续释放和吸收叶酸，但由于叶酸缺乏和酒精中毒，肠道无法吸收叶酸。酒精还会干扰剩下的少量叶酸的作用。这种干扰会抑制新细胞的产生，特别是小肠和血液中快速分裂的细胞。

因此，营养素缺乏和营养失调是酗酒不可避免的后果，不仅因为酒精会取代食物，而且因为酒精会直接干扰身体对营养素的利用。接受酒精成瘾治疗的人也需要营养疗法来改善营养失调，并治疗在常人中罕见的营养素缺乏病，如夜盲症、脚气病、糙皮病、坏血病和急性营养不良。

3.8.8 最后的话

这次讨论探讨了酒精影响健康和营养的一些方式。最后，每个人都必须自己决定是否饮酒，这个决定可以随时改变。表C3-6总结了选择的两个方面。

表C 3-6　适度饮酒：支持与反对

许多人在不同的层面上讨论喝酒的优点和缺点。这张表格列出了一些支持和反对喝酒的论点。

正方：支持饮酒的论点	反方：反对饮酒的论点
1. 使社交互动更轻松。酒精能消除压抑，使社交活动更容易进行	1. 消除社会禁忌。酒精消除了压抑，允许社交上不被接受的行为和互动
2. 缓解压力。饮酒可以缓解压力，产生愉悦感	2. 增加了抑郁和焦虑。经常饮酒会加深抑郁并引起焦虑。消除压力来源能提供更持久的解脱
3. 心脏健康。人群研究表明，适量饮酒对老年人的心脏有益	3. 相关，而不是因果。目前还缺乏支持饮酒促进心脏健康理论的临床对照试验。其它因素可能会混淆这一结果，甚至对某些人来说，适度饮酒也与心脏损伤有关
4. 保护大脑。少量的研究初步表明，在衰老过程中，适度饮酒能减少痴呆，改善记忆力	4. 破坏大脑细胞。研究还没有确定衰老是否会导致阿尔茨海默病或记忆力衰退，但明确的结论是酒精会杀死脑细胞，大量饮酒会导致痴呆
5. 降低死亡率。在大量人群样本中，适度饮酒有时与死亡率降低有关	5. 增加死亡率。对年轻人来说，酒精会增加交通事故和暴力的风险，否定任何潜在的健康益处 增加患癌症概率。对于女性来说，即使每天只喝一杯，也会大大增加患乳腺癌的风险。其它癌症的患病风险也可能受到影响
6. 天然的就是无害的。几个世纪以来，酒精饮料一直被用作天然补品来"治疗你的病痛"	6. 天然毒素。酒精是一种毒素，过量饮用会致命。安全、有效的药物可以在更低风险的情况下达到同样的效果
7. 植物化合物。红酒提供有益的植物化合物	7. 不是唯一的来源。普通食物，如葡萄和全谷物，也是很好的来源
8. 味道。许多人觉得酒精饮料味道很好，他们喜欢这种味道	8. 味道。更安全的饮料同样美味。大量饮酒会使人上瘾和中毒。
9. 解渴。冰啤酒或麦芽饮料能解渴	9. 利尿剂。酒精是一种利尿剂，会导致水分流失。其它饮料的补水效率更高
10. 无处不在。每个人都喝	10. 不是每一个人。超过1/3的美国成年人不喝酒
11. 营养来源。酒精饮料被声明能"提供维生素B和矿物质"	11. 营养差。酒精饮料通常是低密度营养素的来源，大量饮酒会导致体内营养素流失

来 源：Point: J. Ilomaki and coauthors, Alcohol consumption, dementia and cognitive decline: An overview of systematic reviews, Current Clinical Pharmacology 10 (2015): 204–212; J. H. O'Keefe and coauthors, Alcohol and cardiovascular health: The dose makes the poison . . . or the remedy, Mayo Clinic Proceedings 89 (2014): 382–393; E. Nova and coauthors, Potential health benefits of moderate alcohol consumption: Current perspectives in research, Proceedings of the Nutrition Society71 (2012): 307–315; M. Krenz and R. J. Korthius, Moderate ethanol ingestion and cardiovascular protection: From epidemiologic associations to cellular mechanisms, Journal of Molecular and Cellular Cardiology 52 (2012): 93–104. Counterpoint: C. S. Knott and coauthors, All cause mortality for age specific alcohol consumption guidelines: Pooled analyses of up to 10 population based cohorts, British Medical Journal 350 (2015), epub, doi: 10.1136/bmj.h384; A. Gonçalves and coauthors, Relationship between alcohol consumption and cardiac structure and function in the elderly, Circulation Cardiovascular Imaging (2015), epub, doi:10.1161/circimaging.114.002846; M. Stahre and coauthors, Contribution of excessive alcohol consumption to deaths and years of potential life lost in the United States, Preventing Chronic Disease 11 (2014), epub, doi: http://dx.doi.org/10.5888/pcd11.130293; K. Gonzales and coauthors, Alcohol-attributable deaths and years of potential life lost—11 states, 2006–2010, Morbidity and Mortality Weekly Report 63 (2014): 213–216.

至于为了健康而饮用葡萄酒或其它酒精饮料，大多数研究人员得出结论，虽然适度饮酒的人可能会获得一些小益处，但更大的益处来自于有规律的体育运动和保持健康的体重。酒精也会带来一些严重的风险，所以不喝酒的人不应该为了增进健康而开始喝酒。如果你选择饮酒，请小心谨慎，严格适度。

批判性思维

（1）适度饮酒被认为可能对健康有益。但是提出一个论点去解释为什么适度饮酒可预防心脏病或其它健康问题可能不是一个好主意。

（2）你女儿秋天就要去上大学了。最近，有一些关于大学校园里过度饮酒的令人不安的新闻，甚至有关于死亡的报道。四五个人组成一个小组。每个小组都有一个虚构的女儿，她即将离开学校去上大学。小组的每个成员将从下面的题目中选择一个，准备一个简短的（一分钟）演讲，试图教育你的女儿过量饮酒的危害。为了方便演讲者的发言，一个小组成员扮演"女儿"的角色，每个演讲者轮流扮演。一定要在你的论点中尽可能强调事实。

- 解释宿醉的生理机制。
- 讨论酒精在体重增加中的作用。
- 描述酒精对维生素的影响。
- 描述酒精对心脏和大脑的影响。
- 描述酒精对肝脏和其它器官的影响。

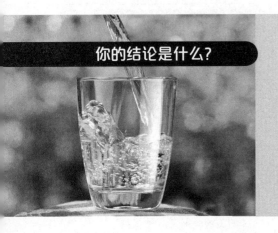

你的结论是什么？

"人如其食"这句话是真的吗？

盘中餐是如何转换成身体的营养的？

肠道中的细菌和营养有什么关系？

你应该服用抗酸药缓解胃灼热吗？

线上资源有哪些？

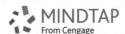

访问 MindTap（www.cengage.com）。这是一个完整的在线课程，包括饮食和健康以及互动测验、视频和其它内容。

自测题

1.（LO 3.1）细胞_____。

　　a. 是一个独立的生命单元

　　b. 为身体的需要服务，但很少有自己的需要

　　c. 存活在人的一生中

　　d. b 和 c

2.（LO 3.1）每个基因都是指导一个或多个身体器官生成的蓝图。

　　对　　　　　　　　　错

3.（LO 3.2）在进行组织间的细胞代谢循环后，所有的细胞外液将_____。

  a. 从身体蒸发了   b. 变成了尿

  c. 返回血液   d. a 和 b

4.（LO3.2）血液携带着从食物中吸收的营养素_____。

  a. 由小肠到肝   b. 由肺部到四肢

  c. 从肾到肝   d. 营养素没有在血液中传送

5.（LO 3.3）激素_____。

  a. 很少参与疾病过程

  b. 是化学信使，由一个细胞系统转移去另一个细胞系统并产生影响

  c. 是在单一细胞生成并留在细胞内的细胞内信使

  d. 不受身体营养素状况影响

6.（LO3.3）神经系统发送信息给腺体，告诉它们去做什么。

  对   错

7.（LO 3.4）化学性消化主要发生在哪一个器官？

  a. 口腔   b. 胃

  c. 小肠   d. 大肠

8.（LO 3.4）哪种营养素经过大肠基本不被吸收？

  a. 淀粉   b. 维生素

  c. 矿物质   d. 纤维

9.（LO 3.4）大部分营养素的吸收发生在被黏液保护的胃内壁中。

  对   错

10.（LO3.5）下列哪一项会增加小肠内的气体？

  a. 咀嚼口香糖   b. 喝碳酸饮料

  c. 吃或喝得过急   d. 上面所有各项

11.（LO3.5）关于溃疡的说法，除了哪一项外，其余各项都是正确的。

  a. 通常都发生在大肠

  b. 有些是由细菌引起的

  c. 如果治疗不当，可能导致胃癌

  d. 症状可能会被经常使用抗酸药掩盖

12.（LO 3.6）肾的工作单位是_____。

  a. 光子   b. 基因

  c. 肾单位   d. 绒毛

13.（LO 3.6）膀胱横跨心血管系统并过滤血液。

  对   错

14.（LO 3.7）当两餐之间间隔时间长时，身体的_____

可以维持细胞的活性。

  a. 维生素   b. 脂肪

  c. 植物化合物   d. 矿物质

15.（LO 3.8）身体脂肪组织储存脂肪的能力是无限的。

  对   错

16.（LO 3.9）饮酒者通过_____可使醉酒状态延后。

  a. 吃很多零食   b. 快些结束饮酒

  c. 空腹时饮酒   d. 喝没有稀释的酒

17.（LO 3.9）酒精是天然物质，因此不会真正伤害身体组织。

  对   错

答案见附录 J.

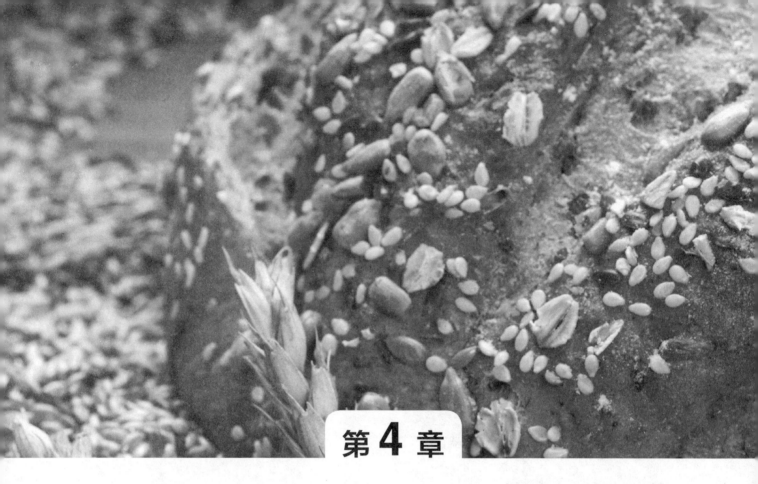

第 **4** 章

碳水化合物：糖、淀粉、糖原和纤维

学习目标　当你学习完本章，应当达到下列目标：

LO4.1　说明植物是如何合成碳水化合物的。

LO4.2　说明膳食中为什么需要碳水化合物。

LO4.3　描述人体内的碳水化合物是如何转化为葡萄糖的。

LO4.4　描述人体是如何利用葡萄糖的。

LO4.5　简要概述 1 型糖尿病、2 型糖尿病和低血糖之间的区别。

LO4.6　识别富含碳水化合物的食物。

LO4.7　逐条列举添加糖对健康的影响。

启发提问

碳水化合物只是给身体提供**不必要**的能量吗？

为什么营养学权威专家一致推荐**全谷物**食物？

低碳水化合物饮食是减重的最佳途径吗？

糖尿病患者需要禁糖吗？

碳水化合物（carbohydrate）是一种既能满足人体能量需要，为大脑和神经系统提供燃料，使消化系统保持健康，又能在限能量饮食中为身体活动提供基础能量并维持理想体形的基本营养素。可以被机体消化的碳水化合物和脂肪、蛋白质能赋予食物以容积，给身体提供能量并带来其它益处。不能被消化的碳水化合物，其中包括食物中的大多数纤维，几乎不能供能，但是有其它重要作用。

不同碳水化合物提供的营养各不相同。本章将会使你了解含有**复合碳水化合物**（complex carbohydrate）（淀粉和纤维）的食物和由**简单碳水化合物**（simple carbohydrate）组成的食物之间的差别及二者对机体的作用。争论4继续探讨现有的关于摄入特定碳水化合物如何影响人体健康的理论。

这一章介绍的碳水化合物是三种产能营养素的第一个，第 5 章和第 6 章分别阐述了脂类和蛋白质。争论 3 介绍了人类饮食中的另一种能量来源——酒精。

4.1 详细了解碳水化合物

LO 4.1 说明植物是如何合成碳水化合物的

碳水化合物中含有太阳辐射能，生物能够利用它们驱动生命进程。含有**叶绿素（chlorophyll）**的绿色植物在阳光下通过**光合作用**（photosynthesis）合成碳水化合物，在这个过程中，植物根部吸收的水（H_2O）能提供氢和氧，叶片吸收的二氧化碳（CO_2）会提供碳和氧。水和二氧化碳结合生成最常见的**糖类（sugar）**，即**葡萄糖（glucose）**。科学家们已经知道这些化合反应的详尽过程，但尚未能完全重现该过程，只有活的植物才能发生光合作用（图 4-1）。

太阳能驱动光合反应并转化为葡萄糖中的化学键能，从而把 6 个碳原子连接在一起。葡萄糖为植物的茎、根、花和果实的所有细胞活动供能。例如根部虽然远离提供能量的太阳光，但是其中每个细胞都能汲取叶子中合成的葡萄糖，并将其分解为二氧化碳和水，利用其释放的能量促进自身的生长和汲取水分。

植物不会用完储存在糖中的能量，所以剩下的能量还能被以植物为食的动物或人类利用。因此碳水化合物形成了支撑地球上所有生命的食物链的第一环。富含碳水化合物的食物几乎完全来源于植物，奶是唯一动物来源的含大量碳水化合物的食物。下面几节将介绍各种形式的碳水化合物：糖、淀粉、糖原和纤维。

> **要点**
>
> - 植物通过光合作用将二氧化碳、水和太阳能结合在一起生成葡萄糖。
> - 碳水化合物是由碳原子、氢原子、氧原子通过含有能量的化学键结合在一起形成的，carbo 是碳的意思，hydrate 是水的意思。

从某种意义上讲，太阳能变成了葡萄糖分子的一部分——它含有的能量。叶子上的葡萄糖分子中，黑点代表碳原子，短线代表含有能量的化学键。

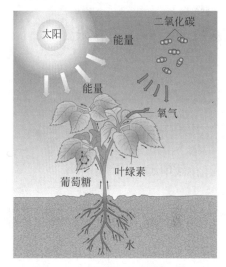

图4-1 光合作用产生碳水化合物

术 语

碳水化合物（carbohydrate）：包括单糖、双糖和多糖在内的化合物。顾名思义，碳水化合物包括"碳"和"水"，它的化学简写式为 CHO，表示碳（C）、氢（H）和氧（O）。

复合碳水化合物（complex carbohydrate）：糖单元长链组成的淀粉或纤维，也称为多糖。

简单碳水化合物（simple carbohydrate）：糖类（sugar），包括单个糖单元和由两个糖单元连接而成的双糖。基本糖单元是由 6 个碳原子和氧原子、氢原子组成的分子。

叶绿素（chlorophyll）：植物体内的绿色色素，捕获光能用于光合作用。

光合作用（photosynthesis）：绿色植物利用叶绿素捕获光能并利用二氧化碳和水合成碳水化合物的过程。Photo 是光的意思，synthesis 是合成的意思。

糖（sugar）：简单糖，也就是单个糖单元或由两个糖单元连接而成的双糖分子。后者通常指蔗糖。

葡萄糖（glucose）：在动植物组织中用以提供能量的糖单元，有时也被叫作血糖或右旋糖。（第 3 章也有定义）

4.1.1 糖

六种糖分子在营养学中都很重要，其中三种是**单糖**（monosac-charide），另外三种是**双糖**（disaccharide）。它们的英文化学名都以 -ose 结尾，表示糖。尽管它们听起来很类似，一旦深入了解就会发现它们有着截然不同的特性。图 4-2 表明了各种糖之间的关系。

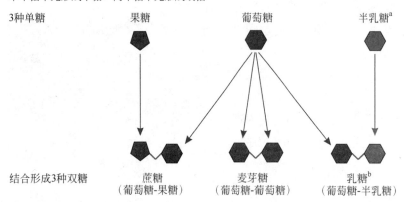

单个糖单元形成单糖，两个糖单元形成双糖

3种单糖　　果糖　　　　葡萄糖　　　　半乳糖[a]

结合形成3种双糖　　蔗糖　　　　麦芽糖　　　　乳糖[b]
　　　　　　（葡萄糖-果糖）　（葡萄糖-葡萄糖）　（葡萄糖-半乳糖）

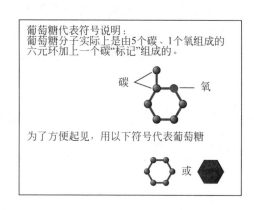

葡萄糖代表符号说明：
葡萄糖分子实际上是由5个碳、1个氧组成的六元环加上一个碳"标记"组成的。

碳　　　　　氧

为了方便起见，用以下符号代表葡萄糖

　　或

[a] 半乳糖不会单独出现在食物中，而是作为乳糖的一部分。
[b] 乳糖中连接两个单糖的化学键不同于其他的双糖，因此一些人很难消化乳糖，导致乳糖不耐受。

图4-2　两个单糖结合形成双糖

单糖　三种单糖分别是葡萄糖、果糖（fructose）和**半乳糖**（galactose）。果糖是水果中甜度非常高的糖，是由葡萄糖分子中的原子重新排列形成的。果糖天然存在于水果和蜂蜜中，也是食用糖的一部分。然而，我们摄入的大多数果糖都来源于甜饮料、甜品和其它用**添加糖**（added sugar）增甜的食物。葡萄糖和果糖是自然界中最常见的单糖。

另一种单糖是半乳糖，与葡萄糖和果糖有相同种类和数量的原子，但是排列形式不同。半乳糖是形成牛奶中双糖的两种单糖之一，在自然界没有游离的半乳糖，它只存在于奶类的双糖中，直到消化时被释放。

双糖　其它三种有重要营养学价值的糖是双糖，它们由两个单糖结合而成，分别是**乳糖**（lactose）、**麦芽糖**（maltose）和**蔗糖**（sucrose）。乳糖，即刚才提到的牛奶中的双糖，是由葡萄糖和半乳糖结合形成的。麦芽糖中有两个葡萄糖单元，是淀粉的降解产物，在发芽的种子中和人体消化淀粉的过程中会产生麦芽糖。

最后一种，蔗糖，是我们熟悉的食用糖，也是在提到糖时大多数人首先想到的。蔗糖由葡萄糖和果糖组成。食用糖是通过从甜菜或甘蔗中提炼果汁得到的，但是蔗糖也天然存在于许多蔬菜和水果中。蔗糖味甜，因为它含有最甜的单糖——果糖。

当你食用含有单糖的食物时，机体可以直接将它们吸收入血，但是食用双糖后，机体需要先消化它们。双糖必须由小肠细胞里的酶水解为单糖，才能进入血液。血液首先将消化的所有产物运送到肝脏，肝中的酶对营养素进行修饰，使其能被机体利用。葡萄糖是能为机体所有组织供能的单糖，所以肝脏释放大量的葡萄糖到血液中，然后输送到身体的所有细胞。半乳糖通过

术语

单糖（monosaccharide）：单个糖单元，mono 是一个、单个的意思，saccharide 是糖单元的意思。

双糖（disaccharide）：两个单糖连接在一起，di 是两个的意思。

果糖（fructose）：一种单糖，有时也被写为 fruit sugar，fruct 意为水果，ose 意为糖。

半乳糖（galactose）：一种单糖，是乳糖的一部分。

添加糖（added sugar）：添加到食物中的糖或糖浆，具有特定的作用，如增加甜味、增大体积或帮助（烘焙食品）褐变。它们也被称为碳水化合物甜味剂，包括浓缩果汁、葡萄糖、果糖、高果糖玉米糖浆、蔗糖和其它有甜味的碳水化合物。在第 2 章中也有定义。

乳糖（lactose）：由葡萄糖和半乳糖组成的一种双糖，有时被写作 milk sugar，lact 意为乳。

麦芽糖（maltose）：由两个葡萄糖组成的一种双糖，有时被写作 malt sugar。

蔗糖（sucrose）：由葡萄糖和果糖组成的一种双糖，有时称为食用糖、甜菜糖，通常简称为糖。

肝转化为葡萄糖，增加机体葡萄糖的供给量。然而，果糖通常被肝脏用作燃料，或被分解为脂肪或其它所需分子的结构单元。

尽管水果和许多蔬菜中的能量确实来自糖类，但这并不意味着吃这些食物就等同于吃浓缩的甜食，比如糖果或喝可乐。从身体的角度来看，除了二者都提供大量葡萄糖外，水果与精制糖（将在后面的章节详述）有很大差别。

> **要点**
> - 葡萄糖是人体内最重要的单糖。
> - 单糖可以被肝脏转化为其它有用的分子。

4.1.2 淀粉

食物中不仅有简单糖，还有由数千个葡萄糖单元形成的长链，也就是**多糖（polysaccharide）**（图 4-3）。**淀粉（starch）**、糖原和大多数纤维都是多糖。

植物以淀粉的形式储存葡萄糖。当植物成熟后，它不仅要为自己提供能量，还将能量储存在种子中以供后代利用。例如，一株玉米成熟后，有许多叶片生产葡萄糖，它会把葡萄糖连接起来形成淀粉，并将聚集成簇的淀粉分子储存在**淀粉颗粒（granule）**中，然后把这些淀粉颗粒储存在种子里，这

> **术 语**
>
> **多糖（polysaccharide）**：也被称作复合糖，由葡萄糖单元连接成的长链组成。poly 是许多的意思。
>
> **淀粉（starch）**：由葡萄糖组成的植物多糖。淀粉煮熟后极易被人体消化；生淀粉往往不易消化。
>
> **淀粉颗粒（granule）**：小的淀粉粒。由淀粉分子聚集而成，不同种类植物形成的淀粉粒形状各异。

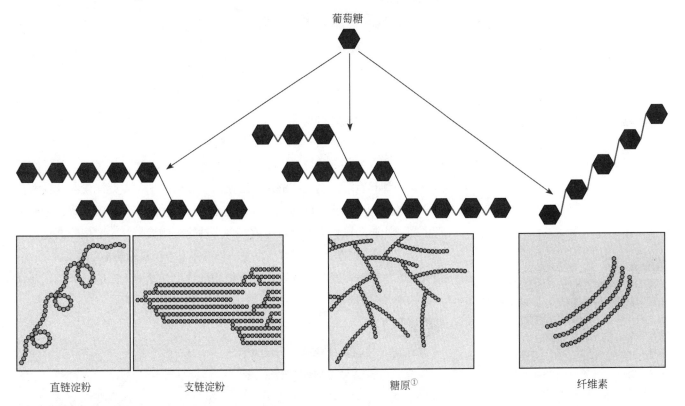

葡萄糖

| 直链淀粉 | 支链淀粉 | 糖原[①] | 纤维素 |

淀粉：葡萄糖单元连接成长链形成淀粉，偶有分支。人体的消化酶能够破坏这些键获取葡萄糖。真正的葡萄糖单元非常小，即使用最高倍数的光学显微镜也无法看到它

糖原：与淀粉一样，其葡萄糖单元间的键可以被人体的酶分解，但是糖原链的分支更多

纤维素（纤维）：纤维素的葡萄糖单元之间相互连接的键与淀粉和糖原不同，无法被人体内的酶消化

图4-3 葡萄糖分子是如何连接形成多糖的

---

① 参考文献见附录K。

一个糖原分子中含有成千上万个葡萄糖单位，这种形式有利于再次分解为葡萄糖。在这张图片中，单个的葡萄糖分子用白色小棍连接在一起的黑点表示。

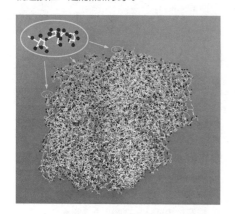

图4-4 糖原分子模型

些巨大的淀粉簇肩并肩地储存在玉米粒中。对植物来说，淀粉非常有用，因为淀粉不溶于水，它会随种子留在土壤中，并为它提供养分，直到幼苗的叶子能接收阳光为止；相反，葡萄糖溶于水，当种子在土壤中时，它会被雨水冲走。玉米和其它植物食物中的淀粉也是人类的养分，因为机体能将淀粉消化成葡萄糖，获取储存在其化学键中的太阳能。后面的章节会详细介绍淀粉的消化过程。

要点

● 淀粉是植物体内葡萄糖的储存形式，也能产生供人体利用的葡萄糖。

4.1.3 糖原

就像植物组织利用长链的淀粉储存葡萄糖一样，动物的肝脏和肌肉组织也通过长链储存葡萄糖，这些长链聚集在一起形成**糖原（glycogen）**（图4-3）。糖原和淀粉一样都由葡萄糖分子连成的长链组成，但是糖原的链更长且分支更多（图4-4）。与在谷粒、土豆和其它植物食物中大量存在的淀粉不同，肉类中的糖原几乎检测不到，因为它在动物被宰杀时会被快速降解。后面的章节会介绍人体如何利用自己储存的葡萄糖。

要点

● 机体以糖原的形式储存葡萄糖。

4.1.4 纤维

植物体内的一些**纤维（fiber）**形成了叶子、茎和种子的支撑结构。其它纤维有各自的作用，例如保持水分防止种子变干。与淀粉一样，大多数纤维是多糖（糖链），不同的是，纤维中连接糖单元的化学键不能被人体的消化酶降解，所以大多数纤维会完整地通过人体，而不能提供能量。但是，当某些纤维遇到具有纤维消化酶的结肠菌落时，也会产生一点儿能量。这种消化过程涉及**发酵（fermentation）**，即产生小分子产物的一种降解形式，主要是产生短链脂肪酸以供人的结肠吸收。许多动物，例如牛，主要依赖消化道的细菌从饲料中富含的粗纤维素（也是一种纤维）中获取葡萄糖的能量。因此，当我们吃牛肉时，间接接受了原本在植物纤维中存储的太阳能。和其它动物产品一样，牛肉本身并不含纤维。

要点

● 纤维能为植物提供结构支撑及其它功能。
● 人体的消化酶不能切断纤维中的化学键。
● 一些纤维可被结肠中的细菌发酵。

4.1.5 总结

植物通过结合二氧化碳、水和太阳能形成葡萄糖，并以多糖淀粉的形式储存。动物或人摄入植物食物并获取葡萄糖。在人体内，葡萄糖在肝脏和肌肉中以多糖糖原的形式储存，但最终会再转化为葡萄糖。因此，葡萄糖传递太阳能为人体的活动供能，在这个过程中，葡萄糖分解为代谢废物二氧化碳和水，并被排出体外，之后植物再以这些化合物为原料合成碳水化合物。纤维是植物成分，不能被人体的酶直接消化，但肠道细菌可以将一些纤维发酵，膳食纤维对人体健康是有益的。

4.2 对碳水化合物的需求

LO 4.2　说明膳食中为什么需要碳水化合物

来自碳水化合物的葡萄糖是实现大多数身体功能的重要燃料，另外两种为身体提供能量的营养素是蛋白质和脂肪[①]。但是富含蛋白质的食物通常很贵，为身体提供燃料的效果并不如碳水化合物好，而且，如第6章所述，膳食蛋白质过多有一些弊端。脂肪通常不会被用作大脑和中枢神经系统的燃料，这些组织更倾向于利用葡萄糖，而红细胞则只能利用葡萄糖。因此，葡萄糖是很重要的能量来源，那些提供碳水化合物尤其是富含纤维的全天然食物，是饮食中葡萄糖的优质来源。

糖在机体组织运转中也起着至关重要的作用。例如，蛋白质上连接的糖分子曾经被认为只是搭便车的，现在则发现它可以显著改变某些蛋白质的形状和功能。这样的糖-蛋白质复合物会使黏液变润滑，水样的润滑剂能够包裹和保护机体的内膜组织。结合在细胞膜外侧的糖还能促进细胞间信息传递及神经和脑细胞运转。显然，机体需要碳水化合物，不仅仅是用来供能。

4.2.1 想要减重和养生的人，需要避开碳水化合物吗？

碳水化合物常被误认为是饮食中使人发胖的成分，因而误导许多担心体重的人去除饮食中有营养的富含碳水化合物的食物。但实际上，对那些想要减肥、维持瘦体重、保持健康的人，更好的办法是注意控制食量和总能量的摄入，围绕富含碳水化合物的水果、豆类、蔬菜和**全谷物（whole grain）**，规划自己的饮食。

1. 降低能量　每克碳水化合物比膳食脂肪产生的能量少，而且将多余的葡萄糖转换为脂肪储存是低效的，会消耗许多能量。不过如果摄入的碳水化合物能量超过需要的能量，也会导致体重增加。为了减重，节食者必须制订计划，减少每天摄入的食物和饮料的总能量。

2. 避免添加糖　建议选择的富含碳水化合物食物中，并不包括精制的添加糖。纯化的精制糖（主要是蔗糖和果糖）不含蛋白质、维生素、矿物质或纤维等其它营养素，因此营养素密度低。如果选择400 kcal的蔗糖来代替400 kcal的全麦面包，就缺失了面包里含的营养素、植物化合物和纤维，只有在满足当天的所有营养素需求而没有达到所需能量时，才可以这样做。

过度使用精制糖还有其它影响。本章的争论部分探讨了关于精制糖、血

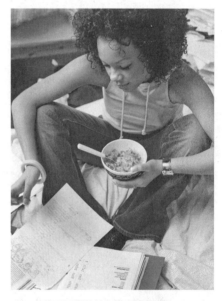

大脑利用葡萄糖作为主要燃料。

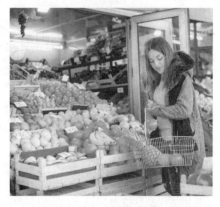

不像浓缩糖果中的添加糖，水果中的糖会被水稀释，而且天然地与维生素、矿物质、植物化学物质和纤维"包装"在一起

术语

全谷物（whole grain）：由整个谷物种子的所有部分和自然产生的营养素（除了不能吃的皮）制成的谷物和食物。

[①]　乙醇，即酒精饮料中的酒精，也能提供能量，但是对机体组织有毒。

脂和慢性病风险的证据。

3. 指南 出于健康考虑，大多数人应该增加富含纤维的全天然食物碳水化合物的摄入量，减少精制面粉和含高添加糖食物的摄入量。表 4-1 展示了几个权威机构给出的的碳水化合物推荐量和指南。

请注意，关于总碳水化合物和添加糖的建议可以"占总能量的百分比"的形式给出，这是第 2 章"算一算"中引入的概念。在这方面，百分比很有意义，因为个人的能量需求差异很大，比例可以用于所有的能量摄入情况。例如总的碳水化合物的推荐摄入范围是每天的能量的 45%~65%，在总能量为 2000 kcal 的饮食中，这相当于 900~1300 kcal 的碳水化合物，但是对于一个只需要每天摄入 1200 kcal 的人来说，仅需 540~780 kcal 的碳水化合物。同样的，对添加糖的限制也取决于一个人每天的能量需求。

总碳水化合物推荐摄入范围是在 AMDR 之内的，产能营养素在这些范围能确保摄入量充足，降低患慢性病的风险。图 4-5 说明了在能量控制饮食中，当某种产能营养素（如碳水化合物）的供能比例改变时，其它产能营养素必须成比例地增加或减少以保证总能量摄入不变。

本章的"消费者指南专栏"描述了各种全谷物食物，"膳食指导"能帮你"看见"食物中的碳水化合物。对于减重者，权威专家并不支持不摄入碳水化合物，事实上，恰恰相反，摄入碳水化合物才是正确的。

要 点

- 机体组织利用碳水化合物产能及行使其它重要功能。
- 大脑和神经组织更喜欢以碳水化合物作为燃料，红细胞只能使用碳水化合物。
- 应当限制精制碳水化合物的摄入量。

表 4-1	碳水化合物推荐摄入量

1. 总碳水化合物 膳食营养素参考摄入量（DRI） ■ 成人和儿童每天至少需要 130g 碳水化合物来为大脑提供葡萄糖 ■ 为了达到最佳的健康状态，大多数人应该从碳水化合物中摄入总能量的 45%~65% 《美国居民膳食指南》 ■ 选择营养丰富的谷物、水果、淀粉类蔬菜、豆类和牛奶来满足一天的碳水化合物摄入总量	3. 全谷物食物 《美国居民膳食指南》 ■ 健康的饮食模式中应包含谷物，且其中至少一半是全谷物
2. 添加糖 《美国居民膳食指南》 ■ 将添加糖的摄入量限制在总能量的 10% 以内 美国心脏协会 ■ 对大多数妇女和儿童来说，每日添加糖的摄入量上限不超过 100kcal（约 25.6g），对大多数男性来说不超过 150 kcal 世界卫生组织（WHO） ■ 强烈推荐[a]：成年人和儿童都应该将添加糖的摄入量减少到总能量摄入量的 10% 以下 ■ 条件性推荐[b]：儿童和成人都应进一步将添加糖的摄入量减少到总能量摄入量的 5% 以下	4. 纤维 膳食营养素参考摄入量（DRI） ■ 50 岁以下的男性每天摄入 38g 纤维，51 岁及以上的男性每天摄入 30g ■ 50 岁以下的女性每天摄入 25g 纤维，51 岁及以上每天摄入 21g

a 强烈推荐表明遵守指南的益处大于不良后果，该指南适用于大多数情况。

b 条件性推荐表明不确定性较高，但有一些科学依据。

三种产能营养素：碳水化合物、脂肪和蛋白质都占总能量 (kcal) 摄入的一部分。每当一种产能营养素的比例增加或减少时，其它营养素的比例也必须改变，以保持总能量不变。

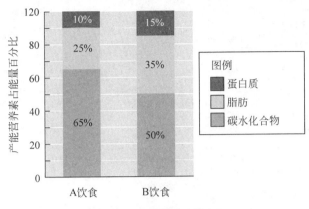

图4-5 产能营养素比例

4.2.2 为什么营养学专家推荐富含纤维的食物？

经常吃富含纤维的水果、豆类、蔬菜、坚果、种子和全谷物的人通常比那些不常吃以上食物的人更健康，这些食物中的纤维有一部分功劳。研究人员根据膳食纤维在水中的溶解度对其进行分类。本节介绍纤维并探讨它对健康的影响。

1. 可溶性纤维 可溶于水的纤维称为**可溶性纤维（soluble fiber）**，可以增加食物的黏稠度，比如果胶使果冻形成胶体，树胶使罐装沙拉酱具有**黏性（viscous）**。燕麦、大麦、豆类、秋葵和柑橘类水果天然含有丰富的可溶性纤维。除食品来源外，提取的单种可溶性纤维制剂还可用作药物或食品添加剂。

在人体内，可溶性纤维最著名的是它调节血糖水平、降低血液胆固醇和促进结肠健康的能力。结肠中的细菌可以发酵很多种纤维，其产物能够：

* 滋养结肠细胞，提高对结肠癌的抵抗能力；
* 减轻炎症；
* 增强免疫力。

显然，提供足量可溶性纤维的饮食模式有助于维持机体健康。

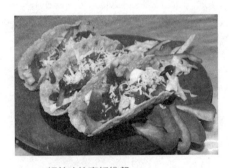

一顿美味的高纤维餐。

要点

* 可溶性纤维溶于水，形成黏胶，其中许多易被结肠细菌发酵。
* 可溶性纤维及其发酵产物在维持机体健康方面起重要作用。

2. 不溶性纤维 其它纤维是**不溶性纤维（insoluble fiber）**，它们不溶于水，不能形成凝胶，没有黏性，不能被发酵。不溶性纤维，例如纤维素，形成了植物的结构，如全谷物（麸皮）的外层、芹菜丝、种子的外壳和玉米粒的皮。这些纤维即使经过数小时的烹饪，仍会保留它们的形状和大致结构。如下所述，在消化系统中，不溶性纤维有助于排便。

图 4-6 给出了不同纤维的各种作用及一般在哪些食物中可以找到它的答案。大多数未经过精加工的植物性食物都含有多种类型的纤维。

术语

可溶性纤维（soluble fiber）：溶于水后具有黏性，能赋予食物黏性或凝胶质地。例如水果中的果胶，能用于给果冻增稠。

黏性（viscous）：具有黏的或凝胶样的稠度，流动相对较慢。

不溶性纤维（insoluble fiber）：水果、蔬菜和谷物中坚韧的纤维结构，食物中不能被消化的不溶于水的部分。

大多数植物来源的食品都同时含有可溶性纤维和不可溶性纤维

人们可以选择的食物	可以获得这些种类的纤维 可溶，有黏性，往往可发酵和形成凝胶	在体内的作用	可能的健康获益
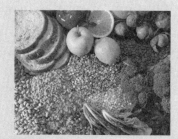 大麦，燕麦，燕麦麸，黑麦，水果(苹果，柑橘)，豆类(特别是青豆和黑眼豌豆)，海藻，种子，许多蔬菜，用作食品添加剂的纤维	• β-葡聚糖 • 树胶 • 菊粉[a] • 果胶 • 车前子[b] • 一些半纤维素	• 通过结合胆汁，降低血液胆固醇 • 减缓葡萄糖的吸收 • 使食物缓慢通过上消化道，延缓营养素吸收 • 使粪便保持水分并软化（较难发酵的可溶性纤维） • 滋养结肠中的有益菌落 • 发酵后产生小脂肪分子，结肠可以利用它们产能 • 增加饱腹感	• 缓解便秘（较难发酵的可溶性纤维） • 降低心脏病风险 • 降低糖尿病风险 • 降低结直肠癌风险 • 增加饱腹感（改善体重管理）
	不溶于水，无黏性，很难发酵		
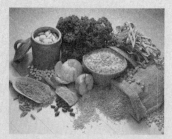 糙米，水果，豆类，种子，蔬菜（白菜，胡萝卜，球芽甘蓝），麦麸，全谷物，提取的用作食品添加剂的纤维	• 纤维素 • 木质素 • 抗性淀粉 • 半纤维素	• 刺激结肠黏膜，增加粪便重量，并加快粪便通过结肠的速度 • 增加食物体积和饱胀感	• 缓解便秘 • 降低患痔疮和阑尾炎的风险 • 减少肠憩室引起的并发症 • 降低结直肠癌的风险

a 菊粉是一种可溶、可发酵但无黏性的纤维，天然存在于一些蔬菜中，但也可以从菊苣根中提纯，用作食品添加剂。
b 洋车前子是一种来自车前子壳的可溶性纤维，不可发酵，可作为泻药和食品添加剂。

图4-6 纤维的特征、来源和对健康的益处

来源：J. W. McRorie, Evidence-based approach to fiber supplements and clinically meaningful health benefits, Part I, Nutrition Today 50 (2015): 82–89; J. W. McRorie, Evidence-based approach to fiber supplements and clinically meaningful health benefits, Part II, Nutrition Today 50 (2015): 90–97.

要 点

• 不溶性纤维不溶于水，构成植物结构，而且不能被结肠细菌发酵。

3. 心脏病和卒中 有证据表明富含水果、豆类、蔬菜、坚果、种子和全谷物食物的膳食也富含纤维和其它复合糖，可预防心脏病和脑卒中。一般来说，这类膳食中的添加糖、饱和脂肪、反式脂肪和胆固醇含量也较低，而且所含营养素和植物化合物也较高，这些因素都与降低心脏病风险有关。燕麦是第一个被证实能降低胆固醇的食物，苹果、大麦、胡萝卜以及豆类也富含能显著降低胆固醇的黏性纤维。相反，含高精制谷物和添加糖的饮食可能会升高血脂，增加心脏病风险。

可溶性的黏性纤维通过与胆汁（即含胆固醇化合物的消化液）结合，以降低血胆固醇。胆汁由肝脏产生，分泌到小肠中（见第3章）。大多数情况下，这些胆固醇会被小肠重新吸收利用，纤维会把一部分胆固醇随粪便一起带出体外（图4-7）。这些胆汁化合物在消化过程中是必需的，因此当其缺乏时，肝脏会利用体内胆固醇储备来合成更多的胆汁。

要 点

• 富含可溶性纤维的食物有助于控制血胆固醇浓度。

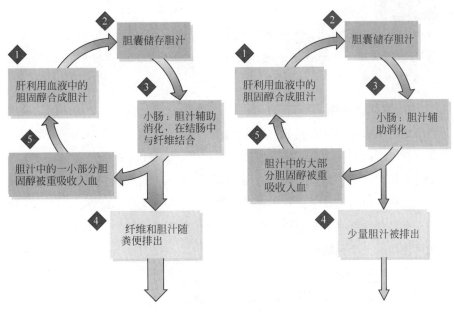

高纤维饮食：胆汁中较多胆固醇被带出体外　低纤维饮食：来自胆汁的较多胆固醇被重吸收回血液

1　肝脏就像一个真空吸尘器，从血液中吸取胆固醇来合成胆汁，然后把胆汁运送到胆囊中储存。

2　胆囊将胆汁排空，进入小肠，起到必不可少的消化作用。

3　在小肠内，胆汁中的一些胆固醇与纤维结合。

4　纤维携带胆汁中的胆固醇随粪便排出消化道。

5　留在肠道中的胆固醇被重新吸收进入血液。

图4-7　食物中的纤维降低血胆固醇的一种方式

4. 血糖控制　可溶性纤维食物（例如燕麦和豆类）可在进食高碳水化合物餐后帮助调节血糖。可溶性纤维能够延缓营养素的消化，使消化道吸收葡萄糖减慢，**糖尿病（diabetes）**患者需要摄入高纤维食物以改善血糖控制。

糖尿病是第11章的主题

要　点

● 富含可溶性纤维的食物有助于调节葡萄糖吸收率。

5. 消化道健康　可溶性和不溶性纤维以及充足的液体摄入，对结肠健康及其正常工作非常有益。全天然食物中可酵解的可溶性纤维在这方面有特别重要的作用。虽然人体自身的酶不能消化这些纤维，但结肠细菌很容易将其发酵，从而获得养分，使有益菌落得以增殖和繁衍。

关于消化道微生物群的描述见第3章。

　　偶尔便秘的人服用纤维补充剂后往往能获得缓解。补充剂中特制的可溶性人造纤维可以抵抗结肠细菌的发酵，在消化道中保持完整。[①]这种纤维并不能滋养有益菌，但会遇水膨胀，软化粪便并增加粪便的重量，使其更容易通过消化系统。粗大的不溶性纤维也可以通过刺激结肠内壁分泌黏液和水，使粪便体积增大和软化来缓解便秘。

　　较大的、柔软的粪便更容易排泄，使下段肠管（结肠）中的压力减小，有助于预防直肠静脉肿胀，即**痔（hemorrhoids）**的发生。纤维可防止小肠内容物过度浓缩，否则会堵塞阑尾，并使细菌入侵和感染的机会增加，引发**阑尾炎（appendicitis）**。另外，有很多人的大肠壁薄弱，导致部分肠壁膨胀成囊状，称为**憩室（diverticula）**（图4-8）。充足的膳食纤维可能有助于减少憩室并发症

　　憩室是结肠壁上异常膨出的囊袋，它们会潴留粪便，引起感染和发炎，导致腹痛，需要住院进行抗生素治疗或手术。

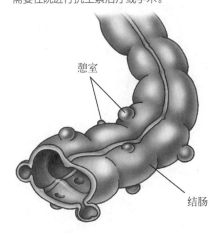

憩室

结肠

图4-8　憩室

术　语

糖尿病（diabetes）：损害人体血糖调节能力的代谢性疾病。

痔（hemorrhoids）：直肠中静脉肿胀、硬化（曲张），通常由便秘造成的压力引起。

阑尾炎（appendicitis）：阑尾的炎症和（或）感染［阑尾是一个从大肠突出的约4英寸（约10cm）长的囊袋，如果肠道内容物的残渣被嵌顿在里面，可能会发生感染］。

憩室（diverticula）：由肠壁膨出的囊或小袋，是由于包裹肠道的肌层弱化引起的，一个或多个憩室发炎疼痛称为憩室炎（diverticulitis）。

---

① 不能被发酵的人造纤维是指甲基纤维素（来自木浆）和车前草（来自种子外壳）。

的发生，但是，与长期以来的观点相反，它可能并不能避免憩室的形成。

> **要点**
> - 可溶性纤维有助于肠道中的有益菌群的维持。
> - 可溶性纤维和不溶性纤维使粪便体积增大和软化、易于排泄，保持消化道健康。

6. 消化道肿瘤　结肠和直肠癌每年夺走上万人的生命。有证据显示膳食纤维与结直肠癌呈负相关。这些癌症的风险在低膳食纤维摄入量人群中最高。在一项研究中，那些吃纤维多（每天28g及以上）的受试者与那些吃得少的受试者相比，结直肠癌风险几乎降低了17%，这项研究和其它具有类似结果的研究重点是获益的原因在于谷物、水果和蔬菜中的纤维，而不是膳食补充剂。膳食纤维补充剂缺乏全天然食物的营养素和植物化合物，而这些物质可能也有助于预防癌症。

所有植物类食物都具有能降低结直肠癌风险的特点，但是科研人员仍在不断研究，这些纤维能使潜在的致癌因子减少，或与之结合并快速将其从结肠中清除。另外，消化过程中细菌发酵纤维产生的短链脂肪酸，可以激活癌症的破坏机制，抑制结肠炎症（许多其它的日常选择也会影响结肠癌风险，见第11章）。

> **要点**
> - 足量的膳食纤维可以降低结直肠癌风险。
> - 植物性食物提供纤维、营养素和植物化合物，能以多种方式对抗癌症。

7. 维持健康体重　富含纤维的食物往往含脂肪、添加糖和能量也较低，每一口这样的食物提供的能量较少，因此可以防止体重增加，有助于减肥。此外，纤维会从消化液中吸水膨胀，产生饱腹感，延缓饥饿感。可溶性纤维在发酵过程中形成的短链脂肪酸可能会改变体内激素，使人产生饱腹感，但每天的食物摄入量是否会因此而减少尚未可知。低纤维摄入的情况则恰恰相反：随着人们食用更多精制的低纤维谷物和浓缩甜食，体脂储存会增加。

为了达到最适宜的膳食纤维摄入量，需遵循《美国居民膳食指南》推荐的饮食模式。选择推荐的全天然、营养丰富的水果、蔬菜，且谷物中至少一半为全谷物，每周至少吃几次豆类。这样，你就能获得植物性食物提供的所有益处，和食用精制食品、纤维补充剂的效果完全不一样。

> **要点**
> - 足量的高纤维天然食物膳食有助于控制体重。

4.2.3　纤维摄入与纤维过量

美国人、加拿大人中只有少数人能摄入充足的纤维。纤维的DRI值为每1000 kcal 14g，或者是对大多数女性来说为每天25g，大多数男性应为每天38g，几乎是目前每日平均摄入量15g（女性）或18g（男性）的两倍。

纤维推荐量（附录 G）是根据总纤维量计算的，不区分纤维类型，因为大多数富含纤维的食物提供的都是不同纤维的混合物。

在减少饱和脂肪的同时增加纤维摄入的一个有效方法是在食物中用植物来源的蛋白质（豆类）取代动物来源的蛋白质（肉和奶酪），另一种方法是注意每天摄入推荐量的水果、蔬菜、豆类和全谷物（图 4-16 的膳食指导中提供了一些增加纤维摄入量的建议）。根据表 4-2，你可以快速估算一天的纤维摄入量，比较明智的做法是选择高纤维食物的同时多饮水，这有助于纤维发挥它的作用。

1. 我的膳食纤维可能会过量吗？ 对于纤维并没有设定可耐受的上限，不过摄入添加到食物或膳食补充剂中的纯化纤维时，可能会走向极端。曾有一个过于热衷燕麦麸松饼的人因肠道梗阻而需要进行外科手术，因为过多的燕麦麸及过少的液体摄入使得他的消化系统不堪重负，所以需要适度食用麸皮和其它纯化纤维，并确保在摄入纤维的同时多饮水。

纤维使得食物体积变大，占据胃的空间。因此对于一顿饭只吃少量食物的人来说，如果饮食中含有过多高纤维食物，可能不能满足其能量或营养素需求。坚持全植物（严格素食者）饮食的营养不良者、年长者和儿童尤其易受到这个问题的影响。

纤维发酵的副产品是可能产生各种臭味气体，这种反应在纤维摄入量突然增加时最为明显。但是即便产生了臭气，也不要放弃食用高纤维食物，而应该从小份开始，在几周内逐渐增加每份的量；充分咀嚼食物，把难以消化的会在肠道内发酵的块状物嚼碎，并尝试各种不同的富含纤维食物，直到寻找到不会引起排气问题的一些食物。有些人还通过使用与豆类一起食用的商业化酶制剂来减轻过量产气问题，这些产品中的酶在食物到达结肠之前，能够分解一些无法自然消化的纤维。

2. 纤维中的胶合物 某些纤维中的胶合物起着**螯合剂（chelating agent）**的作用，从化学角度看，这意味着它们可与矿物质（铁、锌、钙等）结合，并把它们带出体外。矿物质铁主要在肠道上段被吸收，过多的不溶性纤维会加快食物通过消化道上段的速度，从而限制铁的吸收。这些螯合剂通常被膳食补充剂销售商以"清除体内毒素"的功能出售，螯合剂的确存在一些有效的医疗用途，例如治疗铅中毒，但大多数以非处方药出售的螯合剂都是不必要的。

下一节将重点介绍消化系统对碳水化合物的利用。表 4-3 概括了到目前为止提到的有关碳水化合物在体内和食物中的作用要点。

要点
- 几乎没有人能摄入足量的纤维。
- 来自植物的天然食物是最好的纤维来源。
- 随着摄入纤维增多，要增加液体的摄入量。
- 含过高纤维的全植物饮食会给老年人、营养不良者和幼童带来营养风险。

表 4-2　快速估计纤维摄入量

1. 水果或蔬菜（不包括果汁）的份数（120g 切碎的或中等大小的 1 片）乘 1.5g[a]，例如：5 份水果或蔬菜×1.5=7.5g 纤维
2. 精制谷物份数（每份90g）乘 1.0g，例如：4 份精制谷物×1.0=4.0g 纤维
3. 全谷物份数（每份60g）乘 2.5g，例如：3 份全谷物×2.5g=7.5g 纤维
4. 再加上豆类、坚果、种子、高纤维谷物和面包中的纤维含量（请在线上资源查找）[b]，例如：90g 海军豆中含 6.0g 纤维
5. 把以上各项相加，例如：7.5g+4.0g+7.5g+6.0g=25g 纤维

一天摄入纤维总量为 25g

a 大多数熟的和罐装的水果和蔬菜含纤维量大约都是这些，而新鲜水果和一些蔬菜含纤维量更高。

b 使用 USDA 的"What's in the Foods You Eat"搜索工具查找食物中的纤维含量，网址为 https://ndb.nal.usda.gov/ndb/。

术语

螯合剂（chelating agent）：一种能够吸引或结合其它分子的分子，因此常用于防止或者促进物质的转运。

表 4-3 碳水化合物的作用

身体内碳水化合物的作用	食物中碳水化合物的作用
■ **能量来源** 来自饮食的糖和淀粉为身体的许多活动提供能量，它们提供葡萄糖，是大脑和神经的首选燃料	■ **调味** 糖提供甜味
■ **葡萄糖储存** 肌肉和肝糖原储存葡萄糖	■ **褐变** 糖受热后会发生褐变反应，呈现诱人的颜色、香气和味道
■ **原材料** 当需要的时候，糖可以部分分解成能用于合成其它化合物〔如特定的氨基酸（蛋白质的构件）〕的片段	■ **质地** 糖有助于食物软化，煮熟的淀粉质地柔滑
■ **结构和功能** 糖与蛋白质分子相互作用，影响它们的结构和功能	■ **形成凝胶** 淀粉分子受热时会膨胀，并吸附水分子形成凝胶。当纤维果胶与水果中的糖和酸一起被煮熟时，就形成了果冻凝胶
■ **消化道健康** 纤维有助于维持健康的肠道功能（降低肠道疾病风险）	■ **体积和黏度（稠度）** 碳水化合物使食物体积增大、黏性增加，可溶性黏性纤维使食物（例如沙拉酱）稠度增加
■ **血胆固醇** 纤维维持正常的血胆固醇浓度（降低心脏病的风险）	■ **湿度** 糖吸收水分，保持食物湿度
■ **血糖** 纤维调节血糖浓度（有助于控制糖尿病）	■ **防腐** 高浓度糖使细菌脱水，可保存食物
■ **饱腹感** 纤维和糖能带来饱腹感	■ **发酵** 酵母菌可使碳水化合物发酵，这就是生面团发酵和啤酒酿造的过程
■ **体重** 富含纤维的饮食有助于维持健康体重	

4.2.4 全谷物食物

《美国居民膳食指南》要求每个人每天至少有一半谷类食物为全谷物，相当于一天至少摄入 3 份（28g/份）全谷物。为了做到这一点，你必须分清谷类食物中的**精制（refined）**、**富含（enriched）**、**强化（fortified）**和全谷物面粉（表 4-4），本章消费者指南专栏将说明如何找到全谷物食物。

表 4-4 描述谷物食品的术语

- **麸皮（bran）** 包被在谷粒外起保护作用的纤维层，谷物中主要的纤维成分
- **黑面包（brown bread）** 面包中含有糖蜜等成分，使其呈现棕色，可以用包括白面粉在内的任何面粉制作
- **胚乳（endosperm）** 谷物中主要的可食用部分，富含淀粉
- **强化（enriched, fortified）** 指向精加工后的食品中加入营养素，按照美国的法律，指向加工后的谷物和谷类产品中加入规定水平的维生素 B_1、维生素 B_2、烟酸、叶酸和铁等，但不仅限于这 5 种成分（见食品标签）[a]
- **胚芽（germ）** 谷粒内富含营养的部分
- **壳（husk）** 谷粒外不能食用的部分
- **杂粮（multi-grain）** 食品标签常用的术语，指食物由一种以上谷物构成，并不是全谷物食品的标志
- **精加工（refined）** 把食物中粗糙部分去除的过程，例如把小麦加工成面粉的过程，包括去除麦粒中的壳、麸皮和胚芽，只剩下主要成分为淀粉和少量蛋白质的胚乳
- **精加工谷物（refined grain）** 去除了麸皮、壳、胚芽或其它不能食用部分的谷物和谷类产品，并不是全谷物食品。许多精加工谷物纤维含量很低，一般都按照美国法律添加了维生素
- **碾磨（stone ground）** 指用石灰石磨把各种谷粒，包括精加工过的谷粒磨成面粉的过程
- **未漂白面粉（unbleached nour）** 米黄色的精加工胚乳粉，质地和营养价值与普通的白面粉接近
- **小麦面包（wheat bread）** 用小麦面粉，包括精加工的强化白面制作的面包
- **小麦粉（wheat flour）** 用小麦制作的面粉，包括强化的精加工的白面
- **白面粉（white flour）** 由胚乳磨成的面粉，经过精炼和漂白使其柔软度和洁白度达到最大
- **白小麦（white wheat）** 一个小麦品种，与普通红小麦中所含相比颜色浅（大多数常见的面粉都是由红小麦制成的），白小麦在碳水化合物、蛋白质和其它营养素方面都与红小麦类似，但它缺乏红小麦中所含的又黑又苦但是有潜在益处的植物化合物
- **100% 全麦（whole grain）** 食物的标签术语，指谷物都是全谷物，不添加精制谷物
- **全麦粉（whole-wheat flour）** 一种全谷物面粉，由完整的麦粒制成的面粉，也称为粗面粉

a 以前 enriched 和 fortified 在食物中的营养素添加量方面表示不同的含义，但法律的一项变更使这些术语成为了同义词。

1. 面粉类型 典型谷类植物（例如小麦）能制成面粉（然后做成面包、麦片和面食）的部分是它的种子或谷粒。一粒谷粒包括 4 个主要部分：**胚芽**（germ）、**胚乳**（endosperm）、**麸皮**（bran）和**壳**（husk），如图 4-9 所示，胚芽将来会发育成一棵新的植株，如图 4-9 中的小麦，它含有支持新生命生长所需的浓缩食物，尤其富含油、维生素和矿物质。胚乳是种子中白色、较软的部分，含有淀粉和蛋白质，为种子发芽提供养分。麦粒包在麸皮中，麸皮是类似于坚果壳的防护层，也富含营养素和纤维。壳通常称为粗糠，是最外面的干燥的一层，人不能食用，但能被许多食草动物食用和消化，因此被用作动物饲料。

最初人们在两块石头之间研磨麦粒，扬去或筛去最外面的硬壳，保留胚乳和富含营养的麦麸和胚芽。当磨机进步之后，人们可以轻松去除又黑又重的胚芽和麦麸，只留下白色、光滑的有较高淀粉含量和非常少量纤维的面粉。除了能做成柔软、洁白的烘焙食品以外，这种面粉的另一个优点是耐久性——白面粉比全谷物面粉"保存"时间要长得多，因为全谷物中富含营养的油性胚芽过段时间就会变得有哈喇味（酸败）。随着食品生产更加工业化，供应商意识到与硬脆、深棕色的"老式"面粉相比，消费者更偏爱这种精制、柔软的白面粉。

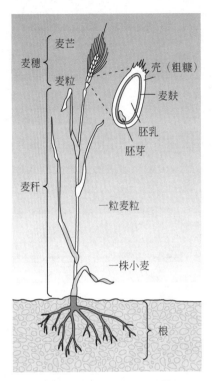

图4-9 一株小麦和一粒麦粒

> **要点**
>
> ● 全谷类面粉保留了谷粒中所有可食用的部分。

2. 精制谷物的强化 高度精制谷物的推广，使许多人缺乏铁、维生素 B_1、维生素 B_2 和烟酸，而以前这些营养素都是从全谷物中获得的。为了扭转这一不幸，1942 年美国国会通过了《食品强化法案》。该法案要求生产商在销售之前向所有的精制谷类产品中添加铁、烟酸、维生素 B_1 和维生素 B_2，1996 年又增加了维生素叶酸。今天，所有的精制谷物产品都至少添加了该法案规定的营养素。

一份强化谷物食物并不"富含"强化营养素，但一天吃几份的人获得的比从未强化的精制食物中获得的营养素多得多，就像图 4-10 给出的面包的例子所说明的那样。

强化的谷物食物仅在它们添加的营养素上可以与全谷物食物相比，而全谷物食物还能提供精制谷物中缺乏的大量的维生素 B_6 及矿物质镁、锌等成分，全谷物食物还提供大量纤维（表 4-5），以及麸皮中一系列有潜在益处的植物化合物和胚芽中的必需油脂。

> **要点**
>
> ● 精制谷物产品不如全谷物食物有营养。

3. 全谷物食物对健康的影响 全谷物提供的健康益处不仅仅是营养素和纤维，与其它人相比，每天仅吃 3 份全谷物食物的人通常会有更健康的体重和更低的体脂，这可能是由于全谷物食物能使胃充盈，使消化变慢，比精

表 4-5	各种面粉中的纤维含量

129g 黑麦面粉含 31g 纤维

112g 大麦面粉含 15g 纤维

120g 全麦面粉含 13g 纤维

95g 燕麦面粉含 12g 纤维

122g 全玉米面粉含 9g 纤维

129g 浅黑麦面粉含 8g 纤维

126g 强化白面粉含 3g 纤维

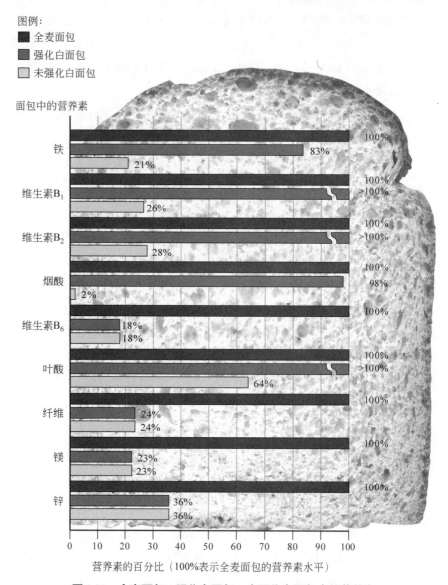

图例：
- 全麦面包
- 强化白面包
- 未强化白面包

面中的营养素

图4-10　全麦面包、强化白面包、未强化白面包中的营养素

营养素的百分比（100%表示全麦面包的营养素水平）

制谷物更能带来持久的饱腹感。摄入更多的全谷物食物还可降低心脏病、2型糖尿病和全因死亡风险。最后，那些习惯吃全谷物食物的人患某些癌症，尤其是结肠癌的风险可能低于平均水平。这可能是由于全谷物食物中的纤维、植物化合物或营养素能促进机体组织的健康，但这些问题还需要进一步研究证实。

精制谷物摄入量达到每日谷物食物摄入量一半（没有添加糖、脂肪或钠）似乎对健康构成的风险很小，然而，那些选择忽视《美国居民膳食指南》建议摄入充足的全谷物食物的人，就要自行承担风险了。

要　点

● 富含全谷物的饮食可以降低超重和某些慢性疾病的风险。

寻找全谷物食物

"好的，是时候采取行动了。"一个准备开始吃些全谷物食物的消费者可能会发现这些好的想法难以实行，在摆放复杂的食品店，连有经验的顾客都会感到困惑。因为在长长的过道货架上堆满了各种各样的面包，从轻如羽毛的精制白面包到最重的、质地最粗糙的全谷类面包。一系列令人困惑的标签也在争夺购物者的注意力，有些值得相信，而有些却不是那么回事。

1. 不是每一个选择都必须是百分之百的全谷物食物

如果你刚刚开始在日常饮食中纳入全谷物，记住可以通过全谷物和精制谷物的各种组合来达到膳食指南的要求，即一天食用的谷物中的一半应是全谷物。[1]在味蕾适应之前，你可能一整天都更想吃全谷物和精制谷物各占一半制作的面包、麦片粥、意大利面食和其它谷类食品，加入一些精制的强化白面粉可以使全谷物食品质地变得光滑柔软，还能提供一定量的叶酸——美国饮食中一种重要的强化维生素。或者，你也可以在一半主食中选择百分之百的全谷物，另一半选择精制谷物，或其它比例的组合来满足需要。

除了掺入全谷物，一种新开发的白色硬粒小麦品种能够模拟普通强化精制白面粉的口感和外观，而且提供的营养素类似于全谷物。不过，这样的白小麦（white wheat）产品缺乏普通全谷物的深色的、味

道浓郁的植物化合物，而且研究尚未能确定它们对人体健康的影响是否相同[2]（回顾表 4-4 中的定义）。

2. 高纤维不等于全谷物

标为"高纤维"的食物和全谷物食物存在着重要差别。高纤维面包或麦片的纤维可能来自于添加的麦糠或纯化的纤维素，而不是来自全谷物。读者可以通过看标签上列出的食物成分（如糠、纤维素、甲基纤维素、树胶或车前草）来识别。这些高纤维食物可能有自身的营养价值和益处，但它们不能替代饮食中的全谷物。

3. 褐色不等于全谷物

"黑面包（brown bread）"听起来好像比白面包健康，但"褐色（brown）"只是指源于褐色成分（如糖蜜）的颜色。类似的，全谷物米通常称为糙米，英文是 brown rice，也不能仅通过颜色判断，因为也有红色和其它颜色的全谷物米。另外，许多米饭呈现褐色是因为它们含有褐色成分，例如酱油、牛肉汁或调味品。意大利面食的颜色多种多样，而全谷物和混合谷物面条越来越多，只需要看标签上的成分列表，检查包装上的描述是否准确反映里面的食物成分。

4. 标签的微妙之处

一个标签写着"杂粮精华"或"天然小麦面包"可能暗示它有益健康，但是也可能误导不知情的消费者，错以为这样的术语意味着"全谷物

食物"，类似的"陷阱"描述语，如杂粮（multi-grain）、小麦面包（wheat bread）和碾磨（stone ground），都不意味着全谷物食物。要找到真正的全谷物食物，需要寻找成分列表中谷物的名称前面的"全"或"全谷物食物"，也要学会通过名称来识别各种全谷物食物。表 4-6 列出了

表 4-6 代表性的全谷物食物

如果 28g 食物至少含有 8g 全谷物，则它至少含一半全谷物。

- 籽粒苋（amaranth），古代阿兹特克（Aztec）人食用的一种谷物 [a]
- 大麦（去壳的，不去皮）[b]
- 荞麦 [a]
- 碾碎的干小麦
- 玉米，包括全玉米片和爆米花
- 小米
- 燕麦，包括燕麦片
- 奎奴亚藜（Quinoa），古代印加人食用的一种谷物 [a]
- 稻米，包括棕色、红色和其它颜色的米
- 黑麦
- 高粱（也叫蜀黍），一种抗干旱谷物
- 画眉草，流行于埃塞俄比亚、印度和澳大利亚
- 黑小麦，硬粒小麦和黑麦的杂交品种
- 小麦，品种很多，有斯佩尔特小麦、二粒小麦、法罗小麦、单角小麦、硬粒小麦，还有各种形式的小麦，如碎干小麦、麦仁
- 野生稻米 [a]

a 尽管在植物学上不属于谷物，但这些食物在营养成分、制备和用途上都与谷物类似。
b 去壳只是除去不可食用的壳，去皮则会去除有益的麸皮。

---

① 参考文献见附录K。
② 2005年，康尼格拉公司开始以UltraGrain（超谷物）的名称营销白小麦。

许多全谷物食物名称。

看图 4-11 中的面包标签，回忆第 2 章，在配料表中，原料必须按其添加量降序排列。从图中的"天然小麦面包"标签很容易看到这个面包不含任何全谷物。这条面包完全是用精制小麦粉，即白面做的。"天然"这个词是一种营销手法，在营养学上没有意义。

现在看"杂粮蜂蜜面包"标签。它的确含有多种全谷物，但主要成分仍然是未漂白的强化小麦面粉。这里的关键是精制小麦粒后得到了精制的"白"面，强化后就是标注的强化小麦面粉，这与是否漂白无关，这条面包名字中的纤维大多数来自添加的纤维素，而不是来自其中微量的"杂粮"。现在看最后一个面包的标签："全谷物全麦面包"，这才是百分之百的全谷物食物。

5. 排在盐之后的成分

这里有个小窍门：一条面包一般含 5g 盐。因此，如果一种成分列在盐后面，整条面包含有的该种成分就会少于 5g，对消费者的全谷物摄入量没有多大贡献。图中的"杂粮"面包，所有的全谷物都列在盐的后面。

6. 关于谷物

速食早餐麦片，从烤燕麦圈到麦片，是让几乎所有人都乐于接受的在饮食中加入全谷物方式。像面包一样，麦片中全谷物的含量变化也很大，但是也可以通过看它们的成分表来评估。

所有形式的燕麦片，老式的、快速烹饪的、甚至微波炉速食品都可以说是全谷物食物，但要小心，一些速食的麦片含有的糖比谷物还多。不论冷热，都要限制摄入任何含有高糖、高钠或高饱和脂肪的麦片，即使标签上吹捧它是"全谷物"。

7 前景展望

"我吃过藜麦煎饼，它们都很好吃。"但究竟什么是藜麦？诚然，某些全谷物食物在主流食品杂货店可能买不到，可能需要跑点路到一个"健康食品"商店才能找到藜麦。在这种健康浪潮下，大型连锁店也正在响应消费者的需要，在货架上储备更多的糙米、野生稻米、碾碎的干小麦和其它全谷物食物。

一旦一个人开始享受全谷物食物带来的特别口感，他（她）可能就不会那么喜欢以前习惯吃的乏味的精制食物了。超过 90% 的美国人仍因循旧习，无法摄取他们所需要的全谷物食物。而为了健康，我们需要有点冒险精神，尝试全谷物食物的各种口味。

天然 小麦面包		杂粮 蜂蜜面包		全谷物 全麦面包	
营养成分表 1份指1片（30g） 一包含15份		**营养成分表** 1份指1片（43g） 一包含18份		**营养成分表** 1份指1片（30g） 一包含18份	
每份含		每份含		每份含	
90kcal	14kcal来自脂肪	120kcal	15kcal来自脂肪	90kcal	14kcal来自脂肪
	占每日需要量%		占每日需要量%		占每日需要量%
总脂肪1.5g	2%	总脂肪1.5g	2%	总脂肪1.5g	2%
反式脂肪0g		反式脂肪0g		反式脂肪0g	
钠220mg	9%	钠170mg	7%	钠135mg	6%
总碳水化合物15	5%	总碳水化合物9g	3%	总碳水化合物15g	5%
膳食纤维小于1g	2%	膳食纤维4g	16%	膳食纤维2g	8%
糖2g		糖2g		糖2g	
蛋白质4g		蛋白质5g		蛋白质4g	
配料：未漂白强化小麦粉[麦芽面粉、烟酸、还原铁、单一硫胺素(维生素B₁)、核黄素(维生素B₂)、叶酸]、水、高果糖玉米糖浆、糖蜜、部分氢化大豆油、酵母、玉米粉、盐、葛缕子粉、小麦面筋、丙酸钙(防腐剂)、甘油一酯、大豆卵磷脂		配料：未漂白强化小麦粉、水、麦麸、纤维素、酵母、大豆油、蜂蜜、盐、大麦、天然香料防腐剂、磷酸二氢钙、小米、玉米、燕麦、大豆粉、糙米、亚麻仁		配料：非糖化研磨100%全麦面粉、水、碎小麦、高果糖玉米糖浆、部分氢化植物起酥油(大豆和棉籽油)、浓缩葡萄汁、麦麸、酵母、全麦粉、非硫化糖蜜、盐、蜂蜜、醋、酶改性大豆卵磷脂、培养乳清、未漂白的小麦粉和大豆卵磷脂	

图4-11　面包标签对比

复习题

1. 在寻找全麦面包时，消费者应该查找标签上的 ____。

  a. "杂粮""小麦面包""黑面包"或"碾磨"等词语

  b. 全谷物出现在成分表上的次序

  c. "非漂白的"表示食物主要是由全谷物制作的

d. b 和 c

2. 全谷物米饭通常称为糙米，____。

  a. 可以通过代表性的棕色来识别

  b. 不能单靠颜色来识别

  c. 往往比白米饭精制程度更高

  d. b 和 c

3. 标有"高纤维"的面包 ____。

  a. 可能不是全麦面包

b. 是全麦面包好的替代品

c. 法律要求含有全谷物

d. 可能含有有害的化学纤维素

答案见附录 J

4.3 从碳水化合物到葡萄糖

LO 4.3　　描述人体内的碳水化合物是如何转化为葡萄糖的

吃面包或烤土豆时，你身体的细胞并不能直接利用食物提供能量，即便是乳糖、蔗糖或淀粉分子。细胞需要的只是这些分子中的葡萄糖，所以体内的各种系统需要全天以稳定的速度为细胞提供葡萄糖，而不是在进食后一次性地提供。

4.3.1 碳水化合物的消化和吸收

要从刚吃的食物中获得葡萄糖，消化系统必须首先将食物中的淀粉和双糖转化为单糖，才能被小肠内皮细胞吸收。淀粉是最大的可消化的碳水化合物分子，需要经过最复杂的降解过程，相反，双糖仅需一次分解就可被吸收。

1. 淀粉　大部分淀粉的消化从口腔中开始，唾液中的淀粉酶会与食物混合，开始将淀粉分解为比较短的片段。咀嚼一口面包时，你可能会发现有微甜味，这是因为淀粉在这种酶的作用下分解出了双糖麦芽糖。唾液淀粉酶持续作用于这口面包中的淀粉，直到它向下与胃酸和其它液体混合。胃中消化蛋白质的酸会使唾液淀粉酶（由蛋白质组成的）失活。

随着唾液淀粉酶在胃中被降解，淀粉的消化停止，但到了小肠中，淀粉会全速恢复降解，因为小肠里有从胰腺分泌并转运来的另一种降解淀粉的酶。这种酶可将淀粉降解为双糖和小的多糖，还有其它的酶会将单糖释放出来以供吸收。

多数淀粉是易于消化的，例如精制面粉中的淀粉会被迅速分解为葡萄糖，在小肠顶端就都被吸收了。其它的，例如煮熟的豆中的淀粉，消化则慢得多，在消化过程中释放葡萄糖也较晚。最难消化的淀粉称为**抗性淀粉**（**resistant starch**），严格来说是一类纤维，因为其大部分都未经消化而直接由小肠进入结肠，最终被结肠的细菌发酵。大麦、生的或冷藏的熟土豆、煮过的干豆和小扁豆、燕麦、爆米花和生玉米、完整的种子和果仁以及未成熟的香蕉都含有抗性淀粉。

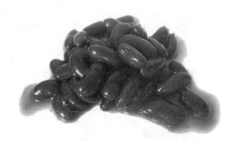

> **术语**
>
> 抗性淀粉（resistant starch）：食物中的一部分淀粉，消化缓慢甚至不能被人体消化酶消化。

2. 糖 食物中的蔗糖和乳糖，以及淀粉分解生成的麦芽糖和其它小分子多糖需要进一步分解成单糖才被吸收。这个过程是由附着在小肠内皮细胞上的消化酶完成的。当这些单糖穿过小肠内皮细胞进入血液循环并被运送到肝脏后，才完成从一口面包到身体能够利用的营养素的转化。图 4-12 描述了碳水化合物的消化过程。

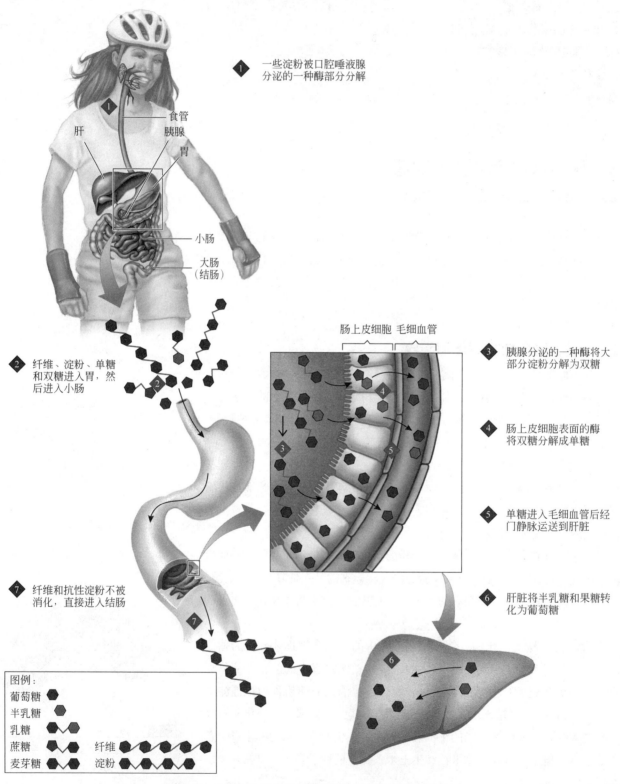

① 一些淀粉被口腔唾液腺分泌的一种酶部分分解

食管
肝
胰腺
胃
小肠
大肠
（结肠）

肠上皮细胞 毛细血管

③ 胰腺分泌的一种酶将大部分淀粉分解为双糖

④ 肠上皮细胞表面的酶将双糖分解成单糖

⑤ 单糖进入毛细血管后经门静脉运送到肝脏

② 纤维、淀粉、单糖和双糖进入胃，然后进入小肠

⑦ 纤维和抗性淀粉不被消化，直接进入结肠

⑥ 肝脏将半乳糖和果糖转化为葡萄糖

图例：
葡萄糖
半乳糖
乳糖
蔗糖   纤维
麦芽糖   淀粉

图4-12 食物中的碳水化合物怎样在体内转化为葡萄糖

被吸收的碳水化合物（葡萄糖、半乳糖和果糖等）通过血液被送到肝，肝将半乳糖、果糖转化为葡萄糖。循环系统将葡萄糖和其它产物送到细胞中。肝细胞和肌细胞以糖原形式储存葡萄糖；所有细胞都能分解葡萄糖以获得能量。

3. 纤维 如前所述，大部分纤维不能被人的消化酶分解，但它们大多数能被人体结肠内的细菌发酵。通过发酵，纤维中的碳水化合物被分解成其它产物，包括对结肠健康很重要的短链脂肪酸。

4.3.2 为什么有些人无法消化牛奶？

持续疼痛、排气可能预示着消化道消化牛奶中糖的能力发生了改变，这种状况被称为**乳糖不耐受**（lactose intolerance），它是由于小肠中的**乳糖酶**（lactase）不足导致的，乳糖酶可使双糖乳糖降解为单糖——葡萄糖和半乳糖，随后被吸收。

几乎所有的婴儿都能产生丰富的乳糖酶，可帮助他们吸收母乳和以牛奶为主的配方奶中的糖，极少数婴儿患有先天的乳糖不耐受症，只能用不含乳糖的配方食物喂养。成年人消化奶中碳水化合物的能力差别很大，随着年龄的增加，全世界有 65%~75% 的人会逐渐丧失合成乳糖酶的能力。

在美国，患有乳糖不耐症的人数未知，但已报道的大多数有乳糖不耐症的人是非洲人、亚洲人、西班牙人或美国原住民后裔。有长期饮用非发酵牛奶历史的人，如北欧人，乳糖不耐受的可能性最低，他们的后代中只有 5% 会患乳糖不耐症。

1. 乳糖不耐受的症状 在喝奶或吃含乳糖的食品时，乳糖不耐受的人会出现恶心、腹痛、腹泻和产气过多的症状。在小肠中残留的未消化的乳糖需要来自周围组织和血液的液体稀释，小肠细菌会利用未消化的乳糖为自己供能，同时产生气体和小肠刺激物。

有时对奶过敏并不是由于乳糖不耐受，而是对奶中两种蛋白质[①]的任何一种的过敏反应，遇到致敏牛奶蛋白时，免疫系统反应过度。无论出于何种原因不能喝牛奶时，都必须注意在饮食中补充牛奶所含的蛋白质、钙和维生素 D，特别是对于正在成长的儿童。后面的章节会指出这些营养素的替代来源。

2. 牛奶耐受性和对策 乳糖消化不良对人们的影响程度不同，很少有必要完全避免食用含乳糖的食物。把牛奶变成酸奶的菌株也能帮助消化乳糖，因此这些人可能耐受酸奶。许多不耐受者每天能摄入多达 6g 乳糖（120ml 牛奶）而不会出现症状。最成功的对策似乎是逐渐增加奶制品的摄入量，一天分几次，随餐摄取。表 4-7 提供了许多摄入奶制品及其替代品的对策。人

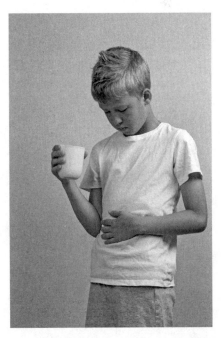

不能喝牛奶的儿童必须从其它来源获得相应的营养素。

---

① 牛奶中的两种蛋白质是酪蛋白和乳清蛋白。

表 4-7　乳糖不耐受对策

乳糖不耐症患者可以尝试以牛奶为基础的食物，以找到适合他们的对策。

诀窍是找到一种方法，在摄入食物之前就将乳糖分解为葡萄糖和半乳糖，而不至于给结肠细菌提供乳糖的"盛宴"。

产　品	效果 / 对策
陈年奶酪	在陈化过程中，用于产生奶酪的细菌或真菌会发酵乳糖。需适量使用
乳糖酶丸剂和滴剂	由消费者添加到乳制品中的乳糖酶或在摄入乳制品前服用的药片，酶可以在消化道分解乳糖分子。按照制造商的指示使用是无害的
乳糖酶处理过的乳制品	在销售之前，生产过程中添加到奶制品中的乳糖酶已将乳糖分解，可以代替普通奶制品，可放心食用
牛奶替代品 (大豆、豌豆、坚果或谷物饮品)，奶酪和酸奶替代品	制作酸奶的细菌可以在人的消化道存活，这种细菌含有一种能分解乳糖的酶
酸奶（标签上列有添加物的乳固体）	这些食物含有额外的乳糖，会使人体消化系统不堪重负

们往往高估了乳糖不耐受的严重程度，把许多很可能由其它原因引起的症状都归咎于乳糖不耐受，这种误解可能会损害他们的骨骼健康（详见第 8 章）。

> **要 点**
>
> - 乳糖不耐受者的身体不能产生足够的能消化牛奶中糖的乳糖酶，从而会有不适的症状出现。
> - 乳糖不耐受或对牛奶过敏的人需要摄入能提供牛奶中的营养素的替代品。

4.4　体内葡萄糖的利用

LO 4.4　描述人体是如何利用葡萄糖的

葡萄糖是机体每个细胞用来提供能量的基本的碳水化合物单元，所以身体会非常慎重地处理葡萄糖——保持体内储备以供需要时使用，同时严格控制血糖浓度以确保稳定供应。回想一下，碳水化合物也有许多功能性作用，例如组成黏液，但人们最熟悉的还是其供能作用。

4.4.1　葡萄糖降解提供能量

葡萄糖在不同程度上为身体中每一个细胞的工作提供能量，但大脑和神经系统的细胞几乎完全依赖葡萄糖，而红细胞只使用葡萄糖。细胞降解葡萄糖获取能量时，要进行一系列复杂的反应，这些反应途径引起了生物化学家的浓厚兴趣。当然对于大部分人，他们吃面包和土豆时不会对这些过程感兴趣。但所有人都必须了解的事实是，没有什么可以取代碳水化合物，碳水化合物是必不可少的，下面将详细说明。

1. 不可逆的反应点　在葡萄糖降解产能的过程中的某一特定时刻，葡萄糖本身会在身体中永远消失。首先葡萄糖被分解成两半，释放一部分能量，这一分为二的葡萄糖可以进入两种代谢途径：聚合在一起重新合成葡萄糖，或被降解成更小的分子。如果被进一步降解，它们就不能再重组形成葡萄糖了。

这些小分子也可以采取不同的代谢途径，可以继续分解产生更多的能量，最终被彻底降解为 CO_2 和 H_2O，还可以作为合成某些氨基酸的原料，或者结合在一起形成脂肪元件。图 4-13 显示了葡萄糖降解产能和释放 CO_2 的过程。

2. 低于维持健康所需下限　尽管葡萄糖能转化为体内脂肪，但脂肪却并不能被转化为葡萄糖以充分供应大脑的需要。当机体面临严重的葡萄糖匮乏时，会产生两大问题。由于没有葡萄糖，机体必须利用蛋白质来合成一部分葡萄糖（机体有这个能力），使得蛋白质不能行使本身的重要功能，例如维持免疫防御，而且所使用的身体蛋白质都是从血液、器官或肌肉中抽取的，因为机体没有为这种紧急情况储存多余的蛋白质。蛋白质对于机体完成各种功能是不可或缺的，所以应当保证随时有可利用的碳水化合物以避免机体动用蛋白质作为能源，这个作用称为碳水化合物的**蛋白质节约作用**（protein-sparing action）。至于脂肪，它能产生很少量的葡萄糖，但远不够供给大脑和神经组织。

3. 酮症　当进入大脑的碳水化合物过少时，机体就会转向另一种代谢模式，即用脂肪产物——酮体来代替部分葡萄糖供能。脂肪会用另一个途径来代替原来产能的主要代谢途径，在该途径中，脂肪片段会彼此结合。这一转变导致正常情况下罕见的酸性**酮体**（ketone bodies）累积。

酮体可在血液中积累，引起**酮症**（ketosis）。当它们的浓度过高时，可能会扰乱正常的酸碱平衡，这是一种少见的但是会危及生命的状况。随着时间的推移，导致酮症的饮食可能会造成维生素和矿物质缺乏、骨骼矿物质流失、血胆固醇升高、情绪低落和其它不良后果。此外，糖原储备也会严重不足，不能满足代谢的紧急需要或支持剧烈的肌肉活动。

然而，酮症也不全是坏事。当葡萄糖缺乏时，如处于断食期或饥饿时，酮体可代替葡萄糖为大脑和神经细胞提供燃料。不是所有的脑组织都能使用酮体，有些组织仍绝对依赖葡萄糖，所以身体必须牺牲一些蛋白质提供葡萄糖，但是速度会更慢。一种用于临床治疗的生酮饮食能显著减少儿童和成年人的癫痫发作，不过许多人发现这种饮食难以长期坚持，而且有很多副作用。

4. 碳水化合物的 DRI 最低推荐量　为保证大脑的供给充足，DRI 委员会推荐中等身材的人的碳水化合物最低摄入量为每天 130g。而维持健康和糖原储备的推荐量则是这个最低量的几倍（在下一节说明）。第 2 章的美国农业部饮食模式中的碳水化合物特意地超出了最低推荐量。

> **要点**
> - 没有葡萄糖，身体会被迫改用蛋白质和脂肪。
> - 为了给大脑提供葡萄糖，机体降解蛋白质来合成葡萄糖，并把脂肪转化为酮体，可能导致酮症。

4.4.2　机体是怎样调节葡萄糖水平的？

血糖高过正常值时，你会意识模糊或呼吸困难；血糖水平过低时，你会

细胞内的酶使葡萄糖中碳原子间的键断裂，释放储存在其中的能量，供细胞利用。❶第一次裂解生成两个三碳化合物，双向箭头表示这些片段也可以重新结合成葡萄糖。❷然而，一旦它们被进一步分解为二碳化合物，就不能重新合成葡萄糖。❸化学键断裂后释放的碳原子与氧气结合，通过肺以二氧化碳的形式排入空气。碳键断裂的同时还生成水（没有在图上显示）。

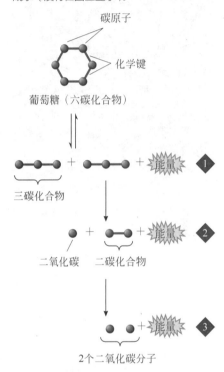

图4-13　葡萄糖分解产生能量和二氧化碳

术语

蛋白质节约作用（protein-sparing action）：指糖和脂肪在提供能量方面的作用，使得蛋白质能够完成其无可替代的功用。

酮体（ketone bodies）：酸性的水溶性化合物，在没有可利用的糖时由脂肪分解形成，也被更广泛地称为酮，尽管这些化合物在化学上有所不同。

酮症（ketosis）：血液和尿液中酮体（如丙酮）浓度过高引发的疾病。

图为餐后的肝脏细胞内部（放大100000倍以上）。一团团深色的小点是糖原颗粒（底部的蓝色结构是细胞器）

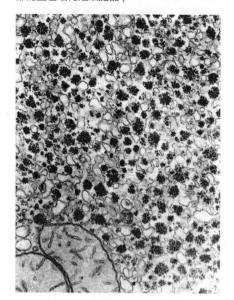

图4-14 餐后肝细胞储满糖原

感到头昏眼花和虚弱。健康的机体采用两种安全防护措施来防止这两种情况出现：

- 多余的糖转移到肝和肌肉以糖原形式储存，或转移到脂肪组织以体脂形式储存。
- 从肝糖原储备中补充减少的血糖。

已经证实有两种激素对这些过程至关重要，**胰岛素（insulin）**能促进葡萄糖以糖原的形式储存，而**胰高血糖素（glucagon）**则帮助糖原释放葡萄糖。

胰岛素 餐后随着血糖上升，胰腺是第一个响应的器官，它会分泌胰岛素，给机体组织发出信号，使其从血液中吸收葡萄糖。肌肉组织响应胰岛素，吸收过多的葡萄糖并利用它合成肌糖原，肝也会吸收多余的血糖，但这并不需要胰岛素的帮助，肝细胞的响应方式是加快糖原的合成速度（图4-14显示了肝细胞中储存的糖原）。脂肪组织也会响应胰岛素，吸收过多的血糖。简而言之，胰岛素通过以下两种方式调节血糖：

- 促进肌肉和脂肪组织吸收血糖。
- 加快肝糖原合成。

图4-15给出了这些联系的概要。

1. 胰高血糖素 当血糖降得太低时，胰高血糖素会进入血液，使肝糖原分解为葡萄糖分子。糖原分子高度分支，从每个分子表面伸出数百个分支末端（回顾图4-3中的结构）。肝细胞中的酶响应胰高血糖素，同时攻击许多糖原末端，一齐向血液释放出大量葡萄糖供身体的所有细胞使用。因此，糖原的高度分支结构特别适合在需要时释放葡萄糖。

2. 组织的糖原储存 体内总糖原的2/3储存在肌肉中，以确保身体活动时的最重要燃料——葡萄糖——能被用于肌肉活动。大脑只储存很少一部分糖原作为应急储备，能够在严重缺乏葡萄糖时为大脑提供1~2h的能量，肝会以肝糖原形式储存剩余的糖，当供给不足时可以慷慨地将葡萄糖释放到血液中，供大脑或其它组织使用。如果没有来自血液的碳水化合物的补充，肝糖原储备会在不到一天的时间内被耗尽。图4-14显示的肝脏细胞中充满了储存的来自碳水化合物食物的糖原。

3. 做好准备：吃碳水化合物 另一种激素肾上腺素，也可使肝糖原降解，作为身体防御机制的一部分，在危急时刻提供额外的葡萄糖用于快速反应。为了储存葡萄糖以备不时之需，我们建议每餐都要吃些碳水化合物。

你可能会问："哪种碳水化合物好？"糖果、"能量棒"和糖饮料是丰富的糖能量的最快来源，但它们提供的大多是单纯的能量，并不是最好的选择。平衡规律的膳食和零食，都有助于身体维持血糖浓度。富含淀粉和可溶性纤维的饮食再加上部分蛋白质及少量脂肪会使消化减缓，使得葡萄糖能以持续稳定的速度慢慢进入血液。

要 点

- 肌肉和肝以糖原形式储存葡萄糖。肝能够将糖原中储存的葡萄糖释放到血液中。
- 胰岛素和胰高血糖素两种激素可以调节血糖浓度。

胰腺监控血糖，并通过两种相互拮抗的激素——胰岛素和胰高血糖素来调节血糖浓度。当葡萄糖含量高时，胰腺会释放胰岛素，刺激机体组织从血液中吸收葡萄糖；当葡萄糖含量低时，它会释放出胰高血糖素，刺激肝脏释放葡萄糖。当葡萄糖浓度恢复到正常范围时，胰腺通过一个巧妙的反馈系统减慢激素的释放。

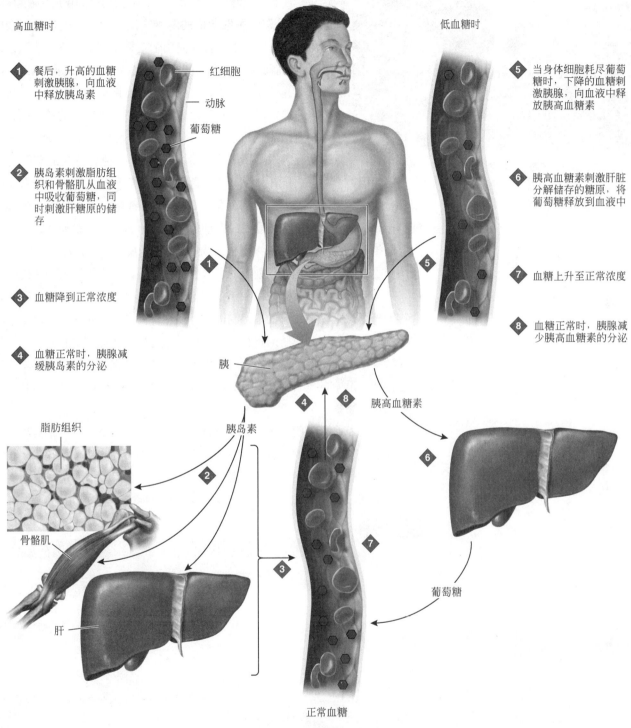

高血糖时

1 餐后，升高的血糖刺激胰腺，向血液中释放胰岛素

2 胰岛素刺激脂肪组织和骨骼肌从血液中吸收葡萄糖，同时刺激肝糖原的储存

3 血糖降到正常浓度

4 血糖正常时，胰腺减缓胰岛素的分泌

红细胞

动脉

葡萄糖

低血糖时

5 当身体细胞耗尽葡萄糖时，下降的血糖刺激胰腺，向血液中释放胰高血糖素

6 胰高血糖素刺激肝脏分解储存的糖原，将葡萄糖释放到血液中

7 血糖上升至正常浓度

8 血糖正常时，胰腺减少胰高血糖素的分泌

胰

脂肪组织

骨骼肌

肝

胰岛素

胰高血糖素

葡萄糖

正常血糖

图4-15 血糖调节概要

4.4.3 过量的葡萄糖和体脂

假设你已吃过晚餐，正坐在沙发上一边看着电视球赛转播，一边吃饼干喝可乐。你的消化道会将葡萄糖送入血液，血液将这些分子送入肝、脂肪组

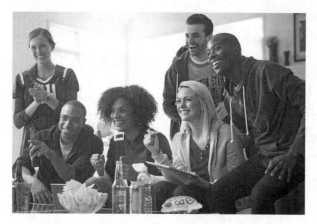

如果你还想多吃东西，最好学会规划运动和饮食。

织及其它体细胞，身体细胞可以尽可能多地使用葡萄糖来满足它们的能量需求，多余的葡萄糖会结合在一起以糖原的形式储存在肌肉或肝中，直至存满，但葡萄糖的供应还在继续。

1. 处理过量葡萄糖的两种方法 为了处理这些多余的葡萄糖，机体组织会转向使用葡萄糖来产能而不是脂肪，结果更多的脂肪留在血液中循环，直至被脂肪组织收集和储存。如果这些措施仍不能容纳所有进入血液的葡萄糖，肝脏作为机体的主要营养代谢部位，就不得不处理多余的葡萄糖，因为在血液中循环的过量葡萄糖会伤害身体组织。肝将多余的葡萄糖分解成小分子，然后合成一种更持久的储能化合物——脂肪，新合成的脂肪经血液运行到脂肪组织储存（脂肪在肝脏中累积会造成损伤，参阅争论部分）。肝细胞仅能储存约 2000 kcal 的糖原，而中等身材的人的脂肪细胞能储存 70000 kcal 以上的脂肪，而且随着时间推移，它们几乎可以无限扩大脂肪储存能力。有一句格言是：如果你还想多吃东西，最好学会规划运动和饮食（健康生活专栏提供了一些技巧）。

2. 碳水化合物和体重保持 一个能够提供推荐的天然食物复合碳水化合物的平衡饮食模式，有助于控制体重并使你保持苗条。每份富含复合碳水化合物的食物与富含脂肪的食物相比，可供给身体利用的能量较少，但是最能支持身体活动，促进瘦身。所以，为了维持健康和保持身材，你就需要尽量遵循能量适宜的饮食模式，保证饮食中 45%~65% 的能量来自非精制的复合碳水化合物。

本章的膳食指导提供了设计一种饮食模式所需的工具，在你学会辨别不同的碳水化合物的食物来源后，还需要了解脂肪的不同来源（第 5 章）和如何获得足够而不过多的蛋白质（第 6 章），学到第 9 章时，你就能把这些知识都结合在一起，实现达到并维持健康体重的目标。

要 点

● 肝有能力将葡萄糖转化为脂肪，但大多数多余葡萄糖会以糖原的形式储存在肝脏或用于满足身体对能量的即时需要。

健康生活专栏： 我吃什么可以使锻炼更轻松？

机体在工作时需要碳水化合物燃料来补充糖原，而当糖原快耗尽时，进行身体活动就会觉得更困难。如果你锻炼的时候觉得吃力和困难，看一下你的饮食模式，你的进餐时间规律吗？你的饮食中的有营养的天然食物是否能提供充足的碳水化合物，储满糖原是否足以支持到锻炼结束？

有一个诀窍：在锻炼前 1h，吃一份约 300 kcal 的富含复合碳水化合物的加餐，并多饮用一些水（参见第 10 章）。记住你要在另一顿饭中减掉等同于加餐的能量，以防止体重增加。这顿加餐会以稳定的速度提供葡萄糖而省下糖原，饮料则能帮你维持水分。

现在就开始！ 选择一周时间，在运动前一小时吃大约 300 kcal 的健康的、富含碳水化合物的零食，喝一瓶水。在这段时间里，一定要在 MindTap 的 Diet & Wellness Plus 中记录你的饮食，这样就可以准确地计算你的总能量摄入量。在你改变饮食计划后，锻炼时的精力是否更旺盛了？

4.4.4　食物的血糖指数

富含碳水化合物的食物升高血糖和胰岛素浓度的程度不同。食物在实验室检测的平均效应按照等级排序，称为**血糖指数（glycemic index, GI）**，可以与同一个人摄入参考剂量的纯葡萄糖得分进行比较。食物的 GI 排名可能会使你惊讶，例如，烤土豆排名高于冰激凌，部分原因是冰激凌含有等量果糖和葡萄糖组成的蔗糖，果糖仅会稍微提升血糖，相反，土豆淀粉都是由葡萄糖组成的；冰激凌的乳脂还会减缓消化和葡萄糖的吸收，这些因素使其 GI 排名降低。食物中的蛋白质也会降低它的 GI。表 4-8 显示了一些食品在排名中的大体位置，但实验室之间的测试结果差异很大，它还取决于食物成熟度、加工方式以及季节和品种间的差异。

表 4-8　部分常见食物的血糖指数

血糖指数	谷物	水果	蔬菜	乳制品	蛋白质食品 [a]	其它
低	大麦、印度薄饼、玉米饼、米粉、燕麦片、意大利面	苹果、苹果汁、香蕉、枣、芒果、橙、橙汁、桃子罐头、草莓酱	胡萝卜、玉米	冰淇淋、牛奶、豆奶、酸奶	豆类	巧克力糖果
中	糙米、古斯米	菠萝	土豆（炸薯条）、红薯			爆米花、薯片、软饮料
高	面包、早餐麦片、白米饭	西瓜	土豆（煮）			米饼

注：根据葡萄糖参考值，食物血糖指数分为低 (55 或以下)、中 (56~69) 和高 (70 或以上) 三级。
a 含少量或不含碳水化合物的蛋白质食品 (如肉类、家禽、鱼类和蛋类) 不会升高血糖，因此没有血糖指数。

来源：Adapted from F. S. Atkinson, K. Foster-Powell, and J. C. Brand-Miller, International tables of glycemic index and glycemic load values: 2008, Diabetes Care 31 (2008): 2281–2283.

除了食物因素以外，个人的新陈代谢也会影响机体胰岛素对碳水化合物的响应。每一种食物的个体间的血糖反应差异都很大。

研究表明，较高的慢性疾病风险与长期食用高血糖指数的精加工食品 (如精制谷物、含糖饮料和点心蛋糕) 有关。然而，仅仅根据 GI 排名来区分食物的好坏在营养学上通常不是最明智的选择，例如巧克力糖果的 GI 值就比有营养的糙米低。对于糖尿病患者，血糖指数并不是其最需要关心的问题。在基于全谷类、豆类、蔬菜、水果、低脂蛋白食品、牛奶和奶制品的《美国居民膳食指南》饮食模式下，可能没有必要过于关注血糖指数。

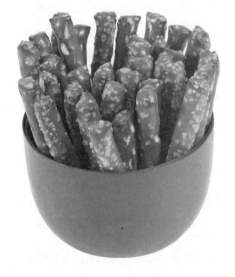

要点

● 血糖指数反映某一种食物升高血糖的程度。
● 长期食用高血糖指数的精加工食品可能与慢性疾病发生相关。
● 仅凭血糖反应评价食物好或坏的观点过于简单化。

术语

血糖指数（glycemic index, GI）：按照食物相较于同等数量的葡萄糖升高血糖的能力，对其进行排序。

4.5　如果血糖无法调节会怎样？

LO 4.5　　简要概述 1 型糖尿病、2 型糖尿病和低血糖之间的区别

某些人的机体无法调节血糖，这可能导致两种状况：糖尿病或**低血糖**（hypoglycemia）。

4.5.1　糖尿病

本节仅对这种严重的、高发病率的代谢性疾病做简要介绍。第 11 章详细介绍了糖尿病的预防、诊断、结局和治疗。

在糖尿病患者中，由于胰岛素不足或无效，餐后血糖上升且持续高于正常水平。异常的高血糖是两种主要糖尿病类型的特征。在较少见的 **1 型糖尿病**（type 1 diabetes）中，胰腺无法产生胰岛素。免疫系统错把胰腺中产生胰岛素的细胞当作外来细胞，对它们进行攻击和破坏。在更常见的 **2 型糖尿病**（type 2 diabetes）中，机体细胞不能利用胰岛素来降低血糖。这种情况经常是肥胖导致的，最好的预防措施往往是保持健康的体重。

实现血糖稳定是糖尿病治疗的目标。需要三种方法综合作用：控制碳水化合物和总能量的摄入，适当的运动，注射胰岛素或吃降糖药。为了控制供给身体所需的碳水化合物数量，需要有规律地定时吃饭和加餐，每次正餐和加餐的量相近，选择营养丰富、有助于维持健康体重的食物。可以吃少量的添加糖，但如果糖的单纯能量替代了膳食中所需的天然食物，如水果或蔬菜，其营养平衡就会受损（本章争论中还讨论了限制添加糖的其它原因）。营养师通常依靠糖尿病食物清单来帮助糖尿患者制订健康饮食计划。

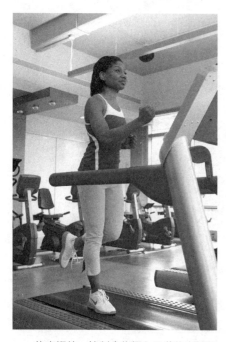

体育锻炼、控制食物摄入及药物在糖尿病管理中起着关键作用。

> **要 点**
>
> ● 1 型糖尿病患者血糖过高是因为缺乏胰岛素。
> ● 2 型糖尿病患者血糖过高是因为细胞对正常的胰岛素水平没有反应。

4.5.2　低血糖

健康人的血糖在饭后会升高，然后不知不觉地逐渐恢复到正常范围。低血糖发作时，血糖低于正常水平，引起不适的症状，如虚弱、心悸、出汗、焦虑、饥饿、颤抖，偶尔还会发生痉挛、意识丧失。

健康人很少发生低血糖，他们的激素会维持正常的血糖浓度。低血糖通常是糖尿病控制不佳导致的。胰岛素过量、剧烈的身体活动、食物摄入不足或生病都会导致血糖急剧下降。在神志清醒的情况下，可以通过果汁、硬糖或葡萄糖片补充葡萄糖，升高血糖浓度。如果昏迷则需要立即进行医疗干预。

> **要 点**
>
> ● 低血糖症是指血糖低于正常水平，通常是由于糖尿病控制不佳或其它疾病所致。

术 语

低血糖（hypoglycemia）：血糖浓度异常低，常伴有焦虑、心跳加快和出汗症状。

1 型糖尿病（type 1 diabetes）：糖尿病的一种类型，胰腺不能合成或只能合成少量胰岛素；常在青少年期被诊断，也有些在成年发病。

2 型糖尿病（type 2 diabetes）：糖尿病的一种类型，胰腺能合成充足的胰岛素，但是体内细胞抵抗胰岛素的正常作用，常在成年期发病。

4.5.3 结 论

在众多的食物中做出明智的选择是合理饮食的一部分。机体会对你的饮食提供的碳水化合物做出反应，这在很大程度上是无意识的。现在你可以通过学习如何将富含碳水化合物的食物整合到满足自己身体需要的膳食模式中，以控制机体的反应。

4.6　膳食指导：找出食物中的碳水化合物

LO 4.6　识别富含碳水化合物的食物

为了维持最佳的健康状况，个人饮食必须能提供足够的各种富含碳水化合物的食物。在每天 2000kcal 健康饮食中，45%~65% 的能量需由碳水化合物（225~325g）提供，且大部分应该来自天然食物。这个量超过了 DRI 推荐的最小量 130g，足以供给大脑需要及避免酮症发生。根据个人所需能量的多寡，按比例调整碳水化合物的量。

如果你想知道自己的碳水化合物需要量，找出你的平均能量需要量（附录 G）并乘以 45%，就可获得你的碳水化合物摄入范围的下限，而乘以 65% 就是上限，最后用以上两个数值分别除以 4kcal/g（见右边"算一算"的例子），即可得出结论。

面包和谷类食物、淀粉类蔬菜、水果和牛奶全部都是淀粉和糖的优质来源。许多食物还能提供不同量的纤维，如图 4-16 所示。而简单糖除了提供糖，含有的其它成分很少，详见最后一节。

1. 水果　一份 120ml 的果汁，一根小香蕉或一个苹果或一个橘子，一份 120ml 的罐装或新鲜水果或 22g 水果干能提供大约 15g 的碳水化合物，大部分是糖，包括果糖。不同水果的水分和纤维含量以及糖的浓度差异较大，果汁不应超过一天水果摄入量的一半。除了牛油果和橄榄富含健康脂肪外，大部分水果的脂肪和蛋白质含量几乎可以忽略不计。

2. 蔬菜　淀粉类蔬菜是食物中淀粉的主要来源，一个小白薯或甜薯或 50g 煮熟的干豆、玉米、豌豆、大蕉或冬瓜都能提供 15g 碳水化合物，相当于一片面包，不过蔬菜提供的是糖和淀粉的混合物。60g 胡萝卜、秋葵、洋葱、西红柿、煮熟的绿叶蔬菜或大多数非淀粉类的蔬菜以及一碗青菜沙拉都能提供约 5g 淀粉和糖的混合物。

3. 谷物　众所周知的碳水化合物食物是面包和其它淀粉类食物。营养专家鼓励人们减少精制谷物的摄入，并且至少一半谷物要选择全谷物食物，一片面包、半块英式松饼、一个 6 英寸（约 15cm 直径）的玉米饼、60g 米饭或面食，或 120g 煮的麦片都能提供大约 15g 以淀粉为主的碳水化合物。而那些孩子们更喜欢的即食麦片中一半以上的重量可能来自添加糖，所以消费者必须看食品标签。

大部分可供选择的谷物中的固体脂肪和添加糖很少，需要额外能量时，

算一算

在 2700 kcal 的饮食模式中，碳水化合物的推荐摄入量大约为每天 300~440g。

以 2700 kcal 饮食中能量的 45% 为例：

2700 kcal×0.45=1215 kcal

1215 kcal÷4 kcal/g=304g

以 2700 kcal 饮食中能量的 65% 为例：

2700 kcal×0.65=1755 kcal

1755 kcal÷4 kcal/g =439g

根据以上信息，计算 1600 kcal 饮食中的碳水化合物范围。

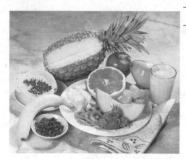

水果

多吃纤维的诀窍	食物 a	纤维 /g	食物	纤维 /g
• 在沙拉中加入干的或切碎的新鲜水果	一个中等大小的新鲜的梨	5	72g 其它新鲜浆果	2
	72g 新鲜黑莓 / 木莓	4	一个中等大小的新鲜桃	2
• 保留桃子和梨的皮（洗干净）	62g 熟梅干	4	72g 切片草莓	2
	3 个干无花果	3	120g 新鲜哈密瓜	1
• 吃新鲜的去皮橙子，而不是喝果汁	一个中等大小的苹果	3	78g 新鲜樱桃	1
	4 个新鲜的杏	3	119ml 什锦水果罐头	1
	1 个新鲜的香蕉	3	半份桃罐头	1
	一个中等大小的橘子	3	41g 葡萄干	1
			190ml 橙汁	<1

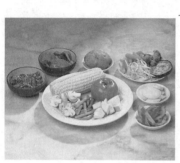

蔬菜

多吃纤维的诀窍	食物	纤维 /g	食物	纤维 /g
• 保留大多数植物的皮（洗干净）	一个带皮烤土豆	4	105g 自制土豆泥	2
	46g 切碎的花椰菜	3	75g 柿子椒	1
• 把生蔬菜棒当作零食	78g 球芽甘蓝	3	46g 切碎的鲜花椰菜	1
	90g 菠菜	3	118g 胡萝卜汁	1
• 在什锦辣肉末或其它炖菜中额外加入切碎的蔬菜	90g 芦笋	2	51g 芹菜	1
	1 个去皮烤土豆	2	一颗莳萝泡菜	1
	35g 红卷心菜	2	50g 茄子	1
	61g 胡萝卜	2	50g 生菜	1
	50g 菜花	2	80g 洋葱	1
	82g 玉米	2	1 个中等大小的鲜西红柿	1
	90g 青豆	2	180ml 番茄汁罐头	1

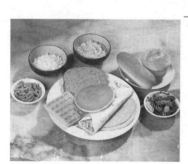

谷物

多吃纤维的诀窍	食物	纤维 a/g	食物	纤维 /g
• 选择全谷物的面包、小圆面包、麦片、饼干、面食、米饭和玉米饼	28g 100% 谷物糠	10	1 片黑麦粗面包	2
	29g 珍珠大麦	3	1 大块小麦饼干	2
	28g 麦片	3	28g 脆玉米片	1
	1 片全麦面包	3	1 块蓝莓松饼	1
	70g 全麦面条 b	3	18g 膨化小麦	1
	28g 小麦片	3	88g 白面条	1
	98g 糙米	2	121g 麦乳	<1
	1 片浅黑麦面包	2	1 片白面包	<1
	1 个小的麦麸松饼	2	79g 白米饭	<1
	25g 燕麦片	2		
	22g 爆米花	2		

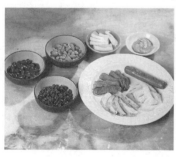

蛋白质食物

多吃纤维的诀窍	食物	纤维 /g	食物	纤维 /g
• 在汤、炖菜和沙拉中加入煮熟的或罐装的豆类或扁豆	50g 小扁豆	8	86g 黄豆	5
	128g 腰豆	8	84g 大豆汉堡或大豆碎	4
• 把带皮的坚果或花生当作零食	47g 花豆	8	35g 杏仁或什锦坚果	4
	86g 黑豆	7	37g 带皮花生	3
• 在需要肉类的食谱中尝试用大豆汉堡或大豆碎代替	80g 豇豆	6	30ml 花生酱	2
	85g 利马豆	5	34g 腰果	1
			肉、禽、鱼、蛋	0

a 除特别注明外，所有数值均适用于即食或熟食食物。水果的纤维值包括可食用的果皮。所有的值都是四舍五入的。
b 面条包括意大利面、千层面、通心粉和其它面条。

图4-16 各类食物中的纤维

可以选择一些不饱和脂肪（见第 5 章）和添加糖含量较高的食物来提供所需的能量，给饮食增加乐趣，如小面包、饼干、牛角面包、松饼、即食甜麦片和薄脆饼干等食品。

4. 蛋白质食品 除了两个特例，这类食物几乎不提供碳水化合物。一个特例是坚果，它除了提供丰富的脂肪外，还有少量的淀粉和纤维；另一个特例是豆类（干豆），是节食者最为推崇的提供高蛋白、低脂肪的淀粉和纤维的来源，可以减少饥饿感。50g 煮熟的蚕豆、豌豆或小扁豆就能提供 15g 碳水化合物，这个数量可以媲美最丰富的碳水化合物来源。豆类是一种无与伦比的纤维来源，50g 豆就可提供多达 8g 的纤维。

5. 奶和奶制品 240ml 牛奶或原味酸奶能提供约 12g 碳水化合物，220g 农家干酪提供大约 6g 碳水化合物，但其它大多数奶酪含碳水化合物很少。这些食物也提供高质量的蛋白质（这是它们的一点优势）以及几种重要的维生素和矿物质。钙强化豆奶和大豆酸奶的营养成分和牛奶差不多，能提供一定量的添加钙和 14g 碳水化合物。牛奶和豆奶产品中的脂肪含量不同，这是选择时要考虑的重要因素。甜牛奶和豆制品都含有添加糖。

黄油和奶油干酪虽然是乳制品，但不能等同于奶，因为它们几乎不含碳水化合物，也不含任何牛奶中的其它重要营养成分，它们更接近固体脂肪。

6. 油、固体脂肪和添加糖 油和固体脂肪缺乏碳水化合物，但添加糖所提供的几乎是纯的碳水化合物。大多数人爱吃甜食，所以了解它们的一些特性并在饮食模式中对它们进行评估很重要，首先，从"糖"的定义开始（表 4-9 定义了描述糖的术语）

所有的糖最初都是来源于植物的光合作用。从化学角度看，葡萄中的糖分子是一种**天然产生的糖（naturally occurring sugar）**，与从甜菜、甘蔗、葡萄或玉米中提取并添加到草莓果酱里的糖没有区别。食物中添加的蜂蜜也是具有类似化学组成的添加糖。这些都是天然产生的，但经过加工后被纯化，去除了大部分或所有原始植物中的物质。如蜜蜂生产蜂蜜，而机器生产其它类型的糖。不论来源，身体都是用同一种方式处理这些糖。

大量食用添加糖可能会导致健康问题（见本章争论部分），而且它们只增加食物的能量，而不含其它重要的营养素。与之相比，一个橙子天然含有糖分，不仅能提供能量，还能提供维生素、矿物质、纤维和植物化合物。添加糖取代饮食中有营养的食物，会导致营养素缺乏。如果要在能量限制范围内满足营养素需求，大多数人的饮食中只能包含少量添加糖。《美国居民膳食指南》建议在一个 2200 kcal 的富含营养的饮食模式中，糖应限制在 32g 左右，差不多等同于一杯软饮料的含糖量。表 4-10 给出了在少摄入添加糖的同时还能享受其甜味的一些小窍门。

7. 糖的性质 每茶匙甜味剂可以提供约 16 kcal 的能量和 4g 碳水化合物。蜂蜜是一个例外，含有更多的能量，因为它的晶体能溶解在水里，而糖

表 4-9　描述糖类的术语

注意：这里糖类指单糖和双糖；在食品的配料标签中，糖专指蔗糖；有关零能量、零营养的甜味剂的术语见第 12 章。

- **添加糖**　为了某一目的而添加到食物中的糖和糖浆，如增甜、增加体积或帮助褐变（烘焙食物），也称为碳水化合物甜味剂，包括葡萄糖、果糖、玉米糖浆、浓缩果汁以及其它甜的碳水化合物
- **龙舌兰糖浆**　一种由墨西哥植物制造的富含碳水化合物的甜味剂，比较高的果糖含量使得单位能量的一些龙舌兰糖浆比蔗糖增甜能力更强
- **红糖**　是添加糖蜜的白糖，含有 95% 纯蔗糖
- **椰子糖**　一种由蔗糖、葡萄糖和果糖组成的砂糖；通过蒸发椰子树花蕾的汁液制成
- **浓缩果汁增甜剂**　脱水去味的水果汁，通常是葡萄汁制得的浓缩糖浆，用其增甜的产品常声明为"纯果汁"产品
- **精制细砂糖**　精制的细粉末状糖，纯度为 99.9%
- **玉米甜味剂**　从玉米中提炼的玉米糖浆和糖溶液
- **玉米糖浆**　一种糖浆，主要含葡萄糖，还含有部分麦芽糖，是通过酶作用于玉米淀粉而制得的，包括固体玉米糖浆
- **右旋糖、无水右旋糖**　葡萄糖的构型
- **蒸发甘蔗汁**　除去杂质的粗糖
- **果糖、半乳糖、葡萄糖**　有重要营养价值的单糖
- **砂糖**　普通食用糖，结晶蔗糖，纯度为 99.9%
- **高果糖玉米糖浆**　用在许多食品中的一种商业甜味剂，包括软饮料，几乎都是由单糖形式的果糖和葡萄糖组成，其甜度和能量值类似于蔗糖

- **蜂蜜**　蜜蜂用酶消化花蜜中的蔗糖，使其成为浓缩的主要由葡萄糖和果糖组成的溶液，这种溶液即为蜂蜜
- **转化糖**　工业生产过程中，蔗糖化学键断裂后生成的葡萄糖和果糖的混合物；只以液体形式出售，比蔗糖甜；转化糖是在一些特殊的烹饪和制作过程中产生的，可防止软糖或甜食中的蔗糖结晶
- **乳糖、麦芽糖、蔗糖**　有重要营养价值的双糖
- **左旋糖**　果糖的旧称
- **麦芽糖浆**　由发芽大麦制成的甜味剂
- **枫糖浆**　从枫树汁中提取的蔗糖浓缩液，主要含有蔗糖；这种糖曾经很流行，但现在已被蔗糖和人工枫糖调味料取代
- **糖蜜**　甘蔗提炼蔗糖后剩下的浓稠的褐色糖浆，主要的微量营养物质是制作过程中机器留下的残留物——铁
- **天然产生的糖**　不是加到食物中的糖，而是作为原始成分存在的糖，例如水果和牛奶中的糖
- **花蜜**　桃、梨或其它水果的浓缩果汁和果肉
- **粗糖**　制糖过程中获得的第一批晶体；由于粗糖含有诸如泥土、昆虫碎片之类的污物，所以不能在美国出售，销售的"粗糖"实际上是蒸发后的甘蔗汁
- **分离砂糖**　已去除粗糖中污物的糖，可在美国合法出售
- **白糖**　砂糖，通过将粗糖溶解、浓缩、重结晶制得，也称为配餐糖

表 4-10　减少添加糖摄入量的小窍门

这些"窍门"通过改变你的旧习惯，帮助你减少添加糖的摄入量：

- 糖的一个好用处是可使营养丰富但清淡或酸涩的食物（如燕麦粥或葡萄柚）更可口。用最少量的糖来做这些事
- 加入甜的香料，如肉桂、豆蔻、香果或丁香
- 加一点点盐，它会使食物味道变得更甜
- 非营养性甜味剂增加甜味且不含能量，详见第 12 章
- 在大多数情况下选择水果作为甜点
- 选择较小份的蛋糕、饼干、冰激凌、其它甜点和糖果，或者不吃
- 比较类似食物的营养成分表中的糖含量，选择那些糖含量少的食物
- 将添加到食谱或食物中的糖减少 1/3，一般来说味道不会有明显差异
- 用水、脱脂牛奶、100% 果汁或没有甜味的茶或咖啡替代单纯能量高的普通苏打水、运动饮料、能量饮料和果汁饮料
- 在食用前预热甜的食物（加热可增强甜味）

的干晶体更占空间。当你大量使用番茄酱时，记住每汤匙（14.7g）含有 4g 糖。喝软饮料者要知道，一罐 340g 的含糖可乐至少含有 32g 添加糖。

而糖浆或浓缩果汁与白糖相比，其营养价值又怎样呢？糖浆是制糖的副产品，每 15ml 糖浆含有 1mg 铁（男性的铁 DRI 是 8mg；年轻女性是 18mg。）。然而，糖浆中的铁来源于加工它的铁器，这种铁是以一种不易被

人体吸收的铁盐形式存在的。添加糖的营养成分增加速度根本比不上单纯能量的增加速度。

至于浓缩果汁甜味剂，例如用于使食物和饮料增甜的浓缩葡萄或梨"汁"，它们都是高度精制的，实际上已失去了原本水果的许多有益的营养素和植物化合物。例如一个用浓缩葡萄汁增甜的儿童果汁声明是"百分之百的果汁"，听起来有营养，但其含糖量与那些用蔗糖或高果糖玉米糖浆增甜的果汁几乎一样。任何形式的糖，即使是蜂蜜，也不会比白糖"更健康"，如表 4-11 所示。

表 4-11 添加糖中的纯能量

这些数据表明，试图依靠添加糖来提供营养素是荒谬的。表中列出的 64 kcal 的蜂蜜（10ml）可为饮食带来 0.1mg 的铁，但要为年轻女性提供所需的 18 mg 的铁，则需要 11500 kcal 的蜂蜜（1800 ml）；即使只要 1000 kcal 的糖浆就可以满足她的铁需求，但其中仍然缺少大多数其它所需营养素。

食物	能量/kcal	蛋白质/g	纤维/g	钙/mg	铁/mg	镁/mg	钾/mg	锌/mg	维生素A/μg	维生素B₁/mg	维生素B₂/mg	烟酸/mg	维生素B₆/mg	叶酸/μg	维生素C/mg
糖（8g）	46	0	0	0	0	0	0	0	0	0	0	0	0	0	0
蜂蜜（15ml）	64	0	0	1	0.1	0	11	0	0	0	0	0	0	<1	0
糖浆（15ml）	55	0	0	42	1.0	50	300	0.1	0	0	0	0.2	0.1	0	0
浓缩葡萄汁或果汁甜味剂（15ml）	30	0	0	0	0	0	0	0	0	0	0	0	0	0	0
每日需要量	2000	50	25	1000	18	400	3500	15	1000	1.5	1.7	20	2	400	60

糖醇（sugar alcohol） 是人造的甜味碳水化合物，很难被人体吸收和代谢，比糖含的能量少很多（每克含 0~3 kcal），而且血糖反应较弱。表 4-12 列出了一些常见的糖醇，其中大多数糖醇的甜度不及糖。适量食用饼干、无糖口香糖、硬糖、果酱和果冻等用糖醇增甜的产品是安全的，但大量食用会导致腹胀、腹部不适和腹泻。糖醇不会导致**龋齿（dental caries）**，所以建议在口香糖、薄荷糖和其它会在口腔中停留一段时间的产品中使用糖醇。第 12 章主要讨论其它类型的人造甜味剂、无能量甜味剂、无能量甜食及它们的性质和安全性。

表 4-12

糖 醇	相当于蔗糖甜度
赤藓糖醇	70%
异麦芽糖醇	55%
乳糖醇	35%
麦芽糖醇	75%
甘露醇	60%
山梨糖醇	60%
木糖醇	100%

4.7 争论 4 添加糖真的对你有害吗？

LO 4.7 逐条列举添加糖对健康的影响

世界各国政府敦促人们严格限制添加糖的摄入量[①]，这是否意味着含糖软饮和蛋糕对人体有害呢？本章争论探讨了一些反对添加糖的理由，同时根据经同行评议、已发表的研究，给出了科学的回答。

① 参考文献见附录J。

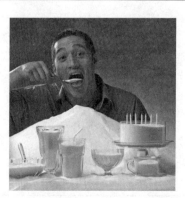

大多数人都意识不到他们从食物和饮料中摄入了多少添加糖。

4.7.1　添加糖会造成肥胖吗？

过去几十年，美国人在急剧地变胖（图 C4-1）。同一时期，总能量摄入量及含糖食物和饮料的摄入量也急剧攀升。能量摄入的急剧上升——估计每天增加了 300 kcal 以上（图 C4-2），足以使人均体重每月增加 0.9kg。[①] 此外，能量摄入上升了，身体活动减少了。大多数人因活动量不够而无法消耗额外的能量，这一点很重要，因为超重会增加患慢性疾病的风险。

这一时期增加的能量摄入几乎都来自于碳水化合物，主要是添加糖。近期能量摄入量的下降与添加糖摄入量的略微减少以及肥胖患病率增长速度的减缓相对应。

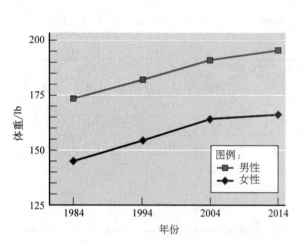

来源：C. D. Fryar and coauthors, National Center for Health Statistics, Anthropometric reference data for children and adults: United States, 2011–2014 Vital and Health Statistics 38 (2016), available at www.cdc.gov/nchs/data/series /sr_03/sr03_039.pdf.

图C4-1　成人体重随时间增加

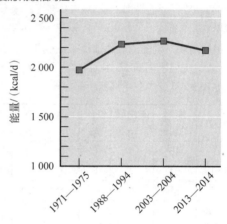

来源：U.S. Department of Agriculture, Agricultural Research Service Energy Intakes, Percentages of energy from protein, carbohydrate, fat, and alcohol, by gender and age, What We Eat in America, NHANES 2013–2014, (2016), available at https://www.ars .usda.gov/ARSUserFiles/80400530/pdf/1314/Table_5_EIN_GEN_13.pdf; E. S. Ford and W. H. Dietz, Trends in energy intake among adults in the United States: Findings from NHANES, American Journal of Clinical Nutrition 97 (2013): 848–853.

图C4-2　每日能量摄入随时间的改变

1. 添加糖的摄入

在美国人的饮食中，各种添加糖非常常见，平均糖摄入量大约是推荐上限的两倍（表 4-1）。近年来，糖的摄入量有所下降，但依然很高（表 C4-1）。例如，青少年男孩是最大的糖消费群体，他们每天会从食物和饮料中摄入大约 200g 添加糖，即每年摄入大约 41kg 的糖。

含糖食物和饮料味美且廉价，随时随地可以买到，这极有可能导致过度消费。制造商加入食物和饮料中的糖占美国饮食的 95% 以上（图 C4-3 展示了糖的来源）。相比之下，在家里，从糖罐中添加的糖就非常少。当添加糖被预先包装在食品中，消费者很难意识到他们究竟吃了多少糖。

2. 糖类或碳水化合物？

在美国，观察研究往往将添加糖摄入量（特别是来自软饮料的糖）与体

[①] 每多摄入3500 kcal，体重就会增加0.45kg;实际每个人的增加量差异很大。

表C4-1	2004年和2014年美国人平均每天糖摄入量			
年份	2~5岁	6~11岁	12~19岁	大于20岁
2004	60g	92g	108g	80g
2014	44g	68g	80g	72g

来　源：National Council on Health Statistics, Data Briefs 122 and 87, reviewed 2015; U.S. Department of Health and Human Services and U.S. Department of Agriculture, 2015–2020 Dietary Guidelines for Americans, 8th edition, 2015.

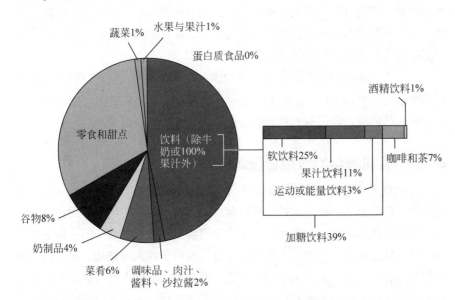

来源：U.S. Department of Health and Human Services and U.S. Department of Agriculture, 2015–2020 Dietary Guidelines for Americans, 8th edition (2015), available at http://health.gov/dietaryguidelines/2015/guidelines/.

图C4-3　美国饮食中的添加糖来源

脂增加联系起来。同时，对其它文化的研究却表明碳水化合物摄入量与体重之间呈负相关，例如，世界上最瘦的人往往是那些吃传统的低糖但富含复合碳水化合物的米饭或根菜类蔬菜的人，如日本人、中国人或非洲人，当这些地方的人放弃传统饮食而偏爱"西式"食物和饮料时，他们就会摄入更多的糖和能量，肥胖和慢性病发病率就会猛增。此外，当一个社会繁荣富裕时，人们也会消费更多的肉、谷物、食用油，因此很难区分其它饮食成分与简单糖的影响。

3. 糖的两大危害

研究人员将添加糖造成的健康威胁分为直接和间接两类：

（1）直接影响包括高糖摄入导致的代谢紊乱，可能导致心血管疾病和糖尿病等。

（2）间接影响指饮食中添加的糖导致体脂累积，进而增加患各种慢性疾病的风险（第9章）。

4.7.2　添加糖会导致糖尿病吗？

糖尿病与血糖相关，人们曾经认为吃糖会使胰腺"过劳"，导致糖尿病。

但现在我们知道并非如此。就像本章已阐明的那样，与饮食成分相比，多余的脂肪与糖尿病关系更密切。

尽管如此，随着添加糖的摄入增加，2 型糖尿病的发病率也会上升。一个显著的例子是，在添加糖和精制面粉取代传统的根、葫芦、全玉米和种子作为主食时，观察到一些美洲土著部落中糖尿病患者迅速增加。然而，凭此并不能得出糖与 2 型糖尿病发生之间简单的因果结论，因为与此同时，这些人也摄入了更多的加工肉类、脂肪和更多的总能量，而且体脂也增加了。体重的增加可以解释糖尿病的高患病率，但是过量的糖也可能直接影响新陈代谢，导致肝脏和其它组织抵抗胰岛素的作用，从而使血糖升高。目前，需要更多的临床研究来帮助解答这些问题。

最合理的结论可能是，保持健康的体重并遵守《美国居民膳食指南》可以降低患糖尿病的风险，那些积极运动、少喝酒、不吸烟的人可以显著降低患糖尿病的风险。限制糖的摄入只是健康生活方式的一部分。

4.7.3　添加糖会导致高血压吗?

添加糖可能会使血压升高，而血压对于心脏健康有至关重要的作用。体重确实会影响血压，体重越高，风险越大。然而，即使将体重考虑在内，最近的一项系统综述显示高糖摄入与高血压仍然是显著相关的。另一篇综述认为，随着软饮料、果汁酒和水果饮料等含糖饮料的摄入量增加，血压有升高的趋势。在儿童身上发现的更多证据进一步证明：糖摄入量与血压升高呈正相关，即使在年纪很小的时候也是如此。考虑到这一点和其它的证据，美国心脏协会建议，两岁以上的儿童添加糖的摄入量应限制在 25g(约 6 茶匙)或更少，而年纪更小的幼儿则不应摄入添加糖。

4.7.4　饮料中的能量会带来特殊的风险吗?

研究往往将含糖饮料尤其是软饮料与超重关联起来，可能的解释是饮料中含能量的糖是液态的，使得适用于固体食物的正常食欲控制机制失灵。为了验证这一观点，餐前让受试者吃软糖（固体糖），研究者发现在进餐时，他们会不自觉地减少食物能量摄入，形成代偿；而当用液体糖代替糖豆时，受试者并不会代偿，而是吃下了完整的一餐食物。这些结果似乎表明，液体糖可能会特别容易使人发胖，但随后的研究结果并不一致。

人们的预期可能会改变其摄入量，如果他们意识不到透明的含有能量的液体能使他们感到饱，这种预期就会影响他们随后的进食，果汁酒和软饮料中的液体糖很容易被吞下而且不需要咀嚼。很少人会意识到一罐加糖的 450g 软饮料可轻松提供 200 kcal 能量，而许多年轻人一天内喝好几罐，当超重的人用水或减肥饮料取代能量饮料而其它饮食不变时，他们的体重就会显著下降。

4.7.5　代谢紊乱的迹象

添加糖、肥胖和慢性病之间存在一些重要的代谢联系，这样的关系自 20 世纪中期以来就引起了研究者的关注，一个教授称糖是"纯净、白色和致命的"。[①]

1. 是胰岛素吗？

所有包括糖在内的能够被消化的碳水化合物，都会不同程度地升高血糖，血糖会触发胰岛素释放入血，然后胰岛素会与许多组织相互作用，促进产能营养素的储存，包括体脂在脂肪组织中的储存。

那么是不是糖通过胰岛素的作用造成肥胖呢？实际上，在健康、体重正常、合理饮食的人中，胰岛素与其它激素和机制的作用保持平衡，控制食欲和维持正常体重。然而，胰岛素抵抗者的细胞不响应胰岛素的作用，就会扰乱正常的平衡（胰岛素抵抗在第 11 章讨论）。在健康人群中，胰岛素本身不太可能引发肥胖，而可能是和果糖这种单糖有关的其它代谢机制在起作用。

2. 是果糖吗？

图 C4-4 说明大多数添加糖约一半是由果糖组成的。唯一的例外是普通的玉米糖浆，它是通过分解淀粉（玉米淀粉）中的葡萄糖分子制成的。高果糖玉米糖浆也是用玉米淀粉制成的，但其中大约一半的葡萄糖通过化学方法转化为果糖，从而增加了糖浆的甜味。随着糖摄入量的增加，果糖摄入量也会增加。

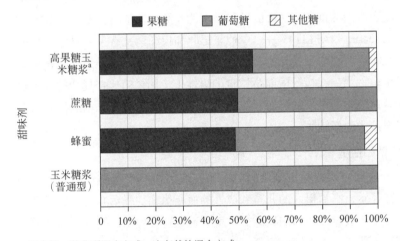

a 图中是一种典型混合方式；也有其他混合方式

图C4-4 常见添加糖中的葡萄糖和果糖

尽管葡萄糖和果糖都是单糖，但在人体内的处理过程却不同。在消化过程中，肠道拼命吸收葡萄糖，但却限制性地只吸收一半或更少果糖。在体内，所有人体细胞都能吸收血液中的葡萄糖，并直接使用它。而肝会接收几乎所有被吸收的果糖，并将它迅速转化为其它化合物。当能量充足时，肝脏由果糖产生的主要化合物是脂肪。

3. 果糖和食欲

葡萄糖和果糖对食欲的影响也有所不同。葡萄糖直接在大脑中产生食欲调节信号，还会触发抑制食欲的激素胰岛素的释放；相反，果糖不能进入大

---

① 该教授是已故的约翰·尤德金（John Yudkin）教授，Fructose: Pure, white, and deadly? Fructose, by any other name, is a health hazard, Journal of Diabetes Science and Technology 4(2010): 1003–1007.

脑，也不能大量增加血液中的胰岛素，因此不会以这些方式影响食欲。

4. 果糖、其它糖类和体脂

在啮齿类动物中，高果糖或蔗糖的饮食往往会导致肥胖、糖尿病以及血脂改变。例如，除食物外，当大鼠可以随意摄取葡萄糖、果糖或蔗糖溶液时，各组大鼠的脂肪都增加了，而果糖组的大鼠增加的脂肪最多，还会继续发展为胰岛素抵抗（与糖尿病相关）。当人们摄入的能量保持不变，用其它碳水化合物取代果糖时，没有观察到体重的变化。但是，大多数人在享受甜食（尤其是含糖饮料）时不会减少摄入来自其它食物的能量。糖的能量是额外摄入的。

果糖摄入与肥胖有着特殊的联系。如前所述，果糖的摄入刺激肝脏合成新的脂肪分子，这些分子可以储存在脂肪组织中。脂肪组织是多余脂肪最安全的储存库；如果脂肪储存在其它组织，会引起健康问题。

虽然果糖还具有两种能对抗肥胖的特性。部分摄入的果糖不会被小肠吸收，而且肝脏的果糖代谢也会消耗部分能量。然而，这些因素显然不能避免因为饮食中添加过多的糖而导致的体重增加。

5. 果糖和脂肪肝

当血液中的脂肪水平超过脂肪组织的吸收能力时，肝脏就会储存大量的多余脂肪。随着时间的推移，这可能导致损伤性非酒精性脂肪肝（nonalcoholic fatty liver disease，NAFLD）—— 一种与肥胖和代谢紊乱有关的日益常见的疾病。肝脏很容易将果糖转化为脂肪，因此果糖的摄入可能导致非酒精性脂肪肝的发生。例如，在接受限能量饮食的男性中，用果糖代替复杂的碳水化合物会导致血液中新产生的脂肪大量增加。在儿童中，减少果糖的摄入可以减少一半血液中的新脂肪。

6. 果糖和血脂

体脂合成和脂肪清除机制之间的平衡在心脏病发展中起着至关重要的作用。研究显示，高糖摄入的儿童和成人的血脂值往往提示心血管病风险升高，而且并不需要过多的添加糖的摄入就会造成这种效果，连续两周每天仅饮用相当于 1 瓶或 2 瓶加糖软饮料，血脂就会发生显著的不健康的改变，摄入越多，反应就越强烈。

7. 高果糖玉米糖浆会危害健康吗?

高果糖玉米糖浆比蔗糖对消费者的危害更大吗？当进行对比测试时，大多数研究观察到高果糖玉米糖浆和蔗糖对代谢的影响几乎相同，这是预料之中的结果，因为它们的化学组成类似。膳食指南委员会的结论是，美国人摄入的所有类型的添加糖都过高，这增加了许多人的健康风险。除非有相反的研究结果，从身体的角度来看，可以假设所有常见的添加糖都是类似的，摄入量都不应该超过推荐量。

4.7.6 结 论

并于碳水化合物对健康的潜在影响的研究还在进行中，通过从食物中除去某一成分（例如添加糖），就能很容易地解决肥胖或糖尿病等复杂的问题，这种想法很吸引人，但是过于简单化。有关添加糖对健康的影响的科学争论一直持续着，表 C4-2 给出了两方观点的部分论据。

可以确定的是糖的来源与疾病风险有一定关系。据估计，在美国饮食中，超加工食品占了添加糖总量的90%，但几乎不含人体需要的营养成分。相比之下，水果和蔬菜中，除了天然的果糖，还含有纤维、维生素、矿物质以及保护性的植物化合物，所以限制超加工食品的摄入是减少糖摄入量的明智之举，而健康人不应在饮食中刻意回避蔬菜和水果。

人们的口味会随着时间的改变而改变，很快，含糖量低的食物和饮料可能就会像以前的高糖食物和饮料一样受人喜爱。但是，甜味食物和饮料带来的快乐也是生活乐趣的一部分，只是记住：要在保证营养的饮食前提下偶尔享用，而不是作为每餐的主食或饮料。

表C4-2　添加糖的危害：支持观点与相对应的反对观点

科学家、政治家、食品和饮料制造商、制糖业代表和其它人就添加糖的安全性问题展开了辩论。这张表列出了一些论点。

支持：添加糖会造成伤害	反对：添加糖是安全的
1. 增加肥胖的风险。全世界的肥胖率正在迅速增长。这一趋势与世界添加糖摄入量的急剧增加相对应	1. 相关，而不是原因。在世界范围内，肉、油和谷物的摄入量也在增加。可能是因为能量或其它因素导致肥胖，而不是糖
2. 糖和体重增加相关。饮食中添加糖会导致体重增加，尤其是腹部脂肪	2. 过多的能量和体重增加相关。任何来源的过多能量都会导致体重增加
3. 龋齿。毫无疑问，添加糖会导致龋齿，尤其是当摄入的能量超过总能量10%时	3. 龋齿。的确，添加糖会导致龋齿，但在食用糖后刷牙和饮用含氟的水可以防止龋齿的发生
4. 饱腹感较差。果糖不能触发身体的食欲控制机制，但葡萄糖会抑制食欲	4. 没有实际意义。人们很少单独摄入果糖或葡萄糖。大多数糖含一半葡萄糖
5. 增加疾病风险。在人群中，添加糖的摄入越多，代谢疾病（如糖尿病、心脏病、高血压和代谢综合征）的发病率就越高	5. 相关，而不是原因。研究不足以证明其中的因果关系，而且它可能是添加糖以外的因素造成的
6. 代谢紊乱。大量的果糖会扰乱脂质和葡萄糖代谢，导致脂肪肝	6. 适度摄入是安全的。同意，但少量果糖对健康无害
7. 营养素缺乏。糖只提供纯热量，会取代饮食中有营养的食品和饮品，增加营养素缺乏的风险	7. 缺乏症很少见。营养缺乏症在美国很少见；即使是许多含糖食物和饮料，也都添加了某些维生素和矿物质

来源: Point: World Health Organization, Guideline: Sugars Intake for Adults and Children (Geneva: World Health Organization, 2015), available at http:who.intnutrition publicationsguidelinessugars intakeen; USDA, Scientific Report of the 2015 Dietary Guidelines Advisory Committee (2015): D-6, 20 23, available at www.health.gov; G. A. Bray and B. M. Popkin, Dietary sugar and body weight: Have we reached a crisis in the epidemic of obesity and diabetes Health be damned! Pour on the sugar, Diabetes Care 37 (2014): 950 956; G. A. Bray, Energy and fructose from beverages sweetened with sugar or high-fructose corn syrup pose a health risk for some people, Advances in Nutrition 4 (2013): 220-225; R. H. Lustig, Fructose: It s alcohol without the buzz, Advances in Nutrition 4 (2013): 226-235; A. Rebollo and coauthors, Way back for fructose and liver metabolism: Bench side to molecular insights, World Journal of Gastroenterology 18 (2012): 6552 6559. Counterpoint: J. M. Rippe, The metabolic and endocrine response and health implications of consuming sugar-sweetened beverages: Findings from recent randomized controlled trials, Advances in Nutrition 4 (2013): 677-686; J. S. White, Challenging the fructose hypothesis: New perspectives on fructose consumption and metabolism, Advances in Nutrition 4 (2013): 246–256.

批判性思维

（1）这次的争论探讨了针对富含碳水化合物的食物会导致健康问题的5个理由，分为5组，组中的每个人选择下面的一个理由，做1min的论证，以支持该理由的准确性。当每个人完成其论证后，分组投票，以确定哪一个最有可能引起健康问题。

- ●添加糖使我们发胖。
- ●添加糖导致糖尿病。
- ●添加糖会导致肥胖和疾病。
- ●高果糖玉米糖浆危害健康。
- ●问题应归咎于血液中的胰岛素。

（2）有关碳水化合物摄入量的推荐似乎是矛盾的。一方面，营养学家建议饮食中大部分应当是碳水化合物（水果、蔬菜和全谷物食物），而另一方面某些研究却指出某些碳水化合物可能对你有害。分3段解释这种差异，用一段解释为什么碳水化合物应该占饮食的大头，描述应当吃的食物类型；第二段要详细解释为什么碳水化合物对你可能是有害的（至少举3个例子）；最后，用第三段来总结应当怎样摄入碳水化合物，使其成为健康饮食的一部分。

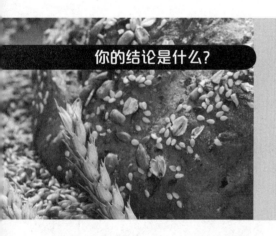

你的结论是什么？

碳水化合物只是给身体提供不必要的能量吗？

为什么营养学权威专家一致推荐全谷物食物？

低碳水化合物饮食是减重的最佳途径吗？

糖尿病患者需要禁糖吗？

线上资源有哪些？

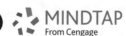
MINDTAP
From Cengage

请访问 www.cengage.com，以获取 MindTap，这是一门完整的数字课程，其中包括"饮食与健康"、互动测验、视频等。

自测题

1.（LO4.1）饮食中的单糖包括 ＿＿＿。

　a. 蔗糖、葡萄糖、乳糖

　b. 果糖、葡萄糖、半乳糖

　c. 半乳糖、麦芽糖、葡萄糖

　d. 糖原、淀粉、纤维

2.（LO4.1）帮助形成植物支撑结构的多糖为 ＿＿＿。

　a. 纤维素　　　　　b. 麦芽糖

　c 糖原　　　　　　d. 蔗糖

3.（LO4.2）富含纤维的食物可降低血液胆固醇。

　对　　　　　　　　错

4.（LO4.2）小麦颗粒中高纤维的部分是它的麦麸层。

    对   错

5.（LO4.3）可消化的碳水化合物以 _____ 形式被小肠壁吸收，随后被运到肝，肝释放 _____ 到血液中。

    a. 双糖；蔗糖

    b. 葡萄糖；糖原

    c. 单糖；葡萄糖

    d. 半乳糖；纤维素

6.（LO4.3）世界上大多数人都有乳糖不耐受现象。

    对   错

7.（LO 4.4）当血糖浓度升高时胰分泌 _____，当血糖浓度降低时胰分泌 _____。

    a. 糖原；胰岛素

    b. 胰岛素；胰高血糖素

    c. 胰高血糖素；糖原

    d. 胰岛素；果糖

8.（LO4.4）在没有碳水化合物帮助的情况下，人体以脂肪为燃料会产生 _____。

    a. 酮体

    b. 葡萄糖

    c. 淀粉

    d. 半乳糖

9.（LO4.4）酮症是身体组织中碳水化合物过多的结果。

    对   错

10.（LO 4.4）肝脏储存糖原的能力实际上是无限的。

    对   错

11.（LO4.5）1型糖尿病通常能通过成功的减肥得到控制。

    对   错

12.（LO4.5） _____ 有助于控制糖尿病。

    a. 饮食中尽可能少含碳水化合物

    b. 饮食中尽可能少含脂肪

    c. 有规律地定时吃正餐和零食

    d. a 和 b

13.（LO4.5）实现血糖稳定是糖尿病治疗的目标。

    对   错

14.（LO4.5）健康人中低血糖相对少见。

    对   错

15.（LO4.6）美式饮食中蛋白质食品几乎不提供碳水化合物，除外 _____。

    a. 鸡肉和火鸡   b. 牛肉和猪肉

    c. 鱼和蛋   d. 奶、坚果、豆类

16.（LO4.7）用浓缩葡萄汁增甜的水果汁与用高果糖玉米糖浆增甜的水果汁含糖一样多。

    对   错

17.（LO4.7）在美国，饮食中含较多精制碳水化合物，特别是来自软饮料的添加糖，往往都与体脂增加有关。

    对   错

18.（LO4.7）当添加糖的摄入超过能量需要时， _____。

    a. 它会改变血脂，对身体造成潜在危害

    b. 它会抑制胰岛素反应，因此更易导致肥胖

    c. 每克糖比脂肪提供更多的能量，因此更易导致肥胖

    d. 它在体内的代谢降低了慢性疾病的风险

答案见附录 J.

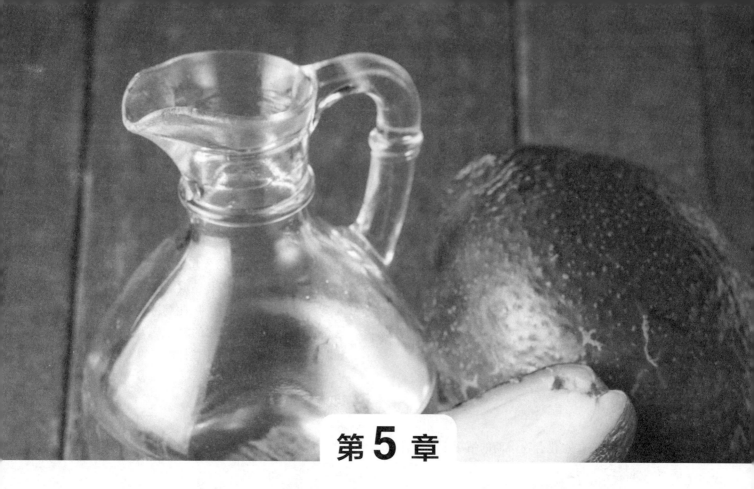

第 5 章

脂类：脂肪、油、磷脂与固醇

学习目标　　当你学习完本章，应当达到下列目标：

LO5.1　描述脂类在身体和食物中的作用。

LO5.2　比较三种脂类的物理、化学性质和功能。

LO5.3　描述体内脂类的消化、吸收和转运过程。

LO5.4　描述身体是如何储存和使用脂肪的。

LO5.5　说明血脂和膳食脂肪对健康的重要性。

LO5.6　总结必需脂肪酸的功能。

LO5.7　概述氢化过程及其对健康的影响。

LO5.8　确定各食物组中脂肪的来源。

LO5.9　描述减少日常饮食中固态脂肪的方法。

LO5.10　讨论当前关于脂类指南科学争论双方的证据。

启发提问

脂肪是不健康的食物成分吗？应该从饮食中去除吗？

"坏"与"好"的胆固醇之间有什么差别？

在健康饮食中为什么推荐鱼呢？

如果将食物中所有可见脂肪都去除掉，就能符合脂类摄入推荐标准吗？

你的体检账单写着"血脂（lipid）检查——250美元"。一名保健师报告说："你的血胆固醇（cholesterol）很高。"你的医生建议："必须减少你饮食中的饱和脂肪（fat），并用油（oils）来代替它们，以降低患心血管疾病（cardiovascular disease，CVD)的风险。"血脂、胆固醇、饱和脂肪和油都是什么？它与健康有什么关系？

　　毫无疑问，你会听到脂肪有可能危害你的健康，但其实脂类也是有营养价值的。事实上，脂类是绝对必要的，健康的饮食绝不是无脂饮食。好在几乎所有的食物中都含有微量的脂肪和油，所以你不必特意吃额外的食物，关键是要选择合适的种类。

5.1　脂类介绍

LO 5.1　　描述脂类在身体和食物中的作用

　　食物和人体内的脂类虽然数量众多，功能各异，但一般可分为三类。其中大约95%是**甘油三酯（triglyceride）**，另外两类是**磷脂（phospholipid）**〔**卵磷脂（lecithin）**是其中之一）〕和**固醇（sterol）**（其中胆固醇是人们最熟悉的）。其中一些名称可能听起来不太熟悉，但大多数人至少知道表5-1所列的脂肪在人体内和食物中的一些作用。后面会详细介绍每一类脂。

表5-1　脂肪的用途

体内脂肪	食物中的脂肪
■ 能量燃料。脂肪提供了身体静息时80%~90%的能量，大部分用于为肌肉运动供能	■ 营养素。食物脂肪提供必需脂肪酸、脂溶性维生素和其它必需的化合物
■ 能量存储。脂肪是身体储存能量的主要形式	■ 运输。脂肪携带脂溶性维生素A、D、E和K，以及一些植物化学物质，且能促进它们的吸收
■ 应急储备。在严重疾病和饥饿的时期，脂肪可以作为紧急燃料供应	■ 能量。食物脂肪是浓缩的能量来源
■ 填充。体腔内的脂肪垫起到缓冲作用，保护内脏，避免冲击伤害	■ 感官吸引力。脂肪赋予食物味道和气味
■ 隔热。皮下脂肪层使内部组织免受低温的影响	■ 食欲。脂肪刺激食欲
■ 细胞膜。脂肪是构成细胞膜的主要物质和原材料。脂肪可以根据需要转化成其它化合物，例如激素、胆汁及维生素D	■ 口感。脂肪使油炸食品酥脆，使其它食品鲜嫩
	■ 饱足感。食物中的脂肪促进饱腹感

5.1.1　体内脂肪的用途

　　当人们谈到脂肪时，通常指的是甘油三酯。但是，人们更熟悉"脂肪"这个词，因此我们在以下讨论中使用"脂肪"。

　　1. 燃料储存　脂肪提供了人体肌肉活动所需的大部分能量。脂肪也是身体从食物中摄取的多余能量的主要储存形式。脂肪的储存对于那些饥一顿

术　语

脂（lipid）：溶于有机溶剂但不溶于水的一类有机（含碳）化合物，包括甘油三酯（脂肪和油）、磷脂和固醇。

胆固醇（cholesterol）：固醇脂类的一种，人体合成的或来源于动物食品的柔软的蜡状物质。

脂肪(fat)：在室温下(70华氏度或21摄氏度)呈固态的脂类。

油（oil）：在室温下(70华氏度或21摄氏度)呈液态的脂类。

心血管病（cardiovascular disease, CVD)：心脏和血管疾病。心脏动脉的疾病被称为冠心病（coronary heart disease，CHD）。第11章也有定义。

甘油三酯（triglycerides）：三种主要膳食脂类之一，是食物和人体内的脂肪主要形式。一个甘油三酯分子由三个单位的脂肪酸和一个单位的甘油（脂肪酸和甘油的定义在后面）组成。

磷脂（phospholipid）：三种主要的膳食脂类之一，类似于甘油三酯，但每一个磷脂分子都有一个含磷的结构，取代了甘油三酯中的一个脂肪酸分子。磷脂存在于所有的细胞膜中。

卵磷脂（lecithin）：一种由肝脏合成的磷脂，也存在于许多食物中；细胞膜的主要成分。

固醇（sterol）：三种主要的膳食脂类之一，其结构与胆固醇相似。

饱一顿的人来说是一种宝贵的生存机制：在食物充足时储存的脂肪，能帮助他们在饥饿的时候生存下去。

大多数人体细胞只能储存有限的脂肪，但有些细胞是专门用于储存脂肪的。这些脂肪细胞似乎能无限膨胀，储存的脂肪越多，体积越大。胖人的脂肪细胞可能是瘦人的好几倍大。脂肪组织并非一堆脂肪袋的无用集合，它们还能分泌各种各样的激素和其它化合物，还有助于调节食欲，影响身体的其它功能，这对人体健康至关重要。[①] 脂肪细胞如图 5-1 所示。

在脂肪细胞内，脂质以脂滴的形式储存。脂滴能增大很多倍，脂肪细胞膜也会扩张，以适应膨胀的内容物。更多关于脂肪组织和身体功能的内容见第 9 章。

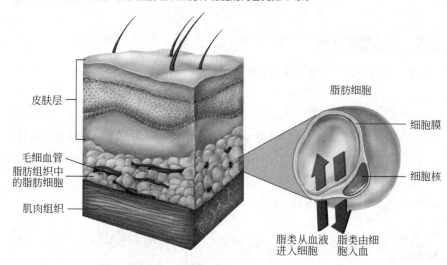

图5-1　脂肪细胞

2. 脂肪储存效率　你可能会觉得奇怪，为什么碳水化合物中的葡萄糖不是机体储存能量的主要形式呢？如第 4 章所述，葡萄糖以糖原的形式储存。由于糖原含有大量的水，因此非常笨重，人体无法储存足够的可供长时间利用的能量。然而，脂肪不含水，它们紧密地包裹在一起，因此可在较小的空间储存更多的能量。每克脂肪提供的能量是碳水化合物或蛋白质的两倍以上，使得脂肪成为最有效的能量储存形式。一个体重正常的人体内脂肪所含的能量，用于支撑整个马拉松长跑或与疾病长期斗争是绰绰有余的。

3. 缓冲垫、保温层和细胞膜　脂肪在体内还有许多其它作用。重要的内部器官周围的脂肪垫起到了减震器的作用。多亏了这些脂肪垫，即使你运动或骑摩托车好几个小时，也不会有严重的内伤。皮下的脂肪层也能为身体隔热，减缓低温时的能量损失，从而有助于体内温度控制。此外，脂类作为包裹细胞的细胞膜的一部分，在所有的身体细胞中扮演着重要角色。

4. 运输和原料　如后面章节所述，各种脂类关联在一起在体内循环。一旦脂质到达目的地，就会被作为原材料合成许多必需物质，其中包括维生素 D，它有助于骨骼的构建和养护；胆汁能帮助消化；脂质激素能调节组织功能。

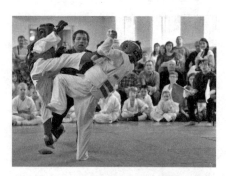

体内的脂肪垫缓冲重要器官的剧烈震动

① 参考文献见附录J。

● 脂质提供和储存能量，缓冲保护重要器官，抵御低温，形成细胞膜，运输脂溶性物质，还可以作为身体的原材料。

5.1.2 食物中脂肪的用途

食物中脂肪的价值体现在很多方面。它们能提供浓缩的能量和身体所需的物质，而且美味诱人。

1. 浓缩能量源 高能量脂肪在许多情况下都具有独特的价值。一个猎人或远足者必须消耗大量的食物能量，才能长途跋涉或在严寒的环境下生存；运动员通常必须满足巨大的能量需求，以避免体重降低，影响运动成绩。如图 5-2 所示，对于这样的人来说，脂肪含量高的食物就能以最小的体积最有效地提供所需的能量。但对于一个不需要在体力劳动中消耗太多能量的人来说，可能只吃几口这些同样高脂肪的食物，就会摄入很多不必要的能量。

2. 脂溶性营养素和它们的吸收 一些必需营养素本质上是脂，因此可溶于脂肪。它们经常出现在含有脂肪的食物中，需要饮食中有一定量的脂肪才能吸收它们。这些营养素有脂溶性维生素 A、D、E 和 K，其它脂质营养素还有**脂肪酸（fatty acid）**自身，包括**必需脂肪酸（essential fatty acid）**。脂肪还有助于吸收一些可能对健康有益的植物化合物和植物成分。

3. 提升感官特性 人类天生喜爱高脂肪食物。脂肪中溶解了许多化合物，使食物具有诱人的香味和味道，比如煎培根或炸薯条的香味。事实上，当患者不肯吃饭时，营养师会用一些脂肪烹饪的食物来刺激食欲，重新诱使患者进食。脂肪也会使油炸食品变得酥脆，使肉类和烘焙食品变得柔软。在世界各地，随着脂肪变得越来越便宜，更容易从特定的食物供应中获得，人们越来越多地选择脂肪含量高的食物。

4. 促进饱足感 脂肪也有助于产生**饱足感（satiety）**，一种饭后的满足感。吞下的食物中的脂肪会引发一系列的生理反应，有助于抑制食欲。但是，在饱腹感使人停止进食前，很容易过量摄入富含脂肪的食物，因为脂肪的美味会刺激食欲，而每一口富含脂肪的食物都会带来很多能量。随着时间的推移，长期的高脂饮食可能会削弱对脂肪的饱腹反应——至少在老鼠身上是这样。第九章将再次讨论人体复杂的食欲控制系统。

● 脂类能以较小的体积提供丰富的食物能量，增强食物的香味和味道，以及饱腹感。

5.2 详细了解脂类

LO 5.2 比较三种脂类的物理、化学性质和功能

每一类脂——甘油三酯、磷脂和固醇都具有独有的特征。如前所述，"脂肪"一词指的是甘油三酯，它是食物中和体内的脂类的主要形式。

两种午餐都含有相同能量，但是高脂午餐占的空间更小，重量更轻。

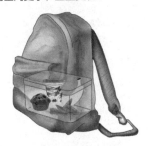

高碳水化合物午餐
一个低脂松饼
一根香蕉
57g胡萝卜条
230g水果酸奶

能量=550kcal
重量=500g

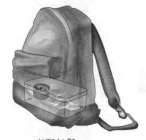

高脂午餐
6块黄油脆饼
43g美国干酪
57g混合坚果

能量=550kcal
重量=115g

图5-2 两种午餐

算一算

脂肪是能量密集的营养素

1g 脂肪 =9 kcal

1g 碳水化合物 =4 kcal

1g 蛋白质 =4 kcal

按照第 2.1 节给出的通用公式，计算在每天提供 1950 kcal 和 80g 脂肪的膳食中，脂肪所占的能量百分比。

术 语

脂肪酸（fatty acid）：由不同长度的碳链组成的有机酸。每个脂肪酸都有一个酸性末端，碳链上所有的碳原子都与氢原子相连。

必需脂肪酸（essential fatty acid）：人体需要但不能合成，必须从饮食中获得的脂肪酸。

饱足感（satiety）：人们餐后体验到的饱腹感或满足感。

5.2.1 甘油三酯：脂肪酸与甘油

人体内或食物中的游离脂肪酸很少，大多数都成为大的复杂的化合物甘油三酯的一部分。顾名思义，三个脂肪酸分子与一分子**甘油（glycerol）**结合，形成一个甘油三酯分子（图5-3）。人体的各个组织都可以根据需要轻松地合成或分解甘油三酯。甘油三酯是身体和食物中脂肪的主要组成部分。

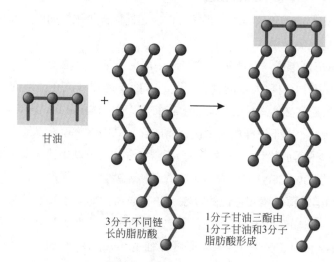

甘油

3分子不同链长的脂肪酸

1分子甘油三酯由1分子甘油和3分子脂肪酸形成

图5-3　甘油三酯的形成

各种脂肪酸之间的区别主要表现在两个方面：链的长短和饱和程度（下文会解释）。甘油三酯内通常混有各种不同脂肪酸。生成的脂肪在室温下的软硬程度取决于组成甘油三酯的脂肪酸种类。主要含有短链脂肪酸或不饱和脂肪酸的甘油三酯较软，在低温下更易熔化。

每一种动物（包括人）都能合成自己特有的甘油三酯，这是一种由遗传控制的功能。不过，食物中的脂肪也能影响合成的甘油三酯的类型，因为饮食中的脂肪酸常常被整合到体内的甘油三酯中。例如，许多豢养动物被饲喂含有特定甘油三酯的饮食，以使肉类具有消费者所需要的脂肪类型。

> 更多关于脂类化学结构的细节见附录A。

要点

- 人体利用三个脂肪酸分子和一个甘油分子合成甘油三酯，即脂肪的储存形式。
- 食物中的脂肪酸会影响体内脂肪的组成。

5.2.2 饱和脂肪酸与不饱和脂肪酸

饱和指的是脂肪酸链包含了它所能容纳的所有氢原子，如果碳上的每个可用的键都连着一个氢，就形成**饱和脂肪酸（saturated fatty acid）**，它的氢含量是满的。图5-4中左边的锯齿状结构表示饱和脂肪酸。

1 脂肪酸的饱和度　有时（特别是在植物和鱼类的脂肪酸中）脂肪酸链会有一个氢缺失位点，形成一个"空位"，或**不饱和位点（point of**

unsaturation）。[1] 具有一个或多个不饱和位点的脂肪酸碳链是**不饱和脂肪酸**（unsaturated fatty acid）。有一个不饱和位点的脂肪酸是**单不饱和脂肪酸**（monounsaturated fatty acid）（图 5-4 中的第二个结构）。当脂肪酸有两个或两个以上不饱和点时，是**多不饱和脂肪酸**（polyunsaturated fatty acid），通常缩写为 PUFA（图 5-4 中的第三个结构，本章后面将给出其他示例）。通常，一个甘油三酯包含不同长度的饱和和不饱和脂肪酸，成为混合甘油三酯。

含有的碳原子越多，脂肪酸链越长；与碳原子结合的氢原子越多，脂肪酸饱和度越高。

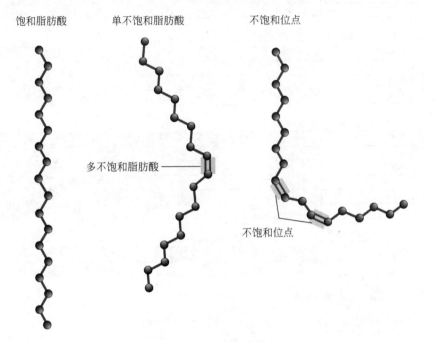

饱和脂肪酸　　　单不饱和脂肪酸　　　不饱和位点

多不饱和脂肪酸

不饱和位点

图5-4　三种脂肪酸

2 熔点和脂肪硬度　脂肪中脂肪酸的饱和程度影响其熔化的温度。一般来说，脂肪酸不饱和度越高，脂肪在室温下就越容易液化。相反，脂肪酸饱和度越高，脂肪在室温下就越容易呈固态。图 5-5 说明了这个概念，黄油和油都在室温下，但是黄油的饱和脂肪使它保持固态，因为它有更高的熔点。因此，看看三种脂肪——牛油（一种牛脂）、鸡油和红花油，牛油是饱和度最高的，也是最硬的；鸡油的饱和度稍低，也软一些；红花油是不饱和度最高的，在室温下呈液态。

如果营养师建议用**单不饱和脂肪**（monounsaturated fat）和**多不饱和脂肪**（polyunsaturated fat）来替代**固态脂肪**（solid fat）、**饱和脂肪**（saturated fat）和**反式脂肪**（trans fat）（之后一个章节的主题），以保障健康，你通常可以根据脂肪的硬度来判断选择哪一种。图 5-6 比较了饱和脂肪酸、单不饱和脂肪酸和多不饱和脂肪酸在各种脂肪和油中的比例。要确定所使用的油的脂肪饱和度，你可以把它放在冰箱的透明容器中，然后观察它的固化程度。饱和度最低的油，例如多不饱和的植物油依然是清澈的。橄榄油是一个例外，

---

① 这些不饱和位点的碳链也可以称为双键。

术　语

不饱和脂肪酸（unsaturated fatty acid）：缺少一些氢原子且有一个或多个不饱和位点的脂肪酸，不饱和脂肪是一种含有一个或多个不饱和脂肪酸的甘油三酯。

单不饱和脂肪酸（monounsaturated fatty acid）：只含有一个不饱和位点的脂肪酸。

多不饱和脂肪酸（polyunsaturated fatty acid，PUFA）：含有两个或多个不饱和位点的脂肪酸。

单不饱和脂肪（monounsaturated fat）：其中大多数脂肪酸具有一个不饱和位点（单不饱和）的甘油三酯。

多不饱和脂肪（polyunsaturated fat）：其中大多数脂肪酸具有两个或两个以上不饱和位点（多不饱和）的甘油三酯。

固态脂肪（solid fat）：饱和脂肪酸含量高的脂肪，在室温下通常呈固态。固态脂肪天然存在于大多数动物性食品和热带植物油中，或在植物油氢化时产生。在第 2 章中也有定义。

饱和脂肪（saturated fat）：所含大部分脂肪酸是饱和脂肪酸的甘油三酯。

反式脂肪（trans fat）：含有任意数量的不常见的在加工过程中形成的脂肪酸（反式脂肪酸）的脂肪。

黄油棒的高饱和脂肪含量使它在室温下保持固态，而不饱和油则保持液态。

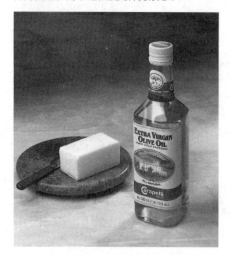

图5-5　饱和度影响脂肪的熔点

大多数脂肪是饱和脂肪酸、单不饱和脂肪酸和多不饱和脂肪酸的混合物

图例：

- ▨ 饱和脂肪酸
- ⬚ 单不饱和脂肪酸
- ▨ ω-6多不饱和脂肪酸[a]
- ▨ ω-3多不饱和脂肪酸[a]

动物脂肪、热带椰子油和棕榈油主要含饱和脂肪酸

| 椰子油 |
| 黄油 |
| 牛油(牛脂肪) |
| 棕榈油 |
| 猪油（猪脂肪） |
| 鸡脂肪 |

一些植物油，例如橄榄油和菜籽油富含单不饱和脂肪酸

| 牛油果油 |
| 橄榄油 |
| 菜籽油 |
| 花生油 |

许多植物油富含ω-6多不饱和脂肪酸[a]

| 红花油[b] |
| 葵花籽油 |
| 玉米油 |
| 大豆油 |
| 胡桃油 |
| 棉籽油 |

只有少数的油提供重要的ω-3多不饱和脂肪酸[a]

| 亚麻籽油 |
| 鱼油[c] |

a 这些多不饱和脂肪酸家族将在后面的章节中进行说明。
b 沙拉或烹饪类型的红花油含有超过70%的亚油酸。
c 根据USDA中鲑鱼、沙丁鱼和鲱鱼油的数据得出的鱼油平均值。
注：USDA营养数据库（http://ndb.nal.usda.gov）列出了许多其它食品的脂肪酸含量

图5-6　常见食物脂肪中的脂肪酸组成

主要是单不饱和脂肪，在冷藏后可能会变浊，但从心脏健康的角度来看，它仍然是非常好的选择（见之后的章节）。

　　另一个例外是均质牛奶中的固态脂肪。高度饱和的乳脂通常形成奶油(乳脂)层，聚集并漂浮在稀的乳汁顶层。一旦从牛奶中撇去，搅拌成黄油，这种固态脂肪在冰箱中就会很快变硬。在**均质化（homogenization）**过程中，加热后的牛奶和奶油在高压下通过细小的喷嘴，牛奶中的脂滴被分割得非常细小并均匀地分散开。因此，在低温下仍保持液态的奶也可能是固态脂肪的来源。

　　3. 去哪里寻找脂肪酸？　大多数植物油和鱼油都富含多不饱和脂肪酸，一些植物油也富含单不饱和脂肪酸。动物脂肪通常饱和度最高。但是你必须了解你用的油，仅仅选择含有植物油的食物而不含动物脂肪的食物是不够的。例如，椰子油来自于植物，但即使是那些大肆宣传的"初榨"型，其脂肪酸也比奶油的脂肪酸饱和度更高（顺便说一下，没有确凿的证据支持广告商声称的椰子油的特殊功效）。棕榈油，一种用于食品加工的植物油，也是高度饱和的。同样地，**起酥油（shortening）**、黏稠的人造黄油和市场出售的油炸

术语

均质化（homogenization）：乳脂在液态奶中均匀分散的过程；在高压下，牛奶通过细小的喷嘴，以使脂滴变小，减少聚集倾向，漂浮在上层成为奶油。

起酥油（shortening）：一种由植物油制成的半固态脂肪，通常用于煎炸或焙烤食品，以使其具有"酥"即松脆的口感。

或烘焙产品可能声称使用的是"全植物油"，但它们中的大部分脂肪可能是饱和脂肪（详见下面章节）。

要点

- 脂肪酸是富含能量的碳链，可能是饱和的（被氢原子填满）、单不饱和的（有一个不饱和位点）或多不饱和的（有一个以上的不饱和位点）。
- 脂肪中脂肪酸的饱和程度决定了脂肪的软硬程度。

5.2.3 磷脂和固醇

到目前为止，我们已经讨论了三种脂类中最大的一种，即甘油三酯及其组成成分脂肪酸。另外两类，磷脂和固醇，在机体中发挥重要的构架和调节作用。

1. 磷脂 一个磷脂分子，很像甘油三酯，也由一分子甘油和连接的脂肪酸组成，但它包含两个脂肪酸。第三个脂肪酸是一种含磷分子，使磷脂溶于水，而脂肪酸的特性使磷脂溶于脂肪。这种多功能性使所有磷脂具备使脂肪在水中保持分散的作用，即它可以作为**乳化剂（emulsifier）**。

食品制造商通过**乳化作用（emulsification）**的方式将含脂肪和含水的成分混合在一起。一些沙拉酱会分成两层，醋在底部，油在上面，如图5-7所示。其它的调味品，比如蛋黄酱，也是由醋和油制成的，但它们却不会分离。区别在于蛋黄酱的一种特殊成分——蛋黄中的乳化剂卵磷脂。卵磷脂是一种磷脂，它将醋和油混合，形成一种稳定的**乳剂（emulsion）**：制成可涂抹的色拉酱。

有些人认为卵磷脂能促进健康，比如降低血液胆固醇的能力，其实宣称这一特性的人只是为了销售获利。卵磷脂补充剂没有促进健康的特殊能力，人体可以合成所有需要的卵磷脂。

磷脂在细胞中也起着重要的构架和调节作用。磷脂结合在一起成为坚固的脂双层，形成细胞膜。由于磷脂有亲水和亲脂两种特性，它们帮助脂肪来回穿越细胞的脂质膜，进入两侧的含水液体。此外，一些磷脂能响应激素（如胰岛素）的反应，在细胞内产生信号，帮助调节身体状况。

2. 固醇 胆固醇等固醇类是由相互连接的碳原子环及其附着的含碳、氢、氧的侧链组成的大型复杂分子。胆固醇是合成**胆汁（bile）**（详见下一节）中乳化剂的原料，胆汁对脂肪的消化很重要。胆固醇在每个细胞的细胞膜结构中也起重要作用，对于机体正常运转必不可少。和卵磷脂一样，胆固醇也可以由人体合成，所以它不是一种必需营养素。其它固醇包括由胆固醇合成的维生素D，以及人们熟悉的固醇类激素，包括性激素。

3. 动脉粥样硬化（atherosclerosis） 导致动脉狭窄，是心脏病发作和卒中产生的根本原因，胆固醇形成了斑块的主要部分。除了胆固醇，固醇也存在于植物细胞中。这些植物固醇在结构上类似于胆固醇，可以抑制胆固醇在人体消化道的吸收，降低血液中的胆固醇浓度。植物固醇天然存在于坚果、种子、豆类、全谷物、蔬菜和水果中，商家会将其添加入人造黄油中，从而在标签上宣称"有益心脏健康"。

没有乳化剂的帮助，脂肪和水就会分层。

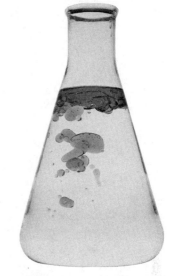

图5-7 油和水

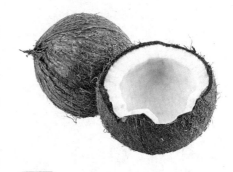

术语

乳化剂（emulsifier）：一种兼具水溶性和脂溶性的物质，它能与脂肪和水混合，使脂肪永久地分散在水中，形成乳剂。

乳化作用（emulsification）：加入乳化剂使脂和水混合的过程

乳剂（emulsion）：由通常互相不溶的两种液体形成的混合物，其中一种液体的微粒悬浮在另一种液体中。

胆汁（bile）：肝脏用胆固醇合成的一种乳化剂，贮存在胆囊中，在需要时释放到小肠中。胆汁不像酶那样消化脂肪，而是将其乳化，这样液体中的酶就可以接触脂肪，并将脂肪酸与甘油分开以利于吸收。

动脉粥样硬化（atherosclerosis）：一种动脉疾病，其特征是脂质沉积，即沿着动脉内壁的斑块；是心血管疾病的主要原因，第11章提供了详细信息。

5.3 体内的脂类

LO 5.3 描述体内脂类的消化、吸收和转运过程

从脂类进入身体的一刻起，它们就影响人体的功能和状态。它们还需要特殊处理，因为脂肪会从水中分离出来，而体液主要由水组成。

5.3.1 脂肪是怎样被消化和吸收的

每一口食物在口腔中首先会遇到唾液中的酶，这种酶产生于舌底部的腺体，在婴儿乳脂消化方面起重要作用，但对成人的脂质消化作用不大。

1. 胃中的脂肪 当被咀嚼和吞咽后，食物进入胃中，脂滴会与含水的成分分离，并且浮在上层。即使是胃的强有力搅拌也不能完全分散脂肪，所以脂肪在胃里的消化很少。

2. 小肠中的脂肪 当胃内容物排入小肠时，消化系统面临一个问题：如何将已经分层的脂肪与消化系统的水样液体彻底混合。答案就是乳化剂：胆汁。胆汁由肝脏产生，储存在胆囊中，当需要消化脂肪时，胆汁就被释放到通向小肠的管道中。胆汁中含有由胆固醇合成的化合物，作为乳化剂；其每个分子的一端吸引并固定脂肪，而另一端被水吸引并固定。

胆汁将脂滴乳化并悬浮在水样液体中（图5-8），直到由胰腺分泌的脂肪消化酶将它们分解成更小的可吸收分子。这些脂肪分解酶作用于甘油三酯，将脂肪酸从甘油三酯骨架中分解出来。游离脂肪酸、磷脂和**甘油一酯**（**monoglycerides**）被胆汁乳化剂包裹，并聚集成球状。

胆汁和去污剂都是乳化剂，作用方式相同，这就是去污剂能有效去除衣服上油渍的原因。油脂一个分子一个分子地从斑点中溶解出来，悬浮在水中，就可以被冲洗掉。

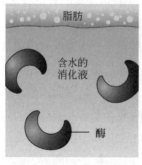
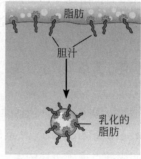
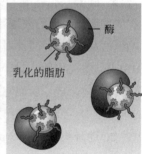

脂肪与含水的消化液分离。酶存在于水中，无法接触到脂肪

当脂肪进入小肠时，胆囊分泌胆汁；胆汁对脂肪和水都有亲和性，所以胆汁可以将脂肪与水混合

乳化后，更多的脂肪暴露于酶，使脂肪消化有效进行

图5-8 胆汁在脂肪消化中的作用

术 语

甘油一酯（monoglycerides）：脂类消化产物，是连接了一个脂肪酸的甘油分子（mono 表示"一个"；glyceride 表示"甘油的化合物"）。

回顾：首先，消化系统将脂肪与含胆汁的消化液混合，使脂肪乳化。然后，脂肪消化酶将脂肪分解成可吸收的片段，这些碎片自己聚集成球状，在胆汁的作用下保持乳化状态。

人们有时会好奇一个没有胆囊的人如何消化食物？胆囊只是一个储存器官。没有它，肝脏仍然产生胆汁，但会将其输送到小肠而不是胆囊。

3. 脂肪吸收 一旦被分解和乳化，脂肪就会面临另一个障碍：覆盖在消化道吸收内膜的水样黏液层，脂肪必须穿过这一层才能进入消化道内壁细胞中。同样是依靠胆汁解决，这次以消化的脂球形式。胆汁载着脂质穿过含水的黏液层，到达等待吸收的肠绒毛细胞表面。然后细胞吸收脂类，胆汁可被人体吸收和再利用，也可返回到肠道内容物中，随粪便排出，如图4-7所示。

消化道从饮食中吸收甘油三酯的效率非常高：摄入脂肪的吸收率高达98%。健康的系统只排出很少的脂肪。然而，脂肪消化的过程需要时间，所以每餐摄入的脂肪越多，消化系统的作用就越慢。图5-9描绘了刚才叙述的一系列高效的消化过程。

要点

- 在胃里，脂肪会从其它食物成分中分离。
- 在小肠内，胆汁使脂肪乳化，酶将其消化，然后被肠细胞吸收。

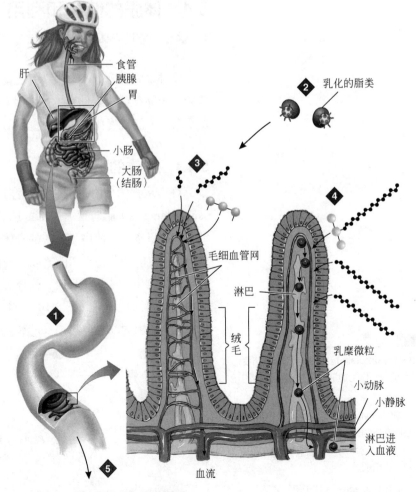

1 在口腔和胃中：
脂肪的消化很少。

2 在小肠中：
消化酶完成大部分脂肪的消化。在小肠，胆汁乳化脂肪，使酶能作用于脂肪。这些酶将甘油三酯分解成游离脂肪酸、甘油和甘油一酯。

3 在小肠内壁：
部分脂类被肠绒毛吸收。甘油和短链脂肪酸直接进入血液。

4 肠道内皮细胞将大的脂质片段，如甘油一酯和长链脂肪酸转化为甘油三酯，并与蛋白质结合，形成乳糜微粒（一种脂蛋白），通过淋巴管进入血液。

5 纤维中残留少量的胆固醇随粪便排出。

注:在此图中，脂肪酸分子用较大的图示表示，但实际上，脂肪酸分子很小，即使用高倍显微镜也看不见，而绒毛则肉眼可见。

肝　食管　胰腺　胃　小肠　大肠（结肠）

2 乳化的脂类

毛细血管网　淋巴　绒毛　乳糜微粒　小动脉　小静脉　淋巴进入血液　血流

图5-9 脂肪的消化与吸收过程

5.3.2 脂肪的转运

甘油和短链脂肪酸直接通过肠道内膜细胞进入血液，不需要辅助就能到达肝脏。然而，较大的脂类给身体带来了一个难题。如前所述，脂肪漂浮在水中，如果没有某种机制来保持它们的分散状态，大的脂滴在全身循环时就会从含水的血液中分离出来，扰乱血液的正常功能。解决这个问题的方法在于对蛋白质的巧妙利用：许多脂肪作为**脂蛋白（lipoprotein）**中的"乘客"，在富含水分的血液中到处移动，这些脂蛋白由脂和蛋白质分子组装而成。

较大的已消化的脂类、甘油一酯和长链脂肪酸必须形成脂蛋白，然后才能释放到淋巴液，通过淋巴管进入血液。在肠细胞内，这些脂类重新形成甘油三酯，并与蛋白质和磷脂聚集在一起形成**乳糜微粒（chylomicron）**，可以使脂类安全地在含水的血液中运输到各处。乳糜微粒是脂蛋白的一种类型（图 5-9），是机体高效的脂运输系统的一部分。稍后将讨论其它脂蛋白对健康极其重要的影响。

> **要 点**
>
> - 甘油和短链脂肪酸不需要辅助就能在血流中运输。
> - 其它脂类需要特殊的转运工具（脂蛋白）在含水的体液中运输。

5.4 体脂的储存和利用

LO 5.4 描述身体是如何储存和使用脂肪的

身体非常保守，不会浪费一点能量，它有条不紊地将不需要立即供能的脂肪分子储存起来。储存的脂肪就像一种"应急资金"，在食物缺乏、疾病影响食欲或能量消耗增加时为身体活动提供能量。

5.4.1 身体的脂肪储存

许多从食物中吃进的甘油三酯通过乳糜微粒运输到脂肪仓库——**皮下（subcutaneous）**脂肪层、腹部的脂肪垫、乳房和其它部位，被身体的脂肪细胞储存以备日后使用。当人的身体开始耗尽食物中可用的燃料时，它就开始取出储存的脂肪用于产能（如上一章所述，身体也会利用储存的糖原。）

当食物中的能量充足时，身体可以将多余的碳水化合物转化为脂肪，但这种转化要消耗能量。图 5-10 说明了由碳水化合物转化为脂肪的一系列简

葡萄糖可以提供能量，也可以转化为脂肪储存起来

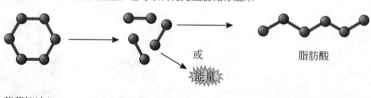

| 葡萄糖被分解为片段 | 这些片段可以为组织直接提供能量 | 或者，如果组织的能量充足，这些片段可以重新组装，不是变回葡萄糖，而是变成脂肪酸链 |

或　能量　脂肪酸

图5-10 葡萄糖转化为脂肪

化步骤。在过量的葡萄糖被储存为脂肪之前，它必须首先被酶分解成小碎片，然后重组成脂肪酸，完成这些步骤都需要能量（人体还拥有能将多余的蛋白质转化为脂肪或葡萄糖的酶，但这些过程更耗能）。储存脂肪本身的效率最高；脂肪在储存前需要的化学步骤最少。但是这并不意味着，从富含碳水化合物和蛋白质的食物中摄取的过量能量就不会导致体内能量储存，而且实际上过量摄入能量肯定会导致体重增加，并且过度肥胖通常与高糖和肉类饮食有关。

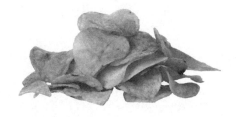

身体脂肪为肌肉活动提供其所需的大部分能量

5.4.2 当组织需要能量时会发生什么？

为了满足能量需求，脂肪细胞会分解储存的脂肪分子（甘油三酯），将脂肪酸释放到血液中。急需能量的细胞接收到这些脂肪酸后，会将它们进一步分解成小片段。最后，每个脂肪片段都与葡萄糖衍生的片段结合，使产能过程继续进行，释放出能量、二氧化碳和水。所以，更多地利用储存在体内脂肪中的能量的方法，就是减少食物能量的摄入或增加身体的消耗或二者同时发生，使组织对能量的需求增加。

5.4.3 碳水化合物在脂肪降解中的作用

当脂肪分解为细胞供能时，碳水化合物能辅助这一过程最高效地进行。没有碳水化合物，脂肪不完全分解的产物（酮体）就会在组织和血液中积累，排入尿中。

对于想利用体内脂肪供能的减肥者来说，了解能量代谢的这些细节不如记住以下常识：成功的减肥只取决于摄入的能量少于身体所需能量。在这方面，各产能营养素的能量分布并不重要（见第9章）。然而，就身体健康而言，饮食中某些脂类的比例非常重要，这将在下一节中说明。

> **要点**
> ● 身体动员储存的脂肪并将其用于产能。
> ● 碳水化合物是脂肪完全分解所必需的。

5.5 膳食脂肪、胆固醇与健康

LO 5.5 说明血脂和膳食脂肪对健康的重要性

饱和脂肪酸和反式脂肪酸的摄入量高与严重疾病，特别是心脏和动脉疾病（心血管疾病即CVD，美国成年人的头号死因）有关，大量研究都集中在饮食和疾病之间的联系上，因此整个11章将专门介绍这些关联的细节。

饮食中富含饱和脂肪酸和**反式脂肪酸（trans-fatty acids）**的人血脂水平较高，容易患心血管疾病。当他们用富含多不饱和脂肪或单不饱和脂肪的食物取代这些食物时，他们的血脂通常会向有利健康的方向转变。

减少饱和脂肪固然重要，但用什么食物取代它也很重要。用添加糖和精

> **术语**
>
> 反式脂肪酸（trans-fatty acids）：把氢加入到多不饱和脂肪的不饱和链中产生自然界不常见的饱和脂肪酸（这个过程称为氢化）。

制碳水化合物取代饱和脂肪或反式脂肪，对健康几乎没有什么好处。多吃富含蛋白质的坚果、海鲜和豆类食品，富含纤维的豆类、大麦和燕麦片，以及各种水果、蔬菜和其它天然食品，只吃少量的固态脂肪、精制谷物或添加糖益处最大。

如果你是女性，请注意这些观察结果对你同样适用。在美国，死于心脏病的女性比死于其它任何原因的都多，请永远不要相信心脏病是男性疾病的古老迷信。

5.5.1 脂类推荐摄入量

如上所述，摄入一些脂肪对健康来说是必需的。《美国居民膳食指南》建议，每天的总脂肪摄入量中有一部分来自于几茶匙生油，如存在于坚果、牛油果、橄榄或植物中的油。比如，在吐司上涂一点花生酱，或者在金枪鱼沙拉中加入蛋黄酱，就可以很容易地满足这点需要。此外，DRI 委员会对必需脂肪酸、**亚油酸（linoleic acid）**和**亚麻酸（linolenic acid）**设定了具体的推荐摄入量，在表 5-2 中列出。

表 5-2	健康人脂类摄入推荐量
1. 总脂肪 [a] 膳食参考摄入量 ■ 脂肪摄入的可接受范围估计为总能量的 20%~35% **2. 饱和脂肪** 美国心脏协会 ■ 对于那些可以从降低血液中低密度脂蛋白胆固醇中获益的成年人 ● 将饱和脂肪的能量比例降低为 5%~6% 膳食参考摄入量 ■ 保持低饱和脂肪的摄入，在适宜的饮食下，其能量占比少于总能量的 10% 《美国居民膳食指南》 ■ 每天从饱和脂肪中摄入的能量不超过 10% **3. 反式脂肪** 美国心脏协会 ■ 对于那些可以从降低血液中低密度脂蛋白胆固醇中获益的成年人 ● 减少来自反式脂肪的能量百分比 《美国居民膳食指南》[b]	■ 健康的饮食模式能限制反式脂肪 **4. 多不饱和脂肪酸** 膳食参考摄入量 [c] ■ 亚油酸（总能量的 5%~10%） 年轻男性每天 17g 年轻女性每天 12g ■ 亚麻酸（总能量的 0.6%~1.2%） 男性每天 1.6g 女性每天 1.1g 《美国居民膳食指南》 ■ 健康的饮食模式会包含所需的油脂 **5. 胆固醇** 膳食参考摄入量 ■ 在健康饮食的范围内尽量减少胆固醇的摄入

a 包括单不饱和脂肪酸。

b 2015 年《美国居民膳食指南》使用"固体脂肪"一词来描述饱和脂肪酸和反式脂肪酸的来源。固体脂肪包括乳脂、高脂肉类和奶酪的脂肪、硬人造黄油、黄油、猪油和起酥油。

c 针对不同生命阶段设定的 DRI 值，请参见附录 G。

术 语

亚油酸（linoleic acid）：一种必需的 ω-6 不饱和脂肪酸。

亚麻酸（linolenic acid）：一种必需的 ω-3 不饱和脂肪酸。

1. 脂肪摄入量的健康范围 确定上限（确定能够危害人体健康的脂肪、饱和脂肪或反式脂肪的克数）非常困难，因此 DRI 委员会没有设定脂类的可耐受最高摄入量，而是建议总脂肪的摄入量占每日能量的 20%~35%，其中饱和脂肪摄入少于每日能量的 10%，并尽可能减少反式脂肪。之前的指南还将饮食中的胆固醇限制为每天少于 300mg。具体来说，在 2000 kcal 的饮食中，20%~35% 的能量意味着 400~700 kcal 来自脂肪（45~75g，即 9~15 茶匙）。

2. 美国脂肪摄入量 据调查，一般的美国膳食提供的总能量中约 35% 来自脂肪，而饱和脂肪所占比重超过 11%。如图 5-11 所示，混合菜肴（汉堡、披萨、玉米饼和其它）是饱和脂肪的最主要来源，但是零食和糖果（薯片、饼干、点心蛋糕）、蛋白质食品（红肉、炸鸡、炸鱼）和奶制品（黄油、奶酪、冰激凌）也提供了大量饱和脂肪。

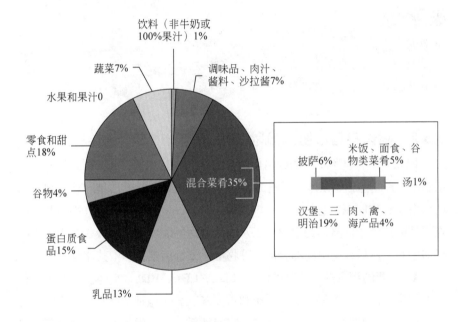

图5-11 美国饮食中的饱和脂肪来源

Source: U.S. Department of Health and Human Services and U.S. Department of Agriculture, 2015–2020 Dietary Guidelines for Americans, 8th edition (2015), available at http://health.gov/dietaryguidelines/2015/guidelines/.

3. 传统的地中海膳食脂肪摄入 在 20 世纪中期，人们观察发现地中海地区传统饮食的居民摄入了相对大量的膳食脂肪（约 40% 的能量），但心血管疾病的发病率很低，这是一项罕见的成就。他们的饮食中也有蔬菜、豆类、坚果和种子、水果、全谷物、鱼、其它海鲜、一些奶酪和酸奶，这些食物提供了丰富的营养，但他们很少吃红肉，添加糖非常少，不吃精加工食品。现今，《美国居民膳食指南》推荐了这种健康的地中海饮食模式，以满足营养需求和降低疾病风险。

健康的地中海饮食的脂肪主要来自牛油果、**特级初榨橄榄油（extra virgin olive oil）**、橄榄、坚果和种子。这些食物富含不饱和脂肪酸和植物化

术语

特级初榨橄榄油（extra virgin olive oil）：用机械方法生产的加工程度最低的橄榄油，如压榨法，不是化学提取法，以保留橄榄原先的植物化合物、绿色和风味，是最高等级的橄榄油。

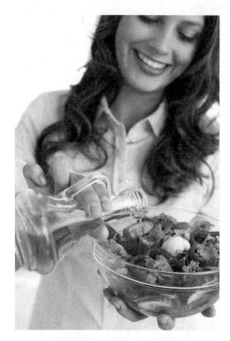

地中海饮食者主要通过牛油果、富含脂肪的鱼、橄榄油、橄榄、坚果和种子获得大部分脂肪。

合物，用它们取代黄油、人造黄油、椰子和棕榈油或肉类中的固态脂肪后，通常会改善心脏病风险指标，如血栓和**炎症（inflammation）**。

地中海饮食不只是在墨西哥玉米卷沙拉中加入橄榄，或者在芝士香肠披萨上像撒魔法药水一样洒上橄榄油这么简单。正确的做法是用富含不饱和油的食物来代替固态脂肪，以保持能量不变，避免因增加多余的体重而加重疾病风险。

4. 脂类太少 极少数人摄入的脂肪不足以维持健康。其中有患进食障碍导致所有食物都吃得太少的人，还有被误导的希望以此提高成绩的运动员。当脂肪摄入的能量低于 20% 的下限时，能量、维生素和必需脂肪酸都可能会缺乏，人的健康就会受到影响。

下面介绍一些关于脂类和心脏健康的内容，因为它们是脂类摄入量推荐的基础。其中会重点介绍脂蛋白，因为它对心脏健康起重要的作用。

要 点

- 建议每天食用少量生油。
- 脂肪提供的能量应占饮食总能量的 20%~35%。
- 地中海饮食模式中的高脂肪食物含有的大多是不饱和脂肪。

5.5.2 脂蛋白与心脏病风险

回想一下，食物中脂肪经消化产生的甘油一酯和长链脂肪酸是依靠乳糜微粒（一种脂蛋白）在体内运输的。乳糜微粒和其它脂蛋白是起乳化剂作用的蛋白质和磷脂簇，它们既吸引水又吸引脂肪，使大个的脂质"乘客"分散在水性的体液中。身体的组织可以从血液输送的乳糜微粒中吸收它们需要的任何脂肪。然后，剩下的部分被肝脏收集，分解后重新利用其片段。

1. 主要的脂蛋白：乳糜微粒、VLDL、LDL、HDL 人体主要产生四种类型的脂蛋白，可根据它们的大小和密度来区分。每种类型都含有不同种类和数量的脂类和蛋白质：脂类越多，密度越低；蛋白质越多，密度越高。除了乳糜微粒（密度最低的脂蛋白），身体还会产生三种其它类型的脂蛋白来携带脂肪：

- **极低密度脂蛋白 (very-low-density lipoprotein，VLDL)**，它能将肝脏合成的甘油三酯和其它脂类运输到体细胞以供使用。

- **低密度脂蛋白 (low-density lipoprotein，LDL)**，它将胆固醇和其它脂类运输到组织中供其使用。LDL 是 VLDL 将它们的甘油三酯贡献给体细胞后剩下的部分。

- **高密度脂蛋白 (high-density lipoprotein，HDL)**，它将胆固醇从体细胞运送到肝脏进行处理。

图 5-12 描绘了典型的脂蛋白，并展示了脂蛋白密度是如何随着其脂质和蛋白质含量变化的。

2. LDL 与 HDL 的差别 LDL 与 HDL 各自的功能和作用值得花点时间弄清楚，因为它们对心脏和血管的健康有着重要的影响：

- LDL 与 HDL 都在血液中运输脂类，但低密度脂蛋白体积更大、更轻、

术 语

炎症（inflammation）：细胞损伤的免疫应答，可引起白细胞数量增加和红肿热痛。慢性疾病常伴随炎症。

极低密度脂蛋白 (very-low-density lipoprotein, VLDL)：将甘油三酯和其它脂类从肝脏运送到身体各组织的脂蛋白。

低密度脂蛋白 (low-density lipoprotein, LDL)：将脂类从肝脏运输到肌肉和脂肪等其它组织的脂蛋白；含有很大比例的胆固醇。

高密度脂蛋白 (high-density lipoprotein, HDL)：将胆固醇从组织中运回肝脏进行分解和处理的脂蛋白；含有很大比例的蛋白质。

如图 5-12 所示，脂蛋白的密度是由脂类与蛋白质的比例决定的。所有的脂蛋白都含有蛋白质、胆固醇、磷脂和甘油三酯，只是数量不同。低密度脂蛋白的脂类对蛋白质的比例很高（大约 80% 的脂类和 20% 的蛋白质），其中胆固醇含量特别高。高密度脂蛋白的蛋白质含量比它的脂类含量相对高一些（脂质和蛋白质的比例差不多）。

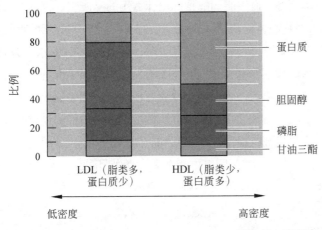

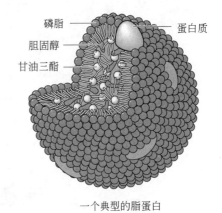

一个典型的脂蛋白

图5-12 脂蛋白

胆固醇含量更高；高密度脂蛋白更小，密度更高，含有更多的蛋白质。

- LDL 将胆固醇运送到组织；HDL 从组织中清除多余的胆固醇和其它脂类，通过血液运回肝脏储存。
- 当 LDL 胆固醇过高时，它会导致脂类在组织（特别是动脉内膜）中堆积，引起炎症并导致心脏病；HDL 胆固醇会抵制这些效应，当血液中的 HDL 低于推荐水平时，患心脏病的风险就会相应上升。

LDL 和 HDL 都携带胆固醇，但是高血 LDL 水平警示心脏病发作的风险增加，低血 HDL 水平也是（第 11 章有详细信息）。因此，有些人将 LDL 称为"坏"胆固醇，将 HDL 称为"好"胆固醇，但它们携带的是同一类胆固醇。LDL 与 HDL 对健康影响的主要区别在于它们所含脂类的比例和它们执行的任务不同，而不是它们携带的胆固醇的类型。

3. 胆固醇检测的重要性 血液中胆固醇浓度对心脏健康的重要性再怎么强调都不为过。[①] 本章开头提到的一项医学检测——血脂含量检测，可以告诉人们很多关于个人血液胆固醇和运输胆固醇的脂蛋白的情况。高血 LDL 胆固醇和低血 HDL 胆固醇是 CVD 的两个主要危险因素（表 5-3）。

第 11 章列出了血脂检测的正常值范围。

> **要点**
> - 主要的脂蛋白包括乳糜微粒、VLDL、LDL 和 HDL。
> - 高血 LDL 和低血 HDL 水平是心脏病的主要危险因素。

5.5.3 食物中的胆固醇与血液胆固醇有什么关系？

答案也许是"相关程度不像大多数人想的那么高"。大多数饱和脂肪和反式脂肪会使有害的血液胆固醇升高，但在大多数人中，食物胆固醇对血液

表 5-3	心脏病风险因素中可改变的生活方式因素

在一个人的生活中存在的以下因素越多，就越迫切地需要改变饮食和生活方式，以降低患心脏病的风险：

- 血液 LDL 胆固醇高
- 血液 HDL 胆固醇低
- 高血压
- 糖尿病（胰岛素抵抗）
- 肥胖
- 缺乏运动
- 吸烟
- 饮食中饱和脂肪（包括反式脂肪）含量高，鱼、蔬菜、豆类、水果和全谷物含量低

不能改变的危险因素有家族史、年龄（增加）和男性。

---

① 此处血液（blood）、血浆（plasma）和血清（serum）胆固醇指的是同一种东西。本书使用血液（blood）胆固醇一词。血浆是除去细胞的血液。在血清中，凝血因子也被去除。这些处理对胆固醇的浓度影响不大。

胆固醇值的影响不大。即使每天吃一个鸡蛋——众所周知的高胆固醇食物，似乎并不会增加患心脏病的风险。当人们被告知膳食胆固醇无关紧要时，他们可能会轻率地得出血液胆固醇指标没什么用的错误结论，但它其实很重要。高血 LDL 水平是心血管疾病风险的主要指标，当两种主要的食物脂类——饱和脂肪和反式脂肪摄入量超过推荐量时，就会使血 LDL 水平升高。

2015 年版《美国居民膳食指南》没有制定膳食胆固醇的摄入标准。该委员会解释了其中的原因：遵循健康饮食习惯的人，如果能使饱和脂肪占能量的比例低于 10%，自然会摄取较少的胆固醇，因为同样的食物（如高脂肉类和奶酪等）往往能同时提供饱和脂肪和胆固醇。然而，基因遗传会改变每个人处理膳食胆固醇的能力，所以可能发展为高血胆固醇的人仍应该遵从医嘱。

> **要 点**
> ● 饱和脂肪和反式脂肪的摄入会使血液中的胆固醇升高。
> ● 对大多数人来说，饮食中的胆固醇对血液中的胆固醇影响很小。

5.5.4 实用的建议

一个可喜的趋势是，在美国，与过去几十年相比，血胆固醇高的人越来越少。即便如此，仍有许多（超过四分之一）成年人检测出 LDL 胆固醇过高。重申一遍，饮食中的饱和脂肪和反式脂肪仍会使血液中 LDL 升高；相反，在保持合理能量的同时，去除食物中的饱和脂肪和反式脂肪，用单不饱和脂肪和多不饱和脂肪替代，可以降低 LDL 水平。

1. 降低 LDL 胆固醇 改善血脂的其中一步是确定饱和脂肪，也就是饮食中固态脂肪的来源，并减少它们的摄入量。图 5-13 显示，当食物中的固态脂肪减少时，饱和脂肪和能量也会减少。去除边缘肥肉的猪排可以减少近 70% 的饱和脂肪和 220 kcal 的能量。一个普通的烤土豆不含饱和脂肪，它所含的能量约为加上黄油和酸奶油的土豆的 40%。选择脱脂牛奶比全脂牛奶能减少大量的饱和脂肪和能量。然后，在确定并从食物中剔除了固态脂肪后，人们可以任意使用不饱和脂肪作为替代，或者为了减少能量而直接不吃它们。

营养学家知道这一点：最佳的健康饮食不仅要用多不饱和脂肪和单不饱和脂肪代替饱和脂肪，而且要足量、平衡、控制能量、多样化，主要以营养丰富的天然食品为基础。整体的饮食模式也很重要。

2. 升高 HDL 胆固醇 至于血液中的 HDL 胆固醇，通过饮食改变提高其浓度常常是无效的，而定期的身体活动可以有效地升高 HDL 并降低心脏病的风险，如健康饮食专栏所指出的那样。正如第 10 章所述，积极运动的人还能获得许多其它益处。

> **要 点**
> ● 为了降低血 LDL，应遵循健康的饮食模式，用多不饱和、单不饱和油来代替饱和脂肪和反式脂肪。
> ● 要想升高血 HDL，降低心脏病的风险，就要积极参加体育活动。

这些食物中的固体脂肪很容易被认出，你可以在猪排和黄油块上看到很多固体脂肪，也可以在牛奶标签上读到。

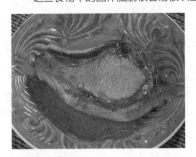

带肥肉的猪排340kcal，17g固体脂肪，7g饱和脂肪

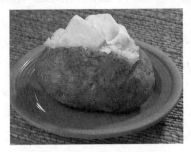

配有15ml黄油和15ml酸奶油的土豆350kcal，14g固体脂肪，10g饱和脂肪

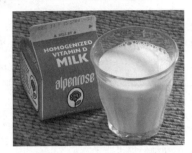

全脂牛奶240ml 150kcal，8g固体脂肪，5g饱和脂肪

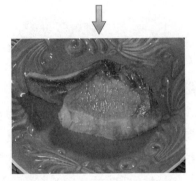

去掉肥肉的猪排 230kcal，9g固体脂肪，3g饱和脂肪

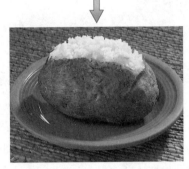

原味土豆 200kcal，0g固体脂肪，0g饱和脂肪

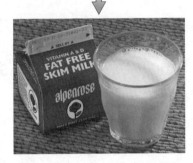

脱脂牛奶240ml 90kcal，0g固体脂肪，0g饱和脂肪

图5-13 减少固体脂肪会减少能量和饱和脂肪

健康生活专栏： 为什么锻炼身体有益于心脏健康？

　　每一位权威人士都建议通过体育活动来促进和维持心脏的健康。血液、动脉、心脏和其它身体组织对锻炼的反应如下：

■ 血脂向较高的 HDL 胆固醇转变。

■ 心脏和动脉的肌肉更加强壮，循环改善，血液更容易输送到肺部和其它组织。

■ 每一次心跳会泵出更多的血液，减少心脏的负荷。

■ 身体变瘦，降低了心血管疾病的整体风险。

■ 血糖调节改善，降低糖尿病风险。

现在开始！ 准备好做出改变了吗？设定一个目标，每天锻炼30分钟，每周至少锻炼 5 天，然后在 MindTap 的 Diet & Wellness Plus 上记录你的运动情况。

5.6 多不饱和必需脂肪酸

LO 5.6 总结必需脂肪酸的功能

　　人体需要脂肪酸，而且可以利用碳水化合物、脂肪或蛋白质来合成几乎所有的脂肪酸。只有两个是众所周知的特例：亚油酸和亚麻酸。人体细胞不能从头开始合成这两种多不饱和脂肪酸，也不能将其中一种转化为另一种。

表 5-4　必需脂肪酸的功能

必需脂肪酸的功能如下所述：

- 提供合成类花生酸（具有生物活性的脂类）的原料
- 作为细胞膜的结构和功能成分
- 为大脑和神经提供脂类
- 促进正常生长和视力
- 保持皮肤健康，防止水分丢失
- 帮助调节影响新陈代谢的基因活动
- 参与免疫细胞的功能

5.6.1　为什么人需要必需脂肪酸？

亚油酸或亚麻酸不能由人体合成，必须由饮食提供，因此是必需营养素。为此，DRI 委员会给它们设定了推荐摄入量。表 5-4 总结了必需脂肪酸在体内已确定的功能，但新的功能仍在继续增加。

饮食中缺乏必需多不饱和脂肪酸会引起皮肤病变和伤口愈合不良等症状，导致婴儿发育迟缓，视力受损。人体会储存一些必需脂肪酸，所以很少出现缺乏，除非在研究时特意为之或者错误地为婴儿或住院患者提供了营养不足的饮食，在美国和加拿大健康的成人中几乎没有发生过该类缺乏症。然而，事情并没有这么简单。

> **要点**
> - 缺乏必需脂肪酸是有害的，但在美国和加拿大几乎不存在该类缺乏症。

5.6.2　ω-6 和 ω-3 脂肪酸家族

亚油酸是 ω-6 脂肪酸（omega-6 fatty acid）家族的"本家"成员，因这些化合物的化学结构而得名。只要摄入亚油酸，身体就能产生其它所需的 ω-6 脂肪酸。其中一种是**花生四烯酸（arachidonic acid）**，作为人体生成**类花生酸（eicosanoids）**（多种具有生物活性的脂类物质）的原材料而闻名。类花生酸有点像激素，它产生于组织中，帮助调节身体功能，继而很快被破坏。美国饮食中的植物油提供了大量 ω-6 脂肪酸。

亚麻酸是 ω-3 脂肪酸（omega-3 fatty acid）家族的"本家"成员。利用膳食中的亚麻酸，身体可以合成 ω-3 系列的其它成员。研究人员非常感兴趣的两个家族成员是**二十碳五烯酸（EPA）**和**二十二碳六烯酸（DHA）**。人的身体只能产生有限的 EPA 和更少的 DHA，但它们在某些鱼类的油中大量存在。美国人摄入这些油的量很有限。

EPA（ω-3）形成自己的类花生酸，通常与花生四烯酸（ω-6）中的类花生酸作用相反。例如，ω-3 类花生酸可舒张血管并降低血压，而 ω-6 类花生酸可收缩血管并使血压升高。因此，两者之间的平衡可维持正常血压。

> **要点**
> - 根据化学结构不同，必需脂肪酸分为两大家族：ω-6 脂肪酸或 ω-3 脂肪酸。
> - 多不饱和脂肪酸的 ω-6 家族包括亚油酸和花生四烯酸。
> - ω-3 家族包括亚麻酸、EPA 和 DHA。

5.6.3　ω-3 脂肪酸

ω-3 脂肪酸摄入与某些疾病风险降低之间的联系是一个非常活跃的研究领域。本节描述了其中一些发现。

1. 心脏健康　很多年前，人们奇怪为什么生活在北极的土著居民，饮食中含有非常高的动物脂肪，但是报道的心脏病发病率却很低呢？调查线索首先指向他们对鱼类和海产品的摄入，然后是鱼类中的油，最后是鱼油中的

术语

ω-6 脂肪酸（omega-6 fatty acid）：一种多不饱和脂肪酸，其末端双键距离碳链末端有 6 个碳原子。亚油酸是其中一种。

花生四烯酸（arachidonic acid）：由亚油酸衍生的 ω-6 脂肪酸。

类花生酸（eicosanoids）：调节身体功能的生物活性化合物。

ω-3 脂肪酸（omega-3 fatty acid）：一种多不饱和脂肪酸，其末端双键距离碳链末端有 3 个碳原子。亚麻酸是其中一种。

二十碳五烯酸（EPA），二十二碳六烯酸（DHA）：由鱼类组织中的亚麻酸衍生的 ω-3 脂肪酸。

EPA 和 DHA。虽然这些早期的观察结果现在受到质疑，但 ω-3 脂肪酸在人体内的重要性是毋庸置疑的。EPA 和 DHA 在调节心率、调节血压、减少血凝块形成、降低血液甘油三酯和减少炎症方面都发挥着重要作用，而所有这些因素都与心脏健康有关。

研究通常将血液中较高的 EPA 和 DHA 以及饮食中摄入较多的鱼类与心脏病和脑卒中死亡人数的减少联系起来。然而，并非每个研究都报道较高的 EPA 和 DHA 摄入量可以降低心血管风险，部分原因是遗传因素也会影响身体对这些脂肪酸的处理。

2. 癌症 食用含有 ω-3 脂肪酸的海产品与某些癌症的发病率低于平均水平相关，但缺乏表明其预防作用或因果关系的证据。人们对癌症和 ω-3 脂肪酸之间的关系知之甚少，因此明智的做法是通过吃鱼而不是服用补充剂来摄取 ω-3 脂肪酸。

3. 细胞膜 EPA 和 DHA 倾向于在细胞膜上聚集。不像那些骨架为直链的饱和脂肪酸能紧密地堆叠在一起，呈弯曲状的不饱和脂肪酸需要更多的空间（图 5-4）。[①] 当高度不饱和的 EPA 和 DHA 聚集在细胞膜上时，能极大地改变细胞活性和结构，促进组织的良好运转。

4. 大脑功能和视觉 大脑是一个高脂肪含量的器官，其干重的四分之一是脂类，它的细胞膜结构会贪婪地募集 DHA。在细胞膜中，DHA 可以协助大脑内部通信，减少与衰老有关的炎症。同样地，眼睛的视网膜选择性地募集和储存 DHA 以供使用。在婴儿中，母乳和强化配方奶提供丰富的 DHA，它与正常生长、视力、免疫系统功能和大脑发育有关。还有很多关于这些不同寻常的脂类的细节也已为人所知。

5.6.4 需求和来源

专家们建议每周选择 230~340g 的各种海鲜，平均每天可以提供 250mg 的 EPA 和 DHA，但在美国很少有人能常规摄入如此大的数量。表 5-5 列出了能提供必需脂肪酸的常见食物，《美国居民膳食指南》中推荐了在饮食中添加海鲜的方法。通过给蛋鸡喂食富含鱼油或海藻油的饲料可使一些鸡蛋获得 EPA 和 DHA（强化）；饲喂亚麻仁对鸡蛋的强化程度较低。

至于鱼油补充剂，在大多数人中，循证证据不支持用它来预防心脏病或其它疾病，但医生仍可以推荐某些类型的心脏病患者服用。从补充剂中摄入大剂量的鱼油有风险，如增加出血、伤口愈合延迟和免疫抑制，所以对大多数人来说膳食补充剂并不是首选的鱼油来源，这说明了营养学中的一个重要概念：过多的营养素往往和过少的营养素一样有害。

> **要点**
>
> ● EPA 和 DHA 可能在心脏健康、大脑发育和视力方面发挥作用。
> ● 大多数人应该增加海产品的摄入量。
> ● 对大多数人而言，不建议服用 ω-3 脂肪酸补充剂或鱼油。

---

① 甘油三酯的结构参见附录 A。

表 5-5 ω-6 和 ω-3 脂肪酸的食物来源

ω-6	
亚油酸	坚果和种子（大麦、核桃、葵花籽等）
	家禽脂肪
	植物油（玉米、棉籽、红花、芝麻、大豆、向日葵）；由这些油制成的人造黄油
ω-3	
亚麻酸 [a]	坚果和种子（奇亚籽、亚麻籽、核桃、大豆）
	植物油（芥菜子、亚麻籽、大豆、核桃、小麦胚芽；由芥菜子或大豆油制成的液态或软人造黄油）
	蔬菜（大豆）
EPA 和 DHA	强化鸡蛋： 每枚鸡蛋 75~100mg DHA（亚麻籽强化） 每枚鸡蛋 100~130mg DHA（鱼油强化） 母乳 鱼和海产品： 最佳来源：（500~1800 mg/100g）澳洲肺鱼、地中海鲈鱼 (bronzini)、鲱鱼（大西洋和太平洋）、鲭鱼 [b]、牡蛎（太平洋野生）、鲑鱼（野生和养殖）、沙丁鱼、鲨鱼 [b]、箭鱼 [b]、方头鱼 [b]、齿鱼（包括智利鲈鱼）、湖红点鲑（淡水、野生和养殖） 优质来源：（150~500 mg/100g）黑鲈鱼、鲶鱼（野生和养殖）、蛤蜊、螃蟹（阿拉斯加王）、黄花鱼、比目鱼、黑线鳕、黑鱼、大比目鱼、牡蛎（东部和养殖） 其它来源：（25~150 mg/100g）鳕鱼（大西洋和太平洋）、石斑鱼、龙虾、马希鱼、安康鱼、橘棘鲷 [b]、红鲷鱼、鳐鱼、罗非鱼、箭鱼、金枪鱼、刺鲅

a α- 亚麻酸。还存在于草本植物月见草种子油中。

b 鲭鱼、橘棘鲷、鲨鱼、箭鱼和方头鱼的汞含量最高，儿童、孕妇或哺乳期妇女不应食用（见"消费者指南专栏"）。

消费者指南专栏：

权衡海产品的利弊

你是否曾站在一个海鲜柜台或坐在餐厅想象一顿健康鱼类大餐，却不知该选择什么？现今，海鲜带来一些问题：哪种鱼能提供所需的必需脂肪酸？哪种鱼的危害健康的毒素或微生物含量最低？养殖鱼或野生鱼哪种更好？

寻找 EPA 和 DHA

多种形式的鱼——新鲜的、冷冻的和罐装的——都是营养丰富的选择，因为 EPA 和 DHA 以及其它主要营养成分能够在大多数烹饪和加工过程中保存下来。然而，鱼的种类很关键。例如，在冷冻食品中，预炸鱼条和鱼片通常是由鳕鱼制成的，鳕鱼营养丰富，但提供的 EPA 和 DHA 很少（表 5-5 的底部）。

快餐店里的炸鱼三明治通常用的是鳕鱼。这些油炸鱼片中来自油性面包屑或面糊的能量比鱼本身的能量更多，还有很多能量来自给面包调味的脂肪酱汁。鳕鱼和其它鱼类一样，以烧烤、烘焙、水煮或炙烤的方式烹饪时，几乎不提供固态脂肪。如果用它取代饮食中的肥肉，对心脏也有好处，只是不要指望鳕鱼提供 EPA 和 DHA。在餐馆（非快餐店）里，顾客几乎总能在菜单上找到富含 EPA 和 DHA 的鱼类，比如三文鱼，但前提是他们知道该找哪一种。

有关毒素的问题

样品分析显示，海产品受到了毒素的广泛污染，引起人们对海产品安全性的担忧，特别是重金属汞。许多工业企业、发电厂泄漏的汞和自然来源的汞汇集到地下水域，在那里，细菌将它转化为一种剧毒形式——甲基汞（methylmercury）。然后甲基汞在大型掠食性鱼类包括咸水鱼和淡水鱼的肉中富集。烹饪和加工不能清除海鲜中的汞或其它工业毒素。

汞会损害生物组织，动物研究表明，即使中等暴露也可能损害心脏。[1] 目前，对大多数人来说，吃海

---

① 参考文献见附录K

鲜的好处远远大于风险，父母和孩子都被要求多吃鱼。

特殊人群

儿童、孕妇和哺乳期妇女特别需要 EPA 和 DHA，但他们也最容易受到污染了许多食用鱼类的汞的伤害。对于儿童，美国食品药品监督管理局 (FDA) 建议每周食用 1~2 次适合其年龄的低汞海产品。对于怀孕或哺乳的妇女来说，每周食用 230~340g 各种低汞海产品，包括一些富含 EPA 和 DHA 的海产品，有利于健康。然而，白长鳍金枪鱼（一种高汞鱼类）的摄入量应该限制在每周不超过 170g，方头鱼、鲨鱼、旗鱼和鲭鱼则完全不应摄入，因为它们的汞含量对儿童、孕妇和哺乳妇女来说太高了。

煮熟还是生吃

许多人喜欢吃寿司，但专家们向来不建议食用生鱼片和贝类，因为它们每年都会导致许多严重或致命的细菌、病毒感染和其它疾病（详见第 12 章）。烹饪很容易杀死所有致病的微生物，让你安全享用海产品。

来自养殖场的鲜鱼

养殖的鱼更安全吗？与野生鱼相比，养殖的鱼的肉中确实富集的甲基汞稍少，其它有害污染物测试的水平通常也低于 FDA 设定的最大值。然而，鱼类养殖场往往是海里的巨大笼子，会暴露于任何水中漂浮的污染物。鱼类的污染提醒我们：我们的健康与地球的健康密不可分（详见第 15 章）。

前景展望

牢记这些要点：

- 每周吃几次鱼和贝类（不添加固态脂肪烹制）而不是红肉，这样做的人通常比不这样做的人更健康。
- 运用充足、适度和多样化的膳食原则，在最大限度减少风险的同时从海产品中获益。
- 不要吃生海鲜。

总之，食用多种多样的海鲜来满足你的需求，但不要过量。

复习题[①]

1. 甲基汞是一种有毒的工业污染物，很容易通过烹饪破坏。

   对　　　　　错

2. 儿童、孕妇或哺乳期妇女绝对不能吃鱼，因为有污染物。

   对　　　　　错

3. 鳕鱼是有益脂肪酸 EPA 和 DHA 最丰富的来源之一。

   对　　　　　错

---

① 答案见附录J。

5.7　加工对不饱和脂肪的影响

LO 5.7　概述氢化过程及其对健康的影响

美国饮食中添加的脂肪主要来自植物油，因为快餐连锁店用植物油煎炸，食品生产商把植物油添加到加工食品中，而消费者倾向于选择人造黄油而不是黄油。选择植物油的消费者可能认为它们比较安全，因为植物油通常比动物脂肪的饱和程度低。如果消费者选择液体油，他们觉得安全是合理的。然而，如果选择的是加工食品，它们的安全性就可能受到质疑，特别是当标签的成分表上出现"氢化"或"部分氢化"字样时。

5.7.1　什么是"氢化植物油"？它在巧克力饼干中起什么作用？

制造商在加工食品时，通常会通过一种称为**氢化（hydrogenation）**的过程来改变食品所含脂肪（甘油三酯）中的脂肪酸。脂肪的氢化能使它们抗**氧化（oxidation）**，保鲜时间更长，改变了它们的物理性质。

1. 油的氢化　脂肪酸的不饱和位点很脆弱，易受氧化损伤。当食物中油的不饱和位点被氧化时，油会酸败，食物就会变质。这就是烹调用油应该

术语

甲基汞（methylmercury）：有毒的汞化合物，其特征化学结构为甲基，通常由水生沉积物中的细菌产生。甲基汞很容易被肠道吸收，导致人的神经损伤。

氢化（hydrogenation）：向不饱和脂肪酸中加氢的过程，可使脂肪进一步固体化，并能抵抗氧化引起的化学变化。

氧化（oxidation）：化合物与氧的相互作用；在这里，是指具有化学活性的氧气造成的破坏作用。详见第 7 章。

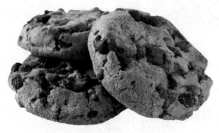

不含反式脂肪的烘焙食品可能仍含有大量来自起酥油的饱和脂肪。

储存在密闭、不透气的容器中的原因。如果长期储存，就需要冷藏来延缓氧化。

　　一种防止不饱和脂肪变质，并使其在高温下更硬实、更稳定的方法是通过氢化反应改变其脂肪酸的化学性质，如图 5-14 左侧所示。例如，当食品生产商想使用多不饱和油（如大豆油）来制造可涂抹的人造黄油时，他们会将氢通入液态油中，使之氢化。一些不饱和脂肪酸在吸收氢气后变得更加饱和，油就会变硬。由此制造的产品比原来的油更饱和，更容易涂抹，也更能抵抗氧化或高温烹饪造成的破坏。氢化油**烟点（smoking point）**高，所以它们适合用于餐馆高温油炸食品。

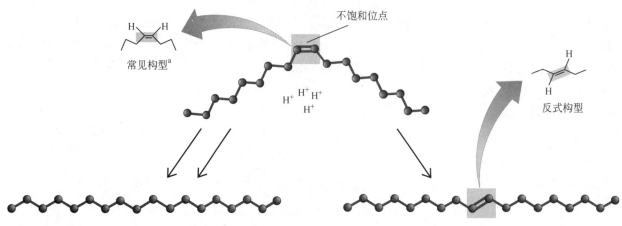

不饱和脂肪酸
不饱和位点是指脂肪酸链上氢缺失的位置。在饱和脂肪酸中通常由氢占据的键，在两个碳原子间共用，形成不稳定的双键

常见构型[a]

不饱和位点

反式构型

氢化脂肪酸（现已饱和）
当一个带正电荷的氢与不饱和键接触时，很容易被接受，脂肪酸在这个过程中达到饱和，不再有不饱和位点

反式脂肪酸
氢化过程也会产生一些反式脂肪酸。反式脂肪酸保留了双键，但会发生扭转，而不是完全饱和。它在形状和对健康的影响方面都与饱和脂肪酸很相似

a 双键结构的常见形状被称为顺式构型

图5-14　氢化作用产生饱和脂肪酸和反式脂肪酸

　　因此，氢化油易于处理、涂抹和储存。花生酱生产商常用氢化植物油代替少量从花生中压榨提取的液体油，从而制造出一种奶油状的糊状物，它们不会像天然类型的花生酱那样使油和花生分层。随着氢化油的加入，花生酱成品的饱和脂肪含量略有增加，但对消费者来说仍以不饱和脂肪为主。

　　2. 营养素损失　一旦完全氢化，油就失去了不饱和的特性及其带来的健康益处。氢化不仅会影响油中的必需脂肪酸，还会影响维生素，如维生素 K，使它们在体内的活性降低。如果作为消费者的你，希望获得多不饱和油带来的健康益处，那么诸如起酥油或黏稠人造黄油等氢化油就不能满足你的需求。

　　一种能替代氢化法延长产品保质期的方法是添加化学防腐剂，它能竞争氧气，从而避免油被氧化。这些添加剂是抗氧化剂，它们在氧气造成破坏之前通过与之反应而起作用，比如零食标签上所列的添加剂 BHA 和 BHT[①]。另一个选择是前文提到的将产品冷藏。

术语

烟点（smoking point）：脂肪释放出刺鼻的蓝色气体时的温度。

① BHA和BHT分别是丁基化羟基苯甲醚和丁基化羟基甲苯。

要点

- 植物油被氢化后变得更加饱和。
- 氢化植物油很有用，但它们失去了不饱和油的健康益处。

5.7.2 什么是反式脂肪酸？它们有害吗？

反式脂肪酸是在氢化过程中形成的。当多不饱和油被加氢硬化时，一些不饱和脂肪酸最终没有成为饱和脂肪酸而是改变了形状（图5-14的右侧）。这种化学结构的变化会产生反式不饱和脂肪酸，它们与饱和脂肪酸的形状相似。形状的变化改变了它们对身体的影响。

1. 反式脂肪酸对健康的影响 食用人造反式脂肪会升高血液中的LDL胆固醇，加重动脉粥样硬化，对心脏产生毒性作用，增加组织炎症，从而危害心脏和动脉健康；其高摄入量与心血管疾病增加和猝死有关。此外，当氢化反应将必需脂肪酸转化为饱和或对应的反式脂肪酸时，消费者就无法享有原料植物油带来的健康益处。反式脂肪对健康的危害与饱和脂肪相似，甚至更大，因此指南建议人们尽可能避免食用反式脂肪。少量自然产生的反式脂肪来自动物，如牛奶和瘦牛肉，但这些反式脂肪对血脂的影响很小。

近年来，食品生产商采用了新技术来减少产品中的反式脂肪，尽管如此，人们血液中的反式脂肪酸浓度仍在升高。反式脂肪仍然存在于加工食品，如甜点、微波爆米花、冷冻披萨、一些人造黄油和咖啡奶精中，美国食品药品监督管理局计划到2020年将这些少量反式脂肪酸全部从食品供应中去除。这一举措预计能每年避免数千起致死性的心脏病发作。

2. 能用饱和脂肪换掉反式脂肪吗？ 新配方商业油的作用与原来的氢化脂肪相同，但反式脂肪酸更少。如果一种高脂肪食物不含反式脂肪，对心脏就安全吗？也许是，但是一些新的脂肪只是用饱和脂肪代替了反式脂肪，而饱和脂肪对心脏和动脉造成的风险是公认的。

要点

- 氢化过程产生反式脂肪酸。
- 反式脂肪和饱和脂肪一样，对心脏和动脉有害。

5.8 膳食中的脂肪

LO 5.8 确定各食物组中脂肪的来源

本章剩余部分将会给正在评估食物脂肪含量的读者一些启发。找到许多食物的脂类价值的一种方法是访问在线营养数据库，如USDA的"你吃的食物中有什么"搜索工具。[①]

---

① 美国农业部的"你吃的食物中有什么"搜索工具。在USDA网站（www.usda.gov）上搜索"What's In The Foods You Eat？"

5.8.1 了解食物中的脂肪

自然产生的或添加的脂肪在食物中广泛分布。了解它们的来源可以帮助你明智地进行选择。

1. 必需脂肪 每个人都需要鱼、坚果和植物油等食物提供的必需脂肪酸和维生素 E。婴儿可通过母乳间接获取，但其它人必须选择能提供这些营养素的食物。幸运的是，提供这些营养所需的脂肪量很少——每天几茶匙的生油和每周两份海产品就足够了。大多数人摄入的都比这个最小量多。我们的目标是尽可能多选择液体油中的不饱和脂肪，少选择饱和的固态脂肪。

2. 看得见与看不见的固态脂肪 一些食物的固态脂肪，如牛排边缘的肥肉，是可见的（因此可以辨认并去除）。其它固态脂肪，如糖果、奶酪、椰子、汉堡包、均质牛奶和午餐肉中的那些，是看不见的（因此很容易遗漏或忽略）。同样难以发现的还有混合在饼干、蛋糕、曲奇饼、薯片蘸料、冰淇淋、菜肴、糕点、酱料、奶油汤以及油炸食品和蘸料中的固态脂肪。美国饮食中大部分的固态脂肪都是看不见的脂肪。

3. 替代，而不是添加 请记住，无论是固体还是液体、必需还是非必需，所有脂肪都会给饮食带来大量能量，而且过量的脂肪就会被身体储存。以下每一种食物能提供约 5g 脂肪、45 kcal 能量以及极少量蛋白质和碳水化合物：

- 5ml 油或起酥油。
- 8ml 蛋黄酱、黄油或人造黄油。
- 15ml 普通沙拉酱、奶油干酪或浓奶油。
- 22.5ml 酸奶油。

记住要替换而不是添加。在本来就富含脂肪的饮食中添加油是没有任何好处的。

5.8.2 蛋白质食物中的脂肪

由五花肉搅碎做成的午餐肉、鸡肉制品和汉堡包中隐藏着人们摄入的大量固态脂肪。所有肉类的蛋白质含量几乎相同，但它们的脂肪、饱和脂肪和能量含量差别很大。图 5-15 显示了各种肉馅包装上的脂肪和能量数据及 85g 肉所含的固态脂肪量。营养成分表列出了许多包装肉类的脂肪含量。

> 第 2 章中有与肉类脂肪含量相关的术语的定义。

美国农业部的饮食模式（见第 2 章）建议大多数成年人将蛋白质食物的摄入量限制在每天 140g~200g。相比之下，最小的快餐汉堡重约 85g。餐馆供应的牛排通常达到 230g、370g 或 450g，比全天的肉类摄入限额还要多。你可能需要称量一到两份肉来看看你到底吃了多少。

1. 肉：大部分是蛋白质还是脂肪？ 人们认为肉是富含蛋白质的食物，但仔细看一些营养成分数据就会发现一个令人惊讶的事实。一大份（110g）快餐汉堡三明治含有 23g 蛋白质和 23g 脂肪，其中超过 8g 是饱和脂肪。由于每克蛋白质提供 4 kcal 能量，脂肪提供 9 kcal 能量，所以这份三明治中蛋白质和脂肪提供的能量分别为 92 kcal、207 kcal。热狗、炸鸡三明治和炸鱼三明治中几乎看不见的固态脂肪也提供了数百千卡能量。由于肉中隐藏着非

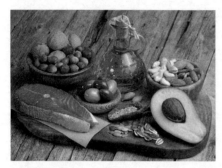

这些食物主要提供不饱和脂肪酸及其它重要的营养物质。

算一算

碎牛肉的标签上可能写着"85% 瘦肉"，但这个数字指的是重量。要计算脂肪所含能量的百分比，需要使用第 2 章的通式。

1/4 磅（113g）牛肉汉堡含有 328 kcal 和 24g 脂肪：

$$脂肪含 24 × 9 \text{ kcal/g} = 216 \text{ kcal}$$

$$（216 ÷ 328）× 100\% = 66\%$$

这个汉堡肉饼中几乎 2/3 的能量来自脂肪。一个含有 425 kcal 和 30g 脂肪的汉堡包中脂肪占的能量百分比是多少？

只有按原重量计脂肪为 10%牛腿肉馅，才有资格在标签上印"瘦肉"这个词。能被称为瘦肉，要求每 100g 食物中脂肪含量必须低于 10g，饱和脂肪含量必须低于 4g（包装上的红色标签列出了安全烹调肉类的标准，详见第 12 章）。

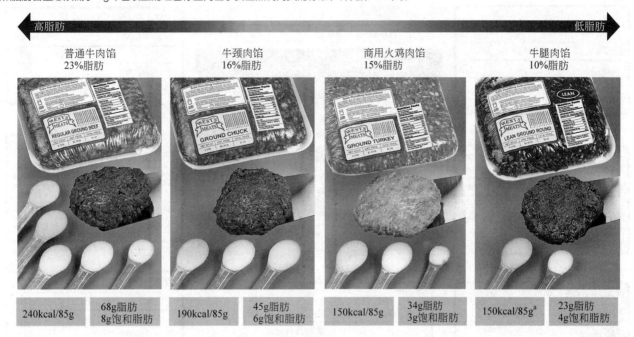

高脂肪 ————————————————————————————————————→ 低脂肪

| 普通牛肉馅
23%脂肪 | 牛颈肉馅
16%脂肪 | 商用火鸡肉馅
15%脂肪 | 牛腿肉馅
10%脂肪 |

| 240kcal/85g | 68g脂肪
8g饱和脂肪 | 190kcal/85g | 45g脂肪
6g饱和脂肪 | 150kcal/85g | 34g脂肪
3g饱和脂肪 | 150kcal/85gª | 23g脂肪
4g饱和脂肪 |

a所有的肉饼都是煮熟的，重85g。当然，更大的份量会提供更多的脂肪、饱和脂肪和能量

图5-15 熟肉馅饼中的能量、脂肪和饱和脂肪含量

常多看不见的脂肪，肉食者可能很容易不知不觉地从肉中摄入大量固态脂肪。

2. 限制肉类脂肪的小窍门 在选择牛肉或猪肉时，选择腰部或大腿的瘦肉，因为这些肉中的脂肪可以去掉，并且要分小份吃。鸡肉和火鸡肉天然是瘦的，但商业加工和油炸会额外添加固态脂肪，尤其是在肉饼、鸡块、鸡柳和鸡翅中。要小心火鸡或鸡肉的肉馅制品，因为鸡皮通常也被磨碎加入以增加人们所喜爱的润度，但这种食物最终含有的固态脂肪比许多瘦牛肉多。此外，有些人（甚至是名厨）误解了图 5-6，他们认为，家禽或猪肉脂肪的饱和程度低于牛肉脂肪，那么它肯定对心脏无害。然而，营养专家们强调，所有来源的饱和脂肪都会带来风险，即使是禽类的皮也应在食用之前去掉。

要 点

● 在许多人的饮食中，肉占了隐藏固态脂肪的很大一部分。

5.8.3 奶与奶制品

乳制品有很多名字，反映了它们不同的脂肪含量，如图 5-16 所示。一杯（240ml）均质全脂奶含有的蛋白质和碳水化合物与脱脂奶相同，但除此之外，它还含有大约 80 kcal 来自乳脂（一种固态脂肪）的额外能量。一杯（约 240ml）低脂奶（含 2% 脂肪）介于全脂和脱脂之间，脂肪含 45 kcal 能量。全脂牛奶的脂肪只有 5~10g，但却使奶的能量几乎增加了一倍。

牛奶和酸奶同属于奶和奶制品类，但奶油和黄油不是。牛奶和酸奶富含钙和蛋白质，奶油和黄油则不然。奶油和黄油还有生奶油、酸奶油和奶油芝士是固态脂肪，将它们与其它脂肪归为一类很合适。其它被归为奶制品的奶不加阴影的框表示要适量食用的含脂类食物，加阴影的框表示低脂选择。

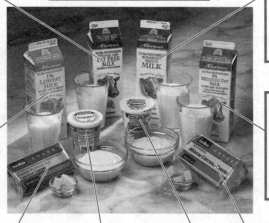

脱脂、零脂肪或无脂肪牛奶227g
（脂肪含量<0.5%）

能量80kcal	来自脂肪的能量0kcal
占每日需要量的百分比	
脂肪总量0g	0
饱和脂肪0g	0

全脂牛奶227g（脂肪重量3.3%）

能量150kcal	来自脂肪的能量70kcal
占每日需要量的百分比	
脂肪总量8g	12%
饱和脂肪5g	25%

营养成分

每份食物中的含量

低脂牛奶227g
（脂肪重量1%）

能量105kcal	来自脂肪的能量20kcal
占每日需要量的百分比	
脂肪总量2g	3%
饱和脂肪1.5g	8%

减脂、低脂牛奶227g
（脂肪重量2%）

能量120kcal	来自脂肪的能量45kcal
占每日需要量的百分比	
脂肪总量5g	8%
饱和脂肪2g	10%

低脂切达奶酪43g

能量70kcal	来自脂肪的能量30kcal
占每日需要量的百分比	
脂肪总量3g	5%
饱和脂肪2g	10%

草莓酸奶227g

能量250kcal	来自脂肪的能量45kcal
占每日需要量的百分比	
脂肪总量5g	8%
饱和脂肪3g	15%

切达奶酪43g

能量165kcal	来自脂肪的能量130kcal
占每日需要量的百分比	
脂肪总量14g	22%
饱和脂肪9g	45%

低脂草莓酸奶227g

能量240kcal	来自脂肪的能量20kcal
占每日需要量的百分比	
脂肪总量2.5g	4%
饱和脂肪2g	10%

图5-16 奶和奶制品中的脂类

酪的脂肪含量各不相同，是美国饮食中饱和脂肪的主要来源。

要点

● 根据奶制品的名称可以判断它们的脂肪含量。

5.8.4 谷类食品

天然状态的谷类食品脂肪含量非常低，但在制造、加工或烹饪过程中可能会被添加各种脂肪（图 5-17）。事实上，如今美国饮食中固态脂肪的主要来源是以谷物为基础的甜点，如饼干、蛋糕和糕点，这些通常是用黄油、人造黄油或氢化酥油制作的。其它使用固态脂肪制作的谷物食品包括饼干、玉米面包、格兰诺拉麦片和其它即食麦片、牛角面包、甜甜圈、炒饭、含奶油或油沙司的面食、速发面包、零食和派对饼干、松饼、煎饼和自制的华夫饼。包装好的早餐棒在固态脂肪和添加糖的含量上与维生素强化的糖果棒相似。

你已经知道了食物中的脂肪在哪里，那么如何减少或消除有害的脂肪呢？下面的膳食指导提供了一些建议。

简单烹饪的谷物本身的饱和脂肪含量较低，但制造商经常在加工过程中向常见谷物食品中添加富含饱和脂肪的成分。下面的值是指一份食物的量，例如，一个甜甜圈所含的饱和脂肪占每日所需量的40%，两个甜甜圈能提供80%，以此类推。

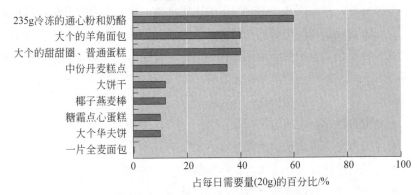

常见谷类食品中的饱和脂肪占每日需要量的百分比

图5-17 常见谷类食品中的饱和脂肪

要　点

● 谷物中的固态脂肪很难察觉。

5.9 膳食指导：有选择地进餐

LO 5.9 描述减少日常饮食中固态脂肪的方法

遵循现在的脂类指南可能会有些困难。例如，要减少饱和脂肪酸和反式脂肪酸的摄入，你需要找出这些脂肪酸在饮食中的食物来源，即富含固态脂肪的食物（表5-6）。然后，要用适当的食物替代它们，你还需要在自己的饮食模式中确定合适的替代品。为了帮助简化这些困难的任务，有一些建议：

（1）从所有食物类别中选择营养素密度最高的食物。注意每一类中都隐藏着含固态脂肪和高能量的食物。

（2）减少摄入含固态脂肪的食物和饮料的次数和分量。

（3）尽可能用液体油代替固态脂肪。

（4）查看营养成分标签，选择含饱和脂肪少和不含反式脂肪的食物。

然而，给出这些建议很容易，照做却很难。这里有一些小窍门。

5.9.1 在食品杂货店选择正确的食物

在杂货店中选择正确的食物可以使你少摄入很多饱和脂肪和反式脂肪。借助标签信息，你可以决定是否使用一种食物作为常吃的主要食物，还是限制于偶尔食用，或是完全不吃。例如，没有黄油或其它高脂肪酱汁的普通冷冻蔬菜可以常吃，因为其营养素密度高且不含固态脂肪。在能量限制范围内，可以选择含橄榄油或其它不饱和脂肪的蔬菜，其固态脂肪含量也很低。

对于预先烹调的肉也要做同样的区分。避免吃那些裹粉油炸的或用脂肪肉汁调制的食物。试试熟食区的烤鸡，烤制可使大部分固态脂肪流失。去掉鸡皮，仅留鸡肉，鸡肉是一种营养丰富的食物。

表 5-6	标签上的固体脂肪成分

■ 牛脂

■ 黄油

■ 鸡肉脂肪

■ 椰子油

■ 奶油

■ 氢化油

■ 人造黄油

■ 乳脂

■ 棕榈仁油、棕榈油

■ 部分氢化油

■ 猪肉脂肪（猪油）

■ 起酥油

1. 选择海产品

杂货店里有各种各样的海鲜，比如三文鱼（新鲜的、罐装的、熟食店烤的），罐装金枪鱼，还有很多冷冻鱼片、扇贝或大虾，这些都能满足你对 ω-3 脂肪酸的需求，可参阅表 5-5 中列出的优质食物。限制炸鱼条和裹面包屑的鱼片及用黄油或奶油酱烹制的海鲜的摄入。食品储藏室的架子上常备罐装的三文鱼、沙丁鱼或金枪鱼，可用来做快餐；将普通的冷冻鱼片和海鲜在冰箱中保存 1~2 周，然后或煎或烤（无需解冻）。鲜鱼需在购买后一两天内用完。一周两次，尝试一下这些快餐：

- 金枪鱼沙拉全麦面包三明治。
- 金枪鱼全麦英式松饼拌低脂切达奶酪。
- 烤鱼玉米饼拌什锦蔬菜丝、莎莎酱。
- 蟹肉饼或鲑鱼饼拌希腊酸奶酱、水瓜柳、小茴香。
- 烟熏／烤鲑鱼或其它鱼作为主菜或拌意面沙拉。
- 午餐或晚餐吃曼哈顿风格的蛤蜊浓汤或其它海鲜汤。
- 全麦面包或薄脆饼干加沙丁鱼。
- 熟海鲜寿司。
- 用意大利调味汁或酸橙汁腌制的虾拌黑豆、洋葱和玉米做成的美味沙拉。

2. 选择人造黄油

相比含饱和固态脂肪的黄油或固态人造黄油，由未氢化的植物油制成的软的或液态的人造奶油大部分是不饱和的，它们是更好的选择。一些人造黄油是由特级初榨橄榄油或 ω-3 脂肪酸制成的，还可能会带来额外的好处。

轻食类的人造黄油比常规型含有的能量更少，因为其中添加了水、空气或填充物。少数人造黄油的广告宣称其"有益心脏健康"，其中含有添加的植物固醇—— 一种已知可以在某种程度上降低血 LDL 胆固醇的植物化合物。[①] 关键是阅读营养成分表，选择由几乎不含饱和脂肪和反式脂肪的油（但不是氢化油）制成的人造奶油。

3. 选择不饱和脂肪

在选择油的时候，要尝试多种类型以获得不同的益处。花生油和红花油中维生素 E 含量特别丰富。橄榄油含有天然的抗氧化植物化合物，菜籽油富含单不饱和脂肪酸和必需脂肪酸。高温下，比如油炸，会破坏一些 ω-3 脂肪酸和其它有益成分，所以油温应适中。在饮食中要注意用油代替饱和脂肪，而不要向已经富含脂肪的饮食中添加油。

一些油的价值在于它们的味道令人喜爱或它们的植物化合物被认为有益健康。初榨或特级初榨橄榄油是从橄榄中机械压榨出来的油，这个过程保留了植物化合物，赋予了其特有的绿色和浓郁的风味。颜色较浅的"淡"橄榄油或普通橄榄油可能是使用化学物质提取的，或经过处理去除了一些苦味的植物化合物，以迎合消费者的口味。这些价格较低、质量较差的油缺少许

---

① 人造黄油的品牌名称是Benecol。

多植物化合物，但与价格较高的油一样富含单不饱和脂肪酸，因此它们仍然是饱和脂肪的良好替代品。许多人喜欢牛油果油、葡萄籽油、芝麻油和核桃油的特殊风味，每一种油都含有专属的一系列植物化合物。关于它们对健康影响的研究都在进行中。

4. 加入坚果

坚果对心脏健康的价值是毋庸置疑的，饮食中含有坚果和花生的人通常有较低的慢性疾病的患病率。尝试一些传统的地中海式的吃法。把杏仁或核桃磨碎，加到调味汁中；剁碎、切成条状或削片，撒在蔬菜或沙拉上；把它们混合到谷物类的菜里，可以增加嚼劲；在甜点中使用可增加口感。但是要有节制——42g 坚果能提供高达 200 kcal 的能量。

5. 无脂肪产品和人造脂肪

要记住，高脂食物例如蛋糕或饼干的"无脂肪"形式，不一定比原来提供的能量少，而且如果用添加糖代替脂肪，可能不会带来健康益处（将在后文的争论中解释）。有些食物含有**脂肪替代物（fat replacers）**，其主要成分来自碳水化合物或蛋白质，味道和质地与固态脂肪相似，但能量和饱和脂肪更少。还有的食物含有**人造脂肪（artificial fats）**，它是可提供脂肪的感官特性的合成化合物，但不含能量或脂肪。第 12 章会再次讨论人造脂肪和其它食品添加剂。

5.9.2 调整食谱

在家用餐时，尽量少用固态脂肪作调味料。学着享受蒸或烤蔬菜的自然风味，用柠檬胡椒粉、大蒜、草本或压榨柠檬、酸橙或其它柑橘调味。如果喜欢，你也可以在蔬菜上加 1~2 茶匙调味油：橄榄油或液态人造黄油、芝麻油、坚果油或一些烤坚果或种子。寻找用液态植物油（如菜籽油）来替代固态起酥油和使用肉卤、奶酪或奶油酱替代品的食谱。要制备海鲜，可以使用番茄、洋葱、辣椒、草本和其它美味的营养丰富的配料；用黄油、起酥油或其它固态脂肪煎炸会抵消海鲜带来的一些好处。

图 5-18 说明了一些简单的替代品是如何影响饱和脂肪含量的。这里还有一些其它帮助完善食谱的小窍门：

- 烧烤、烘烤、炙烤、煮、焙烤、用旺火炒、微波或水煮食物。不要用起酥油、猪油或黄油等固态脂肪炸。试着用几茶匙橄榄油或植物油在锅里煎而不是油炸。
- 少用或不用食物"添加品"，如黄油、奶酪或奶油酱、酸奶油酱、培根片，它们会增加能量和饱和脂肪。作为替代，可以加入少量橄榄、坚果、鹰嘴豆泥或牛油果来丰富口味。
- 预制的配菜如面条或土豆食用很方便，但要检查其营养成分标签，并拒绝任何含有高饱和脂肪的食物。

至于零食，把商品化的黄油爆米花替换成普通型的爆米花，然后自己用无脂肪的黄油味的糖屑、液态或喷剂人造黄油或少量磨碎的帕尔马干酪调味。大多数爆米花品牌使用的脂肪中饱和脂肪含量极高。

术语

脂肪替代物（fat replacers）：可替代脂肪的部分或全部功能的成分，可能提供或不提供能量。

人造脂肪（artificial fats）：化学合成的零能量脂肪替代品，可模仿天然脂肪的感官和烹调特点，但完全不能或部分能被消化。蔗糖聚酯（商品名 Olean）就是一种无能量人造脂肪。

这两餐的总脂肪和能量相似，同样美味，当用橄榄油、鱼和种子取代黄油、肉和奶酪时，饱和脂肪发生了变化，用不饱和脂肪替代固体脂肪。重要的是，能量是保持不变的。

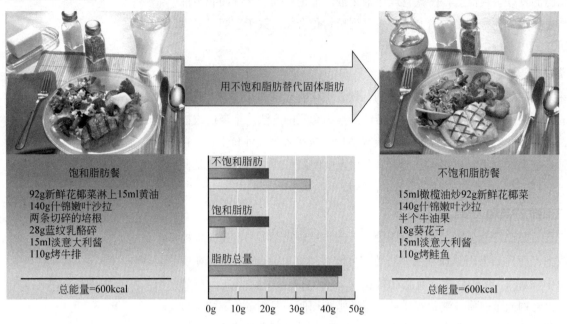

图5-18　一顿烧烤中的脂肪替代品

表 5-7 列出了许多减少食物中固态脂肪并用液体油替代它们的实用方法，这些替代品不会使食物的味道或外观改变太多，但会显著降低食物中的饱和脂肪含量。

5.9.3　享用快餐食品

当人们在家计划和准备每顿饭时，以上这些建议的效果都不错。但在现实世界中，人们有时赶不上日程，没有时间购物或做饭，所以只能吃快餐。图 5-19 比较了一些快餐食品，并对如何减少能量和饱和脂肪摄入、让快餐更健康给出了建议。

记住以下有关快餐的常识：

- 沙拉是不错的选择，但要注意那些会增加能量和固态脂肪含量的配料，如炸面条、培根块、油浸的炸面包丁、酸奶油或碎奶酪。
- 如果你真的很饿，点一个小汉堡、烤鸡肉三明治或蔬菜汉堡和一份沙拉。不加奶酪（快餐店里通常是全脂奶酪）；使用芥末或番茄酱作为调味品。
- 将一小碗辣椒（不要奶酪和酸奶油）倒在家常的烤马铃薯上，也能满足胃口较大的人。上面放切碎的生洋葱或辣椒酱作为调料，再配上一小份沙拉和脱脂牛奶，就是完整的一餐。
- 鸡肉或鱼肉玉米饼、豆卷饼和其它墨西哥美食，上面撒上莎莎酱和洋葱来替代奶酪和酸奶油，也一样美味可口。
- 快餐的炸鱼或炸鸡三明治含有的固态脂肪和汉堡一样多。如果你点的是不含奶酪、培根或蛋黄酱的烤鸡和鱼三明治，所含脂肪就少得多。

表 5-7	固体脂肪的替代品

选择用多不饱和脂肪或单不饱和脂肪替代固体脂肪的食物。避免食用用精制白面粉或添加糖替代脂肪的食物，因为这些食物本身可能会带来风险。注意标签上的"淡"可能指颜色或质地，所以一定要与普通产品的营养成分表进行比较。

替代这些食物	尝试选择这些
固体脂肪和油	
用于涂抹、烹饪或烘烤的普通人造黄油和黄油	橄榄油、坚果油、菜籽油和其它植物油；减脂、轻食、人造黄油的液体或喷剂；粒状黄油替代品；水果黄油、鹰嘴豆泥、果仁黄油或者牛油果用于涂抹
烹饪用的起酥油或猪油	油炸用的不粘烹饪喷剂、橄榄油或植物油；用于烘烤的苹果酱或油
作为调味料的固体脂肪：培根、培根脂肪、黄油；炸洋葱或沙拉配料油炸面包丁	香草、柠檬、香料、液体烟熏调味料、火腿味肉羹、肉汤、酒；橄榄油；橄榄；烤坚果或烤全谷物面包丁
奶制品 / 乳制品	
全脂奶；稀释一倍的稀奶油	无脂或低脂牛奶；半脱脂牛奶
普通意大利乳清干酪；马苏里拉奶酪；酸奶或酸奶油	部分脱脂乳清干酪或脱脂白干酪；半脱脂马苏里拉奶酪；脱脂酸奶、零脂肪原味希腊酸奶 [a]
普通切达干酪、美式或其它奶酪；奶油芝士	低脂或无脂奶酪；无脂或减脂奶油奶酪；纳沙泰尔奶酪
大量的淡奶酪	少量浓香陈年奶酪（切达干酪；切碎的阿齐亚戈，罗曼诺或帕尔玛干酪）
冰淇淋、慕斯、奶油蛋羹	"低脂"冰淇淋、冷冻酸奶或其它冷冻甜点；低糖果汁冻或冰糕；脱脂牛奶；低糖布丁
蛋白质食品	
波伦亚香肠、萨拉米香肠、其它肉片三明治；热狗	低脂三明治肉和热狗（瘦肉率 95%~97%，即"轻食"）
早餐香肠或培根	加拿大培根、瘦火腿、大豆香肠或类似培根的产品
高脂肪牛肉、猪肉或羊肉；碎牛肉	去除脂肪的瘦肉,烤鲑鱼或其它海鲜;火鸡胸肉馅(98%的瘦肉),大豆制成的"牛肉碎"；豆类主菜
带皮禽肉	去皮禽肉
商品化的鱼条、面包屑炸鱼排	白鱼片，烘烤或用调味全麦面包屑卷起来之后用油煎
谷类食物和甜点	
薯片，如玉米或土豆片；开胃饼干	烤或"轻炸"薯片；低脂薄脆饼和饼干，咸味饼干；坚果、种子或低饱和脂肪和反式脂肪的全麦饼干
蛋糕、饼干；甜甜圈、糕点、其它甜点	鲜果及干果;全谷物松饼、速发面包或油做的蛋糕（不是起酥油）
格兰诺拉麦片，其它含有饱和脂肪或氢化脂肪的麦片	低饱和脂肪、不含反式脂肪的谷物（比较营养成分表信息）
通心粉和奶酪	意大利面和海鲜酱
拉面面条 [b]	清汤煮的加入亚洲调味料的荞麦面或其它全谷物面条
其它	
每份含有超过 2g 或 3g 饱和脂肪的冷冻或罐装主菜	每份含有较少饱和脂肪的同类食物（比较营养成分表信息）
奶油、奶酪或浓汤	清汤、蔬菜或豆汤；以禽肉为主的、素的或其它低脂辣味沙司

a 如果必须将食物煮沸，请用少量玉米淀粉或面粉稳定干酪或酸奶。

b 拉面在加工过程中通常是用饱和油炸的。

浏览快餐菜单，找到低能量的食物，然后像这样做替代。第9章会再次介绍菜单上的能量信息。

图例： ■ 能量（kcal） □ 饱和脂肪克数 ▨ 占每日需要量的百分比 [DV/%（DV=20g饱和脂肪）]

放纵的选择 　　　　　　选择墨西哥卷饼 　　　　　　　　明智的选择

- 享用豆类、奶酪和莎莎酱
- 不要牛肉和酸奶油

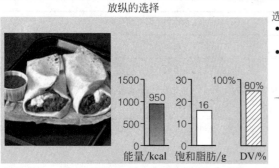

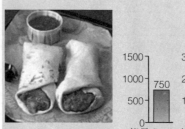 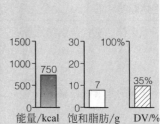

2个大份墨西哥卷饼，配牛肉、豆类、奶酪和酸奶油;莎莎酱

2个豆卷饼；莎莎酱

选择三明治

- 选择烤鸡(不炸)配辣芥末、生菜、洋葱和番茄;牛奶; 低热卡的沙拉酱调味的清脆沙拉
- 不要牛肉、蛋黄酱、薯条和奶昔

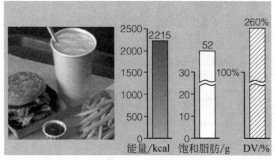

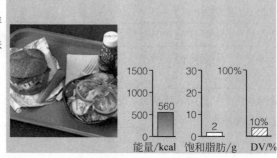

大的双层芝士汉堡、大薯条、常规奶昔

大的烤鸡胸肉三明治、泡菜、低能量沙拉酱，脱脂牛奶

选择沙拉

- 尽情享用辣椒、洋葱、莎莎酱和一些脆脆的沙拉蔬菜片吧!但只用一半的调料
- 不要吃奶酪和酸奶油

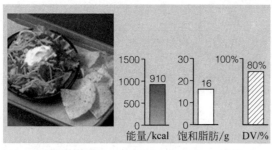

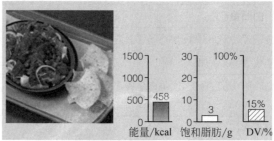

玉米沙拉配辣椒、奶酪、酸奶油、莎莎酱和炸玉米饼

玉米沙拉配辣椒、莎莎酱和炸玉米饼

选择披萨

- 在上面放上蘑菇、甜椒和辣椒、洋葱、橄榄、洋蓟、晒干的西红柿和常量的芝士
- 不要加肥肉和额外的奶酪

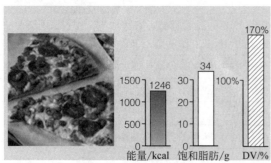

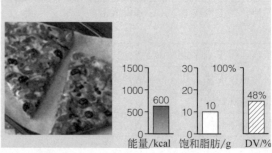

两块香肠和意大利辣肠额外加芝士的披萨

两块芝士披萨，配蘑菇、橄榄、洋葱和辣椒

图5-19　快餐食品的选择

- 鸡翅主要是高脂肪的鸡皮，最好吃的鸡翅小吃是在烹饪油（常常是饱和脂肪）中炸的，在鸡翅上涂满黄油和辣酱，然后蘸上蓝奶酪酱，使鸡翅成为一种格外高脂肪、高能量的食物。

由于快餐食品种类有限，它们只能作为生活方式的一部分，与其它部分互补，并且要经常选择不同种类、不同地方的快餐。

5.9.4 改变你的习惯

本章提供的脂类指南并不是孤立存在的，同时还建议你达到和保持健康的体重，控制总能量，吃营养丰富的食物，包括足够的水果、蔬菜、全谷物和豆类，因为这些都含有能降低胆固醇的可溶性纤维。此时，你可能想知道在现实中是否能按照饮食建议做出改变。

可以肯定的是，就减少固态脂肪的摄入而言，即使是很小的改变也能产生很大的好处，而且大多数改变在重复几次之后就会变成习惯。你不必放弃所有高脂肪食物，即使是鸡翅，也不需要力求消除所有脂肪。你可以决定哪些是享受餐，然后适度地食用，目的只是享受。同时，确保你每天的日常选择都是本书所推荐的高营养的食物。这样你就能满足身体对营养的所有需求，而且决不会产生被剥夺感。

5.10 争论5 黄油真的回归了吗？关于脂类指南的争论

LO 5.10 讨论关于当前脂类指南科学争论双方的证据

对消费者来说，关于膳食脂肪的建议几乎每天都在改变。"少吃脂肪，多吃人造黄油。""抛弃黄油和人造黄油，使用软人造黄油。""忘掉软人造黄油吧，用橄榄油代替。"当时的新闻标题似乎把之前所有的建议都推翻了。然而，对研究人员来说，有关脂肪推荐的演变反映了几十年来的研究成果，这些研究成果已经形成了关于膳食脂肪对健康影响的大量基础知识，只是其中的细节会随着时间有所改变。

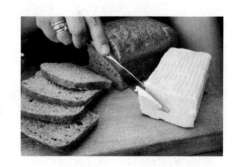

本章争论探讨了脂类指南的改变以及围绕它们产生的争议。最后得出的结论是，尽管特定的脂类与疾病风险有关，但一个人重复选择的日常食物，也就是他们的整个饮食模式，似乎对疾病产生的影响最大。[1]

5.10.1 不断变化的指南

过去几年，膳食指南敦促所有健康的人，而不仅仅是那些有心脏病的人，减少从热狗到沙拉酱的每一样食物中的总脂肪摄入，以保持他们的健康。这个建议直截了当：减少脂肪，保持健康。这个策略有效吗？有效，但只对那些坚持用全谷物、蔬菜、水果、脱脂奶制品、低脂鱼和禽肉取代所有高脂肪食物的少数人有效。

---

[1] 参考文献见附录K。

为了响应降低总脂肪的膳食指南的号召，食品制造商使商场货架充斥着大量的无脂（但高糖）饼干、糖果、冰淇淋和低脂（但高能量）的主菜。人们错误地认为，"无脂肪"就意味着无需限制，所以消费者在日常饮食之外大量地摄入这些食物。来自碳水化合物（主要是添加糖和精制淀粉）的能量摄入增加，肥胖和心脏病的发病率也上升。最后，大多数消费者沮丧地放弃了，回到了他们原来的饮食方式。

1. 研究的启示

最初发表于 20 世纪 60 年代的一项经典研究——"七国研究"（Seven Countries Study），推动了国家指南弃用降低总脂肪的方法来促进心脏健康的做法。在这项研究中，研究人员比较了世界上七个国家的心血管疾病死亡率与总脂肪和饱和脂肪的摄入量。研究对象向营养师报告他们的饮食史，营养师在他们家中，对给他们做饭的人进行现场采访，然后与该家庭成员一起对一周内购买食物的记录进行核对，以提高准确性。研究人员还收集了个人、医疗和生活方式信息，并在 5 年和 10 年后重复这些过程。

研究结果在当时非常引人瞩目。七个国家中的两个——芬兰和希腊（克里特岛），其脂肪总摄入量最高，占总能量的 40%，但一个意外的发现是：芬兰也是所有国家中心血管疾病死亡率最高的，但克里特岛却是最低的。这些发现表明，仅凭总脂肪摄入量不能解释心血管疾病发病率的差异，一定还有其它原因。在进一步的研究中，研究人员发现了饱和脂肪摄入的差异：芬兰人的饮食中饱和脂肪含量普遍很高（18% 的能量），而克里特岛人的饮食则低得多（不到 10% 的能量）。相比黄油，克里特岛人也更喜欢富含不饱和脂肪酸的橄榄油。

很快，《美国居民膳食指南》就将饱和脂肪单独挑出来加以限制，以解决美国心脏病发病率飙升的问题。食品生产商再次迅速采取行动，用部分氢化的植物起酥油和人造黄油取代了配方中的猪油和黄油。当时没人知道这一点，但现在已知在心血管疾病风险方面，这些替代品富含的反式脂肪酸与饱和脂肪酸一样有害，甚至危害更大。如你所料，在这期间，心脏病发病率仍然很高。

2.《美国居民膳食指南》（2015）

在随后的几十年里，包括临床、流行病学和动物研究在内的许多研究大都支持饱和脂肪理论。在审查了现有证据后，2015 年膳食指南委员会得出结论，饱和脂肪是一种对大众健康有影响的营养素，因为：

- 强有力的、一致的证据表明用不饱和脂肪特别是多不饱和脂肪取代饱和脂肪，能大大降低血液中的总胆固醇和 LDL 胆固醇。
- 强有力的、一致的证据表明，用多不饱和脂肪取代饱和脂肪可以降低患心血管疾病和心脏病死亡的风险（图 C5-1）。

膳食指南委员会同时声明：

- 应避免使用含有反式脂肪的部分氢化油。

膳食指南委员会的这些结论基于多个最新的高质量的系统综述和荟萃

用不饱和脂肪代替饱和脂肪可以降低心血管疾病的风险；反之亦然，饱和脂肪摄入的增加会增加患病风险

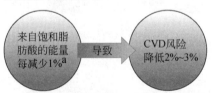

a 被多不饱和脂肪取代时，碳水化合物的作用尚不清楚，可能取决于碳水化合物的类型和来源

图C5-1　饱和脂肪酸和心血管疾病风险

来源：U.S. Department of Agriculture and U.S. Department of Health and Human Services, Scientific Report of the 2015 Dietary Guidelines Advisory Committee (2015): D-6-12-17，可访问 www.health.gov.

分析（一种结合先前发表的数据并进行重新分析的研究），这些研究将饱和脂肪摄入量与以下因素进行比较：

- 血脂；
- 血压；
- CVD 死亡率；
- 心脏病发作；
- 脑卒中。

一些研究的结果确实显示减少饱和脂肪的摄入与心脏病发生率或死亡率无关。然而，这些研究的问题是，当人们降低饱和脂肪摄入时，他们通常会增加碳水化合物，而高精制碳水化合物和添加糖饮食可能会增加心脏病的风险（见争论4）。膳食指南委员会的结论是，用未指明的碳水化合物（可能是精制淀粉和添加糖）取代饱和脂肪对降低心血管疾病风险无效。当来源于天然水果、蔬菜、豆类或谷物的碳水化合物取代了饮食中的饱和脂肪，才能可靠地降低心血管疾病的风险。食物来源很重要。

你可以在网上阅读更多关于该委员会在制定膳食指南时所参考的研究，只需打开一份免费的《2015年膳食指南咨询委员会科学报告》。[①]

3. 美国心脏协会和美国心脏病医生学会共识

美国心脏协会和美国心脏病医生学会 (The American Heart Association and American College of Cardiologists, AHA/ACC) 这两个备受尊敬的医学组织在回顾当前的研究时，再次以最强证据级别申明，需要降低血液中 LDL 胆固醇的人应该减少饱和脂肪的摄入。除了升高血 LDL，其中一种饱和脂肪酸——**棕榈酸（palmitic acid)** 的高摄入可能加重房颤，这是一种危险的影响正常心脏节律的心肌痉挛。因此，必须减少 LDL 的人的目标被设定为饱和脂肪摄入不超过总能量的 5% 或 6%，低于此前的 7%。

5.10.2 争论的是什么呢？

大多数科学家普遍认同目前的脂类摄入指南，但其它人认为饱和脂肪与心脏健康无关。他们提供了以下研究思路来捍卫他们的观点。

1. 机制缺失

首先，他们认为，除了升高 LDL 胆固醇，没有坚实的生物学机制可确切解释饱和脂肪是如何导致动脉粥样硬化（发生 CVD 的基础）的。在声明饱和脂肪与心血管疾病有关之前，他们想要找到确凿的证据，也就是这些脂肪可能引起疾病的生理机制。

2. 基因的作用

其次，他们指出，一个人的遗传基因在很大程度上影响着他或她的机体处理脂肪酸的能力。有些人更容易形成格外有损健康的 LDL 或较低效的 HDL 类型，从而改变他们的心血管疾病风险，这些因素是独立于饮食的。

表 C5-1	饱和脂肪酸的术语

棕榈酸 (palmitic acid)： 在热带棕榈油和其它食物中发现的一种十六碳饱和脂肪酸。它会升高 LDL 胆固醇，增加心血管疾病风险，并与一种危险的心律不齐有关。

硬脂酸（stearic acid）： 一种存在于大多数动物脂肪中的十八碳饱和脂肪酸。硬脂酸的摄入会增加心脏病风险，但不会升高血 LDL 胆固醇。

---

① 可访问www.health.gov。

3. 饱和脂肪酸的作用差异

第三，单个饱和脂肪酸升高 LDL 的程度有所不同。几乎所有的饱和脂肪酸都能明显提高血液中的 LDL，但**硬脂酸（stearic acid）**却不会；然而，它确实会增加心血管疾病的风险，而用多不饱和脂肪酸、全谷物或植物蛋白替代它，则能大幅降低风险。

5.10.3 标题炒作

欢呼雀跃的媒体头条宣称"黄油又回来了"的报道让消费者震惊（通常是高兴的），鼓动他们不要理睬《美国居民膳食指南》，吃他们想吃的冰淇淋、雪花牛排和黄油。记者们说："研究证明饱和脂肪无害，它不会引起心脏病。"

这些惊人的说法是由一项科学荟萃分析论文衍生出来的。该分析确实没有发现饮食中饱和脂肪的摄入与心血管疾病风险升高之间的相关性。这项研究纳入了许多之前的观察性研究数据，也就是那些询问人们吃了什么，随后追踪他们的健康状况的研究。

1. 专家意见

人们立即对这项荟萃分析提出了有力的质疑。一个反对意见来自于研究中纳入的数据类型。这些数据来自观察性研究，这些研究依赖于人们所说的他们吃的食物，而这往往与人们实际吃的不同。显然，人类的某些本性，比如记忆缺失或对难堪境况的恐惧，使人们自我报告的吃的食物不准确。最好的研究不是依靠自我报告，而是根据已验证的摄入量。

另一项反对意见涉及被选择纳入的研究。膳食指南委员会指出，该分析仅是基于有限的特定类型的研究。随后的一项针对美国 12.5 万人的研究揭示了膳食饱和脂肪摄入增加与死亡率增加之间的明确联系：饱和脂肪摄入占总能量百分比每增加 5%，全因死亡的风险就增加 8%。

5.10.4 那么黄油怎么样？

人们喜欢黄油，愿意相信媒体报道宣称的它的饱和脂肪是安全的，且富含维生素。这些报道是不实的。"黄油的脂肪主要由无害的脂肪酸组成，且升高血 LDL 胆固醇的能力有限"，这其实是一个谎言。事实上，黄油中的主要饱和脂肪酸是棕榈酸，它能迅速升高 LDL 胆固醇，并引起破坏性的动脉炎症。而且黄油中的维生素含量很低，毕竟水果和蔬菜才是维生素最好的来源。

目前还缺乏确凿的证据说明黄油中的饱和脂肪是否安全或摄入多少是安全的，要解释研究结果需要做一些科学调查。例如，一项称饱和脂肪对人体无害的研究来自世界上鱼类摄入量高的地区，因此 EPA 和 DHA 摄取量也高；这个结果并不适用于像美国这样吃鱼很少但大量吃披萨、饼干、点心、蛋糕和快餐的人群。有关荷兰人群的研究报告饱和乳制品脂肪并没有危害，但是这项研究的受试者接受了可能影响数据的药物治疗。此外，奶制品，如奶酪和牛奶能提供有益于心脏的营养物质，也可能会影响研究结果。

黄油还含有天然的反式脂肪酸，称为 CLA，它聚集在反刍动物的肉和乳汁中。[①]在大鼠中，小剂量的 CLA 能轻微地减脂，但大剂量的 CLA 会产生严重的副作用。关于 CLA 对健康的影响，我们仍然知之甚少。除非将来的研究证明黄油是无害的，否则最好是适度使用。

1. 研究仍在继续

今天，按照正常的科学发展步伐，探索饱和脂肪和反式脂肪在心血管疾病风险中的作用的研究正在低调地进行。例如，我们现在知道，饱和脂肪酸和反式脂肪酸都会加重动脉粥样硬化，并通过增加炎症和氧化而损伤动脉，这是心血管疾病发病的可能机制。而且，高不饱和脂肪饮食可以降低最有害的 LDL 胆固醇。如今一个非常一致的共识是，反式脂肪酸与心血管疾病和死亡率的增加有关。

5.10.5 膳食模式的力量

最后，人们选择的是食物，而不是像饱和脂肪这样的单个营养成分，他们的选择形成了影响健康的饮食习惯。因此，2015 年版《美国居民膳食指南》采用了膳食模式的参考方法。采用符合膳食指南的最佳的饮食模式（见第 2 章）能在许多方面可靠地改善健康，包括控制肥胖和降低心血管疾病（如糖尿病和高血压）的风险因素。这种模式的各个组成部分具有协同和累积效应，即除了脂肪本身的作用外，它们能在几十年间协同改善健康状况。

图 C5-2 展示了两种截然不同的饮食模式，一种与较低的慢性病风险相关，另一种与较高的风险相关。如果你吃的大部分饭菜都像图 C5-2 左边的晚餐一

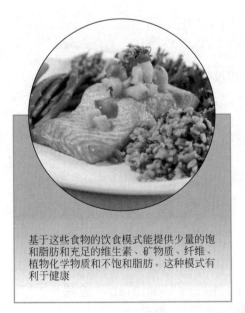
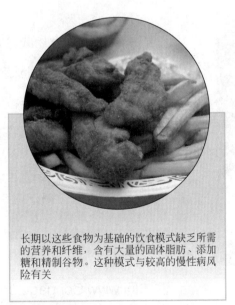

基于这些食物的饮食模式能提供少量的饱和脂肪和充足的维生素、矿物质、纤维、植物化学物质和不饱和脂肪。这种模式有利于健康

长期以这些食物为基础的饮食模式缺乏所需的营养和纤维，含有大量的固体脂肪、添加糖和精制谷物。这种模式与较高的慢性病风险有关

图C5-2 两种饮食模式的典型食物

样，你就可以在一个非常健康的模式中获得所需要的营养素；相反，如果你吃的大部分饭菜像另外一种晚餐，都是商品化的炸鸡柳和炸薯条，没有水果或非淀粉类蔬菜，那么为健康着想，你可能需要重新考虑你的选择。这并不

---

① CLA是共轭亚油酸（conjugated linoleic acid）的缩写，是反式脂肪酸的混合物。

是说，偶尔享用一份炸鸡柳、炸薯条、玉米热狗和可乐是超限额的，但你不能把享受餐变成一种日常重复的膳食模式，否则你患病的风险就会上升。

《美国居民膳食指南》提供了以下三种理想的饮食模式：

- 健康的素食模式；
- 健康的美式饮食；
- 健康的地中海饮食。

采用任何一种饮食方式均能满足营养需求，降低患慢性病的风险。

5.10.6 结论

当新闻标题呼啸而来并吸引人们的关注，特别是当他们说的是人们特别想听的内容时，消费者很容易感到困惑。请记住，没有任何一项单独的研究足以推翻过去几十年的发现，最好的行动可能是不采取行动，等待和观察其它研究来检验这个问题。与此同时，不要拿你的健康冒险，一定要遵循《美国居民膳食指南》的建议。

1. 批判性思维

（1）在报纸、杂志或互联网上找一篇关于饱和脂肪，特别是那些鼓吹大量摄入黄油、肥肉和奶酪安全的文章。基于你对《美国居民膳食指南》蕴含的科学知识的了解，分析文章的要点，进行讨论，并得出关于其真实性的结论。

（2）你认为膳食指南中采用饮食模式的方法好，还是限制特定营养素（比如脂肪）的能量百分比更有帮助，进行讨论，并为你的观点辩护。

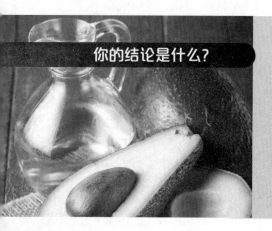

你的结论是什么？

脂肪是不健康的食物成分吗？应该从饮食中去除吗？

"坏"与"好"的胆固醇之间有什么差别？

在健康饮食中为什么推荐鱼呢？

如果将食物中所有可见的脂肪都去除掉，就能符合脂类摄入推荐标准吗？

线上资源有哪些？

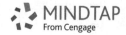
MINDTAP
From Cengage

请访问 www.Cengage.com，以获取 MindTap，这是一门完整的数字课程，其中包括"饮食与健康"、互动测验、视频等。

自测题

1. (LO5.1) 下列哪一项不是脂肪在食物中的作用？
   a. 脂肪改善了食物的味道和香味
   b. 脂肪携带脂溶性维生素
   c. 与糖类相比，脂肪是一种低能量食品来源

   d. 脂肪提供必需脂肪酸

2. （LO5.1）脂肪除了以热卡形式提供丰富燃料外，在体内起的作用很少。

   对   错

3.（LO5.2）饱和脂肪中的"饱和"指的是（　）。

　　a. 脂肪穿透屏障（比如纸）的能力

　　b. 一条脂肪酸链是否含有它能结合的所有氢原子

　　c. 具有愉悦的味道和香气

　　d. 脂肪的增肥效果

4.（LO5.2）一般来说，蔬菜和鱼油中富含饱和脂肪。

　　对　　　　　　　　错

5.（LO5.2）当用 ____ 替代食物中的 ____ 的时候对人体有益。

　　a. 饱和脂肪 / 单不饱和脂肪

　　b. 饱和脂肪 / 多不饱和脂肪

　　c. 不饱和脂肪 / 饱和脂肪

　　d. 甘油三酯 / 胆固醇

6.（LO5.3）只有少量脂肪的消化发生在胃中。

　　对　　　　　　　　错

7.（LO5.3）胆汁对于脂肪消化是必需的，因为它 ____。

　　a. 将甘油三酯拆分为脂肪酸和甘油

　　b. 在小肠中乳化脂肪

　　c. 像激素一样抑制食欲

　　d. 在胃中乳化脂肪

8.（LO5.4）当来自食物的能量供应短缺时，身体会 ____。

　　a. 将糖原拆分，释放出甘油三酯用于产能

　　b. 拆分胆固醇并释放出葡萄糖用于产能

　　c. 将葡萄糖转化为脂肪用于产生更多能量

　　d. 将储存的甘油三酯拆分，释放出脂肪酸用于产能

9.（LO5.4）如果没有碳水化合物，脂肪降解会导致酮体堆积在组织和血液中并排泄到尿中。

　　对　　　　　　　　错

10.（LO5.5）LDL 是一种脂蛋白，它将甘油三酯和胆固醇由肝转移到身体组织。

　　对　　　　　　　　错

11.（LO5.5）乳糜微粒是一种脂蛋白，在肝中产生。

　　对　　　　　　　　错

12.（LO5.5）消耗大量饱和脂肪酸可降低 LDL 胆固醇，因此可降低心脏病和心脏衰竭的风险。

　　对　　　　　　　　错

13.（LO5.6）必需脂肪酸的作用包括（　）。

　　a. 形成细胞膜的一部分

　　b. 支持婴儿成长和视觉发育

　　c. 维持正常血压

　　d. 以上都是

14.（LO5.6）不喜欢吃鱼的人推荐服用鱼油补充剂。

　　对　　　　　　　　错

15.（LO5.6）快餐馆的炸鱼和冷冻的炸鱼食品中的 ω-3 脂肪酸含量往往都较低，而固态脂肪则较高。

　　对　　　　　　　　错

16.（LO5.7）一种防止不饱和脂肪酸腐败和使它变硬的方法应当是通过化学上的 ____ 改变它们的脂肪酸。

　　a. 乙酰化

　　b. 氢化

　　c. 氧化

　　d. 咀嚼

17.（LO5.7）当不饱和脂肪酸被 ____ 时，就产生了反式脂肪酸。

　　a. 油炸

　　b. 氢化

　　c. 烘烤

　　d. 用于防腐

18.（LO5.8）含有充足的必需脂肪酸和维生素 E 的饮食应包括（　）。

　　a. 坚果和植物油

　　b. 每天 300ml 生油

　　c. 一周两份海产品

　　d. a 和 c

19.（LO5.8）美国饮食中大部分固态脂肪都是由看不见的脂肪提供的。

　　对　　　　　　　　错

20.（LO5.9）每一类食物中都隐藏着含固态脂肪和高能量的食物。

　　对　　　　　　　　错

21.（LO5.10）应用《美国居民膳食指南》中关于脂类摄入建议的最好方法是（　）。

　　a. 不管它，因为科学家们的想法一直在改变

　　b. 关注与疾病相关的单个脂肪酸，并从饮食中去除这些脂肪酸

　　c. 采取低脂饮食，黄油除外，因为黄油含有健康的脂肪

　　d. 采取《美国居民膳食指南》推荐的饮食模式

答案见附录 J。

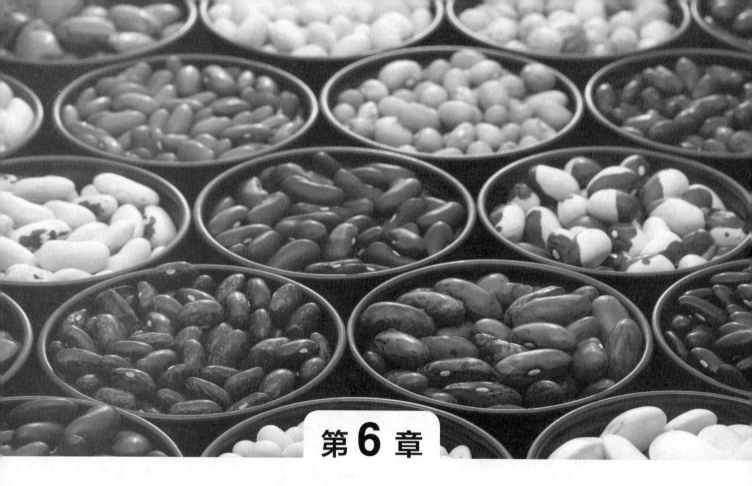

第 6 章

蛋白质与氨基酸

学习目标

当你学习完本章，应当达到下列目标：

LO 6.1 描述蛋白质和氨基酸的特性。

LO 6.2 概述蛋白质消化和氨基酸吸收的过程。

LO 6.3 明确蛋白质和氨基酸在体内的作用。

LO 6.4 列出影响个人每日蛋白质需要量的决定因素。

LO 6.5 列出摄入过低或过高蛋白质的饮食模式造成的潜在健康问题。

LO 6.6 识别饮食中富含蛋白质食物的利弊。

LO 6.7 比较素食者和肉食者饮食的优缺点。

启发提问

为什么你的身体需要蛋白质？

为什么加热会使鸡蛋由液态变成固态？

蛋白质或氨基酸补充剂真的能增加肌肉吗？

如果不吃肉，你的饮食就会缺乏蛋白质吗？

蛋白质是一种神奇的、无处不在的、必不可少的分子。没有蛋白质，就没有生命。150 年前它的第一次命名来源于希腊文中的"proteios"（最重要）。**蛋白质（protein）**揭示了生命过程中的无数秘密，解答了营养学中的许多问题：我们是如何生长发育的？我们的身体如何补充消耗掉的物质？血液是怎样凝固的？伤口是如何愈合的？我们的免疫力来自何处？是什么造成了个体的差异？理解蛋白质的特性有助于解开这些秘密。

6.1 蛋白质的结构

LO 6.1 描述蛋白质和氨基酸的特性

蛋白质的结构赋予了其许多重要的功能。蛋白质与糖类和脂肪的一个关键差别是，除了这三种产能营养素都含有的碳、氢和氧原子之外，它还含有氮原子。这些氮原子正是蛋白质的构件**氨基酸（amino acid）**的**氨基（amino）**（含氮的意思）名称的来由。另一个主要区别是糖中的重复单元葡萄糖分子都是相同的，而蛋白质链中的氨基酸则各不相同，构成蛋白质的氨基酸链可能含有 20 种不同的氨基酸。

6.1.1 氨基酸

所有的氨基酸都具有相同的简单的化学骨架，这个骨架由结合一个氨基和羧基的碳原子组成。另外每种氨基酸还含有与该骨架的中心碳原子相连的**不同的侧链（side chain）**（图 6-1），这个侧链决定了每种氨基酸的身份和它的化学性质。生命组织中绝大多数蛋白质都是由大约 20 种具有不同侧链的氨基酸组成的，在少数蛋白质中会出现其他罕见的氨基酸。

不同的侧链使氨基酸具有不同的大小、形状和带电情况，有些带负电荷，有些带正电荷，还有一些不带电荷（显中性）。图 6-2 第一部分为带有不同侧链的三种氨基酸的示意图，其余两部分表示氨基酸连接形成蛋白质链的过程。长的氨基酸链会形成较大的蛋白质分子，而氨基酸的侧链则最终决定蛋白质分子的形状和功能。

所有氨基酸的"骨架"都是相同的，它们之间的区别在侧链；氮原子处于氨基之中（氨基酸结构见附录 A）。

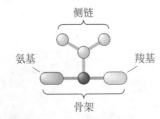

图6-1 氨基酸

这是组装蛋白质的基本过程

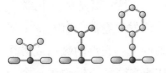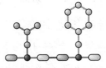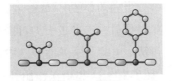

缬氨酸　亮氨酸　苯丙氨酸
每一个氨基酸都带有不同的侧链

能够结合形成……

一条氨基酸链，是蛋白质的一部分

图6-2 不同的氨基酸连接在一起

1. 必需氨基酸 人体能够合成 20 种氨基酸中的一半以上，其必要的组成部分来源如下：来源于糖类或脂肪的片段形成碳骨架，而其他来源提供的氮则会形成氨基。**必需氨基酸（essential amino acid）**（表 6-1）是人体不能合成的其中九种氨基酸，或是合成速度很慢而不能满足生理需要的氨基酸。

术 语

蛋白质（protein）：由碳、氢、氧、氮组成，并按照氨基酸链排列的化合物。

氨基酸（amino acid）：蛋白质的构件，一端为氨基，另一端为羧基，各有不同的侧链。

氨基（amino）：氨基酸的含氮部分。

侧链（side chain）：连接在碳骨架上能够区分不同种氨基酸的唯一化学结构。

必需氨基酸（essential amino acid）：人体自身无法合成或合成的量不足以满足生理需要的氨基酸。

表6-1	营养中重要的氨基酸

必需氨基酸	非必需氨基酸
组氨酸	丙氨酸
异亮氨酸	精氨酸
亮氨酸	天冬酰胺
赖氨酸	天冬氨酸
蛋氨酸	半胱氨酸
苯丙氨酸	谷氨酸
苏氨酸	谷氨酰胺
色氨酸	甘氨酸
缬氨酸	脯氨酸
	丝氨酸
	酪氨酸

没有这些必需氨基酸，身体就不能制造其所需的蛋白质。由于这些氨基酸只能从食物中补充，因此人们必须经常食用能够提供这些氨基酸的食物。

在特殊情况下，一种非必需氨基酸可能会变成必需氨基酸。例如，人体通常用苯丙氨酸（必需氨基酸）合成酪氨酸（一种非必需氨基酸）。如果饮食中不能提供足够的苯丙氨酸，或者人体由于某种原因无法实现这种转化（例如遗传疾病苯丙酮尿症，见第3章），这时酪氨酸就变成了**条件必需氨基酸（conditionally essential amino acid）**。

2. 氨基酸的回收　人体不仅能合成一些氨基酸，也能够分解蛋白质，并将所得氨基酸重新回收。无论是消化后的食物中的蛋白质，还是参与细胞功能的机体蛋白质，都会被分解，并释放出其中的氨基酸。这些氨基酸为细胞合成所需蛋白质提供了原料。细胞也可以利用这些氨基酸产生能量，同时将碳原子作为废物排出。而通过重新回收完整的氨基酸来合成蛋白质，机体在循环和保存宝贵资源的同时也减轻了排泄氮的负担。

当燃料（如葡萄糖和蛋白质）匮乏时，这套回收系统还可以提供应急用的氨基酸。这时，组织会分解自身的蛋白质，牺牲那些尚未达到正常寿命的功能蛋白质来为身体细胞提供能量和氨基酸。

要点

- 蛋白质在产能营养素中很独特，因为它们由含氮，同时也含碳、氢、氧的氨基酸组成。
- 在20种氨基酸中，9种为必需氨基酸。
- 在特殊情况下，非必需氨基酸会转变成必需氨基酸。

6.1.2　氨基酸是如何构建蛋白质的？

在合成蛋白质的第一步中，每一个氨基酸要与下一个氨基酸连接（图6-2）。一个氨基酸的氨基端与下一个氨基酸的羧基端之间形成一种称作**肽键（peptide bond）**的化学键。侧链从其结构骨架中伸出，赋予了蛋白质分子独有的特征。图6-2所示仅为合成所有蛋白质的第一步，通过肽键相连的氨基酸单位从几十个到多达成百上千个。由10~50个氨基酸连接形成的氨基酸链被称为**多肽（polypeptide）**。

蛋白质链并不是一个直链。处于该链上不同位置的氨基酸在化学上互相吸引，这种吸引力可能导致长链中的某些片段发生卷曲，有些像金属弹簧。同时，这卷曲长链中的每一个点还会受到链上其它点的吸引或排斥（图6-3）。这些相互作用往往导致整个卷曲的氨基酸链盘绕折叠成一个像图6-4所示的球状结构。其它的蛋白质链会以别的方法连接在一起，形成不同的结构以执行特定功能。

那些侧链带电荷的氨基酸具有亲水性，所以在体液中，它们位于蛋白质结构的外侧。那些侧链显电荷中性的氨基酸则具有疏水性，它们之间相互吸引并被堆积在远离体液的蛋白质结构内部。氨基酸与周围体液间所有的这些相互作用使得每个蛋白质折叠成适应其功能的独特结构。

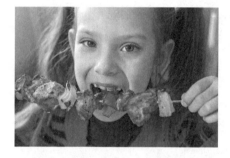

头发、皮肤、视力和全身健康的维持都依赖于食物中的蛋白质。

术语

条件必需氨基酸（conditionally essential amino acid）：通常条件下为非必需氨基酸，但在身体需要量超过身体合成能力的特殊情况下，就必须由饮食提供的氨基酸。

肽键（peptide bond）：在蛋白质链中连接氨基酸的化学键。一个肽是一条氨基酸链。

多肽（polypeptide）：大约10~50个氨基酸链接在一起形成的蛋白质片段（"poly"是许多的意思）。

① 氨基酸首先排列成链状，可能很长，这里显示的是一段。

② 链的卷曲：由于氨基酸侧链之间彼此相互吸引和排斥，长链呈现弹簧状。

③ 卷曲长链的折叠：卷曲链之后进行自身折叠翻转，转变为有功能的特定形状。

④ 一旦卷曲和折叠完成，有的蛋白质即可能具有相应功能，有的还需联合其他蛋白质，有的需加上一个糖分子、一个维生素分子或矿物质。

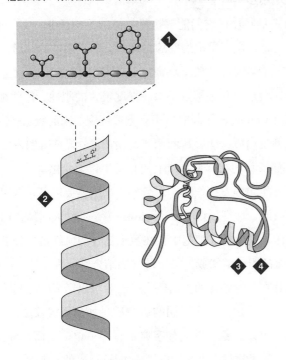

图6-3　一个蛋白质分子的卷曲和折叠

四条高度折叠的蛋白链形成球状血红蛋白

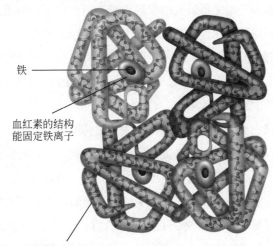

铁

血红素的结构能固定铁离子

氨基酸序列引起每条链卷曲和成环，形成球形蛋白质结构

图6-4　血红蛋白的结构

　　蛋白质要具备一定的生理功能还需要一些其它步骤：几条链要聚集在一起形成一个功能单元；这个单元可能需要结合一个金属离子（矿物质）、一个维生素分子或一个糖分子。

6.1.3 蛋白质的多样性

蛋白质的特定形状使得它们能够执行机体的不同任务。那些球状蛋白，例如血液中的一些蛋白质，是水溶性的，有些会形成中空的球形，在它们的内部可以携带和储存物质；一些蛋白质的长度是宽度的 10 倍以上，如那些肌腱中的蛋白质，会形成几乎不溶于水、强度很大的刚性、棒状结构；而某种形式的**胶原蛋白（collagen）**起的作用有点像细胞之间的胶水；胰岛素（一种激素）也是一种蛋白质，能够帮助调节血糖浓度；最神奇的蛋白质是**酶类（enzyme）**，它们能够作用在其他物质上使其发生化学变化。

一些蛋白质链可单独发挥作用，而另外一些则需要以多条链组合的方式变成有功能的蛋白质。**血红蛋白（hemoglobin）**是一种大的球蛋白分子，能够作为氧气的载体，在全身红细胞中存在数十亿计的血红蛋白分子，每个分子都是由 4 个联合的蛋白链组成，每个链都能结合铁元素（图 6-4）。

世界上可能存在各种各样的蛋白质，是因为可以形成的氨基酸序列数量几乎是无限的。为了理解这么多不同的蛋白质是如何由仅仅 20 种左右的氨基酸组合出来的，可以想象一本完整字典中有多少单词，而这都是由 26 个字母组合而来的。如果你只有字母 "G"，你能够写出的只能是一串重复的：G-G-G-G-G-G。但是如果能够利用 26 个不同的字母，你可以创作出诗词、歌曲或小说。与此类似，20 种氨基酸连接在一起，足以形成数量庞大的各种序列——远远多于由字母组成的单词数量，因为在单词中还必须遵循元音和辅音搭配的原则。因此，氨基酸链的序列多样性是非常巨大的。

1. 遗传的氨基酸序列 每一个蛋白质都存在一个标准的氨基酸序列，而且该序列是由遗传基因决定的。通常，如果在其中插入一个错误的氨基酸，就可能对健康产生灾难性后果。

镰状细胞贫血就是一个氨基酸序列发生遗传变异的例子，该疾病患者体内红细胞中的载氧蛋白——血红蛋白呈现异常形状。正常的血红蛋白应含有两种蛋白质链。而在镰状细胞贫血患者中，其中一条链与正常的血红蛋白没有差异，但另一条链中第 6 个氨基酸变成了缬氨酸而不是正常的谷氨酸。仅仅因为一个氨基酸的取代就改变了整个蛋白质，使其无法携带和释放氧气，这时红细胞会由盘状塌陷为新月形（图 6-5）。如果血液中出现过多的新月形红细胞，就会导致异常的血液凝集、脑卒中和阵发性剧痛，患者易感染传染病和早亡。

体内蛋白质微小的差异使每个人都是独一无二的，它们决定了你的一切特征：眼睛的颜色、鞋的尺寸甚至是对某些疾病的易感性。这些差异是由你体内蛋白质的氨基酸序列决定的，都被写在你从父母那里、父母从他们的父母继承而来的遗传密码中。最终，该基因决定了每个合成后的蛋白质中的氨正常红细胞是盘状的，在镰状细胞贫血患者中，血红蛋白链的一个位点的谷氨酸被替换成了缬氨酸，导致红细胞变形、功能丧失。

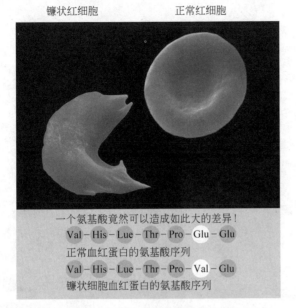

镰状红细胞　　　　　　正常红细胞

一个氨基酸竟然可以造成如此大的差异！
Val－His－Lue－Thr－Pro－Glu－Glu
正常血红蛋白的氨基酸序列
Val－His－Lue－Thr－Pro－Val－Glu
镰状细胞血红蛋白的氨基酸序列

图6-5　正常红细胞和镰状红细胞

基酸序列 [DNA 指导蛋白质合成的过程以及参与此过程的 **RNA（ribonucleic acid）** 分子发挥的作用见图 6-6]。当科学家完成了人类全基因组的 DNA 测序之后，他们意识到摆在面前的一个更大的挑战——识别机体合成的每一种蛋白质。

2. 营养素和基因表达　当一个细胞合成了一种蛋白质，如图 6-6 所示，科学家就称其相应基因被"表达"了。每个细胞核都包含能合成人类蛋白的 DNA，但是没有一种细胞会合成所有的蛋白质。一些细胞专门合成某种蛋白，例如胰岛细胞表达胰岛素所对应的基因。虽然合成胰岛素的基因也存在于身体其它细胞中，但是都处于沉默状态。

营养素，包括氨基酸和蛋白质，都不会改变 DNA 的结构，但它们对基因表达的影响很大。随着**营养基因组学（nutritional genomics）**的不断发展，研究人员希望有一天能够利用营养素去影响人类基因，以降低患病风险，但现在来看这一天还很遥远。本节的健康生活栏目会回答健身爱好者和运动员关心的问题：饮食中额外的蛋白质和氨基酸能否促进肌肉组织的合成和增强肌肉力量。

要点

- 每种蛋白质都有其特定的氨基酸序列，因此具有很大的功能特异性。
- 某些蛋白质是所有细胞共有的。此外，由专门的细胞合成特定的蛋白质，使它们能够完成不同工作。
- 营养素不改变基因本身，但是对基因的表达影响很大。

术语

RNA（ribonucleic acid）：核糖核酸，是细胞内在蛋白质合成和调控过程中起关键作用的核酸。

营养基因组学（nutritional genomics）：研究营养素等食物成分与人体遗传物质相互作用的科学。

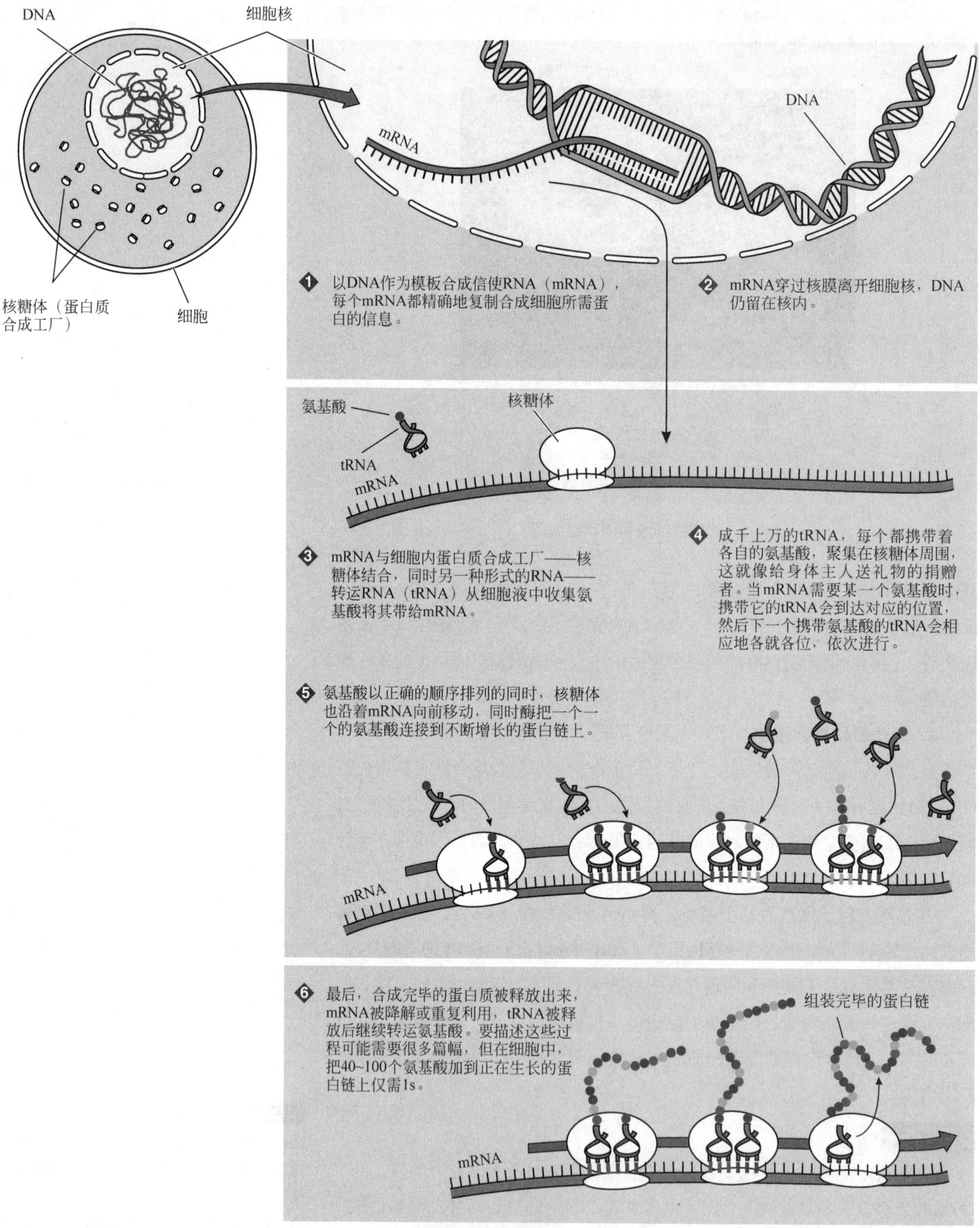

DNA

细胞核

DNA

mRNA

核糖体（蛋白质合成工厂）

细胞

❶ 以DNA作为模板合成信使RNA（mRNA），每个mRNA都精确地复制合成细胞所需蛋白的信息。

❷ mRNA穿过核膜离开细胞核，DNA仍留在核内。

氨基酸

tRNA

mRNA

核糖体

❸ mRNA与细胞内蛋白质合成工厂——核糖体结合，同时另一种形式的RNA——转运RNA（tRNA）从细胞液中收集氨基酸将其带给mRNA。

❹ 成千上万的tRNA，每个都携带着各自的氨基酸，聚集在核糖体周围，这就像给身体主人送礼物的捐赠者。当mRNA需要某一个氨基酸时，携带它的tRNA会到达对应的位置，然后下一个携带氨基酸的tRNA会相应地各就各位，依次进行。

❺ 氨基酸以正确的顺序排列的同时，核糖体也沿着mRNA向前移动，同时酶把一个一个的氨基酸连接到不断增长的蛋白链上。

mRNA

❻ 最后，合成完毕的蛋白质被释放出来，mRNA被降解或重复利用，tRNA被释放后继续转运氨基酸。要描述这些过程可能需要很多篇幅，但在细胞中，把40~100个氨基酸加到正在生长的蛋白链上仅需1s。

组装完毕的蛋白链

mRNA

图6-6 蛋白质合成

健康生活专栏： 额外补充蛋白质能使肌肉更发达吗？

大多数情况下答案是"不能"，但在特定情况下是"可能"的。运动员和健身爱好者的确不能简单地通过摄入更多的蛋白质或氨基酸来增加肌肉量和使肌肉更加强壮，而是必须要通过刻苦锻炼才能促进基因合成更多运动所需的肌肉组织。"可能"的答案反映了研究发现的结果：在恰当的时机摄入蛋白质能够进一步刺激肌肉的生长。不过蛋白质摄入不能取代体育锻炼，虽然许多商家想方设法让人们相信蛋白质补充剂能够做到这一点。体育锻炼能产生细胞信号来刺激 DNA 合成运动所需的肌肉蛋白。力量训练（如举重）之后吃点富含蛋白质的零食，如一杯脱脂牛奶或豆浆也能刺激肌肉蛋白合成，但是否有利于提高运动员成绩还缺乏证据。

与其他人相比，运动员可能需要更多的饮食蛋白质，而且运动专家建议从事各种活动的运动员摄入更多的蛋白质（详见第 10 章）。然而，氨基酸或蛋白质补充剂比不上食物，而且氨基酸补充剂还可能带来一些问题（详见本章消费者指南）。总之，使肌肉更强壮的途径是有计划的持久的体育训练加上均衡、适时的饮食、加餐和饮料，以提供充足的能量和营养。关于膳食蛋白质和肌肉的研究结果很有趣也很重要，但真相依然是如果不运动，额外的蛋白质和氨基酸只不过是多余的能量。

现在开始！ 准备好开始改变了吗？马上去 MindTap 中的 Diet & Wellness Plus，为你的三天的饮食记录生成一份摄入量报告吧。你的蛋白质摄入量是什么水平？如果较低，则创建一个替代方案，并在两餐（或正餐和零食）之间用一杯 8 盎司（约 227g）的脱脂或低脂牛奶代替其他饮料。看看这对你的蛋白质摄入量有什么影响？

6.1.4 蛋白质变性

当蛋白质分子的形状受到破坏时，它就无法再执行其原来的功能了。很多试剂就是通过促使蛋白质**变性（denaturation）**来破坏生物细胞的。这些变性因素包括热、辐射、酒精、酸、碱、重金属盐等。然而，在消化过程中，蛋白质的变性是有益的：变性可以使食物中的蛋白质展开并使其失活，从而将肽键暴露于能裂解它们的消化酶中。

在食物烹调过程中也会发生蛋白质变性。煎鸡蛋时会使鸡蛋的蛋白质变性并使鸡蛋变硬，如图 6-7 所示。就营养而言，其中两种加热变性的蛋白值得注意：一种是结合 B 族维生素生物素和矿物质铁的蛋白，它变性后会释放生物素和铁，更便于机体利用；另一种则是延缓蛋白质消化的蛋白，变性后可使消化过程正常进行。

人们熟悉的很多毒药都是含汞、银等的重金属盐，蛋白质只要遇到这些物质就会变性。吞食重金属毒物后常见的急救方法就是喝牛奶，随后毒药会作用于牛奶中的蛋白质而不易与口腔、食管和胃的蛋白质发生作用。稍后，通过呕吐就能将与牛奶结合的毒物排出体外。

加热破坏了蛋白质的折叠和卷曲结构，使烹熟的鸡蛋变硬。

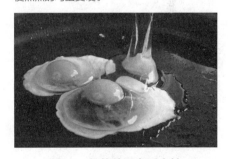

图6-7 加热使蛋白质变性

要 点

● 热、酸、碱、酒精、重金属盐等因素可以导致蛋白质变性。
● 变性是食物蛋白消化的初始过程，也能够破坏机体蛋白。

6.2 食物蛋白质的消化与吸收

LO 6.2 概述蛋白质消化和氨基酸吸收的过程

每种蛋白质都在特定种类的动物或植物中的某一特定组织中起独特的

术 语

变性（denaturation）：由于热、酸、碱、酒精、重金属盐等因素作用使蛋白质的折叠形状发生不可逆改变。

作用。食物中的蛋白质，无论来自谷类、蔬菜、牛肉、鱼或是奶酪，进入人体后都必须先被分解为氨基酸，然后才能重新合成特定的人体蛋白质。

6.2.1　蛋白质的消化

蛋白质在到达胃部之前，除了在口中通过咀嚼被磨碎和撕裂、通过唾液被润湿，不会发生任何变化，只有到了胃部才开始消化。

1. 在胃部　胃产生的强盐酸使食物蛋白质变性。胃酸会将蛋白质互相缠绕的链解开，使得胃中消化蛋白的酶能够打开肽键。你可能会质疑胃蛋白酶本身作为一种蛋白质，为什么不会在胃酸中变性？其实胃蛋白酶与其他酶不同，它在酸性条件下活性最高，它的任务是将其他的蛋白质分解成碎片。部分胃的内壁也是由蛋白质组成的，不过内壁细胞可以分泌一层黏液保护胃壁，来抵御酸和酶的侵蚀。

蛋白质的整个消化过程很复杂，但解决方式非常巧妙，蛋白质（酶类）被胃酸激活，消化那些食物中因胃酸而变性的蛋白质，其他营养素（例如铁）的消化和吸收也依赖于胃产生强酸的能力。胃酸的酸性很强（pH1.5），超过任何食物，例如醋的 pH 值大约是 3。

2. 在小肠中　当大多数蛋白质由胃进入小肠时，它们都已经发生变性并被切割成碎片，其中有少数的单个氨基酸被释放出来，但大多数原始蛋白是以长链形式——多肽进入。在小肠内，胃酸被胰腺分泌的碱性液中和，pH 上升至 7（中性）左右，使下一组酶能够完成肽链的最后降解。由胰腺和小肠分泌的消化酶会继续工作，直至将所有蛋白质片段都降解为单个的氨基酸或由 2 个或 3 个氨基酸构成的肽段，即二肽（**dipeptide**）或三肽（**tripeptide**）（图 6-8）。图 6-9 归纳了蛋白质消化的全过程。

3. 常见误区　不理解蛋白质消化基本机制的消费者很容易被书籍和其他产品的广告误导，它们会鼓吹"服用酶 A 有助消化"或"不要吃含酶 C 的食物，它会降解你的体细胞"。说这种话的人未意识到在酶（蛋白质）被吸收之前它已经像所有蛋白质一样被消化了，甚至胃的消化酶在工作完成后都会发生变性、被降解。类似的虚假说法还有预消化的蛋白质（氨基酸补充剂）"易于消化"，因此可以避免消化系统"工作过度"。然而，健康的消化系统设计精巧，能完美而轻松地胜任整个蛋白质的消化工作，实际上，与预消化的产品相比，它更善于处理整个的蛋白质，因为这样它能以最适合被身体利用的速度降解和吸收氨基酸。

> **要 点**
>
> ● 蛋白质的消化包括胃酸使其变性，胃和小肠的酶将其分解为氨基酸、二肽和三肽。

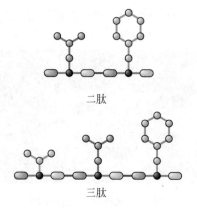

图6-8　二肽和三肽

6.2.2　蛋白质被消化后，氨基酸会发生什么变化？

小肠内皮的所有细胞都能吸收单个的氨基酸。细胞表面的酶将大多数二肽和三肽分解为单个氨基酸后，也会被吸收。二肽和三肽也能直接被细胞吸

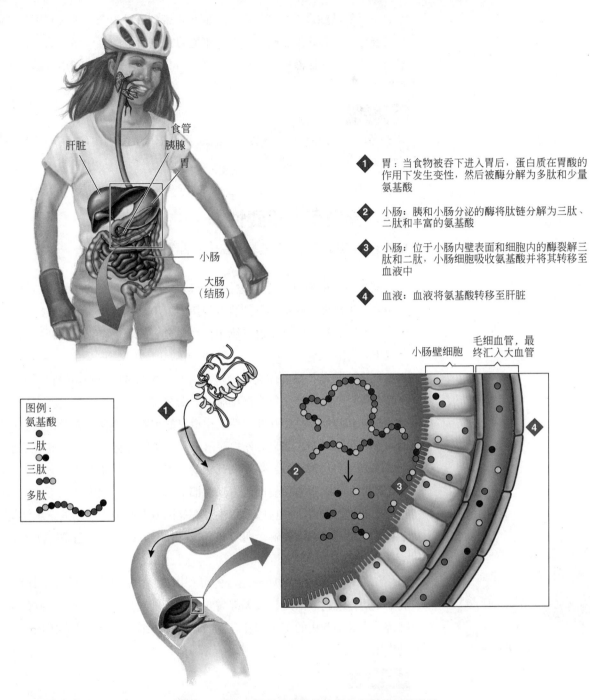

食管

肝脏　胰腺　胃

小肠

大肠
（结肠）

1 胃：当食物被吞下进入胃后，蛋白质在胃酸的作用下发生变性，然后被酶分解为多肽和少量氨基酸

2 小肠：胰和小肠分泌的酶将肽链分解为三肽、二肽和丰富的氨基酸

3 小肠：位于小肠内壁表面和细胞内的酶裂解三肽和二肽，小肠细胞吸收氨基酸并将其转移至血液中

4 血液：血液将氨基酸转移至肝脏

小肠壁细胞

毛细血管，最终汇入大血管

图例：
氨基酸
二肽
三肽
多肽

图6-9　食物中的蛋白质在体内是如何变成氨基酸的

收，然后被分解为氨基酸，和其它的氨基酸一起被释放进入血液。少数较大的肽能逃过所有的消化过程，完整地进入血流，科学家认为这些较大的颗粒可能作为激素调节身体功能，并为身体提供有关外部环境的信息；这些大分子也可能刺激免疫反应，从而在食物过敏中起一定作用。

　　小肠细胞拥有吸收不同类型氨基酸的独立位点，化学结构上相似的氨基酸会竞争相同的吸收位点。所以，当任何一种氨基酸摄入量太大时，这种氨基酸就会限制其他同类型氨基酸的吸收，这正是后面的"消费者指南专栏"提醒人们不要食用单种氨基酸补充剂的部分原因。

一旦氨基酸进入血液循环，它们会被带到肝脏，在肝中被利用或释放到血液被身体的其它细胞吸收，然后细胞可连接氨基酸合成蛋白质，自己利用或释放到淋巴或血液中以供他用。必要时，体细胞还可以利用氨基酸来产生能量。

> **要 点**
>
> ● 小肠细胞会完成蛋白质的消化，吸收氨基酸和较大的肽，并将它们释放到血液中供体细胞利用。

6.3 蛋白质的重要性

LO 6.3 明确蛋白质和氨基酸在体内的作用

新生组织中蛋白质的合成需要连续供应氨基酸。这些新的蛋白可能位于胚胎中，正在训练的运动员的肌肉组织中，不断发育的孩童中，因月经、出血或手术所需补充的新生血细胞中，伤口愈合的瘢痕组织中或新生的头发和指甲中。

而那些帮助替换人体衰老细胞及内部结构的蛋白质则显得默默无闻。人体内有数百万红细胞，每个红细胞的寿命只有 3~4 个月，之后就会被骨髓产生的新细胞替换；数百万排列在消化道壁的细胞只能存在 3 天，它们在不停地脱落和更新；皮肤细胞会死亡脱落，新的细胞又会从下面生成。几乎所有细胞都要经历这种形成、生存和死亡的过程。在细胞的整个生命中，它们不断地合成和降解蛋白质。同时，随着旧的蛋白老化，细胞必须不停地更换自身内部的工作蛋白。在这些过程中，存储的氨基酸为构建新的组织结构提供了大量原料。蛋白质降解、回收和合成的整个过程称为**蛋白质转换（protein turnover）**。

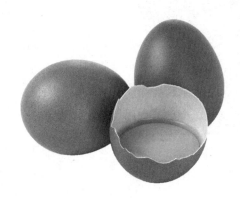

每天，人体内大约四分之一的可利用氨基酸被不可逆地转作其它用途，例如被用作燃料。因此，每天都需要食物提供氨基酸，以支持细胞的生长和维持及合成细胞内的工作部件。下面几节将详细说明蛋白质在体内的一些关键作用。

> **要 点**
>
> ● 机体需要食物中的氨基酸来生成新细胞并替换衰老和损伤细胞。

6.3.1 机体蛋白质的作用

蛋白质在体内发挥许多作用，这里只举一些例子，表明蛋白质在体内的功能多样性、唯一性和重要性。之前已经提到了蛋白质的一个重要作用——调节基因的表达，蛋白质还可以充当消化酶、抗体、肌腱、韧带、瘢痕、发丝、指甲的原材料等无数的其他角色。难怪发现者将蛋白质称作生命的原材料。

1. 构建组织结构和形成运动功能　体内大量的蛋白质（约 40%）都存在于肌肉组织中。特殊的肌肉蛋白结构让身体能够活动。此外，当机体迫切需要能量，如处于饥饿状态时，肌肉蛋白能释放一些氨基酸，这些氨基酸是肌肉结构的组成部分，失去它们意味着牺牲功能蛋白质。其它的结构蛋白为骨骼、牙齿、皮肤、肌腱、软骨、血管等其它组织赋予了形状和强度。这一切对一个健康机体的运转都至关重要。

2. 酶、激素和其它复合物　在活细胞形成的蛋白质中，酶是代谢机器。酶作为**催化剂（catalyst）**，能够加速原本就会缓慢发生的反应的进行。一个细胞中存在成千上万种的酶，每一种酶都能促进特定的化学反应的进行。图 6-10 显示了一个假想的酶的工作——由两个化学成分合成一个化合物。有些酶可以将化合物裂解为两个或以上产物，或使一种化合物中的原子重新排列形成另一种化合物。一个酶能够在 1s 内催化多达几百个反应。

化合物 A 和 B 被吸引到酶的活性部位，并在 A、B 间刚好最容易发生反应的位置停留，结合形成新的化合物 AB 后离开酶

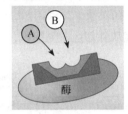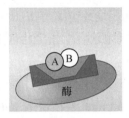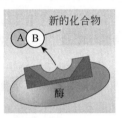

酶与两个化合物A、B　　酶与A和B结合　　　酶与新化合物AB

图6-10　酶的作用

体内的**激素（hormone）**是信使分子，其中很多是由氨基酸构成的。各种腺体会根据内环境的变化分泌激素，从而引起身体组织必要的反应，使内环境恢复正常。例如，我们熟悉的一对互相拮抗以维持血糖水平的激素——胰岛素和胰高血糖素，都是由氨基酸构成的。图 6-11 显示了多个氨基酸是怎样按照一定顺序连接形成人胰岛素的，也展示了某些侧链是如何相互吸引形成具有功能的完整的胰岛素分子的。

本图展示了之前未提到的一种蛋白质的精细结构。半胱氨酸（Cys）具有含硫的侧链，两个半胱氨酸分子的巯基结合在一起，在两条蛋白链或同一蛋白链的两部分之间形成（二硫）桥。胰岛素有三个（二硫）桥

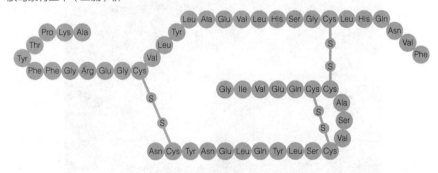

图6-11　人胰岛素的氨基酸序列

除了充当蛋白质的构件，氨基酸还执行体内的其它任务。例如，酪氨酸是神经递质肾上腺素和去甲肾上腺素的组成部分，在整个神经系统内传递信息；机体还用酪氨酸合成黑色素，使皮肤、头发和眼睛呈现褐色。此外，酪氨酸能转化成甲状腺激素——**甲状腺素（thyroxine）**，调节机体代谢。另一种氨基酸色氨酸是合成神经递质 **5- 羟色胺（serotonin）**和维生素烟酸的原料。

3. 抗体 在生物体所有的蛋白质中，**抗体（antibody）**最能够说明蛋白质的生物特异性。抗体能够将外源颗粒（通常为蛋白质）与属于自身的蛋白质区分开，当它们识别出入侵者后就会将它标记为攻击目标。外源蛋白可能是细菌、病毒的组成部分，或是食物中引起过敏的某种成分。

每种抗体只能消灭一种特定的入侵者。对某种流感病毒有效的抗体，对感染了另一种流感病毒的患者却是无效的。一旦身体产生了某种特定抗体，就会产生记忆，当下次机体遭遇相同的入侵者时，它会更迅速地消灭它们。换句话说，机体对该入侵者产生了**免疫力（immunity）**。这种分子记忆就是免疫接种的原理，即通过注射被破坏或灭活的微生物或其产物激活机体免疫反应。有些免疫力是终生的；有些疾病例如破伤风，则需要定期加强免疫。

4. 转运系统 有一大类蛋白质专门负责在体内转运其它物质，比如脂质、维生素、矿物质和氧。为了发挥作用，它们必须在血液中穿行，进出细胞。血红蛋白和脂蛋白是两个熟悉的例子，前者将氧气从肺部运送到组织，后者在含水分的血液中运载脂质。

5. 体液和电解质平衡 蛋白质可以通过调节体内各部分体液量来帮助维持**体液和电解质平衡（fluid and electrolyte balance）**。为了保持活细胞的正常形态，细胞内液量必须保持稳定，液体过多会导致细胞胀破，过少则使细胞皱缩，丧失功能。蛋白质不能像水一样进出细胞，但是对水具有吸引力。此外，镶嵌在细胞膜上的蛋白质作为细胞泵，不停地调节细胞的液体和电解质平衡。

细胞通过维持内部蛋白质和电解质的储存量来保持其所需的水分。同样地，一些较大的蛋白质分子不能自由跨过毛细血管壁，从而将液体保留在血管中。蛋白质吸水，因此将水保存在血管内，阻止水自由地流向细胞间隙。假如这套系统的任一部分失常，组织细胞间的空隙就会迅速积累大量液体，引起**水肿（edema）**（图 6-12）。

机体组织不能控制水的移动时，就会造成水肿

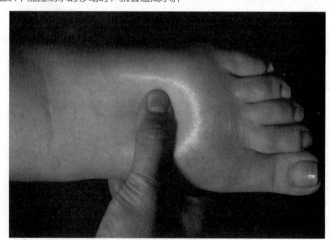

图6-12 水肿

除了体液的量，体液的组成对生命也是至关重要的。细胞泵通过不断地将物质泵入或泵出细胞来调控体液的组成（图 6-13）。例如，细胞外富含钠，

细胞膜上的转运蛋白像一种双门通道，物质从一侧进入，在另一侧被释放，但是蛋白质不离开膜。这种蛋白与简单通道的区别在于它能够主动转运物质进出细胞，因此，这种形式的转运常被称作主动转运

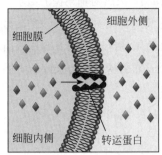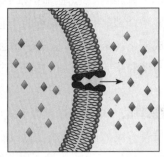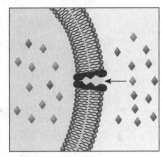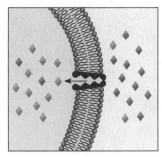

| 分子从细胞内进入转运蛋白 | 转运蛋白形状改变，分子离开蛋白进入细胞外 | 分子从细胞外进入转运蛋白 | 分子离开蛋白进入细胞，恢复了正常平衡 |

图6-13　蛋白质转运物质进出细胞

细胞内富含钾，一旦这种分布失衡，就可能损害心、肺、脑的功能，引发医学急危重症。细胞蛋白通过控制体液和电解质的移动防止这种灾难的发生。

6. 酸碱平衡　人体正常的生理过程会不停生成酸（acid）和碱（base），它们必须通过血液运送到排泄器官。在此过程中，血液必须保证自身酸碱平衡（acid-base balance）不被影响。这就是血液蛋白的另一种功能，它是维持血液正常 pH 的**缓冲剂**（buffer）。当氢离子（酸）过多时，蛋白缓冲剂能够吸收它们，并且在它过少时释放出氢离子。其中的奥秘在于氨基酸的侧链带负电，能够容纳带正电荷的氢。

血液 pH 值是体内控制最为严格的指标之一。如果 pH 值变化过大，发生**酸中毒**（acidosis）或者相反的**碱中毒**（alkalosis），会导致昏迷或死亡。这些情况构成医学急症，原因是它对蛋白质产生作用。当蛋白质的缓冲能力达到饱和时，即它们吸收的氢离子达到能容纳的极限时，额外的酸就会改变蛋白质形状，使其发生变性，从而破坏许多生理过程。

7. 血液凝固　受伤流血时，为了避免失血过多，特殊的血液蛋白会使血液凝固。在一系列奇妙的化学反应中，蛋白质形成纤维网，捕获血细胞形成凝块，凝块像塞子一样堵住伤口的血流。然后，随着伤口愈合，胶原蛋白会形成瘢痕组织取代凝块。

下一节将描述蛋白质的最后一个功能——提供能量，这取决于一些代谢方面的调整，表 6-2 归纳了体内蛋白质的功能。

要点

● 蛋白质辅助调节基因表达，提供构建组织结构和运动功能的物质，起到酶、激素和抗体的作用，帮助调节体液和电解质平衡，缓冲血液 pH，有助于血液凝固并提供能量。

6.3.2　提供能量和葡萄糖

只有蛋白质能够完成以上所述的所有功能，但是蛋白质在必要的时候还被用来供能。在糖或能量供应不足的情况下，蛋白质会加速降解。

1. 从氨基酸到葡萄糖　机体时刻离不开能量，因此获取能量是首要任

表 6-2　蛋白质功能总结

- 酸碱平衡。蛋白质作为缓冲剂维持各种体液的酸碱平衡
- 抗体。蛋白质形成免疫系统分子以抵抗疾病
- 血液凝固。蛋白质提供了帮助血凝块形成的网状结构
- 能量和葡萄糖。蛋白质为满足机体能量需求提供燃料
- 酶。蛋白质促进所需化学反应顺利进行
- 体液和电解质平衡。蛋白质帮助维持各种体液的水和矿物质组成
- 基因表达。蛋白质与 DNA 结合并相互作用，调控基因表达
- 激素。一些激素是蛋白质或氨基酸衍生物
- 构建组织结构和运动。蛋白质是大多数身体组织的组成成分，赋予骨骼、皮肤、肌腱和其它组织形状和强度，肌肉的结构蛋白实现身体的运动功能
- 转运。蛋白质在体内转运所需的各种物质（如脂质、矿物质和氧）

术语

酸（acid）：在水溶液中释放氢离子的化合物。

碱（base）：从溶液中接受氢离子的化合物。

酸碱平衡（acid-base balance）：体液中酸和碱的浓度之间的均衡状态。

缓冲剂（buffer）：使溶液保持一定酸碱度的化合物。

酸中毒（acidosis）：血液中酸过量的状况，pH 值低于正常值（osis 是"太多"的意思）。

碱中毒（alkalosis）：血液中碱过量的状况，pH 值高于正常值（alka 是"碱"的意思，osis 是"太多"的意思）。

务。氨基酸不仅可以供能，很多也可以转化为葡萄糖（脂肪酸却不行）。因此，一旦有需要，蛋白质可以帮助维持稳定的血糖水平和满足大脑对葡萄糖的需求。

当氨基酸被降解供能或转化为葡萄糖时，它们的含氮氨基会被除去，另作他用或由肝脏合成**尿素（urea）**并运送到肾脏随尿液排出。剩下的片段由碳、氢、氧组成，与糖和脂肪一样，可被用于合成葡萄糖和脂肪酸或像它们一样进行代谢。

2. 从组织抽取氨基酸 葡萄糖以糖原形式储存，脂肪酸以甘油三酯形式储存，但蛋白质却没有特定的储存形式。蛋白质只作为机体组织的活性分子或结构组分存在。糖和脂肪产生的能量可以**节约蛋白质（protein-sparing）**，但当机体处于饥饿、长时间禁食、严格能量限制状态等特别迫切需要能量的状态时，机体必须降解一些组织蛋白以获取氨基酸用于合成更重要的蛋白质或能量。各种蛋白质被依次摄取，首先是血液中的小分子蛋白，然后是肌肉中的蛋白。机体会保证心脏和其它器官的结构蛋白，直到身体迫切需要才会被迫动用它们。因此，能量缺乏（饥饿）往往同时导致脂肪和瘦体组织的消耗。

3. 利用过量氨基酸 人体无法储存过量的氨基酸，只能将其氨基移除并排泄掉，剩下的部分用于满足即时的能量需求、合成葡萄糖（以糖原形式储存）或合成脂肪（用于能量储备）。机体很容易将氨基酸转化为葡萄糖，也有将氨基酸转化成脂肪酸的酶，氨基酸对脂肪的储存也有间接贡献——机体加速利用多余的氨基酸替代脂肪作为燃料燃烧，使更多的脂肪储存在脂肪组织中。

现在三种产能营养素的异同点已经清楚了：糖类提供能量，脂肪集中供能，蛋白质提供能量和氮（图 6-14）。

糖类提供能量，脂肪集中供能，蛋白质在必要时能提供能量和氮。左侧化合物产生右侧所示的二碳片段，这些片段在有氧条件下迅速氧化产生二氧化碳、水和能量

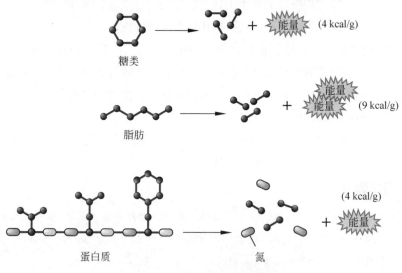

图6-14 三种不同的能量来源

要 点

● 氨基酸也可被用作燃料或转化为葡萄糖或脂肪。

● 蛋白质在体内没有储存形式。

6.3.3 氨基酸的命运

为了了解机体对氨基酸的利用情况，让我们来看看一个氨基酸的命运。它原本是含蛋白质食物的一部分，到达细胞后，根据当时的细胞的需求，它可能通过几种方式被利用：

- 直接构成正在合成的蛋白质的一部分。
- 稍加改变合成另一种所需的化合物，如维生素烟酸。
- 被细胞拆分，其氨基被用于合成另一种氨基酸，剩余物被用作燃料，或燃料充足时转化为葡萄糖或脂肪。

当细胞缺乏能量且没有葡萄糖或氨基酸可用时，它会除去氨基酸的氨基（含氮部分），利用剩余的结构产能。氨基被细胞排出，然后通过尿液排出体外。当细胞的能量和氨基酸过剩时，会将氨基酸分解，排出氨基，利用剩余部分满足即时能量需求或将它转化为葡萄糖或脂肪储存。

在某种意义上，如果氨基酸不被用来合成蛋白质或其它含氮化合物是一种浪费。这种浪费会发生在以下四种情况：

（1）当身体缺乏其它来源的能量时。

（2）当食物提供的蛋白质超出机体所需时。

（3）当体内含有过量的某种氨基酸时，如来自氨基酸补充剂的某种氨基酸。

（4）当饮食提供的蛋白质质量较差，必需氨基酸过少时（如下一节所述）。

为了避免蛋白质的浪费，保证人体所需蛋白质的合成，必须确保饮食蛋白质的质量，包括必须能够提供适量的各种必需氨基酸，同时提供足够的产能的糖和脂肪。

综上所述，细胞中的氨基酸可以：

- 被用于合成蛋白质。
- 被转化为其它氨基酸或含氮化合物。

氨基酸中的氮被去除后可以：

- 作为燃料燃烧。
- 被转化为葡萄糖或脂肪。

要 点

- 氨基酸经代谢可形成蛋白质、氮和能量、葡萄糖或脂肪。
- 只有当其它来源的能量充足时，氨基酸才能用于合成蛋白质。
- 能量缺乏时，氨基酸的含氮部分将被移除，剩余部分氧化供能。

消费者指南专栏：

评估蛋白质与氨基酸补充剂

自然界的食物可以提供丰富的蛋白质，但是很多人认为他们必须从蛋白质补充剂中获得额外的蛋白质和氨基酸。从天花乱坠的广告中找到真相是很难的："服用这种蛋白质补充剂可以增肌。""这种能帮你减肥。""服用一种氨基酸助你入睡、长出坚韧的指甲、治疗疱疹、增强免疫力……"但是，这些产品真的能起到这些作用吗？

1. 蛋白粉

增加肌肉蛋白需要增加膳食蛋白质摄入，许多运动员都服用蛋白粉以期获得更强壮的肌肉。在举重或其它锻炼后食用蛋白质可以暂时使蛋白质合成增加（第10章描述了这种效应），但是这种代谢上的细节并不能提高运动能力。蛋白质补充剂不是广告中宣传的"瓶装肌肉"，要想增肌，必须靠锻炼。

如果在奶昔中加一种适当的蛋白质或氨基酸就可以毫不费力地减肥，对于肥胖者来说是多么好的消息啊，但是这种想法是违背现有证据和常识的。一餐中的蛋白质有助于产生饱腹感，但是"蛋白质饮料"和奶昔通常也会增加一天的能量摄入量[①]。此外，包括蛋白质补充剂在内的任何多余的氮都必须被代谢并排泄掉，这会加重肾脏负担，在肾脏疾病患者中更甚。

2. 骨汤和胶原

骨汤是一种经过长时间炖煮的富含**明胶（gelatin）**的汤，也以粉末状出售，在销售时，总会附上令人舒适的家居图片。当胶原蛋白（一种存在于骨头中的蛋白质）在长时间的蒸煮过程中溶解在肉汤中（肉汤不含真正的胶原蛋白），明胶就产生了。人皮肤和关节中的胶原随年龄增长流失，骨汤的拥趸便声称它能恢复年轻态的皮肤和消除关节疼

术语

明胶（gelatin）：胶原降解的一种蛋白产物，添加在食品如明胶甜点中有助于维持食品形态，但是从营养学角度看，它提供的只是缺乏一些特定必需氨基酸的质量较低的蛋白质。

[①] 在附录K中有参考注释。

痛。但是口服胶原或明胶并不能产生上述作用，也不能使头发顺滑或减少皮下脂肪。明胶是一种低质量的蛋白质来源，它缺乏许多必需的氨基酸（稍后的章节还会讲到蛋白质质量）。

很多人试图使用胶原或明胶补充剂改善干燥、脆弱、易碎、软的指甲，但这也是无用的。指甲主要由蛋白质构成，它的韧度取决于氨基酸之间的二硫键，防水性取决于脂肪酸，适当的水合程度取决于充足的水分。此外，形成指甲的生命组织需要许多矿物质和维生素使这些材料就位。健康的指甲、头发和皮肤都取决于有营养的饮食，而不是蛋白质补充剂。

3. 氨基酸

运动员等经常服用支链氨基酸（缬氨酸、亮氨酸和异亮氨酸）补充剂，希望能增肌或减脂。亮氨酸与蛋白质一样，在锻炼后服用可以刺激肌肉蛋白合成，但是普通的富含蛋白的食物也可以。一些证据显示，在高脂饮食中补充支链氨基酸，可能导致代谢产物的积累，干扰正常的能量体系，特别是胰岛素的作用。理论上，这种干扰会加重慢性疾病，例如服用补充剂和典型高脂美式饮食的糖尿病患者。

另外两个单一氨基酸补充剂有更广泛的用途的说法——使用赖氨酸可预防或缓解口腔、生殖器疱疹的感染，色氨酸可缓解抑郁和失眠。赖氨酸是否能抑制疱疹感染尚不明确，但每天3g的剂量似乎是安全的。色氨酸可能诱导睡眠，但每天大剂量服用会产生副作用，如短时间的恶心或皮肤问题。服用抗抑郁药

者在服用色氨酸补充剂之前应咨询医生。

4. 食物通常是最好的选择

机体最擅长利用整蛋白，把蛋白质降解成易消化的片段（二肽或三肽）后，再逐次分解，释放入血。这种缓慢的、逐步的同化过程是最理想的，可以避免化学结构相似的一组氨基酸互相竞争进入血液的载体。而一种过量的氨基酸会独占载体，干扰另一种氨基酸的吸收，造成暂时的失衡。

氨基酸在细胞核的基因调控中起关键作用。氨基酸失衡对基因调控所产生的影响是不可预测的。给小鼠喂养过量的甲硫氨酸会造成与心脏病相关的另一种氨基酸（同型半胱氨酸）的蓄积，从而导致心脏病和肝病的恶化，但在人类中是否有同样结果尚未可知。

在患病或营养不良者中，注册营养医师可能会使用某种特殊的蛋白质或氨基酸补充剂。然而并不是每个患者都适合这种治疗，这些补充剂可能引起炎症使疾病恶化，或吸收水分进入消化道，导致腹泻。蛋白质补充剂还可能加重肾病或干扰某些药物的作用，导致疾病进展或失控。

由于缺乏足够的研究，DRI委员会无法设定氨基酸的可耐受最高摄入量，因此，任何来源的氨基酸补充剂都不是绝对安全的。表6-3列出了最可能受到补充剂伤害的人。要注意，关于氨基酸补充剂的认识尚浅，尽管广告很有说服力，迄今还不能确定其安全性或有效性。

5. 前景展望

尽管我们已经掌握了一些科学知识，但是很难超越大自然。几乎无

表6-3 最可能受到氨基酸补充剂伤害的人

生长发育或代谢改变使这些人群最易被非处方药氨基酸补充剂所伤害：

- 所有育龄女性，尤其是处于孕期或哺乳期的妇女
- 婴儿、儿童和青少年
- 老年人
- 氨基酸代谢先天缺陷者
- 吸烟者
- 低蛋白饮食者
- 各种急、慢性精神或身体疾患者

一例外，各种氨基酸和营养素都达到复杂平衡的天然食物是最具营养的。安全又简单的做法是每天摄入多种含低饱和脂肪酸的高蛋白食物，拒绝不必要的蛋白质和氨基酸补充剂。

复习题①

1. 市场销售的奶昔和能量棒被证明是减肥的最佳蛋白质来源。

　　对　　　　　错

2. 明胶补充剂不能强健指甲或使皮肤呈现年轻态。

　　对　　　　　错

3. 高剂量的色氨酸能改善恶心和皮肤问题。

　　对　　　　　错

---

① 答案见附录J。

6.4 食物蛋白质：需要量与质量

LO 6.4 列出影响个人每日蛋白质需要量的决定性因素

人体对膳食蛋白质的需要量和利用量取决于很多因素。例如要了解60g蛋白质能否满足一个人全天的需要，就必须考虑本节所讨论的因素的影响，这些因素有的与身体状况有关，有的与蛋白质的性质有关。

6.4.1 一个人究竟需要多少蛋白质？

DRI值设定的蛋白质摄入量应该足够平衡健康成年人所分解的含蛋白质组织。因此，需求量取决于体型，大个子需要的蛋白质就更多。对于健康体重的成年人，DRI设定为0.8g/kg体重（附录G），最小量设定为总能量的10%，但一些证据表明特定人群，如老年人，如果要实现理想的健康状况，最好摄入蛋白质超过最低需要量。运动员需要的蛋白质也会更多些，为1.2~1.7g/（kg·d），但即使这么多蛋白质也可以通过精心选择能提供充足能量的膳食实现（见第10章）。

对婴儿和正在成长的儿童来说，像所有营养素推荐量一样，每单位体重的推荐量会更高些。DRI委员会设定的蛋白质摄入量上限为不超过总能量的35%，比平均摄入量高很多。侧边栏的"算一算"提供了计算蛋白质需求量的方法，表6-4给出了蛋白质推荐摄入量。

1. 身体健康状况 营养不良或感染会极大地增加蛋白质需要量，但是很多患者其实连正常的食物量都难吃够。营养不良时，消化道内壁变性，消化酶分泌慢，不利于蛋白质消化和吸收；存在感染时，需要额外的蛋白质提高免疫功能。

2. 其它营养素和能量 已经强调过身体需要足够的能量、糖类和脂肪，此外，膳食蛋白还必须搭配足够的维生素和矿物质才能有效地被细胞利用。

3. 蛋白质的质量 最后一个因素是蛋白质的质量，它有助于确定饮食

算一算

蛋白质的DRI（成人）=0.8g/kg，根据以下步骤得到你的蛋白质推荐摄入量：

1. 查找你的身高所对应的健康体重，如果你的体重在正常范围内，则直接用实际体重，如果不在正常范围，则使用正常范围的中点值。
2. 将磅（lb）转换为千克（除以2.2）。
3. 体重（kg）乘以0.8得到总的蛋白质推荐量（g）。

例如：体重=130lb

　　　　130lb÷2.2=59kg

　　　　59kg×0.8=47g

表6-4 健康成年人的蛋白质摄入推荐量

DRI[a]
■ 蛋白质0.8g/（kg·d）
■ 女性：46g/d；男性：56g/d
■ 可接受的摄入量范围：由蛋白质提供10%~35%的能量

2015—2020年《美国居民膳食指南》

■ 健康的饮食模式应包含多种富含蛋白质的食物，包括海鲜、瘦肉和家禽、鸡蛋、豆类（豌豆和大豆）、坚果、种子和豆制品

a 对于婴儿、儿童以及怀孕和哺乳的妇女，蛋白质推荐量要高些，参见附录G。

对儿童成长和成人健康的支持度。后面章节将会描述，蛋白质质量对食物匮乏地区的人们是至关重要的。

蛋白质的 DRI 建立在正常混合饮食基础上，即动植物食物混合提供足量营养素和蛋白质的饮食模式。不是所有蛋白质都能 100% 被利用，因此推荐量的范围很大，很多健康人摄入的蛋白质少于推荐量也能满足机体的需求。

> **要 点**
>
> - 蛋白质摄入推荐量取决于体型大小和个人所处的生长阶段。
> - 成人蛋白质的 DRI 为 0.8g/kg 体重。
> - 与身体状况和食物来源有关的因素会影响个体的蛋白质需求。

6.4.2 氮平衡

蛋白质推荐量基于**氮平衡（nitrogen balance）** 研究，即比较经排泄损失的氮与从食物中摄入氮的研究。健康成年人的氮入量（摄入）必须等于氮出量（排泄）。科学家在可控条件下测量人体每日通过尿液、粪便、汗液和皮肤损失的氮，并估计补充这些损失所需摄入蛋白质的量。[①]

正常情况下，正常成年人处于氮平衡或零平衡，即他们体内的蛋白质总量是不变的。当氮的入量大于出量，就称其处于正氮平衡，此时人体某处的蛋白质合成多于分解和消耗。当氮的入量小于出量，就称其处于负氮平衡，此时体内蛋白质在减少。图 6-15 说明了这些不同的状态。

1. 正氮平衡 生长中的儿童的血液、骨骼和肌肉细胞每天都在增加，因此，儿童每天晚上都比早晨有更多的蛋白质和更多的氮，所以成长中的儿童是处于正氮平衡的。类似的，孕妇也处于正氮平衡，直到分娩后才恢复氮平衡。

2. 负氮平衡 当肌肉或其它蛋白质组织降解消耗，氮排泄增加时发生负氮平衡。疾病或外伤引起强信使[②] 的释放，使机体分解一些不太重要的蛋白质，例如血液、皮肤和肌肉中的蛋白质，使得血液中充满氨基酸，这些氨基酸去除氮后产生的能量为机体防御和抗击疾病提供燃料，因此产生更多的氮排泄和负氮平衡。宇航员也会经历负氮平衡，在太空飞行压力和无须支撑身体重量（对抗重力）的情况下，宇航员的肌肉会萎缩和衰弱。为了尽可能减少不可避免的肌肉组织损失，宇航员在太空中必须进行特殊的锻炼。

> **要 点**
>
> - 蛋白质推荐量基于氮平衡研究，通过比较从体内排泄的氮与从食物中摄入的氮的量而得出。

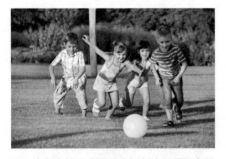

生长中的儿童每天夜间都比早晨拥有更多的骨骼、血液、肌肉和皮肤细胞

氮平衡（nitrogen balance）：在一定时间内氮的摄入量与排出量的比较。

---

① 一般的蛋白质中含有16%的氮，也就是说，每100克蛋白质含有16g氮。科学家们可以通过将食物、身体组织或其它物质的氮的重量乘以6.25来估计样本中的蛋白质重量。

② 信使是细胞因子。

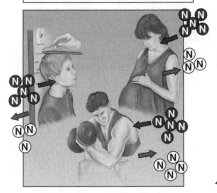

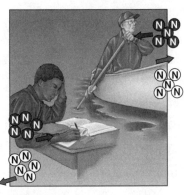

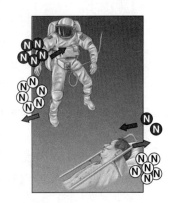

● 身体摄入的氮　○ 身体排出的氮

正氮平衡
生长中的儿童、健身者和孕妇每天
摄入的氮超过排出的氮

氮平衡
健康的大学生和刚退休的人处于氮
平衡

负氮平衡
宇航员和手术患者消耗的
氮比摄入的氮多

图6-15　氮平衡

6.4.3　蛋白质的质量

简而言之，**优质蛋白质（high-quality protein）**能充分提供身体合成功能蛋白所需的所有必需氨基酸，而低质量蛋白质则不能。两个因素会影响蛋白质的质量：氨基酸的组成与消化率。

细胞合成所需的蛋白质，需要大量充足的氨基酸，包括必需氨基酸。如果食物不能提供某种非必需氨基酸（即细胞可以合成），则细胞可以自己合成，然后将氨基酸连接到正在合成的蛋白质链上。如果食物不能提供某种必需氨基酸（即细胞不可以合成），则细胞会调节自身活动：

● 降解更多的体内蛋白质，释放出所需的必需氨基酸。

● 限制蛋白质的合成以保存必需氨基酸。

如果匮乏持续存在，机体组织会不停地进行调整以努力存活。

1. 限制性氨基酸　上述措施有助于细胞引导**限制性氨基酸（limiting amino acid）**被最优先利用，即用于合成新蛋白质。即使如此，由于细胞只能勉强使用自身可用的蛋白质，通常很快地，蛋白质合成速度会变得很慢。当细胞再次获得大量限制性氨基酸时，就可以恢复正常的与蛋白质相关的活动。然而，如果缺乏时间过长，细胞会开始分解其蛋白质合成器，结果是即使蛋白质摄入量再次充足，蛋白质合成仍然会滞后，直到所需合成器重建之后。同时，如果消耗的蛋白质得不到充分更新，细胞功能和效率也会每况愈下。

因此，饮食中缺乏任何一种必需氨基酸都会使蛋白质合成受到限制。前面曾将氨基酸比作字母表中的字母，单词中的字母缺一不可，如果印刷厂没有字母"N"，就无法印刷 Jana Johnson 的定制文具，无论这个印刷厂有多少字母 J、A、O、H、S，都不能替代缺失的 N。同样，合成蛋白质分子时，每一种氨基酸都无法完全取代另一种氨基酸的位置（图 6-16 幽默地表现了这一点）。如果正在合成蛋白质的细胞没有所需的氨基酸，就会停止合成过程并且释放不完整的蛋白质。

不完整的蛋白质在饮食改善后也不会继续合成，而是被分解为氨基酸并返回循环，被其它细胞利用。如果不尽快用这些氨基酸合成蛋白质，它们的

构成最终蛋白质的每个氨基酸就像组成单词的每个字母一样缺一不可，缺少任何必需氨基酸都会限制蛋白质的合成。

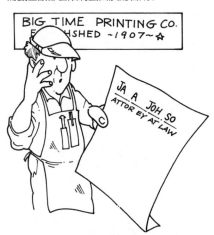

图6-16　限制性氨基酸

术 语

优质蛋白质（high-quality protein）：含有数量与人体需求相匹配的所有必需氨基酸的膳食蛋白质，也可含有非必需氨基酸。

限制性氨基酸（limiting amino acid）：在膳食蛋白质中含量不足的一种必需氨基酸，限制机体合成蛋白质的能力。

氨基就会被去除并排出，剩余部分另作他用。人体对这种特定蛋白质的需求将无法被满足。

2. 蛋白质互补 如果不能按照人体需要的比例摄入所有必需氨基酸，机体的储备将会缩减直至损害身体器官。对于经常食用富含所有必需氨基酸的食物（如肉、鱼、禽、奶酪、鸡蛋、牛奶和大多数豆制品）的人来说，必需氨基酸的摄入不成问题。

同样合理的选择是食用含有多种植物性蛋白的食物，这样某些食物中含量低的氨基酸可以被其它食物补充。这些富含蛋白质的食物组合形成**互补蛋白质（complementary protein）**（图 6-17），即含有所有维持健康所需的必需氨基酸种类的蛋白质。这个概念经常被素食者利用，如图 6-18 所示，**豆科植物（legume）**和谷物的氨基酸互相补充，能够提供所需的氨基酸。互补蛋白质并不需要一起食用，只要每天膳食能够提供所有互补蛋白及足够的能量和多种来源的蛋白质总量即可。

像这样的健康食物可以给不含肉的一日三餐提供相当多蛋白质（42g）。额外摄入有营养的食物，如牛奶、面包和鸡蛋，就可以很容易地补充一天所需的蛋白质（男性多吃 14g，女性多吃 4g）。

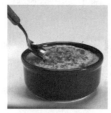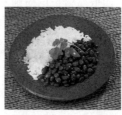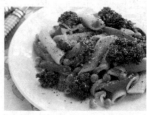

230g燕麦片	=5g
蛋白总量	5g

160g米饭	=4g
170g大豆	=16g
蛋白总量	20g

240g面食	=11g
220g蔬菜	=2g
30ml干奶酪	=4g
蛋白总量	17g

图6-17 互补蛋白质组合

3. 蛋白质消化率 消化率对于衡量蛋白质质量也很重要。简单测量食物中蛋白质总量用处不大，因为即使动物的毛发和蹄子也能获得高分值，它们虽然也是由蛋白质组成的，但人类却无法利用。

蛋白质消化率因食物而异，深深地影响蛋白质质量。例如，燕麦的蛋白质比鸡蛋的消化率低。一般来说，动物蛋白质，例如来自鸡、牛、猪的蛋白质最易被消化和吸收（90%以上）；其次是来自豆科植物的蛋白质（80%~90%）；来自谷物或其他植物性食物的蛋白质消化率各异（70%~90%）。蒸煮等烹饪可以提高消化率，如图 6-19 所示，而煎炸类的烹饪方法会降低消化率。

要 点

● 蛋白质消化率因食物而异，烹饪方式可以提高或降低消化率。

4. 蛋白质质量观 在食物充足的地方，对个体食物蛋白质质量的关注只是理论上的。这些地区的健康成年人会发现，即使他们一点肉、鱼、禽、蛋或奶酪产品都不吃，也能满足蛋白质需求。即使是素食者，只要采取多样化、富含营养的、能量和营养素充足的饮食模式，而不是吃饼干、薄脆饼、薯片和果汁，就不需要特别关注氨基酸的平衡。富含营养的平衡饮食模式，其蛋

豆科植物提供大量异亮氨酸（Ile）和赖氨酸（Lys），但是缺少蛋氨酸（Met）和色氨酸（Trp）。谷物则相反，因此与豆科植物是理想搭档。

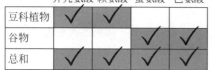

	异亮氨酸	赖氨酸	蛋氨酸	色氨酸
豆科植物	✓	✓		
谷物			✓	✓
总和	✓	✓	✓	✓

图6-18 互补蛋白质是如何合作的

术 语

互补蛋白质（complementary protein）：两种或多种蛋白质，其中某种蛋白质所缺乏的必需氨基酸可以由另一种蛋白质补充，达到氨基酸成分互补。

豆科植物（legume）：大豆、豌豆和小扁豆科的植物，其根部有含特殊细菌的根瘤。这些细菌可以固定土壤空气中的氮，并将它转化为植物种子的一部分。与大多数植物性食物相比，这些种子富含蛋白质。第 1 章中也有定义。

蒸煮的方法可提高蛋白质消化率，然而煎炸则使蛋白质消化率降低

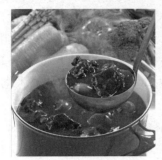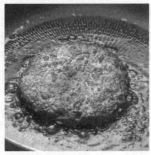

图6-19 烹饪方法影响蛋白质消化率

白质充足。

对于食物来源不稳定地区的人来说，蛋白质质量可以直接导致健康或者疾病。当因食物提供能量不足而导致营养不良时，或食物多样性受限时 [有些地方只有一种低蛋白食物，例如由木薯根制作的**富富（fufu）**，要提供全天 90% 的能量]，就必须考查蛋白质的主要食物来源，因为其质量至关重要。

> **要点**
> - 蛋白质所含氨基酸种类在很大程度上影响了它对人体的作用。
> - 低质量的食物蛋白质缺乏必需氨基酸，因此只有在缺少的氨基酸可以由其它食物补充的情况下，才能用于构建身体。
> - 食物供给越受限，蛋白质的质量越重要。

6.5 蛋白质缺乏与过量

LO 6.5 列出摄入过低或过高蛋白质的饮食模式造成的潜在健康问题

当饮食中缺乏足够的蛋白质或任何必需氨基酸时，就会出现营养不良的症状。蛋白质过量对健康的影响尚不明确，但高蛋白饮食，尤其是高肉类饮食与几种慢性疾病发生是相关的（见本章争论）。目前的研究证据还不足以设定蛋白质的可耐受最高摄入量，但需要关注蛋白质缺乏和蛋白质过量。

6.5.1 当人们摄入蛋白质过少时会导致什么后果？

当蛋白质缺乏时，即饮食提供的蛋白质过少或某种特定的必需氨基酸（限制性氨基酸）相对缺乏，机体蛋白质合成会减慢，同时增加组织蛋白的降解，以释放用于合成其它更重要蛋白质所需的氨基酸。如果没有这些最关键的蛋白质，许多维系人体生命的活动就会停止。蛋白质缺乏的后果包括儿童生长缓慢、脑和肾功能损伤、免疫力下降以及影响营养素从消化道吸收。这些经常发生在极度饥饿状态下，这时饮食不仅缺乏蛋白质，能量、维生素和矿物质也是不足的。饥饿导致的严重营养不良及其临床表现是第 15 章讨论的焦点。

6.5.2 人是否会摄入过多的蛋白质？

过量摄入富含蛋白质的食物并没有好处，而且可能威胁肾功能受损者的

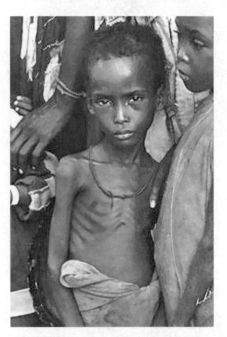

营养不良：食物过少导致的蛋白质和许多其它营养素的缺乏，参见第 15 章。

> **术语**
>
> 富富（fufu）：一种低蛋白的主食，为世界上许多人提供了大量的淀粉能源。通过捣碎或研磨根菜或精制谷物，制成光滑的、均匀的、半固态的食物。

健康。本节探讨美国人目前的蛋白质摄入情况和过量摄入的潜在危害。

1. 人们摄入了多少蛋白质？ 大多数人怀疑美国人吃的蛋白质过多。实际上，美国男性的蛋白质平均摄入量为总能量的16%，女性则稍少，约15.5%，正好在 DRI 推荐的 10%~35% 的范围内。换句话说，按 DRI 推荐，2000kcal 的饮食中蛋白质摄入范围应为 50~175g，而美国人平均每天摄入的蛋白质大约为 78g。

2. 减重饮食 一些流行的减肥饮食建议摄入蛋白质占总能量65%或更多，以此作为一种减重的特殊方法。确实，在减重期间满足蛋白质推荐量对保持机体瘦体组织，如肝脏和肌肉至关重要。蛋白质食物还有助于控制食欲，而且蛋白质代谢可能会消耗额外的能量。然而，如第9章所述，要取得长期的减重效果，要控制能量摄入而不是改变食物中产能营养素比例。

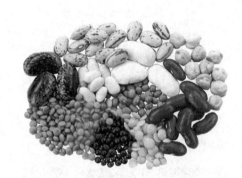

3. 蛋白质来源对心脏病的影响 蛋白质自身与心脏病发病和死亡无关，但是其食物来源可能有影响。选择过多动物来源的高蛋白食物，例如高脂的红肉、加工肉类和含脂肪的乳制品，增加了饮食中饱和脂肪的负担，影响水果、蔬菜、豆类、坚果和全谷物的摄入。因此，那些习惯摄入大量动物蛋白尤其是加工肉类如午餐肉和热狗的人，比少吃这类食物的人体重更大、患慢性疾病的风险也更大就不足为奇了。争论部分将探讨如何用植物蛋白替换饮食中的一些动物蛋白来改善慢性病发病和死亡的危险因素。

4. 肾脏疾病 高蛋白饮食喂养的实验动物通常肾或肝发育得更大。对人来说，高蛋白饮食增加了肾脏的工作负担，研究还不足证实仅这一项改变会损伤健康的肾脏或导致肾脏疾病。然而对有肾结石或其它肾病的人来说，高脂饮食会加速肾脏衰退。对已经有肾脏问题的人来说，稍低的蛋白质摄入量通常会改善他们的疾病症状。对他们来说，营养问题的挑战在于既要提供足够的蛋白质来维持身体健康，又不能超过受损肾脏的承受能力。

5. 癌症 患癌症的风险似乎不会随着蛋白质摄入量的增加而增加。然而，食用过多红肉和**加工肉类（processed meat）**与特定的癌症有关，尤其是结肠癌。超重、缺乏锻炼、吸烟、饮酒也会显著地提高癌症风险。相反地，每周只吃三份富含蛋白质豆类的人可能会降低患癌症的风险。第11章论述了饮食与癌症之间已知的关联。

6.5.3 无麸质饮食有益于健康吗？

麸质（gluten）是谷物食物中形成的一种蛋白质，因给酵母面包赋予了大家喜爱的弹性质地而闻名。它还使小麦、黑小麦、大麦、黑麦和相关谷物制成的许多其它食品具有相应的体积和质地。

1. 乳糜泻 在**乳糜泻（celiac disease）**患者中，麸质会引发不正常的免疫反应，导致小肠炎症，侵蚀肠绒毛，严重限制营养素的吸收。患者需要与极端的体重下降及伴随的包括维生素、矿物质、必需脂肪酸在内的所有营养素缺乏做终生斗争。症状通常包括慢性腹泻或便秘、呕吐、腹胀和腹痛，或者一长串可能会延误准确诊断的各种症状：贫血、乏力、疼痛、骨质疏松、抑郁、焦虑、不育、口腔溃疡或发痒的疱疹。

血液检查显示某些抗体的高浓度可能表示存在乳糜泻或类似的麸质过敏

术 语

加工肉类（processed meat）：是指通过烟熏、腌制、盐渍或添加化学防腐剂腌制的肉制品的总称，如火腿、培根、肉干、热狗（包括鸡肉和火鸡肉）、午餐肉、意大利腊肠和其它香肠、午餐肉和维也纳香肠。

麸质（gluten）：某些谷物食品中含有的一种蛋白质，对乳糜泻患者有毒性。

乳糜泻（celiac disease）：以免疫反应异常、体重减轻和接触膳食麸质蛋白引起的肠道炎症为特征的疾病，也称为麸质敏感性肠病或脂肪痢。

问题。为了改善他们的肠道状况，患有这些疾病的人必须从饮食中去除所有含麸质的食物，并且终生避免食用这些食物。这说起来容易但其实很难做到，因为麸质会隐藏在含有小麦添加剂的食物中，比如改性食品淀粉和防腐剂。即使是天然不含麸质的玉米和大米，如果在加工小麦的机器中进行研磨，也会受到麸质污染。FDA要求食品标签清楚地标识含有小麦和相关谷物的成分，标有"无麸质"的食品必须遵守严格的标准。[①]

2. 非乳糜泻麸质敏感 临床医生报道了一组被称为**非乳糜泻麸质敏感**（**non-celiac gluten sensitivity，NCGS**）的症状。这些患者的消化道症状与乳糜泻或麸质过敏很像，但是检查呈阴性。一些NCGS患者在食用无麸质饮食后感觉症状减轻，但是缓解的原因并不清楚。

3. "无麸质"的炒作 最近，大众媒体将头痛、失眠、肥胖，甚至癌症和阿尔茨海默病的发生都归因于麸质，这些是没有科学依据的。无麸质饮食也不像减肥食品销售鼓吹的那样有特殊的刺激减肥的作用。实际上，情况恰恰相反，许多对麸质敏感的人在食用更多无麸质饮食后会变胖，这是因为他们的症状得到了缓解。人造的无麸质食品通常比普通食品含有更高的脂肪、添加糖和能量，这很可能造成能量过度摄入（图6-20）。

大多数有乳糜泻的人从没被诊断，也没有接受治疗，从而持续忍受不必要的痛苦。具有讽刺意义的是，大多数遵循无麸质饮食的人们可能并没有乳糜泻、NCGS或麸质过敏。他们徒然听信时尚主义者的虚假宣传，吃昂贵的、高能量、加工的特殊食品，而忽略营养丰富的全谷物。

无麸质饮食可以缓解乳糜泻患者的症状，但是食用像这样的高糖、过度精制加工食品并不利于健康。

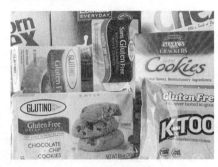

图6-20 无麸质食物

> **要点**
>
> - 大多数美国人的蛋白质摄入量在DRI推荐的范围内，占总能量10%~35%。
> - 蛋白质没有设定可耐受最高摄入量，但过量摄入高蛋白食物有健康风险。
> - 无麸质饮食通常能够缓解乳糜泻、非乳糜泻麸质敏感或麸质过敏，但是没有证据支持它还能治疗其它疾病。

6.6 膳食指导：摄入足够但是非过量的蛋白质

LO 6.6 阐述饮食中富含蛋白质食物的利弊

大多数食物多多少少都能提供一些膳食蛋白质，就营养来说，最好选择其中营养素最密集的食物。

6.6.1 富含蛋白质的食物

蛋白质类的食物（肉类、禽类、鱼、干豆类、鸡蛋、坚果）和牛奶及乳制品类（牛奶、酸奶、奶酪）提供了丰富的高质量蛋白。其它两类，蔬菜类和谷物类，其蛋白质含量较低，但是加起来的总数并不少。那么水果类呢？不要想靠水果来补充蛋白质，它们的蛋白质含量很低。图6-21显示了各类食物对膳食蛋白的贡献。图6-22列出了美国饮食中最主要的蛋白质来源。

术语

非乳糜泻麸质敏感（non-celiac gluten sensitivity, NCGS）：一组定义不明确的消化症状，会随着饮食中麸质的消除而改善。

---

① 标有"无麸质"的食品不得包含含麸质的谷物或其衍生成分（除非经过加工以去除麸质）。

水果		
食物	蛋白质/g	DV[b]/%
牛油果115g	2	4
哈密瓜80g	1	2
橙子90g	1	2
草莓72g	1	2

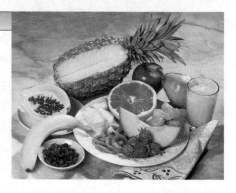

蔬菜		
食物	蛋白质/g	DV[b]/%
玉米82g	3	6
花椰菜78g	2	4
羽衣甘蓝78g	2	4
甜薯100g	2	4
烤土豆61g	1	2
豆芽62g	1	2
笋瓜100g	1	2

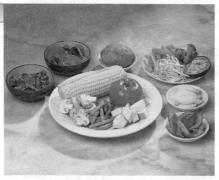

谷物		
食物	蛋白质/g	DV[b]/%
煎饼2个小的	6	12
百吉饼35g	4	8
糙米98g	3	6
全麦面包1片	3	6
面条、面食114g	3	6
燕麦片117g	3	6
大麦79g	2	4
谷物片28g	2	4

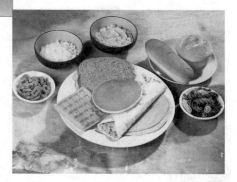

蛋白质食物		
食物	蛋白质/g	DV[b]/%
烤牛肉57g	19	33
火鸡腿57g	16	32
鸡胸肉57g	15	30
猪肉57g	15	30
金枪鱼57g	14	28
小扁豆、大豆、豌豆100g	9	18
花生酱30ml	8	16
杏仁30g	8	16
热狗1根	7	14
午餐肉57g	6	12
鸡蛋1个	6	12
腰果32g	5	10

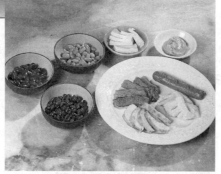

奶和奶制品		
食物	蛋白质/g	DV[b]/%
加工奶酪57g	13	26
牛奶、酸奶240ml	10	20
布丁260g	5	10

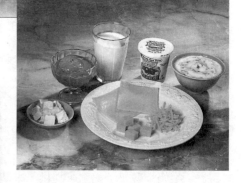

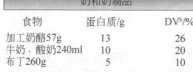
油、固体脂肪和添加糖

非主要来源

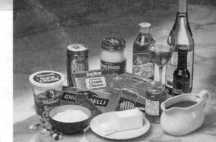

a所有食物都是已准备好可食用的。
b根据每天摄入2000kcal能量计算，蛋白质的日需量（DV）为50g。

图6-21　食物中的蛋白质[a]

近几十年，禽类（主要是鸡肉）摄入量不断增加，而牛肉摄入量正在下降

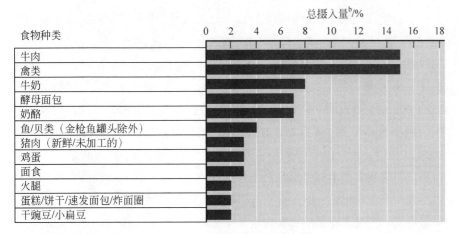

总摄入量[b]/%

a美国饮食中大约70%的蛋白质来自这些食物，其余食物的贡献度均小于2%
b取整数值

图6-22　美国膳食中蛋白质的主要食物来源[a]

蛋白质在营养中至关重要，但是过多的高蛋白食物会导致其它重要的食物摄入不足。富含蛋白质的食物含有一系列特色的维生素和矿物质，包括维生素 B_{12} 和铁，但是缺乏维生素 C 和叶酸等。此外，很多富含蛋白质的食物（包括肉类）的能量很高，食用过多会导致肥胖。

美国人的日常蛋白质摄入量非常充足，因此你完全可以愉快地享受无肉或少肉饮食。对于均衡营养的膳食来说，肉类并不总是最好的甚至是最优先的蛋白质来源。在众多的可与肉类媲美的高蛋白食物中，一种便是已经提到过的豆类。

6.6.2　豆类的性质

某些豆类，尤其是黄豆的蛋白质质量几乎可以与肉类媲美，这在富含纤维的蔬菜中是很特别的。图 6-23 所示为一豆科植物的特殊根系，它能够从土壤中获取氮来生产充足的蛋白质。豆类还是许多 B 族维生素、铁和其它矿物质的优质来源，因此是非常营养的食物。一杯熟的豆类食物平均含有约 30% 每日所需的蛋白质和铁。不过豆科植物和肉类一样，不能提供所有的营养素，而且不能组成完整的一餐。它们不含维生素 A、维生素 C、维生素 B_{12}，但是与谷物和其他蔬菜一起食用可以大大改善氨基酸的平衡。

黄豆是一种用途广泛的豆类，可以用来制作许多有营养的食品。然而大量使用豆制品取代肉类，会抑制铁的吸收。如果在食用豆制品的同时搭配少量肉类或富含维生素 C 的食物，可以减轻这种副作用。

素食者有时会食用由**组织化植物蛋白（textured vegetable protein）**（大豆蛋白）制成的方便食品，其外观和味道都像汉堡包或早餐香肠。很多这类食品希望模拟已知动物蛋白食品的营养成分，不过通常很难做到。聪明的素食者们会把这种食物与天然食物结合起来，以满足全面的营养需要。**豆腐（tofu）**中也含有黄豆的各种营养素，在亚洲菜系中普遍使用。由于在制作过程中使用了钙盐，豆腐含钙量较高。可以查看其标签上的营养成分表。

豆科植物包括芸豆、黄豆、绿豌豆、扁豆、黑眼豌豆和青豆，其根瘤中的细菌能够固定大气中的氮供给植物。最终，由于这些细菌的作用，植物聚集的氮超过了从土壤中吸收的氮，还会为土壤提供更多的氮。这些豆科植物固氮的功能非常强大，因此农民经常将它们与其它作物轮种，帮助肥田。图 6-21 将豆类和肉类都包括在蛋白质类食品中

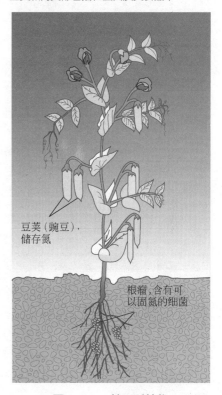

豆荚（豌豆），储存氮

根瘤，含有可以固氮的细菌

图6-23　一株豆科植物

术　语

组织化植物蛋白（textured vegetable protein）：加工后的黄豆蛋白，其产品外观和口味像肉类、鱼或家禽。

豆腐（tofu）：黄豆制成的富含蛋白质的凝乳，一般含钙量较高，脂肪含量各异，很多亚洲人和素食主义者用它代替肉类。在争论 2 中也有定义。

6.6.3　食品标签陷阱

蛋白质已经成为了市场的流行语，现在从谷物到补充剂的标签上都标有"蛋白质"。但是，通常的蛋白棒、麦片和饮料更应该被标记为"糖类"食物。例如标有"蛋白质"的燕麦棒，每条仅含有 4g 蛋白质，不足以成为"优质来源"，但是却添加了大量的糖——每条 14g。[①] 一份"蛋白质"饮料中含有 15g（60kcal）蛋白质，但却同时添加了超过 120kcal 的糖。与此，相反，原味的脱脂希腊酸奶（6 盎司，168g，图 6-24）可以提供 17g 蛋白质，仅含 100kcal 能量，而且没有添加糖。还有的包装上标示一份燕麦片含有 12g 蛋白质，但这其实是半杯牛奶和燕麦片加在一起的蛋白质量，而燕麦片中仅提供不到一半量。记住：不要看流行语标签，而要关注营养成分表，了解食物中蛋白质、糖类和能量的真实含量。

原味、脱脂的希腊酸奶比大多数标有"蛋白质"的食品含有更多的蛋白质，能量更低，钠和糖含量也更少

希腊酸奶		蛋白质饮料	
营养成分表		**营养成分表**	
1盒为6盎司（168g） 1盒为1份		1瓶296ml 1瓶为1份	
每份含		每份含	
100kcal	脂肪供能6kcal	190kcal	脂肪供能50kcal
	占每日需要量百分比		占每日需要量百分比
总脂肪0.7g	1%	总脂肪5g	8%
胆固醇9mg	3%	胆固醇<5mg	1%
钠61mg	2%	钠240mg	10%
钾240mg	6%	钾370mg	11%
总碳水化合物6g	2%	总碳水化合物23g	8%
膳食纤维0g	0	膳食纤维5g	20%
糖6g		糖18g	
蛋白质17g	34%	蛋白质15g	30%

图6-24　两种蛋白质来源的比较

6.6.4　结论

到目前为止，膳食指导中给出的建议都是要保持三种产能营养素之间的平衡，但是大多数人的饮食中含有的纤维过少、脂肪过多、能量过高、蛋白质丰富。为了使他们的饮食达到推荐的膳食要求，需要把大部分高能量的油炸食品、高脂肉类、甜食替换为低能量的复合碳水化合物和高纤维的全谷物、豆类和蔬菜。随着这些改变，在保持蛋白质总量充足的同时，其它营养素自然也会符合健康的饮食模式。

---

① 如果一份食物能提供每日所需的某种营养素的10%，那它就是一个"优质来源"。

6.7 争论6 素食和肉食，哪个更有益健康？

LO 6.7 比较素食者和肉食者饮食的优缺点

　　在富裕的国家中，心脏病和癌症夺走了无数人的生命，与饮食以肉类为主的人相比，吃精心计划的**素食（vegetarian）**的人慢性疾病患病率较低，全因死亡的风险也较低。那么是否所有的人都应该考虑采用素食者的饮食模式呢？假使如此，是仅仅不吃肉就可以了吗？还是有更多的要求？动物产品对饮食有哪些积极贡献？本争论着眼于这些问题，最后对素食饮食模式提出一些实际的建议。表C6-1是与素食相关的术语定义。

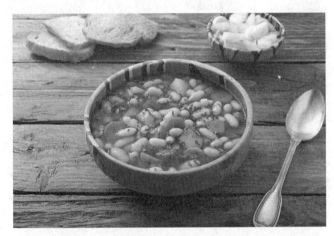

没有任何动物性食物的膳食模式能提供所需的全部营养素吗？

　　素食者的生活方式可能直接与特定的文化、宗教、政治或其它信仰相关，但是，人们还可能基于对健康、环境及善待动物方面的考虑选择素食。素食的类型不是通过动机而是根据他们选择吃的食物区分的。各种素食的区分在学术上是有用的，但是并不是无法逾越的界限。有些人用肉或肉汤作为蔬菜或谷物的调味品或佐料；有些人一周吃一两次肉，其它时候吃植物蛋白食物，研究表明这样也是有益健康的；其它人主要以乳制品和鸡蛋作为蛋白质来源，但是也吃鱼等。强制性地把人们分为"素食者"和"肉食者"，会漏掉那些中间型的饮食模式（媒体恰如其分地称其为弹性素食者），而这些饮食模式也是有很多可取之处的。

6.7.1 素食对健康的积极影响

　　今天，营养权威可以自信地表示，精心选择的素食饮食既能满足营养需求，又对身体健康有很大帮助。尽管有很多证据支持素食，但这些证据来之不易。如果素食者与其它人的区别仅是不吃肉，会容易得多，但是他们的水果、豆类、坚果、种籽、全谷物和蔬菜的摄入也会增加。这种饮食模式富含碳水化合物、纤维、维生素、矿物质和植物化学成分，与较低的疾病风险相关。例如，在一项研究中，由于每天水果和蔬菜的摄入量从少于一份增加到超过五份，死亡的总风险降低了36%，患癌症的风险降低了25%，患心脏病的风险降低了20%，而且与肉类摄入无关。

表 C6-1	描述素食者饮食的术语

　　下面的术语有些是日常用语，有些仅被研究人员使用。

- 蔬果素食者（fruitarian） 其饮食中只包括鲜的或干的水果、种籽和坚果
- 蛋乳素食者（lacto-ovo vegetarian） 其饮食中包括乳制品、鸡蛋、蔬菜、谷物、豆类、水果和坚果，不含肉和海产品
- 乳品素食者（lacto-vegetarian） 其饮食中包括乳制品、蔬菜、谷物、豆类、水果和坚果，不含肉、海产品和鸡蛋，lacto是牛奶的意思
- 长寿饮食（macrobiotic diet） 一种严格素食者饮食，主要包括全谷物和特定的蔬菜；极端情况下，会损害营养状况
- 蛋类素食者（ovo-vegetarian） 其饮食中含鸡蛋、蔬菜、谷物、豆类、水果和坚果，不含肉、海产品和乳制品，ovo是鸡蛋的意思
- 部分素食者（partial vegetarian） 有时指一种饮食方式，包含海产品、禽类、鸡蛋、乳制品、蔬菜、谷物、豆类、水果和坚果，不包含或严格限制特定肉类，例如红肉。也被称作"弹性素食者"
- 绝对素食者（vegan） 只食用植物性食物：蔬菜、谷物、豆类、水果、种籽和坚果。也被称作严格素食者
- 素食者（vegetarian） 其饮食以植物性食物为主，不含某些或所有动物性食物

同时，许多素食者拥有健康的生活方式：不吸烟、不喝或适度喝酒、体育活动比其它成年人更多。但即使是研究人员将这些和其它的生活方式变量考虑在内时，仍然发现素食者的饮食模式有助于抵抗疾病。

1. 抵御肥胖

无论性别和种族，素食者往往比非素食者更能保持健康的体重。反之，肉食与高能量和肥胖有关。这可能是由于肉食者吃了过多的肉导致每天能量摄入过多，图C6-1 说明了这一点。

这块 5 盎司（142g）的牛排几乎是 2000kcal 饮食一天全部的推荐肉摄入量

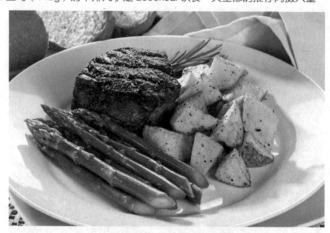

图C6-1　一份肉的量

2. 预防心脏和动脉疾病

素食者的血液中低密度脂蛋白胆固醇浓度较低，死于心脏病的概率也比肉食者低，但不吃肉并不能保证心脏健康，因为其它饮食因素也有影响。当素食者选择食用来自大豆、菜籽、牛油果、坚果、橄榄油和植物油的不饱和脂肪，避免摄入来自奶酪、酸奶油、黄油、起酥油等的饱和脂肪时，他们患心脏病的风险就会降低。如果他们的饮食中也含有坚果和豆类，像大多数素食者饮食那样，LDL 胆固醇通常会降低，对心脏的好处会增加；反之，即使是素食，摄入过多的含糖饮料、精制烘焙食品、炸薯条和甜品也会增加心脏病的风险。

3. 预防高血压

素食者的血压和高血压患病率往往低于平均水平。如前所述，素食者往往能维持健康的体重，而正常的体重有助于维持健康的血压。吃足够的纤维、水果、蔬菜、低脂乳制品和大豆蛋白也有同样作用，这些在素食者饮食中通常含量充足。其它的生活方式因素，例如不吸烟、适量饮酒和积极锻炼都有助于保持血压正常。

4. 预防癌症

关于饮食与癌症的问题非常复杂，但是世界卫生组织（WHO）已经明确红肉如牛肉、山羊肉、羊羔肉、猪肉、小牛肉、鹿肉、野猪肉等，会增加患结直肠癌的风险。该组织还将午餐肉和热狗等加工肉类列为人类致癌物，并得出结论称，每天食用大约两盎司（56.7g）加工肉类会使结直肠癌的风险增加 18%。

英国一项超过 6 万人的研究发现，那些吃鱼或蔬菜但不吃红肉的人癌症患病率最低，这一发现与许多其它研究相符。在考虑了吸烟、锻炼和其它生活方式因素后，总癌症风险（与肉食者相比）在**绝对素食者（vegans）**中降低 19%，在食鱼者中降低 12%，在**蛋乳素食者（lacto-ovo vegetarians）**中降低 11%。

在这方面，不同的肉类对健康的影响并不一样。如果饮食中用未加工的"白肉"（鱼或禽类）代替红肉，则癌症和其他慢性疾病死亡率都会大大降低。

关于饮食和癌症的细节详见第 11 章。研究人员怀疑，红肉中的血红素铁（图 6-4）或加工肉中的添加剂可能会导致癌症。

5. 其它健康益处

除了对抗肥胖、心脏病、高血压和癌症，素食模式还有助于预防白内障、糖尿病、憩室病、胆结石和骨质疏松。然而，这些影响可能更多来自于素食者饮食中包含的食物——丰富的水果、豆类、蔬菜、乳制品和全谷物，而不是不吃肉。表 C6-2 列出了一些支持和反对无肉饮食的论点。

表 C6-2　饮食中应该排除肉类吗？支持和反对的观点如下所述

除了对待动物不人道这一点（很多人仅因这一点选择了素食），人们在各个问题上都可以找到支持或反对吃肉的理由。

支持不吃肉	支持吃肉
1. 降低心脏病风险。素食者发生心脏病和死亡的风险低	1. 降低心脏病风险。遵循膳食指南并食用少量瘦肉、鱼和家禽的人患心脏病的概率较低
2. 降低癌症风险。素食者发生特定癌症和死亡的风险低	2. 降低癌症风险。每天少量摄入肉、禽、鱼和海产品不会增加患癌症的风险，特别是在饮食遵循《美国居民膳食指南》的情况下
3. 降低死亡风险。素食者的全因早亡率低	3. 降低死亡风险。充足的水果和蔬菜摄入量、规律的体育锻炼、戒烟以及其它健康的生活方式，可以降低死亡风险，而不需要不吃肉
4. 降低肥胖和糖尿病风险。素食者不太可能患肥胖症和糖尿病	4. 降低肥胖和糖尿病风险。即使保持吃肉类，只要控制能量的全天然食物饮食也可以降低患肥胖症或糖尿病的可能性
5. 保持正常血压。素食者患高血压的风险低	5. 保持正常血压。可以通过健康的饮食模式保持正常血压，比如 DASH（见第 8 章）中就包含了适量的肉类
6. 营养素充足。素食能提供纤维、维生素 A、维生素 C、维生素 K、叶酸和镁，蛋白质通常是足够的	6. 营养素充足。含有肉、鱼、禽、蛋和奶制品的饮食可以保障蛋白质、EPA 和 DHA（鱼）、维生素 B_{12}、维生素 D（强化奶）、钙、铁和锌的供给
7. 光荣传统。素食主义通常是宗教、家庭和文化传统的一部分	7. 光荣传统。打猎和捕鱼活动通常是家庭和文化传统。节日饮食通常以肉食为主，比如感恩节火鸡
8. 生态可持续性。营养合理的素食饮食所需要的土地、水、燃料和其它资源要比含大量肉类、奶酪和精加工食品的饮食少得多。它们产生的废物和污染也少得多	8. 生态可持续性。与目前的美式饮食相比，膳食指南委员会命名的三种饮食模式：健康美式饮食、健康地中海饮食、健康素食对环境的影响也较小，其中前两种的含肉量都不少
9. 善待动物。素食不需要虐待或杀死动物	9. 善待动物。随着消费者需求的增加，零残忍的动物性食物越来越多

6.7.2　肉食对健康的积极影响

肉食者和乳蛋素食者都可以依靠对其饮食的谨慎选择来保证健康的生活。相比之下，严格素食者的饮食模式会面临挑战。蛋白质对生长过程中新生组织构建、与疾病做斗争、青年时期骨骼的塑造、老年时期骨骼和肌肉的维持都至关重要。虽然植物蛋白质可以满足大部分人的需要，但是严格素食者中的低幼儿童和高龄老人的胃口很小，无法摄入足够的豆类、全谷物和坚果，不能满足蛋白质需求。

本章已阐明，在机体的消化率和可利用率测试方面，来自肉类、鱼、奶和鸡蛋的蛋白质有明显优势，紧随其后的是大豆蛋白。另外，动物性食物还能为每个人，尤其是孕妇、婴儿、儿童、未成年人、老年人提供其所需的丰富的铁、锌、维生素 D、钙、维生素 B_{12}（详见之后的章节），这并不是说人们需要大量的肉类来提供这些营养素，美国农业部倡导的健康美式饮食模式中建议人们一天吃的肉要比大多数人一次吃的肉少（图 C6-1）。

植物来源（如谷物和豆类）的铁和锌不如肉中的容易吸收，但是铁和锌的补充剂或强化食品有助于避免营养缺乏症。严格素食者还必须定期摄入替的维生素 D、钙、维生素 B_{12}、ω-3 脂肪酸 EPA 和 DHA。

6.7.3　与生命全程相关

营养素的需求会随着所处的生命阶段而改变。只要满足以下这些营养需求，素食者就可以保证全生命期的健康。

1. 孕期和婴儿期

吃海产品、鸡蛋或乳制品的女性确实能够获得足够的能量、维生素 B_{12}、维生素 D、钙、铁、锌和蛋白质以支持怀孕和哺乳。服用合适的补充剂，也能满足严格素食女性的营养需求；相反，如果营养需求无法被满足，严格素食的女性怀孕时可能由于身体过于瘦弱，随着胎儿营养需求的增加，营养素储备也会不足。

在受关注的营养素中，维生素 B_{12} 在动物性食物中含量丰富，但植物中是缺乏的。获得足够的维生素 B_{12} 对所有年龄段的严格素食者来说都是一个巨大的挑战，他们的维生素检测结果经常偏低。对于怀孕和哺乳的女性，摄入足量维生素 B_{12} 对于预防母婴严重疾病至关重要。

2. 儿童期

食用鸡蛋、牛奶和鱼的儿童能够获得丰富的蛋白质、铁、锌、维生素 D、钙和维生素 B_{12}，这些食物是生长所需的营养素的可靠的、方便的来源。同样，食用合理计划的蛋乳素食的儿童也能获得足够的营养，像吃肉的同龄人一样健康地成长。然而，采用严格素食模式的儿童的食量不能提供充足的能量或正常生长所需的几种关键营养素，因为孩子的胃能够容纳的食物有限，可能在达到营养素的需求之前就感觉吃饱了。

少食多餐用豆类、坚果、果仁奶油和不饱和脂肪制作的强化面包、谷类食物和面食有助于满足胃口小的人的蛋白质和能量需求。严格素食儿童只能从植物性食物中获取蛋白质，因此必须认真选择他们的日常蛋白质来源，以提供充足的必需氨基酸和能量。另外，严格素食的儿童依靠全谷物和蔬菜来获取矿物质铁和锌，但这种形式不易被吸收，所以他们可能需要强化食品或补充剂。

3. 青春期

最健康的素食青少年应该选择富含水果和蔬菜的均衡饮食，而避免诱惑味蕾的甜品、速食和过咸的零食。这些健康素食青年往往能达到《美国居民膳食指南》的要求，这在美国是很难得的成就。

然而，有些青少年的饮食模式缺乏计划性，为健康提供的能量和营养素过少。在应该增强体力以保障日后生活健康的时期，蛋白质、钙、维生素 D 等摄入不足会导致骨骼发育不良。如果一个素食儿童或青少年拒绝父母的合理建议，注册营养师可以帮助找出问题，给予适当的指导，消除父母的一些不必要的担忧。

4. 衰老和疾病期

对于食欲减弱或消化不良的老年人，饮食中蛋白质含量过少会损害骨骼和肌肉力量，导致骨折和衰弱。经常吃含高质量蛋白质的食物，例如低脂奶酪、鱼或煮软的禽肉或肉类，可以降低这些风险。素食者，尤其是严格素食者，相比于非素食者，其骨质脆弱和骨折的风险较高。

与致命疾病作斗争的患者可能听过限制性饮食方案，如**长寿饮食**（macrobiotic diet）能治病的故事。但是，这些饮食通常会严重限制食物的选择，而且不能提供恢复健康所需的能量和营养。

6.7.4 素食饮食计划

进行有营养的素食饮食需要了解营养素的需求和来源，然后制订每天的饮食计划，满足这些营养需求。素食饮食本就包含了丰富的谷物、水果和蔬菜，能提供足量植物来源的营养素：糖、纤维、维生素 B_1，叶酸及维生素 B_6、C、A、E。表 C6-3 总结了素食中的相关营养素来源。

1. 按食物大类选择

在选择蔬菜和水果类食物时，素食者应注重钙和铁的来源。绿叶蔬菜能提供钙和铁，同样地，水果类中的干果制品也值得特别注意，因为它们比其它水果能提供更多的铁。蛋白质类食物应注重豆类、豆制品、坚果和种子。《美国居民膳食指南》鼓励选用富含不饱和脂肪和 ω-3 脂肪酸的植物油、坚果、种子。为了保证摄入充足的营养素，素食者应当选择强化食品或日常服用补充剂。

2. 乳制品和蛋白质食品

素食者需要制订一些计划，以保证各种牛奶与乳制品类及蛋白质食物类的摄入量充足，图 C6-2 中突出了这两类食物。注意，严格素食者食用的牛奶和乳制品类主要是强化的大豆或豌豆牛奶和大豆酸奶。富含蛋白质的大豆和豌豆饮料通常是被强化的，并与乳制品的许多营养成分类似。其它以杏仁、

表C6-3 素食者的关键营养素来源

营养素	谷　物	蔬　菜	水　果	蛋白质食物	奶	油
蛋白质	全谷物			豆类、种子、坚果、豆制品（豆豉、豆腐、素食汉堡）、鸡蛋（适合蛋类素食者）	牛奶、奶酪、酸奶（适合乳品素食者）	
铁	强化谷物、强化全谷物	深绿色叶菜（菠菜、萝卜叶）	干果（杏干、梅干、葡萄干）	豆类（豇豆、芸豆、扁豆）		
锌	强化谷物、全谷物			豆类（鹰嘴豆、芸豆、海军豆）、坚果、种子（南瓜子）	牛奶、奶酪、酸奶（适合乳品素食者）	
钙	强化谷物	深绿色叶菜（白菜、西兰花、羽衣甘蓝、卷心菜、芥菜、芜菁、水田芥）	强化果汁、无花果	强化豆制品、坚果（杏仁）、种子（芝麻籽）	牛奶、奶酪、酸奶（适合乳品素食者）、强化大豆或豌豆牛奶	
维生素 B_{12}	强化谷物			鸡蛋（适合蛋类素食者）、强化豆制品	牛奶、奶酪、酸奶（适合乳品素食者）、强化大豆或豌豆牛奶	
维生素 D		高维生素 D 含量的蘑菇（阳光下生长的野生蘑菇或紫外线处理的商品蘑菇，详见第 7 章）			牛奶、奶酪、酸奶（适合乳品素食者）、强化大豆或豌豆牛奶	
ω-3 脂肪酸			亚麻籽、胡桃、黄豆			亚麻籽油、胡桃油、大豆油

椰子、麻类植物、燕麦或大米为原料的牛奶饮料和酸奶通常缺乏蛋白质和其它营养素。聪明的素食计划者在选择食品前，应该将替代品的营养素和牛奶及乳制品作比较。

美国农业部健康素食模式规定了不同能量摄入水平的每天和每周所需蛋白质的量。对于严格素食者来说，优质蛋白质来源包括所有的豆类、种子、坚果和许多豆制品，其它食物也含有少量蛋白质，能够增加每天的摄入总量。

3. 方便食品

预制的冷冻或包装素食使食品的制作过程变得轻松快捷，但是在选用之前一定要仔细检查标签的营养成分表。一些食品不仅廉价而且富含营养，例如"素食热狗"或"素食汉堡"，这些食物以大豆为原料，外观和味道都很像真的肉制品，但是含有的脂肪和饱和脂肪要少得多。但是，某些品牌的钠或糖的添加量可能很高（请阅读标签）。其它形式的大豆制品，如普通豆腐、日本毛豆（煮熟的毛豆）或豆粉，可以提供蛋白质，而且添加剂较少。

在零食类中，香蕉片或蔬菜片通常被当作健康食品出售，但事实却并非如此：1/4 杯（约 60ml）用饱和椰子油炸的香蕉片含有 150kcal 能量和 7g 饱和脂肪（一个大汉堡只含有 8g）。相反，一根普通的香蕉只含有 100kcal 能量，几乎不含脂肪。可以选择冻干的水果和蔬菜片，它们不含添加脂肪，而且冷冻干燥的过程在保留大部分营养素的同时带来令人愉悦的脆质感。

按照每天 2000kcal 的饮食，严格素食者和乳蛋素食者都需要 720ml 牛奶及奶制品或其等价物，加上 160g 富含蛋白质的食物。

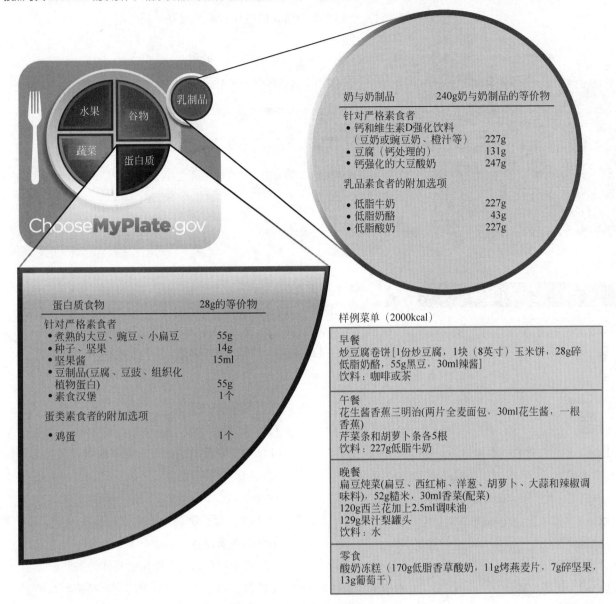

奶与奶制品	240g奶与奶制品的等价物
针对严格素食者	
• 钙和维生素D强化饮料 （豆奶或豌豆奶、橙汁等）	227g
• 豆腐（钙处理的）	131g
• 钙强化的大豆酸奶	247g
乳品素食者的附加选项	
• 低脂牛奶	227g
• 低脂奶酪	43g
• 低脂酸奶	227g

蛋白质食物	28g的等价物
针对严格素食者	
• 煮熟的大豆、豌豆、小扁豆	55g
• 种子、坚果	14g
• 坚果酱	15ml
• 豆制品（豆腐、豆豉、组织化 植物蛋白）	55g
• 素食汉堡	1个
蛋类素食者的附加选项	
• 鸡蛋	1个

样例菜单（2000kcal）

早餐
炒豆腐卷饼[1份炒豆腐，1块（8英寸）玉米饼，28g碎低脂奶酪，55g黑豆，30ml辣酱]
饮料：咖啡或茶

午餐
花生酱香蕉三明治(两片全麦面包，30ml花生酱，一根香蕉)
芹菜条和胡萝卜条各5根
饮料：227g低脂牛奶

晚餐
扁豆炖菜(扁豆、西红柿、洋葱、胡萝卜、大蒜和辣椒调味料)，52g糙米，30ml香菜(配菜)
120g西兰花加上2.5ml调味油
129g果汁梨罐头
饮料：水

零食
酸奶冻糕（170g低脂香草酸奶，11g烤燕麦片，7g碎坚果，13g葡萄干）

图C6-2　填充素食版MyPlate

4. 结论

以上的比较说明肉食者和素食者都可以科学地搭配饮食。对于刚开始学习营养学的人来说，应该认识到选择肉食还是素食并不重要，重要的是认识到如何为自己寻找最佳的定位。在你为自己和家人制订饮食方案时，可以按照自己的喜好，但是需要注意饮食充足、平衡、多样化，控制能量，限制钠、固态脂肪和糖添加量高的食物。无论你选择的饮食模式是什么，选择理由是什么，都要认真考虑，因为你经常吃的食物会对你一生的健康产生重大影响。

5. 批判性思维

（1）成为一个严格素食者需要很大的决心，深入学习如何搭配食物及食物的量以满足营养素需求。大多数人不会选择成为素食者，但是饮食中减少一些肉会使许多人受益。找出一些能改变饮食并让你少吃肉的方法。

（2）找出生命中两个需要摄入高营养素的关键时期，并在此期间坚持素食。讨论这两个生命阶段的具体营养挑战和解决方案。

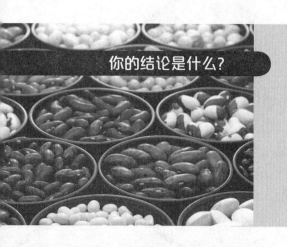

你的结论是什么？

为什么你的身体需要蛋白质？

为什么加热会使鸡蛋由液态变成固态？

蛋白质或氨基酸补充剂确实能增加肌肉吗？

如果不吃肉，你的饮食就会缺乏蛋白质吗？

线上资源有哪些？

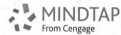

MINDTAP
From Cengage

请访问 www.cengage.com，以获取 MindTap，这是一门完整的数字课程，其中包括"饮食与健康"、互动测验、视频等。

自测题

1. （LO6.1）蛋白质的基本构件是 ____。
   a. 葡萄糖　　　　　　　b. 氨基酸
   c. 侧链　　　　　　　　d. 饱和键

2. （LO6.1）机体蛋白质的功能不包括 ____。
   a. 血凝块形成　　　　　b. 组织修复
   c. 气体交换　　　　　　d. 免疫

3. （LO6.1）氨基酸通过 ____ 连接在一起形成蛋白质链。
   a. 肽键　　　　　　　　b. 必需氨基酸键
   c. 侧链吸引　　　　　　d. 强力胶

4. （LO6.1）蛋白质链的一些卷曲片段有些像金属弹簧，是因为 ____。
   a. 处于长链不同位置的氨基酸在化学上彼此吸引
   b. 蛋白质链因酸变性
   c. 蛋白质链缺少了一个或多个必需氨基酸
   d. 卷曲结构易于酶的消化

5. （LO6.2）蛋白质消化始于 ____。
   a. 口腔　　　　　　　　b. 胃
   c. 小肠　　　　　　　　d. 大肠

6. （LO6.2）在肠道中，相同类型的氨基酸竞争相同的吸收位点，因此，任何一种氨基酸过量都可能限制其它氨基酸的吸收。
   对　　　　　　　　　　错

7. （LO6.3）在某些情况下，氨基酸可以转化为葡萄糖，为大脑提供所需能量。
   对　　　　　　　　　　错

8. （LO6.3）为了避免饮食中蛋白质的浪费，下列哪一条件必须满足？
   a. 饮食中的蛋白质不能超过身体的需要量
   b. 膳食蛋白必须提供适量的所有必需氨基酸
   c. 饮食必须提供足量的糖和能量
   d. 以上各项

9. （LO6.4）健康成年人的蛋白质推荐摄入量为 ____。
   a. 0.8g/kg 体重
   b. 1g/kg 体重
   c. 总能量的 12%~15%
   d. 100g/d

10. （LO6.4）孕妇处于正氮平衡。
    对　　　　　　　　　　错

11. （LO6.4）即使之后饮食改善，未合成完的蛋白质也不会后续完成合成。
    对　　　　　　　　　　错

12. （LO6.4）下列哪对食物提供互补蛋白质？

a. 炖肉和鸡肉　　　b. 炖肉和胡萝卜

c. 米饭和薯条　　　d. 花生酱和全麦面包

13.（LO6.5）膳食蛋白质不足有严重后果，过量则不会造成伤害。

对　　　　　　错

14.（LO6.5）膳食蛋白质不足会造成 ____。

a. 蛋白质合成变慢　　b. 肝炎

c. 儿童生长加速　　　d. 以上各项

15.（LO6.5）乳糜泻的诊断标准包括 ____。

a. 血液抗体水平高　　b. 血液麸质水平高

c. 体重增加　　　　　d. 以上各项都不是

16.（LO6.6）30ml 花生酱与一根热狗的蛋白质含量相同。

对　　　　　　错

17.（LO6.6）在富含蛋白质的食物中，豆类尤其有营养，是因为它们还含有 ____。

a. 维生素 C 和维生素 E

b. 纤维

c. B 族维生素、铁和其它矿物质

d. b 和 c

18.（LO6.7）典型的、富含肉类的西方饮食的人的血液 LDL 值通常高于素食者。

对　　　　　　错

19.（LO6.7）素食计划者必须努力摄入足够的 ____。

a. 糖类

b. 维生素 C

c. 维生素 B_{12}

d. 维生素 E

20.（LO6.7）炸香蕉或炸蔬菜薄片可选作素食者的日常健康零食。

对　　　　　　错

答案见附录 J.

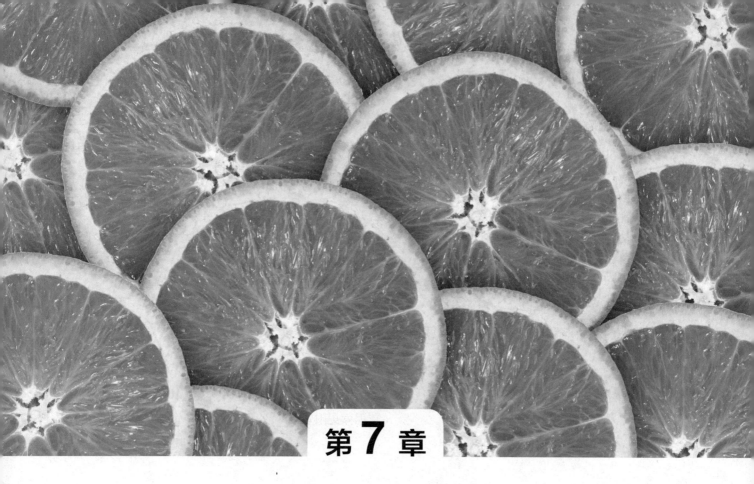

第 **7** 章

维 生 素

启发提问

体内维生素是怎样发挥作用的？

为什么经常晒太阳与良好的身体健康有关呢？

维生素 C 片能抵御感冒吗？

为了"保险"起见，你应该选择维生素强化食品和服用补充剂吗？

在20世纪初，第一种**维生素（vitamin）**的发现激发了全世界人的想象力，仿佛世界上出现了最神奇的治疗方法。以前常见到一些人无法行走（或逐渐失明或血流不止），直至一个机敏的科学家偶然发现了这群人的饮食中缺少了某种物质。科学家通过用缺少维生素的食物喂养动物的实验来证实他们的发现，动物由于缺少某种维生素而无法行走（或逐渐失明或血流不止）。当在它们的食物中重新加入缺少的成分后，它们又神奇地恢复过来。人类也一样，当他们接受缺少的维生素后很快被治愈。

在随后的几十年，化学、生物学和遗传学的发展使科学家能够分离出维生素，确定了它们的化学结构，并揭示了它们在维持健康和预防疾病方面的作用。今天，研究显示人类的两类主要疾病——心血管疾病和癌症的发展可能与一些维生素有某种关系。许多其它的症状，从感染到皮肤干裂等也都与维生素营养有关，这些信息被不遵守道德准则的维生素销售商用来推销他们的产品（见本章争论部分）。

富含维生素的食物能否保护我们不受威胁生命的疾病的影响呢？维生素片能起作用吗？现在，我们可以肯定地说：维生素能够治疗的唯一疾病是由于维生素缺乏导致的疾病。有关维生素能否用于慢性疾病预防的研究正在进行中，但迄今为止的证据所支持的结论是富含维生素的食物，而不是维生素补充剂才能起到保护作用。

根据2015年膳食指南委员会的报道，现今美国人这些维生素的摄入量可能低于建议的摄入量：

（1）维生素A；

（2）维生素D；

（3）维生素E；

（4）维生素C。

像所有维生素一样，它们在人体中起着至关重要的作用。

7.1 维生素的定义和分类

LO 7.1 比较脂溶性维生素和水溶性维生素

曾有一个儿童将维生素定义为"如果你不吃，你就会得病"。这句话尽管在语法上有某些问题，但定义是正确的。更学术一点的话，可将维生素定义为从饮食中摄入的微量的、必需的、无能量的、有机的营养物质。许多维生素在其它营养素的消化、吸收和代谢或构建身体结构的过程中起辅助作用。虽然分子很小，含量也很少，但维生素却能完成很重要的任务。

维生素一经发现，就会被命名，而且很多还被冠以各种字母和数字：维生素A后是维生素B，然后是维生素C等，这导致至今仍然存在维生素命名的混乱。本章使用了表7-1的命名，本章末的表7-8和表7-9给出了各种维生素的别名。

术 语

维生素（vitamin）：有机化合物对生命至关重要，对身体功能不可或缺，但仅需少量；必需的无热量营养素。

表 7-1	维生素名称[a]
脂溶性维生素	
维生素 A	
维生素 D	
维生素 E	
维生素 K	
水溶性维生素	
B 族维生素	
硫胺素（维生素 B_1）	
核黄素（维生素 B_2）	
烟酸（维生素 B_3）	
叶酸（维生素 B_9）	
维生素 B_{12}	
维生素 B_6	
生物素	
泛酸	
维生素 C	

a 由国际营养科学联盟命名法委员会建立的维生素名称。其它名称在表 7-8 和 7-9 中列出。

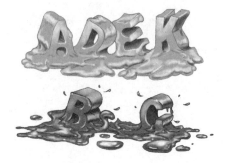

维生素分为两类：脂溶性和水溶性维生素。

7.1.1　维生素前体的概念

　　某些维生素是以其**前体（precursor）**的形式出现在食物中的。这些前体一旦进入体内，就会经过化学反应转换成一种或多种活性更高的维生素形式。因此在测定食物中某种维生素含量时，一般最为精确的方法是不仅要计算真正的维生素含量，而且还要考虑可能来自其前体的活性。

7.1.2　两类维生素：脂溶性和水溶性维生素

　　维生素可以自然地被分为两类：脂溶性和水溶性维生素（表 7-1）。溶解性赋予维生素许多特征，决定了它们被吸收和在血液循环中运输的方式，是否能在体内储存，以及在体内容易流失的程度。

　　脂溶性维生素与其它脂类相似，大部分被淋巴组织吸收，依靠各种蛋白质载体在血液中运输。脂溶性维生素可以储存在肝或与其它脂类一起储存在脂肪组织中，由于可储存，其中某些维生素可累积到毒性浓度。水溶性维生素可以直接被吸收到血液中，可自由地转移。大多数水溶性维生素都不能在组织中大量储存，而过量的部分会通过尿液排出，因此水溶性维生素直接产生毒性的危险不像脂溶性维生素那么大。

　　表 7-2 概述了脂溶性和水溶性维生素的基本特征。本章首先重点详细介绍了脂溶性维生素，然后是水溶性维生素。本章末两个表（表 7-8 和 7-9）归纳了所有维生素的基本情况。

表 7-2	脂溶性和水溶性维生素的特性

　　尽管每种维生素都有其独特的功能和特性，但有关脂溶性和水溶性维生素的一些概括可以帮助大家理解它们。

项目	脂溶性维生素： 维生素 A、D、E 和 K	水溶性维生素： B 族维生素和维生素 C
吸收性	像脂肪一样被吸收，首先进入淋巴，然后进入血液	直接吸收到血液中
运输及储存	与蛋白质载体一起在含水的体液中运行；储存在肝脏或脂肪组织中	在含水液体中自由运行；大多数都没有储存在体内
排泄	不容易排泄；往往会在组织中积聚	随粪便排出体外
毒性	补充剂可能会产生毒性，但食物很少产生	有毒的可能性很小，但高剂量的补充剂可能会产生毒性
要求	根据身体储存的程度，需要定期（每周甚至每月）服用	经常需要（甚至每天），因为身体不会在任何程度上储存它们中的大多数

要　点

- 维生素是饮食中必需的、无能量的、微量的有机营养物质，它们帮助细胞进行各种生命过程。
- 食物中的维生素前体会被身体转化为活性维生素。
- 脂溶性维生素有维生素 A、D、E 和 K。
- 水溶性维生素有维生素 C 和 B 族维生素。

术　语

前体（precursor）：前体化合物可作为其它化合物的原料。在营养方面，维生素前体是可以转化为活性维生素的化合物，也称为维生素原。

7.2　脂溶性维生素

LO 7.2　总结脂溶性维生素的特性和功能

脂溶性维生素 A、D、E 和 K 存在于脂肪和食用油中，吸收时需要胆汁。一旦被吸收，在身体需要它们之前就一直储存在肝和脂肪组织中。

7.2.1　储存

由于它们可以储存，你不必每天都吃含这些维生素的食物。只要饮食总体上提供的平均量接近推荐摄入量，即使食物中缺少这些维生素长达几周，也不会给身体造成太大危害。

7.2.2　缺乏

当饮食中这些维生素含量一直较低时，就会造成脂溶性维生素的缺乏。这种情况也发生在接受胃肠外科手术治疗的肥胖症患者中，虽然通过手术减少了产能营养素的吸收，但无意中影响了维生素的吸收。我们还知道，任何引起脂肪吸收不良的疾病（如阻碍胆汁分泌的肝病）都可能导致未消化的脂肪中脂溶性维生素的流失，从而导致营养缺乏。同样，使用石蜡油（人体无法吸收）作为泻药的人也可能会失去脂溶性维生素，因为它们容易溶解在油中并随其排出体外。当人们长期遵循极低脂肪含量的饮食，也可能会缺乏维生素，因为用于吸收这些维生素的脂肪太少。

7.2.3　毒性

如果你摄入过多的维生素，机体的储存能力也会为毒性累积奠定基础。高剂量补充剂和高度强化食品中过量的维生素 A 特别有可能达到中毒水平。

7.2.4　作用

脂溶性维生素在体内起着多种作用。维生素 A 和 D 的作用类似于激素，可引导细胞将一种物质转换为另一种物质，进行存储或释放。它们还直接影响基因，有助于调节酶和其它蛋白质的产生。维生素 E 保护整个组织免受破坏性的氧化反应。维生素 K 是血液凝结和骨骼健康所必需的。每一种维生素都可以专门用一本书来介绍。

7.3　维生素 A

LO 7.3　描述维生素 A 的作用、食物来源和前体及其缺乏和中毒的影响

维生素 A 是首个被发现的脂溶性维生素。尽管它的研究历史有近百年，可至今维生素 A 及其植物来源前体——**β - 胡萝卜素（β - carotene）**仍然是研究热点。

维生素 A 在体内有 3 种活性形式。一种活性形式为**视黄醇（retinol）**,

术　语

β - 胡萝卜素（β - carotene）：β - 胡萝卜素，具有抗氧化作用的橙色颜料；一种由植物制成并储存在人体脂肪组织中的维生素 A 前体。

视黄醇(retinol)：视黄醇是动物和人体中由 β - 胡萝卜素制成的维生素 A 的一种活性形式；抗氧化剂营养素。其他活性形式是视黄醛和视黄酸。

剖开这只眼睛以露出其内部结构

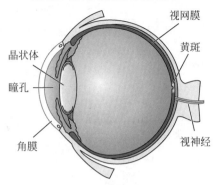

图7-1 眼睛（分节段）

视网膜（retina）：眼内背面的光敏神经细胞层。

角膜（cornea）：透明、坚硬的眼睛前部的外壳。

视紫红质（rhodopsin）：视网膜细胞的光敏色素；它包含维生素 A（视蛋白 opsin 表示"视觉蛋白质"）。

夜盲症（night blindness）：夜盲症患者夜间暴露于强光下后视力恢复缓慢；维生素 A 缺乏症的早期症状。

角蛋白（keratin）：头发和指甲的正常蛋白质。

角质化（keratinization）：角蛋白在组织中的角化累积；维生素 A 缺乏症的迹象。

干燥病（xerosis）：角膜干燥；维生素 A 缺乏症的症状。

干眼病（xerophthalmia）：维生素 A 缺乏症可导致眼睛角膜逐渐硬化导致失明（xero 表示"干燥"；ophthalm 表示"眼睛"）。

上皮组织（epithelial tissue）：充当环境因素的选择性屏障的身体表层。例如角膜、皮肤、呼吸道内壁和消化道内壁。

储存在肝的特殊细胞中。肝制造的视黄醇进入血液，然后进入机体细胞内。当需要时，细胞可以将视黄醇转化为另外两种活性形式：视黄醛和视黄酸。

来源于动物的食物能够提供容易被身体吸收和利用的维生素 A；而来源于植物的食物可提供 β-胡萝卜素，当身体需要时，它再被转化为有活性的维生素 A。

7.3.1 维生素 A 的作用和缺乏它的后果

维生素 A 是一个万能维生素，在基因表达、视觉形成、上皮组织和皮肤的维持、免疫防御、骨骼和机体的生长以及细胞的正常发育中都会起作用。它对男性和女性生殖功能以及胚胎和胎儿的正常发育至关重要。简言之，处处都需要维生素 A。它在身体中的主要功能如简介图 7-1 所示。以下各节提供了一些详细信息。

1. 视力 维生素 A 功能中我们最熟悉的就是维持正常视力。维生素 A 扮演着两个不可或缺的角色：参与**视网膜（retina）**对光的感知过程，以及维护健康、水晶透明的外窗——**角膜（cornea）**（图 7-1）。

当光投射到眼睛上时，穿过透明的角膜抵达视网膜细胞，使处于细胞内的许多色素**视紫红质（rhodopsin）**分子漂白。维生素 A 是视紫红质分子的一部分，当色素被漂白时，维生素 A 会被分离，进而启动信号传导，将视觉输送到脑部光学中心，然后维生素 A 会与色素重新结合，不过每次反应发生时都会有少量维生素 A 遭到破坏，因此必须由血液提供新鲜维生素 A 进行补充。

2. 夜盲症 维生素 A 的供给量不足时，在夜间看到亮光一闪而过后，眼睛重新恢复视力就会出现滞后现象（图 7-2）。这种夜视能力恢复滞后的现象称之为**夜盲症（night blindness）**，通常意味着维生素 A 的缺乏。有时即使是营养状况良好的正常人眼睛在看到强光之后也会出现暂时的失明，但如果视力恢复的时间过长，那就应当去找医生检查你的维生素 A 的摄入水平了。

3. 干眼病和失明 当出现更加严重的维生素 A 缺乏时就会导致**角蛋白（keratin）**的累积，该角蛋白分布在依赖于维生素 A 的眼睛外层——角膜上，这种情形称为**角质化（keratinization）**。如果不及时治疗的话，有可能发展成为**干燥症（xerosis）**，进而导致角质化层增厚和永久性失明，即**干眼病（xerophthalmia）**。不幸的是，全球每年由于维生素 A 缺乏导致大约 50 万儿童失明，其中有一半会在失明一年后死亡，而这种情况本来是可以预防的。当儿童开始发生维生素 A 缺乏症状的时候，及时服用维生素 A 补充剂，病情就可以逆转，从而挽回视力和生命。当然更好的办法是让儿童经常食用多种水果和蔬菜，这样就可以确保万无一失。

4. 基因调节 数百种基因由维生素 A 的视黄酸形式调节。基因会指导蛋白质的合成，包括执行组织代谢反应的酶。因此，通过它对基因表达的影响，维生素 A 能够影响组织的代谢活性，所以也必然影响身体的健康。同样，视黄酸也可能影响某些癌症的发展和治疗，例如有关白血病、乳腺癌、前列腺癌等的研究正在进行中。

5. 细胞分化 所有上皮组织（**epithelial tissue**）（外皮和内壁）都需要

这是维生素A缺乏症的最早迹象之一。

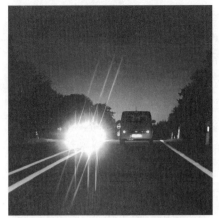

在昏暗的灯光下，您可以看到路上的路况

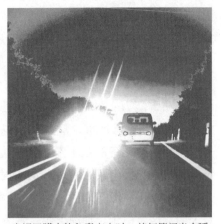

当视网膜中的色素变白时，前灯等闪光会瞬间使您蒙蔽

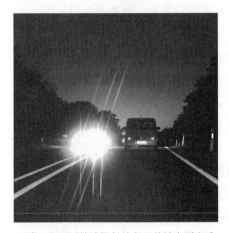

通常，您可以快速恢复并在几秒钟内再次看到详细信息

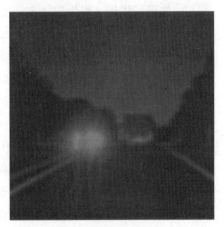

如果维生素A不足，您将无法恢复，会失明许多秒钟或几分钟。这就是夜盲症

图7-2　夜盲症

维生素 A，如上所述角膜就是其中的一种，皮肤以及肺、小肠、阴道、尿道和膀胱中所有的保护壁都需要维生素 A。这些组织都是抵抗细菌感染和其它外源性伤害的屏障。

　　维生素 A 对人体健康起维护作用的一个例子是**细胞分化（cell differentiation）**过程。分化使各种类型成熟细胞能够执行某种特定的功能，例如，当上皮组织细胞，如杯形细胞（位于内部器官内壁的膜中）成熟后，它们会专门用于合成和分泌黏液来保护组织抵抗有毒物质、细菌以及其它有害物质的侵入。

　　如果身体缺乏维生素 A，细胞分化会被损害，杯状细胞不能成熟，就不能合成保护黏液，最终还会死亡。这些部位的杯状细胞就会被分泌角蛋白的细胞所取代，例如前面提及的眼睛。角蛋白是能使头发和指甲产生韧性的蛋白。但在错误的地方，例如皮肤和上皮组织上，角蛋白就会使组织表面变干、变硬、开裂。当死细胞积聚在组织表面时，就容易受到感染（图 7-3）。在角膜中，角质化会导致干眼病；而在肺部，产生黏液的细胞被取代有可能造成呼吸系统的感染；在尿道，就会导致尿道感染。

该人手臂皮肤上的硬块反映了角蛋白在上皮细胞中的累积

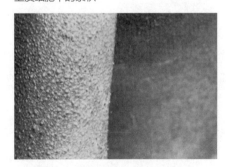

图7-3　维生素A缺乏症的皮肤

术语

细胞分化（cell differentiation）：刺激未成熟细胞成熟并获得执行其细胞类型特征功能的能力的过程。

6. 免疫功能　身体的许多防御感染系统都依赖于适量维生素 A 的供给，因此维生素 A 还有一个"抗感染"维生素的美称。许多研究表明免疫蛋白基因调控需要维生素 A。如果没有充足的维生素 A，这些基因之间的相互作用会使身体对感染的反应发生改变，从而削弱身体的防御能力。胎儿发育过程中的维生素 A 营养可能有助于为整个生命周期的免疫功能奠定基础。

当防御能力变弱时，尤其是缺乏维生素 A 的儿童，类似于麻疹那样的疾病就会变得非常严重，营养不良和感染的恶性循环就会发生，儿童的免疫系统利用身体储备的维生素 A 来抵抗麻疹病毒的进攻，但这个过程会破坏维生素 A，当维生素 A 进一步减少时，感染就会恶化。麻疹每天会夺去世界上多达 330 个儿童的生命。即使儿童能从麻疹感染中存活下来，也可能导致失明，这是由于长期缺乏维生素 A 已经给角膜造成了伤害，当把仅有的维生素 A 转移给免疫系统的时候就会造成角膜的快速恶化。

7. 生殖和生长　维生素 A 对于正常生殖过程至关重要。在男性中，维生素 A 参与精子的发育，而在女性中，维生素 A 支持孕期胎儿的正常发育。在发育的胚胎中，维生素 A 对脊髓、心脏和其它器官的形成至关重要。

维生素 A 对骨骼（牙齿）的生长是必需的。通过将旧骨重塑成更大的新骨，正常儿童的骨骼越长越长，身体就越长越高。在这个过程中，身体将旧的骨骼结构分解，用新的更大的骨骼部件来替代。仅仅在旧的骨骼上叠加是不能带来骨骼生长的，在关键的骨骼分解过程中，必须有维生素 A 的存在。儿童停止生长是体内维生素 A 状况恶化的首要信号之一。对这样的儿童来说，迅速补充维生素 A 是当务之急。但是纠正饮食中的缺陷要比仅仅提供维生素 A 补充剂更为有效，因为营养食品所提供的其他营养物质也同样是儿童增加体重和身高所需要的。

> **要　点**
> - 维生素 A 的三个重要活性形式和一个前体对营养都至关重要。
> - 维生素 A 在基因调节、视力形成、生殖、细胞分化、免疫和生长过程中起重要作用。

全球性维生素 A 缺乏　维生素 A 缺乏已经是全球性的问题，给社会增加了沉重的负担。世界上有 500 万以上的学龄前儿童患有维生素 A 缺乏症，不仅是夜盲症，同时腹泻、食欲不振和食物摄入不足还会导致该症状进一步恶化。令人震惊的是，1.9 亿以上的儿童患有轻微的维生素 A 缺乏症，这会削弱免疫力，使他们更容易受到感染。

在儿童服用维生素 A 补充剂的国家中，儿童的失明、疾病及死亡率急剧下降。甚至在美国，对患有麻疹的儿童也推荐其服用维生素 A 补充剂。世界卫生组织和联合国世界儿童急救基金会（United Nations International Children's Emergency Fund，UNICEF）正在努力消除世界范围内的维生素 A 缺乏状况，如果能够达到这个目标，就会极大地改善儿童的生存状况。

> **要　点**
> - 维生素 A 缺乏会导致失明、疾病和死亡，在世界范围都是很大的问题。

7.3.2　维生素 A 的毒性

通过补充剂或强化食品摄入过量的维生素 A，确实存在中毒的可能性。如图 7-4 所示，维生素 A 中毒损害机体组织就像维生素 A 缺乏一样，具有同样的破坏性。维生素 A 中毒的症状有很多，取决于是一次服用过量，还是在一段时间内摄入了过量的维生素 A。该图列出了两组最常见的毒性症状。可能会出现脱发、皮疹和许多不适的一般症状。

在现今众多强化食品供给的情况下，摄入一般的维生素补充剂也会导致每日维生素 A 小幅过量，因为强化麦片、液体饮料、糖果能量棒，甚至是口香糖中都会含有大量的维生素 A（表 7-3）。

孕妇应当特别注意，在怀孕期间摄入过量维生素 A 可能会伤害正在发育的胎儿的脊髓和其它组织，导致婴儿出生缺陷，甚至一次服用大剂量维生素 A（超过需要量的 100 倍）也会造成这样的后果。当儿童错误地咀嚼维生素丸和治疗用的含有维生素的口香糖时也容易受到维生素 A 过量的伤害。青少年有时会误认为维生素 A 能够治疗粉刺而大量食用维生素 A，也使自己处于危险之中。可以有效治疗粉刺的药物异维 A 酸的确是维生素 A 的衍生物，但其化学结构上已经发生了变化，而维生素 A 本身对于治疗粉刺并没有作用（第 14 章）。

要点

● 维生素 A 过量和毒性会引起许多严重的症状。

表 7-3	活性维生素 A 的来源

来自高度强化食品和其它丰富来源的维生素 A 可能会增加。维生素 A 的每天可耐受最高摄入量为 3000μg

高效维生素片	3000μg
小牛肝，煮熟，28g	2300μg
定期服用复合维生素	1500μg
维生素软糖，1 片	1500μg
鸡肝，煮熟，28g	1400μg
"全营养"液体补充饮料，1 份	350~1500μg
速溶早餐饮料，1 份	600~700μg
谷物早餐棒，1 个	350~400μg
糖果能量棒，1 个	350μg
牛奶，240ml	150μg
维生素强化谷物，1 份	150μg
人造黄油，5g	55μg

维生素 A 摄入量高于或低于正常范围带来的健康危险。

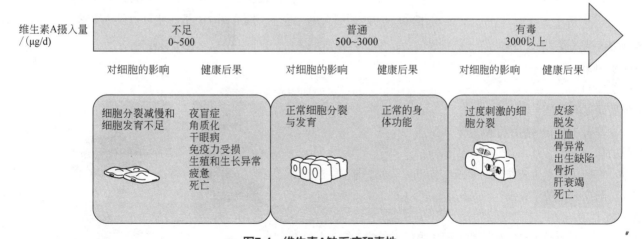

图7-4　维生素A缺乏症和毒性

7.3.3　维生素 A 推荐量及其来源

你可以通过两种方式满足对维生素 A 的需求：通过食用动物性食物中的活性形式，或通过食用植物中的 β- 胡萝卜素。服用过量的活性物质是有毒性的，因此避免过量与摄取足量是同等重要的。食用水果和蔬菜中的 β- 胡萝卜素则是无害的。维生素 A DRI 推荐摄入量是根据体重给出的。一个典型男性每日所需平均量大约为 900μg 活性维生素 A；一个典型的体重较轻的女性，需要约 700μg，但在哺乳期需要量要高些；儿童需要量则较少。

五颜六色的食物通常富含维生素

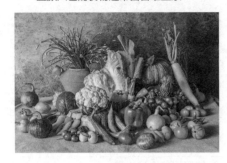

由于维生素 A 有在组织中储存的能力，所以尽管 DRI 推荐了每日摄入量，人们并不需要每天都摄入维生素 A，数月内平均到每天的摄入量能满足推荐量就足够了。

至于维生素 A 补充剂，DRI 委员会告诫摄入量不要超过可耐受最高摄入水平 3000μg（18 岁以上的成年人）。确保安全摄入维生素 A 的最好途径还是避开补充剂而从食物中获得。

1. 维生素 A 的食物来源 活性维生素 A 存在于动物性食物中，最丰富的来源是肝和鱼油，而奶和奶制品以及其它维生素 A 强化食品，例如强化谷物也是其优质来源，黄油和鸡蛋也可以提供一部分维生素 A。β - 胡萝卜素天然存在于许多蔬菜和水果品种中。在食品加工中，一般认为黄色食品是 β - 胡萝卜素的天然来源，并且可以在奶酪中添加微量的胡萝卜素，以将其颜色从白色变为切达干酪和美式奶酪的黄色。传统的快餐食品——汉堡、薯条和可乐，则缺乏维生素 A，但大多数快餐店也提供强化牛奶或胡萝卜沙拉。

2. 肝脏：注意适度摄入 天然富含维生素 A 食物中毒的危险性很小，除了动物肝脏。当实验小猪每天都吃用三文鱼内脏（包括肝）制造的饲料时，生长会停滞，会因维生素 A 中毒而得病。因纽特人和北极探险人员都知道北极熊的肝脏是一种非常危险的食物，因为熊将整个鱼（带肝）都吞下，转而就将大量维生素 A 浓缩在它的肝脏中。

28g 普通的牛肝或猪肝提供的维生素 A 量是 DRI 推荐量的 3 倍，而通常一份肝是 110~170g。偶尔吃一次肝可以提供丰富的营养素和改善营养状况，但如果每天食用就会引起维生素 A 中毒，尤其是对于那些常吃补充剂的幼童和妊娠妇女更为危险。简介图 7-1 是一些可提供维生素 A 日需量 10%

膳食参考摄入量

男性：900μg/dᵃ

女性：700μg/dᵃ

可耐受最高摄入量

成人：每天 3000μg 维生素 A

主要功能

视力；维护角膜、上皮细胞、黏膜、皮肤；生长；基因表达调控；生殖；免疫

缺乏

夜盲症，角膜干燥（干燥症）和失明（眼球干燥症）；生长受损；皮肤上的角蛋白块；免疫力受损

毒性

维生素 A：

急性（单剂或短期）：恶心、呕吐、头痛、眩晕、视力模糊、肌肉不协调、颅内压升高、先天缺陷

慢性：先天缺陷、肝异常、骨骼异常、脑和神经系统疾病

β - 胡萝卜素：无害的皮肤发黄

良好来源*

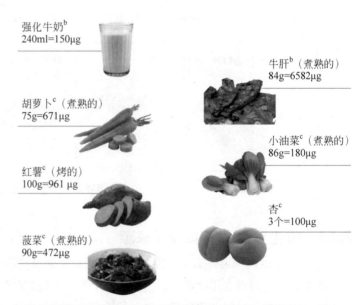

强化牛奶ᵇ
240ml=150μg

牛肝ᵇ（煮熟的）
84g=6582μg

胡萝卜ᶜ（煮熟的）
75g=671μg

小油菜ᶜ（煮熟的）
86g=180μg

红薯ᶜ（烤的）
100g=961 μg

杏ᶜ
3 个=100μg

菠菜ᶜ（煮熟的）
90g=472μg

*这些食物每份可提供维生素 A 日需量的 10% 或更多。对于 2000kcal 的饮食，DV 为 900μg/d。
a 维生素 A 建议以视黄醇活性当量（RAE）表示。
b 这种食物含有预先形成的维生素 A。
c 这种食物含有维生素 A 前体 β - 胡萝卜素

简介图 7-1 维生素 A 和 β - 胡萝卜素

以上食物样品，这些食品才有资格可被称为"优质"的维生素 A 来源。

要点

● 动物性食物能够提供活性形式的维生素A。

7.3.4 β-胡萝卜素

　　β-胡萝卜素是食物中存在的许多膳食抗氧化剂（dietary antioxidant）之一。其它还包括维生素 E、维生素 C、矿物质硒和许多植物化合物（表 7-4）。亮橙色水果和蔬菜的颜色来自 β-胡萝卜素，其颜色丰富，将餐盘装饰得丰富多彩。胡萝卜、地瓜、南瓜、芒果、哈密瓜和杏都是 β-胡萝卜素的丰富来源，因此有助于为眼睛和身体其他部位提供维生素 A，所以吃胡萝卜确实会促进视力。另一类色彩艳丽的深绿色蔬菜，例如菠菜、其它蔬菜和西兰花，其深绿色是由于橙色 β-胡萝卜素与绿色叶子色素叶绿素的混合。

　　β-胡萝卜素的相关化合物**类胡萝卜素**（carotenoids）通常与植物食品中的 β-胡萝卜素一起出现，并且也可能对健康产生影响。例如，缺乏深绿色叶菜和橙色蔬菜的那些饮食模式与最常见的**黄斑变性**（macular degeneration）有关。黄斑是位于视网膜聚焦中心处的黄色色素点（图 7-1），如果它产生变性，就会损害最重要的视觉中心区域。虽然研究证据并不支持服用类胡萝卜素和其它营养素能够预防或减缓这种失明的发展，但仍有许多医生开了类似处方。

　　1. β-胡萝卜素的测量　β-胡萝卜素在体内转换成视黄醇会有损耗，所以需按照**视黄醇活性当量**（rerinol activaty equivalents, RAE）来测量 β-胡萝卜素的维生素 A 活性。从食物中摄取约 12μg 的 β-胡萝卜素，可向人体提供了相当于 1μg 的视黄醇。一些食物表和补充剂标签用 **IU（国际单位）**表示 β-胡萝卜素和维生素 A 的含量。在比较食物中所含的维生素 A 时，请注意食物表或补充剂标签使用的单位是微克还是 IU。要将彼此转换，请使用附录 C 中提供的系数。

　　2. 毒性　食物中的 β-胡萝卜素不能被有效地转化为视黄醇，所以不会引起维生素 A 中毒。然而，持续食用大量南瓜、胡萝卜或胡萝卜汁，会使肤色浅的人变黄，因为 β-胡萝卜素会在皮肤下方的脂肪中积聚，并把皮肤弄成无害的黄色（图 7-5）。同样，那些食用含红色类胡萝卜素的水果和蔬菜的人满面红光。食物来源的类胡萝卜素是安全的，但浓缩的补充剂可能会产生不利影响。

　　3. β-胡萝卜素的食物来源　植物不含活性维生素 A，但是许多蔬菜和水果都提供丰富的 β-胡萝卜素。图 7-1 显示了 β-胡萝卜素的优质来源。其他五颜六色的蔬菜，例如红甜菜、红卷心菜和黄玉米，会让你误以为它们含有 β-胡萝卜素，但是这些食物的颜色来自其它色素，并且是 β-胡萝卜素的不良来源。至于谷物和土豆等"白色"植物性食品，则没有 β-胡萝卜素。关于"山药"一词存在一些混淆。一种白色果肉墨西哥根菜，称为"山药"，不含 β-胡萝卜素，但在美国，橙色果皮红薯，称为"yam"，是已知的 β-胡萝卜素含量最丰富的食物来源之一。

表7-4	抗氧化剂功能组

关键抗氧化维生素：
■ β-胡萝卜素
■ 维生素 E
■ 维生素 C
一种重要的抗氧化矿物质：
■ 硒
许多抗氧化剂植物化学物质

　　右边的手显示皮肤因过量的 β-胡萝卜素而变色，与另一个人的正常手（左）进行了比较。

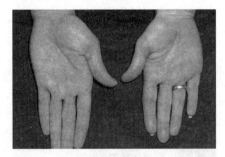

图7-5　β-胡萝卜素过多症状：皮肤变色

术语

膳食抗氧化剂（dietary antioxidant）：化合物通常存在于植物性食品中，可抵消氧化对活组织的不利影响。主要的抗氧化剂维生素是维生素E、维生素C和 β-胡萝卜素。许多植物化学物质也是抗氧化剂。

类胡萝卜素（carotenoid）：是指一组食物色素成员，其颜色范围从浅黄色到橙红色，是 β-胡萝卜素的相关化合物。许多种类在体内具有一定程度的维生素 A 活性。

黄斑变性（macular degeneration）：是视网膜部分常见的进行性功能丧失，视网膜对聚焦视力至关重要（如图7-1所示）。这种退化常常导致失明。

视黄醇活性当量（retinol activity equivalent, RAE）：一种衡量 β-胡萝卜素和其它维生素 A 前体的维生素 A 活性的新方法，可反映人体从含有维生素 A 前体化合物的食物中获取的视黄醇含量。

IU（国际单位）：有时作为食品成分表和补充剂标签上的脂溶性维生素活性的量度。

> **要 点**
> - 植物中的维生素 A 前体——β-胡萝卜素是体内有效的抗氧化剂。
> - 许多颜色鲜艳的植物性食品富含 β-胡萝卜素。

7.4 维生素 D

LO 7.4 描述维生素 D 的作用、食物来源及其缺乏和毒性的影响

维生素 D 在营养素中非常独特，因为在阳光的帮助下身体就能合成全部所需。因此，从这个意义上讲，维生素 D 并不是必需营养素，只要每天获得充足的阳光，大多数人可以制造足以满足他们需要的维生素 D。

获取维生素 D 听起来很简单，但许多人可能会面临供不应求的问题。一项检测报告估计有 16% 的美国人血液中维生素 D 含量较低。2015 年版《美国居民膳食指南》将维生素 D 列为其关注的营养物质，因为大多数人的饮食摄入量均未达到 DRI 建议的标准。但大部分美国人还是具有正常的维生素 D 血液浓度，大概是因为经常晒太阳的缘故。

7.4.1 维生素 D 的作用

无论是阳光制造的或由食物获得的，只要处于体内，维生素 D 都要在肝脏和肾脏中经历一系列的化学转换被激活。一旦被激活，维生素 D 就会对组织产生深远影响。

1. 钙调节作用 在一大批相互作用且能够调节血钙和磷酸水平，从而维持骨骼完整性的营养素和激素中，维生素 D 是最为人熟知的一种营养素。表 7-5 列出了对骨骼健康很重要的营养素，包括维生素 D。身体组织中所有细胞的正常运作都离不开钙，包括肌肉、神经和腺体，它们在需要时会从血液中获取钙。

当血钙浓度降低，维生素 D 会在身体的三个部位发挥作用来提高血钙浓度：①骨骼是储存钙的一个巨大仓库，当血钙浓度开始下降时，就会从这个储备库中得到补充；②消化道可以增加食物中钙的吸收；③肾脏可以回收钙，否则钙会随尿排出。

维生素 D 和钙在身体营养中有着不可分割的联系：不管摄入多少维生素 D，它都不能弥补钙的长期亏空；反过来也是如此，过量钙并不能取代满足骨骼健康的维生素 D 的位置。

2. 维生素 D 的其它作用 活性维生素 D 的作用更像一个激素，即身体中由某个器官产生而作用于其它器官、组织或细胞的化合物。例如，维生素 D 会在遗传水平上影响细胞的生长、繁殖及分化。维生素 D 的作用遍布整个身体，从头发、毛囊到生殖系统的细胞和免疫系统的细胞。

科学家正在研究维生素 D 是否可以针对多种疾病提供保护，包括心血管疾病及其危险因素、某些癌症、感染、糖尿病、自身免疫性疾病、大脑发育受损、认知能力下降等。令人印象深刻的是，维生素 D 在人体一系列生理活动中与预防这些疾病的发生的潜在作用相关。尽管如此，除了由于缺乏就会导致疾病的那些人可以服用维生素 D 补充剂之外，专家并不建议服用

表 7-5	**骨健康功能组**

关键维生素：
- 维生素 D
- 维生素 K
- 维生素 C

主要矿物质：
- 钙
- 磷
- 镁
- 氟

关键能量营养素：
- 蛋白质

算一算

维生素 D 在营养和补充剂成分目录上以国际单位（IU）或 µg 计量。

- 要将维生素 D 的量从 µg 转换为 IU，请乘以 40：1µg 维生素 D=40 IU 维生素 D

如果维生素 D 药片含有 50µg 维生素 D，它合多少 IU？

维生素 D 补充剂，因为没有证据支持服用维生素 D 补充剂能预防这些疾病。众所周知，在人类成长和整个生命过程中，钙平衡和骨骼健康与维生素 D 的作用密不可分，这就是 DRI 推荐摄入量的基础。

要 点

- 在美国，维生素 D 水平低下和处于临界值的情况很常见。
- 当暴露于阳光下时，皮肤可由类固醇化合物制造维生素 D。
- 维生素 D 有助于调节血液中的钙，并改变具有深远影响的遗传活动。

7.4.2 "维生素 D 太少"危害骨骼

尽管美国人维生素 D 不足相当普遍，但明显缺乏维生素 D 的疾病则鲜有报道。最明显的症状多出现在生命的早期阶段，就是骨骼发育不正常造成的**佝偻病**（rickets）（图 7-6）。患有佝偻病的儿童由于不能使新形成的骨材料——弹性蛋白基质矿化，导致双腿弯曲。当重力把他们的体重压向这些脆弱的骨头时，腿就经受不住而变弯。

这个孩子的弓形腿是由于他患有维生素 D 缺乏症——佝偻病。

这个孩子有串珠状的肋骨，这是佝偻病的一种症状。

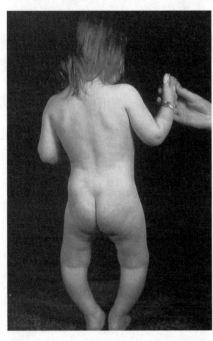
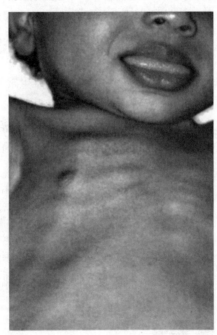

图7-6 佝偻病

1. 佝偻病的预防 早在 18 世纪初，人们就知道用富含维生素 D 的鱼肝油可以治愈佝偻病。一百多年以后，波兰医生库尔特·胡尔德辛斯基（Kurt Huldschinsky）发现晒太阳与预防、治疗佝偻病有关。

如今，在世界上的某些地区，例如蒙古、中国西藏自治区和荷兰，还有一半以上的儿童遭受佝偻病导致的罗圈腿、膝外翻、串珠状肋骨和鸡胸的病痛威胁。这些在美国已很少见，但不是没有出现过。许多青少年不喜欢加了维生素 D 的强化牛奶，而偏爱软饮料。他们在白天也很少到户外活动。这样下去不久，他们的维生素 D 值就会下降，就不能累积骨矿物质密度，以

术 语

佝偻病（rickets）：佝偻病儿童维生素 D 缺乏症；其特征是骨骼异常生长，表现为双腿弯曲或膝外翻、鸡胸（向外弯曲的胸部畸形）和串珠状肋骨（肋骨上的凸起）。

弥补晚年骨质流失所需。为了预防佝偻病和维持理想的骨健康，DRI 委员会建议所有婴儿、儿童和青少年每天都要摄入推荐的维生素 D 量。

2. 成年人中维生素 D 缺乏症 成年人中较差的矿化作用会导致痛苦的**骨软化症（osteomalacia）**。骨骼会日益变软、易弯曲、无力，并变形。如果老年人的维生素 D 水平低，他们可能会有关节疼痛的症状，这种病症容易被误诊为关节炎。维生素 D 不充足也是骨骼流失钙的一个诱因，会导致骨质疏松症性骨折。对于维生素 D 血液浓度低的人，补充维生素 D 可能有助于使血液值正常化并保持骨矿物质密度。

研究人员花了数十年的时间来研究，单独补充维生素 D 或与钙一起补充维生素 D 是否可以大量减少中老年人骨折的数量。他们的证据表明，服用维生素 D 和钙的简单举动可能会挽救因摔倒而骨折的缺乏自理能力的住院老人的生命。这些益处并不适用于居住在社区中且经常出门在外的人。最近一项经过良好控制的荟萃分析得出结论，维生素 D 补充剂对降低社区成年人的骨折发生率无效。

3. 哪些人更应受到关注？ 限制鱼和奶制品摄入的人可能无法从食物中获取足够的维生素 D 来满足推荐量。严格的素食者，特别是对牛奶过敏或乳糖不耐症患者，必须寻找其它富含营养的食物或服用补充剂，以确保获得足够的维生素 D。居住在北美北部地区的人们；缺少阳光照射的任何人，例如上班族或收容在社会福利机构的老年人；皮肤黝黑的人、母乳喂养的婴儿以及青春期的孩子经常缺乏维生素 D。某些药物也会损害维生素 D 的状态。

美国超重成年人血液中的维生素 D 浓度一直在下降。类似地，据报道超重儿童的血液中维生素 D 含量也很低。尽管维生素商家使用此信息兜售商品，他们将维生素 D 补充剂称为"肥胖症治疗方法"，但科学家认为情况可能相反，正确的是：肥胖症可能会损害维生素 D 的状况，体重减轻可能有助于纠正这种情况。

体内多余的脂肪如何导致血液中的维生素 D 低下？科研人员已经提出了两种主要机制：①多余的脂肪组织需要大量额外的血流，因此即使提供了足够的维生素 D，超重人群大量血液中的维生素 D 也会被稀释，从而导致测试结果低于正常水平。②脂溶性维生素 D 可能会被吸收并隔离在超重人群的脂肪组织中，从而使其无法被血液吸收。有关肥胖和维生素 D 缺乏症的研究正在进行中。

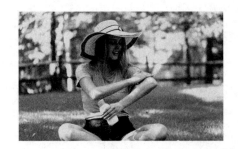

阳光维生素：维生素 D

要 点

● 维生素 D 缺乏会导致儿童佝偻病、青少年低骨密度和成年人的骨软化症。
● 维生素 D 缺乏症可能发生在超重人群、北部气候地区缺乏阳光照射的人群及成年人、母乳喂养的婴儿和皮肤较黑的青少年中。

7.4.3 "维生素 D 太多"危害软组织

在所有维生素中，维生素 D 的潜在毒性最大。维生素 D 中毒会因从骨骼中吸取钙，而使血中钙的浓度升高，钙会聚集在软组织，并造成软组织的损害。长期过量摄入维生素 D，肾和心脏功能会减弱，血钙浓度会进一步失

术 语

骨软化症（osteomalocia）：成人维生素 D 缺乏症的特征是不含矿物质的骨蛋白过剩。症状包括脊柱弯曲和弓形腿。

控，当肾和心脏最终衰竭时，后果就是死亡。

高剂量的维生素 D 可能导致高血钙、恶心、疲劳、背痛、心律不齐及排尿和口渴。随着对维生素 D 潜在健康益处的报道出现，越来越多的人自开高剂量维生素 D 补充剂处方，有关高血钙患者的报道也已经出现。

要点

- 维生素 D 是最具潜在毒性的维生素。
- 维生素 D 过量会增加血液中的钙并损害软组织。

7.4.4 阳光促进维生素 D 的生成

阳光为世界上大多数人提供了其所需的维生素 D。晒太阳没有引起维生素 D 中毒的危险，因为一定量的维生素 D 聚集在皮肤上后，阳光可以把它降解掉。

维生素 D 的合成和激活 当太阳紫外线（ultraviolet, UV）照射到人皮肤中某个胆固醇化合物时，该化合物就被转换为维生素 D 的前体，直接被血液吸收。大约一天半以后，肝和肾将无活性前体转换为活性形式的维生素 D。影响肝或肾的疾病可能会损害这一转换过程，从而产生维生素 D 缺乏症状。

黝黑皮肤的色素就像天然的防晒霜，能够保护皮肤免于紫外线辐射。为了合成几天所需的维生素 D，皮肤黝黑的人需要晒 3h 太阳（视气候而定），而肤色较浅的人需要的时间就少得多（没有防晒霜估计需要 5min，有防晒霜时需要 10~30min）。当阳光弱时，例如冬季和世界最北部地区，维生素 D 缺乏很普遍。实际上，一些科学家现在建议在临床环境中评估维生素 D 血液浓度时应考虑制定季节性的不同标准。表 7-6 中列出的因素均会干扰维生素 D 的合成。

表 7-6　影响维生素 D 合成的因素

一个人生命中存在的这些因素越多，从食物或补充剂中获取维生素 D 就越关键

因素	对维生素 D 合成的影响
高龄	随着年龄的增长，皮肤会失去一些合成维生素 D 的能力
空气污染	空气中的微粒遮挡了阳光
城市生活	高层建筑阻挡阳光
服装	大多数衣物会阻挡阳光
多云的天空	厚厚的云层会减少阳光的穿透
地理	日光照射受到限制： ■ 10 月至 3 月，纬度在 43 度以上（加拿大大部分地区） ■ 11 月至 2 月，纬度在 35 至 43 度之间（美国很多地区） 在 35 度以南的地区（美国南部大部分地区），直射阳光足以维持全年维生素 D 的合成
居家	在室内可防止日晒
季节	一年中的温暖季节有更多的直射阳光
皮肤色素	肤色较黑的人每分钟合成的维生素 D 少于肤色较浅的人
防晒霜	正确使用可减少或防止皮肤暴露在阳光下
一天中的时间	中午时段的直射阳光是最强的

7.4.5　维生素 D 推荐摄入量

在整个生命周期中，人对维生素 D 的需求一直保持稳定。1~70 岁的人每天需要 15μg 的维生素 D。71 岁及以上的人群每天的需求量跃升至 20μg，因为该人群面临的骨折风险越来越高。所有年龄段的成年人的维生素 D 的 UL 均为 100μg（4000 IU），超过此剂量，危害健康的风险增加。

晒太阳提供的维生素 D，不同年龄和生活在不同地区的人有很大不同。测量日光照射对维生素 D 的贡献很困难，并且日晒会增加皮肤癌的风险，因此 DRI 委员会仅根据饮食中的维生素 D 提出了建议，而没有考虑阳光的贡献。这个推荐量确实假定了一个合理的摄入量，因为维生素 D 和钙会相互影响身体对彼此的处理过程。

这些建议值设定得足够高，以维持一生骨骼健康的血液维生素 D 的浓度，但一些研究表明，对某些人的建议值应该设定得更高。一些科学家建议在确定维生素 D 摄入量时使用数学方程式，该方程式应考虑种族、体重指数（BMI）、年龄、性别、季节变化、纬度位置和紫外线照射等因素。

7.4.6　维生素 D 的食物来源

简介图 7-2 显示了几种天然的维生素 D 的重要食物来源。此外，蛋黄

膳食参考摄入量

成人：15μg（600 IU）/d（19~70 岁）
　　　20μg（700 IU）/d（>70 岁）

可耐受最高摄入量

成人：100μg（4000 IU）/d

主要功能

骨骼和牙齿的矿化（通过增加消化道的吸收能力来提高血液中的钙和磷浓度；从骨骼中提取钙；刺激肾脏保留钙）

缺乏

骨生长异常导致儿童佝偻病、成人骨软化症、牙齿畸形、肌肉痉挛

毒性

血钙升高；软组织钙化（血管、肾脏、心脏、肺部、关节组织），极度口渴，头痛，恶心，虚弱

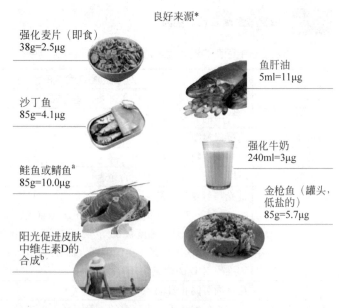

良好来源*

强化麦片（即食）
38g=2.5μg

鱼肝油
5ml=11μg

沙丁鱼
85g=4.1μg

强化牛奶
240ml=3μg

鲑鱼或鲭鱼[a]
85g=10.0μg

金枪鱼（罐头，低盐的）
85g=5.7μg

阳光促进皮肤中维生素D的合成[b]

*这些食物每份可提供中维生素D日需量的10%或更多。对于2000kcal的饮食，DV为20μg/d。
a平均值。
b避免长时间暴露在阳光下

简介图7-2　维生素D

及黄油和奶油也提供少量维生素 D。牛奶，无论是液态的、干燥的或蒸发奶，都富含维生素 D，因此构成美国人维生素 D 的主要食物来源。酸奶和奶酪产品可能缺乏维生素 D，尽管橙汁、谷物、人造黄油和其他食品可能会被强化，但请阅读标签。

许多蘑菇在阳光下生长时会产生大量的维生素 D。当在没有阳光的情况下生长时，同一物种几乎不会产生维生素 D，这种变化使蘑菇成为不可靠的维生素 D 来源。商业生产者可通过将普通蘑菇品种短暂暴露于紫外线下来使其丰富。富含维生素 D 的蘑菇的外观和味道与普通蘑菇相似，但它们的标签通常会宣传其维生素 D 的含量。如果不使用紫外线，蘑菇是维生素 D 的不良来源。

每天喝 3 杯牛奶的年轻人从这种来源获得每日需要量的一半。其余大部分来自暴露在阳光下及其它食物和补充剂。素食主义者可以依靠维生素 D 强化食品（例如谷物和饮料）及补充剂来提供维生素 D。重要的是，给婴儿和幼儿喂养未经强化的"健康饮料"而不是牛奶或婴儿配方奶会导致严重的营养缺乏，包括佝偻病。

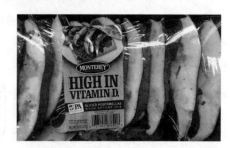

在阳光下生长或经过紫外线处理的蘑菇富含维生素 D，在黑暗中生长的蘑菇只含有少量维生素 D。

要点

● 维生素 D 的食物来源包括一些天然丰富的食物和许多强化食品。

7.5 维生素 E

LO 7.5 描述维生素 E 的作用、食物来源及其缺乏和毒性的影响

大约一个世纪前，研究人员在植物油中发现了一种对大鼠生殖至关重要的化合物。该化合物命名为**生育酚（tocopherol）**，来自希腊语"tokos"，它的意思是"后代"。几年后，该化合物被命名为维生素 E。

长期以来，已知四种生育酚化合物在营养方面具有重要意义，这四种化合物按希腊字母的前四个字母 α、β、γ 和 δ 命名。其中，α-生育酚是维生素 E 活性的金标准，DRI 值用 α-生育酚表示。还发现了其它形式的维生素 E，它对健康的潜在影响也引起了研究者的兴趣。

7.5.1 维生素 E 的作用

维生素 E 是一种抗氧化剂，所以能抵抗氧化损伤。当在正常细胞代谢过程中形成的高度不稳定的**自由基（free radical）**分子时，就会发生这种氧化损伤。如果不加以控制，自由基会产生破坏性的连锁反应，从而破坏细胞膜和脂蛋白中的多不饱和脂类、遗传物质中的 DNA 以及细胞中正在工作的蛋白质。根据**氧化应激（oxidative stress）**理论，这种情况会导致炎症和细胞衰老，与衰老过程、癌症发展、心脏病、糖尿病和多种其它疾病相关。维生素 E 通过自身氧化，可消除自由基并减轻炎症。图 7-7 概述了维生素 E 的抗氧化活性及其在疾病预防中的潜在作用。

维生素 E 的抗氧化保护至关重要，尤其是在肺部，否则高浓度的氧气

术语

生育酚（tocopherol）：维生素 E 的活性形式是 α-生育酚。

自由基（free radical）：原子或分子具有一个以上的未配对的电子，使原子或分子不稳定且具有高度活性。

氧化应激（oxidative stress）：一种涉及细胞和组织损伤的疾病成因理论，当自由基反应超过了抗氧化剂的清除能力时，就会发生这种损伤。

自由基形成发生在代谢过程中，并且在疾病或其它压力发作时会加速。

自由基引起破坏细胞结构的链式反应

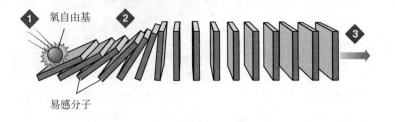

氧自由基

易感分子

1 具有化学活性的氧自由基会攻击脂肪酸、DNA、蛋白质或胆固醇分子，这些脂肪酸分子依次形成其它自由基

2 这引发了快速的破坏性链反应

3 结果是：
- 细胞膜脂质受损。
- 细胞蛋白质损伤。
- DNA损伤。
- LDL胆固醇氧化。
- 炎症。
这些变化可能会引发心脏病、癌症、黄斑变性等疾病

4 抗氧化剂（例如维生素E）通过改变自由基的性质来终止链式反应

抗氧化剂清除自由基并保护细胞结构

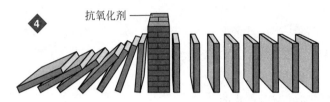

抗氧化剂

图7-7　自由基损伤和抗氧化保护

会破坏脆弱的细胞膜。当血液红细胞将氧从肺部携带到其它组织时，也需要维生素E的保护，防御疾病的白细胞同样依赖于维生素E的抗氧化性，血管内膜、敏感的脑组织，甚至骨骼也离不开维生素E的保护。生育酚还执行一些维护身体健康的非抗氧化剂的任务。

7.5.2　维生素E缺乏症

维生素E缺乏会在实验动物中产生各种各样的症状，但其中多数症状在健康人身上都很难出现。维生素E可溶于脂肪，维生素E缺乏可能会出现在患有脂肪吸收不良疾病的人或早产儿中。肝脏（制造脂肪降解必需的胆汁）疾病或损伤，胆囊（将胆汁输送到肠中）或胰脏（制造消化脂肪的酶）疾病可能导致维生素E缺乏。在健康人中，维生素E的血液浓度低很可能是长年选择低脂饮食的结果。

经典的维生素E缺乏症出现在早产婴儿中，因为维生素E尚未来得及从母亲转移给胎儿（发生在妊娠的最后几周）。没有足够的维生素E，婴儿的红细胞会破裂（**红细胞溶血，erythrocyte hemolysis**），从而导致婴儿贫血。在成年人中观察到的几种维生素E缺乏症的症状包括肌肉协调能力丧失、正常反射能力丧失以及视力和语言能力受损。维生素E可以纠正所有这些症状。

7.5.3　维生素E的毒性

食物中的维生素E是安全的，在很大的摄入量范围内，有关食物中维生素E中毒症状的报道很少。但是，膳食补充剂中的维生素E增强了抗凝血药物的作用，该药物可用来防止血栓，因此服用此类药物的人如果还服用维生素E，则可能会出现无法控制的出血。补充维生素E的剂量会延长血液凝结时间并增加脑出血的风险，这是在服用维生素 E 补充剂的人群中发现的一种脑卒中。

来自 78 个涉及 25 万人口的实验的汇总结果表明，服用维生素 E 补充剂可能会增加健康人和患病者的死亡率。其他研究发现，低剂量或中等剂量服用维生素 E 的人群死亡率没有任何影响或略有降低。为了安全起见，使用维生素 E 补充剂的人应保持低剂量，每天不要超过 1000mg 的 α - 生育酚耐受最高水平。

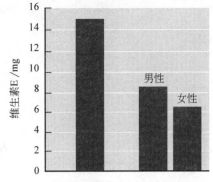

图7-8　维生素E推荐与实际摄入量的对比

7.5.4　维生素 E 推荐量和美国人摄入量

DRI 的维生素 E 推荐摄入量（附录 G）成年人为每天 15mg，这个量对大多数人来说足以维持健康的正常的血维生素 E 值。平均下来，美国人摄入的维生素 E 已低于推荐量（图 7-8）。人们摄入更多的多不饱和油会增加对维生素 E 的需求，因为该油需要维生素提供抗氧化保护。幸运的是，大多数未加工的油中也含有维生素 E，所以食用未加工油也能获得维生素 E。吸烟的人可能需求量会更高。

7.5.5　维生素 E 的食物来源

维生素 E 在食物中普遍存在（简介图 7-3）。人们摄入的维生素 E 许多来自植物油及其产品，例如人造黄油和沙拉调料；小麦胚芽油富含维生素 E；动物脂肪则几乎不含维生素 E。

维生素 E 易被加热和氧化破坏（图 7-9），因此，新鲜的、未加工油脂和稍加工的富含维生素 E 的食物是维生素 E 的最好来源。当人们更多选择精加工食物、油炸的快餐食品或"方便食品"时，他们就丢失了维生素 E，只有少量维生素 E 能在加热和制造这些食品的其它加工过程中保留下来。指南建议在饮食中增加富含维生素 E 的食物，以缩小 DRI 量与平均摄入量之间的差距。

饭店通常会在炸油替换之前重复使用几次，这种做法会破坏大部分或全部的维生素 E

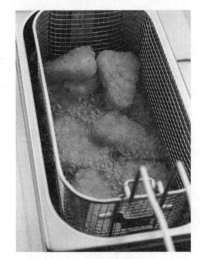

图7-9　高温会破坏维生素E

来源：A. Chiou and N. Kalogeropoulos, Virgin olive oil as frying oil, Comprehensive Reviews in Food Science and Food Safety（2017），epub, doi: 10.1111/1541-4337.12268.

膳食参考摄入量

成人：15mg/d

可耐受最高摄入量

成人：1000mg/d

主要功能

抗氧化剂（保护细胞膜，调节氧化反应，保护多不饱和脂肪酸）

缺乏

红细胞破裂，神经损伤

毒性

增强抗凝药物的作用

良好来源*

红花油[a]
（生的）
15ml=4.6mg

小麦胚芽
28g=4.5mg

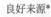

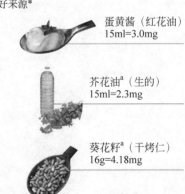

蛋黄酱（红花油）
15ml=3.0mg

芥花油[a]（生的）
15ml=2.3mg

葵花籽[a]（干烤仁）
16g=4.18mg

*这些食物每份可提供维生素E日需量的10%或更多。对于2000kal的饮食，DV为22 IU或15mg/d。
a烹饪会破坏维生素E

简介图7-3　维生素E

7.6　维生素 K

LO 7.6　描述维生素 K 的作用、食物来源及其缺乏和毒性的影响

你可曾想到过血液为什么能神奇地凝结呢？为什么在挽救生命的一系列反应中血液会由液体转变为固体，因为如果血液不凝固，伤口就会继续出血，血液就会从身体流光。

7.6.1　维生素 K 的作用

维生素 K 的主要功能是帮助激活有助于凝结血液的蛋白质。医院会在手术前测量患者的凝血时间，并在必要时补充维生素 K 以减少手术中的出血。只有在缺乏维生素 K 时，补充维生素 K 才有价值。维生素 K 不能改善患有其它出血性疾病（例如遗传性血友病）的人的凝血。

一些患有心脏疾病的人需要防止血液循环系统内形成血块，这通常被称为"稀释"血液。为此目的，最著名的药物之一是新双香豆素（warfarin，华法林），它会干扰维生素 K 的促凝作用。如果发生不受控制的出血，使用华法林的人可能需要维生素 K 治疗。服用华法林的患者如果自行服用维生素 K 补充剂会引发血液凝结的风险，而那些突然停止服用维生素 K 的患者则会引起过量出血的风险。

维生素 K 对合成关键的骨蛋白也是必需的。血液中维生素 K 含量低时，骨骼产生的异常蛋白质无法有效结合正常形成骨骼的矿物质。以绿叶蔬菜形式摄入大量维生素 K 的人发生髋部骨折的概率比摄入量少的人会低。补充维生素 K 是否能有效防止骨质流失，目前尚不清楚，还需要更多研究来阐明维生素 K 与骨骼健康之间的联系。

7.6.2　维生素 K 缺乏

即使人们很少吃富含维生素 K 的食物，也很少有美国成年人出现维生素 K 缺乏症。这是因为，像维生素 D 一样，维生素 K 可以从非食物来源，即肠道细菌中获得。正常情况下，肠内存在数十亿细菌，其中一些细菌合成维生素 K。

但新生儿例外，因为他们出生时的肠道是无菌的，而产生维生素 K 的细菌需要数周时间才能建立自己的菌群。为了预防出血，会在出生时给新生儿注射一次性剂量的维生素 K（图 7-10）。令人震惊的现状是，拒绝对新生儿进行维生素 K 治疗的父母人数最近有所增加，这可能导致与维生

出生后不久，新生儿就接受一定剂量的维生素 K 以预防出血。

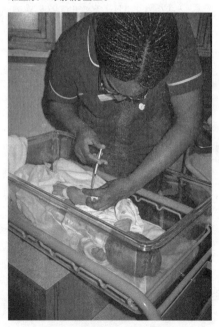

图7-10　给新生儿注射维生素K

素 K 缺乏相关的呕吐、嗜睡甚至流血，包括此类婴儿的脑部出血。应告知准父母，出生时注射维生素 K 几乎没有危险，但可以避免新生儿出血等问题。

服用抗生素杀死肠道细菌的人也可能会出现维生素 K 缺乏症。在其它条件下，胆汁生成会减弱，使脂类（包括所有脂溶性维生素）无法吸收。在这些情况下，需要补充维生素，因为维生素 K 缺乏症可能会致命。

7.6.3 维生素 K 的毒性

有关健康成年人维生素 K 中毒的报道很少，而且 DRI 委员会没有为维生素 K 设定一个耐受的最高水平。然而，对于婴儿和孕妇来说，当服用合成的维生素 K 的补充剂过多时，可能导致维生素 K 中毒。毒性会诱导血液红细胞破裂，释放出细胞内色素，色素将皮肤染成黄色。中毒剂量的合成维生素 K 会引起肝释放血细胞色素（胆红素）进入血液（而不是进入胆汁），导致**黄疸（jaundice）**。

7.6.4 维生素 K 的需要量及其来源

男性的维生素 K 需要量为每天 120μg；女性为 90μg。如简介图 7-4 所示，维生素 K 最丰富的植物性食物来源包括深绿色的多叶蔬菜，例如煮熟的菠菜和其它绿色蔬菜，每半杯平均提供 300μg。生菜、西兰花、抱子甘蓝和卷心菜科的其它成员也是很好的来源。

在蛋白质食品中，大豆、绿豌豆和黑眼豌豆以及豌豆汤是丰富的食物来源。油菜籽油和大豆油（未氢化的液体油）提供的量虽然较小但也很重要。强化谷物也可以是添加维生素 K 的丰富来源。由于分析方法的改进，现在的食物成分数据库包含了许多食品的维生素 K 含量。

> **术语**
>
> 黄疸（jaundice）：由于胆汁色素胆红素从肝脏溢出到全身循环而使皮肤发黄。

膳食参考摄入量

男性：120μg/d

女性：90μg/d

主要功能

凝血蛋白和骨蛋白的合成

缺乏

出血；异常骨形成

毒性

抑制抗凝药物的作用

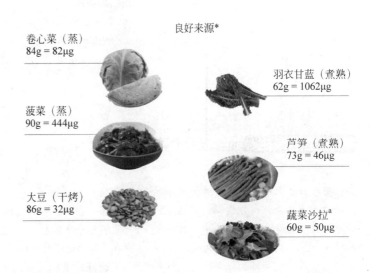

良好来源*

卷心菜（蒸）
84g = 82μg

羽衣甘蓝（煮熟）
62g = 1062μg

菠菜（蒸）
90g = 444μg

芦笋（煮熟）
73g = 46μg

大豆（干烤）
86g = 32μg

蔬菜沙拉ᵃ
60g = 50μg

*这些食物每份可提供中维生素K日需量的10%或更多。对于2000kcal的饮食，DV为120μg/d。
a平均值。

简介图7-4 维生素K

7.7 水溶性维生素

LO 7.7 总结水溶性维生素的特性和功能

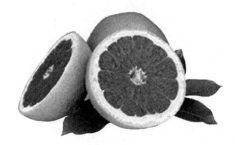

维生素 C 和 B 族维生素都是水溶性维生素，这一特性对于食物的烹饪方式和身体内的消化过程都有一定的影响。烹饪时食物中的水溶性维生素很容易溶解和随汤汁流失，而且如果在加工过程中，食物暴露于阳光、加热或氧气下，其中一些维生素会被破坏。下一节将指出维生素的脆弱性，并提供保留食物中维生素的小窍门。回顾表 7-2 中水溶性维生素的特性。

在体内，水溶性维生素很容易被吸收，同样也很容易通过尿液被排泄掉。少数几个水溶性维生素可能滞留在非脂肪组织中达 1 个月或更长时间，但这些组织随时都在快速地与体液进行物质交换：任何水溶性维生素体内均无法真正地储存。这些维生素在任一时刻都可能被细胞外液交换，被血液冲走，或随尿液排出体外。

要满足机体对这些营养素的需求，做法很简单，选择富含水溶性维生素的食物就可以确保几天内其平均摄入量达到推荐标准，本节简介将指导你如何选择。食物中水溶性维生素浓度绝不会达到中毒剂量，而且它们很容易以尿液形式排出，但大量水溶性维生素补充剂还是有可能导致中毒。

要 点

- 水溶性维生素容易被身体吸收，也容易被排泄，应当经常食用能提供这些维生素的食物。
- 在食物准备和加工阶段，水溶性维生素容易流失和被破坏。

健康生活专栏： 运动员所需维生素

那些努力取得最佳成绩的运动员需要的维生素比食物所能提供的多吗？选择合理饮食的竞技运动员几乎不需要营养补充剂。原因非常简单：为运动提供能量需要人们吃额外的能量食物，如果这些额外的食物是本章图中所示的水果、蔬菜、牛奶、鸡蛋、全麦或强化谷物、瘦肉和一些油，那么自然就会摄入运动所需的额外维生素。第 10 章阐述了维生素在体育活动中的作用。

现在开始！ 如果您还没有这样做，请访问 MindTap 中的 Diet & Wellness Plus，记录您三天的饮食，包含一天周末。在你记录了三天的饮食后，写一份摄入报告，看看你与那些和你年龄、体重和身体活动水平相当的人的营养推荐值相差有多大。

7.8 维生素 C

LO 7.8 确定维生素 C 的作用、食物来源及其缺乏和毒性的影响

二百多年前，只要去航海的人都知道自己只有一半的生还机会，其原因并不是遇到海盗，也不是死于风暴，而是可能会患上**坏血病（scurvy）**。在一次长时间的航行中，这种疾病会夺去多达 2/3 海员的生命，只有那些短途航行，特别是在地中海周围航行的船只，可免受这种疾病的伤害。远洋航行的特殊危害在于，船上的厨师会让人尽早吃掉易腐烂的新鲜水果和蔬菜，并在航行期间只吃谷物和活体动物。

第一个人体营养学实验是在近 250 年以前做的，目的是找到一种治疗坏血病的方法。詹姆斯·林德（James Lind）医生将一些患坏血病的英国水手分成几组。每组接受不同的测试物质：醋、硫酸、海水、橙子或柠檬。那些接受柑橘类水果作为测试物质的人可以在短时间内被治愈。可悲的是，英国海军花了 50 年的时间才确定这些信息，并要求其所有船只每天为每位水手提供柠檬汁。由于这一要求，英国水手们被嘲讽为"limey"（靠酸橙活着的人）。后来给水果提供的维生素命名为**抗坏血酸（ascorbic acid）**，字面意思是"抗坏血病的酸"。维生素 C 则是今天人们最为熟悉的名字。

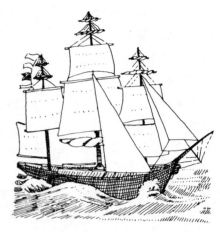

没有新鲜水果和蔬菜的长途航行使船员因坏血病而死亡

7.8.1 维生素 C 的作用

维生素 C 在体内执行各种不同的功能，最为人们熟知的两个功能是维护结缔组织和作为抗氧化剂。

1. 结缔组织 胶原蛋白（collagen）的形成和维持所涉及的酶的活性取决于维生素 C，人体其它许多酶也是如此。胶原蛋白构成所有结缔组织（骨骼、牙齿、皮肤和肌腱）的基础。胶原蛋白形成愈合伤口的瘢痕组织，修补骨折的加固结构以及防止瘀伤的毛细血管支撑材料。维生素 C 还参与其它合成反应，例如肉碱的生产，肉碱是在细胞内运输脂肪酸的重要化合物，并参与某些激素的产生。

2. 抗氧化活性 维生素 C 通过许多方式起抗氧化剂的作用。维生素 C 通过自身被氧化，保护食物和体内发现的物质免于氧化。例如，免疫系统的细胞会保持高水平的维生素 C，以防在与细菌和其它入侵者对抗时释放的自由基的伤害。使用过后，一些氧化的维生素 C 会被不可逆地降解，并由饮食中的维生素 C 取代。然而，大多数维生素 C 不会丢失，而且能够有效地恢复成它的活性形式再被利用。

在肠道中，维生素 C 保护铁免受氧化，从而促进铁的吸收。进入血液后，维生素 C 可以保护敏感的血液成分免于氧化，减少组织炎症，并通过保护维生素 E 将其回收成活性形式，以帮助维持人体对维生素 E 的供应。维生素 C 的抗氧化作用是广泛研究的焦点，特别是在预防慢性疾病方面。

在体外试管实验中，高浓度的维生素 C 与抗氧化剂具有相反的作用。也就是说，它是通过激活诸如铁和铜之类的氧化性元素而充当**促氧化剂（prooxidant）**。在体内，铁和铜通常与控制这种相互作用的特殊蛋白质紧密

术语

坏血病（scurvy）：维生素 C 缺乏症。

抗坏血酸（ascorbic acid）：是维生素 C 的一种活性形式（另一种是脱氢抗坏血酸）；抗氧化营养素。

胶原蛋白（collagen）：是大多数结缔组织（包括瘢痕、韧带和腱）的主要蛋白质，以及在其上构建骨骼和牙齿的基础物质。

促氧化剂（prooxidant）：触发涉及氧气反应的化合物。

膳食参考摄入量

男性：90mg/d

女性：75 mg/d

吸烟者：补充35mg/d

可耐受最高摄入量

成人：2000mg/d

主要功能

胶原蛋白合成（增强血管壁，形成瘢痕组织，为骨骼生长提供基质），抗氧化剂，将维生素E恢复为活性形式，支持免疫系统，促进铁吸收

缺乏

坏血病、有明确的出血、疲劳、牙龈出血、瘀伤；骨骼脆弱、关节疼痛；伤口愈合不良、经常感染

毒性

恶心，腹部绞痛，腹泻；皮疹；干扰医学检验和药物疗法；在易感人群中，痛风或肾结石加重

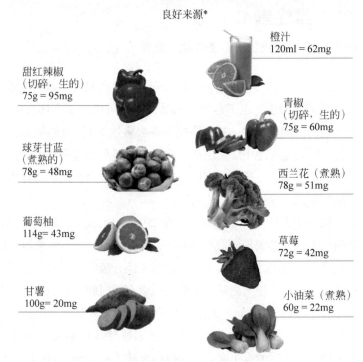

良好来源*

橙汁
120ml = 62mg

甜红辣椒
（切碎，生的）
75g = 95mg

青椒
（切碎，生的）
75g = 60mg

球芽甘蓝
（煮熟的）
78g = 48mg

西兰花（煮熟）
78g = 51mg

葡萄柚
114g = 43mg

草莓
72g = 42mg

甘薯
100g= 20mg

小油菜（煮熟）
60g = 22mg

*这些食物每份可提供维生素C日需量的10%或更多。对于2000kcal的饮食，DV为90mg/d

简介图7-5　维生素C

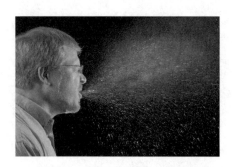

维生素C可以减轻感冒患者的痛苦吗？

结合。

3. 维生素 C 补充剂可以治愈感冒吗？　许多人认为补充维生素 C 可以预防或治愈普通感冒，但研究结果通常无法支持这种长期应用的效果。在超过 11300 人的 29 个试验中，常规补充维生素 C 与预防感冒没有关系。一些研究确实报告了其它适度的潜在益处——减少感冒，减少病假，缩短严重症状的持续时间，特别是那些遭受身体和环境压力以及维生素 C 含量低的患者。摄取足够的维生素 C 对于免疫系统的某些白细胞至关重要，这些白细胞是抵抗感染的主要防御剂。

有实验表明，每天补充至少 1g 维生素 C 且经常接近 2g（可耐受最高水平，不推荐）的补充剂似乎可以减少血液中的组胺。任何感冒的人都知道组胺的影响：打喷嚏，流鼻涕或鼻塞，鼻窦肿胀。在服用像药物一样的剂量下，维生素 C 可以模仿一种弱的抗组胺药，但是研究的剂量和条件各不相同，因此很难下结论。

服药的另一效果也可能是缓解疼痛。在一项维生素 C 研究中，一些实验对象接受了糖丸治疗，但被告知正在服用维生素 C。这些对象报告的感冒比实际上接受维生素但认为自己正在接受安慰剂的人群要少。在研究中，这是对医疗信任的治愈效果即安慰剂效果。

7.8.2　维生素 C 缺乏的症状和摄入量

坏血病的大多数症状可归因于缺乏维生素 C 引起的胶原蛋白的分解：食欲不振，生长停止，触痛，无力，牙龈出血（图 7-11），牙齿松动，脚踝

和手腕肿胀以及皮肤上的细小红色斑点（血液从毛细血管中渗出）。贫血是一种症状，它反映了一个值得强调的重要作用：维生素 C 有助于人体吸收和利用铁。表 7-9 总结了维生素 C 缺乏症的症状和其它信息。

维生素 C 缺乏导致支持牙齿的胶原蛋白分解。

皮肤上会出现细微的出血点（红色斑点），这表明有可能发生看不见的内部出血。

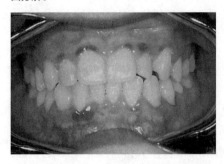 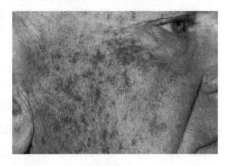

图7-11 坏血病症状——牙龈和皮肤上的表现

在美国，维生素 C 缺乏的现状已经得到了改善，但是那些吸烟或低收入的人仍处于缺乏的危险中。现在除了在少数老年人、酗酒和滥用药物者、医院中的患者以及那些只喝牛奶的婴儿中，很少看到坏血病。母乳和婴儿配方奶粉能够提供足够的维生素 C，但是只喝牛奶和不含维生素 C 的果汁和配方奶的婴儿则很危险。至于老年人，食欲不振、水果和蔬菜的摄入量低通常也会导致维生素 C 摄入量低。

7.8.3 维生素 C 的毒性

维生素 C 片到处都能买到，而且已经出版的书籍都在介绍维生素 C 可以预防和治疗感冒及癌症，结果导致成千上万的人服用大量的维生素 C。这些"志愿"受试者使得研究人员可以进行大剂量维生素 C 潜在副作用的研究。当摄入 2g 时，观察到的一个作用是在正常葡萄糖耐受性的人群中胰岛素对碳水化合物反应的改变。而使用抗凝药物的同时，如果摄入大剂量维生素 C 可能会在不经意之间使药物失去疗效。患有肾脏疾病、痛风或维生素 C 代谢异常的人，如果服用大量维生素 C，很容易形成肾结石。任何剂量的维生素 C 补充剂对于体内铁过多的人都是不明智的，因为维生素 C 会增加肠道对铁的吸收并从储存中释放铁。其它不良反应是轻度的，包括消化系统不适，例如恶心、腹部绞痛、腹胀和腹泻。

如图 7-12 所示，维生素 C 摄入量的安全范围似乎很宽，从每天的绝对最小值 10mg 到 2000mg 的耐受最高水平。预计接近 10g 的剂量是不安全的，但来自食物中的维生素 C 始终是安全的。

7.8.4 维生素 C 的推荐摄入量

维生素 C 的成人 DRI：男性为 90mg，女性为 75mg。这些量远高于预防坏血病症状所需的每天 10mg 左右。实际上，这接近人体维生素 C 充足至超标的量：每天约 100mg。

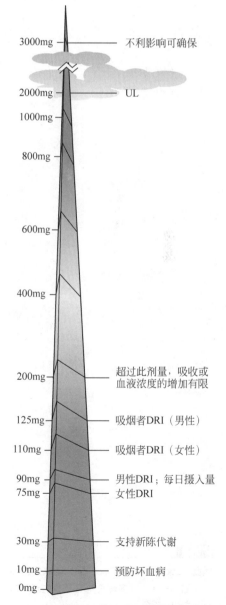

维生素 C 的 DRI 可耐受最高摄入量（UL）设置为每天 2000 mg（2 g）。每天 10mg 即可预防坏血病

3000mg	不利影响可确保
2000mg	UL
1000mg	
800mg	
600mg	
400mg	
200mg	超过此剂量，吸收或血液浓度的增加有限
125mg	吸烟者DRI（男性）
110mg	吸烟者DRI（女性）
90mg	男性DRI；每日摄入量
75mg	女性DRI
30mg	支持新陈代谢
10mg	预防坏血病
0mg	

图7-12 维生素C推荐塔

吸烟会引入氧化物质，消耗掉人体内的维生素 C。因此，吸烟者血液中维生素 C 的浓度通常比不吸烟者低。甚至与吸烟者一起生活和工作的"被动吸烟者"以及经常咀嚼烟草的人也比其它人需要更多的维生素 C。吸烟者的推荐摄入量较高，男性为 125mg，女性为 110mg，以维持与非吸烟者相当的血液浓度。重要的是，维生素 C 不能逆转由吸烟引起的其它损害。身体压力，包括感染、烧伤、发烧、铅等有毒重金属和某些药物，也会增加人体对维生素 C 的需求。

7.8.5　维生素 C 的食物来源

水果和蔬菜是富含维生素 C 的食物（图 7-5），早餐一杯橙汁，午餐一盘沙拉，晚餐一个西兰花和土豆就很容易提供 300mg 维生素 C，不需要服用维生素 C 片了。人们通常将柑橘类水果和果汁作为富含维生素 C 的食物，但是却忽略了其它能量低的富含维生素 C 食物。

维生素 C 易受加热和氧化的破坏，因此，要使维生素 C 的摄入量最大化，消费者应温和地处理其水果和蔬菜。切割、加工和储存食物时发生的损失可能足以减少体内维生素 C 的活性。新鲜的、生的和快速煮熟的水果、蔬菜和果汁中含有最多的维生素 C，应妥善保存并在购买后一周内食用。《消费者指南》讨论了食品加工技术的维生素成本，并就如何减少家庭中维生素的损失提供了推荐意见。

由于它的知名度极高，尽管每半杯份量提供的维生素 C 含量不足 10mg，但土豆仍显著促进了维生素 C 的摄入。比起土豆的味道，红薯会被人们忽视，但它其实是养分的金矿。单单半杯的量就可提供大多数人 1/3 的推荐维生素 C 摄入量，此外还富含维生素 A。

> **要　点**
> - 维生素 C 可以维持胶原蛋白活性，防止感染，充当抗氧化剂并促进铁的吸收。
> - 从食物中可以轻松获取充足的维生素 C。

7.9　B 族维生素

LO 7.9　描述 B 族维生素在新陈代谢中的共同作用及其不足的影响

B 族维生素起部分辅酶的作用。**辅酶**（coenzyme）是与酶结合（在第 6 章中描述）并激活它的小分子。图 7-13 显示了辅酶如何使酶发挥作用。维生素部分经常是活性部位，会在那里发生化学反应。反应物被吸引并卡入活性部位，随即发生反应。每种酶的形状预示着它只能完成一种工作。但是，没有辅酶，这种酶就和没有方向盘的汽车一样无用。

每种 B 族维生素都有其自身的特殊性质，关于每种 B 族族群的详细信息量非常庞大。为简化起见，本章从总体上介绍 B 族维生素的作用，重点介绍缺乏的后果。这些营养素相互依存，有时很难分辨哪种维生素缺乏是哪

术　语

辅酶（coenzyme）：与酶共同作用以促进酶活性的小分子。许多辅酶有 B 族维生素，是其结构的一部分。

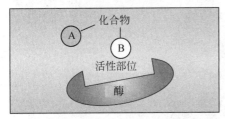

1. 没有辅酶，化合物A和B不会对酶产生反应

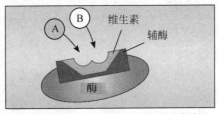

2. 辅酶就位后，化合物A和B被吸引到酶的活性位点上，并发生反应

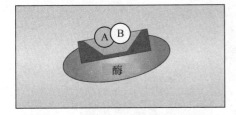

3. 通过形成新产物完成反应。在这种情况下，产物为AB

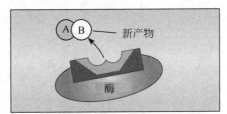

4. 产物AB已产生

图7-13　辅酶作用

种症状的原因；一种物质的存在与否会影响另一种物质的吸收、代谢和排泄。后面的部分将分别详述每一种维生素。

7.9.1　B族维生素在代谢中的作用

图 7-14 显示了一些人体器官和组织，其中的 B 族维生素可帮助人体代谢碳水化合物、脂类和氨基酸。此图的目的并不是要详细描述代谢过程，只是描绘在能量营养素代谢和合成新细胞的过程中 B 族维生素所起的辅酶作用。

许多人都误认为 B 族维生素能为身体提供能量，而实际上它们并不能，至少不能直接提供能量。B 族维生素是个"帮手"，产能营养素是糖、脂肪和蛋白质，它们作为燃料提供能量，B 族维生素只是帮助身体利用这些燃料。具体来讲，5 种活性形式的 B 族维生素——维生素 B_1、维生素 B_2、烟酸、泛酸和生物素，能够直接参与糖、脂肪和蛋白质代谢的能量释放。维生素 B_6 可帮助人体利用氨基酸合成蛋白质；然后身体通过多种方式使蛋白质发挥作用，比如构造新组织，合成激素，抵抗感染或作为燃料提供能量等。

叶酸和维生素 B_{12} 有助于细胞繁殖，这对于寿命短、必须经常更换自身的细胞尤为重要。这样的细胞既包括血液红细胞（可存活约 120 天）和消化道内壁细胞（每三天更换一次）。这些细胞吸收能量并将其传递给所有其它细胞。简而言之，每种 B 族维生素都直接或间接地参与了能量代谢的过程。

7.9.2　B族维生素缺乏的症状

只要体内存在 B 族维生素，身体是感知不到的，而只有当它们完全没有时，其缺乏才会通过能量缺乏及其它各种症状显现出来。如图 7-14 所示，B 族维生素能够协助每一个细胞进行能量释放的反应，而细胞的工作都离不开能量。因此当缺乏 B 族维生素时，每个细胞都会受影响。B 族维生素缺乏该图的目的是显示许多组织功能中的一些功能，这些功能需要大量的 B 族维生素依赖性酶和谐地合作。维生素 B 在每个细胞中都起作用，而这个图显示不到其实际作用的千分之一。

每种 B 维生素都是一种或多种辅酶的一部分，这些辅酶可以使人体产生化学作用。例如，烟酸、硫胺素和核黄素辅酶在能量代谢途径中很重要。叶酸和维生素 B_{12} 辅酶是制造 RNA 和 DNA 所必需的，也是新细胞产生的关键。维生素 B_6 辅酶是加工氨基酸并由此形成蛋白质所必需的。尽管许多其它关系对于新陈代谢也很重要，但这个图并没有尝试讲授复杂的生物化学途径或包含 B 族维生素的酶的名称。

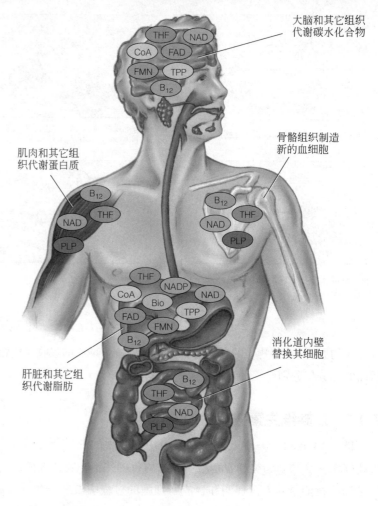

辅酶	维生素
TPP	= 硫胺素
FAD　FMN	= 核黄素
NAD　NADP	= 烟酸
PLP	= 维生素B_6
THF	= 叶酸
CoA	= 泛酸
Bio	= 生物素
B_{12}	= 维生素B_{12}

图7-14　B族维生素在代谢中的一些作用举例

时出现的症状包括恶心、严重虚脱、易怒、抑郁、健忘、食欲不振、体重下降、肌肉疼痛、免疫系统受损、不能控制四肢、心脏活动异常、严重的皮肤问题、舌头红肿、嘴角处皮肤开裂、流泪或眼球充血等。图 7-15 显示了其中两个标志性症状。由于细胞更新取决于能量和蛋白质，而能量和蛋白质又取决于 B 族维生素，因此消化道和血液总是受到损害。对于儿童，完全康复是不可能的。在生长过程中缺乏硫胺素的情况下，可能导致永久性脑损伤。

正常的粗糙而凹凸不平的舌头会变得光滑肿胀，并且嘴角会发炎和破裂。

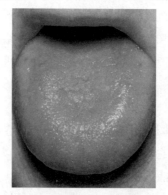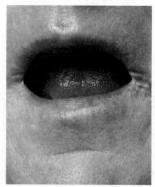

图7-15　维生素B缺乏症状：舌头和口腔的表现

在有关 B 族维生素的学术讨论中，缺乏每一种 B 族维生素都可能对应一系列不同的症状。而实际上，对这些症状划分得如此清楚只有在动物实验中才能做到，因为这些动物实验中的喂食方案只会缺少某一种维生素成分。但在现实生活中，某种 B 族维生素的缺乏很少单独出现，因为人们不可能仅吃某种单一的营养物，他们的食物是由许多营养物质组成的混合物。如果饮食中某种 B 族维生素较低，其它营养素也可能会低。因此对患者进行治疗时应采用对其健康有益的全营养食物，而不仅仅是服用单一的维生素补充剂，这样就可以保证治疗主要缺乏症的同时，使一些微量营养素的缺乏也得到纠正。表 7-9 中列出了维生素 B 缺乏和毒性的症状。

要点

- 作为辅酶的一部分，B 族维生素帮助每一个细胞中的酶完成大量的工作。
- B 族维生素帮助碳水化合物、脂肪和蛋白质的代谢。

7.10 B 族维生素介绍

LO 7.10 描述 8 种 B 族维生素的作用、食物来源及其缺乏和毒性的影响

尽管所有的 B 族维生素都能作为辅酶的一部分发挥作用并且都具有其它的一些特性，但每种维生素也有自己的独特品质，下面的章节将详细介绍。

7.10.1 硫胺素（维生素 B₁）

硫胺素（thiamin） 在所有细胞的能量代谢中起关键作用。硫胺素还在神经细胞膜上占有特殊的位置。因此，神经过程及其反应组织（肌肉）严重依赖硫胺素。

1. 硫胺素缺乏 典型的硫胺素缺乏症是**脚气病（beriberi）**，最早见于东亚。大米占大多数人消耗的总能量的 80%~90%，而大米是硫胺素的最主要来源。当吃抛光大米的习俗（去除含有硫胺素的棕色外皮）逐步普及时，脚气病就像流行病一样席卷了整个人群。科学家们花费了数年时间去寻找导致脚气病的微生物原因，然后才意识到病因并非是环境中已经存在的东西，而是在环境中尚未发现的东西。图 7-16 描述了脚气病及其两种形式。

略早于 1900 年时，在东亚监狱工作的一位医生通过观察发现，适当的饮食可以治愈脚气病。用囚犯盘子里的剩饭喂鸡时，医生注意到监狱里的鸡出现僵硬和虚弱，类似于患脚气病的囚犯。而用厨房里的米糠喂鸡时，鸡的麻痹症被治愈了！当他试图将米糠"垃圾"喂给囚犯时，这位医生遇到了一定的阻力，但最终奏效了：产生了奇迹般的治愈效果，就像本章开头所描述的那样。后来，米糠提取物被用于预防婴儿脚气病。再后来，人们合成出了硫胺素。

在当今的发达国家，酗酒常常导致严重的硫胺素缺乏症，即**韦尼克-科尔萨科夫综合征（Wernicke-Korsakoff syndrome）**。酒精虽然能够贡献能量，但几乎不携带任何营养，而且人们经常以酒代饭。此外，酒精会阻碍硫胺素

脚气病有两种形式：湿性脚气病，特征为水肿（液体积聚）；干性脚气病，无水肿。此人的脚面保留了医师拇指的印记，显示出湿性脚气病的水肿。

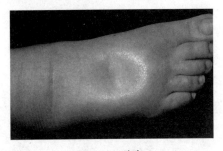

图7-16 脚气

术语

硫胺素（thiamin）：一种 B 族维生素，与人体使用燃料有关。

脚气病（beriberi）：硫胺缺乏症；特点是失去知觉在手和脚，肌肉无力，进行性瘫痪和异常的心脏动作。

韦尼克-科尔萨科夫综合征（Wernicke-Korsakoff syndrome）：是由酒精中毒导致硫胺素缺乏引起的一系列神经损伤症状。表现为精神错乱，神志不清，记忆力减退，眼球抽搐和步态蹒跚。

从消化道吸收并加速它在尿液中的排泄，增加了3倍的缺乏风险。该综合征具有与酒精滥用本身几乎无法区分的症状：冷漠、烦躁、精神错乱、神志不清、记忆力减退、眼球跳动和步态异常（简介图7-6）。与酒精中毒不同，该综合征对注射硫胺素反应特别敏感。

膳食参考摄入量

男性：1.2mg/d

女性：1.1mg/d

主要功能

参与能量代谢的辅酶的一部分

缺乏症 [a]

脚气病，可能有水肿或肌肉萎缩；心脏增大，心力衰竭，肌肉无力，疼痛，冷漠，短期记忆差，精神错乱，烦躁不安，行走困难，麻痹，眼球呆滞，厌食，体重减轻

毒性

没有报告

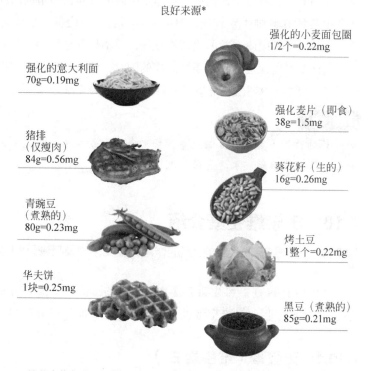

良好来源*

强化的意大利面
70g=0.19mg

强化的小麦面包圈
1/2个=0.22mg

猪排（仅瘦肉）
84g=0.56mg

强化麦片（即食）
38g=1.5mg

青豌豆（煮熟的）
80g=0.23mg

葵花籽（生的）
16g=0.26mg

烤土豆
1整个=0.22mg

华夫饼
1块=0.25mg

黑豆（煮熟的）
85g=0.21mg

*这些食物每份可提供硫胺素日需量的10%或更多。对于2000kcal的饮食，DV为1.2mg/d。
a 严重的硫胺素缺乏症通常与大量饮酒有关

简介图7-6　硫胺素

消费者指南专栏：

食品加工对维生素的影响

消费者经常想知道："罐头食品中是否还有营养价值？"或"新鲜食品或冷冻食品比罐头食品好吗？"一般来说，对食物的加工越多，营养就越少。深加工食品（在第1章中定义）贡献了美国饮食中的大部分钠、糖、饱和脂肪和能量。许多加工形式都会破坏维生素，但是加工对食物营养价值的影响取决于营养素和加工过程。各种加工过的橙汁中的维生素C就是一个很好的例子：

●鲜榨。从完整橙子的纤维结构中提取的果汁可以快速包装，进行巴氏杀菌和冷藏（几乎所有维生素C都保留了：237 ml可提供120mg维生素C）。

●浓缩。鲜榨果汁通过加热和加压而冷凝，然后冷冻。加水复原后，将其包装在纸箱中并冷藏。浓缩物也可以冷冻出售以在家中复原（冷凝会破坏少量的维生素C：237 ml的复原果汁可提供97mg的维生素C）。

●罐装100%橙汁。在罐装过程中，通常将复原后的液体汁加热以对它进行灭菌（加热会破坏更多的维生素C：237 ml可提供75mg的维生素C）。

这些数字表明新鲜果汁的维生素C更好，但请考虑以下几点：这些选择中的任何237 ml橙汁都可以满足或接近满足成年人每天对这种维生素的全部需求。

1. 罐装或冷冻的？

采摘后，水果和蔬菜中的细胞

酶不断分解维生素，随着时间的流逝，维生素含量明显下降。冷冻显著减缓了这种酶的分解，并保留了采摘时几乎所有的维生素。至于罐头，它需要将食物加热到足够高的温度并持续足够长的时间，以消灭其中可能存在的任何致病微生物。这种加热过程会使酶变性，从而停止酶促维生素的破坏。但是，加热本身会破坏少量维生素，大约一半水溶性维生素溶解在罐装液体中，但液体通常会被丢弃。但这不会使罐装食品成为维生素的不良选择（它们可以是很好的来源，尤其是食用液体），而且罐装食品价格便宜，易于存储和制备。

2. 商业加工的恶果

有些加工对维生素破坏更多。如前面提到的，油炸几乎可以破坏油中的所有维生素 E。另一种破坏加工是挤压（extrusion）加工技术，用于制作许多深加工食品。这样的食物看起来很漂亮，味道鲜美，但是在挤压过程中，加热和氧化会破坏食物中大约 30% 的维生素 A、50% 的维生素 K 和 90% 的维生素 C，几乎所有其它维生素的损失也差不多。制造商可能会尝试通过喷洒一些维生素或矿物质来弥补损失，但它无法替代所有营养素、纤维和植物化合物从原始食材中的流失。从农场鲜果到深加工食品，加工食品的营养密度持续下降，以下是从较小程度到较大程度的连续加工食品的示例：

● 全麦面包 > 强化的白面包 > 包装的零食蛋糕

● 牛奶 > 水果味的酸奶 > "酸奶"覆盖葡萄干糖果

● 新鲜菠菜 > 菠菜罐头 > 压制的绿叶"蔬菜"片

● 猪里脊肉 > 火腿午餐肉 > 炸培根

偶尔食用深加工食品在营养上是可以忍受的，只是不要将它用作主食。

3. 进展

消费者经常错误地将术语"加工食品"和"垃圾食品"等同起来，但它们不是同义词。多亏了商业食品加工，我们很少需要花费一天的时间来磨谷物做面包，做奶酪或腌制火腿，然后再做三明治。商业加工还可以改善某些产品，例如预洗和切块的新鲜蔬菜（它们保留维生素，方便并减少浪费）或罐头鱼（其价格比新鲜鱼要低得多，存储时间更长，并且保留很多重要的维生素）。但是，明智地选择食物只是其中的一半。熟练的食物处理、储存和准备工作是另一半（表 7-7 提供了一些提示）。借助这些信息，您可以做出各种选择，以丰富食物中所含的维生素。

复习题[①]

1. 冷冻食物比罐头保存食物中的维生素要好。

　　对　　　　　错

2. 一杯 237ml 的新鲜、冷冻或罐装橙汁可以满足大多数成年人的日常维生素 C 需求。

　　对　　　　　错

3. 所有加工食品都可以归类为垃圾食品。

　　对　　　　　错

---

① 答案见附录 J。

术 语

挤压（extrusion）加工技术：可将谷物、豆类和其它食品转化为细颗粒，这些颗粒经煮熟、成形、着色、调味、膨化，可做成小吃、早餐麦片和其它产品。

表 7-7　减少维生素流失

这些策略中的每一种都可以节省食物中维生素的一小部分，但是每天重复一次，随着时间的流逝，它们的总和就会增加很多

防止酶解破坏：
■ 冷藏大多数新鲜水果、蔬菜和果汁，以减缓维生素的分解

避免光线和空气：
■ 将牛奶和富含谷物的产品存储在不透明的容器中，以防止核黄素受光破坏
■ 将切好的水果和蔬菜放在密封包装的冰箱中；重新密封并在冷藏前打开果汁容器

防止能量破坏或损失水：
■ 在切割或去皮之前，请清洗完整的水果和蔬菜，以防止清洗过程中维生素的流失
■ 用微波炉煮水果和蔬菜，或快速翻炒或蒸煮，用少量水保存对热敏感的维生素，并防止维生素在烹饪用水中流失。用煮沸的汤、炖肉或肉汁重新获取溶解的维生素
■ 避免高温和长时间烹饪

2. 推荐摄入量和食物来源 DRI 委员会推荐的男性硫胺素摄入量为每天 1.2mg，女性硫胺素摄入量为每天 1.1mg。孕期和哺乳期需要更多的硫胺素（附录 G）。硫胺素在许多营养食品中少量存在。火腿和其它猪肉制品、葵花籽、强化谷物和全谷物以及豆类中含量特别丰富。如果每天少吃单纯能量食品和注重营养膳食，很容易满足对硫胺素的需求。

要 点

- 硫胺素（维生素 B_1）在能量代谢和神经细胞中发挥作用。
- 硫胺素的缺乏会造成脚气病。
- 许多食物都能提供少量硫胺素。

7.10.2 核黄素的作用

　　像硫胺素一样，**核黄素（riboflavin）**在所有细胞的能量代谢途径中也起着辅酶的作用。当硫胺素缺乏时，核黄素也可能缺乏。由于硫胺素缺乏症的表现更为严重，因此，当核黄素缺乏时，其缺乏的症状，例如嘴角开裂、喉咙痛和对光过敏可能无法检测或感知。在世界范围内，有记录表明，日常饮食中缺乏奶制品和肉类的儿童中容易出现核黄素缺乏症，研究人员怀疑这种现象也发生在某些美国老年人中。纠正核黄素缺乏症的饮食模式可以同时含有一些硫胺素，因此可以同时消除这两种缺乏症。

　　简介图 7-7 中列出了核黄素的推荐量。人们可从强化面包、谷类、面条和其它谷物产品中获取 1/4 的核黄素，而牛奶和奶制品则占另外的 20%。其余大部分食物都由某些蔬菜、鸡蛋和肉类制成（请参见简介图 7-7）。紫外线和辐射会破坏核黄素。由于这些原因，牛奶以纸板或不透明的塑料容器出售，

术 语

核黄素（riboflavin）：是在人体的能量释放机制中具有活性的维生素 B。

膳食参考摄入量

男性：1.3mg/d

女性：1.1mg/d

主要功能

参与能量代谢的辅酶的一部分

缺乏

嘴角出现裂纹和发红；疼痛，光滑、紫红色的舌头；咽喉痛；眼睛和眼睑发炎，对光敏感；皮疹

毒性

没有报告

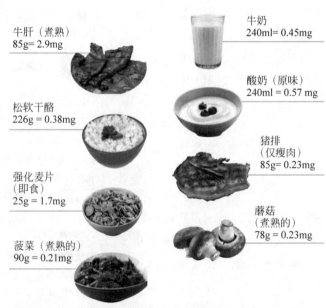

良好来源*

牛肝（煮熟）85g= 2.9mg

牛奶 240ml= 0.45mg

酸奶（原味）240ml= 0.57 mg

松软干酪 226g= 0.38mg

强化麦片（即食）25g= 1.7mg

猪排（仅瘦肉）85g= 0.23mg

蘑菇（煮熟的）78g= 0.23mg

菠菜（煮熟的）90g= 0.21mg

*这些食物每份可提供核黄素日需量的10%或更多。对于2000kcal的饮食，DV为1.3mg/d

简介图7-7 核黄素

如果通过辐射处理牛奶，则应采取预防措施。核黄素具有热稳定性，因此烹饪时并不会被破坏。

> **要 点**
> - 核黄素的辅酶在能量代谢中很重要。
> - 核黄素容易被普通光破坏。

7.10.3 烟酸

烟酸（niacin），如硫胺素和核黄素，参与每个细胞的能量代谢。缺乏会导致严重的疾病。

1. 烟酸缺乏 烟酸缺乏病即**糙皮病（pellagra）**，出现在 17 世纪初期时的欧洲，当时来自美洲新大陆的玉米被逐渐广泛地作为主食。而在 20 世纪初的美国，整个南部和中西部都遭受糙皮病的困扰。在这个饮食缺陷型的疾病被确诊之前，成千上万的糙皮病患者都被认为患有某种传染病。在当今生活在城市贫民窟的那些营养状况很差的人群中，特别是那些嗜酒者中，仍会发现这种疾病。糙皮病现今在非洲和亚洲仍很普遍，它的症状被称为 4 "D"症状：腹泻、皮炎、痴呆症和最终死亡。

图 7-17 显示了与糙皮病相关的皮肤疾病（皮炎）。为了进行比较，图 7-3 和图 7-21 分别显示了与维生素 A 和维生素 B$_6$ 缺乏症相关的皮肤疾病。这些事实提醒人们任何营养缺乏都会影响皮肤以及所有其它细胞；只是皮肤恰好是您可以直接看到的器官。本章末尾的表 7-9 列出了烟酸缺乏的症状。

2. 烟酸的毒性和药理学 在过去 50 多年来，大剂量烟酸的处方被用来帮助改善与心血管疾病有关的血脂状况。然而，由于大剂量烟酸的最常见副作用使其应用受到限制。烟酸导致的"烟酸潮红"，使皮肤的毛细血管扩张，并带有刺痛感。如今，人们通常使用有效且耐受性良好的药物，而烟酸的有效性受到了质疑。据报道，大剂量烟酸的风险包括肝损伤、消化不良、糖耐量下降、严重感染、肌肉无力以及罕见的视力障碍。任何人想要自作主张服用大剂量烟酸都是不明智的，务必谨遵医嘱，医生可以开出更有效的替代品。

3. 烟酸推荐量和食物来源 简介图 7-8 中列出了烟酸推荐量，防止糙皮病的关键营养素是烟酸，但是任何含有足量色氨酸的蛋白质都可以代替它。几乎所有蛋白质中都含有丰富的色氨酸（但玉米蛋白中的含量有限），在体内转化为烟酸，可以通过单独使用色氨酸来治愈糙皮病。因此，一个人摄入足够的蛋白质（就像发达国家的大多数人一样）不会缺乏烟酸。饮食中的烟酸含量以**烟酸当量（NE）**表示，该衡量标准把可利用色氨酸考虑在内。

早期寻找糙皮病成因的医生观察到，吃得好的人不容易得糙皮病。研究人员从那里定义了一种容易罹患这类疾病的饮食模式：吃玉米粉、咸猪肉脂肪和糖蜜。玉米不仅蛋白质含量低，而且缺乏色氨酸。盐猪肉几乎是纯脂肪，所含蛋白质太少，并且无法弥补，而糖蜜几乎不含蛋白质。简介图 7-8 显示了烟酸的一些良好食物来源。

糙皮病的典型"片状油漆"皮炎在暴露于光的皮肤上发展。皮肤变黑并剥落。

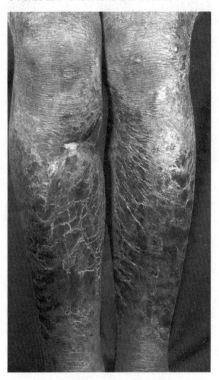

图7-17 糙皮病

> **术 语**
>
> **烟酸（niacin）**：能量代谢所需的 B 族维生素。烟酸可以通过色氨酸预先制成或在体内制成。烟酸的其他形式是烟酰胺。
>
> **糙皮病（pellagra）**：烟酸缺乏症（pellis 表示"皮肤"；agra 表示"粗糙"）。症状包括 4D：腹泻（diarrhea）、皮炎（dermatitis）、痴呆症（dementia），最终死亡（death）。
>
> **烟酸当量（NE）**：食物中烟酸的量，包括理论上可以由食物中存在的前体色氨酸制成的烟酸。

膳食参考摄入量

男性：16mg/d[a]

女性：14mg/d

可耐受最高摄入量

成人：35mg/d

主要功能

能量代谢所需的一部分辅酶

缺乏

糙皮病，特征是在阳光直射下出现片状皮疹（皮炎）；
精神抑郁、冷漠、疲劳、记忆力减退、头痛；腹泻、
腹痛、呕吐；舌头肿胀、光滑、鲜红色或黑色

毒性

潮红，荨麻疹和皮疹（"烟酸潮红"）；出汗过多；模
糊的视野；肝损害，葡萄糖耐量减低

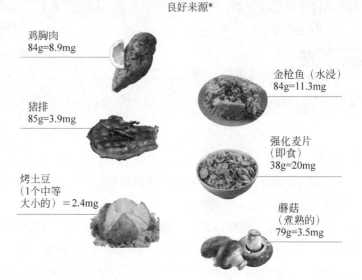

良好来源*

鸡胸肉
84g=8.9mg

金枪鱼（水浸）
84g=11.3mg

猪排
85g=3.9mg

强化麦片
（即食）
38g=20mg

烤土豆
（1个中等
大小的）＝2.4mg

蘑菇
（煮熟的）
79g=3.5mg

*这些食物每份提供烟酸日需量的10%或更多。对于2000kcal的饮食，DV为
每天16mg。DV值是针对预先形成的烟酸，而不是烟酸当量。
a烟酸DRI值以烟酸当量（NE）表示；容许摄入量上限是指预先形成的烟酸

简介图7-8　烟酸

> ## 要点
>
> - 烟酸是对能量代谢很重要的辅酶。
> - 烟酸缺乏会引起糙皮病，可以通过摄入足够的烟酸或饮食中的蛋白质来预防。
> - 色氨酸可以在体内转化为烟酸。

7.10.4　叶酸

叶酸（folate）是生成所有新生细胞都需要的维生素。每一个新生细胞都应当配备新的遗传材料——母细胞 DNA 的复制，叶酸能够帮助合成新生细胞所需的 DNA。叶酸还能参与维生素 B_{12} 和几种氨基酸的代谢。

1. 叶酸缺乏　叶酸缺乏可能是由于饮食中叶酸含量过低或疾病导致叶酸吸收不足，叶酸流失增加，需要服用与叶酸相互作用的药物或增加人体对叶酸的需求所致。但是，叶酸缺乏会产生广泛的影响。

未成熟的红细胞和白细胞以及消化道的细胞分裂最快，因此最容易遭受叶酸缺乏症的侵害。叶酸缺乏会导致贫血、免疫力下降和消化功能异常。叶酸缺乏性贫血的发生与维生素 B_{12} 吸收不良造成的贫血有关，因为红细胞产生过程中需要这两种维生素。研究表明叶酸的慢性缺乏症容易导致乳腺癌（尤其是饮酒的女性）、前列腺癌和其他癌症。但癌症与叶酸之间的关系并不简单，研究还表明，高剂量补充剂反而可能会加速癌症的进展。

在所有维生素中，叶酸最有可能与药物相互作用。许多药物，包括抗酸药和阿司匹林及其异构体，已被证明会干扰人体对叶酸的使用。偶尔使用这些药物可以缓解头痛或胃部不适，但经常使用者可能需要注意叶酸的摄入量。这些人群包括患有慢性疼痛和严重依赖阿司匹林或抗酸药的胃溃疡者及吸烟

术语

叶酸（folate）：B 族维生素，在新生细胞制造过程中作为重要辅酶的一部分。添加到食品和补充剂中的形式是叶酸。

或服用口服避孕药或抗惊厥药者。

2. 出生缺陷和叶酸的富集 通过在怀孕前和妊娠期间摄入足够的叶酸，女性可以降低孩子患上严重的出生缺陷之一——**神经管缺陷（neural tube defect, NTD）**的风险。NTD 范围从脊柱出现轻微问题到智力低下，脑部尺寸严重缩小以及出生后不久死亡（NTD 的一个例子，脊柱裂，如图 7-18 所示）。在大多数妇女怀疑自己怀孕之前，就已经在怀孕的头几天或几周出现 NTD。足够的孕妇叶酸也可以预防其他相关的出生缺陷，唇裂和流产。

大多数年轻女性每天吃的水果和蔬菜太少，甚至无法提供预防 NTD 所需的叶酸的一半。在 1990 年代后期，FDA 下令所有富含谷物的产品，例如，在美国销售的面包、谷物、大米和面食均以可吸收的、人工合成叶酸形式强化。自强化开始以来，强化食品中典型的叶酸摄入量以及血平均叶酸含量急剧增加。例如，在育龄妇女中，叶酸缺乏症的患病率从叶酸强化前的 21% 降至之后的不到 1%。同一时期，美国 NTD 发病率下降了 1/3 以上，这是一个成功的故事，引发了世界范围内叶酸强化的趋势，出生的 NTD 婴儿数量更少了（图 7-19）。

脊柱裂的特征是脊髓的骨包裹不完全闭合。如图所示，脊髓可能从脊柱异常突出。

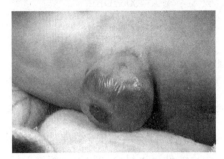

图7-18 脊柱裂——一种神经管缺陷

自各国开始使用叶酸强化食品以来，神经管缺陷的病例逐渐减少

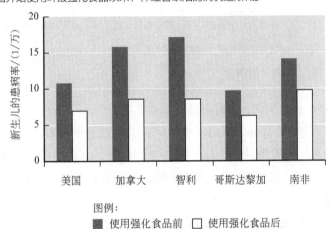

图例：
■ 使用强化食品前　□ 使用强化食品后

图7-19 叶酸强化对一些国家神经管缺陷患病率的影响

3. 叶酸的毒性 成年人摄入补充剂和强化食物的合成叶酸的最高水平为 1000μg/d。目前强化食物提供的叶酸水平对大多数人来说是安全的，但仍有一个问题，就是叶酸可能会掩盖维生素 B_{12} 的**亚临床营养缺乏（subclinical deficiency）**症状（这一作用的详细情况后面介绍）。大约 3% 的美国人摄入量会超过叶酸的最高耐受水平，主要是食用补充剂的年轻女性。尽管理论上存在因服用过量叶酸造成危害的潜在风险，但必须权衡它在预防 NTD 方面取得的巨大成功。

4. 叶酸推荐量 健康成年人叶酸的 DRI 设定为 400μg/d。营养学权威人士建议，所有育龄妇女除其食物中天然存在的叶酸外，每天还要从补充剂或富含叶酸的食物中摄入 400μg（一种高度可用的叶酸形式）。

5. 叶酸的食物来源 叶酸这个名字源于叶子这个词，果然，菠菜和芜菁等多叶绿色蔬菜可提供丰富的叶酸。如简介图 7-9 所示，豆类和芦笋也是极好的来源。由于烹饪时的能量和长时间保存时发生的氧化作用会破坏食品

术 语

神经管缺陷（neural tube defect，NTD）：出生时大脑和脊髓的神经管缺陷异常与孕妇怀孕前和怀孕期间叶酸摄入不足有关。神经管是妊娠期间形成的最早的大脑和脊髓结构。第 13 章也有定义。

亚临床型营养缺乏（subclinical deficiency）：没有外在的临床症状，也称为边缘缺乏。

膳食参考摄入量

成人：每天 400μgDFE[a]

可耐受最高摄入量

成人：每天 1000μgDFE

主要功能

新生细胞合成所需的一部分辅酶

缺乏

贫血，舌苔赤红；抑郁，精神错乱，无力，疲劳，烦躁，头痛；低摄入量会增加神经管先天性缺陷的风险

毒性

掩盖维生素 B 缺乏症状

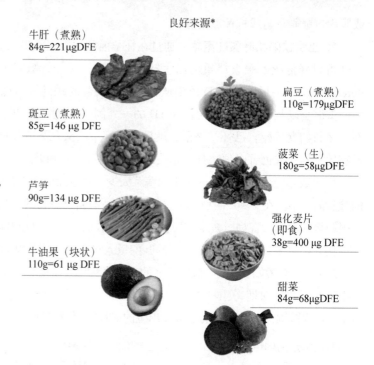

良好来源*

牛肝（煮熟）
84g=221μgDFE

扁豆（煮熟）
110g=179μgDFE

斑豆（煮熟）
85g=146 μg DFE

菠菜（生）
180g=58μgDFE

芦笋
90g=134 μg DFE

强化麦片
（即食）[b]
38g=400 μg DFE

牛油果（块状）
110g=61 μg DFE

甜菜
84g=68μgDFE

*这些食物每份提供叶酸日需量的10%或更多。对于2000kcal的饮食，DV 为400μg/d。
a以饮食中的叶酸当量表示最终建议。

简介图7-9　叶酸

中的大部分叶酸，因此，最好将新鲜蔬菜煮熟。

天然生成的叶酸和合成的叶酸之间的差别在测量叶酸时需要修正。度量单位，**膳食叶酸当量**（**dietary folate equivalent, DFE**），将所有形式的叶酸转化为与食品中的叶酸相当的微克。附录 C 演示了如何使用 DFE 转换因子。

> **要 点**
> ● 叶酸是制造新生细胞所必需的辅酶的一部分。
> ● 叶酸摄入不足会导致贫血、消化道疾病和因母亲缺乏叶酸而产生的婴儿出生缺陷。
> ● 高摄入量可以掩盖维生素 B_{12} 缺乏的血液症状。

7.10.5　维生素 B_{12}

维生素 B_{12} 与叶酸密切相关，都需要对方激活。维生素 B_{12} 还可作为细胞复制所需的辅酶的一部分，并有助于维持围绕和保护神经纤维的鞘，从而使其可以正常运行。

1. 维生素 B_{12} 缺乏的症状　没有足量的维生素 B_{12}，叶酸无法发挥其造血作用，因此维生素 B_{12} 缺乏引起的贫血与叶酸缺乏引起的贫血相同。叶酸缺乏或维生素 B_{12} 缺乏的血液症状之一为可见未成熟的、大的红细胞。补充叶酸通常可消除这种血液状况，但同时也会掩盖维生素 B_{12} 缺乏症状，使其难以被人发现，维生素 B_{12} 的其它功能随后受到损害，其结果会很严重：神经鞘受损、蠕动性麻痹以及神经和肌肉的一般功能障碍。甚至少量的维生素

术语

膳食叶酸当量（dietary folate equivalent, DFE）：一种测量单位，表示来源于天然资源的可被身体利用的叶酸的量。从数学上来说，这种测量就是要消除不易吸收的食物叶酸与添加到强化食物和补充剂中吸收率高的合成叶酸之间的差异。

维生素 B_{12}：一种 B 族维生素，有助于将叶酸转化为活性形式，还有助于保持神经细胞周围的鞘。维生素 B_{12} 的学名（不经常使用）是钴胺素。

B_{12} 缺乏症也可能损害老年人的心理功能，加重痴呆症。维生素 B_{12} 缺乏症也与精神抑郁症有关，但补充维生素 B_{12} 似乎不能改善抑郁症的症状。相关研究正在进行中。

2. 特例：维生素 B_{12} 吸收不良　维生素 B_{12} 的缺乏通常是吸收较差的结果，发生的原因有两个：

- 胃中产生的酸太少，无法从食物中释放维生素 B_{12}；
- 缺乏内源性因子，这是由胃产生的，是吸收维生素 B_{12} 所需的化合物。

一旦胃酸从结合它的食物蛋白中释放出维生素 B_{12}，**内源性因子**（intrinsic factor）就会附着在维生素 B_{12} 上，复合物就会被吸收到血液中。由缺乏内源性因子引起的维生素 B_{12} 缺乏症造成的贫血被称为**恶性贫血**（pernicious anemia）（图 7-20）。

少数人的内源性因子基因存在遗传缺陷，使成年以后的维生素 B_{12} 吸收受损。随着年龄的增长，还有许多人丧失了产生足够胃酸和内源性因子的能力，无法有效吸收维生素 B_{12}[1]。小肠疾病、外科手术或由致溃疡细菌所引起的胃部感染也可能损害吸收。服用常见的糖尿病药物也可能导致维生素 B_{12} 缺乏，尽管其症状尚未见报道[2]。在吸收不良的情况下，就必须通过注射的方式来补充维生素 B_{12} 或通过鼻喷剂绕过有缺陷的吸收系统来提供维生素 B_{12}。

3. 维生素 B_{12} 食物来源　如简介图 7-10 所示，维生素 B_{12} 仅存在于动物性食品中，因此严格的素食者面临着维生素 B_{12} 缺乏的威胁。争议 6 讨论了素食者的维生素 B_{12} 来源。

4. 观点　叶酸掩盖维生素 B_{12} 缺乏的问题反倒验证了服用补充剂要慎重，要正确地诊断和治疗营养素缺乏症，需要咨询熟练的专业人员，如果是自己诊断或者听一些自称专家的人的建议的话，有严重风险。还有一点值得注意，由于体内维生素 B_{12} 缺乏可能是饮食中缺乏这种维生素，或缺乏帮助吸收这种维生素的内源性因子引起的，所以只靠改变饮食也许并不能改善缺乏的状况，还需要找专业人员诊断才能确定问题的根源。

> **要点**
> - 维生素 B_{12} 对于细胞复制和维持适当的神经功能至关重要。
> - 维生素 B_{12} 只出现在动物性食品中。
> - 维生素 B_{12} 缺乏性贫血类似于叶酸缺乏贫血，由摄入量低或更常见的吸收差引起。
> - 叶酸补充剂可能会掩盖维生素 B_{12} 缺乏。

7.10.6　维生素 B_6

维生素 B_6 参与身体组织中的 100 多种反应，并帮助将细胞中含量丰富的氨基酸转换为另一种细胞缺乏的非必需氨基酸。此外，维生素 B_6 功能还表现在以下这些方面：

---

[1]　这种情况是指萎缩性胃炎，胃的慢性炎症伴随胃黏膜和腺体的消耗和损害。
[2]　这种治疗糖尿病的药物是二甲双胍。

叶酸缺乏的贫血与维生素 B_{12} 缺乏的贫血没有区别。

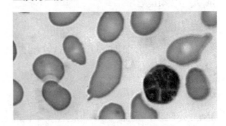

恶性贫血的血细胞。细胞大于正常细胞，具有不则形状。

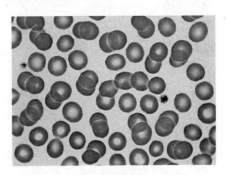

正常血细胞。这些红细胞的大小、形状和颜色表明它们是正常的。

图 7-20　贫血和正常血细胞

> **术语**
>
> **内源性因子**（intrinsic factor）：在胃部制造的用于吸收维生素 B_{12} 和预防恶性贫血的因子。
>
> **恶性贫血**（pernicious anemia）：一种维生素 B_{12} 缺乏症，由缺乏内源性因子引起，其特征是可见大的、不成熟的红细胞和神经系统受损（恶性表示"高度伤害或破坏性"）。
>
> **维生素 B_6**：一种蛋白质代谢所需的 B 族维生素。它的三种活性形式是吡多醇胺、吡多醛和吡多胺。

膳食参考摄入量

成人：2.4μg/d

主要功能

新生细胞合成中所需的一部分辅酶；有助于维持神经细胞

缺乏

恶性贫血 [a]；贫血（大细胞型）[b]；舌苔光滑；刺痛或麻木；疲劳，记忆力减退，神志不清，神经退化发展为瘫痪

毒性

没有报告

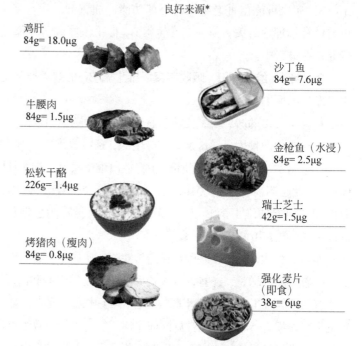

良好来源*

鸡肝
84g= 18.0μg

沙丁鱼
84g= 7.6μg

牛腰肉
84g= 1.5μg

金枪鱼（水浸）
84g= 2.5μg

松软干酪
226g= 1.4μg

瑞士芝士
42g=1.5μg

烤猪肉（瘦肉）
84g= 0.8μg

强化麦片（即食）
38g= 6μg

*这些食物每份提供维生素B₁₂日需量的10%或更多。对于2000kcal的饮食，DV为2.4μg/d。
a恶性贫血的名称是指由于缺乏胃内在因素而引起的维生素B₁₂缺乏，但不是由于饮食摄入不足引起的贫血。
b大细胞型贫血被称为大细胞性贫血或巨幼细胞性贫血。

简介图7-10　维生素B₁₂

- 帮助将色氨酸转换成烟酸。
- 在血红蛋白和神经递质（大脑的通信分子）的合成中起重要作用［例如，维生素 B₆ 可以协助色氨酸转换为神经递质**血清素（serotonin）**］；
- 协助从糖原中释放储存的葡萄糖，因此对调节血糖也有作用；
- 在免疫功能和类固醇激素活性中也有作用；
- 对胎儿大脑和神经系统的发育也非常关键，在此期间维生素 B₆ 缺乏将导致孩子以后行为方面的问题。

1. 维生素 B₆ 缺乏　由于维生素 B₆ 功能广泛，所以缺乏时导致的症状也很多，例如体弱、萎靡不振、困惑、易怒和失眠；其它症状还包括贫血、脂溢性皮炎（图 7-21），或更为严重的情况——抽搐。维生素 B₆ 不足也会削弱免疫反应。一些证据显示维生素 B₆ 摄入量过低可能与某些癌症和心血管疾病风险增加有关，但还需要进一步的研究来阐明这些关联。

这种皮炎与受糙皮病影响的皮炎不同，其皮肤是油腻和片状的

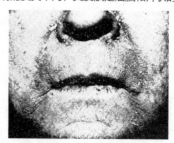

图7-21　维生素B₆缺乏

2. 维生素 B₆ 的毒性 多年以前人们普遍认为，维生素 B₆ 也像其它水溶性维生素一样在体内不会达到导致中毒的浓度。在随后的一个报道里，有一些女性为了治疗经前综合征（premenstrual syndrome, PMS），连续数月每天服用 2g 以上的维生素 B₆（是每天正常最高摄入量 100mg 的 20 倍）（科学并不支持服用）；结果导致双脚麻木，继而双手失去知觉，最后甚至不能走路和工作；而当她们停止服用维生素 B₆ 补充剂后症状就会消除，恢复了健康。

食物来源的维生素 B₆ 是安全的。虽然一个小胶囊很容易提供 2g 维生素 B₆，然而，这个量相当于吃下几乎 3000 根香蕉、1600 多个肝或 3800 多个鸡胸脯。所以，食物永远是首选。表 7-9 列出了维生素 B₆ 和其它水溶性维生素常见的缺乏和中毒症状以及食物来源。

3. 维生素 B₆ 推荐量和来源 维生素 B₆ 在蛋白质代谢中起着如此众多的作用，以致身体所需要的维生素 B₆ 大致与蛋白质摄入量成正比例。DRI 委员会设定的维生素 B₆ 摄入推荐量足够高可以满足所有人的需要，尽管蛋白质摄入量存在差异。肉、鱼和家禽（富含蛋白质食物）、土豆、绿叶菜和一些水果是维生素 B₆ 很好的来源（简介图 7-11）。其它食物，例如豆类和花生酱提供的量很少。

膳食参考摄入量

成人（19~50 岁）：1.3mg/d

可耐受最高摄入量

成人：100mg/d

主要功能

氨基酸和脂肪酸代谢所需的一部分辅酶；帮助将色氨酸转化为烟酸和 5- 羟色胺；有助于制造红细胞的血红蛋白

不足

贫血，抑郁，神志不清，抽搐；皮肤油腻，鳞屑性皮炎

毒性

抑郁，疲劳，易怒，头痛，神经损伤导致麻木和肌肉无力，导致无法行走和抽搐；皮损

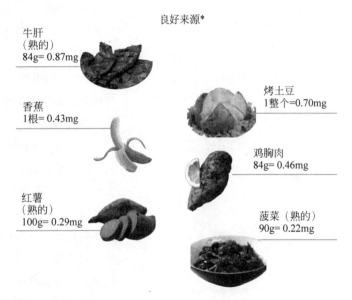

良好来源*

牛肝（熟的）84g= 0.87mg

香蕉 1根= 0.43mg

红薯（熟的）100g= 0.29mg

烤土豆 1整个=0.70mg

鸡胸肉 84g= 0.46mg

菠菜（熟的）90g= 0.22mg

*这些食物每份提供维生素 B₆ 日需量的 10% 或更多。对于 2000kcal 的饮食，DV 为 1.7mg/d

简介图7-11 维生素B₆

要 点

● 维生素 B₆ 在氨基酸代谢中发挥作用。

7.10.7 生物素和泛酸

另外两个 B 族维生素，**生物素（biotin）**和**泛酸（pantothenic acid）**，也像维生素 B₁ 和维生素 B₂ 一样在能量代谢中起着重要的作用。生物素是碳水化合物、脂肪和蛋白质代谢中几种酶的辅助因子。近来，科学家又发现了生物素在基因表达中的作用。还没有因生物素摄入量高而产生不良反应的报

术 语

生物素（biotin）：一种 B 族维生素；脂肪合成和其它代谢反应所必需的辅酶。

泛酸（pantothenic acid）：是一种 B 族维生素，也是能量代谢所需的关键辅酶的一部分，此外还具有其它作用。

道，但是一些研究显示高剂量生物素补充剂可能会损伤 DNA。对于生物素至今还没有设定最高耐受摄入量水平。

泛酸是将能量从供能营养素中释放出来的关键辅酶的一个成分，还参与脂肪、神经递质、类固醇激素和血红蛋白合成过程中的 100 多步反应。

虽然特殊的疾病可能导致生物素和泛酸缺乏，但这两种维生素在食物中随手可得。不过常吃生鸡蛋会造成生物素缺乏，因为鸡蛋蛋清中含有一种能与生物素结合的蛋白质，但也不用太担心，一个人每天要吃两打以上鸡蛋的蛋清才可能出现这种情况，而且把鸡蛋煮熟就会使蛋白质变性。正常人一般的饮食都不存在缺乏的危险。

> **要点**
>
> - 生物素和泛酸是辅酶的一部分，在能量代谢以及脂类、激素和其它重要细胞成分的合成中很重要。
> - 均衡饮食中应充分供应生物素和泛酸。

7.10.8 非 B 族维生素

1. 胆碱 虽然没有把胆碱（choline）算作一个维生素，但应当把它称为条件性必需营养素。因为饮食中缺少胆碱时，身体合成的胆碱不足以满足需要，而且胆碱在胎儿发育中起重要的作用。蛋白食物普遍都能够提供胆碱（鸡蛋是特别好的来源），但最近的数据显示只有不足 10% 的美国成年人和孕妇的胆碱摄入量能够满足推荐的摄入量。此外，妊娠期胆碱需求可能会增加（请参阅第 13 章）。DRI 已设定胆碱的推荐摄入量（附录 G）。

将化合物**肉碱（carnitine）**、**肌醇（inositol）**和**硫辛酸（lipoic acid）**称为非维生素也许较为合适，因为它们并不是人体必需的营养素。肉碱有时也被称为"维生素 BT"，是细胞运行机制的一个重要部件，但它的确不是维生素。在实验中为了某一实验目的，可以诱导实验动物发生这些物质的缺乏，但这些物质在普通食物中含量一般很丰富。维生素生产厂家常常在产品配方中将这些物质也加进去，使配方看起来更加"完整"，但从生理学角度看，这样做是完全没有必要的。

还有一些物质由于细菌或其它生物种类的生长形式，也被错误地当作人类的必需营养物质。其中包括对氨基苯甲酸（para-aminobenzoic acid, PABA），生物类黄酮（"维生素 P"或橙皮苷）和泛醌（辅酶 Q）。另外，一些你也可能听说过，"维生素 B$_{15}$"和泛配子酸（都是骗局）或"维生素 B$_{17}$"（扁桃苷制剂或苦杏仁苷，并不像人们想象的那样是抗肿瘤药物或生物素）。

本章介绍了所有 13 种维生素。表 7-8 总结了有关脂溶性维生素的概况，表 7-9 介绍了水溶性维生素。

> **要点**
>
> - 饮食中需要胆碱，但它不是维生素。
> - 许多美国成年人没有摄入 DRI 推荐量的胆碱，但对健康的影响尚不确定。
> - 有很多其它物质被称作 B 族维生素，而它们并不是。

术语

胆碱（choline）：一种用于制造磷脂、卵磷脂和其它分子的营养物质。

肉碱（carnitine）：是一种在细胞活动中起作用的非必需营养素。在争论 10 中也有定义。

肌醇（inositol）：是一种在细胞膜中发现的非必需营养素。

硫辛酸（lipoic acid）：非必需营养素。

表 7-8 脂溶性维生素——功能、缺乏症和毒性

其它名称 视黄醇、视黄醛、视黄酸；主要前体是 β-胡萝卜素 **主要功能** 视力；促进角膜、上皮细胞、黏膜、皮肤的健康；增强基因表达调控；再生产；脊髓和心脏的胚胎发育；免疫；β-胡萝卜素，抗氧化剂 **缺乏症名称** 维生素 A 缺乏症 **重要来源** 视黄醇：强化牛奶，奶酪，奶油，黄油，人造黄油，鸡蛋，肝脏，β-胡萝卜素：菠菜和其它深色的多叶蔬菜；西兰花；深橙色水果（杏，哈密瓜）和蔬菜（西葫芦、胡萝卜、地瓜、南瓜）	维生素 A		
		缺乏症状	毒性症状
	血液/循环系统	贫血（小细胞型）[a]	红细胞破裂，停止月经，流鼻血
	骨头/牙齿	停止成长，关节疼痛，牙釉质形成受损，牙齿破裂，蛀牙趋势，腹泻，肠道变化和其它内壁消化系统	骨痛；生长迟缓，体重增加困难；颅骨内压力增加，腹部疼痛，恶心，呕吐，腹泻，体重减轻
	免疫系统	经常感染	反应过度
	神经/肌肉系统	夜盲症（视网膜），精神抑郁	视力模糊，肌肉协调不良，疲劳，易怒，食欲不振
	皮肤和角膜	角化，角膜变性，导致失明[b]，皮疹	皮肤干燥，皮疹；嘴唇开裂和流血，指甲脆；脱发；良性皮肤发黄（β-胡萝卜素）
	其他	肾结石，生长受损	肝肿大和肝损害；出生缺陷

其它名称 钙化固醇、胆钙化固醇、二羟基维生素 D；前体是胆固醇 **主要功能** 人体矿物质在骨骼中的主要作用（通过消化道吸收以及从骨骼中提取钙和刺激肾脏的保留来增加血液中的钙和磷） **缺乏症名称** 佝偻病，骨软化症 **重要来源** 在阳光下自合成；强化牛奶和其它强化食品，鱼肝油，沙丁鱼，鲑鱼	维生素 D		
		缺乏症状	毒性症状
	血液/循环系统		血钙升高；血管和心脏组织钙化
	骨头/牙齿	生长异常，骨骼畸形（双腿弯曲），软骨头，关节痛，牙齿畸形	牙齿软组织钙化；牙釉质变薄
	神经/肌肉系统	肌肉痉挛	口渴，头痛，烦躁，食欲不振，无力，恶心
	其它		钙化和对软组织（肾脏、肺、关节）的伤害；心脏损害

其它名称 α-生育酚，生育酚 **主要功能** 抗氧化剂（消除自由基），稳定细胞膜，支持免疫功能，保护多不饱和脂肪酸；正常神经发育 **缺乏症名称** 无 **重要来源** 多不饱和植物油（人造黄油、色拉调味料、起酥油），绿色和多叶蔬菜，小麦胚芽，全谷物产品，坚果，种子	维生素 E		
		缺乏症状	毒性症状
	血液/循环系统	红细胞破裂，贫血	增强抗凝药物的作用
	消化系统		全身不适，恶心
	眼睛		模糊的视野
	神经/肌肉系统	神经变性，无力，行走困难，腿抽筋	疲劳

其它名称 苯醌，萘醌 **主要功能** 人体合成的主要凝血蛋白和对骨矿化重要的蛋白 **缺乏症名称** 无 **重要来源** 消化道中的细菌合成；绿叶蔬菜，甘蓝型蔬菜，大豆	维生素 K		
		缺乏症状	毒性症状
	血液/循环系统	出血	干扰抗凝药物
	骨头	骨骼矿化不良	

a 小细胞型贫血称为小细胞性贫血；大细胞型贫血是大细胞性或巨幼细胞性贫血。

b 角质变性从角质化（变硬）到干燥（干燥）再到干眼症（变厚，不透明和不可逆转的盲症）。

表 7-9　水溶性维生素——功能、不足和毒性

其它名称 抗坏血酸 **主要功能** 人体胶原蛋白合成的主要功能（增强血管壁，形成瘢痕组织和骨骼生长基质），抗氧化剂，恢复维生素E的活性形式，激素合成，支持免疫细胞功能，帮助吸收铁 **缺乏症名称** 坏血病 **重要来源** 柑橘类水果、白菜类蔬菜、深绿色蔬菜、哈密瓜、草莓、辣椒、生菜、番茄、土豆、木瓜、芒果	维生素 C		
		缺乏症状	毒性症状
	消化系统		恶心，腹部绞痛，腹泻，排尿过多
	免疫系统	免疫抑制，频繁感染	
	口、牙龈、舌	牙龈出血，牙齿松动	
	神经/肌肉系统	肌肉退化和疼痛，沮丧，迷失方向	头痛，疲劳，失眠
	骨头	骨骼脆弱，关节疼痛	痛风加重
	皮肤	针尖样出血，皮肤粗糙，瘀斑	皮疹
	其它	贫血，伤口无法愈合	干扰医学检验；易感人群的肾结石

其它名称 维生素 B_1 **主要功能** 能量代谢所需的一部分辅酶，支持正常的食欲和神经系统功能 **缺乏症名称** 脚气病（干湿） **重要来源** 适量出现在所有营养食品中；猪肉、火腿、培根、肝脏、粗粮、豆类、种子	硫胺素		
		缺乏症状	毒性症状
	血液/循环系统	水肿，心脏扩大，心律异常，心力衰竭	（无症状报告）
	神经/肌肉系统	退化，消瘦，虚弱，疼痛，冷漠，烦躁，行走困难，反射消失，眼球呆滞，精神错乱，瘫痪	
	其它	厌食；减肥	

其它名称 维生素 B_2 **主要功能** 能量代谢所需的一部分辅酶，支持正常的视力和皮肤健康 **缺乏症名称** 核黄素沉着症 **重要来源** 牛奶、酸奶、干酪、肉、肝、绿叶蔬菜、全麦或面包和谷类食品	核黄素		
		缺乏症状	毒性症状
	口、牙龈、舌	嘴角有裂纹[a]，洋红色舌头光滑[b]，喉咙痛	（无症状报告）
	神经系统和眼睛	对光过敏，角膜变红	
	皮肤	皮疹	

其它名称 烟酰胺，维生素 B_3；前体是饮食中的色氨酸 **主要功能** 能量代谢所需的一部分辅酶 **缺乏症名称** 糙皮病 **重要来源** 由色氨酸合成；牛奶、鸡蛋、肉、家禽、鱼、全谷物和强化的面包、谷类、坚果以及所有蛋白质	烟酸		
		缺乏症状	毒性症状
	消化系统	腹泻；呕吐腹痛	恶心，呕吐
	口、牙龈、舌	黑色或鲜红色的肿胀舌苔[b]	
	神经系统	易怒，食欲不振，虚弱，头痛，头晕，精神错乱发展为精神病或谵妄	
	皮肤	暴露在阳光下的区域出现片状皮疹	痛苦的潮红和皮疹，出汗
	其它		肝损害；糖耐量受损；视力障碍

a 口角处的裂纹被称为口唇病（cheilosis）；

b 舌头光滑是由其表面结构丧失引起的，被称为舌炎（glossitis）。

续表

其它名称 喋酰谷氨酸 **主要功能** 新生细胞合成所需的一部分辅酶 **缺乏症名称** 无 **重要来源** 芦笋、牛油果、绿叶蔬菜、甜菜、豆类、种子、肝脏、强化的面包、麦片、面食和谷物	叶酸		
		缺乏症状	毒性症状
	血液/循环系统	贫血（大细胞型）[a]，高半胱氨酸升高	掩盖维生素 B_{12} 缺乏症
	消化系统	胃灼热，腹泻，便秘	
	免疫系统	抑制，频繁感染	
	口、牙龈、舌	圆润的红舌[b]	
	神经/肌肉系统	神经管先天缺陷的风险增加；抑郁，精神错乱，疲劳，烦躁，头痛	抑郁，精神错乱，疲劳，烦躁，头痛

其它名称 钴胺素 **主要功能** 新细胞合成所需的一部分辅酶，有助于维持神经细胞 **缺乏症名称** 无[c] **重要来源** 动物产品（肉、鱼、家禽、牛奶、奶酪、鸡蛋），强化食品	维生素 B_{12}		
		缺乏症状	毒性症状
	血液/循环系统	贫血（大细胞型）[a,c]	（尚无毒性症状）
	口、牙龈、舌	光滑的舌头[b]	
	神经/肌肉系统	疲劳，神经变性发展为瘫痪	
	皮肤	麻木	

其它名称 吡哆醇、吡哆醛、吡哆胺 **主要功能** 氨基酸和脂肪酸代谢所需的一部分辅酶，有助于将色氨酸转化为烟酸和 5- 羟色胺，有助于制造红细胞 **缺乏症名称** 无 **重要来源** 肉、鱼、禽、肝、豆类、水果、土豆、全谷物、豆制品	维生素 B_6		
		缺乏症状	毒性症状
	血液/循环系统	贫血（小细胞型）[a]	肿胀
	神经/肌肉系统	抑郁，困惑，抽搐	抑郁，疲劳，烦躁，头痛，麻木，神经损伤，行走困难，反射丧失，躁动不安，抽搐
	皮肤	皮疹；油腻；鳞屑性皮炎	皮损

其他名称 无 **主要功能** 对能量代谢至关重要的辅酶的一部分 **缺乏症名称** 无 **重要来源** 食品广泛	泛酸		
		缺乏症状	毒性症状
	消化系统	呕吐，肠道不适	水潴留（不频繁）
	神经/肌肉系统	失眠，疲劳	
	其它	低血糖症，对胰岛素的敏感性增加	

其它名称 无 **主要功能** 能量代谢、脂肪合成、氨基酸代谢和糖原合成所需的酶 **缺乏症名称** 无 **重要来源** 食品中普遍存在；肠细菌	生物素		
		缺乏症状	毒性症状
	血液/循环系统	心脏动作异常	（没有毒性反应的报道）
	消化系统	食欲不振，恶心	
	神经/肌肉系统	抑郁，肌肉疼痛，无力，疲劳，四肢麻木	
	皮肤	眼睛、鼻子和嘴巴周围干燥	

a 小细胞型贫血称为小细胞性贫血；大细胞型是大细胞性或巨幼细胞性贫血。

b 舌头光滑是由其表面结构丧失引起的，被称为舌炎（glossitis）。

c 恶性贫血是指缺乏内在因素导致的维生素 B_{12} 缺乏症，而不是饮食摄入不足引起的维生素 B_{12} 缺乏症。

7.11 膳食指导：选择富含维生素的食物

LO 7.11 描述如何选择满足维生素需要的食物

在了解维生素对健康的重要性时，大多数人都希望选择富含维生素的食物。怎样才能辨别这些食物呢？不能通过食品标签，因为食物标签仅提供有限的维生素信息。一种可以找出食物中维生素含量的方法是通过在线营养数据库搜索，例如 USDA 的 "What's In The Food You Eat（你吃的食物里有什么）" 搜索工具或 USDA 食物成分数据库。这些网站提供了食物中维生素的具体数据。然后，当你将这些营养素含量与 DRI 进行比较时，你会发现玉米片麦片是叶酸的特别好的来源（制造商添加叶酸），但是维生素 E 的含量却很差。

另一种查看此类数据的方法如图 7-22 所示，长条表示某些食物富含特定维生素，而短条或不存在则表明来源较差。条形图的颜色代表各种食物组。

7.11.1 我应当选择哪些食物？

看了图 7-22 以后，不要认为你必须记住每一种维生素的最丰富来源，并且每天都食用。这种想法是错误的，过分强调某几种食物的成分会限制食物的多样性。虽然如果知道你的午餐中的胡萝卜葡萄干沙拉提供的维生素 A 量比日需量还多，很令人欣慰，但如果你觉得需要选择富含相等的所有其它维生素的食物，这就是一个错误。因为并不存在许多种维生素含量都丰富的食物，互相搭配的食物才能提供大多数营养素。例如，烤土豆虽然不是维生素 C 的最好来源，但却可以满足身体每天对维生素 C 的大部分需求，同时还能提供一些维生素 B_1 和维生素 B_6。一天下来，假如你的饮食选择合理的话，从每份食物中都获得了少许的维生素 C、维生素 B_1 和维生素 B_6，最后累积在一起就可以满足每日需求量。

7.11.2 食物多样化最佳

图 7-22 的最后两张图给出了叶酸和维生素 C 的食物来源。在水果和蔬菜中，这些营养素很充足。任一种营养素的最丰富来源可能只是另一种营养素的适度来源（富含叶酸的食物，其维生素 C 含量也许一般，反之亦然），第 2 章 USDA 食物模式推荐的水果和蔬菜量可以充分满足对这两种营养素的需要。至于维生素 E，植物油和一些种子及坚果是它最丰富的来源，但一些蔬菜和水果只能提供少量的维生素 E。

至此，你应该明白营养学的一个基本原理：最好的提供营养的饮食模式应当包括各种各样的营养素密度的食物，它远优于单独补充某些营养素。植物化

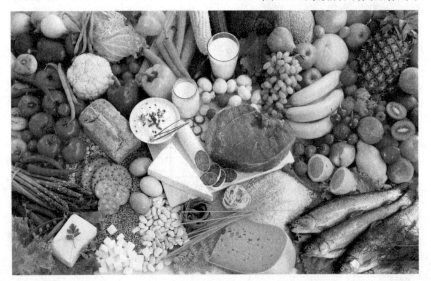

丰富的食物比从它们中提取的营养素能提供更多对人体有益的营养

合物广泛分布于全谷物、坚果、水果和蔬菜中，它也像纤维和全食品中的成
分那样对人的健康起一定的作用。因此为了摄入足够的维生素，应选择符合
第2章建议的饮食。即使服用补充剂，也不能复制这种饮食的好处，这一点
将在本章的争论部分提到。

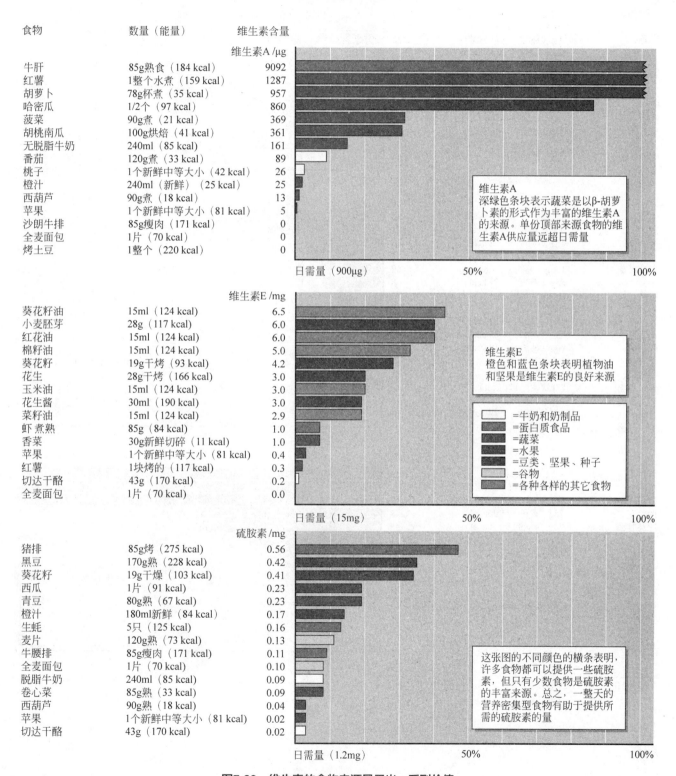

食物	数量（能量）	维生素含量
		维生素A /μg
牛肝	85g熟食（184 kcal）	9092
红薯	1整个水煮（159 kcal）	1287
胡萝卜	78g杯煮（35 kcal）	957
哈密瓜	1/2个（97 kcal）	860
菠菜	90g煮（21 kcal）	369
胡桃南瓜	100g烘焙（41 kcal）	361
无脱脂牛奶	240ml（85 kcal）	161
番茄	120g煮（33 kcal）	89
桃子	1个新鲜中等大小（42 kcal）	26
橙汁	240ml（新鲜）（25 kcal）	25
西葫芦	90g煮（18 kcal）	13
苹果	1个新鲜中等大小（81 kcal）	5
沙朗牛排	85g瘦肉（171 kcal）	0
全麦面包	1片（70 kcal）	0
烤土豆	1整个（220 kcal）	0

维生素A
深绿色条块表示蔬菜是以β-胡萝卜素的形式作为丰富的维生素A的来源。单份顶部来源食物的维生素A供应量远超日需量

日需量（900μg）　50%　100%

		维生素E /mg
葵花籽油	15ml（124 kcal）	6.5
小麦胚芽	28g（117 kcal）	6.0
红花油	15ml（124 kcal）	6.0
棉籽油	15ml（124 kcal）	5.0
葵花籽	19g干烤（93 kcal）	4.2
花生	28g干烤（166 kcal）	3.0
玉米油	15ml（124 kcal）	3.0
花生酱	30ml（190 kcal）	3.0
菜籽油	15ml（124 kcal）	2.9
虾 煮熟	85g（84 kcal）	1.0
香菜	30g新鲜切碎（11 kcal）	1.0
苹果	1个新鲜中等大小（81 kcal）	0.4
红薯	1块烤的（117 kcal）	0.3
切达干酪	43g（170 kcal）	0.2
全麦面包	1片（70 kcal）	0.0

维生素E
橙色和蓝色条块表明植物油和坚果是维生素E的良好来源

=牛奶和奶制品
=蛋白质食品
=蔬菜
=水果
=豆类、坚果、种子
=谷物
=各种各样的其它食物

日需量（15mg）　50%　100%

		硫胺素 /mg
猪排	85g烤（275 kcal）	0.56
黑豆	170g熟（228 kcal）	0.42
葵花籽	19g干燥（103 kcal）	0.41
西瓜	1片（91 kcal）	0.23
青豆	80g熟（67 kcal）	0.23
橙汁	180ml新鲜（84 kcal）	0.17
生蚝	5只（125 kcal）	0.16
麦片	120g熟（73 kcal）	0.13
牛腰排	85g瘦肉（171 kcal）	0.11
全麦面包	1片（70 kcal）	0.10
脱脂牛奶	240ml（85 kcal）	0.09
卷心菜	85g熟（33 kcal）	0.09
西葫芦	90g熟（18 kcal）	0.04
苹果	1个新鲜中等大小（81 kcal）	0.02
切达干酪	43g（170 kcal）	0.02

这张图的不同颜色的横条表明，许多食物都可以提供一些硫胺素，但只有少数食物是硫胺素的丰富来源。总之，一整天的营养密集型食物有助于提供所需的硫胺素的量

日需量（1.2mg）　50%　100%

图7-22　维生素的食物来源显示出一系列价值

食物	数量（能量）	维生素含量

维生素B$_6$/mg

食物	数量（能量）	维生素B$_6$/mg
烤土豆	1整个（220 kcal）	0.70
香蕉	1根（去皮）（109 kcal）	0.68
火鸡胸	85g（133 kcal）	0.46
西瓜	1片（91 kcal）	0.41
牛里脊肉	85g瘦肉（171 kcal）	0.38
烤猪肉	85g瘦肉（175 kcal）	0.29
菠菜	90g（熟的）（21 kcal）	0.22
三文鱼	85g（烤的）（183 kcal）	0.19
蚕豆	90g（熟的）（129 kcal）	0.15
西兰花	78g（熟的）（22 kcal）	0.11
脱脂牛奶	240ml（85 kcal）	0.10
橙汁	180ml（新鲜的）（84 kcal）	0.08
苹果	1个（新鲜的、中等大小）（81kcal）	0.07
西葫芦	90g（煮的）（18 kcal）	0.06
全麦面包	1片（69 kcal）	0.05
切达干酪	43g（170 kcal）	0.03

维生素B$_6$
多个颜色的条块表明许多类型的食物都含有一些维生素B$_6$食物多样性最能满足需求

图例：
= 牛奶和奶制品
= 蛋白质食品
= 蔬菜
= 水果
= 豆类、坚果、种子
= 谷物
= 各种各样的其它食物

日需量（1.7mg）　50%　100%

叶酸/μg

食物	数量（能量）	叶酸/μg
牛肝	85g（煎的）（184 kcal）	185
菠菜	90g（熟的）（21 kcal）	131
芦笋	4根（熟的）（14 kcal）	88
青萝卜	72g（熟的）（15 kcal）	85
笋瓜	100g（熟的）（48 kcal）	69
甜菜	85g（熟的）（37 kcal）	68
橙汁	180ml（新鲜的）（84 kcal）	57
哈密瓜	1/2个（97 kcal）	47
西兰花	78g（熟的）（22 kcal）	39
利马豆	85g（熟的）（85 kcal）	18
西葫芦	90g（熟的）（18 kcal）	18
全麦面包[a]	1片（70 kcal）	14
脱脂牛奶	240ml（85 kcal）	13
牛里脊肉	85g瘦肉（171 kcal）	8
切达干酪	43g（170 kcal）	5
苹果	1个（新鲜的、中等大小）（81 kcal）	4

绿条表明蔬菜，尤其是绿叶蔬菜，是叶酸的良好来源。肝脏是唯一富含叶酸的肉类。一份这样的食物可提供大量叶酸；某些其它食物所含叶酸的数量较少；还有许多食物几乎不含叶酸

日需量（400μg）　50%　100%

维生素C/mg

食物	数量（能量）	维生素C/mg
哈密瓜	1/2个（97kcal）	116
橙汁	180ml（新鲜）（84kcal）	93
青椒	75g（20kcal）	67
西兰花	78g（熟的）（26kcal）	48
球芽甘蓝	78g（熟的）（30kcal）	48
番茄汁	180ml（罐装）（31kcal）	33
烤土豆	1整个（220kcal）	26
卷心菜	85g（熟的）（17kcal）	15
苹果	1个（新鲜的、中等大小）（81kcal）	8
生蚝	85g（69kcal）	7
脱脂牛奶	240ml（85kcal）	2
全麦面包	1片（69kcal）	0
沙朗牛排	85g瘦肉（171kcal）	0
切达奶酪	28g（170kcal）	0

维生素C
水果（紫色）和蔬菜（绿色）位居榜首。任何一份维生素C高含量的果蔬提供的维生素C量都超过日需量；不食用水果和蔬菜，根本不能满足身体对维生素C的需求

日需量（90mg）　50%　100%

[a] 未经强化

图7-22 （续）

7.12 争论 7 维生素补充剂：是否利大于弊？

LO 7.12 讨论反对服用维生素补充剂的原因

美国一半以上的人都在服用膳食补充剂，每年为此花费近 380 亿美元。大多数人每天服用多种维生素和矿物质片，希望能弥补饮食不足；其它人则服用单一营养补充剂来抵御疾病；许多人两种补充剂都服用。人们是否需要这些补充剂呢？如果人们确实需要补充剂，哪个是最好的？补充剂对健康有危害吗？本章争论将调查围绕这些问题的证据，并在选择具有最大益处和最小风险的补充剂时给出了一些建议。

膳食补充剂的定义可参见第 1 章相关内容。

7.12.1 服用补充剂有益的证据

目前，大多数人仅靠饮食就能满足营养需求。但是，表 C7-1 中列出的人需要服用补充剂。对他们来说，营养补充剂可以预防或缓解疾病，但服用补充剂并非没有风险，所以这些人应该咨询卫生保健专业人员，他们可提醒你补充剂的潜在不良影响及营养与药物的相互作用。

1. 缺乏营养素的人

在美国，很少有成年人患有营养不良疾病，例如坏血病、癞皮病和脚气病。当确实出现缺乏症时，补充缺少的营养物质可以迅速终止疾病或修复损伤（但也有例外，包括维生素 A 缺乏症导致的失明，一些维生素 B_{12} 缺乏症造成的神经损伤以及孕妇叶酸缺乏症引起的先天缺陷）。

轻微的没有典型症状的亚临床缺陷很容易被人忽视或误诊，这种情况经常发生。一向节食的人或食欲不振的老人可能只会吃很少的营养食品，以至

表 C7-1	服用补充剂的一些有效理由

这些人可能需要服用补充剂

- 营养不良的人
- 备孕的妇女（建议补充叶酸以减少婴儿神经管缺陷的风险）
- 孕妇和哺乳期妇女（她们可能需要铁和叶酸）
- 新生儿（通常服用常规维生素 K 剂量）
- 婴儿（可能需要服用各种补充剂；请参阅第 13 章）
- 进行减肥手术的人（引起营养吸收不良）
- 乳糖不耐受症患者（需要钙来预防骨质疏松症）
- 习惯性的节食者（可能吃的食物不足）
- 老年人经常从均衡的补充剂中受益于某些维生素和矿物质（可能选择不良饮食，咀嚼困难，营养吸收或代谢效率低下；请参阅第 14 章）
- 感染艾滋病毒或患其它消耗性疾病的人（失去营养素的速度超过食物提供营养素的速度）
- 那些沉迷于毒品或酒精的人（吸收更少并排泄更多的营养素；营养素无法消除毒品或酒精对人体的损害）
- 从手术、烧伤、创伤或疾病中恢复过来的人（需要额外的营养以帮助组织再生）
- 严格的素食主义者（可能需要维生素 B_{12}、维生素 D、铁和锌）
- 服用会干扰人体营养物质利用的药物的人

于没有储备来应对需求量的增加，他们处于营养缺乏的边缘。同样，在没有适当饮食计划的情况下忽略整个食物类的人，或者太忙的人，缺乏知识或缺钱的人都有可能缺乏营养。对他们而言，在纠正饮食之前，服用低剂量、补充完整的维生素、矿物质制剂可能会帮助他们避免缺乏症。这场争论以如何选择合适的补充剂的建议结束。

2. 需要增加营养素的生命阶段

在生命的某些阶段，许多人发现没有补充剂就很难或不可能满足营养需求。例如，女性每月月经期间都会大量失血，从而丢失很多铁，她们就需要补铁。同样，怀孕和哺乳期的女性对营养素的需求特别高，需要定期服用特殊的营养补充剂来满足她们的需求。正如本章所指出的那样，新生儿在出生时需要服用一定剂量的维生素 K。

3. 食欲和身体压力

任何对人的食欲、进食能力、吸收或利用营养素的能力的干扰都会损害营养状态。长期患病，重伤或烧伤，减肥或其它手术，以及酗酒或滥用其它药物都会有这些干扰作用，并且此类压力也会增加组织对营养素的需求。此外，用于治疗此类疾病的药物通常会增加对营养素的需求。在这些情况下，适当服用营养素补充剂可能有益。

7.12.2 反对服用补充剂的争论

在反复研究之后发现，通常营养良好的人还会服用补充剂，在已经足够的摄入量中增加了过量的营养素。具有讽刺意味的是，食物中营养素摄入量较低的人通常都不服用补充剂。至于风险，服用者最有可能面临的危害是花费大，俗话说："如果你补充水溶性维生素，你会拥有镇上最昂贵的尿液。"但是，偶尔摄入补充剂则既昂贵又有害健康。

1. 毒性

食物极少引起营养失衡或中毒，但补充剂可以，而且剂量越高，风险越大。图 C7-1 显示了这一点。补充剂使用者更可能摄入过量的某些营养素，特别是铁、锌、维生素 A 和烟酸。

人们对高剂量营养素的耐受性各不相同，就像营养素缺乏的风险一样因人而异，某些人可耐受的量对其它人可能就有害。DRI 耐受最高摄入量（UL）指的是它对于大多数健康人而言是安全的。但是，一些敏感的人在较低剂量下可能会出现中毒现象。

2017 年，由于服用维生素、矿物质、精油、草药和其它补充剂后产生有害作用，全国各地中毒控制中心接到约 275000 个电话。因为没有草药或植物化合物等补充剂的最高摄入量指南，所以这些药片的含量差异很大。许多慢性亚临床毒性尚未被识别和报道。

2. 补充剂污染和安全性

关于膳食补充剂的污染，自 2005 年以来，FDA 已警告消费者 1500 多次，其中大多数是在互联网销售的以减轻体重或增强运动能力或性能力为目

做出明智的选择：药片可以提供维生素和矿物质的浓缩剂量，但是整个食物可以在其它所需物质的范围内以安全剂量提供多种营养物质

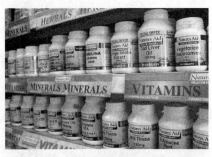

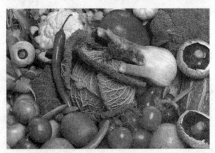

图C7-1 营养素来源

的的补充剂污染。如今，类固醇激素或兴奋剂等非法药物仍会污染补充剂，其中具有讽刺意味的是，它们是 FDA 批准的药物的"天然替代品"。制造商一旦得到通知，就必须将这些危险产品从市场上撤下，但其它产品很快就会取代它们。运动员需要知道，即使从受污染的补充剂中意外摄入违禁药物，也可能会在药物测试中显示导致职业生涯终结的"阳性"结果。服用它们的任何人都有可能遭受肝脏损伤、肾脏衰竭或脑卒中的危险。

来源可信的多种普通维生素和矿物质的补充剂，不含药草或添加剂，一般测试无污染，然而它们的含量可能与标签上注明的有差别。在一种流行的复合维生素中发现的维生素 A 是其标签量两倍以上，其它几个品牌所含的烟酸和镁也超过最高可耐受摄入量。一种孕期服用的复合多种维生素片中铬的含量超过标签上所列数字的 140%。

许多消费者错误地认为政府科学工作者，尤其是 FDA 的工作人员，会在每种新的膳食补充剂销售之前对其进行测试，以确保其安全性和有效性。实际上并不是这样，根据现行的《膳食补充剂健康与教育法》，FDA 对补充剂的销售几乎没有控制权（可以从商店货架上清除受污染产品，并且经常这样做），但是消费者可以通过其热线电话或网站直接向 FDA 报告不良反应。

3. 威胁生命的错误信息

当得病的那些人开始相信自行服用高剂量维生素或矿物质可以治病时，他们可能不会积极寻求诊断，而是觉得"我可能只需要吃补充剂就可以了"。这样的自我诊断给了疾病恶化的机会。用量不当也会成为一个问题。一名患有精神疾病的男子因为危险性低血压来到急诊室。他是按照互联网网站的建议摄取了足足 11g 的烟酸，而烟酸的可耐受最高摄入量仅为 35mg。

除了表 C7-1 中已列出的用途外，补充剂几乎没有别的效果。但这并不会阻止营销人员在各种形式的印刷品、标签、电视或互联网上宣称引人注意的功能产品。这种销售方式完全不符合 FDA"真实、不误导"的标准要求。

4. 虚假的安全感

哄骗带来的虚假的安全感，会让一个人在饮食上更加不注意，认为"我的补充剂可以满足我的所有需要"。然而，没有人确切地知道怎样才能做出"理想的"补充剂配方，而且这些配方也没有任何配制的标准。应该包括哪些营养素？每一种多少量？选择应基于谁的需求？如果需要加入植物化合物的话，应加入哪种？

5. 天然食品是最好的营养来源

一般来说，人体最容易吸收来自食物的、天然的、分散于其它物质中的营养素，这样的营养素容易被身体吸收和利用。服用纯的、浓缩型营养素可能会影响营养素之间的作用或干扰在同一时间吃的食物中的其它营养素的吸收。这种作用在矿物质中是众所周知的，例如，锌阻碍铜和钙的吸收，铁阻碍锌的吸收，而钙则阻碍镁和铁的吸收。在维生素中，维生素 C 补充剂可增强铁的吸收，从而使敏感人群铁超载。高剂量的维生素 E 会干扰维生素 K 的功能，延迟血液凝结并可能增加脑出血的风险（脑卒中的一种）。这些风险和其它交互作用代表了补充剂使用的弊端。

7.12.3 补充剂能预防慢性病吗？

许多人服用补充剂是因为相信可以预防心脏病和癌症。那么，服用补充剂可以保护服用者免受这些"杀手"的侵害吗？

1. 维生素 D 与癌症

有报道说维生素 D 补充剂可能会预防癌症，尤其是乳腺癌、结肠癌和前列腺癌，从而促进了其销售量。血液中维生素 D 摄入量低通常与研究中的癌症风险增加有关，并且大肠癌诊断时血清维生素 D 浓度较高的患者生存率更高。尽管如此，证据仍不支持服用维生素 D 补充剂来预防癌症的做法。美国预防服务工作组（该组织在医疗方面提供了中肯的建议）建议不要服用维生素 D 来预防癌症。

2. 抗氧化补充剂

人体细胞的正常活动会产生自由基（高度不稳定的氧气分子），这些自由基会损害细胞结构。当体内的自由基活性超过其抗氧化防御能力时，就会产生氧化应激。当此类损害累积时，会引发炎症，可能导致心脏病和癌症等其它疾病。抗氧化营养素可以帮助清除这些自由基，使它不再损害细胞结构，并终止连锁的损害反应。表 C7-2 定义了抗氧化剂相关术语。

服用抗氧化剂而不需要改变生活习惯可能听起来很吸引人，但没有证据支持补充剂对慢性病的作用。在某些情况下，补充剂甚至可能有害。

3. 维生素 E 与慢性疾病

充满希望的前期研究报告宣称，服用维生素 E 可以降低心脏病的病死率。因为在实验室中，维生素 E 能够对抗血液凝结、组织炎症、动脉损伤和脂质氧化，所有这些都是引发心脏病的因素，因而结果是合理的。然而，后续研究结果却令人失望：补充维生素 E 既没有帮助，也没有带来伤害。

4. β - 胡萝卜素——一个恰当的例子

人群研究反复证实，大量食用水果和蔬菜的人，尤其是富含 β - 胡萝卜素的人，罹患某些癌症的比例较低。几年前，研究人员专注研究 β - 胡萝卜素，补充剂制造商则将它誉为一种强大的抗癌物质，消费者积极地购买并服用 β - 胡萝卜素补充剂。

接下来，情况却突然反转，对 β - 胡萝卜素补充剂的支持一夜之间就崩塌了。当科学家发现，与安慰剂相比，服用 β - 胡萝卜素的吸烟者肺癌患病率增加了 28%，且没有其它好处时，世界各地的试验突然停止，如今，其它证据也支持了这些发现，因此不再建议服用 β - 胡萝卜素补充剂了。

这种逆转让人震惊，可能会令人产生这不科学的想法，但是科学家希望随着研究的开展，情况会逆转。在这个例子中，再次证实了众人皆知的基本营养原理：有营养的天然饮食中的营养素和其它有益成分都很均衡，食用这样的食物患病风险低。补充剂仅提供 β - 胡萝卜素（一种单独的化学物质），无法起到作用。对大多数人而言，每天服用常规的多种维生素和矿物质补充剂通常是安全的，但可能无法预防慢性病。表 C7-3 列出了支持和反对服用补充剂的论点。

表 C7-2　抗氧化剂定义

- **抗氧化营养素** 维生素和矿物质可抵抗氧化剂对人体功能的影响。抗氧化维生素是指维生素 E、维生素 C 和 β - 胡萝卜素。矿物质硒也参与抗氧化活性
- **氧化剂** 氧化其它化合物的化合物（例如氧气本身）。防止氧化的化合物称为抗氧化剂，而促进氧化的化合物称为促氧化剂

表 C7-3	服用膳食补充剂：支持和反对的理由

许多人服用膳食补充剂以平衡饮食不足或改善其已经丰富的营养摄入。该表列举了一些支持和反对这样做的理由。

支持膳食补充剂的论点	反对膳食补充剂的争论
1. 预防或纠正缺陷。补充剂对营养缺乏的人很重要，在大多数情况下，可以纠正问题并恢复健康	1. 引起中毒。膳食补充剂对营养强化的人没有好处。大剂量单一营养补充剂会产生毒性威胁
2. 满足增加的营养需求。青少年男女，育龄妇女，孕妇或哺乳妇女，新生儿，生病的人，吸烟者和其他人，对某些营养素（如铁、叶酸、维生素 K 或维生素 C）的需求均增加	2. 提供不需要的营养。大部分强化饮食的健康儿童和成年人都已从食物中摄入足够量的维生素和矿物质，因而不必要补充食品中的营养成分
3. 改善营养状况。某些人群，例如可能没有足够食物的老年人和忽视整个食物组的素食者，可能会出现亚临床营养缺乏症，可能不会产生明显的症状，但会以细微的方式损害健康，例如降低对感染的抵抗力	3. 提供有限的利益。补充剂可以治疗单一的营养缺乏症，但不能代替营养饮食来支持健康。缺乏一种营养素的饮食必定会缺乏其它营养素及纤维、植物化合物和全营养食品的其它成分
4. 提供营养保障。维生素药片很便宜，服用它们比购物、烹饪和计划适当的饮食更容易	4. 产生错误的安全感。研究始终表明，补充剂不能替代营养饮食来支持人体健康
5. 膳食补充剂的功效和安全性。FDA 例行召回含有有害成分的补充剂，将它们从市场上清理。FDA 还起诉制造商违反《膳食补充剂健康与教育法案》，该法案要求补充剂中不含污染物及对人类不安全的成分	5. 膳食补充剂的功效和安全性。科学家和消费者团体一致认为，监督政策已经过时且无效。 FDA 并未像在销售药品之前那样严格地对补充剂进行监管，而是更想等到它们被证明对消费者造成不安全的伤害后，再将其从市场中撤出

来源：H. Ketha and coauthors, Iatrogenic vitamin D toxicity in an infant: A case report and review of literature, Journal of Steroid Biochemistry and Molecular Biology 148（2015）：14–18; J. R. Genzen, Hypercalcemic crisis due to vitamin D toxicity, Lab Medicine 45（2014）：147–150; S. M. Alsanad, E. M. Williamson, and R. L. Howard, Cancer patients at risk of herb/food supplement-drug interactions: A systematic review, Phytotherapy Research 28（2014）：1749–1755; E. Fabian and coauthors, Vitamin status in elderly people in relation to the use of nutritional supplements, Journal of Nutrition 16（2012）：206–212; P. A. Cohen, Assessing supplemental safety—The FDA's controversial proposal, New England Journal of Medicine 366（2012）：389–391; M. E. Martinez and coauthors, Dietary supplements and cancer prevention: Balancing potential benefits against proven harms, Journal of the National Cancer Institute 104（2012）：732–739.

7.12.4 补充剂的选择

如果你属于表 C7-1 中列出的人群之一，或如果你肯定无法通过食物来满足你的营养需求，服用含有营养素的补充剂可以防止严重的问题。在这些情况下，收益大于风险。表 C7-4 提供了一些服用补充剂的无效理由，服用这些补充剂的风险显然超过了收益。请记住，不存在多种维生素和矿物质制剂的标准配方，这种说法适用于各种不同剂量的营养成分组合。

1. 选择一种类型

选择哪种补充剂？首先应当意识到销售维生素补充剂的利润很高，而且行业大都缺乏监管，所以经常会出现骗人的把戏。为了逃脱医疗骗子的魔掌，就要动动脑筋，不要理会性感动人的图片和诸如"先进配方"或"最大功效"等毫无意义、泛泛而谈的炫耀之词；也不要理会那些对身体系统或常见症状（如抽筋或失眠等）都会起作用的模糊不清的描述，其中大多数都是夸大其词。还要避免服用如草药等"附加物"（请参见第 11 章）。不要被误导去购买和服用不需要的补充剂，因为服用它们都是有风险的。

2. 看标签

接下来你要关注的是补充剂成分表，如图 C7-2 所示。其中列出了营养素、

表 C7-4	一些服用补充剂的无效原因

当心那些听起来貌似有理，但却是虚假的理由，这些理由是营销人员试图说服消费者购买补充剂的理由。以下无效理由因在朋友间、互联网上和媒体上反复传播而得到加强。

- 您担心当今土壤上种植的食物缺乏营养（常见补充剂销售者的虚假陈述）
- 您会感到疲倦，并错误地认为补充剂可以提供能量
- 您希望补充剂可以帮助您应对压力
- 您希望更快地增强肌肉或不通过体育锻炼增强肌肉
- 您想预防或治愈自我诊断的疾病
- 您希望过多的营养成分会在您的体内产生未知的、神秘的有益反应

未经医生批准，切勿服用补充剂的人包括患有肾病或肝病的人（易受毒性影响），正在服用药物的人（营养物质会干扰他们的行为）和吸烟者（应避免使用含 β - 胡萝卜素的产品）。

在补充剂配料表上查看营养物质、每份食物的量和每日摄取量。底部标签上显示的可靠性较差的结构功能声明无需 FDA 批准，但必须随附免责声明。

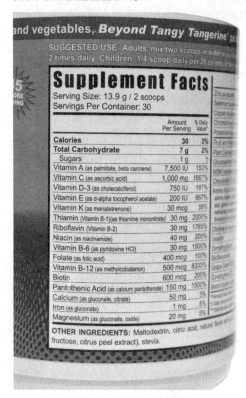

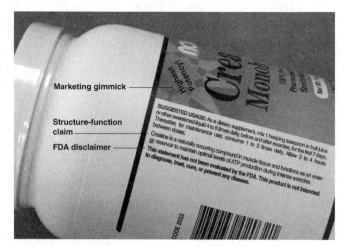

图C7-2　如何阅读补充剂标签

各种成分列表、补充剂的类型和价格。你有两个基本问题要回答。第一个问题：你想要哪种形式的补充剂，可咀嚼的、液体的或丸剂的？如果你宁愿选择液体的维生素和矿物质补充剂而不是固体丸剂，也没什么不好。如果您选择了强化的液体膳食替代品，含糖的维生素饮料或"能量棒"（添加了维生素和其它营养素的一个糖果棒），则应当按比例减少摄入食物的能量以避免增加多余的体重。如果选择咀嚼的丸剂，要注意维生素 C 可能会腐蚀牙釉质，要迅速吞服，然后用水漱口。

3. 针对你的需要

第二个问题：你是什么样的人？你实际需要什么样的维生素和矿物质以及多大剂量？将你的 DRI 值（附录 G）与选择的补充剂进行比较。DRI 可以满足健康人群的需求。

4. 选择剂量

至于营养素的剂量，对于大多数人来说，适当的补充剂可以提供所有维生素和矿物质的含量均少于、等同或非常接近 DRI 的推荐摄入量。应避免服用那些其每日剂量所提供的维生素 A、维生素 D 或任何矿物质高于 DRI 可耐受最高摄入量的补充剂。此外，除月经期女性外，避免摄入高剂量的铁（每天超过 10mg）。月经期女性需要更多的铁，但不需要的人则不要。值得注意的是，当按照这些条件选择时，可能要扔掉 80% 的补充剂，因为补充剂关系到自身健康，需要谨慎选择。

5. 要注重质量

如果你看到标签上的 USP 符号，则表示制造商已自愿付款给独立实验室进行产品测试，确认该产品包含标签所列成分，并且这些成分会溶解在消化道中，以使这些成分可供吸收。然而，该符号并没有说明此补充剂对人体健康方面的安全性或有效性。

高昂的价格也不能保证最高的质量。一般品牌的补充剂往往不亚于昂贵的名牌补充剂。如果价格便宜，则可能意味着它们的价格不必覆盖全国性广告的费用。无论如何，要从储备新鲜、保存得当的知名零售商那里购买。

6. 避免营销陷阱

此外，请避免以下陷阱：

- "改善新陈代谢"。额外含有生物素的制剂可能会声称其具有改善新陈代谢的功能，但没有证据支持。
- 添加了其它物质的"有机"或"天然"制剂。它们并不比标准类型更好，但是成本要高得多，添加物还可能会带来风险。
- "高浓度"或"治疗剂量"补充剂。含量高并不一定好。
- 人体营养不需要的物质，例如肉碱和肌醇。这些特殊的物质不会有什么危害，但是它们是补充剂鱼目混珠的一种营销策略。制造商的目的是使消费者相信，他们的产品中含有其它产品遗漏的最新"新"营养素，但实际上，如果有 100 万次这种发现的话，可能只有 1 种是真的，而剩下的 999999 种都是骗人的。
- "定时释放"像抗生素或止疼药那样的药物。药物在体内往往需要维持稳定血药浓度才有效。相比之下，营养素一旦进入体内，会立即被需要它们的组织器官吸收。
- "缓解压力配方"。尽管应激反应取决于某些 B 族维生素和维生素 C，但 DRI 推荐的摄入量提供了所有人体需要的营养素。如果你感到压力（谁又不是呢？），丰富的水果和蔬菜完全可以满足你的需要。
- 任何以"现在的食物提供不了足够的营养来维持健康"为口号销售的补充剂。植物会根据自己的需要而不是我们的需要来制造维生素。如果一种植物缺乏一种必需的矿物质或不能制造出自己必需的维生素，它就无法存活，更不用说生产我们所能食用的食物了。

为了从补充维生素和矿物质中获得最大收益，请与食物一起食用。胃中充满食物的时候能够通过搅拌作用留住和溶解补充剂。

7.12.5 结论

发达国家的人们更容易营养过剩和选择不良的生活方式，而不是营养不足。然而，他们中的许多人希望服用维生素片以改善健康或提高精力水平。这很容易做到。其实，他们更需要改善的是饮食和运动习惯。

批判性思维

（1）列出一些人们可能需要多种维生素补充剂（剂量不要超过 DRI 推荐

摄入量的 100%)的三个理由。你会服用抗氧化剂吗？为什么或者为什么不？假设你因为不喝牛奶而决定服用维生素补充剂，你如何选择最佳的补充剂品牌？

（2）设想你在药店正比较两个补充剂瓶标签上的成分表，一个是"完全的复合维生素"产品，另一个是"高效维生素"。

这两种产品在营养成分和剂量方面的主要区别是什么？您认为风险上会有什么差异？如果你为食欲不佳的老人选择其中一种产品，你会选择哪一种？给出你的理由。

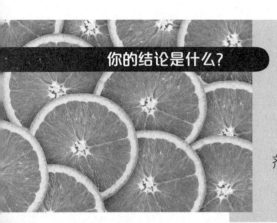

你的结论是什么？

体内维生素是怎样发挥作用的？

为什么经常晒太阳与良好的身体健康有关呢？

维生素 C 片能抵御感冒吗？

为了"保险"起见，你应该选择维生素强化食品和服用补充剂吗？

线上资源有哪些？

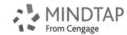
MINDTAP
From Cengage

请访问 www.Cengage.com，以获取 MindTap，这是一门完整的数字课程，其中包括"饮食与健康"、互动测验、视频等。

自测题

1. （LO 7.1）以下哪组维生素都是脂溶性维生素？
   a. 维生素 B 和 D
   b. 维生素 A、D、E 和 K
   c. 维生素 B、E、D 和 C
   d. 维生素 B 和 C

2. （LO 7.1）以下哪项叙述符合脂溶性维生素的性质？
   a. 体内的功能很少
   b. 容易吸收和排泄
   c. 大量储存在组织中
   d. a 和 c

3. （LO 7.1）组织中不会储存大多数水溶性维生素。
   对　　　　　　　　错

4. （LO 7.2）大多数脂溶性维生素被吸收进 ____。
   a. 淋巴　　　　　　b. 血液
   c. 细胞外液　　　　d. b 和 c

5. （LO 7.3）以下哪种食物富含 β - 胡萝卜素？
   a. 红薯　　　　　　b. 南瓜
   c. 菠菜　　　　　　d. 上述所有的

6. （LO 7.3）维生素 A 补充剂可以帮助治疗痤疮。
   对　　　　　　　　错

7. （LO 7.4）维生素 D 像激素一样发挥作用，有助于维持骨骼健全。
   对　　　　　　　　错

8. （LO 7.4）成年维生素 D 缺乏，骨骼矿化作用差可能导致 ____。
   a. 糙皮病　　　　　b. 恶性贫血
   c. 坏血病　　　　　d. 骨软化症

9.（LO 7.5）以下哪项是维生素 E 的丰富资源?

　　a. 植物油

　　b. 五颜六色的食物，例如胡萝卜

　　c. 牛奶和奶制品

　　d. 生白菜

10.（LO 7.5）维生素 E 最主要的作用是 ＿＿＿。

　　a. 维持骨组织健全

　　b. 维持结缔组织健全

　　c. 保护组织免受氧化

　　d. 作为维生素 C 的前体

11.（LO 7.6）维生素 K 是合成关键骨蛋白所必需的。

　　对　　　　　　　　错

12.（LO 7.6）维生素 K ＿＿＿。

　　a. 可以通过晒太阳制造

　　b. 可以从大多数奶制品中获取

　　c. 可以由消化道细菌获取

　　d. b 和 c

13.（LO 7.7）水溶性维生素大多都被吸收到 ＿＿＿。

　　a. 淋巴液　　　　　　b. 血液

　　c. 细胞外液　　　　　d. b 和 c

14.（LO 7.7）下列描述的水溶性维生素的特征中，哪一项例外?

　　a. 过量被储存，并容易累积到毒性水平

　　b. 可以在血液中漫游

　　c. 过量物很容易排泄，难以累积到毒性水平

　　d. b 和 c。

15.（LO 7.8）维生素 C 预防或治疗感冒的作用已获得研究的有力支持。

　　对　　　　　　　　错

16.（LO 7.8）维生素 C 缺乏症状包括 ＿＿＿。

　　a. 红斑点　　　　　　b. 牙齿松动

　　c. 贫血　　　　　　　d. 上述所有的

17.（LO 7.9）维生素 B 常作为 ＿＿＿。

　　a. 抗氧化剂　　　　　b. 凝血因子

　　c. 辅酶　　　　　　　d. 以上都不是

18.（LO 7.9）维生素 B 通常构成酶发生化学反应的活性部位的一部分。

　　对　　　　　　　　错

19.（LO 7.10）烟酸缺乏会导致哪种疾病?

　　a. 糙皮病　　　　　　b. 脚气病

　　c. 坏血病　　　　　　d. 软骨病

20.（LO 7.10）哪项维生素只能来源于动物源性食品?

　　a. 烟酸　　　　　　　b. 维生素 B_{12}

　　c. 维生素 B_2　　　　d. a 和 c

21.（LO 7.11）提供最好营养素的饮食模式 ＿＿＿。

　　a. 挑出每种营养素的丰富来源，并着重吃这些食物

　　b. 包括各种营养素密度高的食物

　　c. 是一种西方饮食方式，其中包括丰富的肉类和脂肪

　　d. 挑出某些植物化合物的丰富来源，并将重点放在这些食物上

22.（LO 7.12）FDA 广泛监管、控制补充剂的销售。

　　对　　　　　　　　错

答案见附录 J

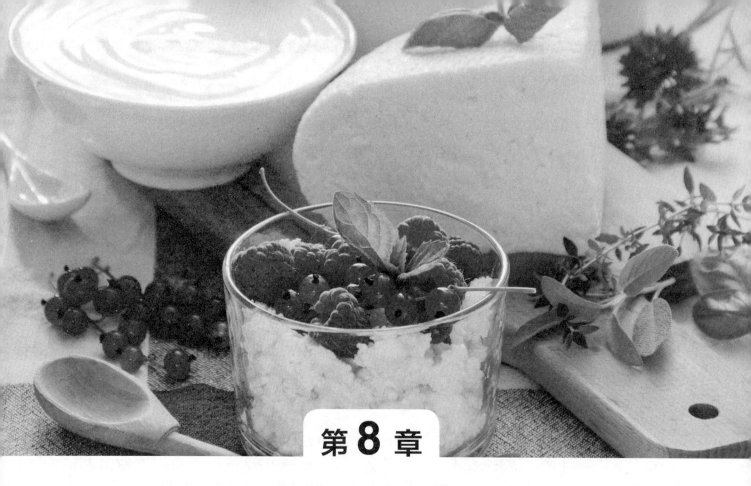

第 **8** 章

水与矿物质

启发提问

瓶装水比自来水更好吗？

你能把多余的体重归咎于"水的重量"吗？

成人是否就不需要钙了？

如果你感到乏力，是需要补铁了吗？

如果你从人体中提取出所有的**矿物质（minerals）**，它们将形成一小堆物质，仅重约2.3kg。这个小堆的大小可能并不令人印象深刻，但它们在人体各组织中却发挥着重要的作用。

首先来看看钙和磷。如果将这两种矿物质从骨灰中分离出来，你会发现它们占了骨灰重量的3/4。这两种矿物质加上一些其它物质形成的结晶构成了骨骼结构，进而构成整个人体的骨骼。

利用磁铁，可以将骨灰中的铁分离出来。虽然分离出的铁还不到一小茶匙（5ml），却是由不计其数的铁原子组成的。作为血红蛋白的组分，这些铁原子能够携带氧并将它带到细胞内正在进行代谢反应的部位。

然后，如果你将骨灰剩下的其它成分都分离出来，就只剩下铜与碘，这时你最好关好门窗，否则哪怕只有一点点微风也会把它们吹走。然而，这些尘埃中的铜就可以使铁结合和释放氧，而碘则在甲状腺激素构成中起着关键性的作用。图8-1给出了人体中7种**宏量矿物质（major minerals）**和几种**微量矿物质（trace minerals）**的含量。其他矿物质如金和铝虽然在人体内也存在，但至今不清楚它们有什么样的营养功能。

与微量矿物质相比，人体中主要矿物质的含量更高，并且人体所需的矿物质含量也更高。

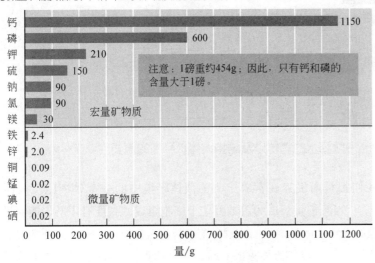

图8-1 60kg（132磅）重的人体内的矿物质

宏量矿物质和微量矿物质之间的区别并不意味着一组在体内比另一组更重要。每天缺碘几微克与缺钙几百毫克其实同样严重。宏量矿物质仅以更大的量存在于身体中，而饮食中也需要大量摄入。所有这些物质都起着至关重要的作用：有些是作为盐的一部分，有助于分配体内的水分；其它的则形成骨骼和牙齿，为身体提供结构。还有一些辅助因子，就像维生素辅酶一样，能使酶发挥作用。

美国居民膳食指南委员会将四种矿物质命名为营养不足性的矿物质，因为大多数人的摄入量过少：

* 钾；
* 钙；
* 镁；

术 语

矿物质（minerals）：天然存在的无机均质物质；化学元素。

宏量矿物质（major minerals）：成人饮食中必需的矿物质营养素每天量应大于100mg，也称为宏量矿物质。

微量矿物质（trace minerals）：成人饮食中必需的矿物质营养素每天量应小于100mg。

- 铁（对某些人而言）。

在易缺乏的矿物质中，钙和钾也被称为公众健康最关注的营养物质，因为它们的摄入不足已与慢性病发生联系在一起了。此外，一种矿物质因大多数人食用过量而引人注目：

- 钠[①]。

后面的部分介绍有关以上矿物质和其它对营养很重要的矿物质的关键事实。

本章的第一个主题是水，水在所有营养素中是独一无二的，而且是最不可或缺的营养素。人体每天需要的水比其它任何营养素都多，是所需蛋白质量的 50 多倍，是所需维生素 C 的 5000 多倍。即使缺乏其它营养素很长时间，人也能存活，在某些情况下存活几个月或几年都没有问题，但是如果没有水，你只能存活几天。缺水不到一天，身体的化学结构和代谢就可能发生改变。

我们的讨论从水的多种功能开始。接下来，我们会研究水是怎样和一些矿物质混合形成各种液体及细胞是怎样调节这些液体的分布的，然后我们将讲述每种矿物质在体内的特定作用。

> **要 点**
>
> - 与微量矿物质相比，人体和饮食中宏量矿物质的含量更高。
> - 宏量矿物质和微量矿物质在体内起着至关重要的作用。
> - 美国饮食中可能缺少钾、钙、镁和铁，而钠则摄入过多。

8.1 水

LO 8.1 解释水的功能以及维持人体水平衡的重要性

我们都是由浸养在营养丰富的液体环境中的一个单细胞发展而来的（图 8-1）。当我们生长成为由数万亿个细胞组成的高度有序的、能够进行有氧呼吸的成熟个体时，我们的每一个细胞仍然必须存活在液体环境中。

水占了一个成年人体重的 60%，一个体重 59kg 的人身体中的水重量几乎占了 36kg。体内的这些水分不仅仅是一条流经动脉、毛细血管和静脉的河流，软组织中含有大量的水，大脑和肌肉重量中的 75%~80% 都是水，甚至骨骼里也含有 25% 的水。身体中的一些水也会被纳入到形成身体细胞、组织和器官化合物的化学结构中。例如，很多蛋白质内部就结合有水分子，封闭在这些化合物里面的水很难用于其它用途。水还会积极参与体内的许多化学反应。

8.1.1 为什么水是最不可缺少的营养素？

水给每个细胞带来它们所需的营养成分并带走维持生命的代谢反应的最终产物（废物），因此体液中的水是所有营养素和废物的运输工具。没有水，细胞会很快死亡。

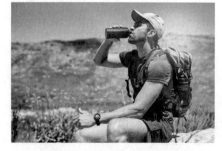

水是最不可缺少的营养素

---

① 参考文献见附录J。

1. 溶剂 水几乎是万能的**溶剂（solvent）**，它能溶解细胞所需要的氨基酸、葡萄糖、矿物质和许多其它物质。脂类物质也可以自由地在水一样的血液和淋巴组织中穿行，因为它们会被包裹在一些水溶性蛋白质里。除运输化学物质外，水还与它们发生反应，参与维持生命所需的许多反应。

2. 清洁剂 水也是体内的清洁剂。如蛋白质代谢产生的氮废物那样的小分子可以溶解在血液里，在累积到中毒浓度之前需要被清除掉。肾能够从血液中滤除这些废物，使它们与水混合在一起以尿的形式排出体外。当肾脏患病的时候，如糖尿病肾病或其它疾病发生时，毒素可能累积到威胁生命的水平，此时一种肾**透析（dialysis）**技术能够承担净化血液的任务，此时人体血液溃败，必须争分夺秒地通过机器过滤废物并把干净的血输回身体。

3. 润滑剂和缓冲剂 水分子能够对抗压缩。由于水的不可压缩性，可以在关节中起到润滑和缓冲的作用。同样，水还为那些比较敏感的组织（如脊髓）提供防震保护，而眼球内的水能保持视网膜和晶状体的正常压力。从人类生命的开始，胎儿就是在母亲子宫羊水袋抗震缓冲的呵护下发育成婴儿的。水还是消化道、呼吸道以及被黏液润滑的所有组织的润滑剂。

4. 冷却液 水的另一个特性就是能够帮助维持体温，汗液是人体的冷却液。热量是能量代谢的副产物，如果在体内累积将十分危险，为将多余的热量排出体外，身体让血液通过皮下的毛细血管冷却。同时皮肤会分泌汗液挥发水分，将水转化为水气会带走热量，所以当汗液挥发时会散发热量，皮肤及皮下血液得以冷却，冷却后的血液会通过回流来冷却机体的核心部位。汗液在皮肤表面不停地挥发，只是挥发量较少而不易察觉，因此皮肤是人体丢失水分的主要器官；还有少量水是通过呼出的气体和粪便丢失的。

总结一下，水的作用：

- 给全身各处运输营养物质。
- 作为溶解矿物质、维生素、氨基酸、葡萄糖和其它小分子的溶剂。
- 清除组织和血液中的垃圾。
- 参与很多化学反应。
- 作为关节的润滑剂。
- 作为减震器为眼睛、脊髓、关节和子宫中围绕胎儿的羊膜囊提供缓冲保护。
- 帮助调节体温。

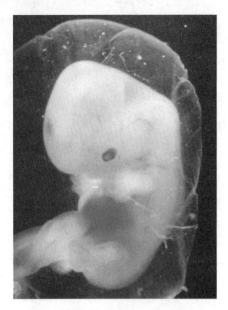

人类的生命始于水

要点

- 水占体重的大约 60%。
- 水是体内物质运输的载体，起着溶剂的作用，能够参加化学反应，起润滑和缓冲保护作用，并帮助调节体温。

8.1.2 体内的水平衡

水是我们身体不可分割的一部分，人们很少意识到它的重要性，除非在缺乏的时候。由于人体每天都要丢失一些水分，因此人们至少也要补充同样量的水才能避免威胁生命的水分丢失，也就是说，要维持**水平衡（water**

术语

溶剂（solvent）：一种能溶解另一种物质并将其保持在溶液中的物质。

透析（dialysis）：一种治疗肾脏衰竭的方式，其中人的血液通过一台机器循环，该机器可以过滤掉毒素和废物，并将净化后的血液返回人体。更恰当地可称为血液透析。

水平衡（water balance）：水分摄入和水分排泄之间的平衡，使人体的水分含量保持恒定。

每天，水都会以液体和食物形式进入体内，一些水是人体新陈代谢过程的副产物。水以汗液、呼出气中的水分、尿液和粪便中的水分蒸发的方式离开身体。

摄入量（总计1450~2800ml）

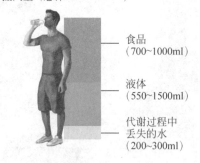

食品
（700~1000ml）

液体
（550~1500ml）

代谢过程中
丢失的水
（200~300ml）

排出量（总计= 1450~2800 ml）

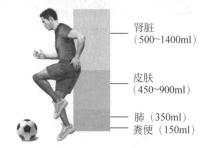

肾脏
（500~1400ml）

皮肤
（450~900ml）

肺（350ml）

粪便（150ml）

图8-2　水平衡：一个典型的例子

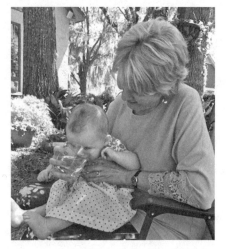

多喝水有益于老年人和幼童

balance）。体内总液体量会通过一种精密的机制来保持平衡，平衡被打破时，就会发生如**脱水（dehydration）**或者**水中毒（water intoxication）**的现象，不过，身体会尽其所能尽快地恢复平衡。身体通过控制水的摄入和排出来维持水平衡（图8-2）。

人体内的水含量在不同时间会有1~2kg的差异，尤其是处于经期的女性。食用富含盐的食物会暂时增加体内水分的含量，不过经过一天左右时间，多余的水和钠盐就会被排出体外，这种体内水分含量的暂时性波动会导致整个体重随之发生相应的变化，但是水重量的增加或减少并不能反映体内脂肪含量的变化。而事实上，脂肪重量发生明显变化一般需要数天甚至数周的时间，而水的重量在一夜之间就可能发生变化。

要点

● 身体采用多种策略来平衡取水量和出水量，以保持水分平衡。
● 体内水分的变化可能会导致体重的暂时变化。

8.1.3　解渴与补充水分

渴和饱这两种感觉控制着水的摄入量。当血液变得太浓时（失水但保留盐分或者其它可溶性物质），血液中的这些分子和粒子将从唾液腺中汲取水分，使你感到口干舌燥。水也会被从身体细胞内提取出，导致这些细胞轻微塌陷。血液浓度升高，血压下降。

被称为下丘脑的大脑中枢在调控细胞内液体容量降低、浓缩的血液颗粒、血压较低等信息时，会启动"口渴"的神经冲动给大脑。下丘脑还发信号给脑垂体，令它释放一种激素，该激素会指导肾从最终要变成尿的液体中将水分重新回吸收到血液中。肾脏本身会根据流经肾的血液中钠的浓度做出反应，分泌一些调控物质。最终结果是身体需要的水分越多，排出的就越少。

1. 脱水　产生渴的感觉比身体缺水滞后，当身体失水过多而又得不到补充时，脱水可能会危及生命。脱水的第一信号就是口渴，此时人体已经失去250~500ml的体液，需要赶快喝水。但是假如口渴的人不能及时补充水分，或者像很多老年人那样感觉不到口渴，这时脱水的身体就不会"浪费"宝贵的水分来进行出汗。而是将体内绝大多数的水分输入血管，以保持血压、维持生命。然而由于停止出汗，体内将不断累积热量，在炎热季节的后果会十分危险（表8-1）。

忽视口渴的信号必然会导致脱水。当失去大约1%体重的液体时，就会出现头痛、疲劳、意识模糊或健忘以及心跳加快的明显症状。当失去2%体重的液体时就会损害身体功能和妨碍身体活动的范围。在一天当中，人们应该随时对口渴做出反应，感到口渴的时候就应该及时补充丢失的液体。口渴反应迟钝的老年人，不管是否口渴，都应该定时喝水。

有关咖啡因的说法：喝含咖啡因饮料的人要比他们喝水时失去的液体更多,因为咖啡起到**利尿剂（diuretic）**的作用。但是DRI委员会得出的结论是：适度饮用咖啡引起的轻微利尿作用既不会导致脱水，也不会妨碍人们获得所

表 8-1	轻度脱水、严重脱水和慢性液体缺乏的影响	

轻度脱水（体重减轻 <5%）	严重脱水（体重减轻 > 5%）	长期低液体摄入量可能会增加以下可能性
口渴	脸色苍白或干瘪的皮肤	心脏骤停（心脏病发作）和其它心脏病
体重突然减轻	嘴唇和指尖发白	便秘
皮肤干燥冰凉	局促不安，迷失方向	牙齿疾病
口干，喉咙干，机体内部干燥	快速、浅呼吸	胆结石
心率快；血压低	微弱、快速、不规则的脉搏	青光眼（眼压升高）
能量缺乏；虚弱	血液变稠	高血压
肾功能受损	尿少；棕色尿液	肾结石
尿量减少；浓缩、深黄色或琥珀色的尿液	休克；癫痫发作	怀孕 / 分娩问题
头痛；精神清晰度下降	昏迷；死亡	脑卒中
肌肉工作和运动能力下降		尿路感染
发热或内部温度升高		
昏厥和谵妄		

需要的液体。因此，含咖啡因饮料对每日水摄入量也有贡献。第 14 章的争论部分将讨论咖啡因的其它作用。

2. 水中毒　脱水的另一个极端情况是水中毒，当太多淡水进入体液而打乱了体液正常组成的时候就会发生水中毒。大多数成年水中毒受害者在几个小时里喝了好几升的水。水中毒很少发生，一旦发生需要立即采取行动来逆转危险的血液稀释，以避免死亡事故。

> **要点**
> ● 身体失去的水分应当通过补充水来保持体内水分的平衡。
> ● 大脑能调节水的饮用，而大脑和肾一同调节水的排泄。
> ● 水摄入过多或不足会导致脱水和中毒。

8.1.4 我每天需要喝多少水？

人们对水的需求量取决于饮食、空气温度和湿度、海拔高度、运动水平以及其它因素（表 8-2）。个体之间需要的液体量差别很大，即使是同一个人在不同的环境条件下，需求也会有所不同，所以很难给出特定的水的推荐量。

1. 来自液体和食物中的水　大量的液体摄入可以保持足够的水分。但是，作为一般指导原则，DRI 委员会建议，在正常饮食和适度环境情况下，男性需要从饮料（包括饮用水）中获取约 3120ml 液体，女人则需要约 2160ml。大量的液体提供了人体每日需水量的 80%。平均而言，在美国，除老年人外，大多数人的摄入量接近这个数量。消费者指南部分明确指出，人们选择喝的液体会影响每日的能量摄入量。

人体其余大部分日常所需液体来自食物中的水。几乎所有食物都含有一定量的水：水占大多数水果和蔬菜体积的 95%，占各种肉类和奶酪体积的至少 50%（表 8-3）。由于产生能量的营养素释放出作为化学反应产物的**代谢水（metabolic water）**，一天中只有很小一部分的液体在组织中产生。

表 8-2	增加液体需求的因素

这些情况会增加一个人对液体的需求：

- 摄入酒精
- 寒冷的天气
- 摄入膳食纤维
- 干扰水平衡的疾病，例如糖尿病和肾脏疾病
- 限制空气环境，如飞机和密封的建筑物
- 热环境
- 高海拔
- 天气炎热，高湿度
- 蛋白质、盐或糖摄入增加
- 酮症
- 药物（利尿剂）
- 身体活动
- 怀孕和母乳喂养（请参阅第 13 章）
- 长时间腹泻、呕吐或发热
- 手术、失血或烧伤
- 年龄很小或很老

> **术语**
>
> 代谢水（metabolic water）：食品中产生能量的营养素化学分解过程在组织中产生的水。

算一算

水分损失可以表示为体重的百分比。
在一个 68kg 的人中

● 1.36kg 的体液损失等于体重的 2%。

　1.36kg ÷ 68kg × 100% = 体重的 2%

● 在同一个 68kg 重的人中，2kg 的损失等于体重的 3%。

　2kg ÷ 68kg × 100% = 3%

现在解决这个问题：在一个 81.72kg 的人中，算出损失 2.27kg 水的百分比。

表 8-3	食品和饮料中的水
西兰花和牛排等许多固体食物的水含量出奇地高。	

100%	水、减肥软饮料、苏打水（无味）、纯茶
95%~99%	无糖明胶甜点、清汤、大白菜、芹菜、黄瓜、生菜、西葫芦、黑咖啡
90%~94%	运动饮料、葡萄柚、新鲜草莓、西兰花、西红柿
80%~89%	加糖的软饮料、牛奶、酸奶、蛋清、果汁、低脂干酪、熟燕麦片、新鲜苹果、胡萝卜
60%~79%	低热量蛋黄酱、速溶布丁、香蕉、虾、瘦牛排、猪排、烤土豆、米饭
40%~59%	人造黄油、香肠、鸡肉、通心粉和奶酪
20%~39%	面包、蛋糕、切达干酪、百吉饼
10%~19%	黄油、人造黄油、普通蛋黄酱
5%~9%	花生酱、爆米花
1%~4%	即食谷物、椒盐脆饼
0	食用油、动物脂肪、起酥油、白糖

消费者指南专栏：

来自液体的能量

最普通的饮料就能满足身体的液体需求。然而，在美国等发达国家，人们经常选择各种各样的饮料而不仅仅是水。

奇怪地增重

德里克，一个经常运动的大学生，平时不太注意自己喝的液体饮料，现在则抱怨："我努力地锻炼，也不再吃垃圾食品，但我体重居然增加了 2.3kg！"德里克没有意识到的是他饮用的液体是高能量的：早餐时一大杯富含维生素 C 的橘子汁饮料；午餐前，一杯或两杯苏打饮料；有时下午为了提神，还会喝一大杯摩卡咖啡；当他运动时，还会喝运动饮料。

不渴也要喝

大多数人也像德里克那样，选择饮料的理由与口渴并没有关系。他们寻求咖啡、茶和苏打饮料中咖啡因的刺激作用；在就餐时经常会选择液体饮料，例如汤、牛奶、果汁或其它饮料；他们觉得自己需要甜的"维生素水"中的添加营养素；他们认为进行体育运动时（一些运

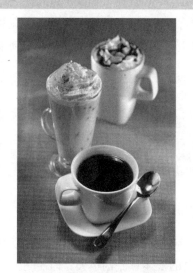

花式咖啡饮料可以轻松提供 400~ 700 kcal 能量；纯咖啡含有 0 kcal 能量。

动参见第 10 章）需要运动饮料中的碳水化合物；他们会喝热饮料来使身体变暖，或喝冷饮料来降温，或者喝饮料是为了享受诸如咖啡的芳香味、糖的甜味或酒精带来的兴奋。每当需要饮用饮料的时候，无论人们有意或无意，都需要在高能量和低能量的饮料中进行选择。

增加的体重来自额外的液体

多喝一些液体和水可能对健康

有些益处，例如防止轻微脱水和降低肾结石的风险 *。液体如脱脂牛奶和百分之百的果汁和蔬菜汁也能够提供人体所需的营养素，而且也被包括在 USDA 推荐的饮食模式中。其它饮料，例如含糖的苏打汽水和勾兑而成的饮料酒只提供能量，所以应当限制饮用。在选择饮料的时候，仅仅是从单纯能量饮料转到零能量饮料就可帮助许多人减肥。

图 8-3 显示，像德里克这样的年轻人在饮料中摄入的能量位居榜首，平均每天摄入近 600 kcal 的能量，年轻妇女则平均每天摄入约 350 kcal。坚持选择高能量的饮料而不是水，能使一个人一天的总能量摄入增加一倍。

即使在营养性饮料中，日常的选择也很重要。例如，一杯 240 ml 的鲜橙汁可提供约 110 kcal 能量；在含有相同的维生素和矿物质情况下，一杯番茄汁却只含有 40 kcal 的能量。

听听专家的意见

"我的建议是跟踪你所有液体

---
* 参考文献见附录K。

摄入量并累积它们的能量。"德里克大学校园健康诊所的注册营养师说，"也需要注意份量：960ml 瓶装的运动饮料含有 200 kcal 的糖和超过 400 mg 的钠，但其食品标签只列出了 1/4 瓶容积所含的数值，看起来较低，但每瓶会提供 4 份"（图 8-4）。

德里克的答复是："我每天喝的饮料至少摄入 400kcal：……我将不再把苏打汽水和运动饮料当水喝，至于咖啡，我将在里面加牛奶，它比那些花哨的玩意儿还便宜。"

寻找能量信息

包装好的饮料必须有营养成分表。根据法律规定，大多数餐馆必须在菜单上、托盘衬垫上、传单上、附近的海报上，或者在电脑上提供能量信息。如果你没有看到，可以去索要。

更进一步

所有的饮料（酒精除外）都能很容易地满足人体的液体需求，所以问题是，这种饮料还能提供什么？对于需要增重的人来说，一杯 500kcal 的冰沙或拿铁可能是正确的选择，但对大多数人来说，营养专家通常推荐白开水。表 8-4 列出了添加在白开水中的调味剂。其它的建议还包括普通茶、咖啡、脱脂和低脂牛奶和豆浆、人工加糖饮料、清汤、100% 蔬菜汁和适量的 100% 果汁（见第 2 章）。如果你喜欢喝普通的软饮料、甜茶、奶油咖啡饮料、鸡尾酒和其它高热量饮料，那就要限制自己喝最小的量和次数，并在大多数时间选择其它饮料。

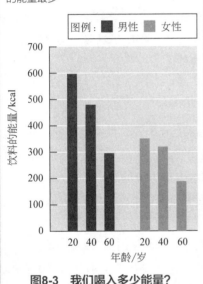

图8-3　我们喝入多少能量？

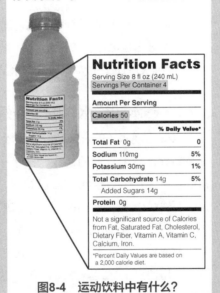

图8-4　运动饮料中有什么？

表 8-4　给水调味的方法

以下是一些在没有人造甜味剂、色素或调味剂或糖分过多的情况下增加白水口味的想法。

- 在一杯水中浸泡肉桂棒。将这种浓缩物的 1~30g 与一杯冰和水混合以增加风味。品种繁多，可将一两片新鲜苹果加入其中
- 加入一小杯 100% 果汁以调味和给纯净水或天然苏打水上色
- 给水注入新鲜水果的味道，例如浆果或甜瓜。只需将水果添加到你的水和饮料中，或考虑购买一个茶壶滤网，一个将调味剂浸入水中但在倒出过程中将其保留的小工具
- 压碎新鲜的草药，然后将它们浸入玻璃杯或一小瓶在冰箱过夜。饮用前，加入新鲜的柑橘片，例如柠檬或酸橙
- 尝试混合草药和水果，例如草莓和罗勒，西瓜和薄荷，以增加水的味道
- 将调味的冰块添加到水中。冷冻咖啡、浆果水和菠萝果泥，甚至是整个葡萄，并用它们代替常规的冰块来冷却和调味水
- 将黄瓜片加到水中，增加清爽的味道
- 冲泡额外的咖啡、茶或凉茶，进行冷藏，然后冰镇或加冰享用

复习题[①]

1. 每天饮用饮料的能量占每日消耗能量最大的是____。
   - a. 年轻男性　　　b. 年轻女性
   - c. 老年人
2. 当选择饮料时，人们应当____。
   - a. 仔细看标签，特别要注意包装中的份数和每份的能量值
   - b. 考虑如何使饮料的能量与一天需要的能量协调起来
   - c. 除了提供的水之外，还要考虑饮料其它成分
   - d. 以上所有
3. 疾病预防控制中心推荐____。
   - a. 用淡水或稍有点味道的饮用水来解渴
   - b. 饮用大量普通的软饮料、甜茶、奶油咖啡饮料和多味果汁饮料以保持水分
   - c. 除了水之外，饮用淡茶、咖啡、脱脂或低脂牛奶和豆浆、人造甜味剂饮料、清汤和百分之百的果汁和蔬菜汁
   - d. a 和 c

---

① 答案见附录J。

2. 出汗对体液需求的影响　出汗增加了对水的需求，特别是在炎热的天气在户外进行体力劳动时，人们一天会损失 7.6~15.1L 的液体。接受高温训练的运动员每小时流汗可以超过 1.9L。对于在高温状态下锻炼的运动员来说，保持补水至关重要，第 10 章提供了锻炼身体补水的详细说明。

> **要点**
> * 许多因素会影响人对水的需求量。
> * 饮料、食物和细胞代谢都能提供水。
> * 出汗会增加对水的需求。
> * 高卡路里的饮料会影响能量摄入。

8.2　饮用水：类型、安全性和来源

LO 8.2　　比较不同来源的饮用水的类型和安全性

干净、安全的饮用水可以说是地球上最宝贵的自然资源。世界上将近 9 亿人即便努力也无法获得安全饮用水。本部分内容阐明了对美国供水的看法。第 15 章再次讲述了世界各地清洁水的重要性。

8.2.1　硬水和软水，哪个最好？

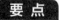

在世界许多地区，干净的水是宝贵的，可以挽救生命

水分为**硬水**（hard water）和**软水**（soft water），根据水中的 3 种矿物质来划分，会影响你的健康。硬水中钙和镁的含量高，而软水中的常量矿物质是钠。在日常生活中可以看到，软水中加少量的肥皂就能产生很多泡沫，而硬水会在浴缸上留下一圈痕迹，在茶壶内留下一层像岩石一样的结晶物——水垢，清洗时会有灰色残渣。

软水似乎比硬水好，有些家庭甚至购买饮水软化剂来去掉水中的钙、镁离子，用钠离子取代。然而，软水中的钠（即使是从地下水自然冒出来的）可能会加重**高血压**（hypertension）。软水与硬水相比更容易溶解某些金属污染物，比如水管中的镉和铅。镉可能伤害身体，它会将某些酶发挥正常作用的锌离子置换出来而影响酶的功能。另一种有毒金属铅，在软水中会比在硬水中更容易被人体吸收，可能是因为硬水中的钙会抑制铅的吸收（铅对儿童尤其有害；有关详细信息请参见第 14 章）。老的管道可能含有镉或铅，所以生活在老房子的人，每天早上第一次取水前或者 6 h 以上没有取水时，应该打开冷水龙头先放 1 min 水以冲掉其中的有害矿物质。

> **要点**
> * 硬水中的钙和镁含量很高。
> * 软水中的钠含量很高，并且可以溶解管道中的镉和铅。

8.2.2　公共饮水的安全与水源

消费者喝什么水？自来水经过安全处理，免受微生物污染，并定期进行毒素测试，因此大多数自来水都是安全且有益健康的。但是，随着市政供水

术语

硬水（hard water）：钙和镁含量高的水。

软水（soft water）：钠浓度高的软水。

高血压（hypertension）：在第 11 章中也有定义。

系统的老化和需水量的增加，污染的风险也随之增加。一个极端的例子是密歇根市报道的事件，那里的政府官员没有遵守法规，许多人被不必要地暴露在铅和其它危害中。

家用净化设备的价格从 50 美元到 10000 美元不等，可以去除自来水中的大部分铅、氯和其它污染物，但请注意，某些类型的设备只能改善水的味道。而且，并非所有商家都是合格的，有些商家只是进行了引人注目的但毫无意义的水质测试，以出售人们并不需要的净水系统。

作为自来水的替代品，许多美国家庭使用瓶装水，并支付了 250 至 10000 倍自来水的费用（表 8-5 定义了瓶装水的术语）。某些瓶装水的味道可能比自来水还新鲜，因为它们已经用臭氧消毒了，这与大多数市政供水系统中使用的氯不同，没有任何味道或气味。其它瓶装水就是简单处理后包装的自来水。所有饮用水，无论是自来水还是瓶装水，都来自**地表水（surface water）**或**地下水（ground water）**，并且都容易受到工业和人类活动的污染。约有 1/3 的品牌水的细菌、砷或合成化学物质的检测呈阳性反应，约一半的重金属铅检测呈阳性反应，为此，美国农业部提高了瓶装水标准。

一次性塑料水瓶需要大量的化石燃料（和大量的水）进行生产和运输，还会带来严重的处置问题。单次使用的瓶子可以回收利用，但在美国每年购买的 350 亿个塑料水瓶中，有 80% 最终会被填埋、焚化或丢弃在土地上及河流、湖泊和海洋中。为了处置和清理这种浪费，纳税人每年要花费数亿美元。通过使用不锈钢杯或可重复使用的水瓶，消费者可以为自己省钱并减少社区浪费。此选择还有助于保护海洋鱼类和其它野生动植物免受废弃塑料堆积造成的伤害。水是一种重要的营养素，必须保持水的清洁和安全，以免危害人类健康。以下部分描述了水在体内的活动。

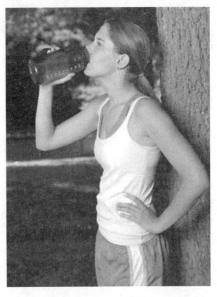

使用可续杯的水杯既省钱又减少浪费

要点

- 对公共饮用水进行了安全性测试和处理，除了极少数例外，供水系统得到了适当维护。
- 瓶装水也经过测试，但一次性瓶子会产生处置的问题。

术语

地表水（surface water）：来自湖泊、河流和水库的水。

地下水（ground water）：来自地下蓄水层的水。

表 8-5　瓶装水相关术语

- **婴儿水**　用臭氧处理过的普通瓶装水，使其安全无毒
- **瓶装水**　一次性使用或可重复使用的瓶装饮用水，瓶子的大小通常从 148ml 到 19L 不等
- **咖啡因水**　瓶装水中添加了咖啡因
- **碳酸水**　含有自然产生或添加的二氧化碳气体的水，会在其中形成气泡，也称为起泡水或苏打水。气泡水、苏打水和汤力水在法律上是软饮料，不作为水管制
- **椰子水**　新鲜的绿色椰子里面的液体。由于钾含量丰富而大量销售，每杯还提供约 45kcal 的能量，几乎没有脂肪
- **蒸馏水**　蒸发和再冷凝的水，使其不含溶解的矿物质
- **健身水**　富含维生素的淡味瓶装水，据说可以增强运动表现

- **矿泉水**　来自泉水或井的水，通常包含至少 250ppm 天然矿物质。矿物质赋予水独特的风味。许多矿泉水的钠含量很高
- **纯净水**　通过蒸馏或其它物理或化学过程来除去溶解固体的水。因为纯净水不含矿物质或污染物，所以可用于医疗和研究目的
- **泉水**　来自地下泉水或井。它可能是气泡状的（碳化的）或"不透明的"或"无泡的"，表示没有碳酸化。泉水可以通过泉眼收集，也可以通过一定深度的人造井收集，该井从地下注入泉水。包含"泉"和"纯净"等字词的品牌名称不能确保水来自泉水
- **维生素水**　添加少量维生素的瓶装水；不能取代从均衡饮食中获取维生素，而且可能会加重从强化食物、补充剂和其它强化产品（如能量棒）中摄取维生素的人的负荷

8.3 体液和矿物质

LO 8.3 描述液体和电解质平衡以及酸碱平衡的概念及其对健康的重要性

人体的大部分水分都包含在细胞内部，有些水在细胞的外部，其余的填充血管。当水离开细胞时，如何防止细胞塌陷；当水进入细胞过多时，如何防止细胞膨胀？

8.3.1 水跟着盐流动

细胞并不能通过将水泵入或排出的方法直接调节水量，因为水能够自由地穿过细胞膜。然而，细胞可以将矿物质"泵"过细胞膜。宏量矿物质能形成一些溶于体液的矿物**盐（salt）**。细胞能够决定盐的去向，而随之决定了体液的流向，因为水会跟着盐流动。

当矿物质（或其它）盐溶解在水中时，它们会分离成单个的带电粒子，称为**离子（ion）**（例如，普通食盐是氯化钠或NaCl，在水中会分离成钠离子Na^+和氯离子Cl^-）。与纯净水不同，纯净水导电性差，溶解在水中的离子携带电流，这些带电离子被称为**电解质（electrolyte）**。

如图8-5所示，当溶解的粒子（例如电解质）在水渗透膜的两侧浓度不相等时，水会流向更浓的一侧以使两侧浓度相等。细胞及其周围的液体以相同的方式工作。可以将细胞想象成一个由水渗透膜形成的麻袋，内部充满了水溶液，并浸泡在含有盐及其它溶解颗粒的稀溶液中。水能够自由地进出细胞，但通常从浓度较低的一侧流向浓度较高的一侧（图8-6中的盐渍茄子切片照片显示了这种效果）。

术 语

盐（salt）：由带电粒子（离子）组成。一个例子是氯化钾（K^+Cl^-）。

离子（ion）：带电粒子，例如钠（带正电）或氯化物（带负电）。

电解质（electrolyte）：会在水中部分分解以形成离子的化合物，例如钾离子（K^+）和氯离子（Cl^-）。

要 点

● 细胞通过将矿物质盐泵过细胞膜来调节水的流动。水跟着矿物质盐而流动。

在右边的茄子片上撒盐。请注意，当细胞内的水通过细胞膜（可渗透水的分隔带）朝向表面高浓度的盐（溶解的颗粒）移动时，"汗珠"形成。

水流向浓度更高的溶液

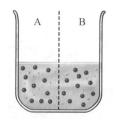
❶ 当透水分隔带两侧的溶解颗粒数量相等时，水位保持相等

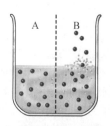
❷ 现在添加额外的粒子以增加B侧的浓度。粒子不能流过分隔带。就细胞而言，分隔带（细胞膜）将细胞内外的液体分隔开来

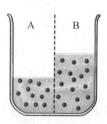
❸ 水可以双向流过分隔带，但往往会从A侧流到B侧，溶解颗粒的浓度更高。B侧的水量增加，A侧和B侧的颗粒浓度相等

图8-5 电解质如何控制水流动的方向

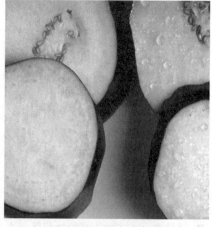

图8-6 盐从细胞中吸水

8.3.2 体液与电解质平衡

为了控制水的流动，人体必须消耗能量将其电解质从一个区室移动到另一个区室（图8-7）。如第6章所述，转运蛋白形成的泵使矿物质离子跨细胞膜移动。结果是**液体和电解质平衡（fluid and electrolyte balance）**，每个区室内的液体量和种类适当。

如果液体平衡受到干扰，液体可能会迅速从一个区室转移到另一个区室，因此会迅速产生严重疾病。例如，在呕吐或腹泻时，消化道中的水分流失后，会从人体各个部位的细胞之间吸引液体，液体离开细胞内部以恢复平衡。同时，肾脏检测到水分流失，并试图从本来要排泄的水储存中回收水分。为此，它们会提高细胞外的钠浓度，从而将更多的水从细胞中抽出，结果导致**液体和电解质失衡（fluid and electrolyte imbalance）**，这是一种医疗急症。呕吐或腹泻中丢失的水和矿物质最终来自人体的所有细胞。这种损失有可能会中断心跳并威胁生命，这是营养失调者的死亡原因之一。

> **要 点**
> ● 矿物质盐形成电解质，有助于将液体保存在适当的细胞区室中。

8.3.3 酸碱平衡

矿物质还能帮助维持另一个平衡，即**酸碱平衡（acid-base balance）**或体液的 pH 值。在纯净水中，只有很小部分的水分子（H_2O）以氢正离子（H^+）和氢氧根负离子（OH^-）形式存在，正离子与负离子数正好相等，彼此保持平衡。某些宏量矿物质溶解在水溶液中后会生成酸性物质（H^+），而另一些会生成碱性物质（OH^-）。溶液中过量的 H^+ 使其表现为酸性，pH 值降低；相反，溶液中过量的 OH^- 离子使其表现为碱性，pH 值升高。

将体液维持在接近恒定的 pH 值对于生命健康至关重要。pH 值即使发生很小的变化，也会极大地改变大多数重要的生物分子的结构和化学功能。人体的蛋白质与矿物质盐类可以起到缓冲剂（buffers）的作用来维持体内的 pH 平衡，它们能够根据需要，结合或释放适量的氢离子来维持合适的 pH 值。肾脏通过排出或多或少的酸（H^+ 离子）来帮助控制 pH 平衡。肺也可以通过排出二氧化碳来帮助（溶解在血液中的二氧化碳形成一种酸，即碳酸）。这种对酸碱平衡的严格控制使所有其它生命过程得以继续。

> **要 点**
> ● 矿物质起到缓冲剂的作用，有助于将体液保持在正常的 pH 值以支持生命过程。

8.4 宏量矿物质

LO 8.4 描述七种宏量矿物质的功能、食物来源及其不足和中毒的影响

所有主要矿物质都有助于维持水分平衡，但是每种矿物质也都有自己的特殊职责。表 8-6 列出了主要矿物，表 8-14 概述了它们的作用。

细胞膜中的转运蛋白可维持钠（大部分在细胞外）和钾（大部分在细胞内）的适当平衡

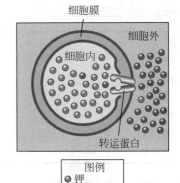

图8-7 电解质平衡

> **术 语**
>
> **液体和电解质平衡（fluid and electrolyte balance）**：维持体内每个隔室中适当数量和种类的体液及矿物质。
>
> **液体和电解质失衡（fluid and electrolyte imbalance）**：无法在每个体液房室内保持适当数量和种类的液体和矿物质；是一种紧急医疗情况。
>
> **酸碱平衡（acid-base balance）**：酸碱浓度之间平衡，以保持体液中适当的 pH 值。也在第6章中定义。
>
> **缓冲剂（buffers）**：分子可通过收集或释放 H^+ 来帮助保持溶液的 pH 值不变。

表8-6	主要矿物质 ª

每天对它们的需求量都大于100mg，有时甚至更高。

- 钙
- 氯
- 镁
- 磷
- 钾
- 钠
- 硫

a 主要矿物质也称为宏量矿物质。

8.4.1 钙

如图 8-1 所示，钙是迄今为止人体中含量最丰富的矿物质。钙的作用对人体机能至关重要，但许多成年人、青少年甚至一些儿童没有摄入足够的富含钙的食物来满足每日参考摄入量。满足需求的人大多是正在服用的钙补充剂的人。

人体中几乎所有（99%）的钙都存储在骨骼和牙齿中，钙在其中起两个重要作用：首先，它是骨骼结构的组成部分；其次，血钙浓度即使出现微小的下降，骨钙也可以作为一个"钙库"，将钙释放到体液中以维持平衡。很多人认为钙一旦沉积在骨骼中，它（连同骨骼中的其他矿物质）就会永远保留在那里，一旦骨骼被构建，它就像石头一样呈惰性，但事实并非如此，骨骼中的矿物质不断变化，无论是白天还是黑夜，每时每刻都在发生沉积和溶解（图 8-8）。成年人骨骼几乎每隔十年就会被重塑。此外，骨骼细胞会释放与其它器官协同工作的激素，以帮助调节多种身体功能。骨骼其实是活体器官。

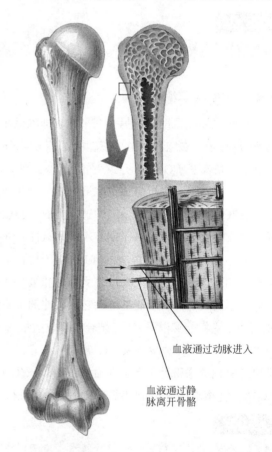

骨骼是活跃的活体组织。血液在整个骨骼的毛细血管中流动，为细胞提供营养，维持骨骼的结构，并带走这些细胞中的废物。它按照激素的指示摄取并沉积矿物质

骨的结构强度来自于沿着应力线分布的花边网状晶体。如果提取矿物质以弥补人体其它部位的不足，骨骼将变得虚弱，最终会弯曲或崩溃

血液通过动脉进入

血液通过静脉离开骨骼

图8-8　骨头

1. 骨骼和牙齿形成中的钙　钙和磷都是骨骼形成必不可少的：磷酸钙盐在由胶原蛋白组成的橡胶基础材料上结晶。产生的**羟磷灰石（hydroxyapatite）**晶体会浸入胶原蛋白，并逐渐为幼龄的骨骼提供越来越强的刚性，直到它们能够承受必需的重量为止。如果您可以从骨骼中去除所有矿物质，从而消除羟磷灰石晶体，那么其余的蛋白质结构（主要是胶原蛋白）将具有很高的柔韧性，可以将它们打结。

术 语

羟磷灰石（hydroxyapatite）：由钙和磷形成的骨骼和牙齿的主要晶体。

牙齿以类似的方式形成：羟磷灰石晶体在胶原蛋白基质上形成，形成可增强牙齿强度的牙本质（图8-9）。牙齿中矿物质的转换不如骨骼中的转换快，但是在整个生命过程中确实会发生一些回收和再沉积。

2. 体液中的钙　体内大约只有1%的钙分布在体液和细胞内，虽然数量很少，但对生命很重要，其主要作用：

- 调节离子跨细胞膜的运输，在神经传递中尤其重要。
- 帮助维持正常血压。
- 在血液凝结中起重要作用。
- 对肌肉收缩乃至心跳都至关重要。
- 激活细胞酶，这些酶调节许多代谢过程。

由于它的重要性，血钙浓度受到严密调控。

研究还发现了钙的其它作用。摄入足够的钙可能有助于预防高血压。一些研究还表明，钙与血胆固醇、糖尿病、结肠癌和直肠癌之间有保护性关系。要阐明钙的这些潜在作用还需要大量设计周密的临床研究。

3. 钙平衡　骨骼健康的关键在于激素和维生素D调节系统指导的人体钙平衡。细胞需要持续获取钙，因此人体可以保持血液中恒定的钙浓度。身体对钙的需求增加很敏感，但不会向清醒的大脑发送任何信号来示意身体需要钙，而是由三个器官系统悄悄地做出响应：

（1）小肠会增加肠道对钙的吸收。

（2）肾会防止钙流失到尿液中。

（3）骨骼会将更多的钙释放到血液中。

骨骼就像一个钙库，血液可以根据需要提取或退还钙。因此，即使一个人饮食中缺钙数年，仍能维持正常的血钙水平，但是这是以**骨密度（bone density）**的消耗为代价的。因此，实验室血钙测试的结果正常并不表示体内钙水平足够，而必须直接测试骨密度。

4. 钙的吸收　大多数成年人吸收钙摄入量的20%~30%。当人体需要更多钙时，肠壁会大大增加其吸收。在怀孕的女性中，这种情况最为明显，孕妇的吸收量会增加了一倍。类似地，母乳喂养的婴儿吸收了母乳中约60%的钙。青春期孩子吸收的钙几乎占摄入量的35%。

如果摄入的食物中钙的含量较低，人体将会提高钙的吸收率。如果几个月甚至几年不摄入钙，一个成年人的钙吸收率可能会增加一倍；相反，如果连续多年保持足量的钙摄入，钙的吸收率可能会降低至正常量的1/3。尽管存在调节机制，但钙吸收的增加仍不能完全弥补摄入量的减少。如果钙的摄入持续减少，骨骼中的钙就会流失。

5. 骨质流失　有些骨质流失似乎是衰老不可避免的结果。在30岁左右，骨骼不再显著增加骨密度。40岁以后，无论钙摄入量如何，骨密度都开始下降。那些经常满足钙、蛋白质和其它营养需要并进行骨骼增强运动的人可能会减慢损失。表8-7列出了对骨骼健康至关重要并应共同维持的营养素。

一个人如果成年时钙储量不足，有可能发展为导致骨骼变脆的**骨质疏松症（osteoporosis）**。骨质疏松症及其前期的**骨质减少症（osteopenia）**威胁

牙本质的内层是在蛋白质（胶原蛋白）基质上形成的骨样物质。釉质的外层比骨头坚硬。牙本质和牙釉质均含有羟磷灰石晶体（由钙和磷制成）。当暴露于微量矿物氟化物时，牙釉质的晶体可能变得更加坚硬。

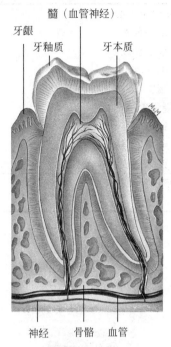

髓（血管神经）
牙龈
牙釉质　牙本质

神经　骨骼　血管

图8-9　牙齿

术语

骨密度（bone density）：衡量骨强度、骨基质矿化程度的指标。

骨质疏松症（osteoporosis）：减少老年人的骨量，使骨骼变得多孔而脆弱（osteo表示"骨骼"；poros表示"多孔"）；也称为成人骨丢失。（第7章中也有定义。）

骨质减少症（osteopenia）：一种低骨量疾病，通常会发展为骨质疏松症。

表8-7	骨骼功能组

以下是对骨骼健康最重要的维生素、矿物质和能量营养素。

关键骨维生素：
- 维生素 A
- 维生素 D
- 维生素 K
- 维生素 C

关键骨矿物质：
- 钙
- 磷
- 镁

关键能量营养素：
- 蛋白质

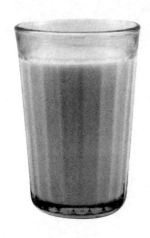

着许多老年人的健康，其可能的病因和预防是本章争论的主题。防止骨质流失最好的方法是在成年之前就摄入大量的钙。在成长过程中，富含钙的食物太少可能会阻止人达到**峰值骨量（peak bone mass）**（图 8-10 说明了时间段）。

从出生到 20 岁左右，骨骼一直在活跃地成长。在 12 至 30 岁之间，骨骼达到终生最高的矿物质密度——峰值骨量。超过这些年，骨骼吸收超过骨骼形成，并且骨骼密度降低。

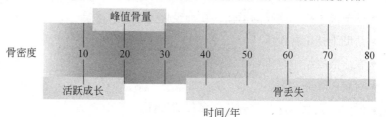

图8-10　一生中的骨量

6. 我们到底需要多少钙，哪些食物是最好来源？　制定钙的推荐摄入量很困难，因为每个人吸收各不相同。DRI 委员会综合考虑了这些因素，并将钙的推荐量设定在产生最大钙储存量的水平。摄入量较低时，人体不会储存钙且不会达到满负荷。当摄入量多时，过量的钙会被排泄，从而被消耗掉。由于钙补充剂可能会引起不良反应，例如便秘和软组织中的钙聚积，因此现已设立了可耐受的最高摄入量（UL）（附录 G）。有关钙补充剂的争议很多。

纤维和黏合剂植酸盐（全谷物）、草酸盐（蔬菜中）会干扰钙的吸收，但是在传统的美国饮食模式中微不足道。这种模式远远低于建议的摄入量，因此钙是公共卫生关注的营养素。简介图 8-1 提供了一些好的或优质的钙来源，本章末尾的膳食指导则着重于介绍满足钙需求的食物。

> **要点**
> - 钙是骨骼和牙齿的主要矿物质。
> - 钙在神经传递、肌肉收缩和血液凝结中起作用。
> - 钙的吸收会根据饮食摄入和需求的变化而有所调整。

8.4.2　磷

磷是人体中第二丰富的矿物质。体内 80% 以上的磷与钙结合，存在于骨骼和牙齿的晶体里，其余的则分布在体内的各个角落。

1. 磷在体内的作用　所有身体细胞实现以下这些功能都需要磷：
- 磷酸盐是关键的缓冲剂，有助于维持细胞液的酸碱平衡。
- 磷是每个细胞的 DNA 和 RNA 的一部分，因此对组织的生长和更新是至关重要的。
- 磷化合物在能量营养物质的代谢过程中负责运输、储存和释放能量。
- 磷化合物可作为辅助因子，协助多种酶从营养中提取能量。
- 磷是构成细胞膜的主要成分磷脂分子的组成部分（在第 5 章中进行了讨论）。
- 磷存在于某些蛋白质中。

术语

峰值骨量（peak bone mass）：个人达到的最高骨密度；在生命的前 30 年发展壮大。

2. 推荐量和食物来源 幸运的是，几乎所有饮食都可以轻松满足人体对磷的需求，缺乏磷营养的可能性不大，美国大多数人都能满足身体对磷的需求。如简介图 8-2 所示，动物蛋白是磷的最佳来源（因为动物细胞中的磷含量很高），牛奶和奶酪也是丰富的来源。

膳食参考摄入量

成人：1000 mg/d（男性和女性，19~50 岁；男性，51~70 岁）

1200mg/d（女性，51~70 岁；男性和女性，> 70 岁）

可耐受最高摄入量

成人：2500mg/d（19~50 岁）

2000mg/d（> 50 岁）

主要功能

骨骼和牙齿的矿化；肌肉收缩和放松，神经功能，凝血

不足

儿童发育迟缓和骨骼脆弱；成人骨质流失（骨质疏松症）

毒性

血钙升高；便秘；干扰其它矿物质的吸收；肾结石形成的风险增加

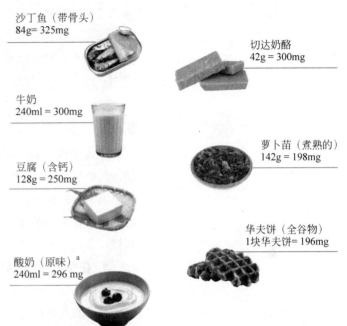

良好来源*

沙丁鱼（带骨头）84g= 325mg

切达奶酪 42g = 300mg

牛奶 240ml = 300mg

萝卜苗（煮熟的）142g = 198mg

豆腐（含钙）128g = 250mg

华夫饼（全谷物）1块华夫饼 = 196mg

酸奶（原味）[a] 240ml = 296 mg

*这些食物可提供钙日需量（DV）的10%或更多。对于2000kcal的饮食，DV为1300mg/d。
a西兰花/羽衣甘蓝和其他一些煮熟的绿叶蔬菜也是生物可利用钙的重要来源。杏仁也提供钙。菠菜和莴笋含有不可吸收的钙。一些富含钙的矿物质水也可能是很好的来源

简介图8-1　钙

膳食参考摄入量

成人：700mg/d

可耐受最高摄入量

成人（19~70 岁）：4000mg/d

主要功能

参与骨骼和牙齿的矿化；它是磷脂的一部分，在遗传物质、能量代谢和缓冲系统中很重要

不足

肌无力，骨痛 [a]

毒性

钙化软组织，尤其是肾脏

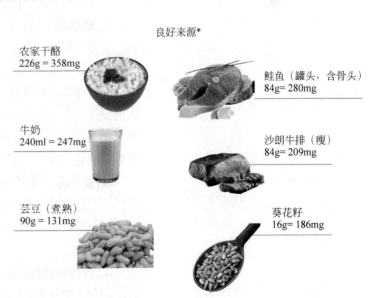

良好来源*

农家干酪 226g = 358mg

鲑鱼（罐头，含骨头）84g = 280mg

牛奶 240ml = 247mg

沙朗牛排（瘦）84g = 209mg

芸豆（煮熟）90g = 131mg

葵花籽 16g = 186mg

*这些食物可提供磷日需量（DV）的10%或更多。对于2000kcal的饮食，DV为1250mg/d。
a饮食缺乏症很少发生，但是某些药物会与磷结合，从而使它的利用率下降

简介图8-2　磷

以磷为基础的食品添加剂，例如用于肉汁、调制食品、奶油甜点和其它加工食品中的改性淀粉及可乐中添加的磷酸盐也有助于补充饮食中的磷。血液中的磷过多与心脏和肾脏疾病的相关指标有关，但尚不清楚这是否与饮食中的磷有关。

要 点

- 骨骼和牙齿中的磷含量很高。
- 磷有助于维持酸碱平衡，是细胞遗传物质的一部分，有助于能量代谢，并形成细胞膜的一部分。
- 磷缺乏是不可能的。

8.4.3 镁

镁由于饮食需求而成为宏量矿物质，但59kg重的人体内仅存在约29g镁，其中超过一半存在于骨骼中。其余大部分位于肌肉、心脏、肝脏和其它软组织中，只有1%的镁存在于体液中。每当饮食摄入量过低时，人体就可以利用骨骼中镁的供应来维持血液中的镁离子浓度。另外，肾脏也可以储存镁。

1. 在身体中的作用　像磷一样，镁对许多细胞功能至关重要。

- 用作数百种酶的辅助因子。
- 产能营养素的能量利用和释放。
- 是细胞蛋白质制造的必要组成部分。
- 对正常的神经传递、肌肉收缩和心脏功能至关重要。

镁和钙共同作用以使肌肉正常运作：钙促进肌肉收缩，镁有助于随后放松肌肉。在牙齿中，镁通过将钙保持在牙釉质中来增强对蛀牙的抵抗力。像大多数其它营养素一样，镁支持免疫系统的正常运作。

2. 镁缺乏　美国的镁摄入量通常低于推荐水平，长期低摄入量与糖尿病、心力衰竭、高血压、炎症和脑卒中有关。《美国居民膳食指南》将镁列为美国人摄入不足的营养素之一。

急性镁缺乏症可能与酗酒、长期腹泻、呕吐或严重营养不良有关。它也可能发生在服用利尿剂或其它会导致尿液中镁过多流失的药物的人中。其症状包括血钙水平低、肌肉痉挛和癫痫发作。镁缺乏也会损害大脑功能，并可能导致幻觉，而幻觉可能被误认为是精神疾病或醉酒。

3. 镁中毒　镁中毒很罕见，但可能致命。只有从非食品来源（如补充剂）中摄入大量镁时才会产生毒性。接触药箱的儿童和服用过多含镁泻药、抗酸剂和其它药物的老年人可能会发生意外中毒。症状可能包括腹泻、酸碱失衡和脱水。

4. 推荐量和食物来源　成年不同年龄组之间的镁DRI值只有微小变化（附录G）。简介图8-3显示了富含镁的食物。镁在加工过程中很容易被洗涤并从食物上剥落，因此轻度加工或未加工的食物是最佳来源。2015年《美国居民膳食指南》委员会建议增加液态奶和酸奶的摄入量，同时减少奶酪的

膳食参考摄入量

男性（19~30岁）：400mg/d

女性（19~30岁）：310mg/d

可耐受最高摄入量

成人：350mg/d[a]

主要功能

骨矿化、酶作用、心脏功能、免疫功能、肌肉收缩、神经功能、蛋白质合成和牙齿保养

不足

虚弱，思维混乱；如果极端缺乏，会出现抽搐、无法控制的肌肉收缩、幻觉和吞咽困难；儿童生长发育受阻

毒性

仅来自非食物来源；腹泻，酸碱失衡，脱水

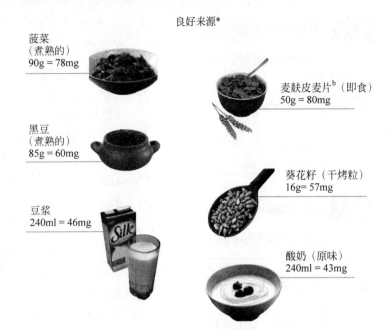

良好来源*

菠菜
（煮熟的）
90g = 78mg

黑豆
（煮熟的）
85g = 60mg

豆浆
240ml = 46mg

麦麸皮麦片[b]（即食）
50g = 80mg

葵花籽（干烤粒）
16g= 57mg

酸奶（原味）
240ml = 43mg

*这些食物可提供镁日需量（DV）的10%或更多。对于2000kcal的饮食，DV为420mg/d。
a除食物提供的镁外，还有非食物来源提供的镁。
b全麦和麦麸提供镁，但精制谷物产品的镁含量低。

简介图8-3 镁

摄入量，以帮助增加饮食中的镁含量。水果、蔬菜和全谷物也是镁的重要来源。在美国的某些地区，饮用水增加了镁的摄入量，因此生活在这些地区的人们对含镁食物的依赖性较小。

> **要点**
>
> ● 储存在骨骼中的镁可被释放以供细胞使用。
> ● 镁是美国人易缺乏的营养素。

8.4.4 钠

自从有历史记录开始，人们就已经知道盐的价值。谚语"你是地球上的盐"指你很有价值，而"你都不如你吃的盐值钱"则是说一个人毫无用处。甚至英文中薪水（salary）一词也来自拉丁语中的 salt。化学上，钠是化合物氯化钠（食盐）中的正离子，占其总重量的40%。

1. 钠的作用 钠是人体液和电解质平衡系统的主要调节剂，因为它是维持细胞外液量的主要离子。钠还有助于维持酸碱平衡，对肌肉收缩和神经传递来说至关重要。人体中有30%~40%的钠与骨骼结合储存，人体可以从骨骼上吸收钠以补充血液中的钠浓度。

2. 钠缺乏 钠缺乏对人体是有害的，但是很少有人的饮食中真正缺乏钠。大多数食物所含盐都超过人体需要量，而且很容易被吸收。肾脏将多余的钠从血液过滤到尿液中，同时肾还可以敏感地储存钠。在极少出现的缺钠情况下，肾脏可以将所需的精确数量的钠送回血液中。出汗会丢失少量的钠，

表8-8	食盐是如何形成的

对化学家来说，盐是由碱和酸之间的反应产生的。

- 氢氧化钠与盐酸反应会生成氯化钠（食盐）。

碱 + 酸 = 盐 + 水

氢氧化钠 + 盐酸 = 氯化钠 + 水

表8-9	钠推荐量和血压

这些最高摄入量有助于控制血压。

2015—2020年《美国居民膳食指南》：

- 每天摄入的钠少于2300mg（14岁及以上）
- 每天摄入的钠进一步减少到1500mg，可能对高血压或高血压前期患者产生更大的益处

最高摄入量

- 成人2300mg/d。
- 14岁及以下的孩子最高摄入量参见附录G

实线2300 mg钠表示健康人当前的UL。

虚线1500 mg钠，对年轻人来说，这是足够的摄入量，对患有高血压和其它疾病的人来说，该摄入量是上限。

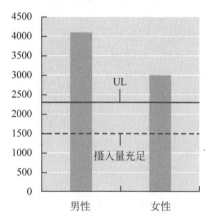

图8-11 美国成人每日平均钠摄入量

来源：Data from What We Eat In America, NHANES 2013–2014, available at www.ars.usda.gov/nea/bhnrc/fsrg.

术语

低钠血症（hyponatremia）：血液中钠的浓度低于正常值。另请参阅水中毒部分。

正常情况下，人一天中排出的钠量与当天摄入的钠量基本持平。

过度严格的低钠饮食会耗尽人体所需的钠，尤其是呕吐、腹泻或出汗过多时。如果血钠下降，体内的水分就会流失，必须补充水和钠，以免发生紧急情况。

剧烈的活动，例如在连续几天内或在炎热潮湿的环境中持久运动，可能会导致钠流失达到危险水平。在这种情况下，运动员的汗液中钠流失过多，喝大量的白开水，以致机体的调节作用失灵，发展为**低钠血症**（hyponatremia），这是血液中钠含量过低的危险状态（第10章描述了低钠血症的症状）。

3. 盐和"水的重量"有何关系？ 血钠水平受到精心调控。如果血液中的钠浓度开始上升，比如一个人吃了咸食之后，一系列生理活动就会触发口渴，让人想喝水，直到体内钠与水的比例恢复正常，然后多余的水和钠通过肾脏排泄。

节食者有时认为吃太多的盐或喝太多的水会增加体重，而事实上脂肪的重量并没有增加，增加的部分只是水的重量，而且这部分也会很快地被排出体外。多余的盐也会在饮用足量的水后被排出体外。因此，从这个角度来看，控制体内盐分(和"水重")的方法是控制盐分的摄入并多喝水，而不是少喝水。

4. 钠的推荐量和摄入量 DRI推荐的不同年龄段的人钠摄入量为：健康、积极运动的年轻人为1500mg/d，51~70岁的人群为1300mg/d，70岁以上老年人为1200mg/d。可耐受最高摄入量设定为2300mg/d，但美国90%以上的人达到或超过此量。美国人平均摄入钠量为3500mg/d（表8-9列出了限制钠摄入量的建议，图8-11显示大多数人的钠摄入量超过了这些限制）。即便是少量超过此摄入限量的钠也会损伤心肌泵出功能。

有降压健康需求的人应减少钠的摄入量。例如患有高血压、糖尿病或慢性肾脏疾病的人每天应摄入不超过1500mg钠，限制钠的摄入有助于降低血压。即使达不到此推荐量，每天至少减少1000mg钠也能降低血压。这是一个值得实现的目标，因为高血压已成为美国死亡和致残的主要原因。

5. 食盐和高血压有何关系 随着时间的流逝，高盐饮食会破坏并硬化动脉壁，从而可能导致高血压。随着长期钠摄入量的增加，血压会逐步升高。摄入量越高，血压越高。一方面，高盐摄入因素占所有高血压病例病因的近1/3。过量的盐也可能损害并造成心肌肥大，增加其工作负担并增加患心脏病的风险。

盐分过多也会加重肾脏疾病，健康的肾脏在调节血压中起关键作用。一旦发生高血压，致命的心脏病和脑卒中的危险就会急剧增加；同时，肾脏疾病和高血压像滚雪球，彼此加重。降低血压后，心脏和肾脏问题通常会改善。

遗传差异会影响人们的血压对钠摄入量的反应。这些关系很复杂，但研究人员怀疑可能涉及控制肾脏处理钠的遗传基因。

6. 减少钠摄入量 在现有的食物供应体系内，减少钠的摄入量是困难的。如表8-10所示，要想减少含盐量，就必须消除饮食中的所有盐、酱料、调味料、咸薯片、咸菜，甚至馅饼皮。选择减钠、低钠或无盐产品而不是全盐产品可以帮助减少钠含量。另一个效果明显的方式是控制盐瓶，但是这只

表8-10	如何减少烧烤午餐中的钠				

1号午餐超出了全天2300mg钠的可耐受最高摄入量。经过精心的替代，2号午餐中的钠急剧下降，但它仍然是高钠餐。在3号午餐中，另外进行了三处更改（省略了酱汁、凉拌卷心菜酱和盐），将钠再次减半。

1号午餐：最高	钠/mg	2号午餐：较低	钠/mg	3号午餐：最低	钠/mg
切碎的猪肉三明治、酱油和肉混合物	950	切成薄片的猪肉三明治，加1汤匙酱（15ml）	400	切片猪肉三明治（无酱）	210
120ml奶油玉米	460	玉米1根，人造黄油，盐	190	玉米1根，人造黄油	50
70g土豆片	340	35g凉拌卷心菜	180	蔬菜沙拉，油醋汁	10
半颗蒔萝泡菜	420	西瓜片	10	西瓜片	10
240ml低脂牛奶	120	240ml低脂牛奶	120	240ml低脂牛奶	120
一个山核桃派	480	70g低脂冰淇淋	80	70g低脂冰淇淋	80
	总计2770		总计980		总计480

能帮助控制盐摄入总量的15%。

到目前为止，美国饮食中钠的最大来源是加工食品和餐厅食品，因此FDA已要求美国食品制造商主动削减其产品中的钠，并已取得了一些进展。但是如果没有监督和执行，这些努力可能不足以满足到2020年将钠的平均摄入量降低到UL以下的国家目标。图8-12列出了钠含量高的食物。

加工食品以及来自商店和饭店的食品占美国饮食中钠的75%。

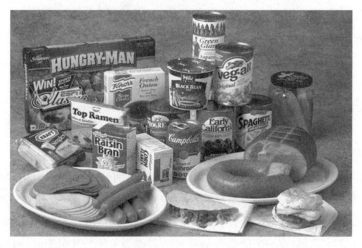

算一算

盐大约含有40%的钠和60%的氯（提醒：1g=1000mg）

- 1g盐含有400mg钠。
- 1茶匙盐重5.75g。

因此，一茶匙盐含钠离子的量：

$$5.75g \div 1g \times 400mg \times 5.75 = 2300mg$$

1.75茶匙盐中含有多少毫克的钠离子？

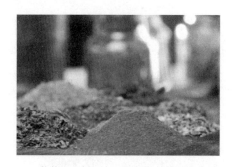

草药和香料可在不添加盐的情况下为食品增添美味

盐，一茶匙约含2000mg钠。
　盐、海盐、调味盐、洋葱盐、大蒜盐[a]
干汤粉混合物（预备），1000~2000mg钠/130g
肉汤、面条、洋葱、拉面
快餐和冷冻晚餐，700~1500mg钠/份
　早餐饼干（奶酪，鸡蛋，火腿），汉堡或芝士汉堡，酱油罐头，鸡翅（10辣翅），美味三明治，冷冻晚餐，冷冻或罐装意大利面，披萨，2个墨西哥卷饼，辣热狗，素食大豆汉堡（包子）
罐装汤（大多数类型），700~1500mg钠/250ml
冷盘/腌肉，500~700mg钠/56g
　火腿，午餐肉，热狗，熏香肠

加工奶酪28g，约含550mg钠
布丁，即食，每125ml约含420mg钠
用盐或盐水制得的食物，300~800mg钠/份
凤尾鱼（2片），蒔萝泡菜（1），橄榄（5），酸菜（65g），牛肉片（28g）
蔬菜罐头，每125ml含200~900mg钠普通型[b]
酱油，约300mg/5ml
零食片，泡芙，饼干，200~300mg钠/28g
面包和面包卷，约125mg钠/1片或 $^1/2$ 卷
调味品和调味料，100~200mg钠/15mL
　烧烤酱，番茄酱，芥末酱，色拉酱，甜咸酱，塔可辣酱，伍斯特酱

a 请注意，草药调味料混合物可能包含或不包含大量的钠；阅读标签。
b 一些罐装蔬菜的盐含量降低了；阅读标签

图8-12 美国饮食中主要的钠来源

在"营养成分"标签上可以找到食物中的钠含量。表2-6定义了食品标签上使用的钠术语。

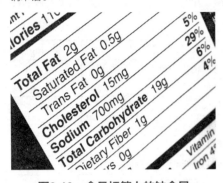

图8-13　食品标签上的钠含量

7. 寻找隐藏的含钠食品　高钠食品并不总是咸的。谁能单凭味道知道100g即食巧克力布丁的钠含量几乎是可耐受最高摄入量的五分之一？俗称"柠檬胡椒粉"的调味料通常比柠檬或胡椒粉含有更多的盐。除盐以外的其它添加剂也会增加食物中的钠含量，如苯甲酸钠、谷氨酸钠、亚硝酸钠和抗坏血酸钠等。请阅读营养成分标签（图8-13）。

8. DASH 饮食　DASH 饮食被证明可以帮助人们减少钠的摄入量并控制血压。这种模式要求大量增加富含钾的水果、蔬菜和充足的坚果、鱼、全谷类食品和低脂乳制品的摄入，而限制加工食品、红肉、油脂和精制糖的摄入。

DASH 饮食的详细信息在第11章　第 11 章的"膳食指导"部分中有更多关于饮食模式的信息。

请记住，建议是限制钠，而不是消除钠。最初不加盐的食物乍看起来似乎不太好吃，但随着反复食用，味蕾会发生变化，无盐食品和香料的宜人的自然风味成为首选口味。

— 要点 —
- 钠是人体细胞外的主要带正电荷离子。
- 钠会吸收水。
- 饮食中过多的钠会升高血压；几乎没有缺钠的饮食。

8.4.5　钾

钠是人体细胞外主要的带正电荷离子。钾则是细胞内主要的带正电荷离子，所有完整的活细胞都含有钾。

1. 在体内的作用　钾在维持体液和电解质平衡以及细胞完整性方面起重要作用。在神经冲动传递和肌肉收缩期间，钾和钠短暂地在细胞膜上交换；然后，细胞将其快速泵回原位。控制钾的分布对人体至关重要，因为它会影响许多关键功能，包括维持稳定的心跳。

2. 钾缺乏　在美国，很少有人摄入钾能达到 DRI 推荐量。当钾摄入量低，而钠摄入量高时，会使血压升高并增加卒中导致死亡的风险。高钾饮食可能会也可能不会降低血压，但是高钾饮食可以降低心血管疾病和卒中的风险。钾的这些影响及美国的低钾消费量使它成为关注公共健康的膳食指南的推荐营养素。

严重的钾缺乏很少见。在健康人中，几乎所有合理的饮食都提供足够的钾，以防止在正常情况下出现危险的低血钾。脱水会导致细胞内钾的流失，这很危险，部分原因是钾在维持正常心跳中起作用。有些儿童因禁食、饮食失调、严重腹泻或严重营养不良而猝死，由于钾缺乏可引起的心力衰竭，成年人也要警惕，除非在医生的监督下，否则请勿服用导致钾流失的利尿剂或将它给儿童服用。开利尿剂处方的医师也会提醒患者多食用富含钾的食物，以弥补钾的丢失。

3. 钾中毒　食物中的钾是安全的，但将钾注射到静脉中可以使心脏停止跳动。膳食补充剂中的钾过量通常不会危及生命，因为肾脏会少量排泄过量的钾，大剂量钾则会引发呕吐，钾被排出体外。但是，心脏虚弱的人或婴儿可能无法承受这种创伤。曾经有过一些父母出于好意给婴儿服用过量的钾补充剂导致婴儿死亡的报道。

4. 钾的摄入量和食物来源　由于传统的美国饮食模式摄入水果和蔬菜的量低，摄入加工食品的量高，该饮食模式提供的钾远低于 DRI 委员会建议的推荐量。蔬菜和水果是钾的主要来源（简介图 8-4 中显示了其中的一些品种）。尽管香蕉素有最丰富的钾来源之名，但只是众多丰富来源之一，其中还包括菠菜、哈密瓜和杏仁。但是，香蕉更容易获得，方便携带，易于咀嚼并且有令人愉悦的甜味，因此保健专业人员经常推荐它。氯化钾是高血压患者的盐替代品，钾补充剂可提供钾，但不能逆转与缺乏富钾食物有关的高血压。当前的膳食指南不建议补充钾，但确实强调了食用富含水果和蔬菜饮食的重要性。

膳食参考摄入量

成人：4700mg/d

主要功能

维持正常的液体和电解质平衡；促进化学反应；支持细胞的完整性；协助神经功能发挥和肌肉收缩

缺乏 [a]

肌肉无力，瘫痪，意识模糊

毒性

肌肉无力；呕吐；当给婴儿服用钾补剂或给成人静脉注射钾时，钾可以使心跳停止

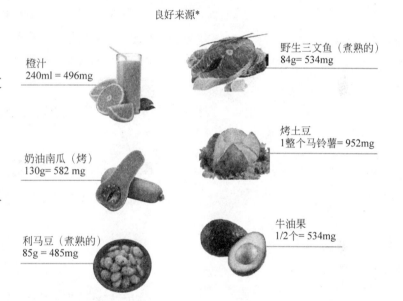

良好来源*

橙汁
240ml = 496mg

野生三文鱼（煮熟的）
84g= 534mg

奶油南瓜（烤）
130g= 582 mg

烤土豆
1整个马铃薯= 952mg

利马豆（煮熟的）
85g = 485mg

牛油果
1/2个= 534mg

*这些食物每份可提供钾日需量（DV）的10%或更多。对于2000kcal的饮食，DV为4700mg/d。
a脱水会导致缺乏症

简介图8-4　钾

要　点

- 钾是细胞内的主要正离子，在维持液体和电解质平衡以及细胞完整性方面起至关重要的作用。
- 美国人摄入的富含钾的水果和蔬菜太少。
- 钾过量可能会中毒。

8.4.6　氯

氯的游离元素形态会形成一种致命的绿色气体。在体内，氯离子则作为主要的负离子发挥重要作用。在细胞外的液体中，它伴随着钠，有助于维持关键的体液平衡（酸碱和电解质平衡）。氯离子作为盐酸的一部分也发挥着

特殊作用，它维持了消化蛋白质所必需的胃液的强酸性。氯的主要食物来源是盐，盐是指食物中添加的和天然存在的盐，已知的饮食中不会缺乏氯。

> **要 点**
>
> - 氯是体内主要的负离子，负责制造胃酸，并有助于维持适当的机体化学环境。
> - 已知的饮食中不会缺乏氯。

8.4.7 硫酸盐

硫酸盐是食物和水中存在的硫的氧化形式。人体需要硫酸盐来合成许多重要的含硫化合物。含硫氨基酸在帮助蛋白质的多肽链呈现其功能形状方面起着重要作用。皮肤、头发和指甲含有一些人体中刚性较大的蛋白质，其硫含量很高。

目前还没有推荐的硫摄入量，也没有缺硫的病例报道。如果饮用水中的硫过多，无论是天然产生的还是来自污染的，都会引起腹泻，可能会损害结肠。本章末尾的汇总表介绍了有关硫酸盐和其它宏量矿物质的主要情况。

> **要 点**
>
> - 硫是用于合成含硫化合物的必要营养素。

8.5 微量矿物质

LO 8.5 讨论九种已知微量矿物质的功能、食物来源及其不足和中毒的影响

人们只需要少量的微量矿物质，但是这些矿物质对维护健康和生命却至关重要。现在已经确定了 9 种微量矿物质的推荐摄入量，参见表 8-11。其它有些元素被认为是某些动物的必需营养素，但尚未被证明是人类必需的。

8.5.1 碘

人体只需要微量的碘，但这对于生命是必不可少的。一旦被吸收，碘就变成了在体内工作的离子形式，即碘化物。

1. 碘的作用 碘是一种辅助因子，可与甲状腺分泌的甲状腺素一起产生作用。甲状腺素调节人体的代谢率、温度、繁殖、生长、心脏功能等。甲状腺素的合成必须有碘的参与。

2. 碘缺乏 海洋是世界上碘的主要来源。在沿海地区，海带、海鲜、海水甚至含碘的海雾都是可靠的碘源。但是，在世界许多内陆地区，碘缺乏造成的苦难十分普遍。在碘缺乏症中，甲状腺细胞会扩大，以试图捕获尽可能多的碘颗粒。有时腺体肿大到在颈部形成一个可见的肿块，即**甲状腺肿**（**goiter**），如图 8-14 所示。严重缺碘的人可能会感到寒冷，可能变得迟钝和健忘，并且可能会增加体重。碘缺乏影响全球超过 20 亿人口，其中包括亿

表 8-11	微量矿物质 [a]

这些矿物质是人体必需的，只是数量很少。

- ■ 碘
- ■ 铁
- ■ 锌
- ■ 硒
- ■ 氟
- ■ 铬
- ■ 铜
- ■ 锰
- ■ 钼

a 微量矿物质也称为微量元素。

万学龄儿童。这是一个巨大的数字，但在过去几十年来已经有所改善。

怀孕期间碘缺乏会导致胎儿死亡，婴儿存活率降低以及 **呆小病**（**cretinism**）（婴儿的极端和不可逆的智力和身体发育障碍）。它是世界上最常见且可预防的导致智力低下的原因之一。如果在怀孕的前六个月内发现并治疗女性的缺乏症，则可以避免许多这种痛苦。如果治疗来得太迟或未治疗，孩子的智商和其它发育指标可能会大大低于正常水平。甚至轻度缺碘的孩子通常也会出现甲状腺肿，在学校的表现可能很差；用碘进行治疗可以缓解这种缺乏症。现在，向世界上碘缺乏地区提供碘盐的计划可以防止全世界的穷困和苦难。

3. 碘中毒 摄入过量的碘会造成类似于甲状腺肿的甲状腺增生。尽管美国的平均摄入量通常高于推荐摄入量的150mg，但仍远低于成年人每天可耐受最高摄入量1100mg。像氯和氟一样，大剂量的碘也会导致中毒死亡。

4. 碘的食物来源和摄入量 食物中的碘含量因植物生长或动物吃的草所在的土壤中的碘含量而变化。由于海洋中碘丰富，因此海鲜是可靠的碘来源。由于远离海洋，美国中部土壤的碘含量很低。在那些地区，曾经通过使用碘盐和食用从富含碘的地区运来的食品而消除以往普遍存在的碘不足。出乎意料的是，海盐中释放的碘很少，因为在盐干燥过程中，碘变成了一种气体并挥发到空气中。在美国，盐标签（图8-15）说明了盐中是否加了碘。不到2.5g的加碘盐就可以满足一天的需求。

碘缺乏，甲状腺腺体扩大，这种症状称为甲状腺肿。

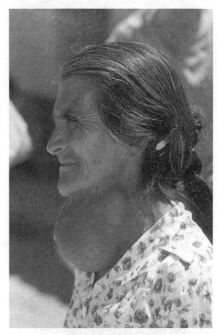

图8-14 甲状腺肿

碘盐是碘的来源，纯盐则不是，标签可告诉您哪个是。

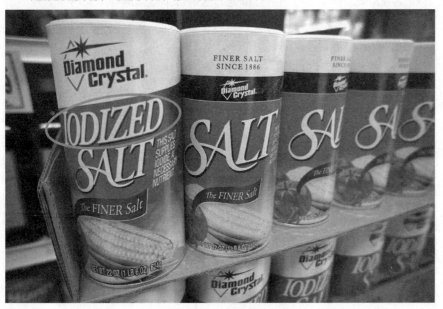

图8-15 加碘盐标签

通过食用海鲜、富含碘的土壤中种植的蔬菜和加碘盐，大多数美国成年人都可以轻松满足碘需求。其它来源是烘焙产品和牛奶。烘焙行业使用碘盐（碘酸盐）作为面团改良剂。乳制品厂经常用碘对挤奶设备和乳房进行消毒，然后将碘转移到牛奶中。美国的消费者很少需要额外的碘。

术语

甲状腺肿（goiter）：碘缺乏引起的甲状腺肿大；碘过量引起的肿大是有毒甲状腺肿。

呆小病（cretinism）：由于母亲在怀孕期间缺碘引起婴儿严重的智力和身体发育迟缓。

要 点

- 碘是甲状腺素的一部分，它有助于调节能量代谢。
- 碘缺乏病包括甲状腺肿和呆小病。
- 大剂量的碘是有毒的。
- 美国大多数人的饮食都能满足碘需求。

8.5.2　铁

无论植物还是动物，每个活细胞都含有铁。人体中的大部分铁都是以下两种蛋白质的成分：红细胞中的**血红蛋白**（hemoglobin）和肌肉细胞中的**肌红蛋白**（myoglobin）。

1. 铁的作用　红细胞中的含铁血红蛋白将氧气从肺部输送到全身的组织。肌红蛋白中的铁会在肌肉中保持并储存氧气以供使用。

人体所有细胞都需要氧气，氧气与新陈代谢中能量营养素释放的碳和氢原子结合在一起，这会产生二氧化碳和水，并从细胞中排出。因此，人体组织不断需要新鲜的氧气来维持细胞的清洁和功能。随着细胞中氧气的消耗，铁（血红蛋白中）将新鲜的氧气从肺部运送到组织中。除这项主要任务外，铁是数十种酶的一部分，尤其是那些参与能量代谢的酶。制造新细胞、氨基酸、激素和神经递质也需要铁。

2. 铁的储存　铁显然是人体内的黄金，是需要被囤积的珍贵矿物质。骨髓使用大量的铁来制造新的红细胞，这些红细胞只能存活大约4个月。当红细胞死亡时，脾脏和肝脏会分解它们，将铁回收循环使用，然后将其送回骨髓并保存起来直到被重新利用。

一旦进入体内，铁就很难排出。人体确实会从消化道、指甲和毛发修剪以及脱落的皮肤细胞中丢失铁，但数量很少，但是，流血会导致人体大量损失铁。

需要采取特殊措施来管理体内铁。铁是自由的，它是一种强大的氧化剂，会产生自由基反应。自由基会增加与糖尿病、心脏病和癌症等疾病相关的氧化应激和炎症反应。为了防止铁的叛逆天性，特殊的蛋白质会运输和储存人体的铁供应量，并且对其吸收进行严格调节。

3. 铁的调节激素——铁调素　在大多数饮食均衡的人中，饮食中仅有10%~15% 的铁被吸收。但是，如果人体的铁供应减少或对铁的需求增加（例如在怀孕期间），则吸收能力会增加好几倍。而当食物中的铁丰富时，吸收就会减少。肝脏分泌的**铁调素**（hepcidin）是血中铁平衡的重要调节剂。铁调素可减少小肠中铁的吸收，并减少人体中铁的释放，从而防止血铁浓度过高。当人体需要更多的铁时，肝脏会抑制其铁调素的输出，从而使肠道食物中的铁吸收更多，更多储存的铁释放到血液中。

4. 促进铁吸收中的食物因素　食物中铁以两种形式存在：一些被结合到**血红素**（heme）中，血红素是肉、禽类和鱼类中血红蛋白和肌红蛋白的含铁部分；一些是植物和肉类中的**非血红素铁**（nonheme iron）。铁的形式会影响铁的吸收。有足够铁储备的健康人在各种肉食中吸收血红素铁的比例约为23%。人们吸收非血红素铁的比例为2%~20%，具体取决于饮食因素和

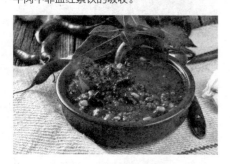

这种辣椒饮食的两种成分（西红柿中的维生素C和肉中的肽因子）增加了豆类和碎牛肉中非血红素铁的吸收。

图8-16　非血红素铁吸收

术 语

血红蛋白（hemoglobin）：血液中的携氧蛋白；在红细胞中被发现（hemo 表示"血液"，globin 表示"球形蛋白质"）。

肌红蛋白（myoglobin）：肌肉中的氧保持蛋白（myo 表示"肌肉"）。

铁调素（hepcidin）：肝脏因血铁升高而分泌的激素。铁调素可减少铁从肠中的吸收以及将铁从储存中释放。

血红素（heme）：血红蛋白和肌红蛋白分子的含铁部分。

非血红素铁（nonheme iron）：与血红蛋白无关的饮食铁；植物和其它来源的铁。

铁的储存量（第 6 章的图 6-4 中描述了血红素分子）。

肉、鱼和家禽还含有一种肽类因子，有时也称为肉、鱼、禽因子 [meat, fish, poultry（MFP）factor，也叫 MFP 因子]，可促进其它食物对非血红素铁的吸收，如图 8-16 所示。维生素 C 还可以极大地提高非血红素铁的吸收，使从同餐食物中吸收的铁增至 3 倍。干果、草莓或西瓜中的维生素 C 有助于吸收这些食物中的非血红素铁。

5. 铁吸收抑制剂 一些食品成分会抑制铁吸收。它们包括茶和咖啡中的**单宁酸（tannin）**，牛奶中的钙和磷，以及在轻度加工的豆类和全谷物中纤维所伴随的**肌醇六磷酸（phytate）**。普通的红茶能显著降低铁的吸收，临床营养学家经常建议**铁超载（iron overload）**的患者进餐时喝红茶；对于那些需要更多铁的人，则相反：在两餐之间喝茶，而不是与食物一起喝。因此，如表 8-12 所示，从普通食物中吸收的铁的量部分取决于促进剂和抑制剂之间的相互作用。

6. 缺铁意味着什么？ 如果吸收不能弥补损失或饮食摄入不足，那么铁储备就会枯竭，引起**铁缺乏症（iron deficiency）**。铁缺乏症和**铁缺乏症贫血（iron-deficiency anemia）**不是一回事，尽管它们经常一起发生。贫血是由其它营养缺乏引起的，并引起与营养无关的疾病，例如失血。贫血不是疾病，而是另一个问题的征兆。它的字面意思是"鲜血不足"。

铁缺乏症是分阶段发展的，铁缺乏症与**贫血（anemia）**之间的区别只是程度问题。人们可能缺铁，这意味着他们耗尽了铁的储存，而没有贫血。随着铁缺乏症的恶化，他们可能会贫血。

严重缺乏铁的身体无法产生足够的血红蛋白来填充新的血细胞，从而导致贫血。在显微镜下检查的缺铁血液样本显示，其细胞比正常细胞小且呈浅红色（图 8-17）。这些细胞的血红蛋白太少，无法向组织输送足够的氧气。缺铁会限制细胞的氧气和能量代谢，从而使人变得疲劳、冷漠，并容易感冒。血液中血红蛋白的浓度较低，也可以解释皮肤白皙缺铁的人以及皮肤较黑的人（通常是粉红色的舌头和眼睑结膜）的苍白。

左图所示，营养良好的红细胞大小和颜色均正常；右图中的细胞是典型的缺铁性贫血细胞，这些细胞小而苍白，因为它们含有较少的血红蛋白。

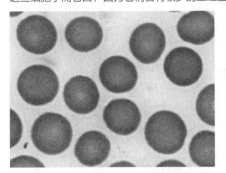 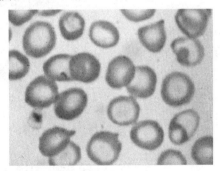

图8-17　正常和贫血时的血细胞

7. 铁缺乏症的症状 早在红细胞受到影响并诊断出贫血之前，正在发展的铁缺乏症就会影响日常行为。甚至略微降低铁水平也会导致疲劳、精神

表8-12	铁吸收促进剂和抑制剂

这些饮食因素会增加铁的吸收：

- 铁的血红素形式
- 维生素 C
- MFP 因子

这些饮食因素会阻碍铁的吸收：

- 铁的非血红素形式
- 茶和咖啡
- 钙、磷
- 植酸盐、单宁和纤维

表8-13	贫血的精神症状

- 冷漠，无精打采
- 行为障碍
- 笨拙
- 多动症
- 易怒
- 食欲不振
- 学习障碍（词汇、知觉障碍）
- 智商降低
- 体力劳动能力下降
- 重复的手脚运动
- 注意力持续时间缩短

注意：这些症状不是由贫血本身引起的，而是由大脑中的铁缺乏引起的。与没有贫血的儿童相比，因其它原因（如镰状细胞性贫血和地中海贫血）而患有严重得多的贫血的儿童的智商没有降低。

术语

单宁（tannin）：茶（尤其是红茶）和咖啡中与铁结合的单宁化合物。单宁还使蛋白质变性。

肌醇六磷酸（phytate）：存在于植物性食物（尤其是全谷物）中的化合物与铁结合并可能阻止其吸收。

铁超载（iron overload）：体内铁含量超出需要或无法处理的状态，通常是由于遗传缺陷引起的。也称为血色素沉着症。

铁缺乏症（iron deficiency）：是指铁储备枯竭的状况，这在极端情况下会导致铁缺乏性贫血。

铁缺乏症贫血（iron-deficiency anemia）：是一种由于缺乏铁引起的贫血形式，其特征是红细胞萎缩和颜色消失。

伴随的症状是虚弱、冷漠、头痛、面色苍白，对感冒不耐受和无法专心。

贫血（anemia）：红细胞不足或受损的情况；红细胞数量减少或血液中的血红蛋白过少。红细胞可能不成熟，因为太大或太小而无法正常运行。

障碍以及体力劳动能力和生产效率受损。与铁缺乏症相关的症状很容易被误认为是行为或动机问题（表 8-13）。能量减少会使人们减少工作量，减少娱乐活动，减少思考和学习的热情，这些症状在铁被恢复后消除。能量不足并不总是表明需要铁，请参阅"健康生活专栏"。不缺铁而因疲劳服用铁补充剂不会增加能量水平，并有可能导致某些人铁超负荷。

缺铁的孩子变得躁动不安，易怒，不愿工作或娱乐，无法专心致志，在学业上可能落后于同龄人。当铁的摄入量增加时，儿童的某些症状（如烦躁不安）会消失。需要更多的研究来证明补充铁的水平是否可以改善认知功能并逆转学业失败，或者这些影响是否会持续到治疗之后。

在一些缺铁的人中，尤其是在低收入的妇女和儿童中，人们很难理解的行为是**异食癖（pica）**，即对冰、石灰、淀粉、黏土、土壤和其它非食物物质的渴望和有意识摄入。这些物品对人体没有补铁的作用，黏土、土壤或淀粉可在肠道表面形成釉料，从而减少对养分的吸收，包括铁的吸收。土壤还可将寄生虫和重金属引入体内。

8. 缺铁和贫血的原因 缺铁通常是由于铁摄入不足造成的，可能纯粹是由于食物不足，或是由于长期食用贫铁食物，或摄入含铁吸收抑制剂高的食物造成的。在发达国家，高能量的食物常常富含精制的碳水化合物和脂肪，营养成分不足，这种高能量低营养的食物取代了营养丰富的含铁食物，并阻碍了铁的吸收。作为对照，简介图 8-5 给出了一些优质的富含铁的食物。

膳食参考摄入量

男性：8mg/d

女性（19~50 岁）：18mg/d

女性（51 岁以上）：8mg/d

可耐受最高摄入量

成人：45mg/d

主要功能

携带氧气作为血液中血红蛋白的一部分或肌肉中的肌红蛋白的一部分；细胞能量代谢所需

不足

贫血：虚弱，疲劳，头痛；精神和体力劳动技能受损；免疫功能受损；皮肤苍白、指甲床和黏膜泛白；凹形指甲；怕冷；异食癖

毒性

胃肠道不适，长期铁负荷超载，感染，疲劳，关节痛，皮肤色素沉着，器官损伤

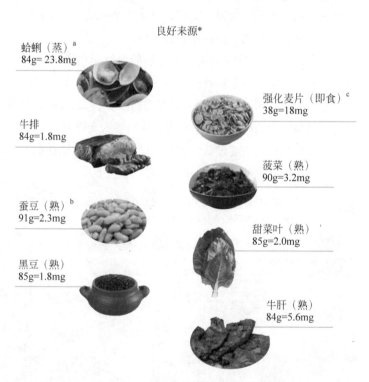

良好来源*

蛤蜊（蒸）[a]
84g= 23.8mg

牛排
84g=1.8mg

蚕豆（熟）[b]
91g=2.3mg

黑豆（熟）
85g=1.8mg

强化麦片（即食）[c]
38g=18mg

菠菜（熟）
90g=3.2mg

甜菜叶（熟）
85g=2.0mg

牛肝（熟）
84g=5.6mg

*这些食物可提供铁日需量（DV）的10%或更多。对于2000kcal的饮食，DV为18mg/d。
注意：无花果干每30g含0.6mg;葡萄干每40g含0.8mg。
a有些蛤蜊含量可能较少，但大多数蛤蜊都是富含铁的食物。
b豆科植物所含的植酸盐可减少铁的吸收。
c强化麦片的铁含量差异很大。

简介图8-5 铁

引起贫血的第一大非营养因素是失血。因为人体大部分的铁都存在于血液中，所以失去血液就意味着要失去铁。月经周期损失使女性的铁需求增加了两倍。消化道问题（例如溃疡和炎症）也会导致严重的失血，从而引起贫血。

9. 谁最容易缺铁？ 平均而言，育龄妇女比男性更容易缺铁，而且摄入少。怀孕还需要额外的铁来支持增加的血容量、胎儿的生长以及分娩时的失血。婴儿和幼儿从富含牛奶的饮食中获得的铁也很少，因此他们需要补充额外的铁来支持其快速生长。青春期的快速生长，尤其是男性的骨骼生长以及女性的经期铁流失也需要额外补充铁，这是典型的青少年饮食方式无法提供的。以下人群需特别关注铁摄入量问题：

- 育龄妇女。
- 孕妇。
- 婴幼儿。
- 青少年。

另外，在许多生命阶段，肥胖会使低血铁发生的可能性增加。

在美国，有 240 万幼儿患有铁缺乏症，而其中将近 50 万被诊断患有缺铁性贫血。大多数情况下，孩子来自城市、低收入或西班牙裔家庭，但其实所有群体的孩子都可能出现这些状况。至于育龄妇女，其缺铁率仍然比《健康人 2020：国家目标》的目标高 3 倍。为解决铁缺乏症，妇女、婴儿和儿童特别补充喂养计划（WIC）为低收入家庭提供了可兑换高铁食物的积分。

在世界范围内，铁缺乏症是最常见的营养缺乏症，也是导致贫血的最常见原因。20 亿人和几乎一半的学龄前儿童及孕妇患有贫血，这主要是由于铁缺乏引起的。在发展中国家，消化道寄生虫感染导致人们每天失血。他们可能会感到疲倦、无精打采，但却永远不知道其原因。铁补充剂可以在短期内逆转饮食原因引起的缺铁性贫血，但也可能引起消化不良和其它问题。

10. 一个人可以摄入过多的铁吗？ 大量的铁是有毒的。一旦被人体吸收，铁就很难排出。一个健康的人通过控制铁的摄入来防御铁过载：肠细胞会捕获一些铁并将它固定在细胞膜的外部。当细胞脱落时，它们会将自己在短暂生命中收集的过量铁带出肠道。虽然存在于肠中，但过量的铁可能会增加患结肠癌和直肠癌的风险。

在健康人中，当铁储存量增加时，抑制吸收的激素——铁调素可防止铁超载。在具有这种保护系统遗传缺陷的人中，大多数是白人，其组织中会聚积过多的铁。早期症状包括疲劳、精神抑郁或腹痛；如果不及时治疗，疾病会损害肝脏、关节或心脏。感染也很可能发生，因为过量的铁会损害免疫系统，细菌会在富含铁的血液中迅速繁殖。有这种情况的人必须监控并限制其铁的摄入并放弃补充铁。

含铁补充剂很容易在幼儿中引起意外中毒。事实证明，5 片普通铁补充剂就足以使幼儿丧命。务必将含铁补充剂放在儿童接触不到的地方。

11. 铁的推荐量和来源 在美国，典型的饮食方式是每 1000kcal 提供 6~7mg 铁，男性和 51 岁以上女性每天需要 8mg 铁，因此很容易满足这些人群对铁的需求。对于育龄妇女来说，建议服用较高的剂量（18mg/d）来补充

算一算

要计算素食者的铁 RDA，请将常规 RDA 乘以 1.8：

$$8mg/d \times 1.8 = 14mg/d（素食男性）$$
$$18mg/d \times 1.8 = 32mg/d$$
（19~50 岁的素食女性）

年长的妇女需要更少的铁。参见附录 G，并为 60 岁的女性找到铁 RDA。现在，用它来计算一名 60 岁素食妇女的铁 RDA。

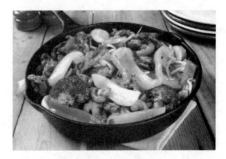

老式的铁锅将铁添加到食物中。

经期损失。怀孕期间，女性需要的铁高达 27mg/d，所以孕妇需要服用补充剂。如果一个人的血红蛋白浓度低，医师应检查他的失血部位。素食者由于植物来源的铁吸收不良，因此应将其年龄和性别组的 DRI 值乘以 1.8（请参见算一算）。

在老式铁锅中烹饪食物也会添加铁盐，有点像补充剂中的铁。在玻璃锅中煮的 100g 意大利面条酱中的铁含量为 3mg，但当将它放到黑铁锅煮时，其铁含量将增加到 87mg。但这种铁盐并不像肉类中的铁那样容易吸收，当然某些铁盐确实会进入人体，尤其是在膳食中还含有肉类或维生素 C 的情况下。

铁强化食物可以帮助一些人避免铁缺乏，但是对于其它一些铁过量的人来说，却可能引起麻烦。28g 的强化谷物早餐、一个普通的火腿三明治午餐和一碗带肉的辣酱汤晚餐所提供的铁几乎是一个人一天所需铁的两倍，但能量仅约 800kcal。大多数男性约需要 3000kcal 的能量，而更多的食物意味着更多的铁。美国人还特别喜欢使用维生素 C 补充剂，因为维生素 C 会增加铁的吸收。但对于健康人来说，强化食品几乎没有铁中毒的风险。

> ### 要点
> - 体内的大多数铁都存在于血红蛋白和肌红蛋白中，或作为产生能量的途径中酶的一部分而存在。
> - 铁的吸收部分受铁调素的调节，并受食品中促进剂和抑制剂的影响。
> - 缺铁性贫血是全球许多人的普遍问题。
> - 铁过多有中毒风险。

健康生活专栏： 运动缺乏性疲劳

听到铁缺乏症的症状后，对此耳熟能详的人可能会得出一个结论，即他们需要服用铁补充剂来恢复体力。实际上，他们更有可能通过简单的饮食安排、准时上床睡觉及进行足够的运动来恢复体力。很少有人意识到，几个星期或几个月的运动量太少和运动量太多一样让人筋疲力尽——你做的越少，你能做的越少，你感觉越疲惫。该状态甚至有一个名字："久坐惯性"。

感到疲劳、虚弱和无动于衷并不一定意味着你需要铁或其它补充剂，而需要执行以下三个操作：

（1）合理安排饮食。

（2）做些运动。

（3）如果进行简单的更改后，疲劳持续超过两个星期，请咨询医生进行诊断。

现在开始! 使用 MindTap 中 Diet & Wellness Plus 中的"运动记录"功能，跟踪您一周的身体活动，尝试每天增加一点运动量。查看一周内每天是否可以轻快地走路、骑自行车或慢跑 30min。

8.5.3 锌

锌在人体中的含量很少，但在每个器官和组织中都有。它可作为 300 多种酶的辅助因子，它有以下功能：

（1）保护细胞结构免受氧化损害；

（2）合成细胞遗传物质的一部分；

（3）合成血红蛋白的血红素。

锌还有助于胰腺的消化和胰岛素功能，并有助于代谢碳水化合物、蛋白质和脂肪。

除了帮助酶发挥功能外，特殊的含锌蛋白质还可以与 DNA 结合并帮助调节蛋白质的合成和细胞分裂，这对于出生前后的正常生长至关重要。锌还能帮助把视觉色素中的维生素 A 变为活性形式，即使轻度的锌缺乏也会损害夜视力。锌还具有以下功能：

（1）影响行为、学习和情绪；

（2）协助维持正常的免疫功能；

（3）对伤口愈合、精子产生、味觉、正常代谢率、神经和脑功能、骨骼生长、儿童正常发育以及许多其它功能至关重要。

当发生锌缺乏症（甚至是轻微的锌缺乏症）时，它会损害所有这些功能。

1. 锌太少时带来的问题 人类缺锌的首例报道始于半个世纪前对中东地区不能正常生长和发育的儿童和青少年的观察研究（图 8-18）。他们的本地饮食含动物蛋白低，含全谷类和豆类高，因此，其饮食富含纤维和植酸，它们可以与锌和铁结合。此外，他们的面包没有**发酵（leavened）**（在发酵面包中，酵母随着面包的生长而分解出肌醇六磷酸）。自那时以来，锌缺乏已被确定为导致整个发展中国家疾病的重要原因，每年导致近 50 万人死亡。

在妊娠期、婴儿和儿童早期，锌水平的微弱下降就会引起广泛的问题。缺锌会极大地改变消化道功能，并引起腹泻，不仅对锌，还会加速其它营养素的流失。它会极大地削弱免疫反应，从而可能引起感染。肠道感染会加剧营养不良，并进一步加剧营养不良易感性，造成营养不良和疾病的恶性循环。补锌疗法可以迅速减少营养不良儿童的腹泻并防止其死亡，但是如果儿童在治疗后继续营养不足的饮食，可能无法恢复正常的体重和身高。

尽管锌缺乏症在发达国家并不常见，但确实在某些人群中发生，包括孕妇、幼儿、老年人和穷人。当儿科医生或其它卫生工作者注意到儿童生长不良并伴有食欲不振时，应该考虑其是否缺锌。

2. 锌太多时带来的问题 过量的锌有毒。高剂量（超过 50mg）锌可能会引起呕吐、腹泻、头痛、疲惫和其它症状。成人的 UL 设定为 40mg。

高剂量的锌会抑制消化道中铁的吸收。将铁从消化道运送到组织的血液蛋白还携带一些锌。如果该蛋白质负载了过多的锌，则几乎没有空间从肠中吸收铁；反之亦然：铁过多也会抑制锌的吸收。缓解感冒的含片、鼻凝胶和喉咙喷雾产品中的锌可能会缩短感冒的持续时间，但它们可能会使胃部不适，并为身体补充额外的锌。

3. 锌的食物来源 肉类、贝类、家禽和奶制品是美国饮食中锌的主要提供者（简介图 8-6）。在植物来源中，一些豆类和全谷类都富含锌，但没有肉类中的锌容易吸收。大多数美国人的摄入量都能满足男性 11mg/d 和女性 8mg/d 的推荐量。建议素食者安排好饮食，摄取富含锌的谷物或全谷类面包及富含酵母的全谷类面包，这有助于锌吸收。与膳食补充剂不同，食物来源的锌并不会引起身体失调。

图片中的埃及男孩几岁？他 17 岁，但只有 1.2m 高，相当于美国 7 岁孩子的身高。他的生殖器官就像一个 6 岁的孩子。发育迟缓归因于锌缺乏，当饮食中的锌恢复供应时，它可以部分逆转。

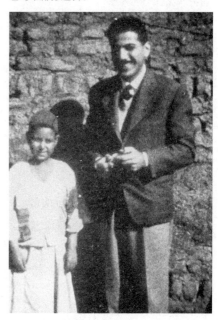

图8-18 锌缺乏症

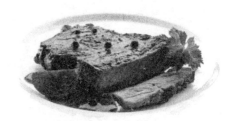

术 语

发酵（leavened）：从字面意思上理解是通过酵母细胞变轻，酵母细胞消化了面团中的一些碳水化合物成分，并留下气泡使面包膨大。

膳食参考摄入量

男性：11mg/d

女性：8mg/d

可耐受最高摄入量

成人：40mg/d

主要功能

激活许多酶；与激素有关；遗传物质和蛋白质的合成，维生素 A 的运输，味觉，伤口愈合，繁殖

缺陷 [a]

发育迟缓，性成熟延迟，免疫功能受损，脱发，眼睛和皮肤病变，食欲不振

毒性

食欲不振，免疫力下降，铁吸收减少，高密度脂蛋白胆固醇低（心脏病的危险因素）

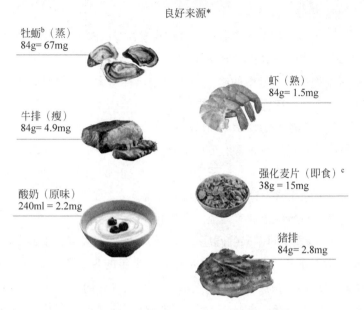

良好来源*

牡蛎[b]（蒸）
84g= 67mg

虾（熟）
84g= 1.5mg

牛排（瘦）
84g= 4.9mg

强化麦片（即食）[c]
38g= 15mg

酸奶（原味）
240ml = 2.2mg

猪排
84g= 2.8mg

*以上食物每份可提供锌日需量的10%或更多。对于2000kcal的饮食，DV为11mg/d。
[a]一种罕见的遗传性锌吸收不良会导致其它更严重的症状。
[b]有些牡蛎的锌含量多于或少于此数量，但是所有类型的牡蛎都是富含锌的食物。
[c]强化麦片的锌含量差异很大。

简介图8-6　锌

> **要 点**
> - 锌是蛋白质、脂肪和碳水化合物代谢中数百种酶的辅助因子。
> - 锌在消化、蛋白质合成、细胞分裂和视觉中起作用。
> - 缺锌会损害人体的许多重要功能。
> - 锌补充剂可能会干扰铁的吸收并达到毒性剂量；食品中的锌是无毒的。

8.5.4　硒

硒引起了全世界科学家的关注。硒与慢性疾病的关系使硒成为流行的补充剂，但在很大程度上是不必要的。

1. 硒在体内的作用　它是许多酶的辅助因子，与维生素 E 协同作用，可限制自由基的形成并防止对细胞和组织的氧化伤害。此外，含硒的酶还需要辅助调节代谢的含碘甲状腺激素。

2. 与慢性疾病的关系　关于饮食中硒含量低是否与常见心脏病相关的证据是混乱的，但服用硒补充剂并不能降低心脏病风险。在癌症研究中，血液中适量的硒似乎可以预防前列腺癌、结肠癌、乳腺癌和其它癌症。那么是不是每个人都应该服用硒补充剂来预防癌症呢？答案是否定的。虽然硒缺乏可能会增加癌症的风险，但美国居民的摄入量通常足够，过量摄入反而可能会伤害健康的、营养充足的人。

3. 缺乏　严重的硒缺乏会导致肌肉无力和疼痛。在中国土壤和食物缺硒的地区流行一种特殊类型的心脏病，其部分原因是缺硒。这种情况促使研究人员赋予硒必需营养素的地位，充足的硒可防止很多病例的产生。

4. 毒性 当人们服用硒补充剂并超过每天 400μg 的 UL 时，可能会发生中毒现象。硒的毒性会导致脱发和指甲变脆、腹泻和疲劳等症状，以及骨骼、关节和神经异常。

5. 来源 硒广泛分布于肉类和贝类中，但蔬菜、坚果和谷物中的硒差异很大，这取决于它们是否在富含硒的土壤中生长。美国土壤中硒的含量各不相同，但许多地区的食品混杂在一起摆在超市的货架上，以确保为消费者提供充足的硒。

> **要点**
> - 硒与酶系统共同作用，可保护体内化合物不被氧化。
> - 硒缺乏症在发达国家很少见，但过度使用补充剂可能会产生毒性。

8.5.5 氟

氟几乎存在于所有土壤、水源、植物和动物中。它在饮食中很有价值，因为它具有抑制儿童和成人龋齿发展的能力。

1. 在人体中的作用 在发育的牙齿和骨骼中，氟取代了羟基磷灰石的羟基部分，形成**氟磷灰石（fluorapatite）**。在发育过程中，氟磷灰石会扩大骨骼和牙齿中的钙晶体，从而提高其抗脱矿质性。

氟在健康中的主要作用是终生预防龋齿。一旦牙齿从牙龈中长出来，氟化物（特别是应用于牙齿表面时）会促进牙釉质早期病变的再矿化，否则可能会发展成龋齿。氟还直接作用于牙菌斑细菌，抑制其代谢并减少它们产生的破坏牙齿的酸量。

2. 缺乏 在缺氟地区，蛀牙很普遍，氟化水常被推荐用于大众牙科保健（图 8-19）。基于其益处的证据，加氟作用已得到美国国家牙齿健康研究所、营养学会、医疗协会、国家癌症研究所以及疾病预防控制中心的认可，并且没有已知的风险。

3. 毒性 氟过多会损坏牙齿和骨骼，导致**氟中毒（fluorosis）**。在轻度情况下，牙齿会长出小白斑。在严重的情况下，牙釉质会凹陷并永久性染色（图 8-20）。牙齿中的氟中毒仅在牙齿发育期间发生，并且是永久性的，因此在生命的最初 3 年内预防氟中毒就成为重中之重。骨骼中的氟中毒使它们变粗，但同时更脆弱且容易骨折。为了限制氟的摄入，儿童应该只使用豌豆大小的牙膏，并应教导儿童不要吞咽。

4. 氟的来源 饮用水是氟的常见来源。超过 70% 的美国居民可以使用最佳氟浓度的公共供水。氟化物很少存在于瓶装水中，除非将氟化物加在瓶装的市政自来水中。氟化物补充剂只能在医生的建议下使用。

> **要点**
> - 氟可稳定骨骼并使牙齿抗腐蚀。
> - 过量的氟会使牙齿变色并削弱骨骼，大剂量氟则是有毒的。

8.5.6 铬

铬是一种参与糖和脂代谢的必需矿物质，食品中的铬是安全的，而且

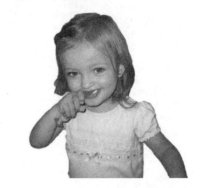

为预防氟中毒，幼儿不应吞咽牙膏。

图例：
- <50%
- 50%~75%
- >75%

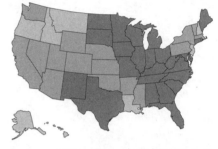

图8-19 通过公共供水系统使用含氟化物水的美国人口

来源：Data from Centers for Disease Control and Prevention, National Water fluoridation statistics, 2014, available from www.cdc.gov/fluoridation/ statistics/2014stats.htm.

这些牙齿上斑驳的棕色污渍表明牙齿在发育过程中暴露于高浓度的氟化物。

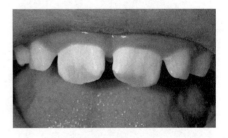

图8-20 氟中毒

术语

氟磷灰石（fluorapatite）：是骨骼和牙齿的晶体，是由氟取代羟基磷灰石的"羟基"部分形成的。氟磷灰石可抵抗溶解并返回体液中。

氟中毒（fluorosis）：在牙齿发育过程中摄入过多的氟而导致牙齿变色的现象。骨骼氟中毒的特征是异常密集但脆弱，骨折多发，通常是畸形的骨头，这是由骨晶体中过量的氟引起的。

对维持健康至关重要。工业中的铬是一种有毒污染物，一种已知的会破坏DNA 的致癌物质。

1. 在体内的作用 铬通过增强激素胰岛素的活性，改善细胞对葡萄糖的吸收和其它作用来帮助调节血糖。当身体缺乏铬时，可能会产生类似糖尿病的症状，血糖升高，葡萄糖耐受、胰岛素反应和胰高血糖素反应受损。关于铬补充剂是否可以改善糖尿病患者的葡萄糖或胰岛素反应的研究结果仍众说纷纭。

2. 铬的来源 铬存在于多种食物中。最好的来源是未精加工的食品，尤其是肝脏、啤酒酵母和全谷类食品。人们吃精加工的食物越多，摄入的铬就越少。

铬补充剂广告可能会宣称消费者服用吡啶甲酸铬可减少脂肪和增强肌肉力量。事实上相反，与单独限制饮食和锻炼相比，铬补充剂在减少体内脂肪或改善肌肉力量方面可能作用不大。

> **要 点**
> ● 铬是正常血糖调节所必需的矿物质。
> ● 未加工或稍加工的食物是铬的最好来源。

8.5.7 铜

像大多数其它微量矿物质一样，铜作为许多酶的辅助因子，也起着至关重要的作用。这些酶的任务之一是协助铁的吸收和利用及血红蛋白和胶原蛋白的合成。这些酶的另一种作用是有助于控制组织中自由基活性引起的损害（这些酶是超氧化物歧化酶）。

铜缺乏很罕见，但并非不会发生。给严重营养不良的婴儿喂食含铜不足的配方奶粉时，可以看到这种罕见情况。铜缺乏会严重影响生长和新陈代谢，并且会削弱成年免疫力和动脉血流。过量的锌会干扰铜的吸收并可能引发铜缺乏症。两种罕见的遗传疾病对铜状态的影响正好相反，一种导致功能缺陷，另一种引起铜中毒。

来自食物的铜中毒是不太可能的，但含铜的补充剂会引起中毒。成人的UL 设置为 10mg/d。铜的最佳食物来源包括内脏、海鲜、坚果和种子。水也可以提供铜，特别是在使用铜制输水管输送的自来水。在美国，铜的摄入量被认为是足够的。

> **要 点**
> ● 铜能帮助合成血红蛋白和胶原蛋白，铜参与体内许多代谢过程。
> ● 铜缺乏是罕见的。

8.5.8 其它微量矿物质和一些可能有效的微量矿物质

DRI 已经为另外两种微量矿物质钼和锰设定了推荐量。钼是几种金属酶的组成部分，其中一些酶是大分子蛋白。锰能与多种酶共同作用以促进身体功能，它广泛存在于全谷物、蔬菜、水果、豆类和坚果中。

众所周知，其它几种微量矿物质对健康也很重要，但由于其数量非常小且人体的缺乏症未知，因此很难研究它们在人体中的作用。例如，硼会影响许多酶的活性，并可能在骨骼健康、大脑活动和免疫反应中发挥关键作用。硼的最丰富的食物来源是非柑桔类水果、叶菜、坚果和豆类。钴是维生素 B_{12} 大分子中的一种矿物质；维生素 B_{12} 的别名钴胺素就意谓着其中有钴的存在。镍可作为一种酶辅助因子，镍缺乏会损害肝脏和其它器官。未来的研究可能会揭示其它微量元素（包括钡、镉、铅、锂、汞、银、锡和钒）所起的关键作用。即使是砷，一种已知的毒物和致癌物，也可能是必需的微量矿物质。

所有微量矿物质过量都会产生毒性，硼、镍和钒都设定了 UL（附录 G）。服用多种营养补充剂的人最有可能发生药物过量。从食物中获取微量矿物质并不难，只需按照第 2 章中的建议食用各种不同类型的天然食物即可。表 8-14 概括了本章矿物质的主要内容，并补充了一些其它信息。

表8-14　矿物质摘要

宏量矿物质			
主要功能	缺乏症状	毒性症状	重要来源
钙			
骨骼和牙齿的主要矿物质。对正常肌肉收缩和舒张、神经功能、细胞活动调节、凝血、血压和免疫防御都有作用	儿童发育迟缓和骨骼脆弱；成人骨质流失（骨质疏松症）	血钙高；心律异常；软组织钙化；肾结石；肾功能不全；干扰其它矿物质的吸收；便秘	奶和奶制品，牡蛎，小鱼（带骨头），强化钙豆腐（豆腐），某些绿叶蔬菜（白菜、萝卜苗、羽衣甘蓝、西兰花）
磷			
骨骼和牙齿的矿化；对细胞的遗传物质、细胞膜中的磷脂、能量转移和缓冲系统都很重要	骨痛，肌无力，生长受损 [a]	非骨骼组织（尤其是肾脏）的钙化	动物来源的食物，一些豆类
镁			
与骨矿化、蛋白质形成、酶的作用、心脏和肌肉的正常功能、神经冲动的传导、适当的免疫功能及牙齿的维护有关的因素	低血钙；肌肉痉挛；意识模糊；维生素 D 代谢受损；极端情况下，癫痫发作，动作怪异；产生幻觉，吞咽困难。儿童生长发育不良	滥用泻药（泻盐）而产生的过量镁会导致腹泻、恶心和腹部绞痛，并伴有液体、电解质和 pH 值失衡	坚果、豆类、全谷物、深绿色蔬菜、海产品、巧克力、可可
钠			
钠、氯和钾（电解质）维持正常的体液平衡和酸碱平衡。钠对于神经冲动的传递至关重要	肌肉痉挛，精神淡漠，食欲不振	高血压、水肿	盐、酱油、调味料、加工食品、酱料、快餐食品
钾			
钾能促进蛋白质合成，维持体液和电解质平衡、细胞完整性、神经冲动传导及肌肉（包括心肌）收缩	脱水、肌无力、瘫痪和意识模糊，甚至死亡	肌肉无力、呕吐；静脉注射会使心脏停止跳动	所有的天然食物：肉、牛奶、水果、蔬菜、谷物、豆类

a 仅在罕见的喂食无磷配方食品的婴儿或正在服用与磷发生相互作用的药物的成年人中出现

宏量矿物质			
主 要 功 能	缺 乏 症 状	毒 性 症 状	重 要 来 源
氯			
它是胃中盐酸的一部分，对适当的消化是必要的，有助于维持正常的体液和电解质平衡	在正常情况下不会发生这种情况，缺乏会导致抽筋、神情冷漠，甚至死亡	通常无害（气体中的氯是有毒的，但会从水中蒸发），会引起呕吐	盐、酱油；未加工天然食品中的含量适中，加工食品中含量较高
硫			
为许多重要的化合物提供硫，例如某些氨基酸、抗氧化剂及生物素和硫胺素；通过形成二硫键来稳定蛋白质的形状（请参见图 6-11）	尚未发现缺乏症，可能会首先发生蛋白质缺乏	仅当摄入过量含硫氨基酸时才可能发生。抑制动物生长	所有含蛋白质的食物

微量矿物质			
主 要 功 能	缺 乏 症 状	毒 性 症 状	重 要 来 源
碘			
甲状腺激素甲状腺素的成分，有助于调节生长、发育和代谢率	甲状腺肿、呆小病	甲状腺活动降低；甲状腺肿大	碘盐，海味品，面包，全国大部分地区生长的植物及用这些植物饲养的动物
铁			
血红蛋白（在血液中携带氧气）的一部分；肌肉中肌红蛋白（使氧气可用于肌肉收缩）的一部分；使用能源所必需	贫血：虚弱，疲劳，皮肤和黏膜苍白，指甲苍白凹陷，头痛，注意力不集中，认知功能受损（儿童），耐寒能力降低	铁过载：疲劳，腹痛，感染，肝损伤，关节痛，皮肤色素沉着，儿童生长迟缓，便血，休克	红肉、鱼、家禽、贝类、鸡蛋、豆类、绿叶蔬菜、干果
锌			
与激素有关；为许多酶所需；参与合成遗传物质和蛋白质、免疫细胞的活化、维生素 A 的运输、味觉感知、伤口愈合、精子形成以及胎儿的正常发育过程	儿童生长停滞，皮炎，性发育迟缓，味觉丧失，伤口愈合不良	恶心，呕吐，腹泻，食欲不振，头痛，免疫抑制，高密度脂蛋白降低，铁吸收降低	含蛋白质的食物:肉、鱼、贝类、禽肉、谷物、酸奶
硒			
协助一些抗氧化酶	易患某种形式的以纤维性心脏组织为特征的心脏病（罕见）	恶心；腹泻；指甲和头发病变；关节痛；神经、肝脏和骨骼损伤	海味品，内脏肉，其他肉类，全谷物和富硒土壤上生长的蔬菜
氟			
增强牙釉质；赋予牙齿抗腐蚀性	易患蛀牙	牙齿氟中毒（变色），氟骨症（骨骼变弱、变粗），恶心，呕吐，腹泻，胸痛，瘙痒	含氟或加氟的饮用水、茶、海味品
铬			
协助胰岛素作用，葡萄糖放能反应需要铬	葡萄糖代谢异常	可能出现皮疹	肉、粗粮、植物油
铜			
酶的辅助因子；协助铁的吸收和使用；帮助形成血红蛋白和胶原蛋白	贫血；骨发育异常	呕吐、腹泻；肝损伤	内脏、海味品、坚果、种子、全谷类、饮用水

8.6 膳食指导：满足钙的需求

LO 8.6 逐项列出有助于满足钙需求的食物选择

有些人认为钙对他们的健康影响不大，所以忽视了钙的摄入。然而，低钙摄入与各种主要疾病有关，包括成人骨质流失（参见下文争论部分）、高血压、结肠癌（第 11 章），甚至铅中毒（第 14 章）。

获得钙的最佳来源——牛奶的摄入量近年来持续下降，但其它饮料（如甜的软饮料和果汁饮料）的消费量却急剧增加。本专题着重于饮食中的钙源，并就如何将它包含在满足营养需求的饮食方式中提供指导。

8.6.1 牛奶和奶制品

对于可以耐受的人来说，牛奶和奶制品是传统的钙源（图 8-21）。平均而言，美国人每天摄入的牛奶、酸奶或奶酪（或替代品）远远低于建议的量。由于乳糖不耐受、过敏、纯素食或其它原因不能食用牛奶和奶制品的人必须从其它来源获取钙，但选择合适的替代品时需要谨慎，对于儿童尤其如此。与经常喝牛奶的孩子相比，不喝牛奶的孩子的钙摄入量通常较低，骨骼健康状况也较差。

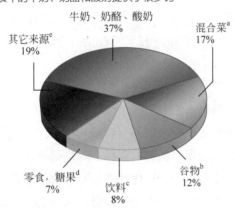

美国代表性饮食中的牛奶、奶酪和酸奶提供了很多钙

牛奶、奶酪、酸奶 37%
混合菜[a] 17%
其它来源[e] 19%
谷物[b] 12%
饮料[c] 8%
零食，糖果[d] 7%

a包括意大利面、通心粉和奶酪、比萨饼、墨西哥风味的食物、炒饭。
b包括面包、面包卷和玉米饼。
c包括强化果汁和瓶装饮料；不包括酒精、牛奶。
d包括冰淇淋、冷冻乳制甜点、巧克力、蛋糕、派、玉米饼或玉米片。
e肉、蔬菜、水果、调味品和其它来源。
来源：M. K. Hoy and J. D. Goldman, Calcium intake of the U.S. population, USDA Dietary Dat a Brief No. 13, September 2014, available at www.ars.usda .gov/ARSUserFiles/80400530/pdf/DBrief/13_calcium_intake_0910.pdf.

图8-21 美国饮食中钙的食物来源

许多牛奶的相关制品都是不错的选择：酸奶、酸乳酒（kefir）、脱脂乳、奶酪（特别是低脂或无脂肪的品种），而对于那些不介意高能量的人来说，冰牛奶、茅屋奶酪和冷冻的酸奶甜品含的钙大约是牛奶中的一半，即 2 杯冰牛奶、茅屋奶酪和冷冻的酸奶甜品提供的钙相当于 1 杯牛奶中的钙。黄油、奶油和奶油芝士几乎是纯脂肪，且钙含量微乎其微。

可以试着调配牛奶制品使其更适合你的口味。比如在牛奶中添加可可粉，将水果放入酸奶中，用脱脂牛奶或酸奶制成水果冰沙，或在任何菜肴中添加脱脂奶粉。制作巧克力牛奶时添加的可可粉中确实含有少量草酸，草酸与牛奶中的一些钙结合并抑制其吸收，但对钙平衡的影响微不足道。蔗糖可为巧克力牛奶带来甜味和能量，因此，您可在家中自制巧克力牛奶，便于控制糖的添加量或选择无糖产品。

8.6.2　蔬菜

在蔬菜中，甜菜、白菜、西兰花、羽衣甘蓝、芥菜、大头菜和绿萝卜都能提供一些有效的钙。羽衣甘蓝、大白菜、大头菜、欧芹、豆瓣菜以及一些海藻也是如此，例如日本料理中常用的紫菜。一些其它食物（包括大黄、菠菜和甜菜）的钙含量看起来与牛奶相当，但由于它们含有阻止钙吸收的黏合剂，因此对人体的钙供应很少或没有（图 8-22）。

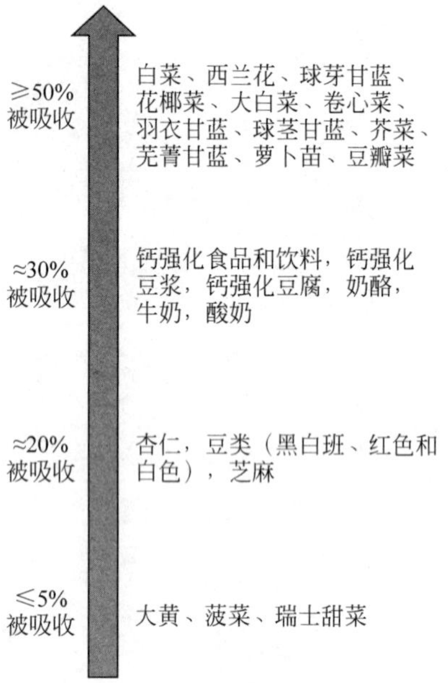

缺乏可吸收的钙不是让菠菜成为劣等食品的理由。菠菜富含铁、β- 胡萝卜素、核黄素和数十种其它基本营养素以及可能有用的植物化合物。只是不要依靠它来补钙。

8.6.3　其它食品中的钙

对于许多无法饮用牛奶和奶制品的人来说，一份 85g 的小鱼（例如罐装沙丁鱼和其它罐装带骨鱼）提供的钙与一杯牛奶（240ml）一样多。47g 杏仁可提供约 100mg 的钙。富含钙的矿泉水也是可用的钙源。矿泉水（包括硬自来水）中的钙与牛奶中的钙一样可吸收，而且能量为零。许多其它食物在饮食中贡献的钙虽然量小但却很重要。

8.6.4　钙强化食品

有些食品由于加工操作不当或故意强化而含有大量钙盐。大豆凝乳（豆腐）属于加工类，如果使用钙盐将其凝结，则它是钙的丰富来源。检查标签。番茄罐头是很好的钙源，因为固化剂增加了钙（63mg 钙 / 每 240g 番茄）。其它未预料到的来源包括石磨面粉、自发面粉、石磨玉米面和自发玉米面与黑糖蜜等。

额外添加了钙的牛奶可能是钙极好的来源，比任何天然钙可提供更多钙质，每 240ml 牛奶含 450mg 钙（图 8-23 提供了对照）。接下来是钙强化橙汁，每 240ml 橙汁含 300mg 钙，这是一个不错的选择，因为钙的生物利用度与牛奶相当。还可以制备钙强化的杏仁奶、豌豆奶、豆浆奶，使其比全脂牛奶中的钙含量更高。

最后，可用钙补充剂，它主要出售给希望预防骨质疏松症的人，但是，本章后面的争论指出钙补充剂并不是防止骨质流失的灵丹妙药。

≥50%
被吸收

白菜、西兰花、球芽甘蓝、花椰菜、大白菜、卷心菜、羽衣甘蓝、球茎甘蓝、芥菜、芜菁甘蓝、萝卜苗、豆瓣菜

≈30%
被吸收

钙强化食品和饮料，钙强化豆浆，钙强化豆腐，奶酪，牛奶，酸奶

≈20%
被吸收

杏仁，豆类（黑白斑、红色和白色），芝麻

≤5%
被吸收

大黄、菠菜、瑞士甜菜

图8-22　食物中钙的吸收

术　语

石磨面粉（stone-ground flour）：是指通过石灰石制成的重型轮研磨谷物粒而制得的面粉。石灰石是一种来自海洋动物的壳和骨头的岩石。随着石头的刮擦，石灰石的碎屑与面粉混合在一起，使其富含钙。

食品	豌豆牛奶240ml	豆浆奶240ml	杏仁奶240ml	牛奶240ml	添加钙的牛奶240ml
钙（来源）	450mg（强化）	300mg（强化）	460mg（强化）	300mg（天然）	450mg（天然加强化）
蛋白质（来源）	10 g（黄豌豆）	7g（大豆）	1g（杏仁）	8 g（牛奶）	8 g（牛奶）

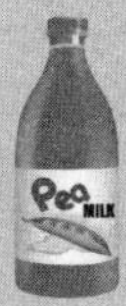

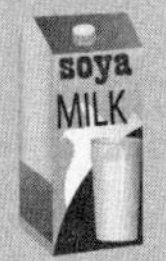

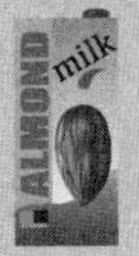

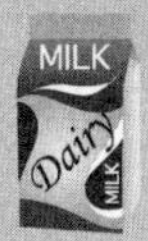

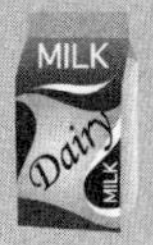

图8-23　牛奶和代乳品：钙和蛋白质含量

8.6.5　使膳食中富含钙

对于那些可以耐受牛奶的人，许多厨师会在做菜的时候加 15g 或 30g 的脱脂奶粉，从而使膳食中的钙含量增加而能量很少，并且几乎不会改变菜肴的味道和口感，每 16g 脱脂奶粉可以添加约 100mg 的钙。干脱脂奶粉可以为烘焙食品和其它菜肴增添风味和钙，并可在冰箱中保存一年或更长时间。

表 8-15 介绍了一些帮助你在餐食中添加富含钙的食物的技巧。

表8-15　膳食中的钙：早餐、午餐和晚餐

尝试用以下方法来满足钙需求。

早　餐	中　餐	晚　餐
■ 选择钙强化的橙汁或蔬菜汁 ■ 少喝热或冰的茶或咖啡，饮用牛奶或钙强化的替代品，例如豆浆或豌豆浆 ■ 多吃谷物、牛奶（不论冷或热）或富含钙的替代品 ■ 在烤面包上涂杏仁酱（30g 可提供 111mg 钙，是同样量花生酱中钙含量的 8 倍） ■ 用牛奶代替水煮麦片，然后加入 30g 无脂奶粉混合 ■ 用奶和特别的无脂奶粉或酪乳粉制作松饼或速发面包 ■ 将牛奶加到炒鸡蛋中 ■ 用风味酸奶泡麦片	■ 在三明治、汉堡或沙拉中添加低脂奶酪 ■ 用各种绿色蔬菜，如豆瓣菜或羽衣甘蓝制作沙拉和三明治 ■ 把无脂牛奶或将钙强化大豆奶或豌豆奶作为饮料或冰沙。为了增加酸味和额外的钙，请加入 30g 干酪乳粉 ■ 将富含钙的矿泉水当作饮料喝 ■ 用低脂意大利调味料腌制卷心菜丝或西兰花嫩枝，做成令人感兴趣的沙拉，以提供钙 ■ 选择凉拌卷心菜而不是土豆和通心粉沙拉 ■ 将罐装三文鱼骨头拌入三文鱼沙拉或碎肉饼中 ■ 多吃带骨头的沙丁鱼 ■ 将土豆、西兰花和低脂奶酪一起混着吃 ■ 尝试意大利面食，例如用低脂乳清奶酪的意大利式馄饨取代肉馅的馄饨 ■ 将帕尔马干酪撒在通心粉沙拉上	■ 将少量切成薄片的绿色蔬菜（例如羽衣甘蓝或嫩的萝卜苗）与热的意大利面食拌匀；在新煮的意大利面食上加绿色蔬菜使人更爱吃 ■ 每天晚上都尽量尝试不同的蔬菜，球茎甘蓝怎么样？像西兰花一样煮时，你会发现它非常可口 ■ 记住你的深绿色叶菜，它们是优质的、低能量钙源 ■ 学会炒白菜和其它亚洲食品 ■ 尝试吃豆腐（钙强化型）；这种多用途食品可以用一本书来介绍它的做法 ■ 在几乎所有食物中都加入脱脂奶粉，如肉饼、调味汁、肉汁、汤、馅料、砂锅菜、混合饮料、布丁、速发面包、饼干、巧克力蛋糕。尽量发挥你的创造力 ■ 选择冻酸奶、牛奶冻或蛋奶冻甜点

8.7 争论8 骨质疏松症：选择健康的生活方式可以降低其风险吗?

LO 8.7 描述骨质疏松症的发展过程以及可能有助于预防骨质疏松症的措施

在50岁以上的美国成年人中，有一半以上患有骨质疏松症或低骨密度症。[①] 由于骨质疏松症，每年数以百万计的人臀部、腿部、手臂、手、脚踝或其它部位骨骼骨折，其中髋部骨折最为严重。患者往往出现粉碎性骨折，无法重新接上，清除这些碎片都是很困难的事，而用人工关节替换它们则需要大手术。一年之内，许多人死于骨折的并发症，更多的人将永远不会自由行走或独立生活。无论男女都应该积极采取行动预防骨质疏松症所导致的骨折。

8.7.1 骨质疏松症的发展

骨质疏松症导致的骨折常发生在晚年，但是骨质疏松症在很早的时候即开始默默发展。20岁的成年人很少意识到骨骼强度的下降，直到40年后突然发生髋关节骨折。人们说："她摔倒了，摔断了臀部"，但实际上，臀部关节之所以如此脆弱，是因为在摔倒之前就已经断了。

骨质疏松症发生的原因错综复杂，许多原因超出了人们的控制范围。饮食中的钙、维生素D和身体活动不足肯定会起一定作用，但是年龄、性别和遗传因素是主要因素。关于骨质疏松症的性质，没有争议。然而，更具争议性的是其发生原因以及人们应该怎么做才能预防它。

1. 骨骼基本常识

要了解晚年骨骼是如何丢失矿物质的，您必须首先了解一些有关骨骼的常识。表C8-1展示了相关术语的定义。图C8-1显示的是健康人的腿骨纵切面，可以看到含钙晶体的框架（小梁骨），小梁骨（trabecular bone）内部是人体钙库的一部分。这些沉积物是在青年人喝牛奶的岁月里积累的钙，它们提供了钙储备。皮质骨（cortical bone）是致密的象牙状骨骼，形成骨骼的外壳和长骨头的杆身（仔细观察照片）。两种类型的骨骼对整体骨骼强度至关重要。皮质骨形成坚固的外壁，小梁骨沿骨内部的应力线提供强度。

两种类型的骨骼以不同的方式处理钙。当一天的饮食钙供应不足时，会利用小梁骨的网眼状晶状体以增加血液中的钙，而当饮食中的钙含量充足时，它们会重新沉积。皮质骨的钙质则波动较小。

2. 骨质流失

当需要补充钙时，有充足血管供应的小梁骨很容易以合适的速率提供矿物质。不论男性还是女性，在30岁左右，小梁骨的流失就开始了。皮质骨中的钙质也可能被提取，但速度较慢。

随着骨质继续流失（图C8-2），骨密度下降。不久，骨质疏松症开始发作，骨头变得过于脆弱，以至于身体的重量可能使脊柱负担沉重。椎骨可能

表 C8-1	骨质疏松症相关术语

■ 皮质骨（cortical bone）是象牙似的外骨层，形成围绕小梁骨的壳，并构成长骨的杆身。

■ 小梁骨（trabecular bone）是由骨骼固体外壳内部的含钙晶体组成的网状结构。它可以提供支撑力，还充当钙存储库。

对该健康的骨骼进行纵切，以显示其坚固而至密的晶体基质。

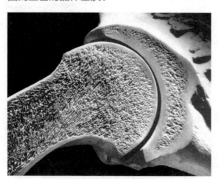

图C8-1　健康的骨头

①　参见附录K。

突然崩裂并折断，痛苦地挤压主要神经，或者它们可能会压缩成楔形，形成不敏感的"弯腰驼峰"，即驼背。驼背使许多老年男性和女性看起来变矮了（图C8-3）。由于富含小梁骨的骨骼末端变弱，手腕可能会折断，牙齿可能随着下颌的小梁骨后退、松动或脱落。随着皮质骨壳变薄，髋部可能断裂。

这些骨头部分被放大以显示细节。左侧显示的健康小梁骨看上去很粗壮。右侧的骨骼薄弱，反映出骨质疏松症

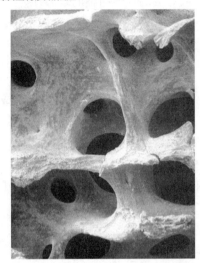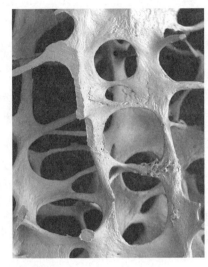

图C8-2 小梁骨丢失

左边的女性大约50岁，右边是其80岁的对照图。她的腿没有变短。由于脊椎骨（椎骨）塌陷，她的背部缩短了。当椎骨塌陷无法保护脊神经时，骨头挤压神经的压力会导致剧烈疼痛

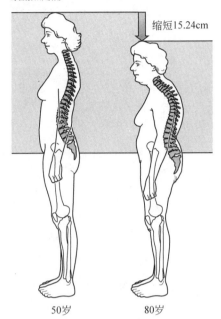

缩短15.24cm

50岁　　80岁

图C8-3 骨质疏松症女性的身高下降

8.7.2 影响骨骼健康的非饮食因素

骨骼受许多因素影响。生活方式的选择会影响成人峰值骨量的20%~40%。其余由不可更改的因素决定。

1. 骨密度和基因

强大的遗传因素会导致骨质疏松、骨密度增加和骨折风险增加。遗传基因对以下方面产生影响：

（1）成骨细胞和破骨细胞的活性；

（2）制造胶原蛋白的细胞机制，胶原是一种结构性骨蛋白质；

（3）人体吸收和利用维生素D的机制；

（4）影响骨代谢的许多其它因素。

基因会影响骨骼强弱的发展趋势，但饮食和其它生活方式选择会影响最终结局，任何有骨质疏松症危险因素的人都应采取行动来预防这一结局。

2. 性别

性别是骨质疏松症的有力预测指标：成年男性的骨密度高于女性，而且女性经常会流失更多的骨骼，尤其是在绝经后的6~8年内，因为雌激素减少。此后，骨矿物质的流失在女性的剩余一生中都会持续，但并非以更年期的自由落体的速度流失（请再次参考图C8-3）。如果年轻女性不能产生足够的雌激素，她们也会迅速失去骨骼，而且更年期提前几乎会使女性患骨质疏松症的机会增加一倍。

每年，成千上万的男性因骨质疏松症而骨折。男性的性激素，如睾酮和少量的雌激素有助于防止男性骨质疏松症。睾酮替代治疗可以帮助激素分泌不足的男性减少骨骼流失。

3. 体重

在年龄和性别之后，骨质疏松症的下一个危险因素是体重过轻或体重下降。终生瘦弱或在绝经后体重减轻 10% 或更多的女性面临的髋部骨折概率翻倍。你可能会猜想，体重增加的女性骨骼可能强于平均水平，但实际上，似乎在某些时候，过多的脂肪也可能会对骨骼健康产生负面影响。

4. 身体活动

身体活动有助于保持青春期的骨骼强度和骨密度，特别是钙摄入量充足时，它可能会在以后保护骨骼。在身体的一些部位，大的、强壮的肌肉都是与密实、坚固的骨骼同时出现的。相反，当人们懒散地躺着，例如只能卧床休息时，骨骼就像肌肉一样失去力量。久坐的生活方式对骨骼的伤害等同于营养缺乏或吸烟造成的伤害（表 C8-2）。久坐不动的生活方式所带来的危害巨大。

表 C8-2	骨质疏松的危险因素

不可改变的	可改变的
■ 女性性别	■ 久坐的生活方式
■ 年龄较大	■ 饮食中钙和维生素 D 不足
■ 小骨架	■ 饮食中蛋白质、钠和咖啡因的含量过多
■ 高加索人、亚洲人或西班牙裔、拉丁美洲人	■ 抽烟
	■ 酗酒
■ 骨质疏松症或骨折家族史	■ 体重轻
■ 个人骨折史	■ 某些药物，例如糖皮质激素和抗惊厥药
■ 女性雌激素缺乏，男性睾酮缺乏	■ 水果和蔬菜摄入偏低

预防跌倒是预防老年人骨折的关键重点。保持骨骼和肌肉健康，从而防止摔倒的最佳运动是负重运动，例如慢跑、跳高、跳绳、快走或进行阻力训练。

5. 吸烟与饮酒

吸烟对骨骼有害，吸烟者的骨密度比不吸烟者的低，吸烟还会增加骨折的风险，而且骨折愈合也较慢。幸运的是，戒烟可以逆转大部分伤害。随着时间的流逝，既往吸烟者的骨密度可接近不吸烟者的骨密度。

酗酒是男性骨质疏松症的主要原因。饮酒和不饮酒的人相比，大量饮酒的人和酗酒的人的骨密度通常较低，并且遭受更多的骨折风险。

8.7.3 影响骨密度的营养素

青年时期获得充足营养素可形成坚固骨骼，有助于预防或延迟骨质疏松症的发生。当人到中年流失骨质时，那些在青年时期未形成高密度骨质的人会失去更多骨骼（图 C8-4）。在某种程度上，某些营养素也可以帮助减缓后期骨质的流失。

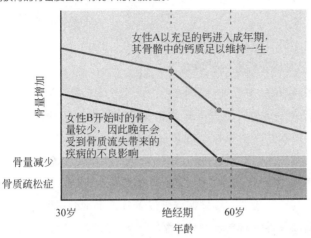

青年时期获得的骨密度会影响晚年的骨骼健康

图中文字：

女性A以充足的钙进入成年期，其骨骼中的钙质足以维持一生

女性B开始时的骨量较少，因此晚年会受到骨质流失带来的疾病的不良影响

纵轴：骨量增加

骨量减少

骨质疏松症

横轴：年龄　30岁　绝经期　60岁

图C8-4　两位女性的骨质史比较

1. 钙和维生素 D

人晚年时的骨强度主要取决于童年和青春期骨骼的构筑。与摄入量不足的儿童相比，摄入足够钙和维生素 D 的儿童，其骨骼结构中的钙含量更高。不幸的是，大多数女孩无法满足其钙需求。不喝牛奶的孩子除非使用钙强化的食物或补充剂，否则不太可能满足他们的钙需求。青春期是增加骨量的关键时期，用软饮料代替牛奶，会大大减少钙和维生素 D 的摄入量。此外，摄入软饮料与晚年骨折相关，但研究尚未阐明原因。可能是因为软饮料中含有碳酸或将它作为饮食一部分会导致强壮骨骼所需的营养素缺乏。

像钙一样，在骨骼形成期间，足够的维生素 D 有助于确保骨骼最大限度地发挥其密度潜力。大多数牛奶产品富含维生素 D，所以不喝牛奶的孩子必须摄入其它钙来源来帮助他们发育骨骼。

在随后的生活中，钙和维生素 D 的摄入量并不能弥补早期的不足，但它们可能有助于减缓骨质流失的速度。此外，钙的吸收随着年龄的增长而下降，老年人的身体在制造和激活维生素 D 方面的效率降低。对于养老院的老年人来说，低维生素 D 含量与肌肉乏力有关，有证据表明，在老年人体内补充维生素 D 是必要的。DRI 的推荐量可能有助于防止人体受伤。

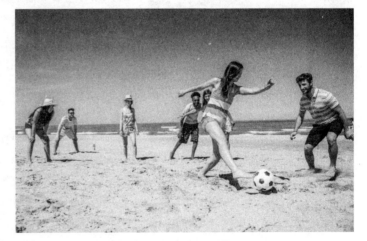

这些年轻人正在储存骨质

2. 蛋白质

当老年人摄入的蛋白质太少时，他们的骨骼会受到伤害。如前所述，骨骼的矿物质结晶是在蛋白质基质胶原蛋白上形成的。改善饮食中的蛋白质来源通常可以改善骨骼状况，甚至也可以减少老年人髋部骨折的发生。但是毫无疑问，缺乏蛋白质的饮食也缺乏能量和其它关键的骨骼营养素，因此恢复营养饮食可能是最重要的。相反的是，高蛋白饮食对骨骼流失的影响已经有人研究，但是研究结果不一致。

牛奶提供蛋白质以及维生素 A、维生素 D 和钙，所有这些都是骨骼组织的重要营养素。可以预见，不食用奶制品的素食主义者的骨密度通常比不食用奶制品的人低。争论6指出，对于素食主义者来说，必须找到钙的替代来源。

3. 其它对骨骼重要的营养素

维生素 K 在至少一种对骨骼维护至关重要的骨骼蛋白质的产生过程中起作用。髋关节骨折者维生素 K 摄入量通常较低。增加富含维生素 K 的蔬菜摄入量可以改善维生素 K 状况和骨骼健康。

骨骼重塑过程中需要足量的维生素 A，而维生素 C 可以维持骨骼胶原蛋白。镁能帮助维护骨密度。ω-3 脂肪酸也可能有助于保持骨骼完整性，其作用正在研究中。显然，均衡饮食可提供各种丰富的水果、蔬菜、蛋白质食品、全谷物以及各种营养素，对骨骼健康至关重要。

您符合表 C8-2 中的风险因素越多，将来发生骨质疏松症的概率就越大，所以您更应该认真地接受此争议中提供的建议。尽管医学在不断进步，但离完美还很遥远。

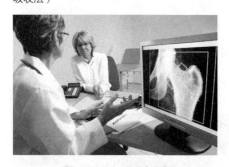

DEXA 扫描可测量骨密度，以帮助发现骨质丢失的早期阶段，评估骨折风险以及测量对造骨治疗的反应（DEXA 代表双能 X 射线吸收法）

图C8-5　DEXA扫描

8.7.4　诊断与治疗

骨质疏松症的诊断包括使用先进的 X 射线（图 C8-5）或超声代测量骨密度。有骨质疏松症危险因素的男性和所有女性均应在 50 岁后检测骨密度。一个彻底的检查还应包括种族、家族史和体育锻炼水平等因素。

包括双膦酸盐在内的几种药物疗法可导致骨骼再矿化，甚至可以产生逆转严重骨质流失的奇迹，但其副作用可能很严重。激素替代疗法可以阻止月经不调的女性骨质流失，但必须权衡安全性问题与它对个别骨质流失女性的有效性。氟化物的有效性较低，并造成损害骨骼的氟中毒。显然，预防远胜于治疗。图 C8-6 显示了支持骨骼健康的终生计划。

8.7.5　钙摄入量

充足的钙营养对保持最佳的骨骼质量至关重要，但是很少有人从食物和饮料中摄取足够的钙。人们每天应该如何获取钙？营养学家强烈推荐 USDA 饮食模式的食物和饮料（请参阅第 2 章）；无法通过摄取这些食物和饮料满足钙需求的人可以服用补充剂。

骨质流失造成的钙缺乏病不能与缺铁性贫血相比，铁的摄入确实可以逆转缺铁性贫血，补钙并不能逆转骨质流失。但是，对于那些不能摄入足够的富含钙的食物的人，服用含维生素 D 的钙补充剂可以提供这些营养素。

服用钙补充剂会带来一些风险，而且不能取代营养全面的食物选择和其它健康习惯。补充钙和维生素 D 可能会引起便秘、息肉（在肠上生长）和其它消化问题，但较早的研究认为钙可能增加心脏病发作的风险。当前证据不支持钙或维生素 D 补充剂可预防骨折，美国预防服务工作组并不推荐这样做。美国营养与饮食学学会（Academy of Nutrition and Dietetics）确实推荐钙补充剂，但仅适用于不能通过食物满足其钙需求的高血压患者。即便如此，数以百万计的健康人每天都在服用钙补充剂。

骨密度增加最多的时期是儿童期和青春期（此图的时间轴从底部开始）。

51岁以上的成人

> 目标：使骨流失降至最低。
> 计划：
> • 继续像13至30岁的人那样生活。
> • 继续尽量从食物中获取充足的钙。
> • 继续进行增加骨强度的锻炼。
> • 进行骨密度测试；服用骨修复药物和补充剂时要谨遵医嘱。

31至50岁的成人

> 目标：最大限度地维持骨密度。
> 计划：
> • 继续像13至30岁的人那样生活。
> • 进行骨骼强化运动。
> • 从食物中获取推荐量的钙。
> • 只有食物无法满足钙需求时，才服用钙补充剂。

青春期到成年期13至30岁

> 目标：达到峰值骨量。
> 计划：
> • 选择牛奶作为主要饮料；如果牛奶引起不适，请选择其它钙源。
> • 终生坚持体育运动。
> • 请勿吸烟或饮酒，如果已经开始，要戒掉。

小孩2至12岁

> 目标：生长强壮的骨头。
> 计划：
> • 在提供所有营养的均衡饮食中，以牛奶作为主要饮料来满足对钙的需求。
> • 积极参加体育运动或其它活动。
> • 限制看电视和其它久坐的娱乐活动。
> • 请勿开始吸烟或饮酒。

注：人与人之间骨骼增生停止和流失开始的确切年龄各不相同，但总体而言，数据表明在达到成年身高后，骨骼会继续增生约10年，并在40岁左右开始骨质流失。

图C8-6　支持骨骼健康的终生计划

8.7.6　钙补充剂

钙补充剂通常以钙化合物的形式出售，例如碳酸钙（在某些抗酸剂中）、柠檬酸钙、葡萄糖酸钙、乳酸钙、苹果酸钙或磷酸钙，以及钙与氨基酸的化合物（称为氨基酸螯合物）。其它是粉状、富含钙的物质，例如骨粉、粉碎的骨头、牡蛎壳或白云石（表 C8-3 定义了相关补充剂术语）。在选择类型时，请考虑以下问题的答案。

表 C8-3　钙补充剂相关术语

- **氨基酸螯合物（amino acid chelate）** 矿物质（如钙）与氨基酸结合形成的化合物，这种形式有利于吸收。螯合剂是一种分子，它包围着其它分子，从而可以促进或限制这些分子的移动（chele 意为"爪"）
- **抗酸药（antacid）** 用于抵抗胃中过多的酸度的酸缓冲剂。含钙制剂（如 Tums 护胃片）含有有效钙。用铝或镁的氢氧化物制得的抗酸药（如 Rolaids 片）可加速钙的流失
- **骨粉（bone meal or powdered bone）** 经压碎或碾磨处理过的骨头，旨在为饮食提供钙。骨中的钙不能很好地被吸收，并且经常被有毒物质如砷、汞、铅和镉污染
- **钙化合物（calcium compound）** 是纯钙的最简单形式。它们包括碳酸钙、柠檬酸钙、葡萄糖酸钙、氢氧化钙、乳酸钙、苹果酸钙和磷酸钙。这些补充剂的钙含量不同，因此请仔细阅读药品说明书。例如，一块 500mg 的葡萄糖酸钙片只能提供 45mg 的钙
- **白云石（dolomite）** 一种在石灰石和大理石中发现的矿物化合物（碳酸钙镁）。白云石被磨碎后作为钙镁补充剂出售，但可能被有毒矿物质污染，不能很好地被吸收，并且会干扰其它必需矿物质的吸收
- **牡蛎壳（oyster shell）** 一种用牡蛎壳制成的粉末状产品，以钙补充剂的形式出售，但不能被消化系统很好地吸收

问题1：摄入多少钙是安全的？尽管有证据表明，1000mg以上可能存在一些风险，但DRI委员会建议从食物和补充剂中摄取的钙含量不应超过可耐受最高摄入量（成人2000~3000mg）。重要的是要满足钙的需求，但是更多的钙提供任何益处并且可能会增加风险。大多数补充剂就像说明书标注的那样，钙含量在250~1000mg。

问题2：补充剂容易消化吗？身体不能利用补充剂中的钙，除非片剂在消化系统中分解。制造商将大量钙压缩成小丸，必须通过胃酸渗透。一些钙化合物会像一块被丢进池糖的鹅卵石泛起阵阵涟漪那样直接进入人体。为了测试补充剂是否容易吸收，请将一滴药丸放入180ml的醋中，然后不时搅拌。药丸应在半小时内崩解。

问题3：补充剂中不同形式的钙容易吸收吗？大多数健康人从牛奶、碳酸钙、柠檬酸钙和磷酸钙中吸收钙的能力均相同。为了提高吸收率，请将您的剂量减半，然后每天服用两次而不是一次。

最后一点：在决定服用钙补充剂以取代饮食中富含钙的食物之前要三思。DRI委员会指出，特别是在老年妇女中，补充剂确实可以使某些人的摄入量超出可耐受最高摄入量的摄入量。2015年《美国居民膳食指南》委员会建议通过食用牛奶和奶制品或钙和维生素D强化的豆浆来促进骨骼健康。本书作者认为食用富含钙的食物非常重要，争取每顿饭都要做到这点。

批判性思维

（1）骨质疏松症会在晚年出现。然而，它是一种从人年轻时就开始发展的疾病。对于图C8-6的任何生命阶段，请列举影响这些行为的两个潜在障碍，并想出克服这些障碍的方法。

（2）概述你打算吃的食物（包括数量），看看它是否符合DRI钙摄入标准。您可以采取哪些生活方式来提高骨密度？

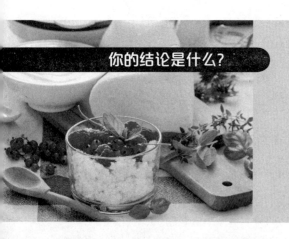

你的结论是什么？

瓶装水比自来水更好吗？

你能把多余的体重归咎于"水的重量"吗？

成人是否就不需要钙了？

如果你感到乏力，是需要补铁了吗？

线上资源有哪些？

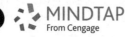

请访问www.Cengage.com，以获取MindTap，这是一门完整的数字课程，其中包括"饮食与健康"、互动测验、视频等。

自测题

1. （LO 8.1）水平衡受____支配。
   a. 肝   b. 肾
   c. 大脑   d. b 和 c

2. （LO 8.1）水中毒不会发生，因为水很容易被身体排出。
   对   错

3. （LO 8.2）来自公共供水系统的水（   ）。
   a. 需要经常在家检验微生物
   b. 不如瓶装水健康
   c. 已经消毒杀死了大部分微生物
   d. 不如私人井水健康

4. （LO 8.2）平均来说，美国年轻男性从饮料中获得的能量为（   ）。
   a. 200 kcal   b. 600 kcal
   c. 1200 kcal   d. 2000 kcal

5. （LO 8.2）无论自来水还是瓶装水，所有水都来自同一水源。
   对   错

6. （LO 8.3）为了临时增加身体水容量，人只需要（   ）。
   a. 摄入额外的盐   b. 摄入额外的糖
   c. 服用利尿剂   d. 摄入额外的钾

7. （LO 8.3）呕吐或腹泻（   ）。
   a. 导致液体从身体每一部分的细胞之间被抽出
   b. 导致液体离开细胞内部
   c. 导致肾升高细胞外的钠浓度
   d. 以上都是

8. （LO 8.4）哪两种矿物质是骨骼的主要构成成分？
   a. 钙和锌   b. 钠和镁
   c. 磷和钙   d. 镁和钙

9. （LO 8.4）镁（   ）。
   a. 协助酶工作
   b. 是释放和使用能量所必需的
   c. 对心脏功能非常重要
   d. 以上都是

10. （LO 8.4）60 岁以后，骨密度开始下降。
    对   错

11. （LO 8.4）控制盐摄入量最好的措施是减少加工和快餐食品摄入。
    对   错

12. （LO 8.5）锌的主要食物来源包括（   ）。
    a. 葡萄籽   b. 未发酵的面包
    c. 贝类   d. 土豆

13. （LO 8.5）哪种矿物质缺乏导致世界范围内的智力障碍？
    a. 铁   b. 碘
    c. 锌   d. 铬

14. （LO 8.5）哪种矿物质补充剂容易导致儿童意外中毒？
    a. 铁   b. 钠
    c. 镁   d. 钾

15. （LO 8.5）体内最丰富的矿物质是铁。
    对   错

16. （LO 8.5）美国营养与饮食学学会为美国大众推荐无氟水。
    对   错

17. （LO 8.6）日常食物中的黄油、奶油、奶酪是较好的钙源，而西兰花等蔬菜则是钙的不良来源。
    对   错

18. （LO 8.6）不能喝牛奶的儿童的骨密度往往比喝牛奶的儿童低。
    对   错

19. （LO 8.7）每当血液中的钙需要补充时，小梁骨都会迅速地提供它的矿物质。
    对   错

20. （LO 8.7）饮食中的（   ）太少与骨质疏松症相关。
    a. 维生素 B_{12} b. 蛋白质
    c. 钠   d. 烟酸

答案见附录 J

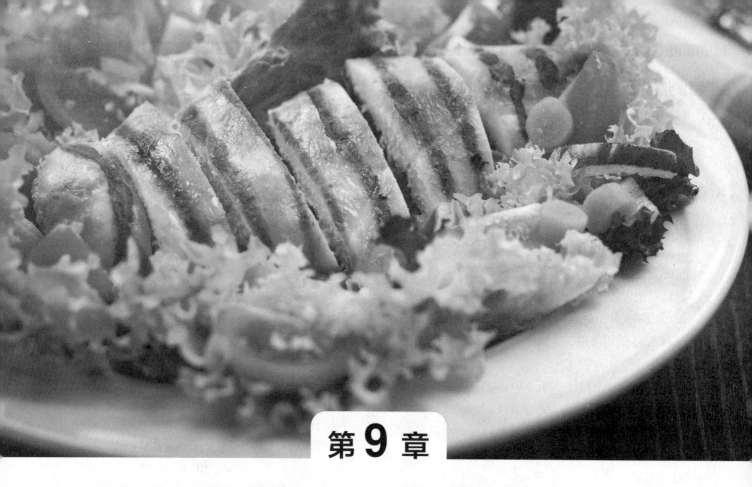

第 9 章

能量平衡与健康的体重

学习目标

当你学习完本章，应当达到下列目标：

LO 9.1　概述体内脂肪不足和过多的健康风险。

LO 9.2　解释能量平衡的概念以及与之相关的因素。

LO 9.3　将体重与身体脂肪进行对比。

LO 9.4　了解导致食欲增加和食欲下降的因素。

LO 9.5　总结当前导致肥胖的身体内在因素。

LO 9.6　总结当前导致肥胖的身体外在因素。

LO 9.7　描述能量缺乏和过剩时发生的代谢活动。

LO 9.8　总结有助于实现和保持健康体重的措施。

LO 9.9　描述与肥胖药物和手术有关的潜在利益和风险。

LO 9.10　证明行为改变对支持饮食和运动改变的重要性。

LO 9.11　概述进食障碍的危险因素、症状和治疗。

启发提问

怎样才能一劳永逸地控制你的体重？

为什么在不饿的时候也想吃零食？

多余的能量是怎样被转化成脂肪的呢？

哪些热门的节食方法最能控制体重呢？

你对自己的体重满意吗？如果回答"是"，那就很难得了。在我们的社会中，几乎所有人都认为自己应该再胖一些或再瘦一些。他们通常最关心的是外表，但他们通常也能正确地意识到身体健康与体重有一定的关系。**超重（overweight）**和**体重过轻（underweight）**均会危害健康和生命。

人们通常认为体重应该能被一劳永逸地控制，但是常常会步入 3 个误区：一是他们仅注重体重而不是健康；二是他们致力于单纯地控制体重；三是他们只希望进行短期的努力。简单地说，真正需要控制的并不是你的体重，而是脂肪 [又称**脂肪组织（adipose tissue）**] 在身体里所占的比重，即你的**身体成分（body composition）**。而后者是不可能被直接控制的，只有你的行为才能直接控制你的脂肪。而且，偶尔爆发的行为如"节食"是不能发挥作用的，致力于获得并保持一个健康的体重应该是我们一辈子要努力的事。随着时间的流逝，这些行为将会成为人的第二天性。

本章首先介绍身体脂肪过量或不足导致的问题，然后研究人体如何管理其能量收支。以下各节介绍怎样以健康为出发点来正确地评价体重，并探讨有关**肥胖（obesity）**发生因素的一些理论，以及达到和维持理想体重的科学的生活方式策略，最后介绍一些与饮食失调相关的疾病（争论 9）。

9.1 体脂过少或过多带来的问题

LO 9.1　概述体内脂肪不足和过多的健康风险

在美国，体内脂肪过少并不是普遍现象。相反，尽管全国上下都在关注身体形象和减重，但肥胖症仍处于流行病的发生比例。图 9-1 显示五年内肥胖症发生率仍在增加。在过去的五十年中，各个州（无论性别、年龄、种族和教育程度）肥胖症的发生率均在飙升。在美国成年人中，目前估计有 70% 的人超重或肥胖（见表 9-1）。[*][†]在全世界，肥胖症已蔓延至近 20 亿成年人和数以百万计的儿童。根据美国的统计资料，低收入妇女和儿童的肥胖症进展似乎正在放缓。

体重过轻的问题虽然仅仅影响不到 2% 的美国成年人，但对体重低于健康最低标准的人也构成了健康威胁。处于极端体重的人面临的风险更高。

9.1.1 体重过轻有什么风险？

在战争中被围困时或在饥荒中，瘦人通常是最先死亡的人群。瘦弱的人在医院中也处于不利地位，他们在医院往往因某种检查或手术的需要而控制饮食，此时，他们的营养状况很容易恶化。体重过轻还会增加外科手术患者和与那些**消耗性（wasting）**疾病做斗争的患者的死亡风险。罹患癌症的人通常不是死于癌症本身，而是死于饥饿。因此，体重过轻的人有必要增加体内脂肪，以此作为能量储备，并获得所有可储存的营养素的保护量。

要　点

● 缺乏脂肪会在饥荒或罹患消耗性疾病中威胁人类的生存。

表 9-1	美国成年人的体重不足、超重和肥胖症患病率
体重不足（BMI<18.5）	1.4%
超重和轻度肥胖（BMI 25~29.9）	70.7%
肥胖（BMI 30~39.9）	37.9%
极度肥胖（BMI 40）[a]	7.7%

a "极端肥胖"是"肥胖"的子类别。

来源：Data from Centers for Disease Control and Prevention, Obesity and overweight, 2017, at www.cdc.gov/nchs/fastats/obesity-overweight.htm; Centers for Disease Control and Prevention, Prevalence of under-weight among adults aged 20 and over: United States, 1960–1962 through 2013–2014, 2017, available at www.cdc.gov/nchs/data/hestat/underweight_adult_13_14/underweight_adult_13_14.htm.

术　语

超重和轻度肥胖（overweight and obese）：体重超出健康范围；BMI 为 25~29.9。

体重过轻（underweight）：体重低于健康范围；BMI 低于 18.5。

脂肪组织（adipose tissue）：身体的脂肪组织，由大量的脂肪储存细胞构成，并由血管给养。脂肪组织有很多功能，包括合成和分泌参与食欲调节的瘦素，在第三章中有定义。

身体成分（body composition）：肌肉、骨骼、脂肪和其他组织共同构成了一个人的总体重。

肥胖（obesity）：过多的身体脂肪与死亡率和患慢性病的概率增加有关。肥胖是指 BMI 大于等于 30。

消耗（wasting）：伴随某些疾病而来的身体组织的逐渐、无情的丧失，缩短了生存时间。

上面的地图按州显示 2011 年肥胖率（BMI≥30）。底部图显示了仅仅四年后的肥胖状况。在过去的几十年中，增长明显更大，但是分析方法的改变不应与今天的估计直接进行比较。

2011

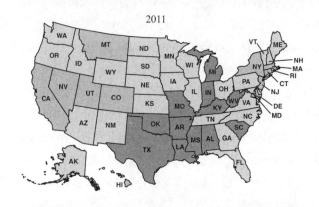

<20%	20%至24.9%	25%至29.9%	30%至34.9%	≥35%
0个州	11个州	27个州	12个州	0个州

2015

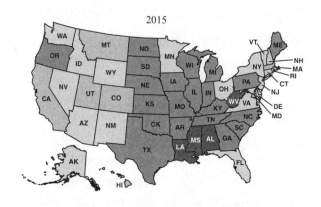

<20%	20%至24.9%	25%至29.9%	30%至34.9%	≥35%
0个州	6个州	19个州	21个州	4个州

图9-1　肥胖患病率上升

来源：www.cdc.gov/obesity/data/prevalence-maps.html.september 2016.

9.1.2　体内脂肪过多有什么风险？

如果明天的头条新闻是："肥胖问题被攻克！美国人口彻底摆脱多余脂肪！"那么，数以千万计的人将不再被各种与肥胖相关疾病（心脏病、糖尿病、某些癌症以及许多其他疾病）所困扰。在短短的一年内，可以挽救超过100000 条生命，节省与肥胖相关的医疗保健支出 1470 亿美元。而因为摆脱肥胖所带来人们工作效率的提高，还会给国家带来数百亿美元的经济增长。

肥胖是一种慢性疾病。低估肥胖带来的危害，无疑会带来灾难性的后果。图 9-2 表明死亡的风险与体重增加成正比。在**极端肥胖（extreme obesity）**的情况下，其死亡的风险与吸烟等同。与肥胖有关的主要慢性病风险包括：

- 关节炎；
- 乳腺癌、结肠癌、子宫内膜癌和其他癌症；
- 糖尿病；
- 心脏病；

术　语

极端肥胖（extreme obesity）：临床上严重超重，对健康构成很高风险，BMI≥40，也称为病态肥胖。

- 肾脏疾病；
- 代谢相关脂肪性肝病；
- 脑卒中。

超过70%的肥胖者至少有一个其它主要健康问题。例如，肥胖会使人患糖尿病的风险增加两倍，甚至轻度的体重增加也会增加患糖尿病的风险。肥胖与糖尿病的关联机制尚不完全清楚，但科学家们怀疑，一个人的遗传可能会改变肥胖发展为糖尿病的可能性。

1. 肥胖与炎症 为什么体内过多的脂肪会给心脏带来额外的负担？部分答案可能与**脂肪因子（adipokines）**，即脂肪组织释放的激素有关。脂肪因子有助于调节组织中的炎症过程和能量代谢。实际上，脂肪组织起到内分泌器官的作用，并与其他重要器官（如大脑、肝脏、肌肉、心脏和血管）产生重要的相互作用，进而影响整体的健康。

在肥胖症中，脂肪因子的平衡发生变化，这会导致组织炎症和胰岛素抵抗，由此产生的慢性炎症和胰岛素抵抗，通常会导致糖尿病、心脏病和其他慢性疾病。限能量饮食和减轻体重通常可以减轻炎症并改善健康状况。

2. 肥胖的其它风险 肥胖者除了已经提到的慢性疾病之外，还面临着各种各样的威胁：腹部疝气、癌症（多种类型）、妊娠和手术并发症、扁平足、胆囊疾病、痛风、高血脂、药物剂量错误的风险、生殖系统疾病、皮肤病、睡眠障碍、睡眠呼吸暂停（睡眠中发生危险的异常呼吸）、静脉曲张，还有事故高发生率。肥胖本身被归类为慢性疾病：**基于肥胖的慢性疾病（adiposity-based chronic disease）**。仅减轻5%的体重，其中很多疾病都能够相应改善，如果减重10%就会带来显著性变化。

> **要点**
>
> - 脂肪因子是脂肪组织产生的激素，有助于调节炎症和能量代谢。
> - 肥胖增加了患慢性病和许多其他疾病的风险。

9.1.3 向心性肥胖有哪些风险？

一个人肥胖的风险因**体内脂肪分布（body fat distribution）**位置的差异而不同。体内腹部深处堆积的脂肪，称为**内脏脂肪（visceral fat）**，它导致**向心性肥胖（central obesity）**，与腹部、大腿、臀部及小腿**皮下脂肪（subcutaneous fat）**相比，它导致重大慢性疾病和死亡的风险更大。臀部和腿部见图9-3。向心性肥胖与**代谢综合征（metabolic syndrome）**相关，并且独立于BMI导致心脏病、癌症、糖尿病及其相关死亡。目前，向心性肥胖是医生评估慢性疾病风险的指标之一。

各年龄段的男性和更年期之后的女性都更容易发展成具有向心性肥胖特征的"苹果"体型，而育龄女性的体型通常会更像"梨"（臀部和大腿周围的脂肪可能会积存）。一些妇女在更年期时会改变体型，一直存在的"梨型"可能突然变成"苹果型"，并面临相关疾病的患病风险。

另外两个因素也会影响人体脂肪的分布。过多的酒精摄入与向心型肥胖有关，而积极的体育活动有明显的瘦身效果。

此J形曲线将体重指数（BMI）与死亡率相关联。它表明，体重不足和体重超重都存在过早死亡的额外风险。BMI为15通常表示饥饿。

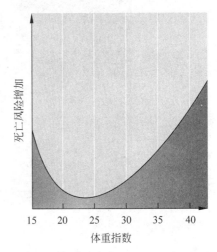

图9-2 体重不足、超重和死亡率的关系

> **术语**
>
> 脂肪因子（adipokines）：由脂肪组织（脂肪）细胞产生和释放的蛋白激素。
>
> 基于肥胖的慢性疾病（adiposity-based chronic disease）：用于诊断肥胖的临床名称。肥胖症是指脂肪细胞和组织，将其确定为疾病的来源。
>
> 体内脂肪分布（body fat distribution）：人体各个部位脂肪的沉积模式。
>
> 内脏脂肪（visceral fat）：与腹腔内脏器官相关联的储存在腹腔内的脂肪；也称为腹内脂肪或内脏脂肪组织。
>
> 向心性肥胖（central obesity）：多余的脂肪分布在腹部和躯干周围。
>
> 皮下脂肪（subcutaneous fat）：直接存储在皮肤下的脂肪（sub为"在...下方"；cutaneou指皮肤）。
>
> 代谢综合征（metabolic syndrome）：向心性肥胖，糖尿病或前驱糖尿病，高血糖（胰岛素抵抗），高血压和血脂改变，增加患心脏病的风险。（也在第11章中定义。）

这些超重的男性（左）和女性（右）的腹部横断面是通过 CT 扫描产生的。脂肪组织显示为深灰色。瘦组织较轻；骨头是亮白色的。人们的年龄和腹部尺寸相似，但是男人的腹围主要来自内脏脂肪；女人的多余脂肪几乎全部位于皮下。

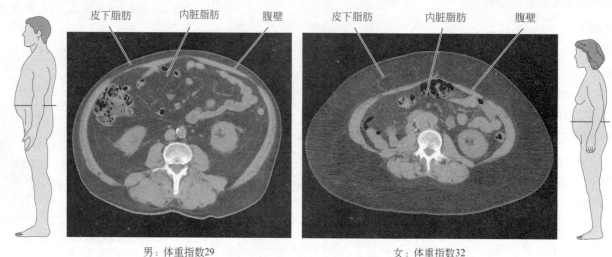

男：体重指数29   女：体重指数32

图9-3　内脏脂肪和皮下脂肪

要 点

● 向心性肥胖会给健康带来极大的危害。

9.1.4　多胖才称得上过胖呢?

对于健康来说，人们总想知道多胖才称得上过胖呢？虽然具体标准对每个人都不一样，但科学家为我们研究出了大概的标准。

1. 评估身体脂肪引起的风险　专家通常用两种身体指标来评估肥胖的健康风险（每项指标将在后面更全面地介绍）。第一个是人的**体重指数（body mass index, BMI）**，如表 9-2 所示。BMI 定义了 20 岁以上人群相对于其身高的平均体重，与身体脂肪和死亡风险以及心脏病、中风、糖尿病和代谢相关脂肪性肝病等疾病显著相关。如果你对自己的 BMI 感到疑惑，请参阅本书附录 I。

第二个指标是**腰围（waist circumference）**，反映了向心性肥胖程度与体内总脂肪的比例。如果女性的腰围超过 89 cm，男性的腰围超过 102 cm，则其 BMI 为超重或中度肥胖的人可能会面临心脏病和死亡的额外风险。肥胖程度越高，腰围就越没有意义，因为健康风险已经很高。

健康风险会因不良饮食习惯、久坐不动、生活方式、血脂异常、肥胖或心脏病家族史、吸烟以及使用影响体重的药物等因素而改变。一个人拥有以上因素越多，肥胖程度越高，控制身体脂肪的紧迫性就越大。

为什么有些肥胖的人似乎可以保持健康并长寿，而另一些人却死于慢性病呢？可能健康长寿的人倾向于将多余的脂肪无害地储存在皮肤下的脂肪组织中，而那些出现代谢问题的人则将多余的脂肪囤积在腹部、肝脏和其它关键内脏组织中。最后，今天许多"健康"的肥胖者也可能在将来患上慢性病，特别是他们的腹部积聚了过多脂肪。

术 语

体重指数（BMI）：是测量肥胖或体重过轻导致健康风险的指标，计算方法是将一个人的体重（以千克为单位）除以一个人的身高的平方（以米为单位）。

腰围（waist circumference）：指示内脏脂肪的腹围尺寸。

表 9-2	迫切需要减肥的指标

体重指数越大，疾病和危险因素越多，控制身体脂肪的紧迫性就越大。

体重指数
- BMI 超过 30 表示需要治疗。
- BMI 为 25~29.9，外加一种以上的疾病或危险因素，例如心血管疾病、糖尿病或高血压（见下文），表明需要治疗。
- BMI 为 25~29.9，无其他风险因素，表明需要停止增长体重。

腰围
- 女性大于 89cm，男性大于 102cm

疾病和危险因素 [a]
- 心血管疾病（cardiovascular disease, CVD）
- 指示 CVD 风险的血脂谱
- 2 型糖尿病或前驱糖尿病
- 葡萄糖耐量减低
- 高血压

a 第 11 章列出了慢性疾病风险指标的医学测试标准。

来源：American College of Cardiology/American Heart Association Task Force on Practice Guidelines and the Obesity Society, Executive summary: Guidelines（2013）for the management of overweight and obesity in adults, Obesity 22（2014）: S5–S39.

2. 肥胖带来的社会和经济损失 尽管一些肥胖者似乎尚未受到健康问题的困扰，但我们社会中没有一个肥胖者能完全摆脱社会和经济问题。我们的社会非常青睐瘦的人，尤其是对于女性。胖人很少被人追求，就业和上大学的机会也较少。她们支付较高额的保险费，而且在穿衣打扮上花费也更多，甚至汽油的费用（汽车运输）都要比正常人高，为了运送超重人群，车辆每千米需要消耗更多的能量。超重的人每年花费 600 亿美元来减肥。

侧重于外表而不是内在的能力和性格显然是一种偏见，但是又很难避免，甚至医疗人员、营养专家也会在不自觉中给肥胖者压力。当面对轻视、敌意和漠视时，胖人很容易感到困扰，甚至产生自责和自我贬低的情绪。社会的消极情绪可能以某种方式伤害超重的人的自我形象，这可能会导致更多的体重增加和肥胖，或导致进食障碍的发展（参见争论部分）。为了让我们的社会不再执着于外在形体而对肥胖者无端地歧视，我们更应该积极倡导尊重所有不同体重的人。

要点
- BMI 值在数字上将身高和体重与健康风险关联起来了。
- 肥胖引起的健康风险可以通过 BMI、腰围和个人疾病风险状况来判断。
- 超重的人面临着社会歧视和经济压力。

9.2 身体的能量平衡

LO 9.2 解释能量平衡的概念以及与之相关的因素

当摄入的食物能量过多或过少时，身体内部会发生什么变化呢？随着时间的流逝，能量收支失衡就像现金收支一样，它会导致累积过多的储蓄（以脂肪增加的形式）或减少储备（脂肪的消耗）。此外，当食物能量供大于求时，多余的脂肪将进入身体脂肪组织中的脂肪细胞储存起来；反之，摄入能量不足时则会消耗这些脂肪。每天的能量平衡如下所示：

- 储存能量的改变＝摄入能量－代谢与肌肉运动所消耗的能量

更简单地说：

- 储存能量的改变＝能量摄入－能量输出

当然，某时刻体内脂肪过量或者不足并不能反映当时体内的能量变化情况。微小的能量收支失衡会随时间而产生累加效应。

9.2.1 能量摄入和能量消耗

从食物和饮料中摄入的能量是上面能量平衡方程中"能量摄入"一项的唯一来源。在确定每天需要多少能量之前，首先你要熟悉各种食物与饮料所含的能量。食物和饮料中的能量是能量平衡方程中"能量输入"侧的唯一贡献者。平衡能量收支的一种经典方法是记录你每天所吃食物的能量值，但是随着时间延长，这种方法通常被证明太繁琐而无法维持。相反，你可以制定一种日常饮食摄入量和运动方案，经过数月或数年的实践证明，就可以保持健康的体重。知道一些食物的能量值可以帮助你判断构成你的饮食习惯的各种食物。例如，一个苹果会从碳水化合物中带给你 70kcal 的能量，普通大小的糖果棒可为你提供约 250kcal 的能量，其中大部分来自脂肪和碳水化合物，这在选择零食时非常有用。

在能量消耗方面，并没有一个确定个人消耗和能量需求的简便方法。之前你可能已经知道通过运动或限制饮食，每累计消耗 3500kcal 能量，就可以减少 0.45kg 的身体脂肪，但这过于简单了。单个数字无法准确预测每个人的体重变化，因为在体重变化的不同阶段，个体之间以及单个人内部的能量动力学都会发生变化。估算一个人的能量需求，需要了解这个人的生活方式和新陈代谢情况。

> **要 点**
> - 人体能量收支的"能量"部分是以每天摄取的能量（以食物和饮料的形式）来衡量的。
> - 没有简单的方法可以确定每个人的能量消耗。

9.2.2 一个人每天需要多少能量？

简而言之，你每天需要摄取足够的能量来维持能量消耗，你的能量收支必须保持平衡。一种简单的方法是，观察你在某段时间内，在维持日常生活的同时，所摄入的食物和你的体重有没有显著变化。如果你能够准确记录每天所消耗的食物并且你的体重在过去几个月内一直保持在一个健康的范围，没有大幅度变化，那么可以得出结论，你的能量收支是平衡的。你每天平均的能量摄入足够维持每天的能量消耗。这种方法要求至少记录 3 天，最好有

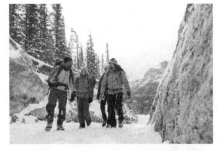

平衡食物能量摄入与体育锻炼可以增加生活乐趣

7 天（包含周末）的食谱，诚实记录是必要的，因为摄入量和活动量每天都在波动。

确定能量需求的另一种方法是估算能量消耗。身体能量消耗的两种主要方式：①促进其**基础代谢**（basal metabolism）；②促进其**主动运动**（voluntary activities）。基础代谢需要能量来维持人体无意识的持续不断的活动。第三种能量消耗的组成部分是进食后产生的代谢反应，即人体对食物的新陈代谢反应或**食物的热效应**（thermic effect of food），在进餐后 5 个小时左右的时间内，在加速新陈代谢中消耗掉约 10% 的能量。一般认为该能量对总能量消耗的影响可忽略不计。

基础代谢消耗的能量相当惊人，**基础代谢率**（basal metabolism rate, BMR）因人而异（见图 9-4）。根据活动水平，一个人每天的总能量需求为 2000 kcal，可能会消耗多达 1000~1600 kcal 来支持基础代谢。碘依赖性激素甲状腺素直接控制基础代谢，分泌越多，用于基础功能的能量就越大，睡觉时代谢率最低。[①] 许多其他因素也会影响 BMR（请参见表 9-3）。

通常，基础代谢代表一个人最大的能量消耗，其次是体育锻炼和食物的热效应。

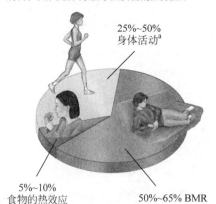

25%~50% 身体活动[a]

5%~10% 食物的热效应

50%~65% BMR

[a]对于久坐的人，身体活动所消耗的能量可能少于基础代谢的能量的一半，而非常活跃的人的活动可能等于基础代谢的能量消耗

图9-4　能量消耗的构成

表 9-3	影响 BMR 的因素
因　　子	**对 BMR 的影响**
年龄	青年人的 BMR 较高；当瘦体重随着年龄的增长而下降，BMR 变低。进行体育锻炼可以防止这种下降
高度	高个子的人体表面积更大，因此他们的 BMR 更高
成长性	儿童和孕妇的 BMR 较高
身体构成	组织越稀薄，BMR 越高 一个典型的男人比一个典型的女人拥有更多的瘦体重，他的 BMR 更高
发热	发热会升高 BMR
压力	应激激素会升高 BMR
环境温度	调整为热或冷都会升高 BMR
禁食/饥饿	禁食/饥饿激素会降低 BMR
营养不良	营养不良会降低 BMR
甲状腺激素	甲状腺激素中的甲状腺素是关键的 BMR 调节剂。产生的甲状腺素越多，BMR 越高

人们常常想知道他们如何加快新陈代谢以消耗更多的日常能量。其实，基础代谢率是不可能立刻增加的，但是你可以增加能量支出的第二部分——主动运动。如果这样做的话，你将消耗更多的能量，而且如果你坚持不懈，你的 BMR 也会随着**瘦体重**（lean body mass）增加而有所增加，因为瘦体重组织比脂肪组织更具代谢活性。花在自主运动上的能量很大程度上取决于三个因素：体重、时间和强度。你移动的身体部位的重量越重，移动它们所花费的时间越长，工作强度越大，你消耗的能量就越多。

请注意，一些减肥广告中声称某些物质（例如葡萄柚或草药）可以提高 BMR，从而促进体重减轻。该说法是错误的。由于食物的热效应，任何一

---

① 人体处于清醒状态但放松时采取的能量输出量度，其值稍高一些，称为静息代谢率，有时用于研究。

餐都会暂时增加能量消耗。葡萄柚和草药并不会进一步促进能量消耗增加。

9.2.3 平均能量需要量

想要知道自己每天需要多少能量来保持体重的人可以查询附录 G。DRI 表中列出的**平均能量需要量（estimated energy requirement, EER）**。列出的数字表明了对于每个年龄段和性别组，满足日常需求所需的能量值就像维生素 A 的推荐摄入量一样准确。但是，EER 值仅反映了那些完全符合 DRI 表中指定的 BMI、身高和体重特征者的平均需求。跟标准不一样的人必须使用其它方法来确定他们的能量需求，并且几乎每个人都有偏差。

高个子的人比矮个子的人需要更多的能量来平衡他们的能量收支，因为他们的体表面积更大，更多的能量以热量形式消耗。由于新陈代谢减慢和肌肉重量下降，老年人通常比年轻人需要的能量少，这一部分主要是由于身体活动减少。正如第 14 章指出的那样，对于那些保持活跃的人来说，这些损失可能并非不可避免。但是，平均而言，超过 30 岁的人，其能量需求每十年减少 5%。

实际上，没有任何人能处于平均水平。在随机选取的 20 个活动水平相似的人中，一个人每天消耗的能量可能是另一个人的两倍。每天骑自行车、游泳或走路的 60 岁老人的能量需求可能与久坐的 30 岁的人一样多。显然，由于变化范围很大，要确定任何人的能量需求必须先了解每个人的生活习惯。

9.2.4 DRI 的 EER 估算方法

DRI 委员会提供了一种估算个体 EER 值的方法。这些计算考虑了不同能量消耗的途径以及个体差异。该公式包括：

● 年龄：BMR 随着年龄的增长而下降，因此年龄有助于确定 EER 值。
● 性别：女性的瘦体重通常比男性少；此外，女性的激素波动会影响 BMR，使它在经期前升高。
● 身高和体重：个子高或体重大都会增加 BMR，因此在估算一个人的 EER 时需要考虑其身高和体重。
● 身体活动：为了帮助你估算每天在身体活动上花费的能量，以强度来划分不同的运动（附录 F）。
● 发育成长：对正在发育的青少年，其 BMR 会升高；孕妇和儿童也有自己的能量公式。

算一算

估算基础能量消耗：

● 男性：千克体重 ×24 =cal/ 天
● 女性：千克体重 ×23 =cal/ 天

（要将磅转换为千克 [kg]，请将磅除以 2.2）。

计算一个体重为 220 磅的男人的基本能量输出（kcal / 天）。

算一算

使用以下快速简便的方法估算您的能量需求：

● 首先，查找针对您的年龄和性别组列出的 EER。
● 然后计算能源需求范围。对于大多数人来说，能量需求在以下范围内：

（男性）EER ±200 kcal
（女性）EER ±160 kcal

术语

平均能量需要量（estimated energy requirement, EER）：是特定年龄、性别、体重、身高和身体活动水平的健康成年人平均饮食能量摄入的 DRI 值，预计将维持良好健康的能量平衡。也在第 2 章中定义。

页边的数学公式提供了估算你的能量需求的方法。

● DRI 委员会通过能量消耗的情况来估算个人的能量需求。

9.3　体重与体脂

LO 9.3　将体重与身体脂肪进行对比

对大多数人来说，称体重是一种简便的监测人体脂肪的方法，但是研究人员和医疗保健提供者必须依靠更准确的评估方法。本节介绍一些评估超重和体重不足的方法。

9.3.1　体重指数

没有人能确切地告诉你该多重，你可以通过体重指数（the body mass index, BMI）表格大致判断你的健康体重（附录 I）。你的体重应该在健康范围内。成人的体重不足定义为 BMI<18.5，超重定义为 BMI 25.0~29.9，肥胖定义为 BMI 为 30 或更高。页边空白处给出了 BMI 的计算公式。

BMI 值有两个主要缺点：它无法说明一个人的体重中有多少是脂肪，以及该脂肪位于何处。这些缺点限制了 BMI 用于以下方面的价值：

● 运动员（由于其高度发达的肌肉系统而错误地增加了其 BMI 值）。

● 孕妇和哺乳期妇女（因为在妊娠和哺育孩子期间体重增加是正常的）。

● 65 岁以上的成年人（因为 BMI 值是基于年轻人的数据，并且人们随着年龄的增长会逐渐"变矮"）。

● 50 岁以上的女性以及其他肌肉组织太少的女性（她们可能脂肪过多，但仍属于正常的 BMI 范围）。

图 9-5 中的健美运动员证明了这一点：如果 BMI 超过 25，仅按 BMI 标准就可以将他归类为超重。但是，临床医生会发现他的体内脂肪百分比远低于平均水平，并且腰围在健康范围内。对于任何给定的 BMI 值，不同人的体内脂肪含量可能相差很大。

此外，在某些种族和族裔群体中，BMI 值可能无法准确识别超重和肥胖。例如，各个年龄段的非洲裔美国人每磅体重的瘦体组织可能比亚洲人或白种人高。因此，肥胖或超重的诊断需要 BMI 值加上一些身体成分和脂肪分布的量度。没有一个简单的方法可以观察活着的人体并测量其骨骼和肌肉，但是可以通过几种间接的方法进行估算。

● BMI 概念对于某些特定人群是有缺陷的。

9.3.2　测量身体成分和脂肪分布

一个身高 178 cm、体重 68 kg 的人，体内大约含有 13.6 kg 脂肪。其余

算一算

要确定您的 BMI：

● 以磅和英寸为单位

BMI= 体重（磅）/ 身高^2（英寸）x703

● 以千克和米为单位

BMI= 体重（kg）/ 身高^2（m）

用磅或千克来计算您自己的 BMI 值。

身高 180cm（86kg），这位运动员是否像 BMI 图表显示的那样太胖了？不，其身体组成和脂肪分布的测量结果显示，他的身体脂肪含量只有 7%，健康风险低于平均水平。

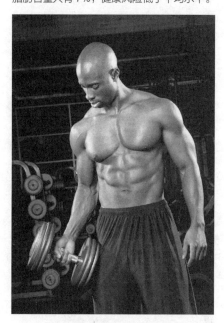

图9-5　运动员的BMI示例

大部分是水和瘦体组织，如肌肉、心脏、大脑、肝脏等器官和骨骼（请参见图 9–6）。这种瘦体组织对健康至关重要。减肥的人希望减少脂肪，并保存这种宝贵的瘦体组织。对于想要增加体重的人，希望按比例增加瘦体组织和脂肪，而不仅仅是脂肪。

处于健康体重 BMI 范围内的 20~40 岁人群的体脂百分比：
男性：18%~21%
女性：23%~26%
大多数美国人都大大超出了这些范围。

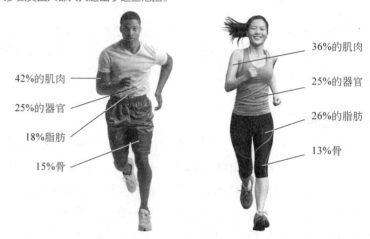

42%的肌肉
25%的器官
18%脂肪
15%骨

36%的肌肉
25%的器官
26%的脂肪
13%骨

图9-6　男性和女性的身体成分

皮褶厚度（skinfold test）：使用卡尺测量手臂背部（三头肌上方）、肩胛骨下方（肩胛下）或其他位置的皮肤和皮下脂肪褶皱的厚度，也称为肥胖测试。

双能 X 射线吸收法（dual energy X-ray absorptiometry, DEXA）：一种无创方法，通过使两个低剂量 X 射线束穿过人体来确定体内总脂肪、脂肪分布和骨骼密度，也用于评估骨质疏松症。缩写 DEXA。

如前所述，腰围表明向心性肥胖，通常反映内脏脂肪。图 9-7（b）演示了如何测量腰围。卫生专业人员经常使用 BMI 和腰围来评估一个人的健康风险，并且他们会随着时间的推移监测其变化。

需要更精确地测量身体成分的研究人员可以选择测量**皮褶厚度（skinfold test）**，如图 9-7（a）所示。身体脂肪分布可通过射线透视技术来检测，例如**双能 X 射线吸收法（dual energy X-ray absorptiometry, DEXA）**。掌握这些技术都需要正确的指导和实践，以确保可靠性。每种方法在成本、技术难度和估算体脂的准确性方面都有其优点和缺点。

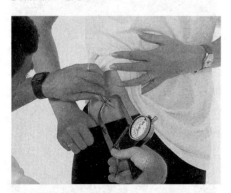

（a）皮褶厚度测量。使用卡尺测量手臂后部（三头肌上方）、肩胛下方（肩胛骨）以及其他位置（包括下半身部位）的皮肤褶皱厚度，然后测量体脂，将这些测量结果与标准进行比较。

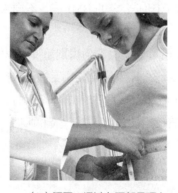

（b）腰围。通过在腰部骨顶上方的腰部放置不可拉伸的卷尺来测量中枢型肥胖。卷尺贴紧但不会压迫皮肤。

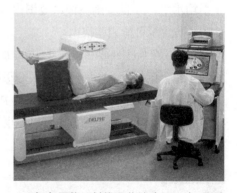

（c）双能 X 射线吸收法（DEXA）。两种低剂量 X 射线可区分无脂肪的软组织（瘦体重）、脂肪组织和骨组织，从而测量（除极度肥胖外）所有受试者的总脂肪及其分布

图9-7　三种评估人体脂肪的方法

要 点

- 向心性肥胖可以通过测量腰围来评估；
- 可以使用皮褶测量法估算人体中的脂肪百分比；
- 身体脂肪分布可以通过射线影像学技术获得。

9.3.3 多少体脂最理想?

在估算出人体脂肪之后，就会出现一个问题：一个人"理想"的脂肪含量是多少? 回答这个问题之前，首先要弄清楚达到这个理想值的目的是什么? 如果目的是顺应社会潮流，那么请注意，潮流是易变的，当今流行的理想身材是大多数人无法实现的。

如果你的目的是健康，那么理想的体内脂肪量就部分取决于你的生活方式和年龄段。例如，耐力竞技运动员需要足够的体内脂肪来提供能量、保持体温并保证正常的激素活动，但脂肪量也不能太多，否则会增加身体负担。相反，阿拉斯加的渔夫则需要额外的脂肪来隔离寒冷。对于怀孕初期的女性，如果她体内的脂肪过多或过少，其妊娠结局可能会受到影响。

关于人体脂肪的个体需求，仍有许多知识要学习。下节的主题是如何积累脂肪以及如何调控脂肪。

要 点

- 没有一种通用身体成分或体重标准适合每个人；需求因性别、生活方式和年龄段而异。

9.4 食欲及其控制

LO 9.4 了解导致食欲增加和食欲下降的因素

当你吃零食或吃一顿饭时，你可能会觉得这是由自己决定的行为。但实际上什么时候吃和吃多少是由很多深层次的生理因素决定的，所谓的自主只是表面现象，并没有你想象的那样自由。

民以食为天，因此人体的食欲调节系统出现了偏差，人们倾向于多吃。**饥饿（hunger）** 感会促使我们进食，但是停止进食的信号 [即**饱腹感（satiation）** 和**饱满感（satiety）** 的信号] 处于弱势，更容易被忽略。许多信号分子，包括激素，有助于调节食物摄入。以下几节举例介绍。

9.4.1 饥饿和食欲——"进行"信号

大脑和消化系统之间的联系决定了我们对食物的需求和数量。激素和神经感官信号传递的联系可分为两大类："进行"机制刺激进食、"停止"机制抑制进食。图 9-8 总结了进食调控的机制。

1. 饥饿感 大多数人认为饥饿感是一种强烈的、不愉快的感觉，是对食物生理需求的一种刺激性反应。食物离开胃且大部分营养混合物已被肠道吸收后，饥饿感在进食后大约四到六个小时就会出现。空腹时胃收缩会触发

术 语

饥饿（hunger）：饥饿时，生理需要进食，这是获得食物的动力；需要缓解不愉快的感觉。

饱腹感（satiation）：对一顿饭充实的饱腹感的理解，最终达到停止进食的饱腹感和满足感。饱腹感通常决定一次坐下要消耗多少食物。

饱满感（satiety）：饱满感会在饭后数小时内停留并抑制进食直至下一次进餐时间。饱满感通常决定两餐之间的时间长度。

饥饿信号，作用于或起源于大脑下丘脑的化学信使也会触发饥饿信号（如第3章所述）。下丘脑被描述为一种能量和体重调节的中心枢纽，它可以感应代表所有三种能量营养素的分子。

2. 食欲刺激素（ghrelin）是一种强大的饥饿刺激激素，可对抗体重减轻。它由胃细胞分泌，但在下丘脑和其他脑组织中起作用，可刺激**食欲（appetite）**并增加体重和脂肪。食欲刺激素还可帮助调节其它多种身体机能。它也影响睡眠，睡眠不足会导致血液食欲刺激素增加。这也可以解释为什么睡眠不足的人总会有饥饿感，总想不停地吃东西，体重必然增加。

食欲刺激素只是许多可以调节大脑饥饿的信使之一，它可以使大脑知道食物的需求。实际上，大脑本身会产生许多与食欲调节有关的分子信使。图 9-8 中 1 和 2 展示了影响饥饿的因素。

3. 食欲 即使没有饥饿感的人也会感到有食欲。例如，热苹果派的香气或大餐后看到的巧克力奶油蛋糕，可以触发大脑愉悦中心的化学刺激，尽管肚子已经饱了，却仍产生了对甜点的渴望。这是本章开头的问题的答案："当你不感到饥饿时，为什么会被最喜欢的美食吸引？"你的大脑化学反应对美味食物可用性的提示做出反应。相反，生病或突然承受压力的人可能需要食物但没有食欲。影响食欲的其它因素包括：

术 语

食欲刺激素（ghrelin）：一种由胃释放的激素，可向大脑的下丘脑和其他区域发出信号，以刺激进食。

食欲（appetite）：满足进食的心理欲望；视觉、嗅觉或想到吸引人的食物时伴随的学习动机和积极感觉。

许多因素共同作用以影响饮食决定，但大脑可以超越生理信号，尤其是饱腹感信号。

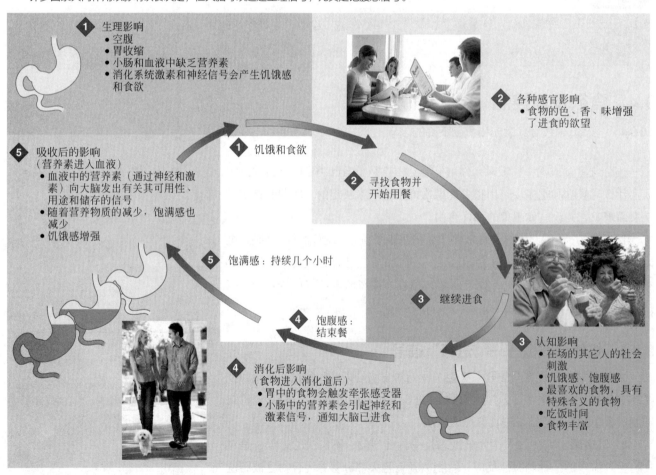

1 生理影响
- 空腹
- 胃收缩
- 小肠和血液中缺乏营养素
- 消化系统激素和神经信号会产生饥饿感和食欲

2 各种感官影响
- 食物的色、香、味增强了进食的欲望

5 吸收后的影响
（营养素进入血液）
- 血液中的营养素（通过神经和激素）向大脑发出有关其可用性、用途和储存的信号
- 随着营养物质的减少，饱满感也减少
- 饥饿感增强

1 饥饿和食欲

2 寻找食物并开始用餐

5 饱满感：持续几个小时

3 继续进食

4 饱腹感：结束餐

4 消化后影响
（食物进入消化道后）
- 胃中的食物会触发牵张感受器
- 小肠中的营养素会引起神经和激素信号，通知大脑已进食

3 认知影响
- 在场的其它人的社会刺激
- 饥饿感、饱腹感
- 最喜欢的食物，具有特殊含义的食物
- 吃饭时间
- 食物丰富

图9-8 饥饿、食欲、饱腹感和饱满感

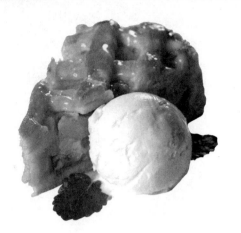

- 食欲刺激剂或抑制剂，其它药物。
- 文化习惯（食物的文化或宗教可接受性）。
- 环境条件（人们通常在寒冷的天气喜欢吃热食，反之亦然）。
- 激素（例如性激素）。
- 天生的食欲（天生对脂肪、咸味和甜味食物的偏爱）。
- 后天的喜好（对最喜欢的食物的渴望，对尝试新食物的厌恶以及按时吃饭）。
- 社交互动（同伴关系，同伴影响）。
- 某些疾病状态（肥胖可能与味道敏感性增加有关，而感冒、流行性感冒和锌缺乏症会降低味道敏感性）。

显然，食欲调节很复杂，除了对食物的实际需求外，还对其它影响因素有反应。

> **要 点**
>
> - 在食欲调控系统中，饥饿感的影响大于饱腹感；
> - 饥饿感是对消化道食物不足的生理反应；
> - 食欲刺激素是导致饥饿感的因素之一；
> - 食欲可以在不饿的情况下产生。

9.4.2 饱腹感和饱满感——"停止"信号

为了平衡能量摄入与能量消耗，进餐行为必须与两餐之间的禁食时间相抵消。按时进餐，储存能量，然后在下一餐之前把剩余能量消耗完是最优化的选择。社会进化到今天，人们不再需要花费大量的时间来寻找食物，而是有更多的空闲时间来跳舞、学习、交谈、探索或坠入爱河并专注于吃东西以外的生活。

进餐间隔的最适宜时间：白天是 4~6 个小时，大约是人体消耗掉大部分现成的能量所花费的时长，晚上是 12~18 个小时，此时身体代谢变慢并且需求减少。正如刺激食物摄入的"开始"信号一样，一系列激素和神经感官信号以及营养代谢产物发出"停止"信号以抑制进食。其中还有很多机制是我们还不了解的。

1. 饱腹感 在进餐过程中的某个时刻，大脑会收到信号，表明已经食用了足够的食物，由此产生的饱腹感降低了人们继续进食的兴趣并限制了进餐量（再次参见图 9-8）。

饱腹感源于许多器官：

- 用餐期间反复接触特定的质地或味道会降低口腔中的愉悦感和满足感。
- 胃中的神经拉伸感受器通过进餐和舒缩来感觉胃的膨胀，向大脑发出信号，表明胃已饱了。
- 当营养素进入小肠时，它们会刺激其它受体神经并触发激素释放，向下丘脑发出信号，表明食物的大小和性质。
- 大脑可以检测血液中吸收的营养物质，并通过释放抑制食物摄入的神经递质来作出反应。

口感、胃胀和营养成分的共同作用会触发神经和激素信号，从而通知大脑下丘脑已经进食，出现饱足感，进食者感到饱就会停止进食。

2. 我的胃缩小了吗？ 食物摄入量的变化会使人体迅速适应。一个突然开始少食多餐的人可能会感到饥饿几天，但随后饥饿可能会减轻一段时间。在此期间，大餐可能会使人感到不适，部分原因是胃容量已适应少量食物。节食者可能会觉得"我的胃缩小了"，但这只是胃已经适应了小餐。在粮食匮乏的某个时刻，饥饿感以报复的方式返回，并可能导致暴饮暴食。

同样，胃的容量也可以适应更大量食物，此时，适量的食物已经不能使你有饱腹感。这一观察结果可能部分解释了美国人能量摄入的增加：大众的需求和食品行业的营销导致了越来越大的食物份额，而大家的胃已经适应了这种变化。

3. 饱满感 饭后，饱满感会在数小时内持续抑制饥饿感，从而调节两餐之间的间隔时间。激素、神经信号和大脑协调工作以维持饱满感。用不了太久，在我们的肠胃消化完食物后，大脑又会收到需要进食的信号。

4. 瘦素（leptin） 瘦素是一种脂肪（细胞）因子，它是由脂肪组织按与人体脂肪成正比例地产生。** 体内脂肪的增加会刺激瘦素产生。瘦素从脂肪组织经血液传播到大脑的下丘脑，在此触发信号抑制食欲，减弱对甜味的敏感性，增加能量消耗，最终减少身体脂肪。身体脂肪的减少带来相反的效果，抑制瘦素的产生，增加食欲，减少能量消耗，囤积脂肪。瘦素的作用受制于一种反馈机制——产生瘦素的脂肪组织最终由瘦素控制。

有一种罕见的肥胖原因是，由于遗传导致无法产生瘦素而导致肥胖，通过注射瘦素可以迅速逆转肥胖和胰岛素抵抗。图9-9描绘了这种情况的老鼠动物模型。更常见的是，患有普通肥胖症的人虽然会产生大量瘦素，但对瘦素的抵抗力强，而摄入更多的瘦素并不能逆转肥胖症。

遗传肥胖的老鼠（左）的体重几乎是正常老鼠的三倍，而且其粗糙的外皮表明健康问题。通过瘦素治疗，一只相同的小鼠（右）体重减轻，更健康，但仍然比正常小鼠要重。

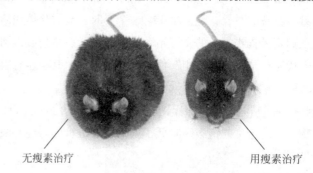

无瘦素治疗　　　　　　　用瘦素治疗

图9-9 瘦素的作用

5. 能量营养素和饱腹感 进餐的成分似乎会影响饱腹感和饱满感，但其中的关系是很复杂的。在三种可提供能量的营养素中，蛋白质在进餐时似乎会产生最大的饱腹感。因此，进餐中保证蛋白质摄入（甚至只是一杯牛奶）也可以改善饱腹感。

许多富含碳水化合物的食物，特别是那些提供缓慢消化的碳水化合物和可溶性纤维的食物，也会产生饱腹感和饱满感。在两餐之间，这些食物倾向于保持胰岛素稳定，从而最大程度地减少血糖的下降。这种稳定作用有助于

术语

瘦素（leptin）：是在脂肪细胞中产生的抑制食欲的激素，可将有关人体脂肪的信息传递给大脑。它被认为与维持身体成分有关（leptos 表示"苗条"）。

预防饥饿感。如果血糖确实下降，大脑会发出饥饿感信号提示进食。在某些研究中，可溶性纤维还支持结肠中与瘦组织有关的细菌菌落。最后，值得注意的是，脂肪虽然能通过调控瘦素来控制饱腹感，但它对进餐中的食欲控制机制的影响几乎可以忽略不计。在节食者期待有关对抗饥饿的饮食策略的新闻中，研究人员尚未发现对减肥和维持体重特别有效的任何一种食物、营养素或信念，甚至包括蛋白质。

> **要 点**
>
> - 当愉悦感减弱时，饱腹感结束，各种信号告诉大脑已经吃够了食物。
> - 饱腹感可以延迟下一次的进餐时间。
> - 脂肪因子瘦素可抑制食欲，从而有助于控制体内脂肪。
> - 蛋白质、碳水化合物和脂肪在产生饱腹感和饱满感时起不同的作用。

9.5 导致肥胖的体内因素理论

LO 9.5 总结当前导致肥胖的身体内在因素

关于食欲调节的研究结果，即体重公式中的"能量"，并不能完全解释为什么有些人体内脂肪过多而另一些人保持瘦身。如果在数周或数月内给予恒定数量的过量的能量，一些人会增加很多磅的身体脂肪，而另一些人却会少得多。那些体重增加的人似乎会利用每千卡的能量，从而具有很高的新陈代谢效率，而其他人则可能更自由地消耗能量。

科学家提出了许多理论，试图解释肥胖症的代谢功能和能量消耗。本节介绍其中的一些，并说明一个众所周知的理念：每当讨论新陈代谢时，就不可避免地考虑到遗传因素。

9.5.1 调定点理论

人体管理新陈代谢的方式可以比作房间恒温器的工作方式。温控器不断监控温度，并通过打开或关闭加热或冷却功能来响应调定点的波动。同样，大脑和其他人体器官可以监测并响应人体内部状况（例如血糖、血液 pH 值和体温）的微小变化，并将其保持在狭窄的生理范围内。

肥胖的调定点理论（set-point theory） 认为，从某种程度上讲，这也可以解释为什么人们如此容易地复重。体重减轻后，身体朝着恢复原始体重的方向调节其新陈代谢。围绕体重调节的调定点理论产生了许多争论。

9.5.2 生热作用

某些人比其他人在新陈代谢上更容易消耗更多的能量。在称为**生热作用（thermogenesis）** 的过程中，人体的工作酶通常会"浪费"一小部分能量作为热能。一些酶在生热过程中消耗大量能量，产生热量，但没有其它功效。随着更多的热量从身体散发出去，大量能量被消耗掉了，而更少的能量被储存为身体脂肪。

> **术 语**
>
> 调定点理论（set-point theory）：该理论指出人体的调节控制会随着时间的推移保持特定的体重（设定点），从而抵消了节食减肥的努力。
>
> 生热作用（thermogenesis）：与人体燃料分解相关的人体热量的产生和释放。适应性生热描述了与环境变化（如寒冷）和生理事件（如进食不足或外伤）有关的能量消耗调整。

一种拥有特殊生热作用功能的组织被称为**棕色脂肪组织（brown adipose tissue, BAT）**，在动物和人类婴儿中常见，最近才在成年人中发现。体脂越大的人似乎总脂肪组织活性越低。有趣的是，肌肉在工作时或因冷暴露而发抖似乎会触发正常休眠的脂肪细胞，使其代谢方式更像BAT，但这一发现对体重控制的作用仍在研究中。

那么，尝试加强生热以帮助减肥明智吗？可能不明智。在不超过正常水平的情况下，浪费能量的活动对细胞具有致命性。有些假冒的"代谢"节食产品可能声称会加速生热作用，但在代谢调控中并没有减少脂肪的捷径。

9.5.3　肠道菌群

研究人员正在探索某些肠道细菌菌株影响体重的可能性。这些细菌与肥胖有关。当实验无菌小鼠接触正常小鼠的细菌时，它们的体重增加，但食量却减少，这表明某些微生物可能会影响人体利用食物能量的效率。细菌还可能产生改变脂肪组织的信号，从而改变其代谢效率。此外，一些肠道细菌或其产生的化合物也可能产生有助于大脑调节食欲的信号。这些领域的研究非常棘手，因为肠道细菌群落非常复杂，菌落会随着饮食变化而迅速增长和变化。在更多的知识被了解之前，明智的做法是食用各种豆类、水果、蔬菜和全谷物，以提供有利于益生菌增长的纤维。

9.5.4　遗传与肥胖

肥胖会遗传吗？有理由认为它至少可能受到基因的影响，因为基因带有制造酶的指令，而酶控制能量代谢。一个人说："我胖是因为父亲很胖。"另一个人则同意："我家每个人都胖。"家族史的数据表明，肥胖症往往世代相传。对父母中至少有一个肥胖的人来说，其肥胖的可能性为30%~70%。

遗传研究证实了这些观察结果，并不是说遗传是控制肥胖倾向的唯一因素，但它确实有影响。遗传学家已经鉴定出100多种可能通过改变代谢而在肥胖症发展中发挥作用的基因。以对小鼠的研究为例，一个基因的突变体降低了胰岛素的效率，并导致脂肪细胞增殖；随着时间的推移，结果产生胰岛素抵抗、炎症和肥胖（某些人也有这种基因变异，但其作用仍有待发现）。另一个例子，一小部分人的基因紊乱会导致过度的食欲和严重的肥胖，但这很罕见；普通肥胖并非由单一基因引起。

当然，环境在肥胖症的发展及其预防中也起作用。即使是遗传构成倾向于发展为肥胖的个体，也只有在环境提供丰富的育肥食物的情况下，才会发展为肥胖。一个人的行为也会影响结果，明智地选择饮食和运动计划可以预防肥胖发生。

术 语

棕色脂肪组织（brown adipose tissue, BAT）：一种脂肪组织，在冬眠的动物和人类婴儿中大量存在，最近在成年人中被发现。能量代谢中色素含量丰富的酶使BAT在显微镜下显得很暗；酶释放热量。

要 点

- 代谢理论试图阐明导致肥胖的分子活动；
- 研究表明肠道微生物菌落与肥胖之间存在联系；
- 一个人的遗传基因会在很大程度上影响肥胖的产生，但并不是决定性的。

9.6 影响肥胖的体外因素

LO 9.6 总结当前导致肥胖的身体外在因素

食物是快乐的源泉，而快乐则驱动了行为。作为具有自由意志的生物，人类可以轻松地超越饱腹感信号，想吃就吃，特别是在受到美味佳肴或大份量美食的诱惑时。人们还追求身体的放松，并寻求节省体力的环境，例如汽车和电梯。在过去的几十年中，可口食物的种类大大增加，而为了生存而进行的身体活动的日常需求却已几乎消失。

9.6.1 环境因素导致饮食过量

几乎所有人都有这样的经验：一个人走进食品商店时并不特别饿，但是在看了一系列美食之后，就想吃零食，享受自己喜欢的零食。用普通食物喂养就能精准保持体重的老鼠们，一旦可以自由地吃各种油腻的美味食物，它们就会吃得过多，很快变得肥胖。人也是如此，在美味的自助餐面前，我们都会无意识地摄入更多食物。当面对外界的诱惑，随时随地都有大量的美味食物时，我们就会像实验中的老鼠一样。因此与过去几十年相比，我们进食越来越频繁，能量摄入也相应增加。

过度饮食还伴随着复杂的人类感觉，例如孤独感、对食物的渴望、上瘾和冲动。任何形式的长时间压力也会导致暴饮暴食和体重增加（"焦虑的时候我该怎么办？多吃。怎样保持注意力？多吃！"）。

当我们面前的食物量增加的时候，也会造成过度饮食。在一项经典的研究中，看电影的人面对大桶的爆米花时比小桶的爆米花吃得更多，并且成比例地增多。而具有讽刺意味的是，当研究人员故意用过期 14 天的爆米花装满小号和大号桶的时候，虽然人们会抱怨不好吃，但面对大号的仍然会吃得更多。这种效果也可能会发生在儿童身上，与小碗相比，大碗可以装更多的早餐麦片，他们也吃了更多。

9.6.2 食物会让人上瘾吗？

人们通常将暴饮暴食与成瘾相提并论，尤其是糖瘾。必须指出的是，食品，就算是再美味的食物，也很难和能影响人的精神活动的毒品相比。然而，证据支持大脑对二者的化学反应之间存在某些相似性。各种令人愉悦的经历导致大脑细胞释放神经递质**多巴胺（dopamine）**，从而刺激大脑的奖励区域。结果是，愉悦和渴望的感觉创造了重复体验的动力。自相矛盾的是，随着时间的推移，反复接触化学刺激（例如可卡因），大脑会降低其多巴胺反应，从而减少愉悦感。不久，需要越来越大的剂量来避免戒断的痛苦。无法戒断则是成瘾的根本标志。

在对可卡因或酒精上瘾的人中，大脑扫描显示大脑中的多巴胺活性降低。在一项经典研究中，大脑扫描还发现肥胖者大脑中的多巴胺活性更低。这表明，一旦发生这些变化，肥胖症患者（如成瘾者）可能需要越来越多的美味食物以满足他们的欲望。进一步讲，很可能是因为我们这些非常可口的

术 语

多巴胺（dopamine）：是一种神经递质，可促进大脑的许多重要功能，包括认知、愉悦、动机、情绪、睡眠等。

屏幕时间（screen time）：使用电子设备（例如电视、计算机或视频游戏机）花费的久坐时间。

居住环境（built environment）：建筑物、道路、公用事业、房屋、固定装置、公园以及构成社区物理特征的所有其他人造实体。

食物沙漠（food desert）：低收入社区，那里许多人没有汽车，而且距超级市场或大型杂货店 1 英里以上（在农村地区，则超过 10 英里）。也在第 15 章中定义。

表 9-4　活动中消耗的能量

要确定某项运动的能量消耗，请将所列数字乘以您的体重（磅，lb），然后乘以执行该活动所花费的分钟数。

例：杰西卡（125 磅）以 17 英里／小时（27km/h）的速度骑自行车 25 分钟：

0.057 × 125 = 7.125

7.125 × 25 = 178.125

（约 180kcal）

身体活动	能耗/[kcal /(lb·min)]
有氧舞蹈（激烈）	0.062
篮球（充满活力，整场）	0.097
骑车	
21km/h	0.045
24km/h	0.049
27km/h	0.057
31km/h	0.076
34km/h	0.090
37km/h	0.109
40km/h	0.139
划独木舟（平水，节奏适中）	0.045
越野滑雪	
13km/h	0.104
锻炼（视频体育游戏）保龄球	0.021
拳击	0.021
网球	0.022
高尔夫（携带俱乐部）	0.045
手球	0.078
骑马（小跑）	0.052
划船（剧烈）	0.097
跑步	
8km/h	0.061
10km/h	0.074
12km/h	0.094
14km/h	0.103
16km/h	0.114
18km/h	0.131
足球（充满活力）	0.097
正在学习	0.011
游泳	
18m/min	0.032
41m/min	0.058
46m/min	0.070
乒乓球（熟练）	0.045
网球（初学者）	0.032
步行（敏捷的步伐）	
6km/h	0.035
7km/h	0.048
举重	
轻到中度的努力	0.024
努力	0.048
轮椅篮球	0.084
自我推轮椅	0.030

富含脂肪和糖的食物供应导致了大脑奖励系统的持久变化，以及暴饮暴食和体重增加。用各种曲奇、奶酪、糖和其他美食喂养的老鼠大脑中确实有这种情况，它也可能发生在人身上。

其它原因也可以解释。有意识地限制美味食物的摄入可能会增加对它们的欲望。也许还有一些人更愿意"把理智抛至脑后"，并趁机沉迷于美食。未来的研究必须弄清这些线索，才能了解真相。

9.6.3　身体活动少

很多人肥胖并不是因为他们吃得太多，而是动得太少了——不管是日常生活还是有目的的锻炼。在电子屏幕前久坐（screen time）几乎已经取代了许多人的户外活动。这是一个令人担忧的问题，因为人们久坐的时间越长，超重的可能性就越大，并且更容易引发心脏病的代谢风险因素（高血脂、高血压和高血糖）。表 9-4 列出了一些活动的能量消耗，"健康生活专栏"提供了体重管理中身体活动的视角。

9.6.4　你的居住环境会让你发胖吗？

专家经常会力劝人们"多走楼梯，少坐电梯"或者"走路或骑车上班"，这些都是非常好的建议，爬楼梯提供了即兴锻炼的方式，而走路或骑车通常意味着你能满足一天的活动需求。但很多人，因为**居住环境（built environment）**的限制，很难有做出这些选择的机会。

不会有多少人愿意在没有人行横道和自行车道的公路上走路或骑车，因为周围都是高速行驶的汽车，而它们的汽油发动机会产生大量对人体有害的一氧化碳和污染源。同样的，也不会有人愿意使用现代建筑不方便的、闷热的、偏远和不够安全的楼梯。而当人们居住在安全、美观、负担得起物业费的小区内时，周边有步行道或自行车道，甚至还有公园和免费的健身房，那么使用它们的概率就人人增加了，周边环境起到了促进人们锻炼的作用。

此外，很多低收入的农村地区连一个便利的超市都没有，而那些居住在这些**"食物沙漠"（food deserts）**中的居民更容易超重。在缺乏公共交通的情况下，他们更难获取新鲜的、有营养的、负担得起的食物。附近的便利店和快餐店主要出售带包装的糖果、含糖饮料、精制淀粉、油炸食品和肥肉，这种不良的饮食习惯自然会带来营养素缺乏和不均，通常会伴随着肥胖和慢性病的高发病率。在特色商店购物，比如水果摊和海鲜店，可以改善饮食习惯，但对大多数居民而言可能太昂贵了。建造低成本杂货店、社区花园和改善交通方式可能会有所帮助，但研究人员仍必须建立最有效的方法以改善这些地区的饮食质量。

9.6.5　迈向更健康的未来

随时对影响肥胖的因素的认识加深（图9-10总结），著名的美国国家科学院医学研究所提出了以下可能减缓或消除肥胖趋势和改善国民的健康状况目标：

● 使体育活动成为美国人日常生活中不可或缺的组成部分；

- 使健康的食物和饮料大众化；
- 创建新的食品和饮料购买环境，使健康的食品和饮料选择成为简单而常规的选择；
- 宣传和提倡健康生活的重要性；
- 制定和执行旨在预防肥胖的立法和政策；
- 加强学校工作，使之成为促进健身和健康的中心。

社会各阶层的领导人和公民为实现以上目标需要做出努力，以改善国民健康。

要点

- 对人类行为的研究确定了导致暴饮暴食的刺激因素。
- 食物环境可能会触发导致暴饮暴食的大脑变化。
- 缺乏身体活动、不良的居住环境以及无法获得新鲜食物都与肥胖有关。
- 需要在全国范围努力抵制肥胖。

许多因素相互影响，以改变个体患肥胖症的风险。

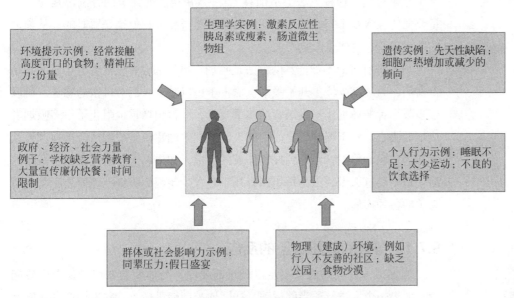

图9-10 多因素影响肥胖

健康生活专栏：为健康体重而运动

有些人认为，身体活动必须漫长而艰巨，才能产生益处，例如改善身体成分。不是这样的，每周大部分时间快步走30分钟会有很大帮助。要通过走路实现"积极的生活方式"，每天需要走一个小时。即使一天中增加几分钟运动，也可以显著提高健身水平。

根据美国运动医学学院的说法：

（1）每周进行150~250分钟的中等强度的身体活动可以预防体重增加。

（2）每周超过250分钟，尤其是与较低的能量摄入量结合使用时，会促进体重减轻，并可预防减重后的体重反弹。

（3）有氧（耐力）和肌肉增强（抵抗）活动都是有益的，但是大多数人还必须限制能量的摄入，以实现有意义的减重。

一个有用的策略是通过一整天的少量身体活动来增加你的运动量。做做园艺，排队时锻炼腹部肌肉，站直，上楼梯，坐在椅子上动来动去或收紧臀部。第10章提供了更多详细信息。

现在开始！ 如果您身体健康，但目前不运动，请尝试以下操作：在您的日常活动中增加几分钟的日常散步（或跳舞，骑自行车或在轮椅上翻身）一周，然后评估您的感觉。随着时间的推移，活动变得更轻松了吗？之后您是否精神焕发？（大多数人是这样。）准备就绪后，请尝试扩展您的活动或加快步伐。然后，添加一些简单的伸展运动和一些力量练习。一些好处将立即显现出来，但其它好处会随着时间的推移逐渐显现。第10章列出了您可以期望获得的许多益处。

9.7 身体如何减肥和增重

LO 9.7 描述能量缺乏和过剩时发生的代谢活动

造成肥胖的原因很复杂，但身体的能量平衡简单易懂。摄入能量与消耗能量之间的平衡决定了一个人是增加还是减少脂肪，或者保持不变。0.45kg或0.9kg的体重变化可能并不表明身体中脂肪量有什么变化，体重改变的原因可以是体液的变化、骨骼矿物质的变化、非脂肪组织（如肌肉）的变化以及膀胱或消化道内物质的变化。一天中不同的时间体重也会略有不同，吃早饭前，一般人的体重最轻。

到底是哪种组织减少或增加体重，这取决于你的方法。例如，为了减少身体中的液体重量，可以服用利尿剂，这会使肾从血液中抽取更多的水并转化为尿，或者你可以在炎热的天气中穿着沉重的衣服进行运动，以出汗的形式失去大量体液（这两种方法都相当危险，在这里并不推荐）。为了增加身体中水的重量，可以多吃盐、多喝水；在几个小时内，身体就会多留存水分，直至盐被排出（这种方法也不推荐）。多数快速改变体重的方法都是通过大量改变体液含量来完成的，短期内效果虽然很显著，但这是暂时的，从长远的角度来看，对体重影响不大。

另一种有害而不被推荐的方法是吸烟。每年都会有很多青少年，尤其是少女们，为了减少体重开始吸烟。尼古丁可以减少人们对饥饿的感觉，所以很多吸烟者的体重比不吸烟者的体重要低，而害怕增重也阻止了很多吸烟者戒烟的决心。对于那些想要戒烟的人，最有效的建议是戒烟后合理地调控饮食和养成运动习惯，以达到控制体重的目标。如果有人想通过吸烟来减肥的话，请不要这么做，因为每年都有几千名青少年因为吸烟上瘾而死于与烟草有关的各种疾病。

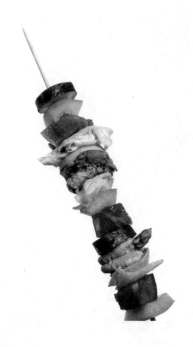

9.7.1 身体对能量缺乏的反应

当你摄入食物的能量不足以满足需要时，身体就会调用储备来供应能量。如果一个人进行适当的运动，适度地控制能量摄入，并平衡饮食来满足碳水化合物和蛋白质的需求，那么就会迫使人体消耗其储存的脂肪来提供能量。人体脂肪实际上会在组织中代谢为呼出的二氧化碳和水，最终消失在空气中。逐步减肥比快速减肥更可取，因为这样可以保存瘦体重。

1. 身体对禁食的反应 如果一个人连续三天没有进食，那么身体会一次又一次地进行调整。禁食不到一天，肝脏的糖原就基本耗尽了。那么，人体在哪里可以获取葡萄糖来维持神经系统的正常运转呢？并非来自肌肉的糖原，因为那是留给肌肉自己用的；也不能从体内储存的丰富的脂肪中获得，因为这些脂肪对神经系统没有用。肌肉、心脏和其它器官可以使用脂肪提供能量，但在此阶段，神经系统需要葡萄糖。脂肪无法转化为葡萄糖，人体缺乏用于这种转化的酶。但是，人体确实具有可以将蛋白质转化为葡萄糖的酶。因此，食物不足的人会牺牲其瘦体组织中的蛋白质，以提供制造葡萄糖的原料。

如果身体无节制地继续消耗瘦体组织，人将在约 10 天之内死亡。毕竟，除了骨骼肌之外，血液中的蛋白质、肝脏、消化道内壁、心肌和肺组织（所有重要组织）都被作为能量燃烧（禁食或饥饿的人可以维持生命直到所有储存的脂肪耗尽或一半的非脂肪组织被耗尽，无论哪个先发生，人都会死亡）。不过为防止这种情况发生，人体采取了一项关键策略：将脂肪转化为酮体（酮），某些神经系统组织可以利用它来吸收能量，从而阻止了这一过程的结束。这种代谢策略就是酮症，是长时间禁食或糖缺乏时的一种适应性反应。

2. 酮症　在出现酮症时，人体不会将脂肪分子分解成二氧化碳和水，而是将部分分解的脂肪碎片结合起来，重组成酮体，即通常在血液中保持较低含量的酮体。它将一些不能用于制造葡萄糖的氨基酸也转化为酮体。这些酮体在血液中循环并有助于供给大脑。大约一半的大脑细胞可以制造利用酮体获取能量所需的酶。在正常情况下，大脑和神经系统会消耗葡萄糖，每天约消耗 400~600 kcal 的能量。禁食约 10 天后，使用酮体可以使大脑和神经系统满足大部分（但不是全部）能量需求。

因此，神经系统就可以间接利用人体的脂肪储备了。酮症可以减少神经系统对葡萄糖的需求，避免肌肉和其他瘦体组织被快速吞噬，并延长了禁食者的生命。由于酮症，从一个平均体脂的健康人开始计算，仅喝水，人就可以在完全没有食物的情况下生存长达 6~8 周。

综上所述：

- 大脑和神经系统不能使用脂肪作为能量，它们需要葡萄糖；
- 体内脂肪无法转化为葡萄糖；
- 体内蛋白质可以转化为葡萄糖；
- 由脂肪制成的酮体可以被神经系统组织当作养料，减少对葡萄糖的需求，从而避免蛋白质的消耗。

图 9-11 讨论了禁食期间如何使用能量。

3. 禁食有帮助还是有害？　不同文化中都有受人尊敬的聪明人进行周期性禁食。机体可以忍受短期禁食，据报道，在实验动物中，**间歇性禁食**（intemittent fasting）可以延长寿命，抵御慢性疾病并提高认知能力。对人体来说，研究人员正在调查间歇性禁食对减肥的作用，比如说，每周禁食一两天，但到目前为止，还不能证明它优于普通的能量限制。尽管有销售人员声称，仍没有证据表明禁食，甚至是食用果汁或补充剂可以"净化"身体。

不利的是，即使只禁食一天，仍会在肝脏和肌肉组织中引发脂肪蓄积，造成的结果仍不明。此外，许多尝试间歇性禁食的人很快就会有戒断现象，从而产生无法忍受的饥饿感和易怒感。随着时间的流逝，当组织缺乏合成酶、红细胞和白细胞以及其它重要成分所需的营养时；当它导致瘦体组织损失时；或当酮症破坏血液的酸碱平衡并导致尿液中过多的矿物质流失时；禁食显然会变得有害。目前，没有足够的证据说明禁食对体重控制是有帮助还是有害的，但是要当心：许多饮食失调的人报告说，禁食或严重的食物限制预示着他们开始失去饮食控制的能力。

术语

间歇性禁食（intemittent fasting）：在 1 天 24 小时中，在 14 个小时或以上的时间内不消耗或消耗很少的食物能量，并穿插在正常饮食日子里。隔日禁食包括隔日断食；其他方案要求每周禁食两三天。改良的禁食是指在禁食日可消耗一个人能量需求的 20% 到 25%。

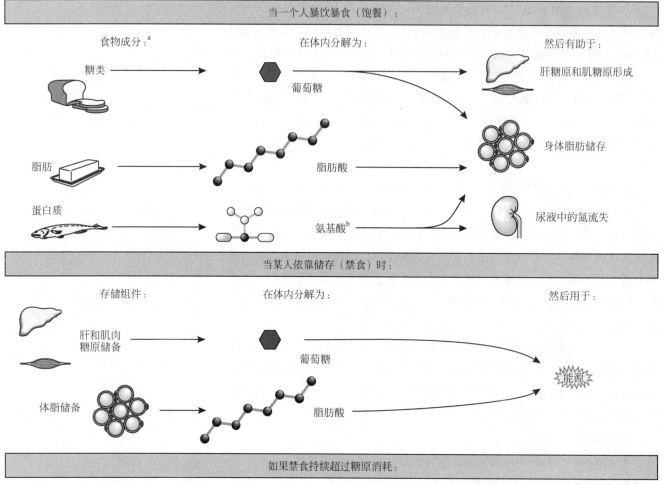

当一个人暴饮暴食（饱餐）：

食物成分：[a]　　　　　　在体内分解为：　　　　　　然后有助于：

糖类　→　葡萄糖　→　肝糖原和肌糖原形成

脂肪　→　脂肪酸　→　身体脂肪储存

蛋白质　→　氨基酸[b]　→　尿液中的氮流失

当某人依靠储存（禁食）时：

存储组件：　　　　　　在体内分解为：　　　　　　然后用于：

肝和肌肉糖原储备　→　葡萄糖　→　能源

体脂储备　→　脂肪酸　→　能源

如果禁食持续超过糖原消耗：

身体组成：　　　　　　在体内分解为：　　　　　　然后转换为：

体内蛋白质　→　氨基酸　→　葡萄糖　→　能源

氨基酸　→　氮和一些酮体尿中丢失

体内脂肪　→　脂肪酸　→　酮体　→　能源

a酒精不包含在内，因为它是一种毒素而不是营养素，但它确实为人体提供能量。酒精失活后，人体会利用剩余的两个碳碎片来构建脂肪酸并将其储存为脂肪；

b氨基酸首先用于构建体内蛋白质。过多的氨基酸会增加人体的能量；除去侧链后，主链可用于积累葡萄糖或脂肪。

图9-11　暴饮暴食与禁食

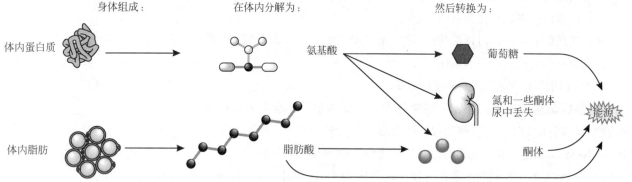

要点

● 当能量摄入不足时，糖原被转化为血液中的葡萄糖，而脂肪组织以脂肪酸的形式来提供能量。

● 禁食或低碳水化合物饮食会完全消耗糖原，体内蛋白质会被转化为葡萄糖，而脂肪便以酮体的形式提供能量，以保证大脑和神经的正常工作。

● 减肥或"净化胃肠"并不需要禁食和服用补充剂。

9.7.2　人体对能量过剩的反应

当一个人没有用尽所有摄入的食物能量时，体内会发生什么？前面的章节已经提供了答案，过多的产能营养素可被转化为人体储存的能量，如下所述：

- 蛋白质被分解为氨基酸以供吸收。在人体内部，这些物质可用于替代体内流失的蛋白质；在运动或成长中的人中，可用于构建新的肌肉和其他瘦体组织。
- 多余的氨基酸在脱氮后会被用作能量或转化为葡萄糖或脂肪。氮形成尿素并从尿中排泄。
- 脂肪在消化道中分解为甘油和脂肪酸以便人体吸收。在体内，脂肪酸可以分解为能量，也可以作为脂肪高效地储存。甘油可用于能量或转化为脂肪并储存（请参见图 9-11）。
- 碳水化合物（纤维除外）被分解为单糖以利于吸收。在人体组织中，多余的碳水化合物可形成糖原并被储存，被作为能量直接使用，或转化为脂肪储存起来。
- 酒精会被吸收，在被解毒后可用作能量或者可被转化为身体脂肪储备（图 9-12）。

四种能量来源（三种产生能量的营养物质和酒精）可以进入人体，但它们仅形成两种能量储存体：糖原和脂肪。糖原的储存量约为 0.34kg。脂肪储量可以更多。因此，如果你吃了足够的食物，无论是牛排、布朗尼蛋糕还是烤豆子，很多剩余的食物能量将在数小时内以脂肪的形式储存起来。

至于乙醇，即酒精饮料中的酒精，可使身体消耗脂肪的速度降低 1/3，造成更多的脂肪被存储。身体组织优先代谢有毒的乙醇来替代能量，以代替相对良性的脂肪，保护自己免受过多乙醇的损害。酒精产生的脂肪主要储存于内脏脂肪组织，即形成"啤酒肚"；也可以囤积于大腿、小腿或体内其他储存多余脂肪的地方。因此乙醇可以使人长胖，首先是因为它提供能量，另一原因是它可以影响脂肪代谢。然而，一旦酒精成瘾，人们通常会因为身体器官衰竭而变得瘦弱和营养不良，正常的食欲被喝酒的欲望所替代。

综上所述：

- 如果你吃得足够多，几乎所有食物都会使你发胖。净剩余能量几乎全以脂肪形式储存在脂肪组织中。
- 食物中的脂肪特别容易让人体以脂肪组织的形式储存。
- 蛋白质不以储存形式保存在体内，它仅存在于肌肉和其它工作蛋白中。
- 当大脑消耗的碳水化合物能量不足时，肌肉蛋白质就会分解产生葡萄糖。
- 日常饮食中的蛋白质过多会导致体内脂肪堆积。
- 酒精既可以释放能量，又可以促进体内脂肪的储存。

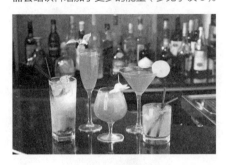

每克酒精为身体提供 7 kcal 的能量，这些能量很容易以人体脂肪的形式储存。调酒器会给饮料增加了更多的能量（参见争议 3）。

图9-12　酒精能量

要　点

- 当能量平衡为正时，碳水化合物会转化为糖原或脂肪，蛋白质会转化为脂肪，而食物脂肪则以脂肪的形式储存。
- 酒精既可以释放能量，又可以促进体内脂肪的储存。

9.8 获得并保持健康体重

LO 9.8 总结有助于实现和保持健康体重的措施

在你决定改变体重之前，一定要了解你这样做的动机。许多人努力减肥并不是因为他们想改善自己的健康，而是因为他们的体重无法迎合社会审美观念。不幸的是，这种想法往往使他们失望。事实上，人体的可塑性是有限的。胖人即使采用正确的饮食、运动习惯和日常行为也不会变得特别瘦。同样的，多数瘦人即使增加一些体重看起来仍旧苗条。

超重的人即使只有适度的体重减轻，即使只减去体重的 3%~5%，也可以迅速提高身体能力和生活质量，并改善糖尿病和血脂指标。爬楼梯、步行和其他日常活动会变得非常容易。把身体健康作为目标远优于肤浅的外貌标准，可以避免很多痛苦。表 9-5 为此提供了一些技巧。

本章的其余部分着重以健康和健身为目标，并说明需要采取的行动。体重只是监控的手段而不是最终目标。重申一下，这 3 个方面的改变会带来显著性效果：

- 饮食习惯；
- 运动习惯；
- 行为变化。

接下来说明饮食方式和身体活动。行为改变是本章"膳食指导"部分的主题。

1. 首先，面对现实 体重增加是个长期的过程，那么同样的，想要减掉多余的体重也非一日之功，需要耐心和坚持。必须采取健康的饮食方式，开始锻炼身体，给自己创造一个积极改变的环境，为改变行为寻求社会支援；坚持 6 个月以上才能达到初期瘦身的目标，而保持健康体重则需要持之以恒地坚持下去。困难是难以避免的，而且，很多报道表明，同样是减掉 0.45kg 体重，开始减肥的能量缺口要比后来的少，如果你觉得刚开始的时候很难，

表 9-5	追求健康体重的技巧

- 重视自己和他人体重以外的其它特征；关注您的整个自我，包括您的才智、社交能力、专业和学术成就
- 认识到以体重预先判断一个人的健康状况与根据种族、宗教、性别对他进行判断一样有害
- 仅使用对身体正面的、非判断性描述，永远不要使用有辱人格的负面描述
- 接受他人的正面评论
- 接受不存在任何神奇的饮食的观念
- 停止节食减肥。永远采用健康的饮食方式和保持运动的生活方式
- 遵循 USDA 饮食模式（第 2 章和附录 E）。切勿将食物摄入量限制在满足营养需求的最低水平以下
- 锻炼身体不是因为它可以帮助您瘦下来，而是因为它可以改善您的健康
- 寻求亲人的支持。告诉他们您获得健康身体的计划
- 寻求专业的咨询，不要从减肥顾问，而要从支持你自尊的人那里寻求帮助
- 与其它人一起对抗体重歧视和刻板印象

以后会更难。

所谓捷径是不存在的，不管什么流行减肥法、断食、"减肥食品"、特殊草药和补充剂以及液体饮食代餐配方等。那些流行的、能够快速见效的方法，正如"消费者指南专栏"中指出的那样，多数会阻断维持健康体重的长期目标，只有一步一个脚印地持之以恒地改变，才是健康瘦身的正确途径，健康瘦身的第一步就是设定合理的目标。

2. 设定合理的目标　对于超重的人来说，一个合理的目标是首先保证不再增重，其次是半年内体重要减轻 5%~10%。虽然看起来不是很多，但这些小变化会改善健康、降低疾病的风险。从另一个角度说，可以设立一个比现在超标的 BMI 低两个点的目标。比如说，一个患有高血压、身高为 1.65m、体重为 82kg 的女性（BMI 值为 30），可以将 BMI 降至 28 设定为目标，即体重 76kg。如果她的指标达到正常范围，她就可以维持这个体重；但如果她的血压还是偏高或者有其他健康隐患，那么她可以通过进一步瘦身来达到健康目的。

一旦确定了总体目标，就可以为饮食、运动和行为改变设定具体的、可实现的短期目标。一个简单而有效的短期目标可以是减少含糖饮料的摄入量。

所谓立竿见影的减肥方法是不存在的，对身体也会造成不良影响。每周减掉 0.45~0.9kg 的体内脂肪将安全有效地带你实现目标。过大幅度和过快速度的减肥通常会引起体重的反弹。新的目标可以建立在先前取得的成果之上，终身目标是要保持更瘦、更健康的体重。

3. 坚持记录　坚持记录对成功至关重要。记录你的饮食摄入量和运动量可以帮助你发现趋势并确定需要改进的地方。稍后，膳食指导专题展示如何保持饮食和运动记录。记录体重变化还可以粗略估计身体脂肪随时间的变化。除体重外，还应测量腰围以追踪向心性肥胖的变化。

要　点

- 设定合理的减肥目标是成功减肥的第一步；
- 超重人群即使适度减少身体脂肪也会带来很多好处；
- 成功的体重管理需要时间和精力，所谓流行的减肥方法可能适得其反。

消费者指南专栏：

流行饮食

多年来，劳伦（Lauren）尝试了大多数新的流行饮食。每次开始前，她都充满了希望，仿佛这从未令她失望过："这次一定会成功，我一定能减掉 18kg。再说这次只需要花 30 美元。"谁不愿意花这点钱减肥呢？

成千上万像劳伦这样的人推动了每年 660 亿美元减肥产业的发展。流行饮食书籍畅销且层出不穷，赚取巨额利润。其中一些饮食倡导限制摄入脂肪或碳水化合物，一些饮食倡导禁止某些食物，一些饮食主张某些食物组合，有些声称根据人的遗传类型或血液类型选择最佳饮食，还有一些饮食主张服用没有科学根据的减肥"饮食补充剂"。

不幸的是，大部分流行的减肥方式都是无中生有的，没有科学依据的。但是，它们听上去很合理，因为它们是精心编写的，因此作者们通常会使用一些专业词汇，如类二十烷酸或脂肪（细胞）因子，并结合一些真正的营养学知识来增加自己的可信性，以说服怀疑者。这使得缺乏营养学知识的人很难评估这些书籍。表9-6提供了一些识别流行饮食骗局的线索。

表9-6	识别流行饮食和减肥骗局的线索

如果满足以下条件，则可能是时尚饮食或减肥骗局：

- 根据名人轶事和感谢信证明其有效性
- 将体重增加归咎于单一营养物质，例如碳水化合物，或其成分，例如谷蛋白
- 声称可以"更改您的遗传密码"或"重置新陈代谢"
- 消除了整个食物组，例如谷物或奶制品
- 无法预先包括所有费用
- 没有提到潜在的风险
- 体重减轻后没有保持体重的计划
- 承诺实现不切实际的结果，例如在3天内减掉4.5kg
- 保证容易减肥，不需要限制饮食或活动；例如，"睡觉时减肥"
- 鼓吹还没有被FDA批准或进行科学的安全性、有效性评估的设备、药品、产品或流程
- 指定能量营养素的比例不符合DRI推荐范围
- 建议使用单一的食物（例如葡萄柚）作为该计划成功的关键
- 需要您购买普通超市不容易买到的特殊产品
- 具有江湖医术的其它任何特征（见争论1图C1-1）

注意：有关更多提示，请在 Internet 上搜索联邦贸易委员会的指南，以发现虚假的减肥声称，可登录网址：www. consumer. ftc.gov / topics /weight loss fitness.

1. 流行饮食都是胡扯吗？

如果流行饮食真的能药到病除，那么这个国家的肥胖问题将消失。但如果它们从没有效过，人们也将停止购买它们。实际上，大多数流行饮食都会限制能量的摄入并导致体重减轻（虽然可能只是暂时的）。但流行饮食对维持体重尤其无效，人们可能会减掉一些体重，但很快就会反弹。事实证明，简单的能量缺口是减肥的关键，而不是消除蛋白质、碳水化合物或脂肪，也不是许多流行饮食声称的神秘代谢机制。

2. 低碳水化合物饮食是最好的饮食吗？

起初，低碳水化合物、高蛋白饮食可能比均衡饮食多减重一些，但随着时间的流逝，这种饮食的表现并不比其它饮食好。从长远来看，碳水化合物提供不到45%能量的饮食很难维持，而且可能也不太安全。尽管如此，限制软饮料、点心、蛋糕、薯条、饼干和其它深加工食品中添加糖和精制碳水化合物的摄入仍然有很好的营养意义。正如争论4所说，这一步骤减少了不必要的能量，可能有助于避免某些健康问题。

3. 额外的蛋白质有用吗？

一顿蛋白质含量高的食物可能会产生足够的饱腹感，以防止人们因餐间饥饿感而破坏饮食计划。此外，进食足够的优质蛋白质，同时进行肌肉抗阻训练，有助于减少肌肉损失，肌肉减少是能量限制和脂肪减少的副作用。

一些研究表明，只要节食者能够长期坚持低热量饮食，进食少量的额外蛋白质（每千克体重1.2~1.6

克）可能有助于减肥和保持肌肉重量。然而，蛋白质来源也很重要。在一项长期对照研究中，体重增加而不是减少与全脂奶酪、带皮鸡肉、加工肉和红肉（尤其是汉堡）的摄入量增加有关。相反，酸奶、花生酱、核桃、其它坚果、无皮鸡肉、低脂奶酪和海鲜与减肥有关。

4. 无麸质饮食是最好的饮食吗？

无麸质饮食的支持者声称，许多谷物食品中的蛋白质麸质（请参阅第6章中的详细信息）会导致肥胖，但尚无研究结果支持。实际上，如果配方食品的能量、添加糖或精制淀粉含量高，那么选择无麸质食品减肥可能会适得其反。

5. 流行饮食安全吗？

严格限制或消除一种或多种食物类别的流行饮食无法满足人的营养需求。为了抵制批评者，此类饮食计划通常会推荐营养补充剂（通常由该饮食的创始人以极为夸张的价格方便地提供）。真正的减肥专家知道这一点：减肥没有药，甚至是最昂贵的药，都无法与天然食物的健康益处相提并论。

尽管大多数人可以忍受大多数饮食，但也有例外。例如，一种罕见但危及生命的酸碱失衡与极低碳水化合物饮食有关。此外，当蛋白质来源富含饱和脂肪时，饮食可能会对血脂和动脉内膜产生不利的影响。在专家声明该减肥饮食是安全的之前，请保持谨慎。没有人知道极度流行的饮食会在多大程度上损害已患疾病的人，即那些试图通过该饮食方法恢复健康的人。

6. 前景展望

减肥者们的失败反倒造成了流行减肥产业的成功。一种饮食捷径失败，另一个新的替代形式又应运而生，从而补充了行业利润。节食者的成功要走更长的路：设定切合实际的目标并采用可持续的富含营养的限制能量饮食。这种方法还意味着采取一种灵活、舒适的终身身体活动方式。这些可靠的减肥方法是真实存在的，为了减肥一定要寻求必要的帮助。有了这些常识，劳伦和其它减肥者就能够找到合理、可靠的方法，早日达到减肥的目的，避免消磨意志、延缓进步、代价高昂的弯路。

复习题[①]

1. 一本关于类二十碳烯酸和脂肪（细胞）因子的饮食书籍可以反映当前营养科学的学术成果，并提供有效的减肥建议。

　　对　　　　　错

2. 限制能量摄入不再是体重管理的主要策略。

　　对　　　　　错

3. 蛋白质含量高的膳食比蛋白质含量低的膳食可提供更多的饱腹感。

　　对　　　　　错

9.8.1 什么是最佳的瘦身饮食规划?

与一些流行说法相反，并没有任何一种饮食计划能产生魔术般的效果，也不存在必须或不能食用的食品。每个人的饮食计划都必须考虑个体的因素，因人而异。因为这种饮食计划是必须长期坚持下去的，必须能够符合你的饮食偏好，是能够负担得起且容易实施的。

1. 选择合理的能量摄入　营养学家通常会使用超重人士的 BMI 来计算饮食中要减少的能量摄入。以每周减掉 0.45~10.9kg 的体重，同时保持瘦体组织为目标。他们鼓励 BMI 超过 35 的节食者每天从日常饮食摄入量中减少 1000 kcal 的能量。BMI 为 25~35 的人每天应减少 500~750 kcal 的能量摄入。

在数周或数月内，减肥可能有立竿见影的效果。但最终，以下这些因素可能会导致减肥效率的降低：

- 相应于较低的能量摄入和代谢活跃的瘦体组织的损失，代谢可能会减慢；
- 随着体重的减少，运动锻炼所消耗的能量也随之减少。

同样，瘦体组织与脂肪组织的能量含量不同，这种差异会影响体重减轻的速度。节食初期，减少的体重是瘦体组织（及其相关的水），而每磅瘦体组织（及其相关的水）含有的能量少于脂肪组织。与失去一磅的瘦体组织相比，失去一磅的脂肪会带来更大的能量缺乏，因此节食者在进入初始阶段后体重减轻的速度会减慢。

最后，大多数节食者可以按照一种饮食方式安全地减肥，女性每天摄取大约 1200~1500 kcal，而男性每天摄取 1500~1800 kcal，同时仍能满足营养需求（如表 9-7 所示）。众所周知，低能量饮食无法持久减肥，它们缺乏必要的营养，并且可能导致饮食失调的不健康行为（请参见"争论 9"部分），因此不建议这样做。

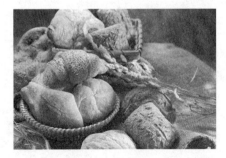

体重健康的人通常会选择全谷物而不是精制碳水化合物。

2. 摄取合乎需要的营养　用健康的饮食方式减轻体重，应摄取多种食物以提供所有必需的营养素。多吃这些食物与健康体重紧密相关：

- 水果、蔬菜、坚果和豆类。
- 鱼、去皮的禽类;低脂或脱脂奶制品（或强化大豆或其他豆类替代品）。
- 全谷物。
- 适量的不饱和脂肪酸油。

| 表 9-7 | 低能量饮食模式 |

要使用这些模式，请首先选择可导致体重减轻的能量摄入水平，通常每天少摄入约 500 kcal，然后设计您的饮食方式以决定一天的食物摄入量。

调整您的摄入量，以保持减肥效果。有关饮食计划的详细信息，请参阅第 2 章。

食　品	1200 kcal	1400 kcal	1600 kcal	1800 kcal
水果	201g	302g	302g	302g
蔬菜	302g	302g	403g	504g
谷物	118g	148g	148g	177g
蛋白质食品	89g	118g	148g	148g
牛奶和奶制品	504g	504g	605g	605g
精炼油	20g	20g	25g	25g

在饮食规划中，摄入适当的肉类和精制谷物，并减少饱和脂肪酸、钠和甜食和饮料的摄入。像这样的膳食模式，包括健康素食和地中海膳食模式，提供了充足的营养，通常与瘦肉有关。

通过避免使用大量固体脂肪并摄入足够的不饱和油脂来保持健康，但又不要过多地摄入能量。坚果提供不饱和脂肪和蛋白质，经常吃坚果的人通常可以保持健康的体重。瘦肉和其它低脂的蛋白质来源也在减肥中起到重要作用，对比等重的瘦肉火腿和面包，瘦肉火腿会带来更多的饱腹感。足够的蛋白质摄入能够在瘦身时阻止瘦体组织包括肌肉组织的流失。另外，要限制酒精的摄入，饮酒会降低人们的自控力，最坚定的减肥者也会动摇。

维生素和矿物质的补充剂也是可取的（争论 7，解释了如何选择它）。如果你坚定执行计划并将你每天需要的所有营养都包括在内，那么你将在营养充足的情况下获得饱腹感，并且对高能量食物的食欲下降。

3. 避免用餐量的陷阱 对于我们每餐的用量需要格外注意，每餐吃得越多，摄入的能量就越多。现在很多餐馆提供的加大餐和商店里的超大包装对想要维持健康体重的人是不好的。购买常见的 100 kcal 能量的小包装食品是个好主意，但它们必须是在你的能量预算之内的。100 kcal 能量的饼干或膨化食品仍然是 100 kcal 能量，可以安全地避免大量进食。同样，用低糖饼干代替普通饼干可以减少能量的摄入，但是一次吃半袋是达不到目的的。

几乎每个节食者都需要使用量杯称量一段时间以重新学习判断份量。（第 2 章 "消费者指南专栏" 提供了一些指导。）请始终注意能量和份量，不要因为产品的宣传而分心。阅读标签并比较每份食物中的能量。

4. 阅读菜单标签 在外用餐的能量摄入量很高。为消费者提供他做出更健康选择所需的信息，美国食品药品监督管理局要求饮食机构在菜单上列出即食食品、膳食和一些酒精饮料的能量含量（图9-13）。尽管不需要标签就会知道是烤的去皮鸡还是炸鸡的能量含量更高，但要区分炸鸡三明治和四分之一磅的汉堡包的能量并不是那么容易的。消费者还必须注意能量变化的细节，例如无论菜单上列出的能量是一顿饭还是只是一个三明治；是一大块还是一小块；是一种有或没有能量的加料，如培根、奶酪、蛋黄酱和其他酱。

FDA法规要求餐馆在菜单上列出能量值。

三明治	价格/美元	能量/kcal	
		半个	整个
鲑鱼棒羊角面包	8.69	380	770
纳帕杏仁鸡肉沙拉洒芝麻粗粉	6.89	340	680
凯撒鸡加三块奶酪	6.99	360	710
墨西哥鸡片加辣椒烤法式培根	6.99	500	990

图9-13 菜单的新功能：能量

5. 用餐间隔 一日三餐是社会的标准，但是没有法律规定你不能吃四五顿饭，当然要确保每一顿都是少量的。少量多次和一日三餐的用餐习惯都能达到和保持瘦身的效果。另外，在极度饥饿之前，要按时吃东西。当你决定用餐的时候，能够不被打扰地把一顿饭吃完，保证按照用餐计划进食，而不是随意地吃零食。

吃零食是另一个需要注意的习惯，在过去的30年，美国人吃零食的数量增加了一倍，而很多人每天摄入的无营养能量有1/3来自零食中的固体脂肪和添加糖。如果你想要避免睡前饥饿，可以在一天结束的时候安排一次最喜欢的、"无能量"的零食或饮料。饥饿的人很可能在晚上进食，这是**夜间进食综合征（night eating syndrome）**的症状。

6. 能量密度 美国的饮食模式主要由高**能量密度（energy density）**的食物组成，因此美国人通常超重。为了扭转这一现象，建议那些希望更苗条和提高营养摄入量的人多选择低能量密度的食物。通常，脂肪含量高或水分含量低的食物（例如高脂肪的肉、饼干或薯条）能量密度高；水和纤维含量高食品，例如水果和蔬菜，能量密度低。能量密度较低的食品通常体积较大，需要更多的咀嚼，但能量又少，因此饱腹感更强（图9-14）。

某些能量密度高的食品，例如牛油果、橄榄油、橄榄和坚果，被视为健康的地中海膳食模式的一部分，似乎更适合健康的体重。这种饮食模式还富含蔬菜、水果和海鲜，在典型的美国饮食中，很少或根本没有低能量的食物。与不吃坚果的人相比，食用坚果，比如杏仁、核桃和山核桃的人的BMI和腰围通常更小。当你选择健康饮食的时候，你会影响身边的人，并使他们变得健康。

7. 不含营养的甜味剂和酒精 很多人为了瘦身，大量饮用含有人工甜味剂的饮料，或者食用含有脂肪替代品的食物。尽管关于这些选择是否有助于减轻体重的研究好坏参半，但以水或减肥饮料代替高能量饮料可能会减少

算一算

食物的能量密度可以通过数学计算。通过将胡萝卜和炸薯条的能量除以重量（g）来求出能量密度。

● 一份胡萝卜条，提供 31 kcal，重72g：

31 kcal / 72 g= 0.43 kcal/g

● 一份法式炸薯条，贡献 167 kcal，重50g：

167 kcal / 50 g= 3.34 kcal/g

每克能量（kcal / g）越多，能量密度越大。

现在访问在线营养数据库，然后选择您感兴趣的任何食物。[a] 查找其能量和重量，并应用上面的公式来确定食物的能量密度，单位为kcal / g。

a 用 Web 浏览器搜索 USDA 的 "What's In The Foods Your Eat（您吃的食物中有什么）"网站，该网站目前可在 https://reedir. arsnet.usda.gov/codesearchwebapp/（S（jgjhis5s0eisp4f54ouulbfv））/ CodeSearch. aspx 中找到。

术语

夜间进食综合征（night eating syndrome）：肥胖引起的日常饮食节律紊乱，其特征是晚上 7 点以后进食的能量超过每日一半的能量，晚上经常醒来进食，以及能量摄入过多。

能量密度（energy density）：能量相对于食物重量（kcal/g）的量度。

右边的一顿大餐比左边的一顿高能量餐少了一半的能量，但它的重量更大，提供更多的纤维，包含更多的水，并且享用时间要长得多。

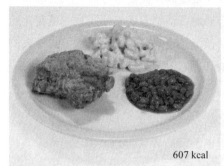 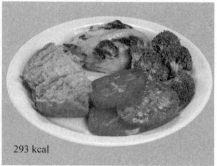

607 kcal　　293 kcal

100g 通心粉和奶酪
100g 猪肉和酱烤豆
100g 炸鸡胸肉

607kcal/343g= 1.77能量密度

201g 西兰花
3大片番茄
100g红薯
100g去皮烤鸡胸肉

293kcal/348g= 0.84能量密度

图9-14　能量密度和份量

来源：Centers for Disease Control and Prevention, Eat More, Weigh Less? How to Manage Your Weight without Being Hungry, available at http://www .cdc.gov/nccdphp/dnpa/nutrition/pdf/Energy_Density.pdf.

大多数人的总能量摄入量。然而，据报道，在实验动物中，长期暴露于不含营养的甜味剂会改变肠道微生物组，增加食物摄入并促进体重增加。食用低能量甜味剂通常不会产生这种作用，但研究仍在继续。不管怎样，任何种类的软饮料都可以代替牛奶，尽管牛奶不太可能加速减重，但它为基本饮食提供了重要的营养物质。

含酒精的饮料每天可能会为饮酒者提供数百卡的能量，而他们通常并不自知。大多数酒精饮料的标签都忽略了其能量的含量，但你可以在网站上 [搜索美国国立卫生研究院的 "Alcohol Calorie Calculator（酒精能量计算器）"]，或是表格中找到它们，例如表 C3-5。出于多种原因，饮酒者也应限制摄入量。

8. 预制菜　没有时间或能力自己制作低能量食物或控制份量的人可能更倾向于选择有人将冷冻的预制菜送到家里。他们只是简单地加热并进食。尽管比常规食品价格更贵，但此类膳食计划服务可以提供分装的、低能量的营养餐或点心，以帮助减轻体重并且可轻松地实现饮食计划。理想情况下，此类膳食服务应提供教育材料，以帮助用户明智地从常规食品中进行选择，以防止在最终放弃该服务时再次回归旧的饮食习惯。

> **要 点**
> - 为了达到并保持健康的体重，设定切合实际的目标，坚持记录，规律饮食，并且不要期望快速见效。
> - 注意能量密度，使饮食充足和均衡，消除多余的能量，并限制酒精摄入。

9.8.2　身体活动策略

最成功的瘦身者都会经常进行体育锻炼，但是，单靠运动来减肥是很难成功的，前面的健康生活专栏中介绍了一些合理的健身要点。

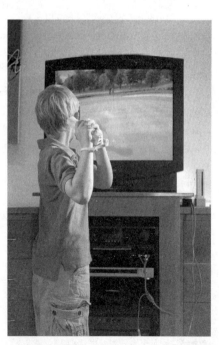

玩体育视频游戏会消耗一些能量，并且游戏越活跃，效果就越好。

1. 身体活动的好处和警告 许多人担心运动会加剧饥饿感。活跃的人的食欲确实不错，但锻炼有助于增加饱腹感，并可能延迟饥饿感。定期进行肌肉增强锻炼可以增加健康的瘦体组织并塑造体型。此外，从长期来看，肌肉组织燃烧的能量比脂肪燃烧的能量要多。

减肥节食会导致骨骼矿物质密度的少量损失，但积极锻炼的节食者可能会避免这种损失，并且那些同时满足蛋白质和钙需求的人为他们的骨骼提供了更多的保护。此外，大量的身体活动可以促进睡眠，而充足的睡眠可以减少食物消耗和增加体重。最后，身体活动有助于减轻压力和与压力有关的过量饮食。

注意此警告：非运动员用高能量食物来奖励自己的"良好行为"，或者吃"能量棒"来缓解锻炼疲劳（对大多数人来说是无用的），可以轻易地消除所产生的能量缺口。

2. 哪些活动是最好的？ 中等至剧烈的有氧运动与安全的力量训练相结合似乎对健康最有利，但是任何身体活动都比没有好。即使是适度的步行也可以增强饮食对脂肪减少和健康的影响。最重要的是，在你的能力范围内以舒适的强度进行锻炼。急于减肥实际上更容易受伤。

有些人喜欢跟着游戏或者运动健身节目锻炼，但是大多数人用不了多久就会失去兴趣。真正的运动不仅比游戏需要更多的精力，而且也更容易年复一年地维持人们对运动的兴趣。

日常生活中的数百种活动也是身体活动，如洗车、打扫落叶、爬楼梯等。各种活动都是积极健身的方式，走路、游泳、滑冰、跳舞、骑自行车、跳绳、举重都可以。最重要的是，做自己感兴趣的运动，这样才能坚持下去。

要点

● 身体活动大大增加了减肥瘦身的效果。

9.8.3 什么是最适合体重增加的策略？

体重偏轻的人是否应增加体重呢？并不一定。如果你现在很健康，那就保持你现在的体重。但是，你可能会因为太瘦而处于危险之中。警告信号包括：如果你的医生建议你增加体重；你经常感觉太累；你总觉得冷；你的 BMI 属于"过轻"一类；或（对于女性）你连续三个月以上没有来月经。瘦弱的人增加体重就像超重的人要减掉体重一样难，但是以下策略有助于增加体重。

1. 选择能量密度高的食物 为了增重，就需要摄入高能量密度的有营养的食物。无论你吃多少根芹菜，你都不会增加体重，因为芹菜根本无法提供足够的能量。能量密度高的食物（减肥节食者正设法避免的食物）通常富含脂肪，但脂肪能量却被用于建立新的组织。如果脂肪主要是不饱和脂肪，则此类食物将不会增加患心脏病的风险。确保你的选择是有营养的，不仅仅是糖果和薯片。

因为每茶匙脂肪所含的能量是糖的两倍以上，所以它的能量迅速累加且不会增加太多体积，而且其能量以易于人体储存的形式存在。对于那些不具

表 9-8	增肥秘诀

一般来说：

- 吃得足够多以储存比您消耗更多的能量，每天至少增加 500 kcal 的热量
- 锻炼肌肉
- 耐心一点。体重增加需要时间（每月一磅是合理的）
- 经常选择高能量密度的食品
- 每天至少吃三餐，并在两餐之间添加零食
- 选择大份量并且不容易有饱腹感的食物

特别：

- 喝高能量的液体，果汁、巧克力牛奶、奶昔、冰沙、甜咖啡饮料、甜冰茶
- 生蔬菜、蛋黄酱、生芹菜、金枪鱼（油浸的）沙拉
- 在煮熟的蔬菜和沙拉上淋上橄榄油
- 将牛油果添加到沙拉中
- 黄瓜上面放橄榄而不是泡菜，再选择牛油果调味酱而不是莎莎酱
- 烤个全麦杯状小松糕代替面包
- 在水果中加入鲜奶油
- 在土豆中添加人造黄油和酸奶油，在其他蔬菜中添加奶油酱

此外：

- 经常做饭和烧烤食物，美味的烹饪香气会刺激食欲
- 邀请其他人一起进餐
- 陪伴通常会促进饮食
- 让餐点变得有趣，试一试
- 新的蔬菜和水果，添加松脆的坚果或像奶油的牛油果，并探索香草和香料的风味
- 准备一些喜欢的零食，比如混合小吃或格兰诺拉麦片棒，方便抓取
- 控制压力并放松。请享用你的食物

备制作高能量食物能力的人，在常规的营养餐中添加高蛋白、高能量的液体或棒状膳食补充剂有时可以帮助体重不足的人增加或保持体重。

2. 用餐量和每餐间隔 增加每餐的用量就会增加相应的能量摄入。比如在做三明治的时候，多加几片奶酪和肉；用大的盘子、碗和杯子用餐。有时吃多了，会有不舒服的"撑"的感觉，但随着每餐饭量的增加，胃会逐步适应。

增加进餐次数和准备随时可以吃的食物也是个好办法。除了一日三餐外，早上做两个三明治，留在课间吃。花点时间准备一些自己喜欢的食物或民族风味菜肴，种类越多，口味越好。在两餐之间喝饮料，而不是在吃饭的时候，以节省高能量食物的空间。用餐结束后可以吃点甜食。表 9-8 列出了其他增加体重的技巧。

3. 通过锻炼来增加肌肉和脂肪 靠饮食调整增加的体重大部分都是脂肪。过于瘦弱的人既需要脂肪又需要肌肉，因此，进行合理的体重增加计划必须进行体育活动。抗阻运动对健康增重是很有益的，但要避免运动伤害，要慢慢地开始，逐渐增加强度。对肌肉发达的人来说，饮食的常规建议是每天比正常的能量需求多摄入约 500~700 kcal 的能量。此范围的能量增加通常同时支持增加的活动和新肌肉的形成。第 10 章提供了有关肌肉增强的更多事例。

> **要 点**
>
> - 为了增重，需要多食用能量密度大的食物，并增加用餐频率；
> - 身体活动有助于增加瘦体组织。

9.9　肥胖症的医学治疗

LO 9.9　　描述与肥胖药物和手术有关的潜在利益和风险

尽管人们在饮食和运动上进行了努力，但与肥胖作斗争而疲惫不堪的人们可能会选择药物治疗。这些方法可能会导致体重急剧下降，甚至挽救那些因为肥胖威胁生命的人，但它们本身也存在很大风险。

9.9.1　减肥药物

每年有 150 万美国公民服用处方减肥药。对于 BMI 大于 30（有心脏病或其危险因素，BMI>27）的超重人群，使用 FDA 批准的处方药实现减肥的好处可能超过其所存在的健康风险（表 9-9）。但减肥药只在服用时暂时提供帮助，改变生活方式仍然是必要的，它能帮助人管理一生的体重。

数以百万计的消费者（甚至是一些没有超重的消费者）购买并服用了非处方（over the counter, OTC）制剂，他们认为这些制剂对减肥有效且使用安全。OTC 减肥药、粉剂、药草和其它"饮食补充剂"对减肥起不到什么作用，还可能不安全。他们经常承受风险，却没有结果。在 OTC 减肥制剂中发现了强效的利尿剂、激素、未经证实的实验药物、用于治疗精神疾病的精神类

| 表 9-9 | FDA 批准的长期减肥药物 |

如今，处方减肥药通过降低食欲或减少膳食脂肪的吸收来发挥作用。

产 品	机 制	副 作 用
盐酸氯卡色林（Belviq）	刺激大脑 5- 羟色胺受体以增加饱腹感	头痛、头晕、疲劳、恶心、口干和便秘；糖尿病患者血糖低；血清素过量 引起躁动，神志不清，发烧，失去协调，心律快速或不规则，发抖，癫痫发作和神志不清；孕妇或哺乳期妇女或有心脏瓣膜问题的人禁用；高剂量引起幻觉
纳曲酮 / 安非他酮（Contrave）	用纳曲酮（用于治疗酒精和药物依赖性）和安非他酮（用于戒烟的抗抑郁药）来抑制食欲	恶心、便秘、头痛、呕吐、头晕、失眠、口干和腹泻；血压升高，心率加快，产生自杀念头，严重的神经精神病和癫痫发作；孕妇或试图怀孕的妇女不应使用
芬特明 / 托吡酯（Qsymia）	芬特明（一种食欲抑制剂）和托普利特（一种治疗癫痫 / 偏头痛药物），使食物看起来不那么明显，并增加饱腹感	心律加快；如果在怀孕的头几周或几个月内服用，可能会导致婴儿产生先天缺陷；可能使青光眼或甲状腺功能亢进恶化；可能与其他药物相互作用
利拉鲁肽（Saxenda）	每日注射可激活大脑的食欲抑制区域；通过多种机制降低高血糖	恶心、腹泻、便秘、呕吐、低血糖、胰腺炎、胆囊疾病，肾脏功能受到抑制，产生自杀念头和心跳加快；服用某些糖尿病药物的人不应使用
奥利司他（Xenical；Alli）	抑制胃肠道中的胰脂肪酶活性，从而阻止饮食脂肪的消化和吸收并限制能量摄入	蠕动、腹泻、腹泻、排便频繁以及脂溶性维生素的吸收减少；罕见肝损伤

注意：减肥药按指示服用最有效，并与低能量饮食和增加体育锻炼结合使用。

药物，甚至违禁药物，对健康构成了严重风险。

9.9.2 减肥外科手术

极度肥胖的人 [即 BMI ＞ 40（合并心脏病或其它危险因素的人的 BMI ＞ 35）] 迫切需要减少体内脂肪。对于足够健康的人来说，手术对于那些健康到足以承受的人也是一种选择。

1. 外科手术的工作原理 外科手术通过减小胃的大小和延迟食物进入肠道或通过重建小肠来减少营养吸收以限制人的食物摄入（图 9-15）。

2. 潜在的好处 手术的结果可能是惊人的。在研究中，绝大多数外科手术患者的体重减轻了其多余体重的至少 20%~30%，并且已经保持了 10 年以上。这种结果在很大程度上取决于对手术前、手术中和手术后饮食的依从性。例如，在康复之后，患者必须少量进食，吞咽前彻底咀嚼食物，喝饮料与进餐分开。

成功的减肥手术通常可以立即并持久地改善糖尿病、胰岛素抵抗、高血脂、高血压和心脏病，并降低某些癌症的风险。这种手术也可能导致肠道细菌的组成发生变化，而这种变化在瘦的健康人身上更为典型。患有精神抑郁症和焦虑症的人可能会发现，外科手术带来了一定的缓解，恢复了他们对未来的希望。

3. 潜在的风险 尽管有广告宣称，手术并不是治疗肥胖症的可靠方法。

在袖式胃切除术中，大约80%的胃被切除，留下管状结构。这会大大降低胃的容量和其生长素释放肽（饥饿素）的产量。

在进行胃旁路手术时，外科医生会构造一个小胃袋，并将出口直接通向小肠下部（深色区域突出了改造后的食物流向）。

在胃束带手术中，外科医生使用胃束带来缩小从食道到胃的开口。开口的大小可以通过恰好位于皮肤下面的端口对束带进行充气或放气来调整。

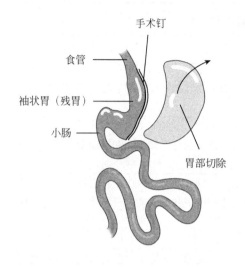

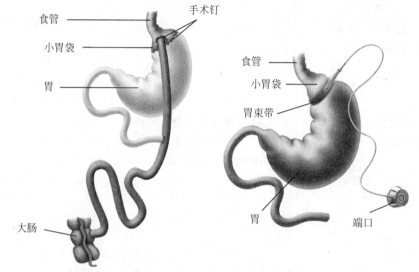

图9-15 手术治疗肥胖

有些人并没有减掉预期的体重，而有些减肥者手术后几年就恢复了大部分体重。有些人会出现感染、恶心、呕吐、腹泻和脱水、心跳异常和低血压、低血糖、神志不清、出汗、虚弱、牙齿糜烂和口干症导致的牙病。

在手术后的几年中，严重的营养缺乏症通常对健康构成重大威胁。维生素D缺乏会导致骨骼异常，维生素A缺乏会导致夜盲症和其他视力问题。硫胺素、铁、铜、锌、维生素 B_{12}、其他B族维生素和其他缺乏可能存在，但通常可以通过适当的补充剂来纠正。手术后终身营养和临床监测是必须的。

4. 其它选择 几种设备已获得FDA批准：第一种是可充气的可移动气囊，该气囊非手术地插入胃中以降低其容量，但会引起疼痛、呕吐和溃疡，目前正在研究其安全性；第二种是在体外佩戴可以产生高频电脉冲的装置，干扰胃和大脑之间的神经通信，延迟胃排空并产生饱腹感；第三种是植入的胃排泄管，该管可使每餐进餐后有一部分食物被虹吸掉。这些手术所需的恢复时间比外科手术要短，并且消化道的解剖结构几乎可以全部保留。

> **要点**
> - 对于那些因肥胖而面临医疗风险的人，可以开一些减肥药，配合饮食和运动。
> - 对于极端肥胖症或有慢性病的肥胖症患者，手术可能比肥胖症造成的危险要小。

9.9.3 草药产品和其它噱头

有些草药或**植物制剂（botanical product）**广受欢迎，可能对某些目的有用，但明智的消费者应避免使用含有经研究证明不安全物质的产品，因其风险太高。一名先前健康的28岁健美运动员在服用含有已知肝毒性物质的膳食补充剂后昏迷住院，该补充剂以"脂肪燃烧器"的名义出售给她。麻黄是一种有害的补充剂（也被称为麻黄素，并被 FDA 禁止使用），作为减肥"饮食补充剂"出售，但它已引发心脏骤停、异常心跳、高血压、中风、癫痫发作和死亡。这些以及许多其它危险的减肥"补充剂"仍然可以在网络上找到。

此外，蒸汽浴和桑拿浴不会使脂肪融化，尽管它们可能会使你脱水，从而使你失去水分。旨在移动、燃烧或分解**橘皮组织（cellulite）**的刷子、海绵、包裹物、乳霜和按摩剂对减少脂肪没有用。橘皮组织——大腿和臀部上皱巴巴的、凹陷的、顽固的脂肪组织——只是脂肪，等待着燃烧。这些谬论使人们从有计划、有效的体重管理策略的严肃工作中分散了精力。

要 点

● 草药产品和其他成分的功效尚未得到证实，并且可能被证明是有害的。

9.9.4 体重变化后应如何保持呢？

无数人都经历过这样的挫败，虽然达到了满意的体重，但这之后便眼睁睁地看着胜利成果溜走而无能为力："我这辈子累积起来总共减掉了 90 kg，但我从未真正超重 9 kg。"当减肥者体重反弹到原来状态甚至更为糟糕的时候，通常会感到失望、沮丧和自责。

1. 自我效能和成功的其它关键 与大多数人认为的相反，许多人决定减肥后能够取得成功，而且在减肥之后维持体重许多年。虽然没人能够确定自己的"成功秘诀"，但研究人员和减肥者对这些成功减肥者的日常习惯很感兴趣，表 9-10 列出了这些人的习惯。通常，这些人相信自己有控制体重的能力，这就是所谓的**自我效能感（self-efficacy）**。他们还监控自己的摄入量和体重，在发现**间断（lapses）**的时候及时纠正。他们每个人的方法都不一样，对每个方法的个体反应差别也很大。

毫无疑问，保持体重的关键是将这项任务视为终生的努力，而不是在达到之后就放弃。大多数体重减轻的人首先会采用许多减轻体重的常规方法。他们会培养健康的习惯，提醒自己继续管理体重的必要性，监控自己的体重和日常生活，他们会持续地坚持日常锻炼的习惯，也会在自己按计划进行的时候予以自我奖励。

如果没有终身计划，那些试图减肥的人可能会陷入无休止的重复减肥和反弹过程中（悠悠球式减肥）。对这种**体重循环（weight cycling）**的历史是否会阻碍未来的减肥工作仍存在争议。如果体重反弹导致血压、血脂或血糖激增，则体重循环可能对心脏构成风险。在稍后的膳食指导中会介绍，对希望积极改变的人，怎样才能将日常饮食和锻炼规律转化为对健康有利的终身习惯。

2. 寻求支持 当改变生活方式时，寻求小组的支持可能会有所帮助。某些人发现加入理智减肥（Take Off Pounds Sensibly, TOPS）、减肥族（Weight Watchers, WW）、暴食者互救协会（Overeaters Anonymous , OA）等组织非常有用。其他人则喜欢组建自己的自助小组或在线寻求支持。互联网为减肥

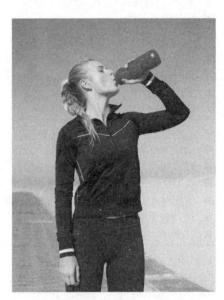

不要忘记喝足够的水，它可以产生饱腹感，并且不含能量。

术 语

橘皮组织（cellulite）：用于描述大腿和臀部上凹陷的脂肪组织的术语；在科学上未被认可。

自我效能感（self-efficacy）：人们对自己取得事业成功的能力的信念。

间断（lapses）：恢复旧习惯的时间。

体重循环（weight cycling）：重复减肥和随后的反弹可能会危害健康；也称为悠悠球式减肥。

表 9-10	成功减肥的生活方式策略总结

　　除了控制能量和锻炼外，减肥的人还可以通过以下四个类别的策略来控制体重。没有一种策略是普遍适用的，每个人的应对方法差异很大，个性化的减肥计划效果最好。

概　括

- 做个长期规划（期限超过 6 个月）
- 针对所有三个体重管理组成部分（饮食习惯、体育锻炼和行为改变）
- 监测食物摄入量和体重（尤其是保持减肥后的体重）
- 遵循商业减肥计划（尤其是初始减肥阶段）
- 专门针对体重管理，而不要针对其他有价值的目标，例如疾病预防

饮 食 习 惯

- 采用低能量饮食，摄入适当的蛋白质，并控制脂肪和碳水化合物的摄入
- 关注饮食的总能量，而不是消除特定的能量营养成分
- 食用低脂的蛋白质食物（尤其是为了保持体重）
- 限制食物种类的摄入（例如高糖食物和饮料、低纤维食物或高脂肪餐馆食物）
- 保持饮食习惯

身 体 活 动

- 每周进行 150~250 分钟的适度体育锻炼，以防止体重增加；即使一次运动数分钟也要计入总数
- 每周进行 250 分钟以上的中等强度的体育锻炼，以促进体重明显减轻；即使一次锻炼几分钟也计入总时间
- 多运动，平均每天一个小时。总时间可能会在一整天中分为几个较小的时段
- 每周观看不到 10 个小时的电视

行为改变 / 营养咨询

- 用行为改变技术可使体重减轻百分之五或更多
- 用认知行为疗法来加强饮食和体育锻炼
- 获得结构化、个性化的营养咨询以支持减肥工作
- 使用网上的教育和跟踪应用程序，尤其是短期内的行为改变
- 每周至少用体重秤称重一次
- 识别并注意一些小问题

来源：2018 Physical Activity Guidelines Advisory Committee, 2018 Physical Activity Guidelines Advisory Committee Scientific Report (Washington, DC: U.S. Department of Health and Human Services, 2018); National Academies of Sciences, Engineering, and Medicine, The challenge of treating obesity and overweight: Proceedings of a workshop, (2017), epub, doi: https://doi.org/10.17226/24855; American College of Cardiology/American Heart Association Task Force on Practice Guidelines and the Obesity Society, Executive summary: Guidelines (2013) for the management of overweight and obesity in adults, Obesity 22 (2014) : S5–S39; S. F. Kirk and coauthors, Effective weight management practice: A review of the lifestyle intervention evidence, International Journal of Obesity 36 (2012) : 178–185.

　　教育咨询和虚拟小组提供了许多机会，这些方法可能是面对面或电话咨询计划的有效替代方案。设计合理的智能手机和其它移动设备应用程序可帮助节食者跟踪食物摄入量和身体活动量并获取能量信息。当然人们需要一如既往地进行理智的选择，避免各种骗局。

要点

- 草药产品和其它成分的功效尚未得到证实，并且可能被证明是有害的。

　　能够成功减轻体重的人相信自己的能力，遵守饮食习惯，坚持运动，并掌握能量的摄入量和体重。

9.9.5 结论

　　最后，我们又回到了本章开头的要点，将美国的肥胖病流行视为一个社会

问题。扭转这种局面至少部分取决于公众选择健康生活方式的意愿。同时，正如本章的"膳食指导"所指出的那样，个人可以做出选择来影响自己的行为。

9.10 膳食指导：调整行为以控制体重

LO 9.10 证明行为改变对支持饮食和运动改变的重要性

节食和运动都属于**行为矫正**（behavior modification）。这种治疗方法能够巩固所有为达到理想体重而养成的好习惯，并且可以长期地坚持下去。

9.10.1 行为矫正如何发挥作用？

行为矫正通过改变思维过程和行为来发挥作用。它是基于习惯驱动行为的知识。假设有一位朋友告诉你一条上学的近路。为了走这条路你必须在原来右拐的路口左拐。你第二天打算走近路，但当你到了那个熟悉的路口时，你却像往常一样右拐了。一直到学校，你才发觉忘了照计划左拐。你当然可以记住要左拐，但最初要花点气力，坚持一段时间后，新行为就会像旧行为一样自然了。

饮食和运动日记可以帮助你了解哪些特定的饮食刺激或暗示会影响你。这种自我监控对学习控制饮食和运动线索（积极和消极的线索）以及跟踪进度是必不可少的。图9-16提供了一个简单的饮食和运动日记范例，用于自我监控。

记录吃东西的时间和地点、吃的食物的类型和数量、周围环境和人以及进食时的心情。描述体育活动、强度和持续时间，以及您对它们的感受。利用此信息来改造你的饮食和运动，从而满足您的身体和情感需求。

时间	地点	活动或吃饭	参加人员	感觉
10:30-10:40	学校 自动售货机	6块花生酱饼 干和1杯可乐	我自己	饿
12:15-12:30	餐馆	三明治和1杯可乐	朋友	轻松友好
3:00-3:45	健身房	负重训练	健身伙伴	疲劳
4:00-4:10	小吃店	1小瓶冷冻酸奶	我自己	很好

图9-16 食物和运动日记样本

一旦确定了需要更改的行为，请勿尝试立即改变所有行为。可以按重要性排列，从易到难，各个击破。比如减肥的人首先要养成对美食说"不，谢谢"的习惯，另外一个就是不要"吃光你的食物"。

术语

行为矫正（behavior modification）：使用基于以下理论的方法来改变行为，即可以通过操纵提示或触发动作的环境因素来控制动作。

9.10.2　实施行为矫正

行为研究人员确定了六种要素，可以用新要素代替旧的饮食和运动习惯：

1. 消除不适当的饮食和运动提示。

2. 抑制无法消除的暗示。

3. 培养有益健康的饮食及运动提示。

4. 重复有效的饮食及运动行为。

5. 整理或强调不良饮食或久坐行为的负面影响。

表 9-11	有利于减肥的行为改变小技巧

在体重减轻和维持阶段都应进行这些操作。

---

1. 消除不适当的饮食提示：
- 不要购买有问题的食物
- 在指定的时间只能在一个地方吃饭
- 不饿时去购物
- 用较小的盘子、杯子和餐具代替大的盘子、杯子和餐具
- 避免使用自动售货机，不进快餐店和便利店
- 称量娱乐时要吃的适当零食份量

2. 抑制无法消除的暗示：
- 适合个性化消费，不适合"家庭风格"
- 选择适合你的分量，避免大份和包装食品
- 饭后从餐桌上撤走食物。
- 针对那些对保持健康体重不利的"问题食物"，要尽可能给自己制造障碍，将它们包起来并冷冻，使它们难以马上入口。
- 防止营养短缺；有计划和有规律地进食
- 将看屏幕时间和其它静态活动时间限制在每天一小时

3. 培养有益健康的饮食及运动习惯：
- 选择与能做出适当食物选择的同伴一起用餐
- 了解合适的份量
- 安排适当的零食，并放在方便的地方
- 保持运动并在户外运动设备上玩耍

4. 重复期待的饮食和运动行为：
- 放慢饮食节奏，始终使用餐具，并在吃了一口食物后放下餐具
- 在盘子上留些食物
- 多运动，跳舞，来回踱步，做伸展运动；加入活跃的团体。

5. 强调不适当饮食的负面影响：
- 要求其它人对您的差错采取中立的态度（不要发表评论，负面评价并没有益处）。
- 如果犯错，不要惩罚自己

6. 安排奖励并关注适当饮食和运动行为带来的积极影响：
- 购买体育赛事、电影、音乐会或其它非食品的娱乐门票
- 按摩；少量购物；买花
- 洗个热水澡；读一本好书；小憩；放松
- 给自己安排一堂新的活动课，如手球或网球。
- 赞美自己；拜访朋友。

6. 整理或强调适当饮食和运动行为的积极影响。

表 9-11 提供了将这六个要素付诸实践的具体示例。

刚开始时要先消除或抑制导致不当饮食的暗示。饮食过量的人的生活中存在很多这种暗示，如看电视、打电话、进便利店购物、挑灯夜战等。解决方法就是做这些事时不要再吃东西；如果不能消除某些导致不当进食的习惯，那么也要尽量克制，同时培养好习惯，每做到这一点时，就给自己奖励。可行性方法是无穷无尽的，表 9-11 中的第 6 点列出了其中的一些。

此外，请注意，食品营销行业每年都会花费巨资做广告，以促使消费者购买更多零食、软饮料和其它产品。这些暗示在潜意识中起作用；它们利用人类更强的饥饿和食欲机制来克服较弱的饱腹感信号。

9.10.3 认知技能

行为学专家经常会教导认知技能（cognitive skills）或一种新的思考方法，来帮助减肥者解决问题和纠正可能会打断健康习惯的错误想法。思想习惯在帮助人们达到理想体重方面与饮食习惯一样重要，而思想习惯是可以被改变的。改变自己的矛盾之处在于为了给改变自己打造良好的基础，首先必须相信自己和尊重自我，接受自己往往就能成功，而自我厌恶通常就会失败。"自我鼓励"是一种值得培养的能力，很多人减肥成功是因为他们的心理活动对自己的努力总是肯定而不是贬低。负面思想（"我的体重一点也没有变，我为什么还要坚持"）可以用事实证据来反驳（我的体重一开始时是 79kg，今天的体重是 74kg）。

当改变见效的时候，要给予自己足够的鼓励；正确地记录身体的各种改变，如血压的降低、膝盖疼痛的减轻，就算你裤子的尺码并没有改变。最后，记住一定要好好享受自己改变后健康协调的身体。

9.11 争论 9 饮食失调的危害

LO 9.11 概述进食障碍的危险因素、症状和治疗

成千上万的美国人患有某种形式的饮食失调症，例如神经性厌食症、神经性贪食症和暴饮暴食症，其中大多数是女孩和妇女。如果不进行治疗，许多饮食失调者将遭受身心伤害，其中一些人将因此丧命。最令人震惊的是，饮食失调的患病率在上升，而且发病年龄也逐渐年轻化。表C9-1定义了饮食失调。

大约 85% 的饮食失调是从青春期开始的。这个年龄段的青少年经常表现出饮食失调的预警信号，例如限制饮食、暴饮暴食、进食后催吐、害怕发胖和对体型的偏执看法。许多青少年为了减肥，选择了一些与饮食失调病相关的减肥方法或者对身体有害的行为，等他们上了大学，这些行为就变得根深蒂固了。那些不正常的饮食习惯就会形成固定的行为模式，在他们成年后会继续保持。而健康的饮食和运动在体重超重的青少年中不会引发任何的饮食失调病。

术 语

认知技能（cognitive skill）：行为疗法中教授的认知技能，改变意识观念，以提高对生活方式改变的依从性，例如解决问题的能力和纠正错误的负面思想（称为认知重组）。

表 C9-1	饮食失调症相关术语

- **神经性厌食症**，一种饮食失调症，其特征在于相对于需求而言，能量摄入受到极大限制，导致危险的低体重和对体重和体形的感知障碍；通常在十几岁的少女和年轻女性中出现（厌食症表示"没有食欲"；神经过敏症表示"神经起源"）。
- **暴饮暴食症**，其进食障碍的标志与神经性贪食症相似，不包括催吐或其它补偿行为。
- **神经性贪食症**，贪食症反复发作引起的暴饮暴食加上病态地害怕变胖的恐惧，通常是自我诱发的呕吐，滥用泻药或利尿剂，禁食或过度运动。
- **泻药**，一种强泻药。
- **认知行为疗法心理疗法**，旨在通过改变促成这些行为的潜在思维过程来改变不良行为；在厌食症中，目标是用促进健康的信念代替其有关体重、饮食和自我价值的错误信念。
- **饮食失调**：饮食行为的紊乱，危害一个人的身体或心理健康。
- **催吐剂**：引起呕吐的制剂。
- **女运动员三联征**：一种潜在的致命的三种医疗问题，见于女运动员：能量不足（有或没有饮食紊乱），月经失调，低骨密度。

9.11.1 社会影响

为什么我们社会中有那么多人患有饮食失调症？专家们一致认为饮食失调有多种原因：社会文化的、心理的原因，可能还有遗传和神经化学机制。毫无疑问，我们的社会对体重，尤其是对女性，设定了不切实际的目标。体重正常的 5 岁女孩因为担心自己过胖而被"节食"。

当瘦身的重要性被提高的时候，人们就会认为正常健康的体形是偏胖的。不论人们的身材、体重和年龄如何，包括患神经性厌食症的瘦弱时装模特，她们都会因为自己体重"超重"而不满意。许多人冒着更大的风险来减肥。如图 C9-1 所示的年轻女孩，这导致了典型的神经性厌食症患者的极度苗条。曾经在非西方文化中几乎不存在的饮食失调现在正迅速增加，因为全球都将苗条作为一种理想化的内在要求。

1. 媒体引导

我们的社会对体形设立了不现实的目标，并贬低那些无法达到标准的人。例如，选美大赛提出了女性美的标准，每年夺冠的女性都越来越瘦。杂志、脸书（Facebook）和其他社交网站、电影和电视以及其他媒体都不遗余力地传达一种信息——只有变瘦，才能变得美丽、快乐和性感。还在确立自我的处于青春期的女孩们特别容易受到此类信息的伤害。

2. 节食的危害

严格地限制饮食通常会带来饮食失调。不明智的"节食"会产生强烈的心理压力和饥饿感，进而引起暴饮暴食，而那些痛苦的情感，如愤怒、妒忌和失望等情绪，就会给自己带来压力，甚至一些幼儿园的小朋友都对自己的体重不满意，"觉得自己太胖"。当瘦身和严格控制饮食成为生活中心时，就会增加精神上的困扰，进而全面引发饮食失调症。

实际上，神经性厌食症者的极端减肥是长期饥饿的结果。长期饥饿对健康和生命构成严重威胁。

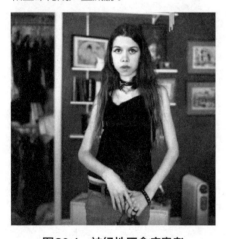

图C9-1 神经性厌食症患者

9.11.2 运动员饮食失调症

运动员和舞者特别容易患饮食失调症。他们可能会为了提高表现或外貌，或达到运动员的体重标准而严格限制能量摄入。实际上，严格的能量限制会导致瘦体组织的损失，从而损害身体机能并增加进食障碍的风险。运动员饮食失调的危险因素包括：

- 年龄小（青少年）。
- 在一项运动中脱颖而出的压力。
- 着重于达到或保持"理想的"体重、肌肉结构或体脂百分比。
- 参加一些以苗条、美观的体形来衡量表现的体育竞赛项目，例如体操、摔跤、花样滑冰或跳舞。
- 从很早开始的不健康的、无人监督的节食方法。

男运动员，尤其是舞蹈、摔跤、溜冰、冰球和体操运动员，与其它同龄人相比，饮食失调症的患病率更高，但他们的性别可能会导致教练、父母和医疗专业人员忽视他们的状况。青春期男孩，刚意识到肌肉发达美，可能会面临危险的风险，包括在追求无法达到的体形的过程中使用强化产品和过度饮食。

1. 女运动员三联征

在女运动员中，有 3 种主要常见的疾病组成了三联征（图 C9-2）。例如，14 岁的苏珊是本州体操队的主力队员，每天她的教练都会不停地强调只要她们的体重超过标准几十克，就不符合参赛标准。

在女运动员三联征中，极度减肥会导致月经失调和骨骼钙的过度流失，从而使骨骼变得虚弱。

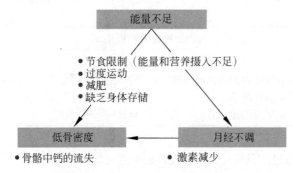

图C9-2 女运动员三联征

苏珊每天都会量好几次体重，确保自己的体重在 36kg 以下。她节食的同时还拼命锻炼，而和她的同伴们不一样的是，她从来没有来过月经。在她 15 岁生日之前的几个月，教练把她安排到替补队伍，因为她的疲劳性骨折怎么也不能治愈。在体力和精神上都感到精疲力竭的苏珊退出了体操队，开始在饿肚子和暴饮暴食之间徘徊。苏珊体现了典型的女性运动员的三联征（饮食失调、停经和骨骼脆弱），但没人及时发现并保护她身体和精神的健康。

一个运动员的体重应该比同样身高的正常人要重，因为他们肌肉更多、骨骼组织更紧密、体脂更低。但是，教练们经常使用一些不适用于运动员的标准（如 BMI）来要求他们。对于运动员来说，使用皮褶厚度测试来测量身体成分更为合理。

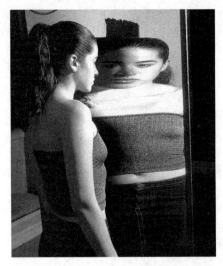

心中扭曲的身体形象是许多饮食失调者的基础

在美国，妇女绝经前的闭经发病率是 2%~5%，而在女运动员中则高达 60%。闭经不是长期运动训练的适应反应，而是身体出现问题的信号。

2. 男运动员和饮食失调

患有饮食失调的男运动员和舞蹈演员通常会否认自己患病，因为他们认为饮食失调症只会影响女性。实际上，男运动员面临和女运动员同样的压力，他们也可能被饮食失调症所困扰。他们会通过不吃饭、限制液体摄入、穿着塑料套装运动、在加热的环境里训练来达到迅速减掉 1.8~3.2kg 的目的。许多中学的摔跤、体操和溜冰运动员的体脂不到 5%，特别是摔跤运动员，他们必须"维持体重"来在低体重级别与体形较小的选手竞争。

对年轻人来说，他们对外表、体重和体形的不现实的目标都应该被正确的体能标准所替代。表 C9-2 提供了一些可以帮助男运动员和舞蹈演员来预防饮食失调的建议。

表 C9-2 饮食失调症小贴士
一 般 准 则
■ 切勿将食物摄入量限定在美国农业部饮食模式建议的充足量以下（第 2 章）。
■ 有规律地吃。一整天有规律地吃东西的人永远不会饿到由饥饿决定他们的食物选择。
■ 如果体重不健康，请根据健康的身体成分指标制定合理的体重目标。
■ 留出合理的时间来实现目标。一个合理的减掉多余脂肪的速度大约是每周减少体重的 1%。
■ 学会识别媒体图像偏差，并拒绝纤瘦美的标准，将关注的重点转移到健康、竞争方面
运动员和舞者特别指南
■ 将基于体重或基于外观的目标替换为基于绩效的目标
■ 请记住，饮食失调会损害身体机能。必要时寻求保密帮助以获得治疗
■ 将减肥活动限制在淡季。
■ 适当的营养是训练的重要方面，它与适当的技术一样重要。

仅从他们的名字来看，饮食失调的类别可能听起来不同，但它们经常重复。一个人可能会因类型而异，或者其进食失调可能不能归于某些清晰的模式。饮食失调的三个主要特征已被描述：

（1）饮食习惯或控制体重的行为变得异常；

（2）身体健康状况和社会心理功能发生临床上可以诊断的损害；

（3）该项障碍并不是由其他医学或精神病学状况引起的。

下一节将讨论一些典型的问题。

9.11.3　神经性厌食症

17 岁的朱莉（Julie）在学校里是模范学生。她非常严格地监控自己的饮食，经常锻炼，在遵守计划上有着超人的自制力。她身高 1.68m，但体重只有 38kg，但她仍然继续瘦身。朱莉患有神经性厌食症（anorexia nervosa）。

1. 神经性厌食症的特征

朱莉并不觉得自己缺乏营养，也不认为自己需要治疗。虽然她的眼窝都已经深陷，她仍坚持认为自己太胖了。她经常去一些支持厌食症的网站，来支持自己已经扭曲的对体形的看法，并寻找更多节食的窍门。当朱莉看着镜子中只有 38kg 的自己的时候，她觉得还是太胖。朱莉越高估自己的体形，就越抗拒接受治疗，也越不愿意纠正自己错误的看法。

她已经停经，非常情绪化而且心情抑郁，但她总归结于外界因素。她的身体已经精疲力竭，但很不容易入睡。她的家人很担心她，但又不愿意给她过多压力，最后他们坚持让朱莉去看心理医生。朱莉的医生建议她开始参加群体治疗，同时也警告她如果她再不开始增重，就需要住院治疗。

没有人知道造成神经性厌食症的全部原因，但可以确定一些影响其发展的因素。比如很多神经性厌食症患者来自中产和上流社会家庭，大部分为女性。神经性厌食症患者通常对自己患病没有任何感觉。她们没有意识到，正是对体形的扭曲看法让她们过高地估计了自己的肥胖程度，造成了对身体的危害，这也是厌食症诊断的核心。该人群有以下特点：

（1）过度限制能量的摄入，以至于体重远低于年龄、性别和健康的标准；

（2）对增重和肥胖有着强烈的恐惧；

（3）对体重和体形有错误的看法，夸大体形和体重对自我价值的重要性，或拒绝承认超低体重对身体的危害。

在神经性厌食症的诊断上还有很多其他细节。

2. 自我禁食

对朱莉这么瘦的人来说，怎么还能继续自我禁食呢？朱莉用强大的自控力严格地控制自己的低能量饮食的食量。她会抑制自己的饥饿感，因为她习惯了非常少的饭量，通常吃几口就饱了。她能够列举几十种食物的营养成分和各种身体活动所消耗的能量。如果她觉得自己增加了 28g 的体重，就会赶紧跳绳直到消耗完。她不停地喝水给自己带来饱腹感，忽视了水中毒可能带来的矿物质失衡问题。她甚至还服用泻药来加快食物经过自己身体的速度。她虽然很饿，但控制自己的意愿战胜了饥饿感。

3. 身体危害

从身体的角度上看，神经性厌食症就是禁食，所以它带来的伤害与严重的营养缺乏是相同的。患了厌食症的人会消耗身体所必需的蛋白质和脂肪。在年轻人身上，就会造成生长停滞，身体的正常发育会被阻断；并且由于丢失太多的瘦体组织，以至于他们的基础代谢率也会变低；体温下降。神经性厌食症的身体疾病（表 C9-3 中概述）可以通过治疗消除，但其心理问题和异常进食趋势往往会持续一生，甚至可能延续到下一代。母亲患有神经性厌食症的孩子可能会严重营养不足，他们的孩子随后无法健康成长，或者后来出现饮食习惯混乱的情况。

在所有精神疾病中，神经性厌食症的死亡率最高。神经性厌食症的人将来早死的概率是同龄人的 5 倍，主要是由于营养不良引起的心脏异常。他们死于自杀的概率也高出同龄人 18 倍。

表 C9-3　神经性厌食症的身体危害

神经性厌食的症状是营养不良的症状，其症状及程度大部分取决于疾病严重性。

器官 / 系统	效　　果
血液	贫血发展 血脂改变，血压下降 血液蛋白质减少
骨头	骨密度下降；随后发生骨质疏松症
脑和神经	脑组织明显萎缩 脑电活动变得异常，失眠加剧 神经失去正常功能
消化系统和营养代谢	胃排空减慢 肠道吸收性黏膜缩小 营养吸收减少 胰腺减慢消化酶的分泌 出现腹泻和营养不良 铁缺乏症 维生素 A 在血液中异常聚集 尽管摄入量充足，但维生素 D 的血液浓度却下降了
液体和电解质	发生细胞钾丢失 其他电解质变得不平衡
心脏	心跳变得无效，不规则 心肌薄弱，心脏衰竭，随后死亡
免疫	免疫反应受损；抗体减少
肾脏	肾脏衰竭；随后死亡 生殖功能 月经停止（女性）；性欲下降（男女）
皮肤 / 头发	皮肤长出纤细的毛发（身体试图保暖） 皮肤变干、变薄
温度调节	体温下降

来源：M. M. Fichter and N. Quadflieg, Mortality in eating disorders—results of a large prospective clinical longitudinal study, International Journal of Eating Disorders 49（2016）：391–401; A. A. Donaldson and C. M. Gordon, Skeletal complications of eating disorders, Metabolism（2015）：943–951; S. Gaudio and coauthors, A systematic review of resting-state functional-MRI studies in anorexia nervosa: Evidence for functional connectivity impairment in cognitive control and visuospatial and body-signal integration, Neuroscience and Biobehavioral Reviews 71（2016）：578–589; C. Stheneur, S. Bergeron, and A. L. Lapeyraque, Renal complications in anorexia nervosa, Eating and Weight Disorders 19（2014）：455– 460; D. Modan-Moses and coauthors, High prevalence of vitamin D deficiency and insufficiency in adolescent inpatients diagnosed with eating disorders, International Journal of Eating Disorders（2014）, epub, doi:10.1002/eat.22347; W. Renthal, I. Marin-Valencia, and P. A. Evans, Thiamine deficiency secondary to anorexia nervosa: An uncommon cause of peripheral neuropathy and Wernicke encephalopathy in adolescence, Pediatric Neurology 51（2014）：100–103.

4. 神经性厌食症的治疗方法

　　神经性厌食症需要采取多学科方法来治疗，涉及两个令人关注的领域：第一个涉及食物和体重，第二个涉及心理过程。内科医生、护士、心理治疗师、家庭咨询师和营养师组成的团队共同努力一起来治疗神经性厌食症患者。注册营养师的专业知识至关重要，因为合理的、个体化的饮食对体重恢复正常至关重要，并且营养咨询必不可少。

身体伤害风险小的患者可能会从家庭咨询、认知行为疗法、其它心理治疗和营养指导中受益。那些风险较大的患者可能还需要膳食补充剂以提供额外的营养和能量。通常医生会开具抗抑郁药和其它药物，但很少有帮助。

处于晚期阶段的患者很少能够自主进食，但如果有意愿进食，他们可以在没有其他干预的情况下康复。当禁食引起超低体重的时候（不到理想体重的75%）时，随之而来的是很高的医疗风险，因此必须住院治疗。患者必须保持稳定并通过导管喂养以预防死亡。然而，即使患者恢复后，其能量摄入和进食行为也可能永远无法完全恢复正常，并且复发很常见，尤其是在治疗的第一年。

在对非常瘦的人下结论之前，要知道神经性厌食症的诊断需要专业的评估。为自己或他人寻求神经性厌食症帮助的人不应拖延，应登录美国国家饮食失调协会网站或拿起电话给他们致电。

9.11.4 神经性贪食症

索菲娅（Sophia）是位20岁的空姐，尽管她的体重很健康，但是她随时都想吃食物。她在使劲饿自己和偷偷地暴饮暴食之间徘徊。她吃得过多时，就会让自己呕吐。很少有人会意识到这些症状就意味着她得了神经性贪食症。

1. 神经性贪食症的特征

神经性贪食症不同于神经性厌食症，在男性和女性中都更为普遍。多数神经性贪食症患者都在默默地受其困扰，并且被别人问起时可能会否认自己有任何问题。下面是神经性贪食症的一般诊断标准：

- 经常暴饮暴食，即在较短的时间内进食相对大量的食物，失去对食量的控制。
- 暴饮暴食后的补偿行为，例如呕吐或禁食。
- 对体重或体形的错误认识，在自我评估中夸大体重或身材重要性。

索菲娅是一个受过良好教育的女性，体重也接近自己的理想值，但是体重经常会在几周内变动4.5kg之多。而在她十几岁的时候，就经常尝试一些速成减肥疗法。

索菲娅很少让她的贪食症干扰她的工作或其他活动。但是，她在情感上没有安全感，对社交活动感到焦虑，无法轻易建立亲密关系。她经常情绪低落而且容易冲动。危机来临时，索菲亚以压倒性的冲动来回应，这种行为方式阻止了她所希望的减肥。她的消极自我感知推动了饮食和催吐的永久循环（图C9-3）。

2. 暴饮暴食

暴食是一种强迫症，与正常饮食不同。在暴饮暴食期间，索菲亚的饮食快速且无法控制，这是由于她先前的能量限制导致的饥饿感加剧了。她暴饮暴食，每次摄入接近1000kcal的额外食物，一天内可能要吃好几次。通常暴食的食品都是低纤维、质地光滑、高脂和高碳水化合物的方便食物，例如饼干、蛋糕和冰淇淋。她吃了一整袋饼干、整个蛋糕和一勺冰淇淋。到暴食

这些因素中的每一个都有助于使饮食失调永久化。

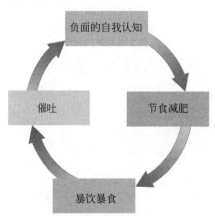

图C9-3 暴饮暴食、催吐和负面的自我认知的恶性循环

结束时，她早就大大超出了以前限制的食量。

为了排出体内的食物，她可能会使用泻药——一种强力的腹泻剂，会给下消化道带来危害。或者，她可能会催吐，有时会吃催吐药——一种中毒的急救药物。暴饮暴食后，在诱发呕吐的过程中，她用手塞喉促呕而使牙齿损坏、颈部腺体肿大，经常呕吐造成眼睛发红，还有水肿、疲劳、头痛、恶心及其它伤害。

3. 身体和心理上的危害

催泻和催吐可能是让身体丢失多余能量最迅速的方法，但是这种暴食和催泻及催吐会给身体带来非常严重的伤害。比如呕吐和腹泻会造成液体和电解质失衡；而催吐药的一个副作用就是损伤心肌，患者反复使用催吐药会因为心力衰竭而死亡；尿道感染也会造成肾衰竭；呕吐则会刺激和感染咽喉、食道和唾液腺，腐蚀牙齿，造成龋齿；食道和胃也会破裂和撕裂。

与朱莉不同，索菲亚意识到自己的行为异常。她想要康复，这使得她比朱莉更有可能康复，朱莉则坚持否认。

4. 神经性贪食症的治疗方法

有效的治疗计划，特别是针对儿童和青少年的治疗计划，从家庭咨询开始，赋予照顾者帮助其家庭成员康复的权力。为了控制食量并建立规律的饮食习惯，需要遵守结构化的饮食和运动计划。禁止限制性节食，因为这通常会导致暴饮暴食。对很多神经性贪食症患者来说，通过学习认识到需要维持足够的食量以满足饥饿感（每天至少 1600kcal）是治愈贪食症的第一步。表 C9-4 提供了一些方法来纠正神经性贪食症患者的饮食问题。

表 C9-4　　防治神经性贪食症的饮食策略
规 划 原 则
■ 规划膳食和零食、小吃；进食前在饮食日记中记录计划
■ 做好需要在餐桌上用餐和使用餐具的饭菜和小吃的计划
■ 不要吃"手抓食品"
■ 避免"节食"或不进餐
营 养 原 理
■ 饮食要均衡，包括各种食物，并定期、定时进餐
■ 餐食中包含生蔬菜、沙拉或生果，以延长进食时间
■ 选择全麦、高纤维面包、面食、大米和谷物，以增加体积
■ 摄入足够的液体，尤其是水
其 它 提 示
■ 选择含蛋白质和脂肪的膳食及富含纤维的碳水化合物，可立即带来饱腹感
■ 尝试包括汤和其它富含水分的食物以增加饱腹感
■ 食用 USDA 饮食模式（第 2 章）中规定的食物量
■ 选择自然可以分成几部分的食物。选择一个土豆，而不是可以将其过载到盘子上的米饭和意大利面食；购买独立包装的酸奶和奶酪；寻找小包装的预切牛排或鸡肉；选择定量的速冻食品
■ 在大多数日子里，进行 30 分钟或更长时间的体育锻炼，运动可能是一种控制贪食症的重要工具

9.11.5 暴饮暴食症

40岁的查理（Charlie）以前是棒球的外场手，他不再打球，成为观众之后，身体脂肪过多，并且被诊断为糖尿病前期。他相信自己有足够的意志力能够成功瘦身。他偶尔能够限制自己几天的饮食，但是最后还是屈服于对自己最喜欢的高能量食物的渴望。像查理一样，许多超重的人在节食后也会暴饮暴食。

1. 暴饮暴食是成瘾吗？

数十年来，有人就暴饮暴食的成瘾性与药物滥用的成瘾性之间的相关性进行了讨论。其共同的关键特征，如强烈而持久的渴望，控制摄入量的不成功以及尽管受到身体伤害或其他负面影响仍会继续表现，这形成了饮食成瘾的概念。如本章前面所述，富含糖和脂肪的食物对大脑的影响在某些方面类似产生愉快感的药物，并且在影响患者心理和行为意识结构上存在相似之处。尽管处于早期阶段，但有关药物滥用和饮食失调的共同特征的研究可能会发现针对这两种情况的新疗法。

2. 治疗暴饮暴食

暴饮暴食行为比其他进食障碍更容易对治疗做出反应。即使在网站上获得干预，也会改善身体和精神健康，并可能永久打破快速减肥和增重的周期。

9.11.6 预防

饮食失调症的治疗方法发展得很快，但是在预防方面我们做得远远不够。其中一个途径是帮助儿童和青少年抵御那些助长饮食失调的影响。下面是儿科医生的一些建议，主要为家长提供避免孩子饮食失调的方法，也适用于其他参与儿童工作的老师和教练等。

（1）鼓励正面的、能够受益一生的饮食和运动习惯；劝阻节食、不进餐或使用减肥药。

（2）提倡对身体体形正面积极的看法；不要把对自己体形的不满变成改变行为的动机。

（3）鼓励经常在家里和自己的家人愉快地进餐；不鼓励匆忙独自吃饭。

（4）不要把关注点放在体重上而是放在健康饮食和体育活动上，鼓励在家中健康饮食和进行体育活动。

（5）询问是否遭遇虐待或欺凌行为，并与患者及其家人联系。

（6）仔细监测体重减轻并防止半饥饿（semi-starvation）的发展。

预防下一代的饮食失调症很大程度上取决于当今成年人的行为。年轻人预防饮食失调最好的方法是了解正常的预期生长模式，尤其是青春期体重的增长（参见第14章），以及学习尊重身体的内在需求。当人们发现并满足人体对营养和运动的真正需求时，他们通常不会为了从众而牺牲健康。

批判性思维

（1）饮食失调只在以极瘦为理想的文化中才常见。你认为社会上是谁设定了这样的理想化体型，这些观念是如何传达给他人的？建议学校、父母和其它有影响力的成年人可以采取一些措施，帮助孩子在发展自我形象的过程中，最大限度地减少理想化体型对孩子的影响。

（2）组成一个小组。小组的每个成员都给出一个他或她想要模仿的榜样。这个人可以是教师、运动员、电影明星或科学家等。说出选择这个人作为榜样的原因。现在谈谈每个榜样的体型。你想达到那种体型吗？有可能吗？在你们小组讨论的所有角色榜样中，你认为哪一个角色榜样是最健康的，为什么？

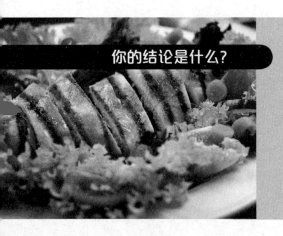

你的结论是什么？

怎样才能一劳永逸地控制你的体重？

为什么在不饿的时候也想吃零食？

多余的能量是怎样被转化为脂肪的呢？

哪些热门的节食方法最能控制体重呢？

线上资源有哪些？

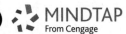

请访问 www.Cengage.com，以获取 MindTap，这是一门完整的数字课程，其中包括"饮食与健康"、互动测验、视频等。

自测题

1. （LO 9.1）以下哪些健康危害不是由于身体脂肪过多引起的？
   a. 肾脏疾病　　　　　　b. 睡眠呼吸暂停
   c. 胆囊疾病　　　　　　d. 低血脂

2. （LO 9.1）现今美国有超过70%的成人超重或肥胖。
   对　　　　　　　　　　错

3. （LO 9.2）下列哪些关于基础代谢率（BMR）的说法是正确的？
   a. 年龄越大，BMR 越高
   b. 甲状腺素越多，BMR 越高
   c. 发热使 BMR 值降低
   d. 孕妇 BMR 值较低

4. （LO 9.2）食物产生的热效应对身体的能量消耗起到重要作用。
   对　　　　　　　　　　错

5. （LO 9.2）BMI 值是测量运动员和老年人是否肥胖的良好标准。
   对　　　　　　　　　　错

6. （LO 9.3）体内脂肪可以通过哪些方法测量？
   a. 血脂测量
   b. 胸围测量
   c. 双能 X 射线吸收法
   d. 以上都是

7. （L0 9.3）BMI 值对以下哪些人群意义不大？
   a. 运动员
   b. 怀孕和哺乳期的女性
   c. 年龄高于 65 岁的成人
   d. 以上都是

8. （L0 9.4）促进食欲的食欲刺激素是由身体的哪个器官分泌的？
   a. 大脑
   b. 脂肪组织
   c. 胰
   d. 胃

9. （L0 9.4）当我们吃饱时，大脑会收到信号，这个信号是（　　）。

a. 饱腹感

b. 食欲刺激素

c. 适应力

d. 以上都不是

10.（LO 9.5）棕色脂肪组织是（　　）。

a. 在饥饿中产生的

b. 熟知的产热组织

c. 在脂肪细胞死亡后发展的

d. 以上都是

11.（LO 9.5）基因组研究人员发现，有一种遗传基因控制了肥胖的产生。

对　　　　　　　错

12.（LO 9.6）对很多人来说，任何一种压力都会导致过度饮食和体重的增加。

对　　　　　　　错

13.（LO 9.6）居住环境通过（　　）支持体育运动。

a. 安全的自行车道和步行道

b. 公园

c. 免费的运动设施

d. 以上都是

14.（LO 9.7）以下哪些是禁食对身体的影响？

a. 消耗非脂肪组织

b. 持续减重

c. 净化身体

d. 以上都是

15.（LO 9.7）神经系统不能把脂肪当作能量。

对　　　　　　　错

16.（LO 9.7）碳水化合物过少的饮食方式会产生和禁食相似的效果。

对　　　　　　　错

17.（LO 9.8）从饮食中减少能量以产生减肥效果应基于（　　）。

a. 一个人希望减掉的体重

b. 一个人的体重指数

c. 一个人想要消耗的食物量

d. DRI 根据性别和年龄设定的能量值

18.（LO 9.9）非处方药治疗肥胖最为有效，风险小。

对　　　　　　　错

19.（LO 9.10）以下哪些行为不符合那些能够成功维持瘦身成果的人群？

a. 持续保持那些让他们成功瘦身的习惯

b. 从流行减肥书籍中得到指导

c. 当能坚持计划的时候，适当奖励自己

d. 监督个人体重和日常生活

20.（LO 9.11）青少年在逐渐长大之后能够摆脱那些早期困扰他们的饮食失调。

对　　　　　　　错

答案见附录 J。

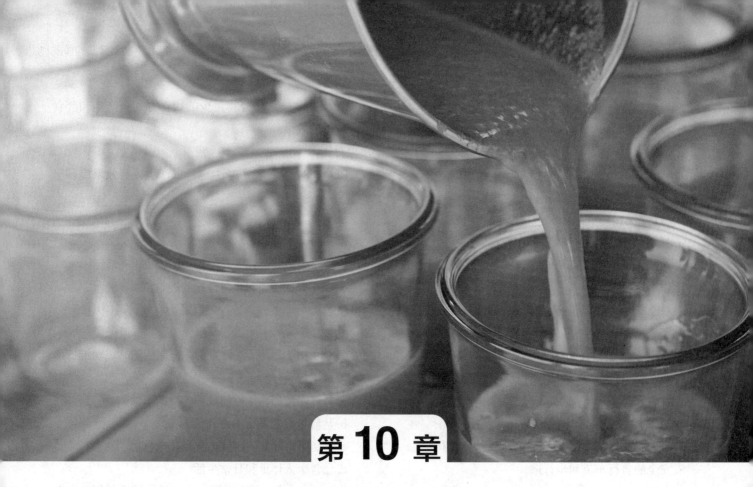

第 **10** 章

运动营养学

LO 10.1 列举健身的益处。

LO 10.2 描述肌肉适应能力和体能训练的效果。

LO 10.3 描述支持身体肌肉活动的三种能量系统。

LO 10.4 解释葡萄糖、脂肪和蛋白质是如何支持肌肉运动的。

LO 10.5 解释为什么维生素和矿物质对运动员很重要。

LO 10.6 描述液体摄入不足和极端温度在运动中对机体造成的危害。

LO 10.7 总结最能支持体育表现的饮食特征。

LO 10.8 讨论膳食运动补充剂对提高运动表现的作用。

启发提问

身体活动能帮助你长寿么？

某些食物或饮料确实能帮助参赛者获胜么？

某些维生素片能帮助你提高运动成绩么？

在运动中喝运动饮料会比水好么？

在体内，营养和**身体活动**（physical activity）相辅相成。运动中的身体需要产能营养素碳水化合物、脂类和蛋白质来提供能量、支持运动。同时还需要优质的蛋白质来提供必需氨基酸以组建和修复肌肉组织。维生素和矿物质也在能量代谢、蛋白质合成以及许多其它功能中起重要作用。

反过来，身体活动又对身体的营养有益，主要通过帮助调节产能营养素的利用、改善身体成分并增加每日能量消耗来实现，而全营养食物摄入的增加则会相应地提高对身体有益的营养素和植物化合物的摄入。营养充足的饮食模式和有规律的身体活动共同促进人类健康。

本章从健康和身体活动的一些基本概念入手，解答经常体育锻炼者的营养问题，同时也为理解**运动营养学**（performance nutrition）提供了一个基本框架，描述食物、液体和营养素如何帮助促进身体活动，以及正确的选择它们如何提高运动员的竞技水平，而错误的选择则会带来相反的效果。之后的争论焦点侧重于论述众多的自称能够提高运动员竞技水平的营养补充剂中的几个代表。

10.1 健身的益处

LO 10.1　列举健身的益处

随着身体活动和**锻炼**（exercise）的加强，**身体素质**（fitness）也会变得更好。无论一个人是在跑道上跑步还是为了赶上公共汽车而快跑，身体肌肉的反应是相同的，因此本章会经常互换使用身体活动和锻炼这两个术语。

人们的健身目标各不相同。**运动员**（athlete）也许是为了竞赛而**训练**（training）；而一般的锻炼者也许只是为改善健康和体重。对于刚刚开始健身的人而言，身体健康的改善不仅是可能的，也是必然发生的。随着健身程度的深入，能量需求随之增加，慢性疾病风险也会降低。这种机制反过来仍然适用：久坐不动的生活习惯使人们失去健康，并且会导致一些慢性疾病发生。

10.1.1 健身的本质

或许你已经有了良好的体形，如果是这样的话，下列描述适用于你。你体态优雅、运动自如；你具有足够的耐力；你很强壮，能够毫不费力地应付日常身体活动；你也能够适应并抵抗精神压力、抑郁或焦虑。当你的肌肉强度增加时，你的姿态和自我形象也会改善。

1. 长寿和对疾病的抵抗力　那些有规律、适度运动者的平均寿命比那些不运动的人更长[①]。久坐的生活方式是我们这个时代发生主要致命性疾病的有力预测因素，如心血管疾病、某些癌症、中风、糖尿病和高血压。如果没有足够的负重活动，骨骼和肌肉的重量就会减少，患骨质疏松的可能性就会增加。尽管运动会带来如此多的益处（表 10-1），只有约 20% 的美国成年人达到了《美国居民身体活动指南》中的所有标准（图 10-1）。

---

① 参考文献见附录K。

表 10-1	健身的益处

研究表明大多数积极运动的人能够从中获得下列或更多益处：

- 改善身体组成和脂肪组织分布
- 改善骨密度
- 对感冒和其它传染性疾病的抵抗力增加 [a]
- 降低某些癌症的风险
- 改善血液循环功能和肺功能
- 降低心血管疾病的危险因素
- 降低 2 型糖尿病的风险并改善其管理
- 降低胆囊疾病的风险
- 降低精神焦虑和抑郁、某些痴呆症和帕金森病的发生率和严重程度
- 延长寿命并提高晚年生活质量

a 规律、适度的身体活动有助于健康的免疫功能，但紧张、剧烈、长时间的活动（如马拉松比赛）可能会暂时损害免疫功能。

来源：2018 Physical Activity Guidelines Advisory Committee, 2018 Physical Activity Guidelines Advisory Committee Scientific Report（Washington, DC: U.S. Department of Health and Human Services, 2018）；K. A. Alkadhi, Exercise as a positive modulator of brain function, Molecular Neurobiology（2017），epub ahead of print, doi: 10.1007/s12035-017-0516-4; H. Kaji, Effects of myokines on bone, Bonekey Reports（2016），epub, doi: 10.1038/bonekey.2016.48; C. A. Brawner and coauthors, Change in maximal exercise capacity is associated with survival in men and women, Mayo Clinic Proceedings 92（2017）: 383–390.

满足这些指南需要的身体活动应超过日常生活中轻的或久坐不动的活动，如烹饪、清洗以及从汽车走到商店。表 10-2 展示了不同运动强度的活动。

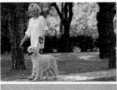

- 每天选择积极的生活方式，并进行柔韧性运动
  把身体活动纳入你的一天：遛狗，爬楼梯，尽可能走动。伸展运动，比如跳舞，可以增加柔韧性，但几分钟的伸展活动并不能算作推荐的有氧或力量活动

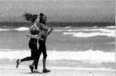

- 每周5天或5天以上参加中等强度或强烈的有氧运动
  每周至少进行150min中等强度的有氧运动，如快步走或跳交际舞；或75分钟的剧烈有氧运动，如骑自行车（>10 英里/小时）或跳绳；或二者结合（1分钟剧烈运动=2min中等强度运动）

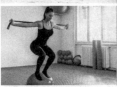

- 每周2天或2天以上进行强度运动
  进行增强所有肌肉群强度的中、高强度运动

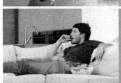

- 避免不活动，有一些身体活动总比没有好。
  控制看电视或看电影以及上网的闲暇时间

针对大多数18~64岁的男性和女性。

图10-1 营养与疾病

来源：2018 Physical Activity Guidelines Advisory Committee, 2018 Physical Activity Guidelines Advisory Committee Scientific Report（Washington, DC: U.S. Department of Health and Human Services, 2018）.

2. 健康的分子机制 仅在一次锻炼后就能检测到血管功能和血糖调节的细微改善。锻炼的这些或其它益处所带来的健康可以部分归功于工作状态的肌肉释放出一种激素样小分子——**肌细胞因子（myokines）**。它可以促进肌肉合成，并能以对抗慢性病的方式改变机体新陈代谢。[①]

那为什么不去生产这些细胞因子并将其制成一种"健身药丸"来让人体直接获益，人就不需要进行艰苦的身体活动呢？遗憾的是，人们对它们及其功能知之甚少，以致于无法达成这样的捷径，所以，还是继续来锻炼吧。

> **要 点**
> - 身体活动和健身对人们的身体和心理健康有很大益处，还能增强对疾病的抵抗力。
> - 身体活动能够延长寿命并提高晚年的生活质量。
> - 工作状态下肌肉产生的肌动蛋白能够促使人体组织的向健康状态转变。

10.1.2 《美国居民身体活动指南》

怎样才能获得运动的最大益处呢？你只要达到《美国居民身体活动指南》的标准就可以了。

1.《美国居民身体活动指南》 对于 18~64 岁的成年人来说，《美国居民身体活动指南》给出了要进行多少**有氧运动（aerobic activity）**才能达到维持和改善心血管健康目标的标准。该指南也同时指出**抗阻训练（resistance training）**（强度训练）对增长和维持瘦体组织及达到运动目标有效。达到指南要求的运动时长（锻炼时长）因运动**强度（intensity）**而异，中等强度的运动需要更长时间，而高强度运动只需要较短时间。表 10-2 展示了身体活动强度的级别。

表 10-2 不同强度的身体活动

强度水平	呼吸和（或）心率	主观疲劳程度（0~10）	谈话测试	能量需求	走路步伐
低	几乎没有增加	< 5	能唱歌	< 3.5kcal/min	< 4.8km/h
中等	有些增加	5 或 6	能够交谈	3.5~7kcal/min	4.8~7.2km/h（每分钟 100 步或 15~20min/km）
剧烈	大幅增加	7 或 8	对话困难或凌乱	> 7kcal/min	> 7.2km/h

来源：Centers for Disease Control and Prevention, 2011, av ailable at www.cdc.gov/physica-lactivity/everyone.

通过图 10-1 列出的运动方式能够得到很多运动的益处，不过高强度、高频率和长时间的运动会带来更多的益处。老年人、有慢性病的人群以及残疾人虽然不能完全按照《美国居民身体活动指南》要求去做，但也应基于医嘱，在他们身体情况允许的前提下进行适当运动。越来越多的证据表明，即使没

---

① 分子包括鸢尾素（irisin）和其它增强锻炼效果的药物（exercise mimetics）。

术 语

肌动蛋白（myokines）：运动状态下骨骼肌分泌的信号蛋白有助于锻炼对身体各系统产生广泛的益处（来源于古希腊语，myo，意思是肌肉，kino，意思是移动）。

有氧运动（aerobic activity）：低等到中等强度持续的身体活动，包含大肌肉群的运动，如快走、跑步、游泳和骑车。来源于古希腊语，aero 意思是"空气"，bio 意思是"生命"。也被称为耐力运动。

抗阻训练（resistance training）：致力于增强肌肉力量、动力和数量的身体活动，其中的阻力来源可以是哑铃、负重器械或其它物品，甚至个人体重，也称为负重训练、阻力训练或力量锻炼。

强度（intensity）：在锻炼中，完成一些运动所需要的努力程度。

有达到身体活动指南的标准，对于每个人来说，只要运动，就比不动要强。

注意既定的指南是以累计一周的运动量为单位的，这样每个人能够把自己的运动时间划分成 10 分钟的小段，在合乎个人生活习惯的情况下，在一周中任意排列组合，达到运动效果即可。在锻炼时，安全是最重要的，稍后的健康生活专栏会给出一些注意事项。

保持和减少体重，比保持健康所需要的运动量大。大多数人为了瘦身最好将限能量饮食与增加身体活动结合起来。

2. 运动成绩的参考标准 在运动项目中参加竞赛的运动员需要进行特殊形式和数量的身体活动以训练其竞技水平，所以对运动员来说有特殊的参考标准。

> **要 点**
>
> ●《美国居民身体活动指南》致力于提高全国居民的身体健康和身体素质。

10.2 健身的要点

LO 10.2 描述肌肉适应能力和体育训练的效果

为了保持身体健康，你需要在**柔韧性**（flexibility）、**肌肉强度**（muscle strength）、**肌肉耐力**（muscle endurance）和**心肺耐力**（cardiorespiratory endurance）等方面充分满足每天的生活需求，也还要有一个合理的身体组分。

迄今为止，我们对健身的描述适用于任何对改善健康感兴趣的人。但对于运动员来说，增强自己的竞技水平才是运动的主要动力。运动员们必须注意发展力量和耐力，同时，他们还需要**肌力**（muscle power）来驱动他们的动作，在更短的**反应时间**（reaction time）做出快速的反应，能够**敏捷**（agility）地立刻改变方向，对**肌肉疲劳**（muscle fatigue）有更强抵抗力，在疲劳时有能够继续坚持的坚强意志力。

10.2.1 肌肉是怎样适应身体活动的？

在每次运动后，我们的身体都会增强运动能力来逐步适应体育锻炼。我们对运动的选择直接决定了我们的身材，如图 10-2 所示。肌肉细胞和组织在运动**超负荷**（overload）的时候，会在基因限制的范围内，组建完成该种活动所需要的身体结构和代谢系统。

肌肉组织总是不断更新。每天，尤其是在每餐间隔的时候，一个健康的身体会把肌肉中的部分蛋白质分解为氨基酸，而在进餐的时候又会利用现有的氨基酸重新组建这部分蛋白质。这种分解和合成的平衡维持着体内的非脂肪组织。然而，为了获得肌肉力量和饱满度，这种平衡就必须倾向于蛋白质的合成，这种情况称为**肌肉增生**（hypertrophy），而当平衡倾向于分解时，则为**肌肉萎缩**（atrophy）。身体活动会使平衡向肌肉增生方向发展，与之相反，长期不用的肌肉组织就会随着时间逐渐变小和变弱，直至萎缩。

肌肉合成是恒定的。肌肉只会适应和组建那些它们运作中所必需的蛋白质。在力量训练中，肌肉就会变得粗壮，而耐力训练中则会发展代谢储备来对抗肌肉疲劳。所以网球运动员可能一只胳膊会变得更强壮而另一只则很普

重复的体育运动会促使人体建立能满足运动需求的身体结构

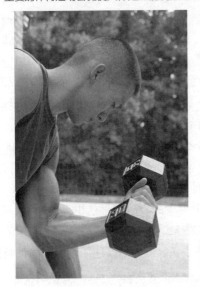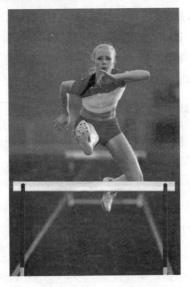

图10-2　肌肉对体力运动的调节

通；自行车运动员常有发育良好的腿部肌肉，能够连续蹬几个小时，而手臂和胸部则稍差。

1. 平衡的运动　对大多数人来说，每天锻炼不同肌肉组织，这种多样化身体活动可以获得更平衡的健身效果。伸展运动能够增强灵活性，有氧活动能够改善心肺功能和肌肉耐力，而抗阻训练则能够增强被锻炼肌肉的力量、大小和耐力。

　　肌肉也需要休息，因为补充肌肉燃料供给和修复锻炼造成的肌肉损伤通常需要 1~2 天的时间。锻炼得越多，可能的损伤就越严重，也就需要更长的时间来恢复（如果有关节或肌肉在休息一个星期之后仍感到疼痛，可能是受伤的信号，需要及时就医）。

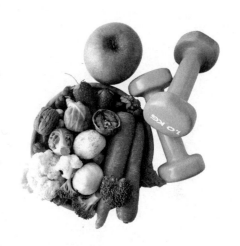

2. 有目标的运动　一个合理安排的训练计划可以锻炼特定的肌肉组织和供能系统。比如经过良好训练的举重运动员的肌肉细胞能够储存更多的糖原颗粒，建立更坚固的连接组织，增长收缩肌肉的特殊蛋白质，加强肌肉的力量。相反，长距离游泳运动员的肌肉细胞则会组建有氧活动所需的酶和其它系统。所以，如果你希望成为一个出色的长跑运动员、游泳运动员、自行车手，就应当以有益于自身的运动方式进行训练。你的表现会随着肌肉组织不断适应这些活动而相应提高。

> **要　点**
>
> ● 健身的几个要素为灵活性、肌肉力量、肌肉耐力和心肺耐力。
> ● 肌肉中的蛋白质每天都会被分解和重建；当合成超过分解时，肌肉增生；当以分解为主时，肌肉萎缩。
> ● 持续重复的身体活动会构建活动所需的肌肉组织和代谢系统。

10.2.2　心肺训练是如何有益于心脏的？

　　有氧运动能够可靠、有效地改善心血管健康的一些关键指标。如果定期进行这样的锻炼，可以降低糖尿病和高血压的患病风险，从而减少导致心脏

> **术　语**
>
> **肌肉增生（hypertrophy）**：由于经常锻炼肌肉导致的肌肉体积增加（如经常使用一块肌肉可使它变得健壮）。
>
> **肌肉萎缩（atrophy）**：经常不用导致的肌肉体积缩小（如肌肉组织）。

表 10-3	心肺耐力

心肺耐力的特征如下所述：

- 心脏力量和心搏量增加
- 静息脉搏变慢
- 呼吸效率提高
- 循环和氧气输送改善
- 血压降低
- 血液中 HDL- 胆固醇升高

来源：Y. Hellsten and M. Nyberg, Cardiovascular adaptations to exercise training, Comprehensive Physiology 6（2015）：1–32.

病的主要危险因素并同时改善血脂情况。此外，有氧运动可促进健美的身体，对心脏有益，并给四肢和腹部带来健康、苗条的外形。

3. 对血液、心脏和肺部的改善 心肺耐力使得一个人在心率升高时能够维持运动。随着心肺耐力的提高，身体能更有效地向组织中输送氧气并清除细胞废物。实际上，一个被广泛接受的衡量心肺功能的指标就是组织消耗氧气的速率——**最大耗氧量（VO₂max）**。这一测量值表明通过经常的有氧运动可以提高氧气的运送能力。

> 肌肉组织肥大是正氮平衡的一个例子，这一概念在第 6 章，图 6-15 中进行了说明

心肌变得越强大和越粗壮，**心输出量（cardiac output）** 就越大。这样，心脏每一次搏动都能够使心室更充分地排空，每次就能输送更多的血液，即它的**心搏量（stroke volume）** 就会增加。而静息心率会减慢，因为只需要更少的心跳来运送更多的血液。毛细血管网增生，通过改善动脉和静脉的循环，使血液更容易流动，血压下降。图 10-3 展示了心脏、肺和肌肉的主要关系，表 10-3 则描述了心肺耐力的特征。

心肺系统通过增加输送氧气的能力来应对用氧需求的增加。研究人员通过测量一个人运动时每分钟耗氧量来衡量其心血管健康状况。这种健康测试称为 VO₂max 测试，表示氧气消耗的最大速率

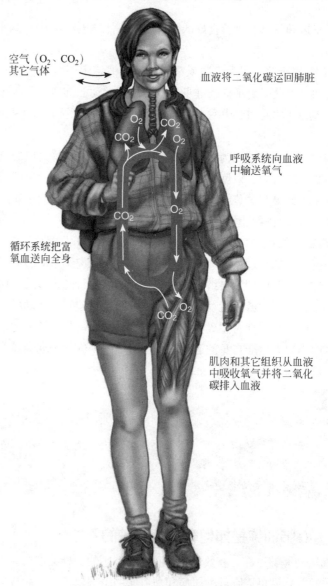

空气（O_2、CO_2）其它气体

血液将二氧化碳运回肺脏

呼吸系统向血液中输送氧气

循环系统把富氧血送向全身

肌肉和其它组织从血液中吸收氧气并将二氧化碳排入血液

图10-3 心脏和肺向肌肉运送氧气

术语

最大耗氧量（VO₂max）：个人最大的消耗氧气的速度（在海平线处测量，即海拔高度为 0 米）。

心输出量（cardiac output）：心脏每分钟输出的血量。

心搏量（stroke volume）：心脏收缩舒张一次，给身体组织输出的含氧血量。

4. 心肺训练运动 有效的心肺训练有以下几个特征：

■ 在一定时间内能够维持升高的心率；

■ 主要锻炼体内的大肌肉群（如大腿、臀部、胸部和肩膀）。

比如游泳、越野滑雪、慢跑、跑步、骑自行车、踢足球、打冰球、打篮球、溜冰、打长曲棍球和英式橄榄球。

本章其余部分将描述营养和运动的相互作用。单单营养本身并不能赋予你健康的身体或者运动能力，而只有坚持运动和持有正确的心态，才能帮助你达到这些目的。与之相反，不明智的食物选择会阻碍你的进程。

> ### 要 点
> ● 心肺耐力训练能提高心脏和肺为肌肉输送氧的能力。
> ● 心肺耐力训练能长时间地维持心率升高，主要锻炼身体的大肌肉群。

健康生活专栏： 运动安全

在身体接触式运动中，身体冲击会带来头部和颈部损伤的严重风险。足球就是这样一个典型例子。韧带撕裂、骨折，甚至拉伤和扭伤都会使参与者退场。

运动安全需要掌握一些基本常识。美国农业部（The United States Department of Agriculture, USDA）给出了一些指导方针：

● 选择符合你现在身体素质的运动。

● 缓慢地增加运动的时间和强度。

● 穿戴适当的安全装备，如合适的鞋子、头盔、护垫和其它保护装置。

● 培养身体活动中所需的灵活性和平衡性。

● 对锻炼时间和地点做出合理选择，比如在夏天，不要在最热的时候运动，骑车的时候选择避免繁忙交通的安全路线，在偏远的路线上找个同伴一起跑步。

● 如果有任何健康问题或者是疾病风险较高的人，在开始锻炼计划的时候需要咨询医生的意见。

人们很容易在强度训练的时候因为技巧不当而受伤，尤其是进行器械训练的时候。很多人都能得益于向注册的私人教练（certified personal trainer, CPT）咨询。

私人教练能够帮助你设立一个安全有效、量身定做的锻炼计划。有些私人教练还会有更高级的认证，如注册的增强力量和改善健康的专家（the certified strength and conditioning specialist, CSC），他们需要完成一些大学课程，包括人体解剖学和运动生理学，并通过国家认证的考试。除非私人教练们有合法的营养学认证，否则他们没有资格给出任何饮食建议。

从现在开始！ 给自己设立一个健身计划，慢慢地增加运动的时间和强度。用日历记录几个星期的饮食计划，然后记录每天的实际运动时间。

10.3 三种能量系统

LO 10.3 描述支持身体肌肉活动的三种能量系统

不管是运动员、正在成长的小朋友，还是普通的白领，人体都使用相同的能量系统，执行多种化学反应，为其工作提供燃料。这些系统包括身体的**能量储存系统**（**energy reservoir**）、无氧（**anaerobic**）供能系统和**有氧**（**aerobic**）供能系统。这三个系统都在持续工作，为心跳、呼吸、细胞活动和其它维持生命的活动提供能量。而当身体活动需求增加时，它们就会以满足当前身体更多的能量需求的方式做出相应反应。

10.3.1 肌肉能量储存系统

人体的能量储存系统是由高能化合物组成的，这些化合物能捕获并储存

> ### 术 语
> **能量储存系统**（energy reservoir）：一种高能化合物系统，用于保存、储存和释放从产能营养素中获得能量，并将其转移到细胞结构中以促进细胞活动。
>
> **无氧**（anaerobic）：不需氧气。
>
> **有氧**（aerobic）：需要氧气。

能量。在肌肉中，这些高能化合物是在肌肉收缩的微观纤维上被发现的，这也是肌肉工作时发挥作用的地方。每当肌肉运动时，比如眨眼或在键盘上打字，这些高能分子就会裂解，释放并转移其蕴含的能量，为肌肉组织的活动提供动力。

这种随时准备好的能量池还可以推动短时间的高强度身体活动，可持续约20秒，例如举重运动员举起重物或一个孩子在操场上飞奔去抢最好的秋千。使用来自储能系统的能量不需要氧气输入，但是由于这种储能系统的容量非常有限，一旦耗尽，必须通过厌氧和需氧的产能营养素分解得到。

要 点

- 高能分子捕获并储存来自产能营养素的能量，并能将这些能量转化为细胞工作的燃料。
- 持续几秒钟的身体活动需要储能系统的即时能量。

10.3.2 无氧能量系统

持续进行数秒以上高强度工作的肌肉主要依赖于无氧供能系统，有时称为乳酸系统，因为它产生**乳酸（lactate）**化合物。当储能库耗尽时，这一系统会加速运行，并利用体内供给的葡萄糖。

这种持续不断的剧烈运动使"呼吸"变得困难，其消耗能量如此之快，导致能量需求很快超过人体通过高效的有氧供能系统所提供能量的能力。此时肺、心脏和血液循环根本无法跟上。一个人剧烈运动3~4分钟（例如，短跑运动员竞速800米，或一个迟到的学生努力赶去上课），可以从无氧能量系统获得大约一半的所需能量。

无氧代谢可以产生丰富的能量，但是仅能通过部分分解一个葡萄糖分子而迅速转移到下一个葡萄糖分子，并将副产物乳酸盐抛弃，因此只能从葡萄糖分子中获取部分可用的能量。而在该系统中，并没有其它燃料（非氨基酸或脂肪酸）可以代替葡萄糖。因此，无氧系统会大量消耗葡萄糖存储。但是，它的主要优点是具有无需消耗氧气即可快速产生大量能量以促进剧烈运动的能力。图10-4说明了葡萄糖在无氧代谢中快速产生能量的过程。

要 点

- 无氧能量系统在不使用氧气的情况下部分分解葡萄糖以产生能量，这在高强度活动期间尤为重要。
- 乳酸是无氧供能产生的副产物。

10.3.3 有氧能量系统

高效的、依赖氧气的有氧能量系统从每个供能营养素分子中榨取出最后的能量。葡萄糖、某些氨基酸、机体内含量丰富的脂肪酸，甚至一些乳酸，都被用作燃料。这一系统需要输入足够的氧气，并且尽管它总是为安静状态的机体提供稳定的能量流，但在运动过程中，该系统会加速。有氧代谢为短跑运动员提供了几乎一半的能量，尽管所带来的优势只能持续几秒钟，但是

术 语

乳酸（lactate）：葡萄糖在无氧代谢的分解过程中生成的一种产能化合物，通过训练，肌肉可以有效地利用乳酸作为燃料。

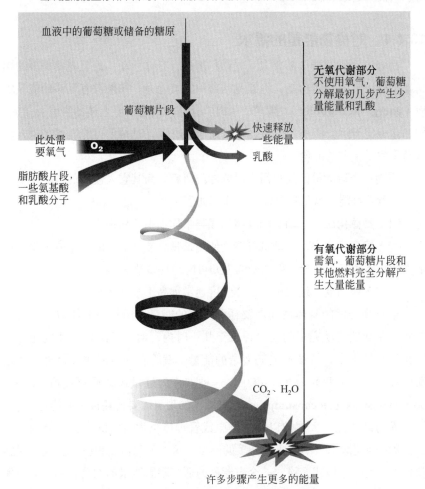

当细胞的能量存储下降时，燃料的无氧代谢和有氧代谢都会进行，以补充能量

血液中的葡萄糖或储备的糖原

葡萄糖片段

此处需
要氧气 O_2

脂肪酸片段，
一些氨基酸
和乳酸分子

无氧代谢部分
不使用氧气，葡萄糖
分解最初几步产生少
量能量和乳酸

快速释放
一些能量

乳酸

有氧代谢部分
需氧，葡萄糖片段和
其他燃料完全分解产
生大量能量

CO_2、H_2O

许多步骤产生更多的能量

图10-4 葡萄糖和脂肪酸在肌肉细胞中释放能量

这提供了90%以上的能量，为一个长距离游泳运动员连续游泳数小时所需。同样，慢跑者走很长的距离，呼吸通畅，心跳平稳，也是依靠有氧代谢来提供所需的大部分能量。

与无氧代谢相反，有氧代谢更主要依赖于脂肪酸供能，节省葡萄糖并保存了糖原。图10-4的下半部分显示，有氧运动有氧活动期间充足的氧气供应有助于从燃料中获得大量能量。

要点

● 有氧能量系统能最有效地利用燃料，并保存机体的糖原。
● 有氧代谢促进长时间中等强度的活动。

10.4 机体对"燃料"的有效利用

LO 10.4 解释葡萄糖、脂肪和蛋白质是如何支持肌肉运动的

运动员和其它运动者经常听到他们需要补充产能营养素的说法，而此类声称主要来自营养产品的销售商。以下各节介绍有关运动者对产能营养素的

需求及使用的最新科学知识。

10.4.1 对食物能量的需求

高强度运动的群体需要大量的燃料来进行身体活动，甚至需要更多的燃料来维持正常的身体功能，例如免疫力和生殖能力。如果没有足够的**能量供应**（energy availability），激素、肌肉、骨骼和其它主要人体器官就会受损。例如，相比于运动淡季，一位运动员在非淡季训练时每天可能需要多摄入数百乃至数千千卡的能量。

明确单个运动员的能量需求需要专门研究，而其它人使用的方法（请参阅第9章）可能会低估这种需求，原因如下：

（1）身体构成。运动员的身体构成与平均水平差异很大。

（2）静息代谢率。运动员可能会使用每日总能量消耗的一半或更少的量来维持身体的基本功能，而久坐的人则可能消耗多达80%。

（3）工作强度。运动员的工作强度通常远高于平均水平。

进行高强度的身体活动需要耗费更多的能量，而随后的体力恢复也是如此。在剧烈运动完毕的几分钟甚至几小时内，运动员的代谢速度还能维持在很高的水平，持续地消耗多余的能量，就算在休息时也不例外。在运动员和其它高强度活动的人群中，这种被称为**过量运动后氧耗量**（excess postexercise oxygen consumption, EPOC）的现象需要消耗极多的能量。

而与之相比，大多数以维持健康或管理体重为目的的人，一周内进行2~3次的轻度锻炼，不需要额外多的能量。这些人只需要根据《美国居民膳食指南》的基本模式，设立一个有营养的适当限制能量的饮食计划，同时保证足够的水分摄入，就能够完美地满足他们的需要。健身者们梦想能有一种快速、容易的锻炼方法，能够"在睡觉的时候也消耗脂肪"，但在学习了EPOC之后，应该意识到，即使为了产生很少量的运动后氧耗量，都需要一定的运动强度和运动时间。

> **要点**
> ● 充足的能量摄入对运动员而言非常重要。
> ● 能量供应不足会严重影响运动员的表现，损害其健康。
> ● 运动后过量耗氧会给某些运动员带来体重减少的问题，但是大部分想要减肥的人们无法达到EPOC所需的重大的能量缺口。

10.4.2 碳水化合物：运动的关键

葡萄糖是身体活动所必需的。在刚开始运动的几分钟内，肌糖原提供了肌肉运动所需的大部分能量。这对运动者而言是有益的，因为葡萄糖能够迅速地产生能量来满足快速行动的需求。糖原分子在身体活动中持续裂解，并且此过程随着锻炼强度增加而加速。

1. 来自血糖的快速能量供应 除了使用自身储存的糖原，运动中的肌肉还能从血液中摄取葡萄糖。你可能会产生疑问，这样的话，运动会造成血

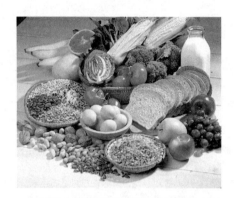

此类食物富含积极运动人群所需的各种营养素

糖的大幅降低，但事实并非如此。在血糖降低可能发生之前，运动本身就会引起一系列的化学信使分子被释放到血液中，包括胰高血糖素。胰高血糖素发出信号，使肝脏从其糖原存储中释放葡萄糖，并制造新的葡萄糖分子释放到血液中。这些新鲜供应的葡萄糖便迅速被工作中的肌肉获取并利用。

2. 来自糖原的长时能源 存储的糖原并不是无穷无尽的。它最多能产生 2000kcal 能量的葡萄糖。而一个运动员的脂肪储备与之相比，则能提供 7000kcal 能量，甚至更多，足以作为几场马拉松比赛的能源，但是脂肪并不能在完全没有葡萄糖的情况下独自满足运动的需要。在身体活动的某个时间点，糖原就会开始被耗尽。肝脏产生葡萄糖的速度也不能满足运动需要。

如果一个运动员在开始运动前有充足的糖原储存，他就拥有足够的葡萄糖供应以坚持更久的持续运动。对于一般人来说，一个正常的、平衡的饮食就能够维持足够的糖原储存。当运动员在日常训练或竞赛时，消耗的碳水化合物越多，肌肉储存的糖原就越多（在限制范围内），而能够坚持运动的时间就越长。

一份经典的报道比较了 3 组跑步运动员在运动时的耐力，每一组都采取不同的食谱。在测试前几天，第一组采用普通混合饮食，第二组为高碳水化合物饮食，第三组是高脂肪饮食。正如图 10-5 所示，高碳水化合物饮食使运动员持续运动的时间长，不易疲惫。这一研究和其它研究的结果确定，由于高碳水化合物饮食能确保糖原储备，因而能增强运动员的耐力。

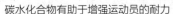

碳水化合物有助于增强运动员的耐力

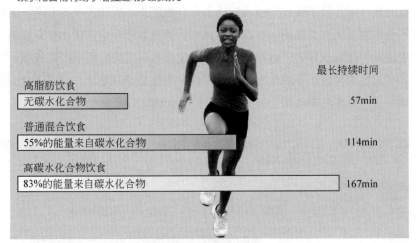

	最长持续时间
高脂肪饮食 无碳水化合物	57min
普通混合饮食 55%的能量来自碳水化合物	114min
高碳水化合物饮食 83%的能量来自碳水化合物	167min

图10-5 饮食对身体耐力的影响

3. 运动持续时间和强度对葡萄糖利用的影响 运动的持续时间和运动强度一样能够影响糖原持续供应的方式。肌肉细胞将其储存的糖原堆积在其收缩纤维和能量加工的结构附近，以确保快速获取葡萄糖能源。当肌肉把自身的糖原消耗完毕时，它们极度需要更多的葡萄糖并大大增加了对血液中葡萄糖的摄入。适度运动 20min 左右，身体会使用大约 1/5 的可用糖原。

持续适度运动超过 20min 时，身体使用的葡萄糖逐渐减少，转而将更多的脂肪用作燃料。尽管如此，葡萄糖的消耗还在持续，而且如果运动持续时间足够长，强度又很大，那么肝糖原和肌糖原将几乎全部被耗尽（图 10-6）。

而当糖原消耗到一定程度的时候，神经系统的功能就会停滞，使得持续强度运动成为不可能的事情。这就是被马拉松运动员称之为"撞墙"的现象。

4. 训练对糖原使用的影响 经常训练会对糖原在运动中的消耗带来两个方面的影响。首先，肌肉会逐渐适应运动而储存更多的糖原。其次，经过训练的肌肉能够以更高强度消耗更多脂肪，和未经训练的肌肉相比，完成同样的工作需要更少的葡萄糖。当人们在第一次尝试某种运动的时候，他们比经过训练的运动员每分钟要消耗更多的葡萄糖。

总的来说，影响运动中葡萄糖消耗的 3 个因素：

（1）碳水化合物的摄入；

（2）运动的强度和持续时间；

（3）熟练程度。

5. 从食物中摄取葡萄糖 除了身体内已储存的糖原，消化系统中的葡萄糖也能够供给工作中的肌肉提供能量。例如，在超级马拉松比赛中摄取的碳水化合物可能会帮助一些跑步者完成 161km 的比赛。在比赛中，完成者每小时消耗的能量和碳水化合物几乎是未完成者的两倍。可能是多余的碳水化合物储备帮助他们获得了胜利，但存在另一种解释：吃得更多并完成比赛的跑步者可能更少受消化系统疾病困扰。大多数长距离跑步者会发生消化不良以致影响进食，例如呕吐，而这些问题可能会发展到严重的程度而迫使跑步者放弃比赛。

竞技远距离骑行的运动员可能会因运动过程中摄取葡萄糖而受益。在一项限时测试中，骑车过程中摄入的碳水化合物阻止了运动表现的下降，而咖啡因或水则未见此类影响。在这项测试中，骑行者通常会在消化不良影响运动表现发生之前就停止了运动，因此碳水化合物最有可能用于提高成绩。参加那些需要重复并频繁的激烈运动的人们，例如篮球或足球，也可能会因在比赛中摄入更多的碳水化合物而受益，但目前尚无研究确定其最佳摄入量。

这些电子显微镜照片是放大了 20 000 倍的一个肌肉细胞的一部分，显示了其中排列有序的具有可收缩结构的肌肉细胞，深色的颗粒状物质是糖原。左边照片中，细胞中的糖原储备为饱满状态；右边照片显示糖原已被运动耗尽。

1 似乎呈条纹状的整齐的水平行列是使肌肉收缩的蛋白质结构。

2 收缩结构之间拉长的黑色带含有许多肌糖原，还有许多糖原颗粒（黑点）散在收缩部分内（左图可见，右图中消失）。

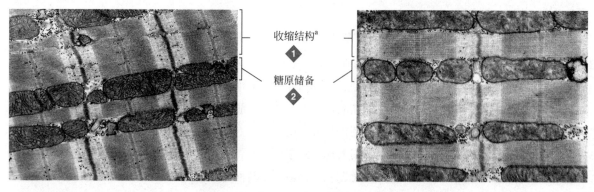

a 肌肉细胞的可收缩结构称为肌原纤维。

图10-6 运动前和运动后糖原的比较

在得出运动中多摄入葡萄糖能够提高运动表现的结论之前，必须要考虑你在进行持久的耐力训练还是重度的高强度训练。你是不是持续高速地跑步、游泳、骑车或者滑雪超过 1h 以上？或者会在高强度的运动竞赛中坚持几个小时？比赛项目或训练会不会要求在一天之内有好几段高强度的运动，或者会在接下来的几天之内重复？如果不是这样，可能并不需要在运动过程中补充葡萄糖。营养丰富的饮食加上充足的碳水化合物可以更好地满足你的需求。

6. 乳酸——葡萄糖的代谢产物 如前所述，糖的无氧分解会产生乳酸化合物。大多数人都知道肌肉在工作的时候，乳酸堆积会给肌肉带来烧灼感。肌肉会将一部分乳酸作为燃料代谢，并将过多的乳酸释放到血液中，运输到肝脏，在酶的作用下重新转化为葡萄糖。转化完毕后，新的葡萄糖分子会被运输回工作中的肌肉来为身体活动继续提供能量。

在低强度运动中，少量的乳酸很容易被组织消化掉。有些组织，包括肌肉组织，能够以无氧的形式把乳酸转化为能量，训练得越好的肌肉就越能够利用乳酸。而当运动强度加大的时候，乳酸产生的速度会超过身体消化它的能力。

乳酸的堆积和肌肉疲劳常常一起出现，但并不是造成肌肉疲劳的原因。实际上，超过 80% 的肌糖原被消耗时通常会导致肌肉疲劳。引起疲劳的其它潜在原因包括肌肉组织 pH 降低，储能器中高能化合物的消耗，自由基活性过度，组织炎症和其他因素。而人体所感受到的疲劳，可能是身体上或者是心理上的原因，从生理的角度并不能完全解释为什么有的竞赛者能够坚持到底，而有的人则不能。

要 点

- 在运动过程中，激素胰高血糖素有助于防止血糖下降。
- 储存在肝脏和肌肉中的糖原会影响运动员的耐力；当糖原储存被耗尽时，运动强度降低。
- 活动的强度和持续时间会影响糖原的使用，训练程度也会影响糖原的使用。
- 碳水化合物的消耗会影响糖原的储存，并可能在长时间或反复锻炼中提高运动能力。
- 乳酸是由葡萄糖的无氧分解产生的。

10.4.3 对运动员碳水化合物摄入量的建议

为了延迟疲劳和加强运动表现，运动员们必须尽量维持糖原的储备。为了做到这一点，他们必须保证饮食中有足够的碳水化合物。表 10-4 中列出了一些运动员及其余四种运动水平的碳水化合物摄入量参考。对于给定的活动，为达到充分的糖原储量，需要以体重为单位计算最少需多少克的碳水化合物，因此表 10-4 所给出的建议是以每天每千克体重为单位的。为了准备足够的糖原储备，以应对数天的高强度训练或比赛，有些运动员能够大量食用碳水化合物，也许高达 12 g / (kg·d)。本章的膳食指导演示了如何为运动员所需碳水化合物设计适当的食谱。

表 10-4　运动员每日碳水化合物的推荐摄入量

这些基于研究的一般性指导原则应根据运动员的能量需求、训练类型和表现进行调整。训练期间所消耗的运动饮料、果冻或食物中的碳水化合物克数为合计全天的总量。

运 动 强 度	举　　例	碳水化合物推荐量 / [g/（kg·d）]	碳水化合物摄入量 /g 男性（70kg）	碳水化合物摄入量 /g 女性（55kg）
低强度，技巧性运动	休闲运动	3~5	210~350	165~275
中等强度，≤1h/d	大多数运动员	5~7	350~490	275~385
中至高强度，1~3h/d	耐力运动员	6~10	420~700	330~550
中至高强度，4~5h/d	超耐力运动员	8~12	560~840	440~660

来源：Data from Position of the Academy of Nutrition and Dietitians of Canada, and the American College of Sports Medicine: Nutrition and athletic performance, Journal of the Academy of Nutrition and Dietetics 116（2016）：501–528.

算一算

把磅数除以 2.2 就能得到千克数，

1kg=2.2lb

如体重 130 lb 的人的千克体重是：

130lb/2.2≈59kg

现在，计算一下体重为 175lb 的人的千克体重。

术　语

赛前餐（pregame meal）：在进行持续运动、重复性运动和比赛前的几个小时内进餐，以增加耐力运动员的糖原储存。

高碳水化合物能量饮料（high-carbohydrate energy drink）：市面上的调味饮料，可以用来在运动后恢复肌肉糖原储存或在赛前饮用。

高碳水化合物凝胶（high-carbohydrate gel）：半固体化的、容易吞咽的高碳水化合物的补充剂，通常会有钠和钾的成分，并不能被当作液体来源。

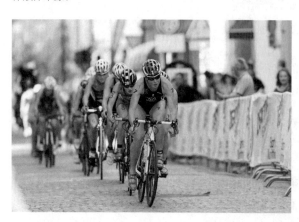

耐力活动需要水及碳水化合物燃料。不要忘记补水

1. 运动前的碳水化合物　大多数运动员的葡萄糖都来源于一天中摄入的富含碳水化合物的饮食。同时，在训练和竞赛前几个小时消耗的葡萄糖被认为能给糖原储存带来叠加的作用，能维持更长时间的运动。提供此类葡萄糖的**赛前餐（pregame meal）**可以有各种形式，稍后的膳食指导会详细介绍。

一种称为"低训练，高竞技"的理论认为，偶尔进行一天的低碳水化合物训练可能会迫使肌肉使用更多的脂肪作为燃料，从而增加耐力，并引发更多的代谢部位发生此类改变。但是，长期限制碳水化合物的摄入可能会干扰肌肉蛋白质的合成，这对身体活动是不利的。这种方案对轻度训练可能是可以耐受的，但是当运动员想要尽全力并保持最长时间运动时，在训练和竞技之前、期间和之后都需要充足的碳水化合物。

2. 运动中的葡萄糖　在长时间的运动中消耗碳水化合物可以提高运动耐力。但是，在运动中进食可能会很棘手，因为这会引起消化不良。这时候最好的葡萄糖来源必须是容易吃的、口感滑腻的、低纤维而高脂肪的饮食，这样才能促进葡萄糖的吸收。比如，在长距离自行车赛中，运动员通常会食用香蕉、果汁、干果和能量棒来提供碳水化合物能量和阻止饥饿的影响（要严格预防食物引起的窒息）。如果运动中不能食用固体食物，市面上常见的**高碳水化合物能量饮料（high-carbohydrate energy drink）**和**高碳水化合物凝胶（high-carbohydrate gel）**都是便携的、容易入口的选择，也是大多数运动员能够接受的。这些产品比稍后消费者指南专栏中介绍的替代水分的运动饮料能提供更多的能量和碳水化合物。浓缩饮料和凝胶必须与额外的水一起服用，以确保在运动过程中水分的维持。

3. 运动后的葡萄糖　在运动和比赛结束后，对于那些需要一天或几天持续训练和竞赛的运动员来说，在少于 24h 的休息时间内如何让糖原储存迅速恢复是至关重要的。最佳的时机就是糖原被消耗完的 1~2h 之内，这个时候碳水化合物的摄入能够加速糖原的合成。而加速的糖原储存能够在下一次高强度的训练或竞赛来临之前迅速地恢复糖原储备。这种恢复餐的概念和应用将在稍后的膳食指导中介绍。

> **要 点**
>
> ● 运动员的碳水化合物摄入标准是以每天每千克体重所消耗的克数为单位的。
> ● 在运动前、运动中和运动后消耗碳水化合物都可能增加运动表现，但并不适用于所有的运动。

10.4.4 身体活动中的脂肪燃料

与身体内的糖原储存不同的是，脂肪的储存能够支撑几个小时的持续运动，还也不会衰竭。体内脂肪几乎是无限的运动能量的来源。

在运动开始时，肌肉可以从两个来源汲取脂肪酸：在工作中的肌肉里储存的脂肪和皮下脂肪组织中的脂肪储备。脂肪储存最充足的地方会贡献最多的脂肪。这也是为什么"定点减脂"不会成功，肌肉并不能控制周围的脂肪。实际上，脂肪组织细胞才是占主导地位的，它们会把脂肪酸释放到血液中，运输给肌肉。比如网球运动员的手臂，两个手臂的皮褶测量是相同的，虽然其中一只手臂的肌肉比另一只要发达很多。

1. 运动强度和时间会影响脂肪利用 脂肪只有在有氧代谢时才能被分解为能量。在中低强度的身体活动中，脂肪组织中的脂肪酸会被释放到血液中，能够通过有氧代谢提供大部分肌肉运动所需的能量。当运动强度太大以至于对能量的需求超过有氧供能的能力时，身体则不能燃烧更多的脂肪，而是需要更多的葡萄糖。脂肪组织似乎能够调控脂肪酸的运输来适应工作中的肌肉的需要，在适量运动时释放更多的脂肪酸而高强度锻炼时限制脂肪酸的输出。

运动持续的时间对脂肪的利用也很重要。运动开始时，血液中脂肪酸浓度下降，但是几分钟适度运动后，脂肪组织毛细血管中的血流量大大增加，同时激素包括肾上腺素会给脂肪细胞信号，使其将储存的甘油三酯分解。脂肪酸以平时 2~3 倍的速度释放到血液中。大约在坚持适度的有氧运动 20min 后，脂肪细胞体积开始收缩，因为它们已用完了脂肪储备。

2. 锻炼的程度影响脂肪利用 重复的锻炼会刺激肌肉产生更多的燃烧脂肪的酶类，经过训练的肌肉比未训练过的肌肉在高强度运动中燃烧更多的脂肪。通过有氧训练，心肺也变得更加强壮，能在高强度运动期间更好地为肌肉输送氧气，而增强的供氧也能帮助肌肉燃烧更多的脂肪。

> **要 点**
>
> ● 运动的强度和时间以及训练的程度都会影响脂肪的利用。

10.4.5 对运动员脂肪摄入量的建议

对进行耐力项目的运动员来说，如果采用高脂肪低碳水化合物的食谱，只要一两天就会把宝贵的糖原储备消耗完毕并使锻炼变得更加困难。最终，肌肉会适应这种饮食而消耗更多的脂肪，但并不会给运动成绩带来任何提高。采用高脂肪饮食的运动员与高碳水化合物饮食的运动员相比，更容易感到疲劳，而且觉得运动中需要使用更多的力气。

必需脂肪酸和脂溶性营养素对运动员像对普通人一样重要，所以专家们建议饮食中最少有 25%~35% 的能量来自脂肪。尤其是 ω-3 脂肪酸在减少炎症上起重要作用，而组织发炎既是运动表现的结果，也可以以对其产生负面影响。这并不是说运动员需要吃鱼油补充剂，但他们确实需要根据建议食用对身体有益的富含脂肪的鱼类。

而饱和脂肪和反式脂肪会给运动员带来心脏病的危险，就像对普通人一样。身体活动能够起保护心血管健康的效果，但是运动员也一样会得心脏病和卒中，而限制饮食中的饱和脂肪和反式脂肪会降低这些危险。

总的来说，影响身体活动中脂肪利用的 3 个因素：

（1）脂肪的摄入；

（2）运动的强度和持续时间；

（3）训练的程度。

> **要　点**
>
> ● 运动员应遵循《美国居民膳食指南》中的脂类摄入量建议。
> ● 饱和脂肪和反式脂肪高的饮食方式会增加运动员得心脏病的风险。

10.4.6　利用蛋白质来构建肌肉和提供能量

人体能利用氨基酸来建造和维持肌肉和其它瘦组织结构，并在一定程度上为运动提供能量。身体活动是让人体组建肌肉蛋白质的主要信号，但重要的是要摄入足够优质蛋白。

在遗传水平上，运动和饮食蛋白质共同塑造了适合身体活动的人的身体形态。为响应反复的肌肉收缩，肌肉细胞的基因加快了与运动有关的结构蛋白质的合成。锻炼过的肌肉会加速利用从含蛋白质食物中（以及从不需要的肌肉蛋白质中分解）而来的氨基酸，以建立更多的体力劳动所需的新蛋白质结构。在运动后一两个小时内，肌肉蛋白质合成仍以增加的速率继续进行，并在接下来的 24h 内左右逐渐减少，此后又恢复正常的静息合成速率。随着重复和时间的流逝，这些过程会改变肌肉的大小、形状和运动能力。

某些必需氨基酸可有效地刺激肌肉蛋白质合成。实验发现，当给人体注入必需氨基酸，尤其是**亮氨酸（leucine）**的时候，体内蛋白质的合成速度会在 1~2h 内增加 3 倍。而在此之后，就算维持多余的必需氨基酸，肌肉合成蛋白质的速度也会很快下降。研究人员认为，肌肉结构蛋白质合成一段时间后，新的蛋白质在肌肉内达到饱和状态，即使还有很多游离的必需氨基酸，也会停止蛋白质的组建。

但这并不是说人们可以通过在沙发上摄入蛋白质或服用亮氨酸药片就能达到组建粗壮肌肉的效果，只有身体活动才能使肌肉中的蛋白质形成净增长。同样的，消耗过量的蛋白质或氨基酸也不能迫使肌肉超过其组建蛋白的

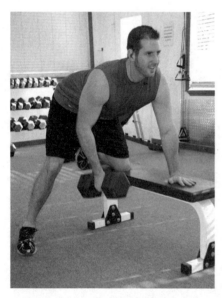

体育活动自身能激发肌肉蛋白的组建

> **术　语**
>
> 亮氨酸（leucine）：一种必需氨基酸；最近的研究热点侧重于它对肌肉蛋白质合成的促进作用。

速率极限合成。当肌肉达到饱和状态的时候，多余的氨基酸就会被分解并作为燃料消耗掉。这也是为什么大量摄入蛋白质和氨基酸并不能强制肌肉变得粗壮。只有在经常摄入高质量蛋白质的同时重复进行抗阻力训练，肌肉的力量和大小才会自然而然的增加。

1. 蛋白质摄入的时间重要吗？ 在高强度身体活动后 1~2h 之后，摄入充足的高质量蛋白能加速肌肉蛋白质的合成，且合成速率远超于仅是运动或者仅摄入必需氨基酸时的单独效果。为了确定最佳摄入量，还需要进行更多的研究，但是一些专家建议在一整天的 4~5 顿小餐中食用适量（20~30g）的优质蛋白，而其它专家则建议在用餐时（尤其是在早餐和午餐时）增加蛋白质含量，以保证全天蛋白质供应量的充足。剂量太大（40g）时，多余的蛋白质会被用作燃料，而不是用来组建肌肉；而剂量太小（10g）时，则不会刺激肌肉合成。表 10-5 列出了提供 20g 蛋白质的一些食物选择。

> "高质量"是指具有蛋白质合成所需的全部必需氨基酸的蛋白质，如第 6 章中所述。

关于运动员摄入蛋白质的时间安排的两个关键问题仍未得到解答：

（1）锻炼后更快的肌肉合成速率是否会随着时间的推移而产生更大的肌肉组织整体获益？

（2）定时摄入蛋白质能增强运动员的运动表现吗？

到目前为止，这两个方面的证据都不令人信服。一项研究报告表明，运动后肌肉蛋白质合成的速率与最终肌肉体积的增加之间没有关联。同样，在获得充足的饮食蛋白质之余，使用蛋白质补充剂的运动员也没有表现出任何运动或肌肉组建的优势。

与运动员的蛋白质摄取时间的实际价值相比，蛋白质摄取时间的科学意义可能更大，因为运动员的蛋白质摄取量通常会超过建议的摄入量。在任何情况下，相较于全天食用的富含蛋白质的膳食和小吃，蛋白质补充剂都无法提供更特殊的肌肉构建优势。

2. 以蛋白质为燃料 对氮平衡的研究显示，在运动中，肌肉会加快使用氨基酸的速度，就像加快葡萄糖和脂肪酸的消耗速度一样。而调节蛋白质在运动中的使用速度的因素与控制葡萄糖和脂肪的消耗速度的因素是一样的，即饮食结构、运动强度和持续时间以及训练程度。

对于饮食来说，足够的碳水化合物可以避免蛋白质被用作燃料。过低的碳水化合物摄入就需要将氨基酸转化为葡萄糖。

运动强度和持续时间也影响蛋白质的利用。那些每天进行 1h 以上耐力运动的运动员会用尽其糖原储备而更依赖于蛋白质供能。与之相比，高强度的无氧力量训练并不需要太多的蛋白质作为能量，而是需要蛋白质来组建肌肉组织。

最后，训练的程度也影响蛋白质的利用。尤其是对力量运动员，如举重运动员来说，训练程度越高，在某一强度下运动时所用的蛋白质就越少。总的来说，影响身体活动中蛋白质利用的因素：

（1）饮食中足够的碳水化合物；

表 10-5 可提供 20g 蛋白质的部分食物

蛋白质补充剂并不优于优质蛋白质食物。这些食物均以可消化和可利用的形式提供必需氨基酸（每份 20000mg）。其它富含蛋白质的食物也可以做到这一点 [a]。

食物或饮料	数　量
杏仁	85g
牛肉、瘦肉	85g
奶酪、切达	85g
鸡肉、去皮鸡胸	85g
鸡蛋（蛋白）	6 个大的
鸡蛋（全蛋）	3 个大的
低脂牛奶	567ml
豆腐	227g
金枪鱼罐头	85g
希腊式酸奶	227g

a 搜索 USDA 食物成分数据库网址（ndb.ral.usda.gov/ndb/），寻找数千种食物中的蛋白质价值。

（2）运动强度和持续时间；

（3）训练程度。

> **要 点**
>
> - 身体活动会刺激肌肉细胞同时分解和合成蛋白质，使得肌肉逐渐适应运动。
> - 运动员们需要氨基酸来组建肌肉组织和提供能量，饮食中的碳水化合物就能够替代氨基酸。
> - 饮食、运动的强度和持续时间及训练的程度会影响运动中蛋白质的消耗。

10.4.7　对运动员蛋白质摄入量的建议

在了解了体育活动对蛋白质的需求后，许多运动员出现了极端现象，他们所吃的富含蛋白质的食物数量增加了一倍或两倍，或者服用了氨基酸补充剂，从而隔绝了其它所需的食物和营养素，但这对健康和运动表现而言是代价高昂的错误。每天吃的食品（例如牛奶、辣椒或火鸡三明治）可提供优质蛋白和正确的氨基酸组配，以满足运动员的需求。此类食品不存在氨基酸失衡的风险，而氨基酸失衡是膳食补充剂的已知缺点。

DRI 委员会并不向运动员推荐高于正常人的蛋白质摄入，但是其它的权威机构则相反。这些建议值与运动的形式有关，见表 10-6。与碳水化合物一样，蛋白质摄入建议也是以 g/（kg·d）为单位的。建议运动员摄入的蛋白量不明显超过美国居民的平均摄入量，且范围为每千克体重 1.2~2g。

表 10-6　运动员的每日蛋白质建议摄入量

项　目	蛋白质推荐量 /[g/（kg·d）]	蛋白质摄入量 /（g/d）	
		男性（70kg）	女性（55kg）
DRI 成人推荐摄入量	0.8	56	44
推荐运动员的摄入量	1.2~2.0	84~140	66~110
美国居民平均摄入量		99	68

注：每日蛋白质摄入量是基于 70kg 男性和 55kg 女性制定的。

来源：Position of the Academy of Nutrition and Dietetics, Dietitians of Canada, and the American College of Sports Medicine: Nutrition and athletic performance, Journal of the Academy of Nutrition and Dietetics 116（2016）: 501–528; US Department of Agriculture, Agricultura Research Service, 2014, Nutrient intakes from food and beverages: Mean amounts consumed per individual, by gender and age, What We Eat in America, NHANES, 2011–2012. http://www.ars.usda.gov/nea/bhnrc/fsrg.

你可能存在疑惑，对每天的活动来说，你有没有摄入足够的蛋白质。但一般来说，一个能够提供足够能量、符合 USDA 推荐的饮食模式、营养丰富的饮食方式能为所有人提供足够蛋白质。

> **要 点**
>
> - USDA 饮食模式可为普通运动者和大多数运动员提供足够的蛋白质。
> - 一些运动员需要的蛋白质略高于 DRI 的推荐量。

10.5 维生素和矿物质——提高运动成绩的要素

LO 10.5   解释为什么维生素和矿物质对运动员很重要

维生素和矿物质对正常工作的人体是至关重要的。很多 B 族维生素会参与燃料变成能量的过程；维生素 C 是胶原蛋白形成所必需的，胶原蛋白是构成骨、软骨和其它结缔组织的基础材料；叶酸和维生素 B_{12} 可帮助红细胞生成；铁可将氧携带到工作中的肌肉；维生素 E 则帮助防止组织氧化；钙和镁协助肌肉收缩等。那么运动的人需要额外的维生素和矿物质维持他们的运动吗？他们需要补充剂吗？

10.5.1 运动员需要营养补充剂吗？

很多运动员都服用维生素和矿物质补充剂，而各种水平的运动员服用补充剂的主要目的是为了提高成绩。

事实上，大多数运动员不需要此类补充剂。在比赛前服用维生素和矿物质补充剂并不能帮助他们提高运动成绩，因为很多维生素和矿物质都是一个大的工作系统的一小部分，当它们从消化系统进入到血液中时，它们必须等待细胞将它们组合到一起才能产生作用，而这需要的时间为几个小时或者几天。在比赛前服用的营养剂确实不能帮助提高成绩，即使这个人可能确实缺乏这些营养素。并且，虽然剧烈的身体活动需要足够的能量，但是运动员和经常运动的人只要食用营养丰富的食物，就会得到充足的维生素和矿物质，就可满足他们增加的能量需求。

如果运动员习惯性地少吃食物或选择不良食物，可能会发生营养缺乏，从而影响运动表现。一些经常运动的人无法吃足够的食物来满足高强度训练和比赛的需求，因此他们的体重会下降。而其它人则为了满足一项运动的体重要求而让自己挨饿（大多数权威机构反对过于严格的体重限制，因为运动员经常为了达到标准而危害自己的健康）。这些人常常无法获得其所需的全部维生素和矿物质，而每天服用不超过 DRI 委员会推荐标准的均衡复合维生素矿物质片剂就能预防有害的营养缺乏。

> **要 点**
>
> - 维生素和矿物质对协助产能营养素释放能量和支持运动的其它功能是至关重要的；
> - 经常运动的人们，无需营养补充剂就能够满足他们的维生素和矿物质的需求，只要他们遵循美国农业部给出的饮食模式，即摄入足够的营养素密度高的食物就能满足他们的能量需求。

10.5.2 铁：值得关注的矿物质

铁缺乏会直接影响运动成绩，因为铁能协助氧气运输至工作中的肌肉。有氧代谢的含铁分子、含铁血红蛋白和肌红蛋白在运动表现中起关键作用。在缺乏铁的情况下，有氧代谢的能力会受限，而人也很容易疲乏。

吃力的耐力训练与所谓的"运动性贫血"有关，这是一种低铁血症，其原因尚不清，但汗水中铁损失的增加和消化道少量失血被认为是可能的病因。此外，训练可以增加血液的液体量；较少的红细胞就会分布在更多的液体中，单位血液中的红细胞数量就会减少。训练还会加速红细胞衰老、脆弱红细胞的破坏：当身体组织（如足底）与不易变形的表面（如地面）强烈接触时，也会挤压红细胞导致其破坏。然而，机体会快速利用新的红细胞取代损失的部分，以提高血液的携氧能力。大多数研究人员认为这种"运动性贫血"是对耐力运动的一种适应性、暂时性反应，会自行消失而无须治疗。

在运动员习惯性地摄入低铁性食物时会产生铁缺乏症。失血也会造成铁丢失，如月经导致的失血以及在长时间的耐力运动中可能会发生的消化道出血。另一个原因是过度使用某些缓解疼痛的药物，例如阿司匹林或布洛芬，它们会引起消化道出血和铁丢失。最后，耐力训练还会导致铁抑制激素铁调素（hepcidin）的释放增加，这会进一步损害运动员的铁状态。缺铁的任何原因均会损害运动员的运动表现，而补铁不一定会解决这一问题。图 10-7 总结了影响运动员铁状态的因素。

素食的运动员也可能缺铁，因为从植物中摄入铁的难度大于从动物中摄入。为了预防铁的缺乏，素食的运动员需要注意多吃铁强化的麦片、豆类植物、坚果和种子，同时在每餐中加入富含维生素 C 的食物——维生素 C 能够提高铁的吸收。一个合理的包括大量富含营养性食物的素食食谱，也能为健康和运动表现提供足够的营养，有些运动员甚至认为素食可以提高运动成绩（图 10-8）。

要 点

- 由于铁离子调控着血液中的氧，因而缺铁性贫血可能会削弱运动能力；
- 运动性贫血是一种对运动的暂时性适应，是无害的。

当铁缺乏成为运动员所面临的问题时，可能会涉及以下一个或多个因素

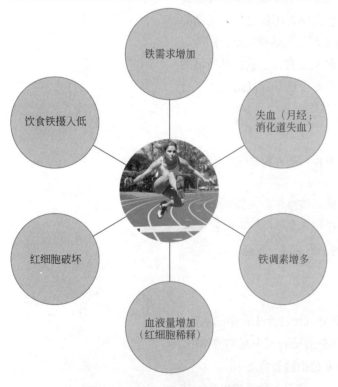

铁需求增加

失血（月经；消化道失血）

饮食铁摄入低

铁调素增多

红细胞破坏

血液量增加（红细胞稀释）

图10-7　影响运动员铁状态的因素

28 岁的拳击冠军蒂莫西·布拉德利（Timothy Bradley）将其在比赛中的优势归功于他的素食

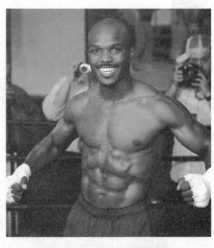

图10-8　一位素食运动员

10.6 运动中的体液和温度调节

LO 10.6 描述液体摄入不足和极端温度在运动中对机体造成的危害

身体对于水的需要远远超过对其它任何营养素的需求，而在运动中尤其紧迫。如果身体失水太多或摄入水过多，支持生命的化学系统就会受到损伤。

10.6.1 运动中的水分丢失

身体在运动中主要通过汗液丢失水分；其次，呼吸也能消耗水分，会以水蒸气的形式排出。进行耐力运动的运动员每小时会丢失1420ml的体液。

运动时，这两个丢失水分的途径都很重要，缺水是非常严重的。缺水的第一个症状是疲倦，即使是占体重1%~2%的失水也会造成使用肌肉的能力减退。失水在7%左右时就可能发生休克。

1. 汗液和温度调节 出汗能使身体温度降低。水向蒸汽转换时会消耗大量的热能，因而当汗液蒸发时，能使皮肤表面以及在皮下流动的血液变凉。在运动中，血液的流动把能量从身体中心转移到皮肤表面来散发，所以血液中须有充足的水分，才能在产生汗液，调节血液向皮肤表层流动的同时，还能为肌肉提供正常工作所需的血流循环。

2. 中暑 在湿热的天气中，由于周围的空气中含水量大，使得汗液不能蒸发，身体不能散热，体温就会上升。在这种情况下，运动员必须采取措施以避免**中暑（heat stroke）**，这是一种可能致命的医疗危险（其症状见表10-7）。为了减少中暑的风险，运动员应在几天内逐步增加运动量，以逐渐适应炎热潮湿的气候。此外，所有运动员都应该：

（1）在运动前和运动后饮用足够的液体；

（2）在疲劳的时候到阴凉处休息；

（3）穿薄的衣服容许汗液蒸发。

不要为了减肥在运动的时候穿橡胶的或厚重的套装，它们会加剧出汗、阻止汗液的蒸发，因而引起中暑。

如果你出现了表10-7中所列的任何症状，都应该停止运动，喝些冷饮料，寻找阴凉处，湿润皮肤和衣物并寻求帮助。预防中暑是很重要的。如果有人正发生中暑，权威机构建议按以下顺序采取下列救生措施：

（1）将人浸入冰水中以快速降低体温。

（2）打急救电话。

敦促在高温天气下训练或比赛的运动队，手边要备有冰桶。

3. 低体温 即使在寒冷的天气中，人体仍然会出汗，也需要补充液体。然而，补充的液体应是热的或者是室温的，以防止**低体温（hypothermia）**的发生。没有经验的跑步者在湿冷的天气中参加长跑时，可能会因为产生的能量太少无法保证暖和，尤其是衣着不当时。低体温的早期症状包括颤抖、冷漠以及四肢冰冷。随着体温持续下降，颤抖停止；精细运动和记忆能力下降；迷失方向和口齿不清也接踵而至。发生这些症状的人很快就会因无法防止自己进一步的体温丢失而急需医护人员的帮助。

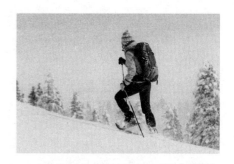

积极运动的人需要更多的水分，即便在寒冷天气中也是如此

术 语

中暑（heat stroke）： 由于体温升高带来的严重的威胁生命的反应。

低体温（hypothermia）： 低于正常的体温。

每小时出汗率（hourly sweat rate）： 在运动中每小时丢失的体重加上所补充的液体。

表 10-7	中暑的症状

如果你怀疑有人中暑，不要等待；尽快将他浸入冷水中以降低体温，并拨打 120 急救电话

危及生命的中暑症状
■ 笨拙，跌跌撞撞
■ 意识模糊、头晕、其它精神变化、意识丧失
■ 头痛、恶心、呕吐
■ 内部（直肠）温度超过 40℃
■ 出汗少
■ 肌肉抽筋（预警）
■ 心率加快
■ 呼吸急促
■ 皮肤可能会在早期阶段感到凉爽和湿润，随着体温升高，开始发烧、干燥和脸发红

来源：Executive summary of National Athletic Trainers' Association position statement on exertional heat illnesses, 2014, available at www.nata.org/sites/default/files/Heat-Illness-Executive-Summary.pdf.

要 点

● 汗液的蒸发使身体变冷。
● 中暑是湿热天气对运动者的威胁，而低体温则会给冷天的运动者带来危险。

10.6.2 运动中的液体和电解质需求

运动员的液体需求是经常引起科学争论的话题，不过最近的指导原则力劝运动员在运动前多补充水分来为之后的大量液体丢失做准备，而且在运动时和运动后也要及时补充液体。表 10-8 给出了一个运动补水计划。很多因素都会影响液体和钠通过汗液流失的速度，如体重、遗传倾向、运动形式、运动强度、训练程度以及环境温度和湿度的变化。

表 10-8	推荐的身体活动中的补水计划

身体活动所需水量受人的体重、遗传、之前饮水情况、训练程度、环境条件等因素的影响。

时间	推荐值 /（ml/kg）	常用指标	例子：男运动员（70kg）	例子：女运动员（55kg）
≥活动前 2~4h	5~10ml/kg	≈ 6.2g/kg	≈ 360~480ml	≈ 240~360ml
活动前 2h	如果预计大量出汗，额外补充 3~5ml/kg	≈ 3.8g/kg	≈ 240ml	≈ 240ml
活动期间	限制失水 < 2% 体重	—	变化 [a]	变化 [a]
活动后	补偿活动期间和活动之后的损失	每减少 454g 体重喝 480~720ml 水 [b]	变化	变化

a 一个人的补水量建议根据测定的体育活动失水量确定。大多数运动员每运动一小时需补水 0.4~0.8L。

b 每运动 20~30min，应该喝 2~3 杯水，这样补水最高效。

来源：Position of the Academy of Nutrition and Dietetics, Dietitians of Canada, and the American College of Sports Medicine: Nutrition and athletic performance, Journal of the Academy of Nutrition and Dietetics 116（2016）：501–528.

一个运动员的**每小时出汗率**（**hourly sweat rate**）能够通过运动前后的体重及运动持续时间估算出来。运动后体重的下降几乎都源于水的流失，流失的水都需要补充回来（一磅水约比2杯多一点）。就算是这样，在炎热的天气里，消化系统可能不能及时地吸收足够的水分来与运动员流汗的速度持平，所以一定程度的缺水不可避免。当运动员们口渴的时候，需要及时饮水。在运动中，口渴就意味着已经发生一定程度的液体消耗了。在大量排汗的活动之后，加速排汗会持续一段时间，这种液体也必须被补充。表10-8的补水计划考虑了这一额外损失。

水 什么是支持身体活动的最好的液体来源？大多数情况下，是最简单的白开水，主要有两个原因：①水能够迅速地从消化系统进入身体组织；②能够使身体由内到外地冷却。耐力运动员是个特例，他们需要从液体中摄取更多的营养，而不仅仅是水。虽然他们还需要水，但为了在长时间的运动中补充他们有限的糖原储备，还需要碳水化合物。运动饮料能够同时提供液体和葡萄糖，我们将在本章的消费者指南专栏中讨论这种功能性饮料。

1. 电解质的丢失和补充 运动时，体内电解质会通过汗液流失，包括矿物质钠、钾和氯。刚开始锻炼的人电解质的丢失远比经过训练的运动员多，因为当身体适应运动后，会适应性地保留电解质。

为了补充电解质，一般只需要维持正常的符合能量和营养需求的饮食，不需要限制正常的钠摄入。如果在炎热的天气进行超过45min的高强度运动，那么饮用运动饮料可以方便地补充所丢失的液体和电解质。而友好的、休闲的游戏运动几乎从不需要补充任何电解质。然而，即使是非正式的锻炼者也可能需要补充液体，尤其是在炎热的天气，并且，如前所述，在这些条件下，水是最好的液体来源。盐片补充常会加重脱水，对提高运动表现毫无帮助，还会加速钾的流失，刺激胃而导致呕吐。

2. 钠损耗和水中毒 低钠血症（**hyponatremia**）是一种危险的电解质失衡，可能会出现在运动员连续数小时大量流汗并用清水解渴，但无法补充流失的钠时。低钠血症的症状与缺水症状有所重叠（表10-9），但前者需要盐来逆转低钠血症；错误地多喝水反而会使病情恶化。吃咸的食物可以逆转轻微的低钠血症，但严重的症状需要立即就医。

如果运动员从汗液中丢失的钠过多，就会引起**热痉挛**（**heat cramps**）。为了防止痉挛和低钠血症，如果耐力运动员进行超过4h以上的竞赛，且不停出汗的话，就需要在比赛中补充钠（建议的补充速度是不超过1g/h）。运动饮料和凝胶、含盐的卷饼和其它含钠的来源都能补充丢失的盐分。在竞赛前一天，尤其是炎热的天气，运动员不应限制盐的摄入。

虽然低钠血症会对某些竞技运动员造成威胁，但大多数锻炼者无须付出任何特别的努力即可获取钠。大多数人的日常饮食中的钠含量都超标了，对身体活动来说也绰绰有余。

要 点

- 指南建议在运动前、运动中和运动后进行补水。
- 对于大多数参加体育锻炼的人来说，水是最好的饮料，但是一些耐力运动员可能需要运动饮料中的碳水化合物和电解质。
- 盐片加剧了缺水。
- 低钠血症会对大量出汗数小时的运动员构成威胁，但大多数锻炼者可从平时的饮食中摄取足够的钠以弥补损失。

表 10-9 低钠血症：症状及危险因素

低钠血症的症状与脱水症状相似，但是提供正确的治疗仍至关重要。

症 状
■ 水潴留导致腹胀、水肿（鞋紧、腰带紧）
■ 意识模糊
■ 癫痫发作
■ 剧烈头痛
■ 呕吐

危 险 因 素
■ 在活动期间消耗的水过多（>1.5L/h）
■ 持续锻炼时间在4h以上
■ 体重轻/BMI < 20
■ 服用非甾体类抗炎药（如阿司匹林或布洛芬）
■ 运动前体内水分过多

术 语

低钠血症（**hyponatremia**）：血液中钠浓度降低；在第8章中也有定义。

热痉挛（**heat cramps**）：通常在运动后几小时，在腹部、臂部和腿部产生疼痛性痉挛，主要原因是液体和电解质摄入不足或者出汗过多。

消费者指南专栏：

选择运动饮料

设想两个在运动中感到口渴的人：

- 杰克是个会计，正在努力减肥，跑完 30min 后正在喘气，他擦掉眼睛周边的汗，歇口气。
- 肯黛丝是大学篮球队的控球后卫，在训练的第 2 个小时，开始出汗，她正在为了比赛训练全身的肌肉。

这两个积极运动的人都需要补充他们出汗丢失的液体。但是哪一种最适合他们呢？

运动饮料（sports drink）、调味饮料（flavored water）、营养强化饮料（nutritionally enhanced beverage）和恢复饮料（recovery drink）（表 10-10）都是很流行的选择。商家们为了促销，总会把这些昂贵的饮料和绝佳的运动表现联系在一起，还有明星运动员为之做广告。虽然最普通的、随处可得的白水能够满足大多数运动的人的液体需要，但没有明星拿水来做示范。选择最合适的饮品，需要考虑以下 3 个因素：水、葡萄糖和电解质。

第一、水

运动饮料和水都能补充运动中因为流汗丢失的水分。有些人觉得运动饮料味道很好，而当饮料味道好的时候，他们就会多喝，就能及时补充水分。瓶装的调味饮料味道也很好，但是其实在白水里面挤一点柠檬汁也能达到一样的效果，并且花费很少。

第二、葡萄糖

与水不一样，运动饮料能够提供单糖或葡萄糖聚合物（glucose polymer）来帮助维持水分、血糖浓度，在特殊情况下会加强运动表现。任何运动员如果进行超过 1h 的中等或高强度的耐力训练，都会得益于额外的碳水化合物摄入。如肯黛丝这样的运动员，在长时间内需要重复地、有间隔地进行剧烈运动，也会得益于在比赛中摄入额外的葡萄糖。

对于竞技运动员来说，并不是任何含糖的饮料都会有帮助。为了在提供葡萄糖的同时保证水的吸收，大多数运动饮料仅含 7% 的葡萄糖（是软饮料含糖量的一半），低于 6% 的葡萄糖含量就不能提高运动表现，而高于 8% 就会延迟液体从胃到肠道的运输，使所需水分传送到组织的速度变慢。

运动饮料能够提供容易消耗的葡萄糖，不过研究发现对于必须在运动中进食的运动员，如自行车运动员，在 2.5~3h 的比赛中每 15min

吃半根香蕉就能把血糖维持在正常水平。香蕉可以缓解饥饿，同时能够提供抗氧化剂、维生素和各种矿物质以及容易被人体吸收的碳水化合物和纤维。

杰克，我们例子中的跑步者，需要摄入液体来补充流汗所丢失的水分。运动饮料的广告商们可能使他觉得自己需要液体中额外的葡萄糖以带来比水更好的效果，但实际上，对他来说，那些饮料除了带来并不需要的多余糖分之外，不会提供任何额外的营养，也不会为他的健康和运动表现带来任何益处。对于杰克和其它只是慢步走、休闲地骑自行车或者通过运动减肥的人们来说，运动饮料会带来适得其反的效果。这些人并不需要饮料中多余的能量，多余的碳水化合物也不会为他们的运动表现带来任何益处，因为他们自身的糖原储备就已经足够了。另外，他们还会因为饮料中的糖分增加患龋齿的危险。最普通的、没有

表 10-10　运动饮料和其它相关饮料名称

- **调味饮料**　口味清淡的含有很少或无能量的饮料，往往含有维生素、矿物质、草药或其它不需要的物质。对于运动员的竞赛或训练来说，并不优于普通的水
- **葡萄糖聚合物**　供应葡萄糖的复合物，不是以单分子的形式提供葡萄糖，而是像淀粉一样的链状连接的化合物，目的是减少身体进入消化道的水分。
- **营养强化饮料**　包含许多营养素的调味饮料，包括一些碳水化合物、蛋白质、维生素、矿物质、草药或其它不必要的物质。这样的"强化水"可能不包含对支持运动员竞赛或训练有用的碳水化合物或电解质
- **运动恢复饮料**　含有蛋白质、碳水化合物以及其它常用营养素的调味饮料，用来支持运动后能量储备和肌肉组织的恢复；这些饮料可能会很方便，但并不优于普通食品和饮料，例如巧克力牛奶或一个三明治，可用于运动后补充碳水化合物和蛋白质；这些饮料也不适用于运动竞技比赛和训练期间，因为它们的高碳水化合物和蛋白质含量可能会减缓水分的吸收
- **运动饮料**　旨在帮助运动员补充体液和电解质的加味饮料，可在体育活动，特别是耐力活动前、中或后，提供碳水化合物

任何能量的、几乎不用花钱的凉白开水是他们补充液体的最佳选择。

第三、钠和其它电解质

运动饮料可以补充那些在运动中丢失的钠及其它电解质，但也可能引起水肿。饮料中的钠能够帮助维持喝水的欲望，因为口渴的感觉一部分来源于血液中钠的浓度。大部分运动员并不需要在运动后马上补充其它矿物质，在比赛后几小时的正常饮食就能够及时补充那些丢失的矿物质。

大部分运动饮料中的钠含量相对较低（55~110mg），所以健康人选择这些饮料基本不会引起过量摄入。比如对杰克来说，运动饮料中的钠就是不必要的。

前景展望

总而言之，大多数积极运动的人需要补充水，但并不需要运动饮料中的其它多余成分。当然，对某些运动员来说，运动饮料中的葡萄糖和钠会比白开水带来更多的好处。值得注意的是，不管那些运动饮料如何运用明星促销来打开市场，只有迈克尔·乔丹才能跳得像迈克尔·乔丹一样高，那些刻苦的训练和天分不是从一瓶饮料中得到的。

复习题[①]

1. 很多运动饮料提供单糖，_____。
   a. 帮助保持水分及提供血糖
   b. 也被称为电解质，以帮助补充运动中所丢失的物质

c. 为大多数人提供了营养优势
   d. a和c
2. 与普通饮用水相比，以下哪些是运动饮料的优点？
   a. 味道好会使人们喝得更多
   b. 能够提供运动员竞赛所需的维生素和矿物质
   c. 能够提高身体的运动能力
   d. b和c
3. 为了减肥而运动的人们 _____。
   a. 能通过运动饮料加速减肥
   b. 不需要运动饮料中多余的钠和能量
   c. 会从运动饮料中得到提升运动表现的机会
   d. 以上所有

① 答案见附录J

10.6.3 其它饮料

碳酸饮料并不是满足运动员水分需要的最佳选择。虽然它们含有大量的水，但是二氧化碳气泡会占据胃部空间，使运动员不能摄入足够的水分，还会导致令人不适的腹胀气，而且除了碳水化合物，碳酸饮料也不会提供其它营养。饮料中适度的咖啡因则不会影响运动表现，甚至还会起提高成绩的作用（具体见争论部分）。

像其它人一样，运动员有时会喝一些酒精性饮料，但用这些饮料来补充水分是不恰当的。酒精有利尿的作用，它会抑制防止失水的激素而导致水分的流失。这恰恰与运动表现和液体平衡的需求相反。酒精也可能会干扰肌肉组织的形成过程。在训练后数小时内喝大量酒精的年轻男性的蛋白质合成减少。

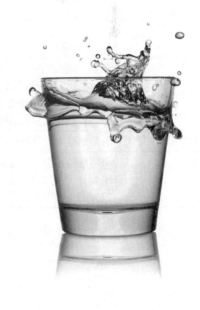

酒精还会破坏体温的变化规律，使人更容易发生高热和中暑；它使感觉产生错误，减缓反应时间；消耗人的体力、耐力，使人丧失判断能力和平衡能力，从而危害他们在身体活动中的安全。与流行的传闻相反，啤酒的大部分能量来自酒精而不是碳水化合物，并且啤酒是维生素和矿物质的不良来源。每年很多运动中的致命事故和受伤都是由酒精导致的。为了你自己的健康，应选择没有酒精的饮料。

要 点

● 碳酸饮料会限制液体摄入而给运动中的人带来不适。
● 酒精能从很多方面影响运动水平，最好不要喝含酒精的饮料。

10.6.4 结论

本章开头指出身体活动与膳食营养是密不可分的，这种联系通过本章的学习应该是显而易见了。在训练和遗传方面都相同的情况下，谁会更有优势呢？是那个在比赛前摄入足够液体和营养来满足代谢需求的人，还是那个经常不能满足那些需求的人呢？当然是营养充足的运动员！表 10-11 总结了增强运动表现的营养建议，下面的膳食指导将着重于这些应用。

表 10-11 增强运动表现的营养指南

每个人的目标和运动强度、持续时间以及运动频率决定了以下建议中的哪些最为可取（见下文）。

营 养 素	《美国居民膳食指南》/DRI 建议	可行的营养建议
能量	满足但不超过需要的能量	■ 足够的额外能量以支持训练、比赛以及获得或维持最适体重 ■ 如果需要，应在淡季或训练早期开始减少能量摄入，减轻体重，在训练过程中，若能量不足，可能会影响运动表现
碳水化合物	碳水化合物占总能量的 45%~65%；每天至少要 130g 碳水化合物，以防止酮症	■ 推荐值各不相同（表 10-4） ■ 碳水化合物不足会影响运动表现，进行 1~1.5h 的中等或剧烈运动时： 运动前：食用高碳水化合物、低纤维零食（利用适当时机，详见正文） 运动中：每锻炼 1h 进食易消化的碳水化合物 30~60g（运动饮料、凝胶或食物） 对于 ≥1.5h 的中等或剧烈运动、每日参加多项竞赛运动后或高强度的重量训练，除以上的量之外还要加上： 运动后：在下一餐时吃足够的碳水化合物以恢复失去的糖原（运动后 1~3h）
蛋白质	蛋白质的能量占总能量的 15%~35%（成年人），消耗的蛋白质按 0.8g/（kg·d）标准摄入	■ 推荐量各不相同（表 10-6） ■ 大多数美国饮食能够提供充足的蛋白质来支持肌肉生长和满足大多数运动员的需要 ■ 运动后：在正餐和点心中食用高品质的蛋白质以促进和支持肌肉蛋白质的合成 ■ 食物是最好的蛋白质来源
脂肪	脂肪的能量占总能量的 20%~35%（成人），将饱和脂肪能量控制在 10%，在健康饮食的情况下，降低反式脂肪的摄入量	■ 遵循 DRI 建议
维生素和矿物质	有计划地食用营养密度高的食物	■ 遵循 DRI 建议
液体	个体维持水分的液体摄入量范围很宽，平均 3120ml（男性）或 2160ml（女性）	■ 通过在运动前、中、后补水来平衡液体摄入和流失（见表 10-8）

10.7 膳食指导：选择有益于运动表现的食谱

LO 10.7 总结最能支持体育表现的饮食特征

很多种类的饮食都能够支持最佳的体育表现，但没有任何一种食谱能够适合所有人，所以应尊重个人的偏好。更重要的是，饮食方式应该符合基本的饮食计划原则，在保护健康的前提下提高运动表现。

10.7.1 定义有益于运动表现的饮食模式

积极运动的人需要营养丰富的食物来提供维生素、矿物质及其它营养素。运动员同时还需要保持足够的能量摄入,如本章之前所述,他们的能量需求可能是惊人的。在每餐间隔吃些有营养的零食能够为保持体重提供额外能量(图 10-9 提供了一些建议)。

如果运动员用那些没有任何营养的、通常都是经过精加工的食品来满足能量需求就会造成营养失衡。这并不是说运动员就不可以吃白面包、腊肠、蛋黄酱三明治、土豆和饼干,或在午餐的时候喝杯可乐,这些食物能够提供足够的能量,但是缺乏真正的营养,只是富含脂肪和糖分。不过,吃过这些食物之后,他们应该喝一大杯脱脂牛奶,吃些加了低脂奶酪和鸡肉的沙拉,或者多吃些蔬菜及粗粮和鱼类或瘦肉来提供需要的营养素。

1. 碳水化合物

达到充足糖原储备的方法因运动的强度和时间的不同而异。那些在短时间进行高强度运动的人,比如短跑运动员、举重运动员及跨栏运动员,需要摄入中等数量的碳水化合物,普通的营养均衡食谱就能满足其需要。而进行超长耐力运动的运动员,比如铁人三项运动员或者参加多日竞赛的自行车运动员则需要更多的碳水化合物(见表 10-4 中的运动员碳水化合物的摄入建议)。

一个经常被专业运动营养师用来加大耐力运动员能量和营养摄入的方法是选择富含营养和能量的蔬菜和水果。55g 生菜并不能提供很多能量和营养素,但是 60g 熟红薯就能提供很多的维生素、矿物质和碳水化合物能量,与此类似,150g 切成块的甜瓜的能量和碳水化合物与 120ml 的果汁罐头相同。像这样小的选择,如果能够坚持,就能够给能量和碳水化合物摄入带来显著的变化。

运动员们也能让尝试新的富含碳水化合物食物的过程变得有趣。比如试试中东的豆沙酱和皮塔饼、非洲的冬瓜或炖花生,还有拉丁美洲的豆子和米饭,或者地中海的塔布利沙拉。实际上,即使是快餐三明治的面包也可以帮助补充糖原,但大多数汉堡因含有过多的饱和脂肪以致不能经常食用。在竞赛前最好不要尝试新的食物,可在训练初期或者休整期尝试。

在一定程度上,在食谱中增加富含碳水化合物的食物是增加能量摄入的合理办法。如果运动员不能摄入足够的富含营养的食物来满足能量需求,就

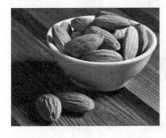 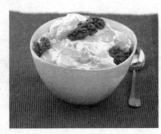 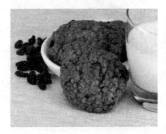 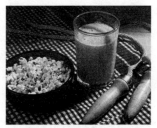

28g 杏仁提供蛋白质、纤维、钙、维生素E和不饱和脂肪,类似的选择还包括其它坚果或由水果干、坚果和种子组成的什锦干果

低脂希腊酸奶含有的蛋白质比普通酸奶多,但含钙略低,类似的选择还有低脂的干酪

低脂牛奶或带有无花果棒的巧克力牛奶或燕麦葡萄干饼干提供蛋白质和糖,一个类似的选择是加有低脂牛奶的全谷物

爆米花提供碳水化合物,而水果奶昔止渴,并提供碳水化合物、维生素、矿物质和其它营养物质

图10-9 积极运动者的营养零食

要适量增加一些含糖的食物，比如早餐棒、混合零食或者能量棒、加糖的牛奶、液体餐或者是市场上用来替代碳水化合物的产品。

2. 蛋白质

肉类和奶酪通常是富含蛋白质的食物的首选，但是就算是积极运动的人也必须限制脂肪类食物的摄入以预防心脏病和无益的体重增加。瘦肉蛋白类食物，比如去皮的鸡肉、鱼类和海鲜、鸡蛋、低脂奶制品、低脂奶酪、豆类及谷物、花生和其它坚果类食物都能提高蛋白质的摄入，同时还能让饱和脂肪的摄入维持在合理范围之内。

图 10-10 演示了如何能够通过增加额外的营养来把低能量的食谱转化为每天能量为 3300kcal 的食谱。这些食谱能够提供 125g 的蛋白质，等同于一个 73kg 的运动员的最高推荐摄入量。

2600kcal	3300kcal
● 62%来自糖(403g) ● 23%来自脂肪 ● 15%来自蛋白质(96g)	● 63%来自糖(520g) ● 22%来自脂肪 ● 15%来自蛋白质(125g)

早餐
49g碎麦片
240ml 1%低脂牛奶
1根小香蕉
240ml橙汁

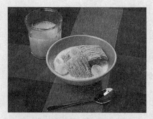

增加
常规早餐加：
2片烤全麦面包
120ml橙汁
20ml果冻

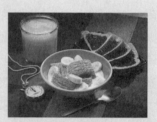

午餐
1块火鸡肉三明治
全麦面包
240ml 1%低脂牛奶

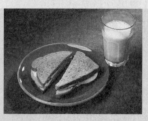

常规午餐加：
1块火鸡肉三明治
120ml 1%低脂牛奶
一大串葡萄

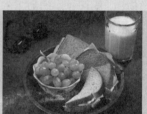

点心
70g原味爆玉米花
一杯含有36ml苹果汁和165g
冷冻香蕉的水果奶昔

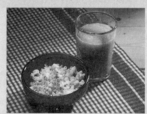

常规点心加：
35g爆玉米花

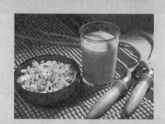

晚餐
沙拉：
220g菠菜、胡萝卜和蘑菇
125g鹰嘴豆
8g葵花籽
15ml牧场沙拉酱
140g加肉酱的意大利面条
125g嫩蚕豆
1片意大利面包
10ml软质人造黄油
180g草莓
240ml 1%低脂牛奶

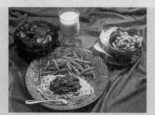

常规晚餐加：
1个嫩玉米
1片意大利面包
10ml软质人造黄油
1块天使蛋糕
15ml鲜奶油

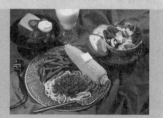

图10-10 适合运动员的富含碳水化合物的营养餐

10.7.2 调整摄入营养餐的时间

营养餐的用餐时间涉及全日调整碳水化合物和蛋白质的摄入量，以期利于影响运动表现的某些方面或适应运动形式。这种实践得到了一些（但非全部）研究的支持。

分时段营养餐的一个例子是赛前餐。运动员们如果进行超过 1h 的中等到高强度的训练或比赛，那么他们可能得益于在运动前几个小时摄入的少量、易消化的含高碳水化合物的赛前餐。这一餐应该能够提供足够的碳水化合物来补足运动员的糖原储存；同时它所含脂肪和纤维又足够低，有利于消化；它可以含适量的蛋白质，还需要提供足够的液体以期在之后的运动中维持充足水分（表 10-11 给出了一些例子）。

面包、土豆、面条和果汁，这些富含碳水化合物同时还有较低的脂肪和纤维的食物，组成了赛前餐的基本搭配。而一般很受大众欢迎的大块的富含纤维食品则会在运动中给胃部带来不适，应该避免在赛前几个小时进食。

拟进行运动的时间及运动员体重能帮助确定用餐量。在离训练或比赛还有 1h 的时候，运动员应该减少用餐量，因为在赛前进食过多会影响运动表现并造成消化不良。

在运动前 3~4h 或更长时间内，一份提供充足碳水化合物，同时有适量的蛋白质和脂肪的常规混合餐是很适当的选择。下面是一些建议。

- 建议试一试：烤鸡或火鸡三明治，煮鸡蛋配烤面包，麦片加酸奶，果汁，面条加番茄酱，坚果零食、燕麦棒或是含有足够碳水化合物的能量棒。
- 建议避免：高脂肪肉类、奶酪及奶制品、其它高脂肪食品，高纤维的面包、麦片和能量棒，生的蔬菜，容易产生气体的食物（如西兰花、抱子甘蓝、洋葱及其它）。

另外，因为运动员通常会离家参加比赛，图 10-11 给出了一些简单的餐馆点菜建议。在快餐店，避免选择高脂肪的食物，例如炸鸡肉饼或大汉堡；而点烤软玉米饼、烤鸡肉三明治等，并不加其它选择，如酸奶油或全脂奶酪（见第 5 章的膳食指导部分的指南）。

最重要的是，运动员们必须选择最适合自己的方法。某个运动员可能觉得吃薄煎饼和鸡蛋、果汁是最舒服的，另一个运动员吃完这种过于丰盛的一餐之后就会觉得恶心和胃痉挛。在剧烈运动的时候，血液会从消化系统中分流到运动中的肌肉，使得消化更加困难。如果这会造成问题，那么尽量在赛前 4h 进餐完毕，并且注意少吃。

1. 恢复餐

当运动员每天进行多次高强度训练或者参加持续几天比赛的时候，就需要及时补充身体的能量和糖原以准备下一次活动。这时候，在运动后进行几次少量的用餐能够使补充能量的过程缩短。一个火鸡三明治加上自制的奶昔，分几次食用，就能够提供加速糖原恢复的葡萄糖，其中含有的蛋白质也能够促进蛋白质的合成。

下面的任何选择都适合一个体重 68kg 的进行 1h 以上中等或剧烈强度训练的运动员。运动员常常要远离家乡去参加比赛，所以上面的 800kcal 的例子选择容易找到的餐馆食物。要增加额外的 200kcal 能量和约 30g 碳水化合物，可添加一个能量棒。

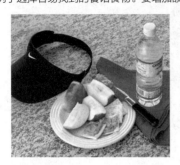 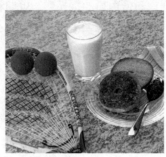 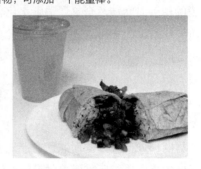

200kcal餐:
30g碳水化合物
1个小的去皮苹果
4块威化饼干
15ml低脂花生酱

500kcal餐:
90g碳水化合物
1块中等大百吉饼
30ml果冻
240ml低脂奶

800kcal餐:
135g碳水化合物
1个大的墨西哥卷饼，还包括
• 30cm的软玉米饼
• 米饭
• 鸡肉
• 黑豆[a]
• 莎莎酱(新鲜番茄酱)
  420ml柠檬汽水

[a]如果食用黑豆会产生胀气，请用豆腐代替

图10-11　富含碳水化合物的赛前餐例子

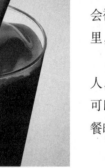

巧克力奶是一种美味又高效的运动后恢复餐

如果运动员在剧烈运动后没有太大的食欲，可以试着喝些富含碳水化合物的饮料，比如低脂或脱脂的巧克力奶。研究表明在运动后 1~2h 喝巧克力奶，有助于维持肌肉的糖原储备和加速肌肉蛋白质的合成。表 10-12 明确指出追求昂贵品牌的赛前餐或恢复饮料是不必要的。巧克力奶和自制奶昔不仅价格便宜而且容易准备，运动员还可以根据个人偏好增加或减少原料，它们起到的效果和市场上的商业产品是一样的，甚至会更优。商业产品可能添加了额外的蛋白质，但是请记住，运动后的蛋白质补充目标是每份 20g，多出部分会被用于产能，而不是额外合成肌肉。为了安全，不要把生鸡蛋放进搅拌机里，因为生鸡蛋可能含有致病菌（见第 12 章）。

与上面所描述的运动员相比，大多数为了健康和减肥而进行适当运动的人，只需要随时补充丢失的水分，同时在锻炼后维持正常健康的饮食习惯就可以了。当然如果你在运动后想吃些零食，也是可以的，只要记得在其它用餐时间少吃一些来维持平衡。

2. 商业产品

那些自称能够提高竞技水平的饮料、凝胶和像糖果一样的运动能量棒

| 表 10-12 | 商业的和自制的运动恢复饮料的比较 |

项目	花费（美国）	能量 /kcal	蛋白质 /g	碳水化合物 /g	脂肪 /g
480g 商业 "能量 / 肌肉" 饮料	每份约 4 美元	330	32	13	16
340g 自制奶昔	每份约 80 美分	330	18	49	7
450g 低脂巧克力奶	每份约 1 美元	330	16	53	6

呢？那些主要是碳水化合物、蛋白质（通常是氨基酸）、脂肪、一些纤维及特定的维生素和矿物质的混合物，通常味道很好，便于储存和携带。但是也要注意阅读商标，一个巧克力糖口味的能量棒所含的脂肪很可能会过多。这些商业产品虽然价格昂贵，但在提高运动表现上并不比真正的食物占任何优势。

10.7.3 结论

就算是精心准备的赛前餐或恢复餐，也不能替代整体营养均衡的饮食，如果在日常饮食中缺乏碳水化合物或液体，日积月累，就会给运动表现带来不良影响，不管在比赛当天怎样弥补也无济于事。对运动员们来说，关于营养最重要的选择是在每一天发生的，不管是竞赛旺季还是竞赛淡季，都要注意维持能够满足营养需求的饮食习惯。

10.8 争论 10 运动补充剂是突破、噱头还是危险？

LO 10.8 讨论膳食运动补充剂对提高运动表现的作用

运动员们有时对一些商家的噱头毫无抵抗力，只要他们认为是安全的，很多运动员都愿意尝试任何承诺能提高成绩和改善运动表现的东西。商店里的货架和网上充斥着各种**运动补充剂（ergogenic aid）**的广告，每种都致力于吸引那些想要提高运动成绩的人，比如各种蛋白粉、氨基酸补充剂、咖啡因丸、胆固醇替代品、"肌肉组建剂"、维生素及其它。有些人会在这些产品上花费大量的金钱，通常是在听取了信任的朋友、教练或者导师的建议之后。表 C10-1 列举了一些本章出现的术语及一些被当作运动补充剂来促销的产品。这些产品真的有效果吗？而更重要的是，它们安全吗？

表 C10-1 运动补充剂术语

其它的运动补充剂术语列在表 C10-2 中

- **促蛋白质合成类固醇激素** 与男性性激素睾酮有关的化学信使，能够促进身体组织的生长（合成代谢意味着"促进生长"；类固醇化学上指与胆固醇类似的化合物）
- **雄烯二酮** 睾酮的一个前体，可使男性和女性血液中的睾酮和黄体酮水平提高，通常被称为雄激素，声称可增加肌肉力量，但对照研究否定了这种说法
- **甜菜根** 普通甜菜植物的根部；属于根类蔬菜，甜菜
- **咖啡因** 一种兴奋剂，小剂量使用时可以使人警觉和减少反应时间，但高剂量会引起头痛、颤抖、心率加快以及其它不良影响
- **左旋肉碱** 一种含氮的化合物，在体内由赖氨酸和蛋氨酸合成，帮助跨线粒体膜运输脂肪酸。声称可在耐力赛中"燃烧"脂肪和储存糖原，但实际上并没有这些作用
- **肌酸** 一种含氮的化合物，结合磷形成储存在肌肉中的高能化合物。有一些研究表明，肌酸能够提高能量，刺激肌肉的生长，但缺乏长期的研究；可能会出现消化副作用

- **脱氢表雄酮（dehydroepiandrosterone, DHEA）** 一种在肾上腺中制造的激素，是雄性激素睾酮的前体，最近被 FDA 禁止，因为它会带来威胁生命的疾病，包括癌症。虚假宣传声称能够促进脂肪燃烧、构建肌肉和延缓衰老
- **膳食硝酸盐** 一种由一个氮原子和三个氧原子组成的化合物，通常集中在蔬菜提取物中，尤其是甜菜根、芹菜和菠菜；硝酸盐在体内经历化学转化时释放出氧气
- **能量饮料和浓缩能量饮料** 不同浓度的含糖饮料，含有一些所谓的强身健体的成分，如维生素、氨基酸、咖啡碱、可可、左旋肉碱、人参等。这些饮料不受 FDA 监管，通常富含咖啡因或其它兴奋剂
- **运动补剂** 被称为能够提高运动表现的产品，但实际上很少有产品能做到，"功能增进"术语意味着"给予能量"
- **乳清** 牛奶中的含水部分，奶酪生产的副产品，曾经被作为废物丢弃，现在被认为是适合人服用的高质量蛋白源

10.8.1　佩奇和 DJ

下面介绍两个大学室友（佩奇和 DJ）的故事，展示运动员在决定自己训练方式时的不同选择。在新入学的那一年，她们的注意力都在各种聚会和车尾派对上，从没想过运动这件事，而之后为了减掉不知不觉增加的 6.8kg 体重，不得不开始跑步。她们的友谊以前都是围绕着多加奶酪的比萨饼和炸鸡翅，现在则是因为 5km 赛跑。

佩奇和 DJ 对于她们的营养规划和赛前准备都非常认真，但她们使用的方法完全不同。DJ 侧重于传统方法，她听从她的哥哥——一个田径明星亲身经历的建议，努力训练，保持营养均衡的食谱，睡眠充足，在比赛那天喝足够的水，在开始跑步之前的 10min 开始热身运动。她哥哥的另一个建议是每 4 个月更新质量最好的跑鞋，总是在星期三。很多运动员都会开玩笑似地保持一些比如穿能带来好运的袜子的迷信。

而佩奇觉得 DJ 的做法平淡、无聊，而且已经过时。佩奇会从互联网上或者健身杂志上寻找最新的运动补充剂。她把左旋肉碱和蛋白粉加到自己的饮料中，大口喝下甜菜汁，并服用各种运动补充剂来为比赛"加油"。她的桌子上到处都是药瓶，包括各种氨基酸、咖啡因药丸以及许多其它产品。不管她的目标是什么，网上总能找到可达到目的的"最畅销"产品。当然，这些都需要钱（很多钱），而且还要花时间来混合药品，退换运送错误的产品，这会占用她宝贵的训练时间。但是佩奇私下里觉得自己符合潮流的选择是很聪明的。

佩奇觉得她通过服用补充剂就能带来竞赛优势的看法是正确的吗？这样做是安全的吗？

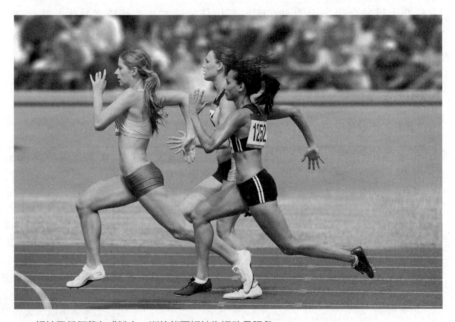

相较于任何药丸或粉末，训练能更好地为运动员服务

10.8.2　运动补充剂

科学研究可以对以上问题进行解答，但是为了找到答案所需的阅读不止那些广告材料。佩奇被那些杂志所误导是很容易理解的，广告经常把自己伪

装成科普文章，以掩盖其真正的目的。一些正确和错误的观点在社论式广告中相混合，使它们变得很可信，尤其是其中还有色彩丰富的图示和数据表格。有些广告甚至会引用权威的观点，如《美国临床营养杂志》和《美国医学会杂志》，来增加可信度。但必须要注意的是，这些社论式广告并不是为了要教育大众，而是为了促销产品。售卖补充剂的商家在全世界的产值有上百亿，而有些不择手段的商家为了拥有市场占有率，一点也不在意误导运动员们。

而且，有些标榜为"膳食补充剂"的产品能够逃避行业规则（见第 7 章争论部分），也就是说运动员们不得不自行判断补充剂是否有效和安全。迄今为止，很多正规的研究都不支持那些补充剂所自称的好处。如果运动员听到任何产品有功能增进的效果的时候，应该问清楚"谁提出的这些效果？"和"谁会因此而获益？"。

1. 抗氧化补充剂

运动会提高代谢速度，而提高代谢就会产生更多的自由基，带来炎症和氧化应激。那么很合理的，如果运动会产生自由基和氧化应激，食物中的抗氧化剂能够减缓氧化应激，运动员们多服用抗氧化剂就会带来益处。但是像很多表面上符合逻辑的想法却不能通过科学论证一样，研究并不能够证明服用抗氧化剂能提高运动表现。实际上，研究结果所表明的情况恰恰相反。自由基的产生可能是复杂的信号系统中必不可少的组成部分，能够促进由锻炼给身体带来的很多有利反应。而且很有可能的是，如果身体中出现过多抗氧化剂，会使得这个系统短路而阻止那些对身体有益的反应，或者影响运动表现。

2. 甜菜根汁

甜菜根汁作为一种运动补充剂出售，因为它富含**膳食硝酸盐（dietary nitrate）**，这是食物和水中的一种分子，在转化为其它化合物时会向组织提供氧原子。人体组织缺乏执行该初始步骤所需的限速酶，但是消化道细菌却能够执行。

一些研究表明，服用甜菜根汁可以提高运动员在某些剧烈的重复性活动中的表现，比如当一名足球运动员在整个比赛中以极高的速度奔跑时。据观察，在六天内给足球运动员补充甜菜根汁可以减慢其心率并缩短其在两次冲刺之间的恢复时间。而三项重复性骑车的测试表明，补充甜菜根汁可以提高冲刺成绩，但这种改善仅限于 24s 最高工作时长及 6s 的恢复时长。对恢复时长更久的 30s 或 60s 冲刺，则无法看到这样的益处。

其它研究报告称，甜菜根汁并不具有任何改善运动表现的益处。低血氧会阻碍慢性肺病患者的活动，但甜菜根汁并未改善他们的步行能力（它似乎确实降低了血压，这是个好结果）。与安慰剂相比，在健康的越野滑雪者中，甜菜根汁并不能改善组织中的氧气含量或其它表现因素。登山者在低氧环境中运动，甜菜根汁也不能改善其表现；实际上，这会使工作看起来更难，并会加剧高原反应中的一种常见头痛的程度。因此，结果参差不齐，并且没有多少人赞成这种补充剂。

正常食用甜菜是安全的，但是硝酸盐补充剂的安全性尚不得而知，使用它可能会带来一些危害。在诸如腊肉、红肠、热狗和午餐肉等加工肉中用作防腐剂的硝酸盐与人类癌症有关（请参阅第 11 章）。需要更多的研究来阐明硝酸盐对人类的影响。

3. 咖啡因

很多运动员声称咖啡、茶、**能量饮料**（**energy drinks**）和**浓缩能量饮料**（**energy "shots"**）中的**咖啡因**（**caffeine**）能够在运动中起到提升体能的作用。安全剂量的咖啡因（3mg/kg 体重）有时可以提高耐力运动表现，比如自行车和赛艇，并可在高强度训练中提高运动表现，而在其它时候，研究人员则表示帮助有限。咖啡因是一种温和的刺激剂，被多数人用以提高警觉和注意力。

过高剂量的咖啡因则会引起胃部不适、紧张、易怒、头痛、脱水和心律失常。如此剂量的咖啡因也可能会在既定的运动量下，收缩血管及增加心率。此外，咖啡因"能量饮料"中所含的其它成分还可能会产生无法预知的影响。近年来，来自能量饮料和其它来源的咖啡因过量事件已经导致了消费者的死亡。

竞赛运动员需要知道的是大学运动委员会禁止在比赛前摄入超过 700mg 的咖啡因，大约等同于 8 杯咖啡。本章的争论部分列出了常见食物和饮料中的咖啡因含量。

所以与其在赛前服用咖啡因药丸，佩奇还不如像 DJ 一样进行一些赛前热身活动。赛前热身能够促进脂肪酸释放而使肌肉及结缔组织升温，让它们在运动的时候更灵活而避免受伤。咖啡因则没有这些益处，而且高剂量的咖啡因会有利尿的作用。虽然 DJ 在赛前也会喝 1~2 杯咖啡，但是其中的少量咖啡因不会引起任何问题。

4. 左旋肉碱

左旋肉碱（carnitine）是一种非必需的营养素，在市面上经常被称为"脂肪燃烧器"。在体内，左旋肉碱确实能够帮助脂肪酸穿过包裹线粒体的细胞膜 [如图 3-1 所示，线粒体是细胞中能够使富含能量的养分（如脂肪酸）释放能量的结构]。左旋肉碱的商家促销逻辑是"增加了左旋肉碱，就会有更多的脂肪被燃烧掉，同时产生更多的糖原裂解"，但是这种理论主要是基于推测，而非研究证明。补充左旋肉碱既不能提高肌肉中的左旋肉碱的浓度，也不能提高运动表现（佩奇在吃了苦头之后发现服用左旋肉碱会导致腹泻）。素食者体内的左旋肉碱比食肉者的含量少，但是当他们补充左旋肉碱的时候，并不会对他们的肌肉功能及能量代谢产生任何影响。

对于那些想要达到理想左旋肉碱含量的人们，牛奶和肉类是很好的来源，不过更重要的是，左旋肉碱不是必需营养素，这就意味着身体本身就能够产生足够的量。

5. 肌酸

肌酸（**creatine**）补充剂已被广泛推荐给运动员并被其广泛使用。尽管它们显然没有使耐力运动员（例如跑步者）受益，但证据确实暗示了其它一些潜在的益处。对于短期、重复性的高强度活动（例如举重或短跑），一些研究表明肌肉强度、力量和大小有微小但显著的增加，而这些改善有利于高强度活动。

不过其它研究表明是运动员的单独抗阻力训练而非肌酸带来了报道中所说的益处。由于这些研究的方法和设计各不相同，很难说清肌酸的真实结果。

肌肉中肌酸的部分功能是储备高能磷酸肌酸化合物，从理论上讲，肌肉中磷酸肌酸的含量越高，运动员就越能承受高强度训练。不过迄今能被确定的肌酸的作用则是体重增加，这对运动员来说可能是福音，但对其它人来说则可能是坏消息。幸运的是，增加的主要是水分，因为肌酸能够使肌肉保持水分。

肉类是一种很好的肌酸来源，因此无需食用过量的肉类或服用补充剂来获得肌酸。肌酸的最佳来源是肌肉自身合成的肌酸，人类的肌肉能够合成所需要的肌酸。

6. 碱性缓冲液

碳酸氢钠（小苏打）能起到缓冲的作用，与酸中和。在高强度训练中，肌肉中会产生酸而出现劳累的感觉。一些（但不是全部）研究表明，碳酸氢盐可能会令人在涉及重复的剧烈运动中（例如许多团体运动）受益。但讨厌的副作用，如胀气和腹泻，可能使得这种运动补充剂不太实用。

β-丙氨酸缓冲液的效果最近引起了一些运动专家的注意。虽然β-丙氨酸能够在一定程度上增加身体的缓冲能力，但是研究表明它会对运动表现带来混合甚至负面影响，而产生"针刺感"则是其可能的副作用。

7. 氨基酸补充剂

有些运动员（尤其是健美和举重运动员）知道服用氨基酸是肌肉增长、变强和完成动作的要素。他们是正确的，因为如果在关键时刻缺乏必需氨基酸，蛋白质的合成就会受到阻碍。然而这些氨基酸的最好来源是食物而不是补充剂，主要原因有几个：第一，健康的运动员如果保持营养均衡的食谱，就能够从食物中自然地获得所需的氨基酸，而这种理想的平衡是任何补充剂都无法带来的。第二，肌肉所需要的氨基酸只有几克，这个量很容易由任何少量的含蛋白质膳食提供，而昂贵的补充剂带来多余的氨基酸是不必要的，也是无效的，因为肌肉并不能储存多余的氨基酸，也不能把它们作为能量使用。第三，任何单一氨基酸制品，即使是亮氨酸，也无法显著提高运动表现和肌肉力量。第四，服用氨基酸补充剂会使身体很容易陷入氨基酸过多或过少的困境。氨基酸会为了身体内的运输而互相竞争，任何一种氨基酸的过量都会限制另一种氨基酸的可利用性。第五，补充剂会带来消化系统的紊乱，尤其对某些人群来说会带来危险（见第6章消费者指南专栏）。

8. 清蛋白

与瘦肉、鸡蛋、牛奶和豆类中其它高质量的蛋白质相似，**乳清（whey）**是一种完全蛋白质，能够提供所有的必需氨基酸，包括亮氨酸，起始和支持肌肉组织组建新肌肉所需的重要氨基酸。乳清曾经是奶酪制造中被丢弃的副产品，而现在则被加入各种食物和补充剂中，包括为运动员准备的能量棒、饮料和蛋白粉。乳清蛋白质可溶于水，在消化系统中也能保持溶解状态，所以可以很容易地被消化和吸收。不过与大多数宣传相反的是，对于提高运动表现来说，与其它高质量的高蛋白食物相比，乳清蛋白并没有任何明显的优势。

佩奇认为只要服用少量的氨基酸丸和吃几个乳清蛋白能量棒，就能够在减少训练的同时提高自己的竞赛速度，不过这只是她的幻想。为了提高肌肉的体积和力量，除了蛋白质之外，必须同时进行对体力要求很高的运动。所以对佩奇来说，她不仅不会加快速度，反倒可能增加体重，蛋白质能量棒会使得她每天的能量摄入增加 500kcal，比她在运动时消耗的能量还要多。

而经常用葡萄干和坚果作为零食的 DJ 在最近她和佩奇共同参加的 10 次比赛中 7 次都超过了佩奇。在其中的一次比赛中，佩奇因为头晕而退出了比赛，可能是由于摄入的咖啡因过多造成的。但是佩奇仍然认为自己会赢，她已经离不开药物的帮助，开始考虑更危险的激素产品。这些她不了解的产品很可能会给她带来危险。

10.8.3　激素及其仿制品

迄今为止，有关膳食补充剂的争论都聚集在它们能否起提高运动表现方面，不过大部分产品在健康成年人一般服用的剂量下，可能并不会对健康和生命带来即时伤害。而激素，例如重组人生长激素、**脱氢表雄酮（dehydroepiandrosterone, DHEA）**、**雄烯二酮（androstendeione）**、睾丸激素或其它激素，则是另一回事，受到国际奥委会反兴奋剂机构以及大多数职业和业余体育联盟的禁止。

1. 促蛋白质合成类固醇的危害

在所有增补剂中，最危险的就是**促蛋白质合成类固醇激素（anabolic steroid hormone）**。身体的天然类固醇激素在男性和女性锻炼后都会促进肌肉生长，但是注射这些"虚假"的激素则会使肌肉的体积和力量增长到光靠训练远远达不到的地步，但随之而来会给健康带来很大的危害。这些药物在体育运动中是不合法的，也会给使用者带来很大危险，但是运动员们还会在没有医疗监控的情况下使用它们，简单地以别人的话作为他们安全的依据，促蛋白质合成类固醇危险的副作用有很多，其中包括：

- 严重的精神上的敌意、很强的攻击性、性格改变、产生自杀的想法；
- 面部肿大，严重的产生瘢痕粉刺，眼白发黄（黄疸）；
- 发生心脏病及卒中的危险增大，肝损害、肝肿瘤及肝衰竭，肾衰竭，血性腹泻；
- 在女性中，会造成不可逆转的声音变低、丧失生育能力、乳房缩小、外生殖器的永久性增大；
- 在男性中，会造成乳房增大、睾丸的永久性缩小、前列腺增大、性功能障碍及丧失生育能力。

要坚决避免使用这些药物。

10.8.4　药品冒充膳食补充剂

很多被作为膳食补充剂来销售的运动补充剂实际上含有功能强大的药品。FDA 曾经因安全问题而禁止使用一种强效的刺激性药物——DMAA。

它的化学表亲DMBA（通常在标签上被列为AMP柠檬酸盐）是未经测试的
刺激药物，目前以运动补充剂、减肥药或健脑药的形式出售。DMBA被怀
疑会导致使用者发生致命的中风，还会引发心脏病和癫痫。尽管FDA正在
对DMAA采取行动，但由于需求强劲且利润很高，其它此类药物也很可能
会迅速取代它。表C10-2列举了一些类似产品。

表C10-2 假冒运动补充剂的一些物质

膳食补充剂	声　称	证　据	风　险
精氨酸（一种氨基酸）	增加肌肉量	无效	一般耐受性良好，可能会危害心脏病患者
硼（一种微量元素）	增加肌肉量	无效	报道说剂量达10 mg/d时不会出现不良反应；那些患肾病的人或对激素敏感的女性应避免服用
辅酶Q10（电子传递链中的载体）	增强运动表现	无效	轻度消化不良
DMBA（AMP柠檬酸盐）（1,3-二甲基丁胺）	增加能量、提高注意力和代谢	一种兴奋剂，可能类似于麻黄碱或苯丙胺	会导致致命的心脏病发作、脑出血、肝和肾衰竭、癫痫、高血压和心动过速
麻黄（麻黄碱）	减肥，增强肌肉力量，增强运动表现	可能会增加神经能量和警觉	口干、失眠、紧张、心悸、头痛、血压升高、心脏停搏，已被FDA和许多运动机构禁止
γ-谷维素（植物甾醇）	增加肌肉量，模拟合成类固醇，无副作用	无效	短期使用无不良影响，没有长期安全性研究
甘油（一个三碳分子，是甘油三脂和磷脂的一部分）	改善运动期间的水合作用，调节运动期间体温，提高运动表现	对于是否能够改善水合作用和调节体温结论不一致，对提高运动表现无效	可能导致恶心、头痛、视力模糊，那些由于体液潴留患有水肿、充血性心力衰竭、肾病和高血压等疾病的人应避免服用
瓜拉纳	增强速度和耐受力、智力和性功能	无效	高剂量可能会导致心脏病和恐慌症发作
HMB（β-羟基-β-甲基丁酸）（亮氨酸的代谢物）	增加肌肉体积和力量	结果不一致	短期使用没有不利影响，剂量可达76 mg/kg体重
蜂王浆（蜜蜂产生的）	增强耐力和减少疲劳	迄今没有人体实验数据	剂量达12mg/d，无不良影响；那些有哮喘或过敏反应史的人应避免服用
碳酸氢钠（小苏打）	缓冲肌肉酸，延迟疲劳，增强肌肉力量和强度	可能会缓解酸度及延迟肌肉疲劳，需要更多的研究才能得到明确的结论	胃肠道不适包括腹泻、痉挛、胀气、腹胀，那些限钠饮食的人应避免服用
育亨宾树皮	减肥，兴奋剂作用	未能得到明确的结论	肾衰竭、癫痫

同时还要注意的是，饮食补充剂的商标也并不可信。最近的一项研究
发现，市场上卖给运动员们的补充剂中有19%都含有类固醇。另一项研究
则发现，只要所服用的肌酸补充剂中被0.000 05%的类固醇药物所污染，就
会造成药检量阳性，所以运动员服用这些可能含有未知药物的补充剂时，不
仅会给身体带来危害，还可能因为药检不过关而被禁赛。选择由独立的测
试组织[例如美国药典公约（U.S. pharmacopeial, USP）或禁用物质控制组
（Convention, Banned Substances Control Group, BSCG）]认证的补充剂可能
有助于减少掺假的可能性。

10.8.5 结论

对那些运动补充剂的各种声明广告，最合理、科学的回应就是"消费者

需要提高警惕"。最近在最流行的健康和健身杂志上的广告调查中，研究人员发现了近300种产品，其中有235种不同成分都被称为是有益的，大部分针对肌肉的增长，而没有任何一种成分是被科学证明确实有效的。

那些像佩奇一样相信能够通过补充剂来提高运动表现的运动员实际上是在用他们的金钱和健康进行赌博。他们从一种产品转到另一种产品，最终安慰剂效应会消失而产品所保证的奇迹却不会发生。对于一直根据科学的方法来健身的DJ来说，如何在维持和佩奇友谊的情况下告诉她这些都是骗人的呢？

想要劝说人们长期相信的理念是错误的是有一定危险性的，人们可能会对那些说出真相的人感到愤怒而不是针对那些谎言的来源。为了避免这种尴尬的结果，DJ决定只着重于佩奇日常服用的那些可能带来危害的补充剂，比如过量的咖啡因和激素替代品，而对于乳清蛋白和其它补充剂，可能只是浪费钱，DJ决定先不提，就把它们当作无害的迷信。

当佩奇认为她的运动成绩是因为服用一种新的药剂而提高的时候，DJ觉得最可能的是她的意志力在起作用，这就是安慰剂效应。不要小看这种效果，意志力的力量是不可忽视的。人们并不需要购买那些没经过证明的补充剂来给自己带来优势，因为我们已经有最有效的工具，就是我们的意志力。你可以用那些省下来的钱给自己买双好跑鞋？

批判性思维

（1）大多数时候，人们购买运动补充剂来提高运动表现都是在浪费钱。但是就算是受过良好教育的运动员也会服用它们，是什么样的因素促使了这些竞争者们抛开所有顾虑去购买和服用那些没有经过证明的运动补充剂呢？广告在其中又起了什么作用呢？

（2）分为两组，一组的论点支持运动员服用运动补充剂，另一组则反对服用运动补充剂。每组都要列出应该被允许的运动补充剂和应该被禁止的药剂。

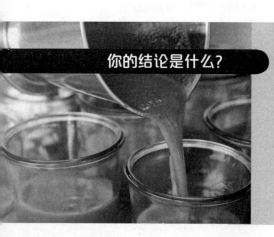

你的结论是什么？

身体活动能帮助你长寿么？

某些食物或饮料确实能帮助参赛者获胜么？

某些维生素片能帮助你提高运动成绩么？

在运动中喝运动饮料比水好么？

线上资源有哪些？

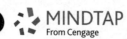

请访问 www.Cengage.com，以获取 MindTap，这是一门完整的数字课程，其中包括"饮食与健康"、互动测验、视频等。

c. 维生素 C　　　　　　　d. 钾

自测题

1. （LO 10.1）以下都是坚持运动的益处，除了_____。
   a. 改善身体组成
   b. 降低镰状细胞贫血的发病率
   c. 改善骨密度
   d. 降低 2 型糖尿病的风险

2. （LO 10.1）为了符合《美国居民身体活动指南》的要求，人们每天需要的运动时间会因为什么变化？
   a. 锻炼持续时间　　　　b. 锻炼平衡
   c. 锻炼强度　　　　　　d. 锻炼是否充足

3. （LO 10.2）健身的人首先需要锻炼肌肉力量、快速反应时间、敏捷性和抗肌肉疲劳性。
   对　　　　　　　　　　错

4. （LO 10.2）使肌肉超负荷从来不是有效的方法。
   对　　　　　　　　　　错

5. （LO 10.3）下列哪个能源系统可为举重者提供运动所需的能量？
   a. 有氧供能系统　　　　b. 心血管系统
   c. 能量储存系统　　　　d. b 和 c

6. （LO 10.4）哪种饮食方式被证实能够增强运动员的耐力？
   a. 高脂肪饮食
   b. 正常混合饮食
   c. 高碳水化合物饮食
   d. 饮食方式未证明有任何影响

7. （LO 10.4）当一个人开始进行超过 20min 的适当锻炼后，他会_____。
   a. 使用更少的葡萄糖、更多的脂肪作为能量来源
   b. 使用更少的脂肪、更多的蛋白质作为能量来源
   c. 使用更少的脂肪、更多的葡萄糖作为能量来源
   d. 使用更少的蛋白质、更多的葡萄糖作为能量来源

8. （LO 10.4）通过有氧锻炼的肌肉比没经过任何训练的肌肉燃烧更多的脂肪。
   对　　　　　　　　　　错

9. （LO 10.5）研究并不支持运动员需要通过补充维生素来增强其运动表现的假设。
   对　　　　　　　　　　错

10. （LO 10.5）以下哪些是肌红蛋白的一部分_____。
    a. 铁　　　　　　　　b. 钙

11. （LO 10.6）以下所有关于啤酒的说法都是正确的，除了_____。
    a. 啤酒含的矿物质很少
    b. 啤酒含的维生素很少
    c. 啤酒会导致失水
    d. 啤酒的能量主要来源于碳水化合物

12. （LO 10.6）在寒冷的天气中，迷失方向和言语不清的运动员可能已经出现体温过低的症状。
    对　　　　　　　　　　错

13. （LO 10.6）为了防止肌肉痉挛和低钠血症，耐力运动员们如果进行竞赛，大量出汗并超过 4h，需要_____。
    a. 在比赛中及时补充钠
    b. 在赛前避免多盐的食物
    c. 在比赛时多喝白水
    d. 在比赛时及时补充葡萄糖

14. （LO 10.7）运动员需要避免两餐中间的零食。
    对　　　　　　　　　　错

15. （LO 10.7）在饮食中加入糖对于满足某些运动员巨大的碳水化合物需求是有利的。
    对　　　　　　　　　　错

16. （LO 10.7）运动员的赛前餐应该_____。
    a. 低脂　　　　　　　b. 高纤维
    c. 适量蛋白质　　　　d. a 和 c

17. （LO 10.7）以下哪些食物应该是赛前餐的主要组成？
    a. 面包、土豆、面条和果汁
    b. 肉和奶酪
    c. 豆类、蔬菜和全谷物
    d. 以上都不是

18. （LO 10.8）在比赛前，适量的咖啡因会_____。
    a. 影响注意力　　　　b. 提高运动表现
    c. 增加焦虑感　　　　d. 没有任何作用

19. （LO 10.8）左旋肉碱补充剂_____。
    a. 是脂肪燃烧剂，能够增加细胞能量
    b. 能够提高肌肉中左旋肉碱的浓度
    c. 能够提高运动表现
    d. 会造成腹泻

答案见附录 J

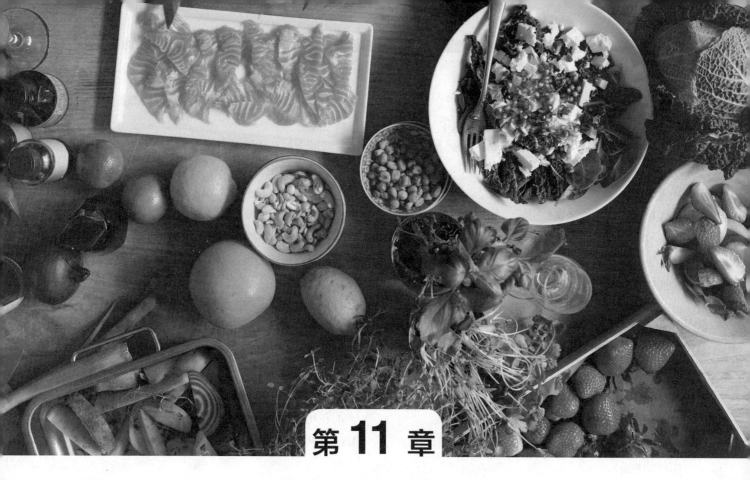

第 11 章

营养与慢性疾病

启发提问

你选择的食物会损害你的心脏么？

某些草药可以促进你的健康么？

糖尿病是由吃糖引起的么？

无添加剂的"天然"食品会降低患癌症的风险吗？

疾病是一种损害或扰乱正常身体或器官功能的失调状态，通常会产生特征性的症状或体征。**传染病（infectious disease）**是由特定病原体引起的一类疾病。人体对抗这些疾病的最佳防御反应是依靠自身的天然免疫和公共卫生所提供的预防措施，即疫苗和环境卫生服务。肺炎和流感这两种传染病被列入"十大杀手"名单，但是请看图 11-1 的红色条形。心脏病位居榜首，癌症次之，卒中（中风）位居第五，糖尿病位居第七。还要注意，这四种对生命威胁的疾病都与饮食相关。这四大杀手都属于**慢性病（chronic disease）**，它们在很大程度上可以通过良好的营养来预防，而本书恰好阐明这些措施。

本章介绍三种慢性病：心血管疾病、糖尿病和癌症。之所以选择这些疾病作为特别关注的对象，是因为它们在美国的发病率和死亡率均名列前矛，而且良好的营养可以对预防这些疾病做出重大贡献。对于每一种疾病，本章均回答了三个问题：第一，疾病如何影响身体？第二，其**危险因素（risk factor）**有哪些？第三，可以采取哪些措施来预防它？

11.1 慢性病病因

LO 11.1 探讨危险因素与慢性病之间的关联

每一种传染病往往都有独特的病原体，如细菌或病毒；与之相比，慢性病与很多被称为危险因素的可疑诱因有关。危险因素同疾病呈现关联性，也就是说，它们往往伴随着疾病的发生，但是没有任何一种危险因素可以单独导致疾病，因为这些因素是相互作用的。我们可以说流感是由某种病毒引起的，却不能说导致癌症的是某一项饮食因素。例如，我们不能归咎于低纤维饮食。是的，这只是一个危险因素，但是有很多致癌的危险因素，而低纤维饮食只是其中之一。此外，每一种危险因素都与不止一种慢性病（有时是多种）的起因有关。表 11-1 显示了慢性病及其危险因素关系间的整体、复杂情况（其他危险因素，具体到个别疾病，将在后面的讨论中提及），而且一

术 语

传染病（infectious disease）：由细菌、病毒、寄生虫和其他微生物引起的疾病，可通过空气、水或食物将疾病从一个人传递给另一个人，或通过接触，或通过媒介生物体，例如蚊子和跳蚤。

慢性病（chronic disease）：进展缓慢的退行性状态或疾病，持续时间长，缺乏即时治疗方法。慢性病会使人的功能、生产力、生活质量和寿命受限。在第 1 章中也有定义。

危险因素（risk factor）：可增加人们患病概率的特征、状态或生活习惯，或已知与疾病相关但未被证明有因果关系的因素。

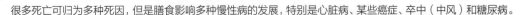

很多死亡可归为多种死因，但是膳食影响多种慢性病的发展，特别是心脏病、某些癌症、卒中（中风）和糖尿病。

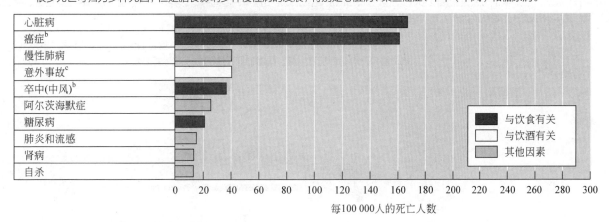

a死亡率按年龄段调整，进行年龄段和时间的比较。
b酒精增加某些癌症和卒中的危险。
c交通事故和其他事故是导致15~24岁年龄段人死亡的主要原因，其次是凶杀、自杀、癌症和心脏病。所有事故死亡人数的一半是由酒精造成的。

图11-1 美国的前10大死因[a]

来源：Data from National Center for Health Statistics: K. D. Kochanek, and coauthors, Deaths: Final data for 2014, National Vital Statistics Reports 65, 4（2016）：1–122.

种疾病（如糖尿病）本身也可能导致其他疾病（如动脉粥样硬化和高血压）。图 11-2 说明了其中一些关系。

表 11-1	慢性病的危险因素 a

在所有这些危险因素中，前两个是不可改变的：你无法改变你的年龄或遗传。至于作为危险因素的疾病，如果你已经患有一种，你可能无法减缓或逆转它。其他危险因素与你的生活方式选择有关，因此在很大程度上可以控制在你的手中。你的选择可以成为预防慢性病的有力措施。

危 险 因 素	疾 病				
	动脉粥样硬化	高 血 压	2 型糖尿病	癌 症	肥 胖
无法改变的危险因素：					
高龄	×	×	×	×	
家族史（遗传）	×	×	×	×	×
疾病危险因素：					
动脉粥样硬化 b		×			
糖尿病 b	×	×			
高血压 b	×				
肥胖 b	×	×	×	×	
血浆低密度脂蛋白和甘油三酯高；血高密度脂蛋白低	×				
除饮食之外的可改变的危险因素：					
酗酒		×		×	×
缺乏身体活动	×	×	×	×	×
吸烟与烟草的使用	×	×		×	
饮食与营养危险因素：					
饮食中添加糖多					×
易致动脉粥样硬化饮食（饱和脂肪和 / 或反式脂肪含量高，而蔬菜、水果和全谷物含量低）c	×	×	×	×	×
饮食中盐 / 腌制食品多		×		×	
饮食中维生素和 / 或矿物质少	×	×		×	

a 污染等环境因素不包括在此表中。

b 请注意，动脉粥样硬化、糖尿病、高血压和肥胖既是危险因素，本身也是疾病。

c 致动脉粥样化饮食产生更高的低密度脂蛋白和极低密度脂蛋白以及更低的高密度脂蛋白胆固醇。这种饮食是心血管疾病的危险因素，并且这些血脂检测结果本身也被认为是危险因素（表 11-3）。

许多慢性病本身也是其他慢性病的危险因素，并且它们全都与肥胖相关。图中的胰岛素抵抗、腹部肥胖、血压水平高、异常血脂水平构成了代谢综合征

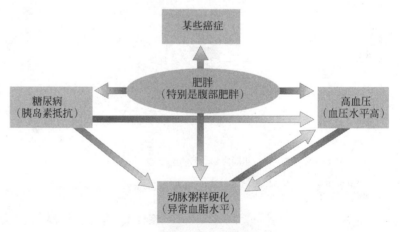

图11-2 慢性病之间的相互关系

- 传染病只有一个原因——暴露于特定的病原体。
- 当今的主要疾病是慢性病——心血管疾病、2 型糖尿病和癌症。
- 慢性病有许多共同的危险因素，其中包括过量饮酒、缺乏体育锻炼、吸烟和饮食不当。

11.2　心血管疾病

LO 11.2　描述心血管疾病并确定其危险因素

在当前的美国，超过 9200 万人患有某种形式的心脏和血管疾病，统称为**心血管疾病（cardiovascular disease，CVD）**。在美国，心血管疾病每年夺去 80 多万人的生命，它一直是这个国家几十年来的主要死因。心血管疾病常被称为"心脏病"，但这过于简单化了。正如心血管疾病一词所暗示的那样，心血管疾病包括血管疾病和心脏病。因此，心血管疾病一词代表了两种疾病合并为一种疾病的系列疾病。

动脉粥样硬化（atherosclerosis）是动脉硬化的最常见形式，是大多数心血管疾病的主要潜在病因，包括**高血压（hypertension）**。反过来，高血压又会加重动脉粥样硬化。这两种疾病关系如此密切，以至于任意一种都是另一种疾病的危险因素。正如后面章节所述，降低动脉粥样硬化风险的饮食模式也能预防高血压。没有人能够完全杜绝动脉粥样硬化的所有症状。但问题不在于是否患病，而在于病情的程度以及你能做些什么来减缓或逆转疾病。

慢性高血压是心血管疾病最常见的形式之一，困扰着大约 8500 万美国成年人，其发病率一直在稳步上升。高血压是导致**卒中（stroke）**的主要原因，而卒中是美国人的主要死因。与高血压患者相比，血压正常的人通常寿命更长，患各种形式的心血管疾病的概率也更低。许多术语都与心血管疾病有关。表 11-2 中定义了一些最常见的术语。

- 心血管疾病是美国人死亡的主要原因。
- 动脉粥样硬化是心血管疾病的主要潜在病因，高血压是最常见的心血管疾病。
- 动脉粥样硬化和高血压互为危险因素。

11.2.1　动脉粥样硬化和高血压

动脉粥样硬化始于动脉内膜细胞的损伤，由以下几种因素引起：高的低密度脂蛋白胆固醇，高血压，糖尿病，吸烟中的有害物质，肥胖，某些病毒和细菌感染。长期持续的内膜损伤将会引发一系列事件：

- **脂肪条纹（fatty streak）**的形成，特别是在血管分支处。
- 脂肪沉积物扩大及硬化而形成**斑块（plaque）**。
- 动脉狭窄和硬化（见图 11-3）。

心血管疾病（cardiovascular disease, CVD）：描述心脏和 / 或血管疾病的总称。心血管病包括高血压、冠心病和卒中等。

动脉粥样硬化（atherosclerosis）：心血管病的一种主要原因：一种动脉疾病，其特征是以斑块形式沿着动脉内壁沉积（athero 的意思是"柔软和苍白"，指的是最初形成沉积物的特征；scleros 的意思是"坚硬"，指的是在这一过程后期的同一种沉积物）。动脉硬化这个术语同时涵盖了两个概念（斑块见表 11-2"心血管疾病术语"）。

高血压（hypertension）：血压比正常的高。

表 11-2　CVD 术语

- 动脉瘤（aneurysm）：是动脉壁某一点由于病变或损伤而变薄，动脉壁膨胀鼓出的疾病。
- 冠心病（coronary heart disease）：一种慢性进行性疾病，其特征是冠状动脉血流受阻；也称为冠状动脉疾病。冠状动脉是供给心肌本身的动脉。参见外周动脉疾病。
- 栓子（embolus）：在循环系统中游走的血块（embol 的意思是"插入"）
- 栓塞（embolism）：栓子停留在动脉中，突然切断了身体某一部位的血液供应。参见血栓形成。
- 脂肪条纹（fatty streak）：动脉内表面的脂肪沉积，是斑块形成的早期阶段。
- 泡沫细胞（foam cell）：在斑块形成过程中形成的泡沫状细胞，它们由白细胞发展而来，在清除斑块中脂肪的同时，这些白细胞会吞噬脂肪。
- 心脏病发作（heart attack）：由于供给心肌的血管被栓塞、血栓或其他原因导致心脏组织突然梗死的事件。心脏病发作也称为心肌梗死。
- 出血（hemorrhage）：无法控制的出血。
- 外周动脉疾病（peripheral artery disease）：影响外周动脉的任何疾病或紊乱，外周动脉将血液输送到身体器官而不是心脏。参见冠状动脉疾病。
- 斑块（plaque）：动脉粥样硬化中动脉壁形成的混有平滑肌细胞和钙的脂类堆积。同一个词也用来描述牙齿上不同种类的沉积物的积累，这种沉积物会促进龋齿。
- 卒中（stroke）：由于血栓、栓子或血管破裂而导致的大脑局部血流的阻断；这些事件分别被称为脑血栓、脑栓塞和脑出血（大脑是脑的一部分）。
- 血栓形成（thrombosis）：血栓长得足够大，甚至可封堵血管的状况。冠状动脉血栓形成使得流向心肌的血管阻塞。脑动脉血栓形成使通向脑的血管阻塞。
- 血栓（thrombus）：循环系统中稳定的血块。

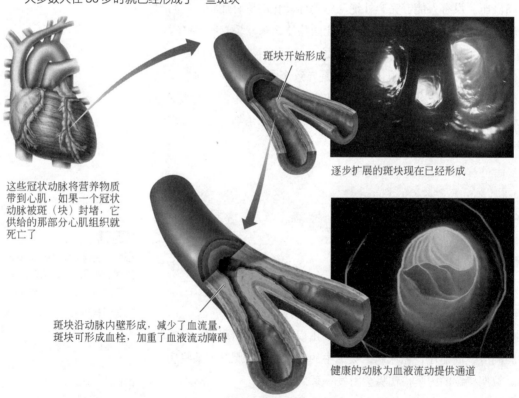

大多数人在 30 岁时就已经形成了一些斑块

斑块开始形成

逐步扩展的斑块现在已经形成

这些冠状动脉将营养物质带到心肌，如果一个冠状动脉被斑（块）封堵，它供给的那部分心肌组织就死亡了

斑块沿动脉内壁形成，减少了血流量，斑块可形成血栓，加重了血液流动障碍

健康的动脉为血液流动提供通道

图11-3　动脉粥样硬化中的血管壁斑块的形成

● 产生大量自由基的炎症。

1 斑块的发生与发展 炎症会引发更多的事件。免疫系统通过输送白细胞到患处，试图修复损伤。低密度脂蛋白胆固醇颗粒被困在血管壁中，这些颗粒被炎症过程中产生的大量自由基氧化。白细胞聚集到患处以吞噬并清除氧化后的低密度脂蛋白，当它们被氧化的低密度脂蛋白充盈时，会呈现出泡沫状外观（因此得名**泡沫细胞，foam cells**）。之后这些泡沫细胞成为氧化和炎症的触发物，从而吸引更多的吞噬细胞来到患处。动脉壁的平滑肌细胞增殖，试图治愈损伤，但是它们也可能被困在斑块之中。有些斑块被纤维帽覆盖，有些则因钙沉积而硬化。最终，许多动脉内壁几乎都覆盖着坚硬的、外形毁损的斑块。

动脉斑块一旦形成，动脉壁的痉挛或血压的骤升将会破坏斑块表面，引起斑块的破裂。当它破裂时，人体会因应对受损而发生凝血。

2 血凝块形成 血凝块在血液中不断形成再不断溶解，而当这个过程保持平衡时，血凝块对身体无害。如第6章所述，血凝块是对出血损伤的正常和必要的反应：能止血并开始愈合过程。但是，动脉粥样硬化破坏这个平衡，血凝块形成快于溶解。动脉损伤、动脉斑块和发炎均会诱发血凝块。

不正常的血凝块会让人有生命危险。比如，血凝块一旦形成，会附着在动脉的斑块上，逐渐长大直至切断周围组织的血液供应。这些失去供应的组织会慢慢死亡，被无生理功能的瘢痕组织所取代。这种静止的血凝块被称为**血栓（thrombus）**，而因它导致的组织死亡现象称为**血栓形成（thrombosis）**。另外，血凝块也可以游离出来，成为**栓子（embolus）**，随着血液流动，直到遇到一个特别窄的血管不能通过。此时，血凝块阻塞在那里，叫作**栓塞（embolism）**，而由于这一情况发生突然，周围的组织会很快死亡（图11-4）。在这两种情况下，一旦动脉堵塞，它可能会肿胀，管壁变薄，从而膨胀，变弱，并可能破裂（**动脉瘤，aneurysm**）。一旦血管破裂，血液会迅速从血管中漏出（**出血，hemorrhage**），根据出血位置的不同，可能会致残或致死。

当脑血管（大脑）或冠状动脉（心脏）发生刚刚介绍的过程时，就是我们常说的大脑或心脏发生的危及生命事件。例如，大脑中的类似事件称为**卒中（stroke）**，心脏中的类似事件称为**心脏病发作（heart attack）**。

3 动脉粥样硬化会升高血压 动脉中的斑块也会促进高血压（高于正常血压）发生。正常情况下，心脏每搏动一次，动脉就相应地扩张以允许血流脉冲通过。然而因斑块变硬、变窄的动脉不能扩张，于是血压升高。而高血压则成为动脉粥样硬化的一种症状。硬化的动脉也不能让血液自由流过肾脏，肾脏就会以对待循环低血压的方式进行反馈：释放激素以刺激身体保钠、保水。这无疑会扩充血容量，而使血压在恶性循环中更高。

4 高血压加速动脉粥样硬化 高血压也会恶化动脉粥样硬化。高压会损坏动脉壁，更容易造成死亡。加之，由于斑块最有可能在血管受损部位形成，动脉粥样硬化在这些部位便会进展最快。因此，每一种慢性病的表现都会促进并加重另一种慢性病。

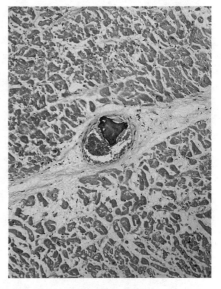

动脉中的血块，例如这种致命的心脏栓塞，会阻碍血液流向由该动脉供血的组织。

图11-4 血块

术 语

炎症（inflammation）：免疫系统对细胞损伤的反应，表现为白细胞增多和红、热、痛、肿。炎症在许多慢性疾病的发生中发挥作用。

要 点

- 随着大多数人年龄增长，动脉粥样硬化会逐渐发生和发展。
- 动脉粥样硬化的发展包括斑块的发生和发展、血块形成和高血压。
- 动脉粥样硬化和高血压相互恶化。

11.2.2 心血管疾病的危险因素

第 5 章简要介绍了心血管疾病的主要危险因素，表 11-3 将它们全部列举出来。表 11-1 列出了一些慢性病的危险因素，该表显示与一种疾病相关的危险因素通常也会导致其它疾病。表 11-3 仅列出了心脏病特有的危险因素。

表 11-3　心脏病的主要危险因素

打钩的危险因素与饮食有关。
后来的数据提供了判断血脂和血压的标准。BMI 值参见附录 I。

不能改变的危险因素：
- 年龄增长
- 男性
- 家族史（遗传）

可以改变的危险因素：
- 血 LDL 胆固醇高　✓
- 血 HDL 胆固醇低　✓
- 血甘油三酯（VLDL）高　✓
- 高血压　✓
- 糖尿病　✓
- 肥胖（特别是向心性肥胖）　✓
- 缺乏体育锻炼
- 吸烟
- 酗酒　✓
- 钠摄入量高　✓
- 易致动脉粥样硬化饮食（饱和脂肪和反式脂肪多，而蔬菜、水果和全谷类少）　✓

来源：E. J. Benjamin and coauthors, Heart disease and stroke statistics—2017 update: A report from the American Heart Association, Circulation 2017, doi: 10.1161/CIR.0000000000000485.

人到中老年后，会表现出至少一个危险因素（因为高龄本身就是），很多人则有好几个，在不知不觉中增加了风险。人对自己的危险因素控制得越多，患 CVD 及死亡概率就越小。由于意识到降低当下流行的 CVD 主要危险因素患病率的急迫性，美国心脏协会制定了到 2020 年"将全美心血管健康提高 20%，同时将心脏病和卒中的病死率降低 20%"的目标。

1. 关于性别的注意事项　在每个年龄段，男性比女性患心血管疾病的风险更大，而且男性在一生中患心脏病的次数越来越多，越来越早。但无论如何，已有超过 4400 万美国妇女患心血管疾病，而且该数字还在不断增加，尽管在心脏病的认知、预防和治疗方面已取得了实质性进展，但患病人数上升的比例仍在持续加大。各种形式的心血管疾病导致的美国女性死亡人数，尤其是那些绝经后的女性，比其他任何原因都要多。学会识别即将发生的心脏病发作的症状可以挽救生命：参见下一节"心血管疾病的预防措施"中的"识别心脏病发作"。

本章节中的危险因素都属于"可调节"的范畴，并且这些因素对减少心血管疾病而言非常重要。研究表明，即使是有心血管疾病高遗传风险的人，也可以通过规律的身体活动、不吸烟、控制体重和经常吃有益健康的食物来提高健康的概率。这四种生活方式中的每一种都能单独降低患心脏病的风险，但综合起来，其协同效应是显著的。坚持四条中的三条，心脏病发作的风险就能减半。显然，生活方式的选择会对心脏健康产生重大影响。

2. 高血糖/糖尿病 任何形式的血糖控制失败，哪怕只是暂时性的，都会导致动脉状况恶化，并且如果进展为真正的糖尿病，就会成为各种形式的心血管疾病和死亡的主要危险因素。动脉粥样硬化在糖尿病患者中进展迅速，阻塞血管并阻碍血液循环。对有糖尿病的人来说，未来心脏病发作的风险大致等同于未患糖尿病但已经有心脏病发作的患者风险。

3. 高血压 超过三分之二的 65 岁以上的美国成年人患有高血压。在接下来的几年内，55 岁时血压正常的人仍有 90% 的风险患上高血压。

血压如果稍微高于正常值，就会增加心脏病和卒中的发生风险。此外，这种关系是成正比例的：血压越高，风险越大。高血压早期症状和心脏病风险之间的关系对男女老少都适用。

4. 肥胖和缺乏运动 肥胖，尤其是腹部肥胖和缺乏运动，会显著增加心血管疾病危险因素，导致低密度脂蛋白胆固醇增高、高密度脂蛋白胆固醇降低、甘油三酯增高、血压增高和糖尿病；相反，减肥和体育锻炼通过降低低密度脂蛋白胆固醇、提高高密度脂蛋白胆固醇、降低甘油三酯、改善胰岛素敏感性和降低血压来预防心血管疾病。肥胖作为高血压的一种主要病因，和高血压共存则会大大增加心血管疾病的患病风险。大多数高血压患者——估计有 70%——是超重或肥胖的。肥胖会以几种方式升高血压：改变肾功能、增加血容量及通过胰岛素抵抗促进血管损伤。过多的脂肪组织中也会增生长达数英里的毛细血管，它必须通过毛细血管输送血液来提供给养。

5. 吸烟 吸烟极大地提高了心血管疾病的风险。一个人吸烟越多，患心血管疾病的风险越高。无论何种形式的烟草中的毒素都会对心脏直接造成损害，同时吸烟引起的高血压会加重心脏负担。因烟雾而缺氧的人体组织要求心脏起搏次数升高以增加血液供氧，加大了心脏的工作量。同时，吸烟使得心肌缺氧，难以维持稳定心律。吸烟还损害**血小板（platelets）**功能，导致血凝块更易发生。

6. 过量饮酒 饮用酒精饮料会改变心血管疾病的几个潜在危险因素。争论 3 中提到的适度饮酒可能会产生一些益处，但是在较高酒精剂量下，任何酒精饮料都会损害心脏组织，促进血液凝固，并升高血压。大量酒精，甚至是葡萄酒，也会增加炎症。高血压在酗酒者中很常见；卒中也是如此，即使酗酒者的血压正常。男性每天饮酒超过两杯或女性每天饮酒超过一杯，就与高血压密切相关，并可能干扰降压药的治疗效果。

7. 血胆固醇和甘油三酯 血液中的低密度脂蛋白（LDL）胆固醇和高

术 语

血小板（platelet）：血液中细小的像细胞那样的片段，在凝血过程中起重要作用。

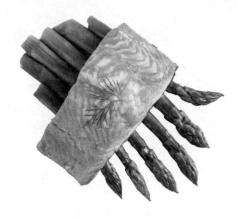

密度脂蛋白（HDL）胆固醇与发生动脉粥样硬化的风险有重大关联。LDL将胆固醇带给细胞，包括动脉内壁的细胞，在那里它可以累积起来，成为我们之前描述过的动脉粥样硬化斑块的一部分。LDL胆固醇水平越高，动脉粥样硬化发展越快；血压越低，动脉粥样硬化的过程就越慢。在临床试验中，降低LDL水平的干预方式大大降低了心脏病的发生率。据某些估计，LDL胆固醇水平每降低1%，心脏病的风险也相应地降低1%。图11-5列出了被认为是健康的血脂浓度和超标的水平。

分类	血清总胆固醇/（mg/dL）	LDL胆固醇/（mg/dL）	HDL胆固醇/（mg/dL）	甘油三酯，空腹/（mg/dL）
健康	＜200	＜100[a]	≥60	＜150
边缘	200~239	130~159[b]	59~140	150~199
不健康	≥240	160~189[c]	＜40	200~499[d]

a LDL胆固醇100~129mg/dL表示接近最优水平；
b LDL胆固醇在130mg/dL，可能需要服用降低低密度脂蛋白胆固醇的药物，需取决于其它风险；
c LDL胆固醇＞190mg/dL表示风险非常高；
d 甘油三酯＞500mg/dL表示风险非常高。

图11-5　成年人血脂水平标准

高密度脂蛋白将胆固醇从人体细胞运送至肝脏，用于其它用途或处理掉。高密度脂蛋白还携带抑制炎症、斑块积聚和脂质氧化的蛋白质——所有这些对身体都有价值。因此，低水平的高密度脂蛋白会导致动脉粥样硬化的发展（有人可能会认为，高密度脂蛋白浓度越高越好，但在一定水平以上，高密度脂蛋白浓度升高并不会产生更大的好处）。

甘油三酯转运蛋白（VLDL）也有影响：高血甘油三酯浓度促进动脉粥样硬化。在美国，大约三分之一的成年人血液中甘油三酯浓度升高。这些高血甘油三酯水平与久坐不动的生活方式、超重和肥胖（尤其是腹部肥胖）以及2型糖尿病有关。

含"高甘油三酯血症"、"高水平低密度脂蛋白胆固醇"和"低水平高密度脂蛋白胆固醇"的血液检测报告能够预测斑块的进一步发展和动脉粥样硬化的进展。很显然，你能够做的用于降低心血管疾病风险的一件事就是采取行动以使胆固醇和甘油三酯达到健康水平（图11-5）。

8. 易致动脉粥样硬化饮食　饮食影响心血管疾病的风险。**易致动脉粥样硬化的饮食（atherogenic diet）**——高饱和脂肪、高反式脂肪和高胆固醇，而蔬菜、水果和全谷类含量低——会增加低密度脂蛋白胆固醇水平。相反，精心选择的饮食模式，如健康的地中海式饮食模式或DASH饮食模式（附录E）通常可以降低心血管疾病的风险。

9. 高盐摄入　高盐摄入预示着心血管疾病风险，并与高血压、卒中和卒中死亡率相关。随着盐摄入量的增加，血压也随之增加。大多数高血压患者可以从少吃盐中获益。

10. 综合危险因素：代谢综合征　前面描述的五个危险因素（表11-4）

术语

易致动脉粥样硬化的饮食（atherogenic diet）：促进动脉粥样硬化的饮食，即饱和脂肪和反式脂肪含量高而蔬菜、水果和全谷物含量低的饮食。

对心血管疾病和糖尿病有很强的预测作用，因此被命名为**代谢综合征**（**metabolic syndrome**）。代谢综合征会引起多种慢性病，显著提高心血管疾病及 2 型糖尿病的风险。向心性肥胖和胰岛素抵抗被认为是其发展的主要成因。

就像心血管病的许多独立危险因素那样，代谢综合征会带来炎症和升高凝血的风险。超过 1/3 以上的美国成年人达到了代谢综合征的标准，但很多人并不知道，所以也未求医。预防心血管疾病的意义是深远的——纠正代谢综合征，就能降低疾病风险。

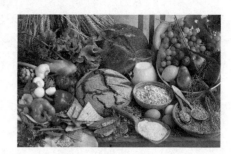

当饮食富含全谷物、蔬菜和水果时，预期寿命就会延长。

要 点

- 心血管疾病不可改变的危险因素包括高龄、男性和家族史（遗传）。
- 心血管疾病的主要可变危险因素是高的低密度脂蛋白胆固醇、低的高密度脂蛋白胆固醇、高血甘油三酯、高血压、糖尿病、肥胖、缺乏运动、吸烟、过量饮酒、导致动脉粥样硬化的饮食和高盐摄入。
- 富含饱和脂肪和反式脂肪以及少量水果、蔬菜和全谷物的饮食模式会增加动脉粥样化发病风险。
- 代谢综合征是其它危险因素的组合，极大地增加了心血管疾病的风险。

表 11-4	代谢综合征

包括以下任 3 种或 3 种以上症状

- 空腹血糖高
- 中心性肥胖
- 高血压
- 血 HDL 低
- 血甘油三酯高

11.2.3 心血管疾病的预防措施

接下来的步骤可以帮助你降低患心血管疾病的风险。你很快就会明白，这些步骤对许多其它疾病也同样具有保护作用。

1. 首先，了解自身 如果像大多数人一样，你正面临着许多心脏病风险因素，重要的是你要首先知道它们是什么因素。只有这样，你才能首先侧重于那些可以令你受益最大的因素。

第一步，评估你目前的健康状况。然后，了解你的家族史。最后，承认并面对危害你自身健康的生活习惯。考虑如何实施。

2. 治疗疾病 / 失调 如果你已患糖尿病、动脉粥样硬化或高血压，请立即采取行动，寻求医疗帮助，评估你目前所选择的生活方式。

3. 若超重，请减肥 单单减肥，就是高血压非药物治疗的最有效方法之一。超重和患有高血压的人通过减掉 5%~10% 的体重就能显著降低血压。服用降压药的人，通过减肥往往可以减少剂量甚至完全不服药。如前所述，超重或肥胖人群的体重减轻也改善了血脂和血糖反应，降低了心血管疾病和糖尿病风险。

4. 积极进行体育锻炼 体育锻炼会促进冠状动脉分支的生长，为心肌输送营养。这可能是遵循医学运动治疗处方的心脏病患者能够良好康复的一个因素。身体活动也会促进瘦体组织而非脂肪组织生长以利于组成健康身体，提高高密度脂蛋白胆固醇，改善胰岛素反应，抑制炎症刺激，降低血压、低密度脂蛋白胆固醇、血液甘油三酯和血糖。如果每周至少散步 5 天，仅仅 30min 或更长时间的快走就能大大降低心脏病的患病概率。如果时间紧迫，可以每周至少 5 天进行 15min 更剧烈的体育活动，比如慢跑，也能带来同样的好处。健康生活专栏提供了将身体活动融入日常生活的建议。图 10-1 解

术 语

代谢综合征（metabolic syndrome）：五种症状的集合——空腹血糖高、中心性肥胖、高血压、高密度脂蛋白低和甘油三酯高——只要具备其中任何三种都会大大增加一个人患心血管疾病的风险。它也称为胰岛素抵抗综合征。

健康生活专栏： 可每天尝试进行的身体活动方式

　　体育运动的益处是如此地显而易见，为什么不马上穿上你的运动鞋，出门开始锻炼呢？下面是一些身体活动建议：

- 为一项运动当裁判。
- 园艺。
- 徒步旅行、骑自行车或走路去买东西和上课。
- 手动剪草，修剪树木和清除树叶。
- 停车的时候远离一个街区，然后走到目的地。
- 进行一项体育运动。
- 和孩子们玩耍。

- 选修一门跳舞、运动、健身或游泳的课程。
- 尽量使用楼梯而不是电梯。
- 遛狗。
- 每天散步。一个统一的目标是每天走10000步，以达到"积极"的日常活动水平，但稍短的步行也可以给大多数人带来好处。用计步器来计算你的步数。
- 自己手动洗车时更卖力一些。洗澡的时候也可以进行伸展运动，弯腰清洗自己的脚趾头。
- 去健身房锻炼。

- 和朋友一起健身，互相鼓励，保持身体健康。

同时，还可以试着：

- 把两种让自己省力的器械送给其它需要的人。
- 在打电话、看邮件和电视的时候使用一些小重量的手提哑铃。
- 每天经常进行伸展运动。

现在开始！ 以上面的清单为指导，列出你今天可以做的锻炼事项，以便活动身体。使用你在第10章中创建的日历，记录下个月你每一天进行的身体活动。

释了《美国居民身体活动指南》。

　　体育活动也以有益的方式影响机体的激素平衡。它减少压力性激素的分泌，对抗外界压力，降低血压，还能重新分配身体水分，并使血液更容易通过供给组织（包括心脏组织）的小动脉。

　　5. 控制酒精摄入量　真实评估你的酒精摄入量（回顾争论3）。正如本书其它章节所强调的，可以接受适度饮酒，即女性每天不超过一杯，男性不超过两杯。相对于心脏健康而言，这个量似乎是安全的（不幸的是，即便这种饮酒量也给女性带来了另一种风险：患乳腺癌的风险，所以其它的放松方式可能更安全）。

　　6. 不要吸烟　烟草的烟雾已被证实可导致动脉损伤。鉴于此建议吸烟者都应戒烟，并且建议不吸烟者避免接触二手烟。这很困难，但值得努力：当吸烟者戒烟时，他们患心脏病的风险在几个月内就开始降低。

　　7. 了解你的家族史　兄弟、姐妹或父母患早期心脏病是一个主要危险因素。患病家庭的成员越多，发病年龄越早，患病风险就越大。这些关系反映了遗传因素对心血管疾病风险的影响，特定的基因关联正在研究中。目前，这些关系错综复杂，在理清之前可能会变得更加混乱。

　　目前，已经开启了一些有趣的研究领域：在营养基因组学和心血管疾病风险领域，科学家们发现了一个巨大的交联网络，有朝一日该网络将为个人的健康带来更多光明前景。本章后面的争论部分，展示了一些关于营养物质影响基因行为的有趣发现。

　　8. 了解你的血压　你能采取的最有效的使自身免患高血压的一个步骤，就是要弄清楚自己是否已经患有高血压（图11-6）。高血压并不会表现出能感觉到的症状，但是在检查过程中，一个健康护理专家可以准确测量静息血压并给你建议。首先，单一的"高"测量结果应被质疑；其次，初步证实高血压的诊断；此后，应定期检查血压。专业测量是最好的；在药店和其它公

　　您能够采取的对抗高血压的最有效的一步就是了解您自身的血压。

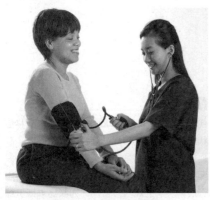

图11-6　了解您的血压

共场所的自测仪器虽然方便，但往往并不准确。

　　测量血压时，有两个数字很重要：心脏较大的下腔（心室）收缩时的压力和舒张时的压力。这些数字以分数形式报告，第一个数字代表收缩压（心室收缩），第二个数字代表舒张压（心室舒张）。参考图 11-7，看看如何解读你的静息血压。

　　理想的静息血压低于 120/80 mmHg。高于此值（高达 129/<80 mmHg）表明血压已经升高，这表明采取措施降低血压可能有助于预防疾病。高于此临界水平，心脏病和卒中发作的风险与血压升高成正比（图 11-7）。

　　9. 确定您的心脏病风险　　风险评估在心血管疾病干预中发挥着重要作用。美国心脏协会和美国心脏病学会一起制定了个人患心血管疾病的风险评估标准。其在线风险计算器工具如图 11-8 所示，可以帮助评估任何人患心脏病的风险。要使用它，首先要提供你的年龄、种族和其它个人信息，以及血脂、血压和血糖等检测结果。一旦确定了心脏病发作的风险，计算器就会提供一个生活方式预防计划来降低风险。如果风险很高，治疗指南规定了医生应该何时开具降胆固醇药物。

　　这个在线计算器可以评估你发生心脏病的风险。为了进行有意义的评估，你需要输入一些关于你的血脂、血压和空腹血糖的信息。要使用计算器，请访问美国心脏协会网站 :http:// professional.Heart .org/professional/GuidelinesStatements/ASCVDRiskCalculator/UCM _ 457698 _ ASCVD-Risk-Calculator . jsp

测量结果以毫米汞柱表示（mmHg）

判断标准	收缩压/舒张压
正常血压	<120/<80
血压偏高	120~129/<80
高血压	≥130/≥80

图11-7　成人血压标准

来源：P. Munter and coauthors, Potential U.S. population impact of the 2017 American College of Cardiology/American Heart Association High Blood Pressure Guidline, Circulation, 137（2018）：109–118.

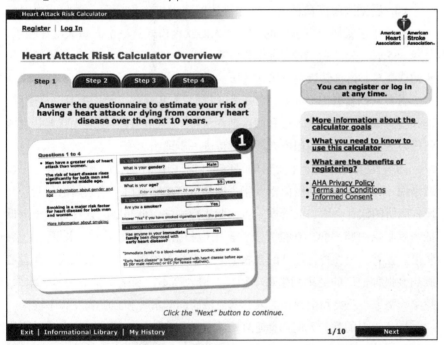

图11-8　美国心脏协会推出心脏病发作风险计算器

　　10. 识别心脏病发作　　如果发生心脏急症，一个人能识别症状，就可以拯救生命。医疗救助越早进行，一个人康复的可能性就越大。美国疾病控制和预防中心（www.cdc.gov）列出了心脏病发作的五种主要症状：

　　（1）下巴、脖子或背部疼痛或不适。

　　（2）感觉无力、头晕或虚弱。

（3）胸痛或不适。

（4）手臂或肩膀疼痛或不适。

（5）呼吸急促。

重要的是，女性可能会也可能不会出现胸部不适等典型症状，她们更容易感到异常疲劳、头晕或虚弱。

11. 减少盐 / 钠的摄入量 盐和 / 或钠的高摄入量与高血压和大量与高血压相关的致死疾病（如卒中）相关。降低钠摄入量是成功管理的关键：随着盐摄入量的减少，血压也同步下降。据报道，这种直接关系存在于从极低到远高于平均水平的所有盐摄入水平，并在其它方面也提供预防心脏病的额外保障。

世界卫生组织（WHO）估计，钠摄入量的显著减少可以将需要药物治疗的高血压患者的人数减少一半，并大大降低心血管疾病的死亡率。大多数权威人士建议，每个人甚至那些血压正常者，都应限制钠摄入量，不要超过DRI 允许的每日钠摄入量上限——2300mg。建议高血压患者应该进一步将钠摄入量限制在每天 1500mg。

12. 增加钾的摄入量 钾可能有助于调节血压。低钾摄入，尤其是同时伴随高钠摄入会升高血压，并增加了卒中的死亡风险。在本章的膳食指导中，DASH 饮食强调多吃富钾食物，如水果和蔬菜。

13. 遵循健康饮食模式 刚才描述的防御措施均有助于预防心血管疾病，但同样重要甚至更重要的是一个人的饮食模式。一个人每天吃 3 顿饭，一年 365 天，一年就会吃 1000 多顿饭，或者 40 岁时吃 40 000 多顿饭。用餐的选择对心血管健康会有极大的影响。

营养与饮食有许多联系，既有消极的，也有积极的。负面关系——肥胖、饱和脂肪摄入量、盐摄入量和酒精消耗量——已经进行了阐述。营养膳食能促进心血管健康的许多积极方面还有待进一步证明。

防御性饮食的一个主要目的是降低血液中的甘油三酯和胆固醇——也就是说，降低血液中的极低密度脂蛋白和低密度脂蛋白。正如高饱和脂肪和反式脂肪的饮食会增加低密度脂蛋白胆固醇一样，低脂肪的饮食有助于降低低密度脂蛋白胆固醇。在世界上，食用饱和脂肪含量高而鱼、水果、蔬菜、坚果、豆类和全谷类含量低的食物的人，其血液中胆固醇含量很高，并且心脏病会损害他们的健康和生命；相反，摄入高不饱和膳食脂肪和鱼、水果、蔬菜、坚果、豆类和全谷物的人，其血液胆固醇水平和心脏病发病率较低。

同样重要的是，人们选择吃什么来代替饱和脂肪。用多不饱和或单不饱和脂肪代替饱和脂肪有助于降低低密度脂蛋白胆固醇和心血管疾病死亡的风险。多不饱和脂肪往往有更大的影响。表 5-7 提供了减少饱和（固态）脂肪的实用方法，并用多不饱和与单不饱和油替代。

高碳水化合物食物是个好选择吗？显然并非全部都是：精制淀粉和添加糖有可能通过升高血液甘油三酯和炎症以及降低高密度脂蛋白胆固醇来增加心脏病风险。高甘油三酯血症患者可能会发现食用复合碳水化合物食物（如全谷类、豆类和蔬菜代替精制淀粉）更有助于改善他们的血脂状况。

鱼油是富含二十二碳六烯酸（DHA）和二十碳五烯酸（EPA）的食物来源，后者是一种 ω-3 脂肪酸的类花生酸产品，可以防止凝血并且可以促进心脏健康。因此，美国心脏协会推荐，每周有两次含高脂鱼类餐的饮食比不吃鱼的饮食更有助于防止血液凝固。对于心脏病患者来说，甚至可食用比上述推荐量更多的高脂鱼类，而医生可能会开具鱼油补充剂。然而，正如大多数营养素一样，过多和过少都是有害的，大量的 DHA 可能会促进出血，所以补充剂只能在医生同意的情况下服用。

花生酸和 ω-3 脂肪酸在第5章介绍。

14. 营养补充剂、药物、草药疗法 想要获得全营养素以利于保持低水平血压的人们可能会求助于服用维生素矿物质补充剂，但是这些补充剂没有显示出降压的前景。而有帮助的是使用之前多次描述过的饮食模式：低饱和脂肪，富含水果、蔬菜、鱼、全谷物和低脂肪乳制品，它们能提供人体所需营养，同时将钠的摄入量控制在一定范围内。有些人只是质疑普通食物及其营养成分对改善健康的功效，并转而求助于替代药物。消费者指南专栏介绍了一些相关做法。

如果饮食和身体活动不能使血压正常，抗高血压药物（如利尿剂）可以挽救生命。这些药物通过增加液体流失来降低血压，从而降低血容量。

15. 降低心血管疾病风险的饮食 总而言之，降低心血管疾病风险的饮食措施非常值得一试。表 11-5 说明了饮食相关因素在降低心血管疾病风险中的作用，而"地中海饮食"提供了一种很好的食物组合，如附录 E 所示。这种饮食方式降低心血管疾病风险的程度超过了它对血脂的单独影响程度。这种饮食方式的许多有益特征可能会对此效果产生影响，其中包括维生素、矿物质、纤维、抗氧化植物化合物和 ω-3 脂肪酸。

本章的膳食指导中描述的另一种饮食方式是 DASH 饮食（终止高血压膳食法），研究人员对它给予了高度赞扬。DASH 饮食富含水果、蔬菜、坚果、全谷物和低脂奶制品。试验表明，它给食用者带来了许多意外之喜。它比单纯限盐更有效地降低血压。它还能改善血管功能，降低总胆固醇和低密度脂蛋白胆固醇，减少炎症。与典型的美式饮食相比，DASH 饮食提供了更多的纤维、钾、镁和钙；强调豆类和鱼而不是红肉；限制添加糖和含糖饮料；并且符合《美国居民膳食指南》的其它建议。这个计划似乎很有效，不仅对那些正在进行摄入由研究者提供的 DASH 膳食的人有效，而且也对那些根据膳食原则自由选择和自制食物的人有效。

表 11-5 改变饮食能使 LDL 胆固醇改变多少？

对于那些需要降低 LDL 胆固醇水平的人而言，该表提供了调整饮食可能产生的益处的幅度的衡量方法。

与饮食相关的内容	调整	可能使 LDL 降低
饱和脂肪	<能量的 7%	8%~10%
减重（若超重）	减轻 4.5kg	5%~8%
可溶性纤维	增加 5~10g/d	3%~5%

16. 管理生活方式的改变 改变生活方式可能很有挑战性。对饮食和身体活动模式进行重大调整并不是每个人都愿意的实现心脏健康的捷径，但是这种改变形成了强大而安全的组合，有利于改善当下健康和未来健康前景。推荐的饮食模式和身体活动方案的组合的保护作用更明显：每个组合都会产生健康获益的整体效果。

> **要 点**
>
> - 降低心血管疾病风险的生活方式改变包括增加身体活动、实现健康体重、减少烟草暴露以及采用有益心脏健康的饮食方式。
> - 降低低密度脂蛋白胆固醇的饮食措施包括减少饱和脂肪和反式脂肪的摄入，同时大量食用营养丰富的水果、蔬菜、豆类、坚果、鱼和全谷物。

11.3 糖尿病

LO 11.3 总结 2 型糖尿病的病因、结局和管理

在本章的开头，**糖尿病（diabetes）**不仅被认为是心血管疾病的主要危险因素，也是美国居民死亡的重要原因。近几十年来，成人和儿童的 2 型糖尿病发病率急剧上升，共约有 2900 多万人患有糖尿病。其中，近 300 万人对糖尿病一无所知，因此得不到治疗。此外，超过三分之一的美国成年人（8600 多万人）处于**糖尿病前期（prediabetes）**，预示着糖尿病即将来临。

糖尿病有两种常见形式：1 型和 2 型糖尿病。这两种疾病都与胰岛素和血糖有关，对健康也有相似的风险；但其典型的发病年龄不同，胰岛素的存在与否也不同。1 型糖尿病占所有病例的 5%~10%。它通常发生在儿童期或青春期，但它可以在任何年龄开始，甚至在晚年。尽管 1 型糖尿病远不如 2 型糖尿病常见，但在全球范围内，它的患病率正以每年约 3% 的速度增长，尤其是在儿童中。

糖尿病的最主要类型是 2 型糖尿病，与肥胖密切相关，在成人和儿童中占 90%~95%。尽管 2 型糖尿病通常出现在晚年，但它在儿童和青少年中已呈上升趋势，这与当前美国青少年肥胖的趋势一致。2 型糖尿病的主要缺陷是身体细胞对胰岛素的反应不足，即**胰岛素抵抗（insulin resistance）**。表 11-6 对比了 1 型糖尿病和 2 型糖尿病。

1 型糖尿病是一种**自身免疫病（autoimmune disorder）**。一个人自身的免疫细胞错误地攻击和破坏胰腺中产生胰岛素的细胞。1 型糖尿病的胰腺细胞破坏率各不相同。在婴儿和儿童中，破坏是迅速的；对成年人来说，则是缓慢的。最终，受损的胰腺不再能产生足够的胰岛素来充分控制血糖。如此一来，每顿饭后，血液中的葡萄糖浓度增加，身体组织同时也急需葡萄糖，这是一种威胁生命的情况。患者必须从外部来源获得胰岛素，以帮助组织从血流中吸收它所需的葡萄糖。

胰岛素是一种蛋白质，如果口服，它会在消化道被消化而失活。因此，胰岛素必须每天注射，以粉末形式溶解后皮下注射或者经胰岛素泵通过植入

表 11-6　1 型糖尿病与 2 型糖尿病的比较

分型	1 型	2 型
患者占比	5%~10%	90%~95%
发病年龄	<30 岁	>45 岁 [a]
相关特点	自身免疫性疾病、病毒感染、家族史	高龄、超重或肥胖、家族史、心脏病、高血脂、高血压、抑郁心理、一些药物
主要问题	胰腺的胰岛素生成细胞毁损，胰岛素缺乏	胰岛素抵抗、胰岛素缺乏（相较于需求而言）
胰岛素分泌	少或无	多样表现：也许正常、增加或减少
需要胰岛素	总是	有时
既往名称	青少年糖尿病 胰岛素依赖型糖尿病（insulin-dependent diabetes mellitus, IDDM）	成人糖尿病 非胰岛素依赖型糖尿病（non-insulin-dependent diabetes mellitus, NIDDM）

[a] 儿童和青少年中 2 型糖尿病的发病率正在上升；在这些病例中，超过 90% 的病例与超重或肥胖以及 2 型糖尿病家族史有关。

皮下的小管输送。某些胰岛素泵还能同时监测血糖，并能在全天报告血糖水平。速效和长效形式的胰岛素能使膳食管理和治疗更灵活，但患者仍必须提前规划，使血液胰岛素和葡萄糖消耗平衡。

　　本节的其余部分聚焦于 2 型糖尿病，有几个原因。2 型糖尿病比 1 型糖尿病更普遍；它有更多已知的危险因素；有许多策略可以预防它。

要点

- 糖尿病前期正在不知不觉地威胁着数千万美国人的健康。
- 1 型糖尿病是一种自身免疫性疾病，会攻击胰腺并破坏它产生胰岛素的能力；患者需要外源性胰岛素。
- 2 型糖尿病是糖尿病的主要类型，与肥胖密切相关。
- 2 型糖尿病的主要缺陷是胰岛素抵抗，即身体细胞对胰岛素反应不足。

11.3.1　2 型糖尿病是如何发生的?

　　在 2 型糖尿病中，即使血液中积聚了葡萄糖和胰岛素，身体细胞也不能代谢所需的部分或全部葡萄糖能源。血液循环中的葡萄糖通常会在胰腺分泌的胰岛素帮助下自由进入细胞内，但现在细胞对此没有反应。

　　1. 高血糖　当肌肉、脂肪和其它细胞产生胰岛素抵抗而且无法从血液中吸收葡萄糖，血糖浓度就会上升。而胰腺对此的反应却只是产生越来越多的胰岛素，但无济于事。最终，超负荷的胰腺细胞开始衰竭并减少胰岛素输出，同时血糖骤升到更失控的程度。长期高血糖加重了肾脏的负担，使它排泄过量的葡萄糖（这产生了常见的糖尿病症状——尿糖），并改变了身体几乎每个细胞的新陈代谢。一些细胞将过量的葡萄糖转化为对身体有毒害的糖醇。在其它细胞中，葡萄糖附着在蛋白质分子上使它们失能。当血糖高且细胞缺乏能量时，就会出现三种症状：

　　（1）极度饥饿，虽然血液中有大量葡萄糖，但细胞缺乏能量；

（2）尿频，因为肾脏从血液中过滤掉多余的糖，并且不得不从体内吸取水来排泄；

（3）极度口渴，因为尿频会导致身体脱水。

认识到这些症状并尽快寻求医疗帮助，通常有助于将未经治疗的糖尿病的不良后果降至最低。

> **要 点**
>
> - 在 2 型糖尿病中，胰岛素抵抗导致血中积聚更多的葡萄糖和胰岛素。
> - 识别糖尿病症状并寻求治疗是维护健康的重要步骤。

11.3.2 糖尿病的危害

大多数人仍对糖尿病持有一种普遍的认识误区，认为糖尿病对健康并没有不良影响。事实上，糖尿病是一种危险的疾病，可在任何时候侵袭任何人（表 11-7 中已列出糖尿病常见误区）。不受控制的血糖引起的代谢改变会损害许多器官和组织。如果这些关键的系统开始衰竭，人的健康和生命都将受到威胁。

表 11-7　糖尿病的常见认识误区

这些误区促使了对糖尿病的负面及刻板印象的形成，并致使糖尿病患者常受到无端指责。

认 识 误 区	事 实
超重或肥胖群体最终都会患 2 型糖尿病	超重只是 2 型糖尿病的一个危险因素；其它因素包括高龄、种族和家族史。任何人都可能患上糖尿病
糖尿病是可传染的疾病	糖尿病是一种慢性疾病，而非一种传染性疾病
食用过多糖会导致糖尿病	过量的糖摄入，尤其是含糖饮料，与糖尿病有关，但这并非全部的已知病因
糖尿病并不是很严重。只要遵循医嘱，机体就不会受损	糖尿病是一种进展性疾病，每年导致的死亡人数比乳腺癌多，并使心脏病发作的机会增加一倍。随着时间的推移，可能需要更多的药物来帮助控制血糖以将疾病对身体的伤害降至最低
糖尿病患者需要吃很多特殊的糖尿病专用曲奇、饼干和其它产品	糖尿病患者只需要做一些改变，就能从遵循《美国居民膳食指南》的饮食模式中受益最大。昂贵的"食疗"曲奇和饼干只是低营养的零食，并无特别的好处
糖尿病患者不能吃面包、水果、土豆或甜点	数量才是所有富含碳水化合物食物的关键。少量的全谷物、水果和含淀粉的蔬菜为健康饮食提供了重要的营养和纤维。有时候，在一顿精心挑选的饭后或运动后可以吃一点甜点

来源：Adapted from American Diabetes Association, Diabetes myths: Diabetes is not a choice（2017），available at http://www.diabetes.org/diabetes-basics/myths/.

1. 大血管疾病　动脉粥样硬化在糖尿病患者中发生早，进展快，并会逐渐恶化。胰岛素抵抗、肥胖、高血压和动脉粥样硬化之间的相互关系有助于解释为什么长期糖尿病患者最常见的死亡原因是心脏病发作和卒中。

心血管疾病和糖尿病之间的密切关系，在各自的危险因素中均有共同表现。当您学习表11-3中列出的心血管疾病危险因素时，很容易发现它们与2型糖尿病的这三个危险因素完全重叠：

（1）高龄。糖尿病检测应该从45岁开始。

（2）家族史（遗传）。2型糖尿病近亲会增加患2型糖尿病的风险。

（3）超重和肥胖。大多数（但非全部）患有2型糖尿病的人都超重，并且肥胖会导致胰岛素抵抗。

此外，人种和民族都会影响糖尿病风险：非洲裔美国人、拉丁美洲人、某些亚裔美国人、美国土著人和太平洋岛民 的2型糖尿病的患病风险均增加。

2. 肾脏、眼睛和神经功能受损　在糖尿病患者中，其血管和神经的结构受损，导致血液循环和神经功能减弱。血液循环不畅会导致皮肤干燥，并会导致伤口愈合缓慢和易感染。重要器官功能下降，并且逐渐无法支撑整个机体。流向肾脏的血液减少会对肾脏造成损害，通常需要通过肾脏**透析**（**dialysis**）或在晚期进行肾移植来清洁体内血液。眼部血液循环不畅会损害视力，并可能导致失明。糖尿病是美国成年人肾衰竭和失明的首要原因。四肢血液循环不良会使周围神经对疼痛不敏感，然而疼痛可能是受伤或感染的信号，因此手脚受伤和感染也不会被发现。这些事件可导致组织坏死（坏疽），需要将受影响的肢体截肢（最常见的是脚）。

要 点

- 在2型糖尿病中，动脉粥样硬化发展较早且进展迅速。
- 慢性血糖升高会改变体内几乎每个细胞的代谢。
- 2型糖尿病损坏血管和神经，损害循环和神经功能，并导致肾脏损伤、视力问题和感染。

11.3.3　糖尿病预防和管理

正如2型糖尿病和心血管疾病的危险因素存在重叠一样，许多预防策略也是如此。这使得高风险人群更需要迫切关注并采取行动。

1. 了解你的家族史　询问你的亲戚目前存在哪些健康问题。基于糖尿病家族史可发现潜在的早期症状，人们可以采取措施来预防糖尿病，但是一旦被它严重影响，即使有最好的医疗护理，往往也无法防止身体受损。

2. 检验　糖尿病前期很少或没有糖尿病的报警症状，此时空腹血糖浓度比正常稍高，但是组织受损可能正在发展，并且2型糖尿病可能很快会发生。可以使用几种测试中的任何一种进行诊断，其中包括**空腹血糖测试**（**fasting plasma glucose test**）和**A1C测试**（**A1C test**）。在禁食测试中，临床医生在禁食至少8h后抽取患者的血液并测量葡萄糖浓度。健康人的血糖会在正常范围内，但是对于糖尿病前期的人来说，前一天晚饭造成的高血糖水平仍然存在（图11-9所示为正常、糖尿病前期、糖尿病空腹血糖、A1C测试值）。在一项非空腹A1C测试中，一项血液指标可以表明过去几个月血糖控制的程度。注册营养师、营养师、认证糖尿病教育者或医生可以帮助糖尿病前期者、糖尿病患者学会控制其病情。

诊断	空腹血糖	A1C
正常	70~99mg/dL	<5.7%
糖尿病前期	100~125 mg/dL	5.7%~6.4%
糖尿病	≥126 mg/dL	≥6.5%

图11-9　糖尿病诊断标准

来源：American Diabetes Association, Classification and Diagnosis of Diabetes, Diabetes Care40（2017）：S11–S24.

术 语

透析（dialysis）：在肾病中，体外处理血液以清除其中有毒物质或代谢废物；更确切一些，hemodialysis，意思是"血液透析"（hemo指血液，dia指分离）。

空腹血糖测试（fasting plasma glucose test）：一种测试方法，至少8h未摄入含能量食物或饮料的人的当前血糖浓度；它可以检测出糖尿病前期和糖尿病（血浆是全血的液体部分）。

A1C试验（A1C test）：一种血液测试方法，测量附着葡萄糖分子的血红蛋白（一种血浆蛋白）的百分比。这项测试反映了过去几个月里血糖控制的水平，并且有助于诊断2型糖尿病（也称为糖化血红蛋白试验或HbA1C试验；Hb代表血红蛋白）。

3. 若超重，请减肥　如果你超重，只减掉体重的 5%，并维持该体重，就可以显著降低患糖尿病的风险。对于一些重度肥胖者来说，必要时需要进行减肥手术且通常就可以缓解他们的糖尿病，但常常会复发。并且如第 9 章所述，手术本身就有严重风险。在做出治疗决策时，以患者为中心的方法效果是最好的，即尊重患者个人的需求、偏好和价值观。

4. 锻炼身体　计划每周尽可能完成至少每天 30min 的锻炼，并持续执行。身体活动对预防和控制 2 型糖尿病的贡献是无价的。身体活动有助于身体减少多余的脂肪，并增强组织对胰岛素的反应。在确诊的糖尿病病例中，身体活动有助于延缓糖尿病的发展并调节血糖，有时活动非常有效以至于可以减少或结束药物治疗。1 型糖尿病患者应该寻求关于锻炼的医学建议，因为锻炼会导致**低血糖（hypoglycemia）**。就像一个玩杂耍的人将三个球维持在空中一样，一个糖尿患者必须不断地平衡三个因素——饮食、锻炼和药物——就可以适当地控制血糖。

5. 精心选择饮食　饮食是糖尿病治疗的重要组成部分。美国糖尿病协会认识到，各种饮食模式，例如《美国居民膳食指南》中介绍的 DASH 饮食模式（附录 E）、健康地中海式饮食模式（附录 E）和健康素食饮食模式（附录 E）都可用于糖尿病的管理。也可以根据个体化喜好和新陈代谢目标来设计糖尿病饮食模式（附录 D）。

6. 控制碳水化合物的摄入　控制碳水化合物的摄入对调节血糖至关重要。为了维持接近正常的血糖浓度并最大限度地提高药物治疗的效果，选择一种每天输送相同数量碳水化合物的饮食模式，并将其间隔均匀分配至一整天。一次吃太多的碳水化合物会使血糖过高；吃得太少可能会导致低血糖。

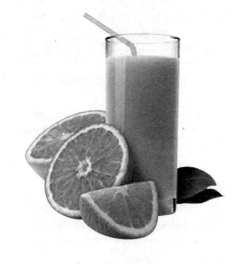

最符合血糖控制目标的饮食模式是在定时正餐中从全食物（水果、蔬菜、豆类、全谷物和低脂牛奶）中获取碳水化合物，并且其摄入量足以平衡身体可用的胰岛素。许多人学习使用以此为目的开发的食物列表系统来简化他们的食物选择（附录 D）。

一个常见的误区是，糖尿病患者只需要少吃糖或含糖食物就够了。但就血糖而言，碳水化合物的量比其来源更重要（大多数碳水化合物在消化和代谢过程中变成葡萄糖）。糖尿病患者的糖类推荐量与普通人群相似，即建议限制添加糖的食物和饮料。当然，糖和含糖食物必须算作每日碳水化合物摄入量的一部分。

如第 4 章所述，糖醇（如山梨糖醇）的血糖生成效果低于葡萄糖或蔗糖，可用作糖的替代品。非营养性甜味剂（如阿斯巴甜、糖精和三氯蔗糖）不含可消化的碳水化合物，也可以用来代替糖。它们的性质和安全性是第 12 章的主题。

7. 膳食脂肪　就饱和脂肪和反式脂肪的摄入量而言，建议糖尿病患者遵循《美国居民膳食指南》。这些建议包括将饱和脂肪的摄入量减少到供能比的 10% 以下，并尽可能限制反式脂肪。与普通人相同，推荐糖尿病患者摄入富含 ω-3 脂肪酸的食物，因为这类食物对脂蛋白和预防心脏病均有益。

8. 蛋白质　对于糖尿病患者，控制血糖或改善心血管疾病风险的理想

术　语

低血糖（hypoglycemia）：血糖浓度异常低，常伴有焦虑、心慌和出汗的症状。在第 4 章中也有定义。

蛋白质摄入量尚未确定。因此，蛋白质的摄入量应该是个体化的，但对于大多数人来说，蛋白质的 DRI 建立了一个安全和充足的摄入量的推荐标准。

9. 酒精摄入量 关于酒精摄入量推荐，应该是适度为宜。饮酒增加低血糖的风险，尤其是在使用胰岛素或胰岛素促泌剂的人群中。

10. 饮食建议总结 有效的医学营养治疗可以帮助糖尿病患者稳定血糖，控制血脂，达到并保持健康体重，并使血压正常化。对于个性化疗法，应该尊重一个人的文化模式和偏好，并且必须考虑诸如胰岛素使用、其他药物使用和血压等因素。任何患有糖尿病的人都应该严格遵守《美国居民膳食指南》，特别是高营养密度食物、钠、饱和脂肪和添加糖的摄入量。

各种各样的饮食计划都能满足这些建议。糖尿病高危人群最好在症状出现之前很久就开始遵循这些建议。

总之，研究表明在之前的推荐中，以下三种生活方式能极其显著地降低了人们患糖尿病的风险：

（1）保持健康体重。

（2）采用定时健康饮食模式，即能量适中，饱和脂肪低，蔬菜、豆类、水果、低脂肪或无脂乳制品、鱼、家禽和全谷物含量高。

（3）定期进行身体活动。

> **要点**
>
> - 预防糖尿病的第一步包括自我学习：了解你的家族史和患病风险，并接受糖尿病相关测试。
> - 为了减缓或阻止糖尿病的发展，如果超重，应该减肥，并学会通过平衡身体活动、控制碳水化合物摄入和药物治疗三者间的关系来控制血糖水平。
> - 由营养丰富的食物、低饱和脂肪和添加糖组成的饮食在控制 2 型糖尿病的症状和进展方面可以发挥重要作用。

11.4 癌症

LO 11.4 描述饮食与癌症之间的关联

在美国，**癌症（cancer）**是仅次于心脏病的第二大致残或致死的病因。2017 年，估计美国有超过 160 万个新发癌症病例，将近 60 万患者因癌而死。尽管如此，在过去 10 年里，美国出现了一个缓慢但是稳步的趋势，癌症病死率在逐渐降低。早期检查和治疗方法使得几种常见的癌症从之前的不治之症转变成可治愈或是可控的慢性病。尽管治愈的可能性让人兴奋，远胜于此的应对策略还是预防。

癌症的类型最广泛，并且在各种慢性病中具有最多样的病因。几种癌症主要是由遗传因素控制的，无论选择什么样的生活方式，总会出现在受影响的家庭成员中。另外几种是由微生物感染引起的。对绝大多数癌症而言，生活方式和环境的影响是主要的危险因素。比如，如果所有美国人都马上戒烟，未来的患癌总人数会降低将近 1/3。营养过剩和运动缺乏在诱发结肠癌和乳

术语

癌症（cancer）：以异常细胞不受控制的生长和扩散为特征的一组疾病。

腺癌中发挥作用，很可能也涉及胰腺癌、食管癌和肾癌。自从妇女停止使用因更年期症状服用激素的替代疗法以来，与激素相关的乳腺癌发病率显著下降，显示了单纯生活方式改善的积极作用。

11.4.1　癌症的疾病过程

癌症均来自于人体细胞内部的遗传物质变异，这一过程被称为**癌变（carcinogenesis）**，它经常发展缓慢，可持续几十年。它往往开始于细胞的遗传物质受到**致癌物（carcinogen）**的破坏，比如辐射、自由基化合物以及其它致癌物质。这样的损坏每天都会发生，但大多数都被迅速修复了。但当损害到了无法被修复的地步，导致细胞不能再忠实地复制自身的遗传物质时，该细胞就会以细胞层面上的自杀方式而死亡，目的是为了防止子代细胞继承有缺陷的基因。

偶尔，受损的细胞不会死亡，而是继续存活，并且无法停止自身的增殖。偶尔，一个受损细胞丧失了自我毁灭的功能，也丧失了停止繁殖的能力。若是一个健康、营养充足的人，他体内的免疫系统将会介入，摧毁这样的细胞。但是如果免疫系统已不健全，受损的细胞不受控制地复制，结果就是生成一块不正常的组织——肿瘤。威胁生命的癌症始于一个叫做**激发（initiation）**的事件。随后，**癌症促进剂（promoters）**，如激素或环境因素，刺激肿瘤生长。然后这块已无正常功能的肿瘤组织便会控制其所在的原本健康的器官，或是将肿瘤细胞通过血液**转移（metastasis）**到人体其它部位。图 11-10 描述了这些事件。

术语

癌变（carcinogenesis）：癌症的发生或开始。

致癌物（carcinogen）：引发癌症的物质；石棉和烟草烟雾是致癌物的例子。

激发（initiation）：由于辐射或化学致癌物使得细胞中的遗传物质开始变化的事件。

促发剂（promoters）：诸如某些激素或环境因子的一些因素，它们不会直接引发癌症，但一旦发生癌症，会加速癌症的发展。

转移（metastasis）：癌细胞从身体的一个部位转移到另一个部位的过程，一般都是通过血液实现的。

要点

● 癌症源于遗传物质破坏并一步一步发展。

11.4.2　癌症的危险因素

人们选择的行为会影响他们患癌症的风险吗？在多数情况下，这种可能性是存在的。本节描述了许多影响癌症风险的生活方式因素，下一节"癌症的预防"详细介绍了人们可以采取的措施，以最大限度地降低患癌风险。

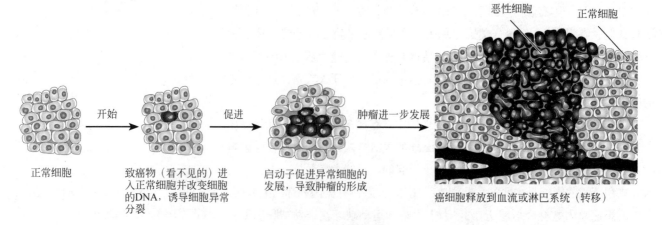

正常细胞　　致癌物（看不见的）进入正常细胞并改变细胞的DNA，诱导细胞异常分裂　　启动子促进异常细胞的发展，导致肿瘤的形成　　癌细胞释放到血流或淋巴系统（转移）

开始　　促进　　肿瘤进一步发展

恶性细胞　　正常细胞

图11-10　癌症的发展

1. 高龄　与所有慢性疾病一样，高龄是癌症不可改变的首要危险因素，高龄使人越来越易患癌。你从一开始就养成的生活习惯，其累加效应会对今后的健康产生巨大影响。

2. 家族史（遗传）　这个因素也是你无法改变的，但知道癌症是否在你的家族中存在可以让你提前采取预防措施。遗传易感性癌症患者仅占癌症病例的一小部分。

3. 慢性炎症　在肥胖、心脏病、糖尿病或其它疾病的发展过程中都可能会发生的慢性炎症也会在癌症中起核心作用。患癌症后，炎症会加速癌症的进展。

4. 饮食　某些饮食因素会显著影响癌症的发展。由食物所带来风险的高低部分取决于本人的基因组成，部分取决于其它一些有待发现的因素的影响。以下章节将探讨一些被认为在癌症的病因与预防中较为重要的饮食因素。

5. 免疫力下降　免疫系统只能像对抗过敏原、毒素和其它外来入侵者那样识别和对抗癌细胞。然而，当免疫力较弱时，由于营养缺乏、临床治疗、激素治疗或其它影响，身体对癌症的发展就变得毫无抵抗力。

6. 感染　某些病毒、细菌和寄生虫感染会引发特定类型的癌症。例如，感染人乳头瘤病毒有患宫颈癌的风险。在许多情况下，似乎这些感染削弱了免疫系统的抗癌能力。

7. 肥胖和雌激素　肥胖无疑是某些癌症的危险因素，特别是结肠癌、子宫内膜癌、胰腺癌、肾癌、食管癌及绝经后女性乳腺癌。这些癌症因不同器官而各异。例如，在绝经后女性的乳腺癌病例中，雌激素参与其中：肥胖女性比消瘦女性有更多的循环雌激素，因为脂肪组织将其它激素转化为雌激素并将其释放到血液中。在正常体重的女性中，血液中雌激素水平在绝经后会急剧下降，但是在肥胖女性中，脂肪组织会在绝经后继续产生雌激素，从而延长暴露时间并增加患乳腺癌的风险。

8. 饮酒和吸烟　饮酒本身会增加口腔、咽喉、食道、结肠和乳房等部位患癌症的风险，并且酒精中毒通常会损害肝脏，从而导致肝癌。同时吸烟的话，吸烟加喝酒会对身体产生双重伤害，饮酒者头颈部癌症的发病率会显著上升。

9. 脂肪和脂肪酸　动物实验告诉我们，高脂食物易引发癌症，但是仅仅喂食脂肪并不能在实验动物身上引发肿瘤，还需要某种已知的致癌物。一旦接触了致癌物，喂食高脂饲料的动物比喂食低脂饲料的动物更快患癌。可见，脂肪对动物患癌有助长作用。但是，在对人类的研究中并没有证实仅靠脂肪就有此效果，还必须加上能量摄入和身体活动等因素。总体来说，将脂肪和食用油与患癌关联起来的证据仍是有限的。

10. 红肉和加工肉中的致癌物质　超过30年的全球种群研究一再证实，含大量红肉和**加工肉类（processed meat）**（熏肉、盐腌肉以及加入防腐剂的肉）的膳食有增加结肠癌的风险。加工肉类被世界卫生组织列为人类致癌物。加工肉类含有添加剂、亚硝酸盐或硝酸盐，它们使肉呈现粉色，并且可阻止细菌生长。在消化道中，亚硝酸盐和硝酸盐会形成易致癌的含氮物质。

11. 烹饪方法　在高温下（炸、烤）烹调肉类会使肉中的氨基酸和肌酸

术语

加工肉类（processed-meat）：通过烟熏、加工、腌制或添加防腐剂来保存的肉。

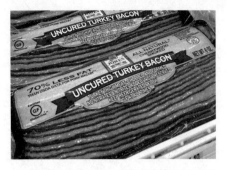

许多消费者喜欢不添加亚硝酸盐或硝酸盐的培根。

发生化学反应，产生致癌物。在明火上烧烤肉类、鱼类及其它食物，甚至是蔬菜，会使脂肪和烹调用油溅在火苗上然后蒸发，产生致癌物，而且会沾在食物上；烟熏食物也一样。吃这样的食物，甚至包括吃完全熟、已经脆了而且颜色深的肉，都会将致癌物摄入消化系统。如果食物中总是含有大量的这类毒素，就容易击溃机体防御系统，增加患癌风险。

12. 铁　科研人员正在探究膳食中的铁和体内储存的铁是否都会促进结肠癌发生。铁如何促进癌症发展还不清楚，但它是个很强的氧化剂，可破坏DNA，有可能引发癌症。肉类膳食会提供大量的铁，与结肠癌相关。

13. 油炸食品　薯条和薯片含有另一种有害物质丙烯酰胺，它在高温下油炸或烘烤时产生。在体内，一些丙烯酰胺被代谢成一种物质，这种物质可能会破坏基因，产生突变。基于这一发现，丙烯酰胺被归类为"一种可能的人类致癌物"。市场上新出现了一种转基因马铃薯，它在油炸或烘烤时形成的丙烯酰胺较少（争论12探讨了基因工程的利弊）。

14. 关于环境致癌物的说明　环境因素也有致癌风险。过度暴晒，尤其是不使用防晒霜或防护服，有引发皮肤癌的风险。当核事故发生时，暴露在辐射下有患癌症的风险；还有许多其它类似的案例。这些内容超出了本书的范围。

> **要　点**
>
> ● 肥胖、缺乏身体活动、饮酒、吸烟以及大量食用红肉和加工肉与癌症发生相关。

11.4.3　癌症的预防

刚刚发布的癌症危险因素清单为癌症预防工作提供了许多研究机会。其中许多与心血管疾病和糖尿病的描述相似或相同，任何良好的健康习惯都会带来深远的好处。

1. 食物中致癌物质的确认　很多人都错误地认为他们不应该吃任何含有致癌物质的食物。然而，这是不可能的，因为所有食物，即便是最纯净的野生和天然食物，都含有致癌物质以及人体所需的数千种其它化学物质和营养物质。人体很容易对普通食物中的微量致癌物质进行解毒，因此这种恐惧毫无根据。所以，请随意享用您的咖啡、烤面包和咖啡蛋糕（注：咖啡含有乙醛、乙酸、丙酮、苍术苷、丁醇、棕榈酸咖啡醇酯、绿原酸、二甲基硫醚、乙醇、呋喃、糠醛、愈创木酚、硫化氢、异戊二烯、甲醇、甲基丁醇、甲酸甲酯、甲基乙二醛、丙醛、吡啶和1，3，7-三甲基黄嘌呤。烤面包和咖啡蛋糕含有乙酸、丙酮、丁酸、辛酸、乙酸乙酯、乙基酮、乳酸乙酯、甲基乙基酮、丙酸和戊酸）。

有些人还担心食品添加剂会致癌。这种恐惧也毫无根据。美国严格规定了添加剂的标准。当经过批准的添加剂在食品中适当使用时，不会引发致癌现象。然而，某些食物污染物可能偶然进入食物，并可能被证明是强有力的致癌物，或者在身体分解它们时转化为致癌物。大多数污染物在美国食品供应中会被监测，通常它们的含量（如果有的话）也会远远低于对健康构成风险的剂量。

评估食物安全性的一个关键是注意摄入这类食物的频率。如果每天都吃这种食物，任何食物中，即便含有少量致癌物质也有可能积少成多。营养学家鼓励他们的咨询对象吃"均衡多样化的饮食"，这便是制定防癌策略的根本。

2. 饮食均衡多样　据估计，20% 的癌症患者因超重、缺乏运动、过量饮酒和不良饮食等综合因素致病。严重依赖脂肪、肉类、酒精和过量能量及食用水果和蔬菜不足的饮食模式一直是多数癌症调查的常用指标。饮食成分与癌症有几方面的联系：一些可能引发癌症，一些可能促进癌症，还有一些可能预防癌症。此外，对于已经患有癌症的人来说，饮食对其康复至关重要。所有这些研究产生了降低癌症风险的建议和策略，如表 11-8 所示。

| 表 11-8 | 降低患癌症风险的推荐与策略 |

推　荐	策　略
体脂。在整个生命过程中实现并保持健康体重	遵循适合自身能量水平的健康美式饮食模式 进行有规律的身体活动 限制高能量食物的摄入，避免添加糖的饮料 尽量少吃"快餐"
体育锻炼。采取一种积极锻炼的生活方式	一周内至少进行 150min 中等强度的身体活动或 75min 剧烈强度的身体活动或同等运动组合 限制久坐少动的习惯，例如坐着、躺着、看电视和其它形式的看电子屏幕娱乐时间
植物性食物。食用健康的饮食，强调植物性的全食物	至少每天吃 USDA 推荐的蔬菜和水果 选择全谷物而不是精制谷物产品 限制红肉的摄入量，避免加工肉类 限制精制淀粉类食物
饮酒。如果饮用酒精饮料，限制摄入量	男性每天不要超过 2 杯，女性不要超过 1 杯
保存、加工、制备。限制腌制食品及加工肉类的摄入	尽量不吃用盐保存和腌制或咸的食物 限制加盐食物的摄入，确保一天盐的摄入量小于 6g（即 2.4g 钠）
膳食补充剂。通过饮食满足营养素需要	不建议用膳食补充剂预防癌症

来源：L. H. Kushi and coauthors, American Cancer Society guidelines on nutrition and physical activity for cancer prevention, CA: Cancer Journal for Clinicians 62（2012）：30–67; World Cancer Research Fund/American Institute for Cancer Research, Food, Nutrition, Physical Activity and the Prevention of Cancer: A Global Perspective（Washington, D.C.: AICR, 2007），pp. 373–390.

3. 富含纤维的食物　许多研究表明，随着人们膳食纤维摄入量的增加，其患结肠癌的风险相应下降。这种保护作用的机制还不得而知，但是支持这些饮食习惯的获益证据在不断积累。富含肉类、高能量的饮食与癌症的起因有关，而富含蔬菜、全谷物饮食与癌症预防有关，那么素食者患这些癌症的概率是否更低？如争论 6 所示，确实如此。

4. 全营养食品和植物化合物　诚然，本书已经一再强调全营养食品，但值得再次说明的是：在预防癌症方面，影响最大的是全营养食物，而不是单一营养素。例如，水果和蔬菜含有多种营养物质和植物化合物，可以减少氧化对细胞结构的破坏，包括基因的构成物质——脱氧核糖核酸。此外，一些化学物质被认为是**抗癌药（anticarcinogens）**，可促进人体积累并摧毁致癌

术　语

抗癌药（anticarcinogens）：食物中的化合物可通过几种方式抵御癌症的形成。

十字花科蔬菜属于卷心菜家族：芝麻菜、白菜、花椰菜、花椰菜芽、球芽甘蓝、卷心菜（各种）、花椰菜、青菜（羽衣甘蓝、芥菜、芜菁）、甘蓝、大头菜、芜菁甘蓝和芜菁根。

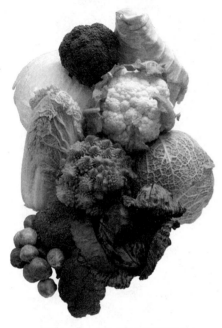

图11-11　十字花科蔬菜举例

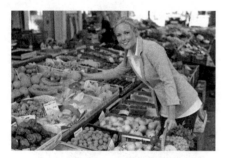

定期摄入这样的全营养食物而不是单一的营养素，可以降低人们患癌症的风险。

物的多种酶。图11-11展示了**十字花科蔬菜（cruciferous vegetables）**——西兰花、甘蓝、白菜、菜花、羽衣甘蓝、芜青等，它们含有多种潜在的保护性植物化合物。研究表明，这些植物化合物中的一些可能通过表观遗传而发挥保护作用（争论11的主题）。当然，完整的植物性食物富含纤维，纤维的抗癌功效已被提及。

5. 膳食补充剂并不能提供食物所能提供的营养　维生素E、维生素C、β-胡萝卜素在争论7中受到关注。这里只需简单说明，补充这些营养素可以预防癌症并没有被证实。事实上，一旦癌症被确诊，这些抗氧化剂不仅不能治愈它，而且可能会使它恶化。

6. 节制饮酒或戒酒　如果选择饮酒，男性一天不应该超过两杯；女性则不超过一杯。不要同时饮酒并吸烟。

7. 终生保持健康的体重　遵循USDA饮食模式推荐的适合你的能量水平。限制高能量食物的摄入，避免饮用添加糖的饮料。尽量少吃"快餐"。

8. 定期参加身体活动　收支平衡的能量计划可以降低某些癌症的发生风险。生活中会定期进行积极运动的人，其患结肠癌和乳腺癌的风险较低。这种效应可能一部分归因于锻炼者更健康的体重，而另一部分则归因于锻炼引起的激素水平和免疫功能的变化。与这一发现一致的是，建议每天至少进行20min中等强度或10min高强度的身体活动，并限制久坐行为，如坐着、躺着、看电视和其它形式的影视娱乐活动。

9. 能量效应　流行病学研究表明，无论是自愿（禁食）还是非自愿（饥荒）的情况下，每当人们的食物摄入量受限时，癌症发生时间是可以延后的。这种现象被称为**能量效应（caloric effect）**。在实验动物中，这种能量效应被证实为一种预防癌症的有效饮食干预。直到自由进食的喂食组已经死于癌症，限制能量的动物甚至都不会患癌。进一步探讨这一问题的临床研究目前正在进行中（需要注意的是，这种效应只发生在未患病的受试者身上。癌症一旦开始，即使在饥饿的人群中也会继续发展）。

10. 烹饪　消费者可以采取以下步骤来减少烹饪过程中致癌物质的形成：

● 预先腌制肉类，并在烤箱中烘烤肉类；

● 在明火上烧烤时，将铝箔纸铺在铁架上或将食物包在铝箔纸里；

● 小心烧糊。

此外，应限制干脆的、颜色深的炸薯条和薯片以及其它深色食物的摄入量。

11. 其它食物和营养素的影响　这样的研究结果已堆积如山，大量的实验结果证实了一种或另一种营养素或食物对一种或另一种癌症可能有抵抗作用。总之，我们能做些什么来保护自己免受这种严重疾病的侵害呢？唯有饮食，健康饮食；锻炼，多多锻炼，快乐地锻炼。

要　点

● 污染物和天然生成的毒素可能致癌，但它们在美国食品供应渠道中受到监控，而且在常见剂量时，人体足以应付它们中的大多数。

● 含有丰富纤维、营养素和植物化合物的食物可能具有防癌作用。

对补充剂和替代疗法的抉择

您曾经尝试过用草药或其它形式的补充剂和替代疗法（comple-mentary and alternative medicine, CAM）来治病吗（CAM 的定义见表 11-9）？如果是的话，您并不孤单。每年美国消费者在 CAM 上花费数百亿美元。如此大的数目激励着 CAM 销售者在成千上万的网站上做广告、在电视上推介、出版数不清的书籍和小册子，并在众多的报纸、杂志上促销。

CAM 疗法涵盖很广，从民间药方到骗局都有。当这些疗法被用来代替传统药物时，它们被称为替代疗法；当它们与常规药物一起使用时，它们被称为补充剂。有些 CAM 治疗已经有好几百年的历史，但是很少经过安全和有效性的科学评估。一经测试后，大多都被证实为无效或不安全。但是，这些无用的疗法一直有市场，因为在患者笃信一种疗法时，有时连无效的安慰剂都能带来不治自愈（安慰剂的定义见第 1 章表 1-7）。结果该疗法得到了不应得到的荣誉。

1. CAM 的最好代表

并不是说所有的 CAM 治疗都是无用的。很多草药（herbal medicine）都含有天然的有效成分。

比如，没药树脂含有一种止痛的化合物；柳树皮含有乙酰水杨酸；缬草含有一种油，有镇静剂的作用；番泻叶可作一种强力的泻药。当前，世界卫生组织推荐用从苦艾树中提取的青蒿素（一种中国的中草药）来对抗一些热带国家的疟疾。

草药与一般的药一样，可以引起副作用。美国国立卫生研究院成立了**国家补充剂和替代医学中心**（National Center for Complementary and Integrative Health，NCCIH），目的是来甄别其中潜在有用的疗法和无效、有害的疗法。

NCCIH 网站的"草药一览"部分提供了关于特定草药及其用途和可能的副作用信息。NCCIH 发现**针灸（acupuncture）**有助于缓解因手术、化疗或怀孕而引起的恶心，并能减轻慢性腰痛，还可能缓解偏头痛，尽管其治疗的机制尚未探明。该机构资助各类研究超过 20 年，已经确认其它大多数 CAM 疗法都是无效的。

在理想情况下，一种疗法提供的益处应很少或不伴有健康风险。一些替代疗法是无害的，很少或没有益处，同时也很少或没有风险。例如，喝一杯香气宜人的热茶并不会治愈

心脏病，但它可以改善一个人的情绪，有助于缓解紧张情绪。鉴于其机体相关风险为零，经济负担也较低，这种疗法是可以接受的。图 11-12 总结了风险和收益之间的关系。

相比之下，其它产品和疗程则是危险的，带来巨大风险的同时却没有太多好处。下面讨论的一个例子是用扁桃苷制剂治疗癌症。也许最有争议的是那种可能有益，但也有重大的、未知的或有争议和风险的替代疗法。吸烟或吸食大麻是这种替代疗法的一个例子。大麻中的化合物似乎可以缓解通常伴随癌症、HIV/AIDS 和其它疾病的恶心、呕吐和疼痛等症状，但吸食大麻却会增加患肺癌的风险，大量吸食会导致精神妄想。随着越来越多的人考虑将医用大麻合法化，其风险与收益问题开始凸显。

2. CAM 的最坏例子

20 世纪 70 年代一度风行的治疗癌症的 CAM 药物——扁桃苷制剂，是一种毒药，至今仍能买到，但是不管过去还是现在都没有任何证据说它有效。事实上，它含大量的氰化物，对人体是有害的。和其它上千种假药一样，扁桃苷制剂仍旧通过网上销售，以"膳食补充剂"

表 11-9　替代疗法术语

- 针灸（acupuncture）该技术涉及用长的细针在特定的解剖点刺破皮肤来缓解疼痛或疾病，有时用热、压力、摩擦、负压抽吸或电磁性来刺激针灸位点
- 补充剂和替代疗法（complementary and alternative medicine，CAM）是一组不被认为是传统医学一部分的多样化的医疗保健系统、实践和产品，包括针灸、生物反馈疗法、信仰疗法以及许多其它疗法
- 草药（herbal medicine）使用草药和其它天然物质来预防或治疗疾病或缓解症状的一种 CAM 类型

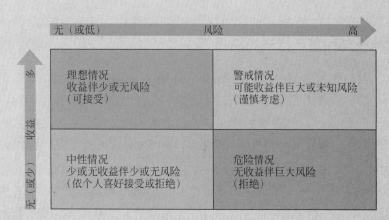

图11-12 风险-收益关系

的面目卖给那些上当的人。

任何人都可以标榜自己是一种"新"疗法或"自然"疗法的专家，而很多从业人员看起来好像精通医术，但实际上并不懂或是干脆骗人（争论1）。当标准医疗手段未能奏效时，即使有智慧、头脑清醒的人有时也会因求生欲强中圈套而陷入绝望，他们很容易成为这些毫无用处骗局的受害者。

3. 奇特的案例：嗅觉丧失症

尽管没有FDA的认证，将含锌的凝胶喷入鼻腔以治疗感冒却曾经风靡一时，被广为宣传和销售。在几年间，FDA收到了130起消费者投诉，说他们使用该CAM疗法后丧失嗅觉，有人甚是永久丧失。最终，FDA针对生产厂商采取行动，迫使它们将产品撤出市场。嗅觉丧失也许听起来不太严重，但是它还导致人失去大部分味觉，不能再正常享受朵颐之乐；还有，此症状使人不能再依靠嗅觉来发现危险，比如腐败的食物和泄漏的煤气，所以它感胁到人身安全。这个案例说出了大多数CAM产品的通病，它们未经安全检测。在未经检测的情况下，服药者就变成了试验对象，而结果无法预料。

4. 标签有误的草药

经过化验后发现很多常见的草药并不含其标签所宣称的物种或有效成分。在一次分析中，发现某些CAM产品不仅不含标示的草药成分，而且还含有不安全的医药成分。当没有医生指导时，这些医药成分经常与处方药产生反应，导致血压降至危险的区间。已证实，铅中毒和贫血与印度制造的流行草药有关。当标志缺乏准确性以及掺假和污染很常见时，消费者无法做出合理和安全的选择。

如果您决定采用某种草药或其它CAM产品，应有其标签，看是否有"美国药典"或"消费者试验室验证"的字样。这种标志表明该产品的样品经检验含有它所宣称数量的真实成分；但是，它们并不意味着或保证该产品安全或有效。

同其它药物一样，即使是货真价实的草药也有可能干扰或增强正常药效（争论14）。举例来说，银杏影响凝血功能，可以引发正在服用阿司匹林或其它抗凝血剂患者的出血问题。

5. 有关知识的匮乏

在购买草药或采用其它CAM疗法时，大多数人从店家或网上寻求建议。但是，绝大多数的卖主都没有经过所必需的药学、植物学和生理学知识和技能培训，不能合理地运用草药来治病，危险的错误时常发生，只有少数真正精通草药的医生能够把最好的CAM疗法融入他们的治疗之中。可是，多数采用草药或CAM疗法的患者，因怕招致反对而对自己的医生隐瞒这一事实。这样的隐瞒增加了患者的风险，并不知情的医生无法评估各种药物之间有没有相互作用的可能。

6. 展望

采取未经验证的治疗方式，后果很难预料。如果遵医嘱服药，一定要告知医生自己正在服用草药，以减少药物之间不相容。

在服用草药前，应看看它是否有权威科学证据的来源，确定它的功效和风险。不要轻信广告、传闻、网上流言或自己的一厢情愿，不看调查研究结果而自己定夺。

复习题

1. 有必要对补充剂和替代疗法采取谨慎态度，它们往往缺乏安全和有效性的证据。

　对　　　　　错

2. 国家补充剂和替代医学中心（NCCIH）提倡扁桃苷制剂疗法。

　对　　　　　错

3. 为了安全，求医者应告知医生自己在服用草药或采用CAM疗法。

　对　　　　　错

---

① 答案见附录J

11.4.4 结论

营养通常与促进健康相关，而药物则与对抗疾病相关，但是营养和药物之间没有明确的界限。每一个主要的健康机构和医药单位都提倡把丰富的天然食物膳食作为生活方式的一部分，因为它最有可能带来健康长寿。下面的膳食指导将介绍这种饮食模式的一个例子——DASH饮食。

11.5 膳食指导：DASH饮食法——预防性药物

LO 11.5 概述在饮食中添加足够的水果和蔬菜的策略

一位受人尊敬的美国前卫生局局长曾说过："除非你是烟鬼或酒鬼，否则饮食的选择对你长期健康的影响将比其它任何行为都要大。"的确如此，今天的健康年轻人，有幸成为可拥有足够营养学知识的第一代人，他们可以为今后的身体健康打下良好的基础。图11-13进行了说明。

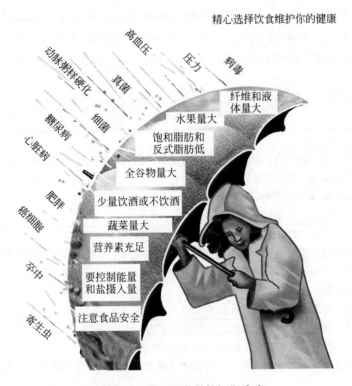

精心选择饮食维护你的健康

图11-13 合理的营养能抵御疾病

11.5.1 膳食指导和DASH饮食

看起来，我们对营养学了解得越多，道理就显得越简单，饮食要充分、均衡，要控制能量、适量和多样化，正如《美国居民膳食指南》推荐的那样，这样的饮食可使人健康长寿，反之则不行。DASH饮食计划可以帮助人们达成目标。

为了减少饱和脂肪摄入，DASH饮食强调蔬菜、水果、全天然食品以及脱脂或低脂奶和奶制品。它还推荐鱼类、禽类和干果，而不是美式膳食中司

"仅仅知道道理并不够，我们还要实践；仅有意愿也不够，我们还要行动。"
——歌德

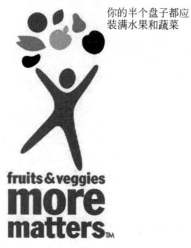

你的半个盘子都应装满水果和蔬菜

图11-14 水果和蔬菜：多多益善

空见惯的红肉。与传统的美国饮食相比，DASH 食物有更多的纤维、钾、钙、镁以及其它有降压作用的矿物质。

因为 DASH 饮食以新鲜、未加工或少加工的食物为主，它带来更少的钠盐。谈到钠，对降血压而言，可以说是"越少越好"。当然，DASH 饮食即使在高钠盐摄入时也能降血压，但是达不到同样效果。

改变饮食的时候，最好同时做几种尝试。刚开始的时候不妨就从多吃蔬菜、水果做起。

11.5.2 蔬菜、水果：多多益善

美国蔬菜及水果项目是一个由美国疾病控制中心、美国心脏协会、美国糖尿病协会、美国癌症协会及很多其它国内组织构成的联合体。这些机构一同协作，大力提倡多吃各种蔬菜、水果和豆类，不仅仅是因为它们所带来的营养，还因为它们所含的植物化合物，它们能够综合、协同地促进健康（图 11-14）。所需量因人而异，要看能量摄入量和运动量，如第 2 章所示，或者您可以访问网站（www.fruitsandveggiesmorematters.org.）来找到适合自己的分量。表 11-10 中给出了一些建议，帮助人们提高蔬菜、水果和豆类的摄入。可是谁会想到呢？最应该受欢迎的食物竟然都在农产品的货架上等你

表 11-10	降低患癌症风险的推荐与策略

食 物	策 略
全部蔬菜	■ 包括正餐、零食中的所有种类蔬菜：新鲜的、冷冻的和罐装的蔬菜，但通常都选择低脂、低钠的蔬菜 ■ 将切好的生蔬菜，如胡萝卜和芹菜茎，保存在冰箱里以备随时吃 ■ 如果你有急事，就到一个沙拉吧买现成的蔬菜吃 ■ 每月尝试一种新的蔬菜，看一些食谱，启发烹调灵感
深绿色、红色和橙色蔬菜	■ 将切碎的深绿色叶菜或红色、橙色的蔬菜加入主菜，如炒菜、汤、炖锅 ■ 提供深绿色沙拉，或煮熟或生的花椰菜、菠菜，或其它深绿色蔬菜的辅菜。选择熟或生的红色和橙色的蔬菜，如以西红柿为主的菜肴，熟的硬南瓜，或煮熟的胡萝卜片 ■ 如果能量不是问题，尝试炸土豆偶尔款待自己 ■ 当到外面吃饭时，点些菜，然后请服务员配上调味汁和调味料
豆类（蚕豆、豌豆、扁豆和大豆食品）	■ 将各种低钠罐装豆类，如扁豆、鹰嘴豆、黑豆以及其它豆类放在手边 ■ 用清洗、沥掉水的蚕豆作为沙拉配料，然后将它们腌在柠檬汁、大蒜和调味料中 ■ 将蚕豆与柠檬汁、橄榄油和调味料捣成糊状混合物，用作饼干、芹菜或生西葫芦圈的佐料，用作蔬菜条的蘸酱或三明治涂抹酱料 ■ 将蚕豆、豌豆或扁豆加到汤或砂锅中 ■ 尝试新的少数民族豆类食谱或在餐厅尝试新的豆类菜肴，如黑豆和大米，白扁豆辣椒，扁豆素食汉堡，或木豆（辛辣的印度风格的豆，豌豆或扁豆） ■ 尝试食用豆制品，如豆浆、肉糜和汉堡的替代品、豆腐和大豆类小吃
水果	■ 经常吃整个或切好的水果，少喝果汁 ■ 将各种新鲜的、冷冻的、低糖的、罐装的以及干的水果放到手边，作为小吃或用在谷物、酸奶、沙拉或甜点中 ■ 用浆果、桃子片、苹果酱或什锦水果代替糖浆、糖和其它甜的配料 ■ 将来自香蕉、果汁以及浆果的混合物与酸奶和冰或浆果搅拌混合 ■ 100% 果汁水果罐头比糖浆水果罐头更好

光顾。付诸实践的时候，请抱着敢于尝试的心态。

11.5.3 结论

说到底，人们的选择都是自己做出的。现在您已经了解什么指导原则对自己的健康有益，不管是谁，我们都鼓励您多花时间，找到办法让自己的饮食达到这个标准。如果个人健康、体重正常、爱运动、饮食习惯符合前面提到的饮食指导，那么也可以偶尔享受一个奶酪比萨饼、雪花牛排、香蕉圣代，甚至来个油乎乎的快餐汉堡加薯条，也不会有损健康（一周一次无妨，但是再少点更好）。请特别花时间享受每顿饭肴,色香味俱全的饭菜是人生大乐趣。开心，哪怕是吃点好吃的简单开心，都足以促进健康。

11.6 争论11 营养基因组学：它能实现给人们带来的希望吗？

LO 11.6 描述营养基因组学这门新兴学科

卫生保健行业似乎正处于**基因组学（genomics）**革命的前沿。**精准医学（precision medicine）**时代正在改变一些关于健康、疾病和营养的基本观点。**基因组（genome）**测试技术的发展使得识别个体患病的遗传风险成为可能，包括有创性检测阿尔茨海默氏病、乳糜泻（严重麸质敏感，见第6章）、血色素病（第8章中描述的毒性铁超载）和其它疾病。一旦在**基因图谱（genetic profile）**中观察到与疾病相关的变异性，患者和医疗提供者可以选择生活方式和治疗方案，将这些潜在的危害降至最低。例如，血色素病的遗传倾向可能促使注册营养师做出减少饮食中铁吸收的饮食调整建议以及其它策略。

如今，营养基因组学为一些古老的医学问题提供了新的观点。如果基因导致疾病，那么拥有相同基因的同卵双胞胎为何会患上不同疾病呢？孕妇饮食为何会影响其孙辈的健康呢？某些植物化合物又是如何改变某些癌症的进程的呢？

在这里，本书的争论只对本领域令人兴奋的研究做一个浅显介绍，需要了解的东西很多，而且科研日新月异。为了帮助我们开始，表C11-1对一些术语作了区分，包括基因组学（genomics）、营养基因组学、表观基因学等。图C11-1阐述了营养基因组学与相关领域之间的关系。然后，我们会展示一些基因组学与慢性病和膳食之间有关联的证据。最后部分提到各种有关基因测试的问题。

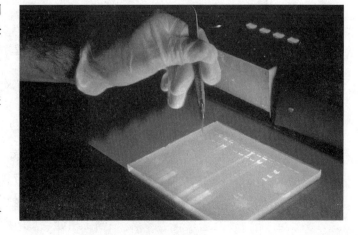

11.6.1 基因影响营养与疾病

DNA序列中的少量变化被称为**突变（mutation）**。它在人类中造成各种各样的个体差异，包括营养代谢

表 C11-1	营养基因组学术语

- **生物活性食物成分**（bioactive food compound） 食物中的营养素和植物化合物，往往通过直接或间接地与基因相互作用改变生理过程
- **表观遗传学**（epigenetics） 在 DNA 序列没有变化的情况下，研究基因功能发生可遗传变化的科学
- **表观基因组**（epigenome） 与染色体相关的影响基因表达的蛋白质和其它分子；表观基因组受生物活性食物成分和其它因素的调节，这种调节方式可以遗传。Epi 是希腊语前缀，意思是"之上"或"在上面"
- **遗传图谱**（genetic profile） 确定一个人 DNA 独特性的遗传物质分析结果，可用于法医或诊断目的
- **基因组**（genome） 一个细胞染色体中遗传物质的总和（见第 1 章定义）
- **基因组学**（genomics） 研究生物体内所有基因及其与环境因子相互作用的科学
- **组蛋白**（histones） 支持染色体结构和激活或沉默基因表达的蛋白质
- **甲基基团**（methyl groups） 小的含碳分子，在酶作用下加到 DNA 链上产生活性，它可使基因沉默
- **突变**（mutation） 有机体 DNA 中一个永久的、可遗传的改变
- **核苷酸**（nucleotide） 组成 DNA 和 RNA 的基本单元
- **营养基因组学**（nutritional genomics） 研究食物（和它的成分）与基因组相互作用的科学
- **精准医学**（precision medicine） 一种新兴的疾病预防和治疗方法，考虑到每个人的基因、环境和生活方式的个体化差异。精确营养或个性化营养均采取同样的方法，根据个人的基因状况定制个体化饮食计划。
- **SNP** 在基因中一个错置的核苷酸，它导致了蛋白质的变化。SNP 代表单核苷酸多态性

　　营养基因组学（nutritional genomics）的两个分支可能有相似的名字——基因营养学（nutrigenomics）和营养遗传学（nutrigenetics），但它们在范围上相互对立。一个分支研究基因如何影响营养代谢；另一个分支研究营养物质如何影响基因。

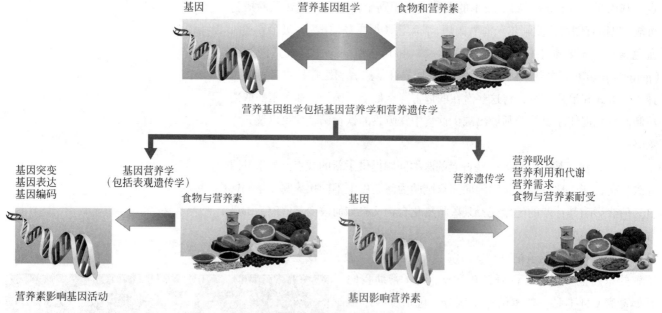

图C11-1　营养基因组学

的差异。最常见的突变是**单核苷酸多态性**（single nucleotide polymorphism, **SNP**），即在 DNA 长链中一个单一、微小的**核苷酸**（nucleotide）的变化。已知的可能存在的人类 SNP 大约有 1000 万个。

1. SNP 与疾病

　　大多数人携带着成千上万的 SNP，也看不出它们造成了什么功能上的差别。但是在很罕见的情况下，一个高性能基因中的一个 SNP 可在人出生后马上引起严重的疾病，比如第 3 章介绍的 PKU。更常见的是，SNP 并不

直接引起疾病，但是会与其它基因突变和饮食等环境因素有微妙的互动，增加了日后患心脏病或其它疾病的风险。SNP 为慢性病埋下隐患，但是最终发病也受一个人自我生活选择的影响。

举例来说，在脂肪代谢基因中有一种常见的 SNP，它改变了人体对食用脂肪的反应。当食物中富含多不饱和脂肪酸（PUFA）时，携带此 SNP 的人能够维持血中低 LDL 胆固醇；但是如果食物中缺乏多不饱和脂肪酸时，血中的 LDL 胆固醇就会升高。一个基因（在本例中是一个携带 SNP 的脂肪代谢基因）同饮食中的营养素（如 PUFA）反应，影响某个疾病的风险因素（LDL 胆固醇与心脏病有关）。

2. SNP 与疾病之间关系的复杂性

想象一下，一位遗传学家正在努力识别慢性病危险因素的遗传原因，令他高兴的是，他发现一个 SNP 是罪魁祸首。他宣称，"啊哈！这就是原因。"于是每个人都开始庆祝。然而令人遗憾的是，对于真正的研究者来说，这种联系几乎从来没有这么容易确定。往往有多个基因的 SNPs 牵涉其中，每一个基因又同很多的饮食因素和环境因素起反应，此外，另一个影响基因行为的学科——**表观基因组学（epigenome）**出现了。

不久之前，我们还认为基因一旦被遗传，就永远不会改变。的确，脱氧核糖核酸分子保持不变，但是围绕脱氧核糖核酸链的结构会影响它的功能，这些结构会随着非遗传因素（如人们的饮食变化）而改变。

11.6.2 营养素影响基因：表观遗传学

人们经常把染色体想成简单的 DNA 长链，但是现实中的染色体是复杂的三维立体的存在，由 DNA、蛋白质和其它分子组成。DNA 链确实是遗传信息的主要载体，但是表观基因组组成了与之平行并存的另一个遗传信息库。表观基因组由蛋白质和其它分子组成，它们同 DNA 联合并与之互动，调控基因表达，对基因有开关的作用。简单来说，表观基因组同 DNA 一样世代遗传，但与 DNA 不同的是，它能对包括饮食在内的环境影响做出反应，特别是在早期发育阶段。

为帮助厘清这个概念，有人把基因组和表观基因组比作大自然的圆珠笔和铅笔。DNA 组成的基因组可以被喻为擦不掉的墨水，它的序列更永久，难以改变。表观基因组则像是用铅笔在书写，它可以被抹掉或更改。

1. 表观基因组在分化中的作用

鉴于人体的每个细胞都含有相同的基因，科学家们一直想知道它们是如何形成不同的身体部位的。当肾细胞形成肾时，眼睛的细胞形成眼睛时是如何决定的？表观基因组通过在不同的位置打开或关闭不同的基因来管理这种不同寻常的分化过程。人眼中的视锥细胞和骨髓中的一种造血细胞拥有一模一样的 DNA 长链，幸好表观基因组让 DNA 上不同的基因激活和沉默，各类细胞才得以可靠地合成自己特殊功能所需的正确蛋白质。

2. 表观基因组调控的机制

在表观基因调控机制中，包括被称为**组蛋白（histone）**的球蛋白和被叫作**甲基（methyl group）**的小有机分子。这两种机制都可以被饮食和其它环境影响所改变。

3. 基因表达中的组蛋白 在染色体内有数以百万计的组蛋白（图C11.2）。支撑染色体的结构，就像缠绕在线轴上的线，有部分的 DNA "线" 被紧紧地缠绕在组蛋白上。正因如此，巨大的 DNA 分子可以被压缩到细小的细胞核内。

组蛋白也调控基因表达。DNA 被缠绕的部分基因是沉默的，它们没有空间来进行蛋白质合成。但是在对环境条件的变化做出反应时，组蛋白可以改变这个情况。

伸到缠绕的 DNA 外的组蛋白抖动小蛋白质 "尾巴"。对环境中很多传递细胞状态的分子来说，这些尾巴可以作为它们着陆的地方。

当有合适的化学信号时，组蛋白会松开对 DNA 的缠绕，让长链的一小部分露出来，在这伸出来的部位上的基因得以表达它们所编码的蛋白质，它们被激活了。说到这里，就联系到营养了，很多引起组蛋白反应的信号分子都来自饮食，有的是营养素和植物化合物，有的是在代谢过程中产生的化合物。

4. 实例：花椰菜植物化合物 一种存在于花椰菜、花椰菜芽以及其它卷心类蔬菜的植物化合物萝卜硫素（第 2 章争论），可以通过改变癌细胞组蛋白的方式影响癌症发展的进程。癌组织的一个特点是不受控制的细胞分裂。在癌细胞内，组蛋白会错误地压制防止细胞乱分裂的基因。

在试验中，莱菔硫烷可以逆转这些致癌的组蛋白变化，恢复对细胞分裂的控制。在老鼠中，莱菔硫烷能抑制某些癌症。在人体中，食用一杯花椰菜芽可改变血液细胞的组蛋白活性。摄入花椰菜和其它卷心菜类蔬菜会防癌吗？常吃这些食物的人确实在某些癌症方面发病率低，但是没人知道是否是这些食物提供的保护，科研人员还在研究这个问题。

越来越多的影响表观基因活性的食物被列为可能的防癌食物，除了莱菔硫烷外，还有很多植物化合物，包括茶叶中的黄酮类物质、辛香料姜黄中的姜黄素、洋葱类中的含硫化合物，还有各种营养素，如叶酸、维生素 B_{12}、维生素 D、硒和锌。尽管科学家可以用人工合成的药物来复制它们的某些功能，但与食物不同的是，这些药物都有极高的毒性。

5. 甲基和基因调控 基因也受粘连在 DNA 链上的分子调控。前文已经有所提及，甲基直接附着在 DNA 上（图 C11-2），可以改变基因表达。一般而言，甲基附着在 DNA 链上的基因的起始处通常会使该基因沉默。清除这些甲基可以使基因表达重新开始，蛋白质得以合成。

6. B 族维生素转移甲基 一个关于营养素如何影响基因的强有力例子是 B 族维生素叶酸对 DNA 甲基化的影响。叶酸（同其他 B 族维生素一起）对甲基转移到其它分子（包括 DNA）有举足轻重的作用。叶酸太少时，基因受甲基化作用影响不够，不需要的蛋

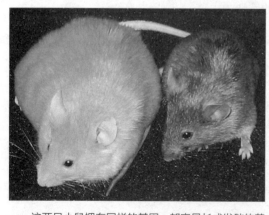

这两只小鼠拥有同样的基因，都容易长成发胖的黄色幼鼠。但图中只有左边的胖小鼠呈黄色，原因是右边瘦的棕色小鼠母亲在怀孕时额外补充了 B 族维生素，导致该肥胖基因沉默，就产出这只瘦的小鼠

这个图显示附着在一条 DNA 链的甲基和组蛋白，DNA 缠绕在球蛋白"卷轴"上，还存在其它表观遗传学因素

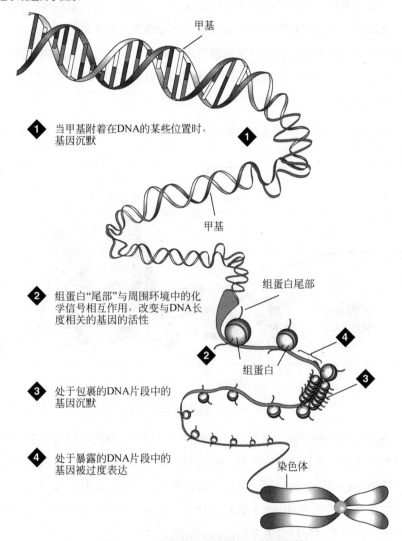

甲基

甲基

① 当甲基附着在DNA的某些位置时，基因沉默

①

② 组蛋白"尾部"与周围环境中的化学信号相互作用，改变与DNA长度相关的基因的活性

组蛋白尾部

④

② 组蛋白

③ 处于包裹的DNA片段中的基因沉默

③

④ 处于暴露的DNA片段中的基因被过度表达

染色体

图C11-2　两个表观遗传因子和基因活性

白质合成没有受到正常的抑制。

这张两只老鼠的照片展示了这个效果。尽管它们的外表如此不同，它们的 DNA 却是一模一样的。它们的 DNA 里有同一种基因，易于产生肥胖的黄色幼鼠，但是它们的母鼠在孕期会用不同方式喂食。瘦小的棕色鼠的母鼠饲料里添加 B 族维生素叶酸和维生素 B_{12}。由于这些维生素具有甲基转移活性，"肥而黄"基因被抑制，产生了棕色、瘦小的幼鼠。

请注意这额外的维生素并未改变 DNA 序列，但是孕期的表观基因方面的变化依然可以与 DNA 一起遗传，传递几个世代。

重要的是，孕妇应该仔细考虑她们的营养需求（见第 13 章）。任何人都不应该试图通过过量服用 B 族维生素或其它成分来改善其后代患肥胖症或其它疾病的风险。这种失衡的后果很难预料，有时还非常严重。

7. 成年人还能改变基因表观组么？

科研人员认为，受环境影响的表观基因在胚胎发育期间会引起最大变化

（图 C11-3）。但是在青春期甚至成年也能发生一些变化，它们的后果会影响健康。如前所述，有关花椰菜中莱菔硫烷的研究结果证实，某些成年细胞的表观遗传因子可以被食物中的生物活性成分所改变，至少是暂时的。另一个在成年人中的例子是由摄入真菌毒素引起的肝癌，这种毒素（黄曲霉素）在玉米和其它谷物上形成。据怀疑，这种毒素通过将重要的甲基从组蛋白和DNA 链条上移除，引发肝癌。

包括饮食在内的环境影响在发育的早期阶段对表观基因组的改变最大，但有些变化在以后的生活中仍然可能发生

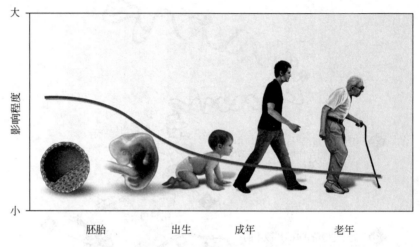

图C11-3　表观基因的时间表

现在出现一种理论，试图部分地解释一个谜团，即同卵双胞胎为什么会得不同的疾病。尽管他们有一模一样的 DNA，但他们的表观基因并不相同。在一生中他们受到各自不同的环境影响，带来了不同的基因表达。

在了解了营养基因组学的这些发现后，许多人想把这项新科学应用到自己身上。接下来将探讨营养基因检测中出现的问题。

11.6.3　围绕基因测试的争论

只有进行基因测试，才能知道影响营养或营养相关疾病的基因变异，营养基因组学才有用武之地。但是批评者则提出一些重要的问题。他们质疑，通过昂贵的测试来寻找疾病的遗传标记是否能为国家带来更好的健康水准，还是会造成有限的卫生保健资源的浪费。消费者也表示担心，某些 DNA 的结果一旦得出，恐怕会被滥用。一些公司制定政策反对分享收集的数据，但是其它公司则把数据卖给科学家，科学家们在实验中使用数据，反过来又可能把数据发布给其它人。这种数据共享有助于推进科学；为了确定基因和疾病之间的联系，需要大量含许多健康和患病个体信息的数据库。然而，对于DNA 捐献者来说，如果显示疾病倾向的测试结果落入坏人之手，问题就可能随之而来。例如，此类信息可能会影响决策者对一个人的学校接受度、工作晋升或其它关键问题的看法。尽管法律禁止这种歧视，但强制执行力度很小，因为基因测试公司并不能保证绝对保密。

11.6.4 直接面向消费者的测试

只需几百美元，消费者就可以很容易地通过互联网为自己订购基因测试。然而，由于法律对测试要求的不同，其测试质量和有效性以及结果的正确应用都无法得到保证。这种差别使得不道德的公司有可能出售虚假的检测结果，或者误导消费者购买昂贵的补充剂以及其它基于 DNA 样本的毫无依据的产品。即使 DNA 检测是合法的，对检测结果的解释也是复杂的，没有接受医学专家意见指导的消费者很容易被误导而草率服用药物或者未服用必需的药物，甚至接受不必要的手术。为了补救这种情况，美国食品药品监督管理局已经通知向消费者提供这种测试服务的公司，警告它们停止销售用于医疗目的的测试和评估服务。

购买并进行个人基因测试的人是否也愿意根据调查结果做出必要的生活方式改变呢？在一项研究中，大约三分之一的参与者报告说，不管他们的测试结果如何，他们都在进行更多锻炼，饮食也更好。与这一积极的发现相反，在同一项研究中，几乎同样多的人做了相反的事情，他们锻炼更少，饮食质量更差。大多数研究报告称，测试后健康行为没有显著变化。如果没有改善健康行为的意愿，未来仅仅靠个人基因测试不太可能改善人群健康。

11.6.5 结论

毫无疑问，营养科学的未来离不开基因组科学，而且潜力巨大。但是，如果要让本书作者来预言其未来发展的话，那么根据过去几十年汗牛充栋的科研文献，最有可能的情景是："根据我们的基因测试，X 先生需要从西红柿酱和葡萄柚中摄入更多的维生素 C，而非补充剂。他需要多样化的蔬菜、水果中的纤维、番茄红素、碳水化合物及其它生物活性物质，较少的饱和脂肪，足够的蛋白质，饮食营养平衡，这样就能提高对疾病的抵抗力。"

实践证明，纤维补充剂无法取代天然全麦食品对消化道的健康作用；钙片也无法取代含钙食物对骨骼健康的作用；相反，补充剂还可能具有副作用。根据《美国居民膳食指南》（见第 2 章）的建议以及许多其它的例子，遵循精心设计的全营养饮食模式，有助于改变遗传可能带来的健康风险。

在营养基因组学的快速发展中保持警惕。注册营养师将是精准营养治疗的主要提供者，因为越来越多的人认识到精准营养治疗可以最大限度地降低疾病风险，最大限度地提高各地人民的健康水平。

批判性思维

（1）阐述营养基因组学研究的现状。举两个例子，指出它们可能的突破方向和应用。

（2）回顾 SNPs（单核苷酸多态性），解释它们可能致病的机制。

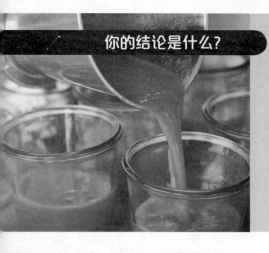

你的结论是什么？

你选择的食物会损害你的心脏么？

某些草药可以促进你的健康么？

糖尿病是由吃糖引起的么？

无添加剂的"天然"食品会降低患癌症的风险吗？

线上资源有哪些？

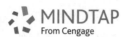

请访问 www.Cengage.com，以获取 MindTap，这是一门完整的数字课程，其中包括"饮食与健康"、互动测验、视频等。

自测题

1.（LO11.1）慢性病有清楚明确的病因。

对　　　　　　错

2.（LO11.1）以下哪项是心血管疾病的危险因素？
a. 高 HDL 胆固醇　　　b. 低血压
c. 低 LDL 胆固醇　　　d. 糖尿病

3.（LO11.2）动脉粥样硬化是动脉壁内脂类的简单积累。

对　　　　　　错

4.（LO11.2）易引发动脉粥样硬化的饮食富含饱和脂肪和反式脂肪。

对　　　　　　错

5.（LO11.2）心脏病多发于男性，使得心血管疾病称为男性多发病。

对　　　　　　错

6.（LO11.2）由于以下原因，吸烟极大地提高心血管疾病的风险，除了（　　）。
a. 降低心脏工作量　　　b. 促进凝血
c. 其毒素直接损害心脏　　　d. 升高血压

7.（LO11.2）以下哪种矿物质可帮助调控血压？
a. 磷　　　　　　b. 镁
c. 钾　　　　　　d. 锌

8.（LO11.2）预防高血压的最重要一步是给自己测量血压。

对　　　　　　错

9.（LO11.3）糖尿病是心血管疾病的一个主要危险因素。

对　　　　　　错

10.（LO11.3）改善 2 型糖尿病的推荐饮食是（　　）。
a. 低碳水化合物饮食　　　b. 尽可能低脂饮食
c. 控制碳水化合物摄入　　　d. a 和 b

11. 对于 2 型糖尿病控制而言，定期的身体活动有助于重新分配水。

对　　　　　　错

12.（LO11.4）对绝大多数癌症患者而言，生活方式和接触的环境是主要的危险因素。

对　　　　　　错

13.（LO11.4）以下哪些增高癌症风险？
a. 饮酒　　　　　　b. 多吃红肉
c. 多吃加工肉产品　　　d. 以上所有

14.（LO11.5）DASH 饮食是为短跑运动员设计的。

对　　　　　　错

15.（LO 11.5）DASH 饮食以富含下列哪些食物为特点？
a. 蔬菜、水果　　　b. 全谷物
c. 人造脂肪　　　　d. a 和 b

16.（LO11.6）当前，为了获取足够的营养素和保持健康，人们应对自己的基因组进行分析。

对　　　　　　错

答案见附录 J。

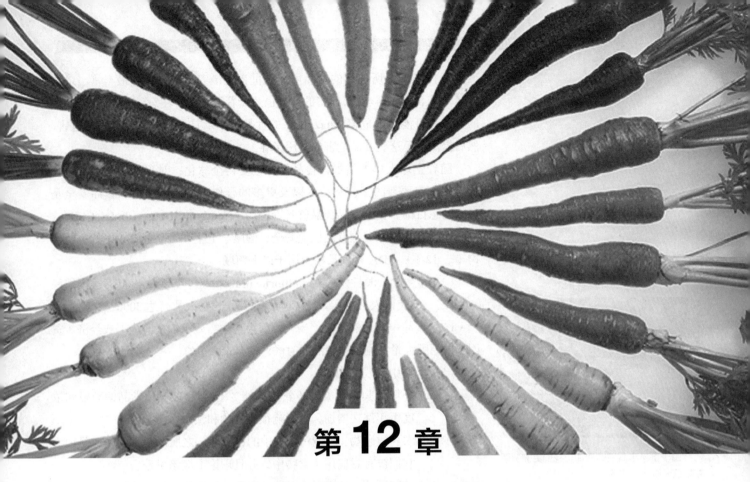

第 **12** 章

食品安全与食品技术

学习目标   当你学习完本章，应当达到下列目标：

LO 12.1 描述食源性疾病及其预防的关键方法。

LO 12.2 确定最常引起食源性疾病的食物种类。

LO 12.3 概述旨在减少微生物食品污染的技术进展。

LO 12.4 描述食物中的天然毒素、农药残留和污染物。

LO 12.5 比较有机食品和传统食品的潜在优缺点。

LO 12.6 描述一些常见食品添加剂的用途和安全特性。

LO 12.7 描述食品安全实践在各种环境中的应用。

LO 12.8 总结通过基因工程生产食物的优势和劣势。

启发提问

大部分的消化系统症状都来自于急性胃肠炎吗？

从商店里购买的食物都是无菌的吗？

和朋友聚会后吃剩的食物需要放进冰箱吗？

寿司师傅做的生寿司和食品添加剂，哪个风险更大？

美国消费者所享用的食品可能是世界上最安全的，也是最丰富、最让人满意的。当然，丰富的选择也意味着消费者要注意分辨**安全（safety）**的食品和可能带来**危害（hazard）**的食品。本章首先指出常见的食品危害，然后提供避免这些食品危害的实用指导。

随着全球人口的增加，食品供应也变得全球化，对食品安全产生了新的挑战，需要新的工艺和技术以及更多的合作才能解决，所以食品安全是一个动态目标。**美国食品药品监督管理局（Food and Drug Administration，FDA）**是负责确保美国食品供应安全、健康、卫生和食品标签正确的主要机构（表12-1）。FDA 将大量精力用于以下领域：

（1）微生物**食源性疾病（foodborne illness）**。每年导致 4800 万美国居民（六分之一的美国人）生病，128000 人住院，死亡人数高达 3000 人。

（2）食品中的天然毒素。当人们因为自主需要（饮食时尚）或经济（贫困）的原因大量食用单一食品的时候，就会带来危害。

（3）食物中的残余物。

①环境及其它污染物（农药除外）：家用和工业化学品的数量和浓度每年都在增加，其影响很难预测和预防。

②农药残余物：环境污染物中的一部分，之所以单独列出，是因为它们被有意应用于食物中，并且理论上应该可控。

③动物用药：包括用于促进可食用动物生长、提高动物产奶量及防止动物生病所用的激素和抗生素。

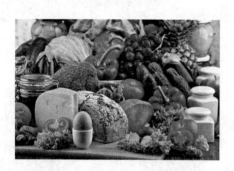

由于食材丰富性的增加，我们更需要明智地选择和烹调食物。

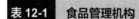

表12-1	食品管理机构

下列每个机构都旨在维护和改善食品供应安全的计划和系统。

美国疾病预防控制中心（Centers for Disease Control and Prevention，CDC）是美国卫生和公共服务部的一个机构，其职能包括但不限于，负责识别、监测和报告食源性疾病和疫情（www.cdc.gov）

美国环保署（Environmental Protection Agency，EPA）是一个联邦机构，其职能包括但不限于，负责监管杀虫剂和建立水质标准（www.epa.gov）

联合国粮农组织（Food and Agriculture Organization，FAO）是一个国际机构（联合国的一部分），除其它职责外，还通过了规范农药使用的标准（www.fao.org）

美国食品药品监督管理局（Food and Drug Administration，FDA）是负责确保所有膳食补充剂和在州际和国际商业中加工和销售的食品的安全性和健康性的联邦机构，但肉类、家禽和鸡蛋的某些方面除外（这些属于美国农业部的管辖范围）；制定食品成分和产品标签标准；并在出现问题时发布召回通知（www.fda.gov）

美国农业部（U.S. Department of Agriculture，USDA）是负责监督美国生产的肉类、家禽和鸡蛋的卫生与质量标准，进行营养学研究，提供大众营养教育的联邦机构（www.usda.gov）

世界卫生组织（World Health Organization，WHO）是关注促进健康和治疗疾病的国际机构（www.who.int）

（4）食品中的营养素。市场上出现越来越多的精加工及人造食品，因而

术语

安全（safety）：能够确定使用某种物质而不会受到伤害。

危害（hazard）：一种危险状态，正常使用可能出现损害的任何情况。

食源性疾病（foodborne illness）：通过食物和水传染人的疾病，通常是由一种传染源（食物传染）或微生物中的有毒物质、有毒化学品或其它有害物质引起的（食物中毒，food intoxication 或 food poisoning）。

急需关注。

（5）有意使用的食品添加剂。因为对它们了解甚多，它们对消费者几乎没有危害，它们的使用已受到很好的控制，所以这些都不太令人担心。

（6）基因工程食品。列在最后是因为这些食物进入市场之前已经过严格的监控。

美国食品药品监督管理局的职权范围主要在于监督国内外食品供应，以保障美国消费者的健康。当食源性疾病发生时，美国食品药品监督管理局会迅速采取行动来确认并消除原因。

尽管美国食品药品监督管理局和其它机构尽了最大努力，食源性疾病还是极有可能发生。似乎当一种微生物受到控制时，其它微生物便会显现并取代前者。实现最终目标——减少食源性疾病的总数，需要监管机构、食品行业和消费者不断提高警惕。

12.1　微生物与食品安全

LO 12.1　描述食源性疾病和预防的关键方法

有些人认为食源性疾病与流感相比并不容易发生，而且也不太严重，所以对其产生的威胁视而不见，但是他们的观点是错误的，因为**致病微生物**（**microbes，或病原体，pathogens**）引起的食源性疾病可能对健康和生命构成真正的威胁，而且有些疾病甚至对一般的抗生素治疗没有任何反应。就算是常见的食源性疾病，对于某些人群也可能是致命的，比如生病或营养不良的人，或者免疫系统受损的人，群居在某些机构里的人群，患有肝病或胃病者、孕妇或者老人和孩子。

如果消化系统不适是生病时主要或唯一的症状，尽管很多人会认为得的是急性肠胃炎，但更可能的是食源性疾病。只要多了解一些有关知识和采取适当的防御措施，就能把感染食源性疾病的机会降至最低，而了解那些致病菌的本质就是第一步。

12.1.1　食品中的微生物是怎样导致机体疾病的？

微生物可能通过感染或造成**食物中毒**（intoxication）引起食源性疾病。那些传染性病原体，比如沙门菌或者肝炎病毒，会感染人体组织并在此繁殖，导致疾病。其它微生物则会在繁殖中产生有毒的化学物质，如**肠毒素**（enterotoxins）或**神经毒素**（neurotoxins）。这些毒素会被人体组织吸收而带来各种危害，从轻微的胃痛和头痛到严重的麻痹甚至死亡。

表 12-2 列举了导致美国 90% 以上的食源性疾病、住院病例及死亡病例的微生物及其食物来源，还有食源性疾病的常见症状和预防措施。还存在许多其它能够引发疾病的微生物。本章的以下部分会介绍如何减少和消除它们。

术语

微生物（microbes）：微小生物体的简称，指任何需要通过显微镜才能观察到的微小生物，包括细菌、病毒等。

病原体（pathogens）：细菌、病毒、真菌以及其它能够致病的微生物。Pathogenic 是其形容词形式。

肠毒素（enterotoxins）：作用于消化道黏膜的毒物。

神经毒素（neurotoxins）：作用于神经系统细胞的毒物。

表 12-2　微生物食源性疾病的病因、症状、预防措施

微生物名称	常见食物来源	发病与一般症状	预防措施
食源性感染			
空肠弯曲菌	生的和未煮熟的禽肉、未消毒的牛奶、污染了的水	发病：2~5d。腹泻、呕吐、腹部绞痛、发热，有时大便带血，持续 2~10d	彻底煮熟食物，饮用消毒牛奶，采用卫生的食物加工方法
梭状芽孢杆菌、产气荚膜梭菌	在 49~54℃之间储存的肉和肉制品	发作：8~16h。腹部疼痛、腹泻、恶心，持续 1~2d	采用卫生的食物加工方法，饮用消毒牛奶，将食物彻底煮熟，及时、妥善冷藏食品
大肠杆菌[a]	未煮熟的碎牛肉，未消毒牛奶和果汁，鲜水果和蔬菜，污染的水以及人之间的接触传染	发作：1~8d。严重的带血腹泻、腹部绞痛、呕吐，持续 5~10d	彻底烹调碎牛肉，食用消毒牛奶和奶制品，采用卫生的食物处理措施，饮用处理过的、煮沸的水或瓶装水
李斯特菌	未消毒奶、新鲜软干酪、午餐肉、热狗	发作：1~20d。发热、肌肉疼痛、恶心、呕吐、血液中毒、孕期并发症以及脑膜炎（脖子僵直、严重头痛、发热）	采用卫生的食物加工方法，将食物煮熟，饮用消毒牛奶
诺如病毒	人之间接触和生的食物以及沙拉、三明治	发病：1~2d。呕吐，持续 1~2d	采用卫生的食物加工方法
沙门氏菌	生的或未煮熟的鸡蛋、肉、家禽、生奶和其它乳制品、虾、蛙腿、酵母、椰子、面食、巧克力	发病：1~3d。发热、呕吐、腹部绞痛、腹泻，持续 4~7d，可能是致命的	采用卫生的食物加工方法，饮用消毒牛奶，彻底煮熟食物，及时、妥善冷藏食品
刚地弓形虫	生的或未煮熟的肉，污染的水，生羊奶，接触感染的猫粪便后进食	发病：7~21d。扁桃体肿胀、发热、头痛、肌肉疼痛、脖子僵直	采用卫生的食物加工方法，彻底煮熟食物
食物中毒			
梭状芽孢杆菌、肉毒杆菌	低酸的厌氧环境（罐装玉米、辣椒、绿豆、汤、甜菜、芦笋、蘑菇、成熟的橄榄、菠菜、金枪鱼、鸡肉、鸡肝、肝酱、午餐肉、火腿、香肠、酿茄子、龙虾、熏鱼和腌鱼）	发病：4~36h。神经系统症状，包括复视、不能吞咽、言语困难和呼吸系统的渐进性麻痹，往往是致命的，幸存者也有长期后遗症	对于低酸食品采用适当的罐装方法，冷藏自制的大蒜和香草油，避免食用漏气或腐败、膨胀、破损的罐头。不要给婴儿吃蜂蜜，因为它可能含有肉毒杆菌的孢子，这是一种常见的婴儿感染源
金黄色葡萄球菌	未妥善冷藏的肉、鸡蛋、金枪鱼、土豆和通心粉沙拉、奶油糕点	发病：1~6h。腹泻、恶心、呕吐、腹部绞痛、发热，持续 1~2d	采用卫生的食物加工方法，彻底煮熟食物，及时、妥善冷藏食品

注：旅行者腹泻常由大肠杆菌、空肠弯曲杆菌、志贺菌和沙门氏菌引起；
a 大肠杆菌 O157-O145 和其它产生志贺毒素的菌会引起毒素介导的感染，随着菌落在体内生长，它们会释放毒素。

虽然最常见的食物中毒是由金黄色葡萄球菌引起的，但最臭名昭著的还是肉毒梭菌，它有剧毒，只要一小粒盐的数量就能在一小时内使几个人死亡。肉毒杆菌会在**厌氧（anaerobic）**情况下产生，比如不适当罐装的（特别是家庭罐装的）食品，家庭发酵食品如豆腐及置于室温下的由大蒜、其它调味品制成的调味油。**肉毒菌中毒（botulism）**会使人肌肉麻痹，视力、说话能力、

术语

厌氧（anaerobic）：没有氧气环境的。

吞咽和呼吸都会受到影响，需要立刻进行医疗救治。肉毒菌中毒的报警症状在表 12-3 中列出。

表 12-3	食源性疾病的危险症状

一些食源性疾病可能是轻微的，可以自行痊愈，但其它类别可能构成严重威胁。出现以下任何症状都需要就医。

有这些症状时要请求医疗救治	肉毒菌中毒的警告标志 - 医疗急救
■ 大便带血	■ 呼吸困难
■ 脱水	■ 吞咽困难
■ 腹泻超过 3d	■ 复视
■ 发热超过 24h	■ 肌无力
■ 头痛、肌肉僵硬和发热	
■ 心率快、晕厥、头晕	
■ 严重肠痉挛	

来 源: Complete, up-to-date home canning instructions are available in the USDA's Complete Guide to Home Canning, available from the Superintendent of Documents, U.S. Government Printing Office, Washington, DC 20402, or online at www.uga.edu/nchfp/publications/publications_usda.html.

肉毒杆菌毒素和其它一些毒素对热敏感，可以通过煮沸来破坏，但是不建议这样做，因为只要微量的毒素仍然完好无损，就可能发生中毒。其它毒素，比如金黄色葡萄球菌，则是耐热的，因此就算在食物加热后仍然非常危险。

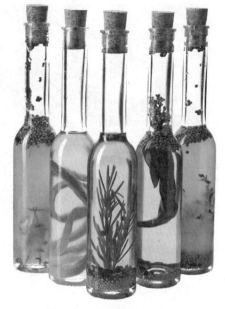

为防止自制调味油引起的肉毒菌中毒，在使用前应清洗并干燥制油用的新鲜草药，并将油冷藏。如未用完，应在 7 至 10 天后丢弃

要点

● 在美国，尽管政府机构努力预防，但每年仍有数千万人患有轻度至危及生命的食源性疾病。

● 孕妇、婴儿、幼儿、老年人和免疫系统虚弱的人最容易受到食源性疾病的伤害。

● 食源性疾病源于微生物感染或细菌毒素。

12.1.2 从农场到餐桌的食品安全

一个安全的食品供应链需要国内和国外食品供应商对食品进行安全处理，不管是在农场、食品加工厂、运输过程中，还是在商场、机构和餐馆中（图 12-1）。而在食物安全环节中同样重要的是，消费者购买食物后的处理过程。每年都有数千万的人们因为在购买、储藏和处理食物的时候犯错误而受到食源性疾病的影响，这些都是可以避免的。

1. 食源性疾病是如何暴发的 尽管商业上制备的食品通常是安全的，有少数疾病**暴发（outbreak）**就会成为新闻头条，因为这种暴发会一次影响很多人。例如牛奶制造商采用**巴氏灭菌法（pasteurization）**来消毒（为使牛奶可安全饮用而加热牛奶杀死许多病原体的处理方法），当制奶车间的加热系统偶尔出现故障时，就会有数以百计的食源性疾病发生。

其它类型的农业也需要安全措施。食物生长不可避免地需要土壤，而土壤中含有很多细菌，都可能污染食物。在土壤中作为肥料的动物粪便也会产

术语

肉毒菌中毒（botulism）：由肉毒杆菌毒素引起的一种常见且很严重的食物中毒，这种毒素是在非酸性罐装食品中厌氧生长的梭菌产生的。

暴发（outbreak）：在短时间内，出现两例以上因常见食物中的同一种微生物引起疾病的情况。政府部门会监督和调查食物污染引起的疾病，但是每年还是有成千上万的个例不会被发现。

巴氏灭菌法（pasteurization）：加热牛奶、果汁和蛋类到足够的温度以杀死通常由这些食物携带、传播的特定病原（致病的微生物）；不是消毒过程，高热杀菌过的食物仍然含有导致其腐败的细菌。

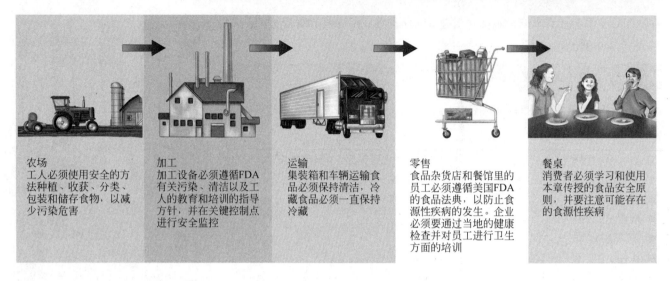

农场
工人必须使用安全的方法种植、收获、分类、包装和储存食物，以减少污染危害

加工
加工设备必须遵循FDA有关污染、清洁以及工人的教育和培训的指导方针，并在关键控制点进行安全监控

运输
集装箱和车辆运输食品必须保持清洁，冷藏食品必须一直保持冷藏

零售
食品杂货店和餐馆里的员工必须遵循美国FDA的食品法典，以防止食源性疾病的发生。企业必须要通过当地的健康检查并对员工进行卫生方面的培训

餐桌
消费者必须学习和使用本章传授的食品安全原则，并要注意可能存在的食源性疾病

图12-1　从农场到餐桌的食品安全

生能够带来疾病的微生物。同时，在农场中工作的工人和其它处理食物的工人如果生病，也很容易在食物收割和之后的处理工作中把病毒传染给消费者，尤其是那些可以生吃的蔬菜、水果。

2. 小心大肠杆菌　大肠杆菌的几个菌种能够产生一种非常危险的蛋白毒素——**志贺毒素（Shiga toxin）**，它会导致非常危险的疾病。其中最臭名昭著的是大肠杆菌 0157: H7，该菌在 2018 年引起了一场大范围的暴发，缘于当时消费者食用了被污染的生菜，但是暴发也可能来自其它产志贺毒素[①]的大肠杆菌菌株（STEC）。由 STEC 引发的严重的、致命性疾病的暴发让全国人关注两个重要的食品安全问题：第一，生食品通常含有活的病原体；第二，严格的行业控制对于确保食品安全至关重要。

在大多数情况下，食用被污染的肉类和生牛奶，或者是被污染的新鲜蔬菜，几天之后，STEC 疾病就会引起带血的腹泻、严重的肠道痉挛和失水。在最坏的情况下，**溶血性尿毒症综合征（hemolytic-uremic syndrome）**会造成肾和其它器官的衰竭，对于婴幼儿、老年人或者身体虚弱的人来说是致命的。抗生素和自行服用的止泻药可能会加重症状，因为它们会加强毒素的吸收和保留。严重的情况需要住院治疗。

3. 美国食品药品监督管理局《食品安全现代化法案》[②]　2016 年，美国国会颁布了一项新法律——**美国食品药品监督管理局《食品安全现代化法案》**（**FDA Food Safety Modernization Act，FSMA**），以应对全球食品体系发生的巨大变化。该法律将食品药品监督管理局的更多资源集中在预防食源性疾病上，同时也支持在疾病暴发时进行调查，以发现并解决其原因。这项重要的立法阐明了在全球人类食品和宠物食品供应链的许多不同环节上，为防止污染所必须采取的行动，它将美国政府机构的资源与国内和国际食品工业及农场合作伙伴的资源结合起来，以实现其目标。预期结果是更安全的美国食

术语

志贺毒素（Shiga toxin）：某些细菌菌株繁殖时产生的一组蛋白质毒素；当其被吸收时，志贺毒素会导致严重的疾病。

溶血性尿毒症综合征（hemolytic-uremic syndrome）：由能够产生志贺毒素的大肠杆菌带来的严重后果，明显症状有异常血栓造成的肾衰竭，以及对神经中枢系统和其它器官的损伤，甚至死亡，对幼儿危害极大。

美国食品药品监督管理局《食品安全现代化法案》（FDA Food Safety Modernization Act，FSMA）：2016 年颁布的一项法律，旨在建立一个新的国内和国际控制系统，用于检测、预防和纠正美国食品供应中的微生物污染。

---

① 志贺毒素是以一百年前发现痢疾的微生物致病原因的日本研究者的名字命名的。

② 了解更多美国食品药品监督管理局《食品安全现代化法案》知识，登录：www.fold.gov/Food/Guildance Regulation/PSMA/.

品供应和对美国消费者及其宠物中数十万例食源性疾病的预防。

4. 食品工业的控制 每天由 USDA 质检员在美国肉类加工厂进行的检查，保证了这些设施符合国家的规定。其它食品加工厂检查的频率较低，但 FSMA 法规要求所有在美国销售的食品生产商必须采用**危害分析临界控制点计划（Hazard Analysis Critical Control Point plan，HACCP plan）**，以帮助从源头上预防食源性疾病。每个屠宰场、生产商、包装商、分销商和运输商必须在其程序中确定"临界控制点"，这些控制点可能会存在食品污染或细菌生长的风险（大肠杆菌，一种常见的细菌威胁，如图 12-2 所示）。一旦确定了控制点，食品生产商必须设计并实施可验证的方法来消除或最小化风险。

HACCP 系统是控制微生物污染的一种行之有效的方法，其效果是显而易见的：自该计划在这些行业实施以来，美国家禽、鸡蛋、碎牛肉和猪肉中的沙门氏菌污染已经大大减少，而肉类中的大肠杆菌感染也已大幅下降。

5. 消费者的食品安全 食品店里的罐装和袋装食品一般很安全，但是仍会发生少数意外事件而造成食物污染。FDA 会监控因为大规模食品污染而暴发的疾病，追踪可能的食品生产和运输途径来阻止和减少给消费者带来的危害。当怀疑食品污染时，食品的生产标号也使得通过媒体向公众通知回收受污染的食品成为可能。

你也可以自我保护。只在看起来和闻起来很干净的商场里购物；仔细检查食品包装上的生产日期，避免购买过期的食物。然而，表 12-4 中的"出售日期"和其它日期并不反映食品的安全性（婴儿配方奶粉是个例外，其日期由法律规定）。取而代之的是，它们标明了食品最佳质量的时间，旨在帮助零售商管理库存。对消费者来说，过于严格地使用这些日期会导致不必要的食物浪费。

当单个细菌遇到有利条件时，菌落迅速生长。例如，这一堆中的每一个椭圆形大肠杆菌每 20 分钟左右就能繁殖一次，在这个过程中，菌落数目会翻倍，这个过程一直持续到适宜条件改变（大肠杆菌放大 7000 倍）

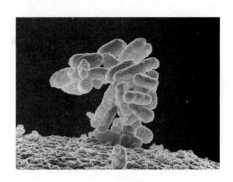

图12-2 细菌生长

表 12-4	你的食物过期了么？

虽然食品包装上的日期不能反映食品安全，但它们可以提醒卖家和消费者产品的新鲜程度。

- **保质期** 明确规定食物在货架上陈列销售的时间，也叫食物的保质期，在此日期之后，如果妥善保存，摄入食品仍然是安全的，也称为下架日期
- **最佳使用日期** 食品具有最高质量的最后期限，在此日期之后，质量将会下降，如果加工和存储正确，食品对于消费者来说仍然是安全的，也称为新鲜日期或质量保证日期
- **截止日期** 能够食用食物的最后一天，除了鸡蛋，所有的食物都应该在这个日期之后扔掉。对鸡蛋来说，截止日期是鸡蛋仍可作为"新鲜鸡蛋"出售的最后一天。为了安全起见，可将在截止日期之前购买的鸡蛋仍放在原来的纸箱于冰箱中冷藏，30 天内吃完 [a]
- **包装日期** 食品包装或加工的日期。当用于包装的新鲜肉类，包装日期可提供新鲜度的一般指南

a 为了获得最佳质量，请在购买后 3 周内食用鸡蛋。

如果罐头或包装鼓胀、泄漏、破损、弄脏或穿孔，不要购买，把它交给商店经理。一个严重凹陷的罐头或破损的包装在保护食物免受微生物、昆虫或其它腐坏方面毫无用处。许多罐子的盖子上都有安全"按钮"，一旦罐子被打开，它就会弹出；需确保它没有"弹出"。冷冻食品应该被冻得很结实，

术 语

危害分析临界控制点计划（hazard analysis critical control point plan，HACCP）：一项旨在识别和消除在食品的生产、分配和商业使用中潜在的细菌危害的系统计划。

箱式冰柜里储存的食品应该置于霜线以下。保证鸡蛋新鲜，没有破裂。在离开商店之前，最后再购买需要冷冻和冷藏的食品和肉类。

要 点

- 从农场到餐桌的食品安全要求农民、加工者、运输者、零售商和消费者使用有效的食品安全方法来预防食源性疾病。
- 当环境对细菌有利时，它们会迅速繁殖。
- FSMA 是一项保护美国食品和宠物食品供应及其安全的法律。
- 消费者在购买食物之前应该仔细检查。

12.1.3 个人食品安全措施

保持对食品安全的关注可以防止肠道疾病带来的痛苦。请注意，食物可以为细菌繁殖和产生毒素提供理想的条件。细菌，尤其是病原体，需要以下三个条件才能生存：

（1）营养素；

（2）潮湿环境；

（3）适当温度（4~60℃）。

为了打败细菌，就必须阻止它们污染食物，而且避免它们滋生的良好环境。图 12-3 中的 4 种主要措施能够帮助达成这些目标。

任何看起来和闻起来不够新鲜的食物都应该被丢弃，而且不要自己尝味。就像一句老话说的那样，只要感觉不对，就赶紧扔掉。不过，你也不能完全依赖于自己的视觉、味觉和嗅觉来判断你食物的安全性，因为很多危险不能通过食物的外表、气味和味道来判断。

1. 保持清洁 使用清洗过的工具和未污染的毛巾，保持自己的手和桌面清洁，注意正确洗手，而不是一冲了事，尤其是处理生肉之前和之后。正常、健康的皮肤上也充满了细菌，如果落到潮湿、富含营养的食物上繁殖后也会带来疾病，如图 12-4 所示。记得要用指甲刷来清洗指甲里的污垢，注意日常的指甲护理，人造美甲、长指甲、剥落的指甲油甚至指甲的倒刺都比自然、干净、剪短、健康的指甲更容易滋生细菌。图 12-5 描述了正确洗手的步骤。

左边的照片显示了看似干净实则没有洗净的手，正在接触实验室的培养皿里的一种无菌、潮湿、富含营养的凝胶。在温暖的培养箱中培养 24h 后，右图中这几个大的菌落就是由手转移到凝胶上细菌繁殖的证据。

4 种措施来保障食品安全。对付细菌！网站：www.fightbac.org.

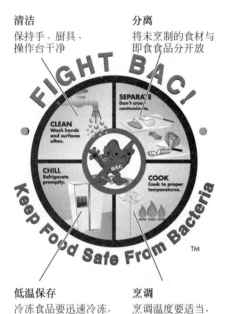

清洁
保持手、厨具、操作台干净

分离
将未烹制的食材与即食食品分开放

低温保存
冷冻食品要迅速冷冻，冷藏食品要保持冷藏

烹调
烹调温度要适当，热的食物要保温

图12-3 对付细菌的方法

注：FIGHT BAC！对付细菌；Keep Food Safe From Bacteria 保护食物免受细菌侵害

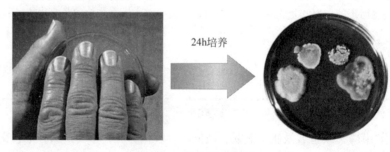

24h培养

图12-4 为什么要洗手？

来源：Photos courtesy of A. Estes Reynolds, George A. Schuler, James A. Christian, and William C. Hurst.

在准备食物之前、之中和之后，遵循这些洗手程序可以避免许多疾病：吃饭前洗手；上完厕所、换尿布、擤鼻涕、咳嗽或打喷嚏后洗手；处理动物及食物或废物后洗手；或者在处理垃圾之后洗手；当你身边的人生病时，更要频繁地洗手。

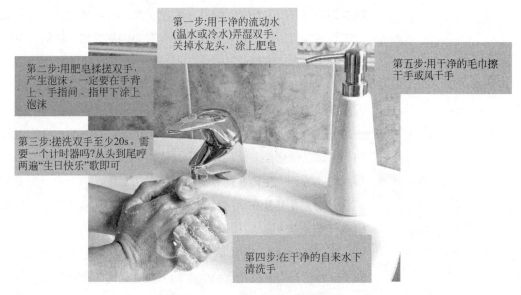

第一步:用干净的流动水(温水或冷水)弄湿双手，关掉水龙头，涂上肥皂

第二步:用肥皂揉搓双手，产生泡沫。一定要在手背上、手指间、指甲下涂上泡沫

第三步:搓洗双手至少20s。需要一个计时器吗?从头到尾哼两遍"生日快乐"歌即可

第四步:在干净的自来水下清洗手

第五步:用干净的毛巾擦干手或风干手

图12-5　正确洗手能够预防疾病

来源: Centers for Disease Control and Prevention, When and how to wash your hands (2016), available at www.cdc.gov/handwashing/when-how-handwashing.html.

在日常清理中，用温水和肥皂洗手就很有效；而使用含有酒精的消毒清洗胶会杀死更多的细菌和病毒。如果家里有人生病，或者给幼儿、老人及免疫系统受损的人准备食物时，也可以在洗手之后再使用消毒液来确保安全。[①]如果你生病了，或者手上有未愈合的伤口，就不要准备食物。

微生物最喜欢狭小和潮湿的地方，比如清洗海绵和洗碗布中，或者切菜板的缝隙中。抗菌的肥皂、清洗剂和海绵中有化学添加剂，能够阻止细菌滋生。为了减少海绵、工作面和器具上的微生物数目，你有 4 种方法可以选择，各有利弊：

（1）用毒性化学物质如漂白粉（0.95L 水中加 5ml）杀死微生物。氯元素可以杀死大多数细菌。不过，氯是有毒物质，会损坏衣物，当被冲下家庭下水道进入供水系统时，会生成有毒物质，对人和野生动物造成危害。

（2）通过加热来消毒。升温到 60℃的热肥皂水可以杀死最厉害的细菌，冲走其它微生物。不过这种方法很费力气，因为水必须很热，比自来水温度高出很多。

（3）使用自动洗碗机，把前两种方法结合起来用。水温比手能适应的温度更高，而且大部分洗碗剂中也含有氯。

（4）用微波炉来杀死海绵中的微生物。将浸泡过的湿海绵放入微波炉中，加热一两分钟，直到它变热（时间不同）。注意事项：用钳子夹住热海绵以免烫伤手，只能在微波炉中加热湿海绵；干海绵会着火。

---

① 有效的洗手消毒杀菌剂包含60%~70%的异丙醇。

第 3 种和第 4 种选择——用洗碗机和微波炉清洗——杀死海绵中的几乎所有细菌，在漂白溶液中浸泡时，都会漏掉 10% 以上。不管用什么方法，效果都是暂时的，细菌很快就会卷土重来。最好的方法可能是至少每周更换一次厨房海绵，即使它们看起来没有磨损。更好的办法是，不用海绵，而换用厨房洗碗布，这样就可以将它每天扔进洗衣房清洗。

2. 保持分离 生的食物，尤其是肉类、蛋类、海鲜，最有可能含有使人生病的细菌。为了防止细菌扩散，最好让生的食物和它们的汁水远离即食食品（这称为食物的**交叉感染，cross-contamination**）。比如，如果你把烤好的牛肉饼从烧烤架上放到盘子里，就需要事先用热肥皂水洗干净盘子。如果你用切菜板切完生肉，就需要用肥皂把切菜板、菜刀和手洗干净，才能接触其它食物，尤其是在做沙拉和其它生吃的食物之前。很多厨师都会使用单独的案板来处理生肉。

3. 煮熟食物 让食物烹饪时间足够长使其达到安全的内部温度。美国农业部督促消费者使用食物温度计来测量煮好的食物温度，而不是通过外表判断。将食物温度计的探针放在食物最厚的部分，远离骨头和软骨，并在每次读数测量之间清洗探针，以防止细菌从未烹饪的食物转移到成品中。表12-5 列出了温度计的一些词汇，图 12-6 展示了不同种类的温度计。图 12-6还列出了适当的制冷和冷冻温度以及不同食物的安全内部温度。

表 12-5 温度计词汇表

- **家电温度计** 验证家电温度的温度计。如证明烤箱加热正常的烤箱温度计；一个冰箱 / 冰柜温度计则用于测试冰箱或冰柜正常运行的温度
- **叉式温度计** 一种结合在肉叉上，可即时显示温度的食品温度计
- **即时显示温度的温度计** 一种插到食物中，几秒钟就可测量食物温度的温度计，设计成可在一定间隔测试食物温度，而且在烹调期间并不留在食物中
- **烤箱安全温度计** 一种设计成在烹饪过程中一直留在食物中可给出持续温度读数的温度计
- **弹出式温度计** 一种常用于烤火鸡的一次性定时装置，设备中心包含一个不锈钢弹簧，当食物到达合适的温度时，弹簧就会"弹出"
- **一次性温度计** 一种类型的即时阅读温度计，当它改变颜色时，表明食物已达到所需的温度。使用一次后丢弃，他们经常被用于商业食品机构，以消除交叉污染

在食物煮好之后，需要保持 60℃ 以上的温度。60℃ 应该感觉很烫，而不是温热。就算是煮好的食物，如果在吃之前没有恰当处理，也会带来疾病。在自助餐中，美味的肉球很可能滋生细菌，除非一直保温。在每餐完毕后，也需要及时把食物放回冰箱，最多可在室温放置 2h（如果室温接近 32℃，则只能放置 1h）。如果超过这个时间，就需要把食物丢弃。

4. 冷藏食物 把食物冷藏和保持食物温度应当在你从食品店离开时就开始了。如果你要办理一些杂事，就最后再去食品店，这样食物在车里的时间不会过长（如果冰激凌已经开始融化，时间就太长了）。一个冰柜或者保温袋可以在路途中保持食物温度。到家之后，及时把食物放到冷藏或冷冻室。

烹饪并将食物冷却到适当的温度可以减少微生物的威胁。不同的温度计做不同的工作。要选择合适的温度计，并注意它的温度范围：有些温度计温度范围很大，旨在测试肉类和其它热食物的煮熟程度；其它温度计用于冰箱和冰柜的测试，其温度范围则较小

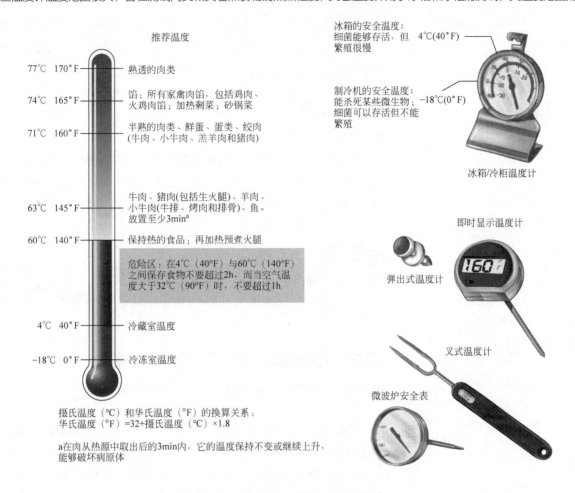

图12-6　食品的安全温度和各种家用温度计

表 12-6 列出了食物在 4℃ 以下的冰箱中的安全保藏时间。超过这些时限的食物要丢掉而不能再食用。

表 12-6　安全储存食物的时限：冰箱温度（≤4℃）

对于货架上保质期较长的食品，像餐馆那样定期更换食品，"先进先出"的意思是查看日期，先使用旧的。

1~2d

生肉馅、早餐或其它生香肠、生的鱼或家禽、肉汤

3~5d

生牛排、烤肉或排骨，熟肉、禽肉、蔬菜、混合菜，午餐肉（开封的），蛋黄酱沙拉（鸡肉、鸡蛋、面食、金枪鱼），新鲜蔬菜（菠菜、扁豆、西红柿）

1 星期

熟鸡蛋、培根或热狗（开袋后），熏香肠或海产品，牛奶、农家干酪

1~2 周

酸奶、胡萝卜、芹菜、生菜

2~4 周

生蛋（带壳），午餐肉、培根或热狗（未开包），干香肠（意大利辣香肠、硬腊肠），大多数陈化和加工的干酪（瑞士干酪、砖形干酪块）

2 个月

蛋黄酱（开罐后），大多数干酪（意大利干酪、罗曼诺干酪）

为了保证安全，肉类和禽类需要在冰箱内解冻而不是在室温下解冻，腌制食物也应在冰箱内解冻。为了使食物快速解冻，把食物放在防水包装中浸在冷水里（而不是热水或温水），或者在烹饪之前放在微波炉里解冻。很多食物可以从冷冻的状态直接烹饪，只是需要更长的时间，同时要使用温度计来保证食物的内部温度达到安全规定。

把准备好的和做好的食物放入浅口的容器中冷却，而不是深口的容器。因为浅口容器会很快降温，而深口容器为了达到中心降温需要太长的时间，使得细菌有时间生长。

冷肉和混合沙拉很方便做成自助餐，但是为了使易坏的食物保鲜，需要把它们的容器置于冰上。这对于所有易坏的食物都是必需的，包括乳酪蛋糕、奶油馅饼、含有奶油和乳酪的零食，甚至南瓜派，因为它含有奶和蛋，也需要冷藏。

> **要 点**
>
> - 食源性疾病很普遍，但是大多数情况下都能够避免；
> - 为了保护自己，消费者们要时刻注意4个要点——清洁、隔离、煮熟和冷藏。

12.2 哪些食品更容易使人生病？

LO 12.2　确定最常引起食源性疾病的食物种类

某些食品比其它食品更适合致病微生物生长。那些湿度和营养成分高的食品和那些切成块或剁碎的食品尤其是细菌偏爱的宿主。这些食物如果没有合理冷藏，细菌就很容易快速生长。病原体也会停留在农产品上，正如接下来将学到的那样，你也需要认真对待这种威胁。

12.2.1 蛋白质类食物

富含蛋白质的食物需要特殊处理。当以工业规模生产时，蛋白质类食品经常被混合在一起，例如在生牛奶罐、生鸡蛋桶或大量碎肉或家禽肉中，而当单一来源的病原体污染整批产品时，这种混合带来的问题就会显现。

比如，生肉的包装袋上会有标签告诉消费者肉类的安全操作说明（图12-7）。商店冰箱里的肉类可能含有细菌，潮湿、富有营养的环境是细菌生长的理想环境。所以，人们在准备肉类食品的时候要遵循以下最基本的肉类安全规则：

- 把所有肉类和禽类烹调到建议温度。
- 永远不要把肉类和禽类在室温或者热水中解冻，被解冻的外层肉会滋生细菌。
- 不要在微波炉里烹饪大块的、过厚的肉类或肉饼，微波会遗留一些没有加热的部分，会滋生细菌；永远不要用处理过生肉（如牛肉饼）的器具和切菜板来处理那些要生吃的食物，如生菜和西红柿。

最后，谨记在处理完生肉后要彻底地洗手。

遵循《肉类与禽类食品安全指南》，能够使细菌生长和交叉污染最小化

生肉和禽肉安全操作表

安全操作说明

这种食品是用检验过的肉和（或）禽肉制作的。有些食品如果被错误地处理或烹调不当，就有可能带有致病细菌。为保护自己，要遵循以下安全操作说明：

 保持冷却或冰冻。用冰箱或微波炉解冻

 把生肉和家禽肉与其它食物分开。接触生肉或家禽肉之后，清洗工作台（包括切板）、用具和双手

 彻底做熟

 需趁热吃的食物温度要高，立即把剩菜放入冰箱或倒掉

图12-7　肉类与禽类的食品安全标签

与卫生无关，牛和野生动物（如鹿和糜鹿）感染**朊病毒（prion）**会导致**牛海绵状脑病（bovine spongiform ecephalopathy, BSE）**，当人食用感染这种病的肉类时会得一种罕见但是致命的脑部疾病。美国牛肉工业法规将因为吃牛肉而患这种病的概率降至了最低。

1. 绞肉　处理绞碎的肉类和禽类比处理整块的肉要更小心，因为在绞碎的过程中，细菌可以接触的表面积增大，所以专家建议烹饪这些食物的时候一定要彻底煮熟。在宣布食物做好之前，要用温度计来测量肉类、禽类和汉堡的内部温度。不能光从外表判断，夹心牛肉饼可能变成棕色，看起来已经烤好，但是它们的内部温度可能还没有达到能够杀死有害细菌的程度。图12-8体现了汉堡安全规则。

2. 填充禽类　一个塞满佐料的火鸡和烧鸡值得特别关注，因为禽类腹腔内的细菌会污染填充物。在烹饪过程中，填料的中心也可能不能及时升温，使得细菌有繁殖的时间。为了安全地食用有填充调料的禽类，需要遵守对付细菌的4个要点——清洁、隔离、煮熟和冷藏。同时还要注意：

（1）在填充之前，先把生肉、禽类和贝类煮熟。

（2）在填充之前混合干、湿调料，而且要保持松散；在混合后立刻放入烤箱烘烤，温度不要低于163℃（325℉，使用温度计来确定）。

（3）用肉类温度计测试填充物的中心温度，应该高于74℃（165℉）。

再次重复，一定要测试填充物的温度，就算是禽类的肉本身已达到74℃的安全温度，填充物的中心还有可能不够热，会滋生细菌，所以更好的方法是单独烘烤填充物。

3. 鸡蛋　30%的美国沙门氏菌感染病例是由于在家里食用没有煮熟的鸡蛋造成的。母鸡消化道内的细菌会在它下蛋的过程中污染鸡蛋，有些细菌甚至可以进入鸡蛋里面。所有商店卖的鸡蛋已经在包装前被清洗和消毒过了，甚至有些鸡蛋壳被巴氏清毒过以确保安全。为了预防沙门氏菌，FDA也设立了一些规则来约束主要产蛋的养鸡场。对消费者们来说，要用商店里的硬纸盒来冷藏鸡蛋，煮鸡蛋的时候要保证蛋黄已经凝固，在食用任何含有鸡蛋

一个安全的汉堡肉饼应该是熟透的[内部温度为71℃（160℉）]，并且有清澈的汁液。做好后放在干净的盘子里。

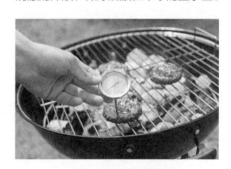

图12-8　汉堡肉饼的安全

术 语

朊病毒（prion）：由一种不常见的折叠的蛋白质组成的疾病因子，能够干扰正常的细胞功能。朊病毒不能被控制，也无法通过消毒和烹饪来杀死，生病后也没有治疗手段，预防是唯一的方法。

牛海绵状脑病（bovine spongiform ence-phalopathy, BSE）：一种致命的神经和大脑疾病，也叫疯牛病。见于牛和野生动物以及食用了受感染肉类的人。

的食物之前要确保它们已经煮熟。

而那些诱人的自制冰激凌、蛋黄酱、没有经过烘烤的蛋糕面糊以及掺了生鸡蛋或没有煮熟的鸡蛋的用于制作饼干的面团呢？如果它们来源于加热消毒过的鸡蛋和鸡蛋液，健康的成年人可以享用这些食物。如果它们由生鸡蛋制作而成，这些产品有可能含有一些经过消毒仍然存活的细菌，对孕妇、老年人、少儿和免疫系统受损的人来说，它还是不安全的。

4. 海鲜 在美国销售的正确烹调过的鱼和海鲜是安全的，没有来自微生物的威胁。如果是生的或者没有煮熟的海鲜，不管多么新鲜和诱人，也可能含有致病病毒、寄生虫（如蠕虫和吸虫）及导致胃痉挛甚至严重危及生命的致病菌。表 12-7 列出了有关可能导致人生病的生海鲜的观点。

表 12-7	有关生海鲜的误解和事实
误　解	事　实
■ 如果一个海产品在过去能生吃，并没有导致疾病，那么现在也是可以食用的	■ 每次捕捞都有不同的风险，而海产品的污染也越来越严重
■ 生吃海鲜时，喝酒就会杀死细菌	■ 酒精饮料不能使污染的生的海产品安全
■ 将辣酱放在生牡蛎和其它生的海产品上会杀死病菌	■ 辣酱对海产品中的微生物没有作用

由海产品带来的危险在逐年增加。随着海岸线人口的不断增长，越来越多的污染物被释放到湖水、河水和海水中，食用各种海产品的危害也随之增加。能使人生病的病毒在美国海岸 90% 的水里都被检测出来，而生食海产品（如牡蛎）的人就很容易被感染。政府部门会监控商业捕鱼的海域，禁止在不安全的海域捕鱼，但是违法捕捞仍然很常见。

至于**寿司（sushi）**或经过烧烤的半生的鱼，就算是大厨也不能检测其中微生物的危害。市场上所谓的"寿司级别"，常用来表征海鲜非常卫生，实际上是并不合法，不能保证海鲜的质量、纯度或新鲜度。冷冻并不能保证海鲜安全到可食用的程度，因为冷冻只能杀死成年寄生虫，只有把食物彻底煮熟才能杀死所有寄生虫卵和其它微生物。真正安全的寿司应该是用煮熟的海鲜、海带、蔬菜、鳄梨或其它美味做成的。在食用前，海鲜应低温保藏。专家们一致同意在现今微生物污染很高的情况下，食用生的或者是没有煮熟的海鲜危险性太大，对健康成年人也一样。

5. 生奶制品 没有经过巴氏消毒的生奶和生奶制品导致了大部分由于食用奶制品而暴发的疾病。生奶中的微生物数量无法预测，有些时候，数目很少的微生物不会致病；而其它时候，就算是值得信赖的农场和商家的有机生牛奶都会带来严重的疾病。饮用生奶只会带来危害而没有任何益处，生奶和经过巴氏消毒的牛奶中的营养成分是相同的。

就算是经过巴氏消毒的牛奶，还可能有一些细菌存活，所以牛奶必须冷藏使得细菌生长的可能性降到最低。室温货架上的牛奶，通常是盒装的，经过了**超高温（ultra-high temperature）**的消毒处理，所以在打开之前不需要

术　语

寿司（sushi）：日本食品，用含醋的米饭、海鲜、彩色蔬菜制成，通常用海苔包裹。有些寿司含有生鱼，另一些寿司只包含烹调过的成分。

超高温（ultra-high temperature）：短时间内用超过日常烹饪的温度来对食物灭菌的过程。

冷藏。

要 点

- 生肉和禽类会带来额外的微生物风险，所以处理的时候要格外小心；
- 食用生鸡蛋、生牛奶和生海鲜风险很高。

12.2.2 生吃的农产品

《美国居民膳食指南》敦促人们要吃足够的水果和蔬菜，但是如果消费者生吃这些食物，他们必须采取措施避免食源性疾病。像生菜、沙拉里的菠菜、西红柿、甜瓜、香草调味料和葱都贴近地面生长，因此土壤、动物粪便及粪便肥料产生的细菌污染更加可能发生。当种植者和生产者不注意卫生时，这种污染问题就会经常出现。为此，前面描述的 FSMA 法规包括一项农产品**生产安全规则**（produce safety rule），该规则规定了农场的种植和工作条件，并要求美国和国际农产品供应商制定安全计划。

在家清洗农产品以去除污垢和残屑也很重要，表 12-8 提供了一些指导。然而，洗涤可能不能完全去除某些细菌菌株。有些微生物（包括大肠杆菌）会分泌出一种黏性的保护涂层，将其粘在一起并黏附在食物表面生成一种**生物薄层**（biofilm），在一般清洗甚至工业清洗后仍然存活。而更加有效的是用刷蔬菜的刷子使劲搓洗，使得细菌剥离，或者用醋来冲洗生物薄层；在清洗前除去和丢掉包在绿叶菜外层的叶子，比如生菜和卷心菜。醋并不能消毒，但是能够降低细菌的数量，而且可以安全食用。

表 12-8　如何清洗农产品

遵循以下步骤：

清洗双手（见图 12-5）

- 切或去皮前，在流水下彻底清洗水果和蔬菜（有机的、传统的或自家种植的蔬菜）。用醋冲洗有助于打开生物薄层
- 清洗将被去皮的产品，以去除污垢和细菌，这些污垢和细菌可能会通过削皮器或刀具从果皮转移到可食用部分
- 用一个干净的刷子刷洗像甜瓜和黄瓜之类的表皮坚硬的农产品，以去除污垢和细菌
- 切掉任何损坏的部分
- 用干净的布擦干
- 预洗的即食产品无须进一步清洗；如果你选择重新清洗，遵循食品安全的基本规则来避免污染

来源：U.S. Department of Agriculture and U.S. Department of Health and Human Services, Scientific report of the 2015 Dietary Guidelines Advisory Committee, 2015, D-5:44, available at www.health.gov.

1. 未经巴氏消毒的果汁　未经巴氏消毒的或生的果汁和苹果酒带来了一个特殊问题。果汁生产商将来自许多不同树木和果园的水果混合在一起，如此一来，任何被引入果汁中的细菌就会在整个含糖液体中迅速繁殖。所以

术 语

农产品生产安全规则（produce safety rule）：美国食品药品监督管理局提出的一套基于科学的标准，旨在将美国消费的水果和蔬菜的商业种植、采收、包装和储存过程中的微生物危害降至最低。

生物薄层（biofilm）：一层微生物与某些细菌分泌的蛋白质和碳水化合物黏性保护涂层混合在一起。

未经高温消毒或未经处理的果汁必须在其标签上带有以下警示语：

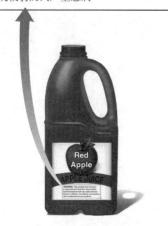

> 警示：本产品未经消毒，因此可能含有有害细菌，可导致儿童、老年人和免疫系统较弱的人严重患病

图12-9　未经过巴氏消毒的果汁的警示语

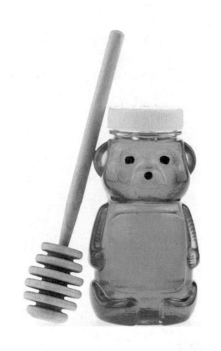

术语

流行（endemic）：在特定的地区或人群中普遍存在。

原产国标签（country of origin label, COOL）：说明某些进口鱼类和贝类、某些其它易腐食品、某些坚果、花生和人参的原产国的规定性标签。肉类和家禽不再贴此标签。

未经巴氏消毒的果汁标签必须带有警示语，如图 12-9 所示。尤其是婴儿、儿童、老人和免疫系统功能低下的人，永远不要食用生的或未经巴氏消毒的果汁产品。冷藏巴氏杀菌果汁、冷冻果汁和摆在常温货架上的盒装、罐装或袋装果汁通常是安全的。

2. 芽类蔬菜　芽类蔬菜（苜蓿、三叶草、萝卜等）生长在微生物生长所需的温暖、潮湿、营养丰富的环境中。芽类蔬菜种子上的一些细菌或孢子会迅速导致芽类蔬菜的全面污染；商业和自产的生豆芽都有这种风险。芽类蔬菜通常是生吃，但是最能保证安全的方法就是把它们煮熟。老年人、幼儿和免疫力低下的人尤其容易受到伤害。

> **要点**
> - 每年农产品造成的食源性疾病都较多；
> - 正确地清洗和冷藏能够降低风险；
> - 把芽菜煮熟可以确保安全。

12.2.3　其它食品

小心地处理食物能够降低来自其它食物的微生物威胁。下面介绍的食物在食品供应中很常见，它们的安全也值得注意。

1. 进口食品　今天，美国国内消费的 3/4 的水果和蔬菜以及 97% 的鱼和海鲜都是进口的，如图 12-10 所示。这带来了巨大的食品安全挑战，在遥远的其它国家，成千上万的食品生产商的方法和标准有很大的不同。烹饪过的、冷冻的、照射消毒过的和罐装的食品及来自有合理的食品安全规定的发达地区的食物通常是安全的。然而，人们开始担心新鲜农产品、鱼、虾和其它易受感染的食物，因为这些食物来自食品安全管理松懈和传染病**流行**（**endemic**）的地区。

为了大大降低这些风险，现在，FDA 的新 FSMA 法规要求验证进口食品的生产和处理是否符合美国食品安全标准。同时，为了帮助美国消费者区分本土和进口的食物，监管机构现在要求一些食品，包括鱼和贝类、牛肉或猪肉以外的易腐食品，以及一些坚果必须有**原产国标签**（**country of origin label**），以标明食品的原产地。

2. 蜂蜜　蜂蜜中含有冬眠的梭菌孢子，被食用后，梭菌在人体中开始苏醒和发育，产生可能致死的梭菌毒素。成熟健康的成年人通常对这种细菌有免疫力，但是 1 岁下的婴儿不应对其喂食蜂蜜。

3. 野餐与午餐袋　野餐是充满乐趣的，而午餐袋可以带来方便。为了使它们保持安全，要注意以下几点：

（1）挑选不需要冰冻的食品，如新鲜水果、蔬菜、面包和饼干、耐贮食品、罐装果酱、鱼和海产品、奶酪等，可以立刻打开食用。

（2）用保温午餐袋装食物，再用几个可重复使用的冰袋来冷藏午餐袋。午餐吃纸袋中的室温食物可能不安全。

一份美国餐桌上的简单沙拉也许汇聚了全世界的力量

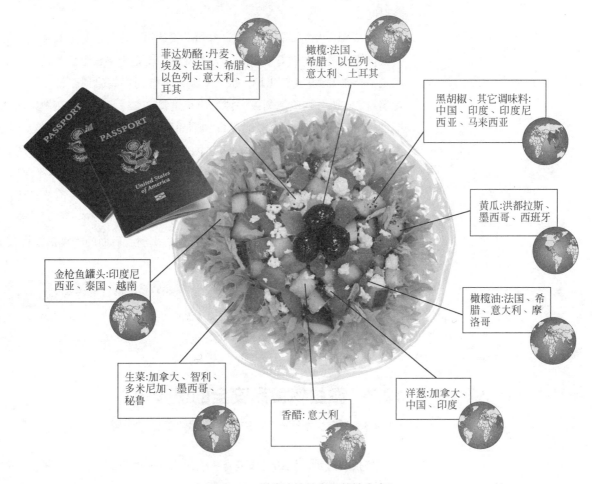

菲达奶酪：丹麦、埃及、法国、希腊、以色列、意大利、土耳其

橄榄：法国、希腊、以色列、意大利、土耳其

黑胡椒、其它调味料：中国、印度、印度尼西亚、马来西亚

黄瓜：洪都拉斯、墨西哥、西班牙

橄榄油：法国、希腊、意大利、摩洛哥

洋葱：加拿大、中国、印度

香醋：意大利

生菜：加拿大、智利、多米尼加、墨西哥、秘鲁

金枪鱼罐头：印度尼西亚、泰国、越南

图12-10　你的沙拉从多远的地方来？

（3）选择干的奶酪，如切达奶酪和瑞士奶酪；避免水分过多的奶酪，如松软干酪和西班牙风格的新鲜奶酪。干的奶酪在环境温度下可以保存 1~2h，但为使保存时间更长，应把它们放置在便携式冷藏箱或保温午餐袋中。

小提示：把冷冻过的饮料（如果汁盒或小袋）和午餐包放在一起，以取代其中的冰袋。这样当饮料在午餐前逐渐升温时，就可以把食物维持在较低的温度。

注意那些作为午餐食物来促销的单独包装的奶酪和事先切好的午餐肉和饼干，虽然容易保存，但是通常所含脂肪和盐都过高，它们的价格比单独购买要高出 3 倍。而且过多的包装也会给国家的废品处理带来压力。

蛋黄酱虽然有着容易腐坏的名声，但是它含有酸性物质，在一定程度上并不容易变质。但当它与意大利面、肉或蔬菜沙拉等切碎的东西混合在一起时，混合物就会很容易变质。切碎的原料的表面积很大，使得细菌容易入侵，而且与案板、手和厨房用具接触过的食物经常带有细菌。为了安全地使用切碎的生菜，要使用清洗过的冷藏的原料，把拌好的沙拉放在浅口的容器内；在吃之前保持冷藏温度，剩下的部分立刻放入冰箱。

4. 外卖和剩菜　很多人依赖外卖——烧鸡、比萨、中餐外卖及其它食品——比如为了聚会、野餐或者平时的晚餐。当购买这些食物的时候，食品安全的注意事项一样适用，热的食物一定要冒热气，而冷的食物应该保持冷藏温度。

剩菜剩饭经常是很方便的午餐和晚餐选择，但是餐具上和空气里的微生物会很快地污染刚做好的食物，为了安全，要把剩菜马上放冰箱，在下次食用之前要加热到74℃以上。如果从饭菜上桌到将其放到冰箱，在室温下放置超过2h，那么就该把剩饭丢掉。应该遵循2、5、4原则：在做好后2h内，把食物放在干净的5cm深的浅口容器里冷藏，如果超过4d就要及时丢弃。也有特例，填料和肉汁要在两天之内吃完，如果室温超过32℃，所有食物必须在1h之内放入冰箱，记住要使用浅口容器快速冷藏，而不是深口。

消费者对食品安全也负有一定的责任，而最基本的一步就是要培养警觉，知道食物感染疾病是随时可能发生的。他们必须改正一些可能带来危险的旧习惯，同时建立自我保护的态度来预防疾病。后面的膳食指导将会描述。

> **要 点**
>
> - 许多食品被进口到美国，FDA正在致力于加强进口食品安全管理；
> - 不应该给婴儿喂食蜂蜜；
> - 午餐袋、野餐和剩菜需要安全处理。

12.3 微生物食品安全的进步

LO 12.3 概述旨在减少微生物食品污染的技术进展

科技的进步，比如巴氏消毒，在过去的一个世纪中大大地提高了食品安全和质量。今天，也有很多技术能够带来相似的益处，但是其中一些技术让消费者有些担心。

12.3.1 辐照食品安全吗？

辐照食品（irradiation food）在过去50年内受到了广泛的好评。40个国家都批准了它，很多健康组织都对它的使用表示首肯，包括**世界卫生组织（World Health Organization，WHO）**和美国医学会。对食物的照射能够保护消费者并带来其它益处：

- 控制食源性疾病。辐射有效地消除了许多引起食源性疾病的微生物，（如沙门氏菌、大肠杆菌）和寄生虫。
- 保存。辐照通过破坏或灭活微生物来抑制腐败并延长食品的保质期；它还可以杀死产生致癌毒素——**黄曲霉毒素（aflatoxin）**的霉菌。
- 消灭昆虫。辐射可穿透坚硬的外骨骼，从而杀死进口水果上的昆虫。辐照还减少了对其它有害生物控制措施的需求，而这些措施可能会损害水果。
- 发芽和成熟的延迟。辐射会抑制洋葱和土豆的发芽，延缓许多水果的成熟，从而延长保质期。
- 灭菌。辐射可以用来消毒一些产品，如干药草、香料和茶。在医院里，无菌食品对免疫力严重受损的病人很有用。

辐照食品的支持者称如果对每天的食物都进行照射处理，那么全国食源性疾病的发病率就会大幅下降。所有经过照射的食物，除了香料外，都必须在商标中注明（图 12-11）

1. 照射的原理 照射是把食物暴露在由放射性物质 ^{60}Co 产生的可控制剂量的 γ 射线下。当射线通过活细胞的时候，就会破坏其中的 DNA、蛋白质和其它结构，杀死或使细胞失活。比如，低剂量的射线能够杀死土豆芽里的成长细胞，阻止其发芽。低剂量射线还能够推迟香蕉、鳄梨和其它水果的成熟时间。当射线剂量增高的时候，就会很容易地穿透昆虫的外骨骼和霉菌及细菌的细胞壁，从而达到摧毁它们的目的。就算是食物冷冻的时候，照射也能够生效，它对于保护某些食品来说格外有用，比如冷冻火鸡。

2. 照射对于食物的影响 照射并不能给大部分食物带来消毒效果，因为剂量过高杀死微生物的同时也会破坏食物本身。在能够承受消毒的剂量下，照射并不会改变食物的味道、质地和外表，比如橘子、鸡蛋、多种肉类、洋葱、土豆、调料、草莓和其它 FDA 批准的食品，它也不会使食物产生放射性。有些维生素可能会被射线破坏，不过其损害程度与其它处理食物的过程等同，比如罐装食物的过程。

3. 消费者对照射的担心 很多消费者把照射和癌症、出生缺陷及基因突变联系在一起，所以他们对辐照食品有负面看法。有些人错误地恐惧食物会被放射性粒子所污染。最现实的担心是关于放射性原料的运输、如何训练工人安全操作及如何处理使用完的废料，因为这些废料会维持放射性很多年。食品工业对这些担心也是认同的，它们为了保护工人和消费者，一直致力于执行严格的操作规则和遵循各种安全规范。

最后，有些人担心一些不择手段的商家会照射已经过期和被细菌污染的食品来逃脱美国农业部的检查，这些食物会被当作是有益健康的食品出售给消费者，而不是被没收和销毁。这个担心提出了很重要的一点，照射只是补足传统的食品安全方法，而不是起替代的作用。如果农场、工厂和家庭的卫生条件不好，照射并不能带来任何保护。

> **要 点**
> - 食品照射能够杀死食物中的细菌、昆虫、霉菌和寄生虫；
> - 消费者们对照射给食品、工人和环境造成的影响有一定的担心。

12.3.2 其它技术

FDA 和 USDA 正在加强对不同层次的食品生产企业中的微生物污染的监控技术。同时，有些食品加工和包装技术已经在帮助降低微生物对消费者的威胁，而另一些技术也显示了其未来应用的潜力。

1. 加强测试和监控 在食物到达消费者之前，进行微生物测试是阻止食源性疾病最重要的一步。有些自动系统能够加强食物从农场到市场的检测准确性。比如，使用流动实验室，FDA 的科学家们可以测试生长在地里

"radura" 标志是照射过的食品的国际符号

图12-11 "radura" 标志

的农作物，对多种不同的细菌感染进行分析。另外，检测水里、沉淀物里和其它环境因素里的大肠杆菌的方法也有很大进步，能够在微生物污染粮食作物之前进行预防。

2. 气调包装 很多常见的包装方法能够增加多种新鲜和处理过的食物的保质期。真空包装或**气调包装**（modified atmosphere packing, MAP）能够减少包装中的氧气，这使得一些没有开封的食物能够保持新鲜和安全，大大超过了传统的包装，比如软面条、烘焙产品、处理过的食品、新鲜或者腌制的肉类、干大豆和其它干货以及磨碎或者完整的咖啡豆。减少氧气能够：

（1）抑制需氧细菌的生长；

（2）阻止切好的蔬菜和水果变色；

（3）阻止肉类变坏而发出腐坏难闻的气味；

（4）减缓蔬菜、水果的成熟和酶造成的维生素分解。

气调包装的易坏食物仍然需要冷藏，才能使它们不受那些在厌氧环境下仍然能够生长的细菌（如肉毒杆菌）的侵害。切好的蔬菜沙拉必须冷藏，当气温高于10℃的时候，会使气调包装中生菜上的大肠杆菌菌种发生危险的变化，它能够在食用者的胃酸中存活，增加它们感染的概率。

3. 高压和超声波 高压处理技术（high-pressure processing, HPP）通过压缩水产生极高压力，能够杀死那些致病微生物。HPP对苹果酱、鳄梨产品、熟食、橙汁、贝类、肉类和许多预包装食品进行"冷巴氏杀菌"，使它们更安全、保存期更久。然而，这种设备昂贵，而且并非所有的微生物都会在加工过程中被破坏，因此必须对大多数处理过的食物进行连续冷藏。

高能的超声波也是给有机沙拉消毒的很有效方法，它通过向水中发射高能冲击波来清洗绿叶菜缝隙里的病原体。也许在不久的将来可能代替氨水冲洗，但是它并不能消毒。

4. 可食用的包装和薄膜 可以杀菌的食物包装和薄膜也很有前景。一种由牛奶乳清蛋白和一定剂量的草药抗菌油制成的包装可以保护易腐食品，如奶酪棒，防止其氧化变质并抑制细菌生长。这种包装纸也不会像今天的塑料包装一样变成垃圾，而是可以和奶酪一起被吃掉——这是一个额外优点。在保护食物的同时，可食用的薄膜还可以给食物带来令人愉悦的草药味道。

微生物带来的食源性疾病是对消费者的最大危害，但其它因素也会影响食品安全，下面将讨论这些隐患。

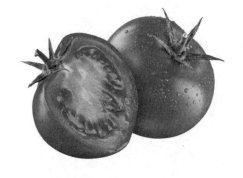

术 语

气调包装（modified atmosphere packing, MAP）：一种延长易坏食品保质期的技术，食品被包装在密封袋里，而袋中的空气已被抽空，或者加入无氧的混合气体，比如一氧化碳和氮气。

要 点

● 照射能够控制霉菌生长，对香料和茶叶进行消毒，抑制昆虫生长，延长食品的保质期，还会杀死能够致病的细菌；

● 科技上的进步会不断地加强食品安全。

12.4 食物中的毒素、残余物及其它污染物

LO 12.4 描述食物中的天然毒素、农药残留和污染物

对营养很关心的消费者会疑惑我们的食物是否由于化学污染而变得不安全。FDA 和环境保护局（the Environmental Protection Agency, EPA）监控了很多由于人类活动带来的化学物质对食物的影响。稍后部分会具体介绍这些物质。一些由食物自然产生的毒素也是很值得注意的。

12.4.1 食物中的天然毒素

有些人认为只要他们只吃天然食品，就能够把饮食中所有毒素都排除掉。而实际上，大自然中很多植物都会产生天然毒素来抵抗疾病、昆虫和捕食者。虽然人类很少受这些毒素的影响，但是其潜在的危险还是存在的。

土豆可作为一个常见的例子。它们含有许多天然毒素，包括茄碱——一种强效、苦味的神经毒素。茄碱本身不是绿色的，但是当足够的光线照射到马铃薯上时，它会和无害的绿色叶绿素同时形成，如图 12-12 所示。通常在土豆中发现的少量茄碱无害，但是当土豆在储存过程中暴露在阳光下时，茄碱便会积累至有毒的程度。烹饪并不能破坏茄碱，但是土豆的茄碱大部分是在表皮下的薄层中形成的，所以它经常可以被削掉，使得马铃薯可以安全食用。然而，如果土豆的味道是苦的，无论如何也要扔掉。

茄碱和其它天然毒素（表 12-9）的例子提醒我们要注意 3 个原则：第一，毒素就是毒素，不管是人造的还是天然的，危险的不是其化学来源，而是其化学结构。第二，任何物质吃多了都是有毒的，甚至连纯净水也一样。第三，通过搭配各种不同食品，食用者可以用食物中所有其它食物的体积来稀释任何一种食物中的毒素。

暴晒会导致马铃薯皮下形成苦味毒素——茄碱。指示其存在的绿色来自该条件下形成的叶绿素。

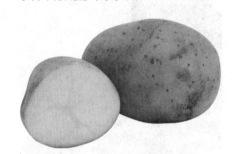

图12-12 茄碱：一种天然毒素

表 12-9	天然毒素的例子
草药	颠茄和毒芹是臭名昭著的有毒草药，但黄樟也有毒，它含有致癌物质和肝毒素黄樟素，这是一种强力的致癌物质，以至于它被禁用在商业饮料和食物中
卷心菜属	生卷心菜、芜菁、芥菜和萝卜都含有少量有害的致甲状腺肿因子，这种化合物可能会干扰甲状腺激素的产生，过量食用会导致甲状腺肿大
含氰的食物	含氰化合物是致命毒药氰化物的前体，存在于木薯类的苦味品种中，而木薯是很多国家人民的主食。但是，大多数木薯含氰量较低。杏和樱桃核中含有扁桃苷制剂，曾被错误认为是一种癌症治疗剂，而被当作维生素使用[a]。这种毒药的确能杀死癌细胞，但该剂量也会令人致死。其它果核则含有较低浓度的扁桃苷制剂
海鲜赤潮毒素	在藻类大量繁殖时，海鲜偶尔可能会受到所谓的赤潮毒素的污染。食用被污染的海鲜会导致瘫痪

a 也称为雷替林，或被误称为维生素 B_{17}。

12.4.2 农药

虽然使用**农药（pesticides）**能确保某些农作物的收成，但农药对环境的危害是很大的，而且危害还在增加。此外，农药的广泛使用是否提高了粮食总产量也是一个问题。即便农药被广泛应用，每年全世界农民还会因为虫害而损失大量的农作物。

关于农作物是否使用农药的例子显示了营养决策的准则——是否实施一项计划，需要将其益处与风险一起衡量。一般而言，农业用农药有以下益处：

（1）保护农作物免受虫害。

（2）增加亩产量。

但同时也会带来以下风险：

（1）在食物链中积累。

（2）杀死非常重要的传粉昆虫，如蜜蜂。

（3）杀死害虫的天敌。

（4）污染水源、土壤和空气。

科学家、农民和消费者必须权衡风险和收益，以确定其最佳决策。

1. 食品残留农药会给消费者带来危险吗？ 许多农药具有广谱性，它们威胁所有的活细胞，而不仅仅是那些害虫，因此它们的使用可能对自然系统中的植物和动物都有危害，特别是生产、送输和使用农药的工人。给实验室动物使用高剂量农药可造成它们的生长缺陷、不育、肿瘤、器官损害和中枢神经系统损伤，但如此高的剂量在人类身上很少见，除非发生泄漏事故。微量的农药**残留物（residues）**会遗留在食物上，在食物处理过程中被保留下来，人们食用的食物中会有一些，但这些数量对大多数人来说带来的危害都是可以忽略不计的（见消费者指南专栏）。

2. 最易受影响的人群：婴儿和儿童 婴儿和儿童比成年人更容易受到农药的危害，主要有4个原因：第一，未成熟的人体不能够有效地排毒，所以毒素在体内积累时间会加长。第二，儿童发育中的大脑还不能完全消除农药，而这些农药却是通过干扰正常的神经和大脑化学活动来杀死昆虫的。第三，儿童的体型较小，而他们对农药的接触却通常比成年人要多，也就意味着每千克体重暴露的农药要比成年人高。儿童会因为平时的行为而接触更多的农药，比如在户外玩的时候接触农药处理过的草地和土壤；捡起木棍、石块和其它可能被污染的物品；在处理过的地毯、家具和地板上爬；把手指和玩具放到嘴里；在吃饭前很少洗手；用手而不是餐具来抓取食物。第四，与成年人相比，儿童每千克体重所消耗的食物更多，所以就算是微量的遗留在食物中的农药也会使得其接触农药总量增加。值得庆幸的是，这些量很少会

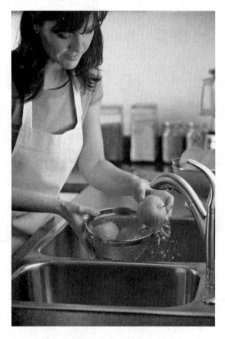

清洗新鲜果蔬以去除农药残余物

术语

农药（pesticides）：用以控制昆虫、疾病、杂草、真菌、其它农作物与动物身上的害虫的化学物质。更广泛地说，它包括除草剂（杀死杂草）、杀虫剂（杀死害虫）和杀真菌剂（杀死真菌）。

残留物（residues）：剩余的任何东西。农药残留物是指那些当人们购买食品时残留在食品表面或食品中的有害物质。

超过限度，而且如果彻底清洗食物和遵循表 12.10 中的其它守则还能进一步减少。另一个能够降低农药接触的可能是选择**有机食品**（**organic food**），详细介绍见消费者指南专栏。

表 12-10	减少摄入农药残留物的方法

除了以下步骤，记住要吃多样化的食物，以避免对任何一种农药的反复接触。

■ 去除肉中脂肪，给鸡和鱼去皮，肉汤及汤汁应撇去油脂（残留农药集中于动物的脂肪中）

■ 挑选表皮无破损的水果和蔬菜

■ 用流动的温水洗新鲜的食材 ª，用板刷刷，并彻底冲洗

■ 用刀剥去橘子或柚子皮，不要削到果皮

■ 将绿叶蔬菜（如白菜和生菜）的外层叶子扔掉

■ 将打蜡的水果和蔬菜的蜡刮掉，蜡不能被清洗掉，而农药残留物通常会封存其中

■ 将蔬菜（如胡萝卜）和水果（如苹果）适当削皮（削皮可去除残留在果皮内或表面上的农药，但也会去除纤维、维生素和矿物质）

■ 选择有机食品，一般来说，它含有的农药较少

a. 在微热的苏打溶液中浸泡农产品 10min 可以帮助去除杀虫剂。

3. 对农药的管理　EPA 对批准使用的农药食物残留物的最大数值设立了**参考剂量**（**reference dose**）。针对美国批准使用的数百种农药的参考剂量，有超过 10 000 项规则。这些限制通常代表了在实验室动物上测试但不会带来任何明显的健康危害的最高剂量的 1/1000~1/100。如果种植者误用农药，他们会面临罚款、起诉和农作物被销毁的处罚。

虽然限制是由 EPA 设定的，FDA 和 USDA 有时也会对农作物和农产品样品进行抽查以保证它们符合规范。在过去几十年的测试中，这些机构很少发现农药残留物超过限制。这也很合理，因为种植者们也不想为了不必要的化学品多花钱。

4. 抗农药的害虫　值得讽刺的是，有些农药会促进它们要杀死的害虫的生长。一种为了杀死某种昆虫的农药可能会杀死几乎 100% 的害虫，但是因为害虫数目巨大，有些会发生基因突变，一些格外有耐受力的害虫在接触农药后仍然存活。而这些能抗农药的害虫就会在没有任何竞争的情况下大量繁殖，它们的后代则会继承其抗农药的基因而更加活跃地摧毁农作物。为了控制这些能抗农药的害虫，就需要使用不同种类的农药，而这又会导致能够抵抗多种农药的害虫种类的出现。当对野草和真菌害虫反复使用除草剂和杀菌剂的时候，也会发生同样的生物现象。为了避免这种毁灭性情况的发生，一种替代方法是将改进的农业技术与生物控制相结合，这在争论 15 中会详细讨论。

5. 天然杀虫剂　并不是只有实验室才能生产农药和杀虫剂，自然界也会产生。烟草中的尼古丁和芹菜里的植物化合物就是很好的例子。另一种被称为 Bt 杀虫剂，是一种由普通土壤细菌制成的杀虫肽（提示：肽键是指连

术 语

有机食品（**organic food**）：严格遵守 FDA 有机生产规则生产的食物，包括禁止使用人造化学试剂，如杀虫剂、除草剂、药物、肥料和防腐剂，不能使用基因工程技术，需要在无辐射的条件下生产。

参考剂量（**reference dose**）：关于一种物质在人一生中不对健康产生明显危害的积累剂量的估计；对农药来说，就是允许的食物最大残留量，以前称为容忍极限。

有机农庄（organic garden）：采取能够持久使用的农业技术的农场，比如使用由堆肥产生的肥料，用捕食性昆虫来控制虫害，以及采用其它对土壤、水源和空气质量影响最小的方法。

持久性（persistent）：顽固或耐久性。在谈到食品污染物时，持久指的是污染物在植物食品或动物、人体内维持不变且不能被排泄掉。

接氨基酸的键）。这种杀虫剂可被提取出来，喷洒在有机农作物和**有机农庄**（organic garden）上；它也产生于转基因作物的组织中（见争论部分）。

如果农民能创造出一种理想的杀虫剂，那么它将能够消灭田间的害虫，然后消失，而在食物或土壤中不留任何有毒残留物的痕迹。然而不幸的是，许多杀虫剂都是**持久性**（persistent）的：它们在工作完成后会留在食物和环境中。肽类杀虫剂寿命较短，相较于大多数其它杀虫剂而言何合适。

要 点

● 农药是安全食品生产的一部分，但是如果误用就会带来危险。
● 昆虫可能会适应杀虫剂，并在反复使用杀虫剂时产生抗药性。

12.4.3　动物用药有哪些危险呢？

消费者经常担心他们吃的肉类和动物产品可能被用于农场动物的化学治疗方法和药物污染。这些担心可能是有道理的，但全世界科学家对一个严重的相关威胁更加警觉：由抗药性细菌病原体引起的疾病及其迅速传播，这些病原体对任何抗生素疗法都耐药。

1. 家畜和抗生素耐药微生物　在过去的50年里，农场主和畜牧场主为了防止动物在拥挤的环境里产生传染病，在日常喂养过程中会使用抗生素药物。这些药物会促进动物的生长并提高喂食的效率。然而，令人遗憾的是，当细菌过于频繁地接触抗生素时，它们就适应了，但随着时间的推移，细菌会对药物失去敏感性。随之产生的**抗生素耐药细菌**（antibiotic-resistant bacteria）会带来严重的感染，而且传统的抗生素疗法没有效果，这种感染就可能致命。

抗生素耐药细菌对人类的健康和生命都有很大的威胁。抗生素药物只有有限的几种，在家畜中使用的相同或类似的药物对治疗人类疾病来说也是至关重要的。当人被抗生素耐药菌感染之后，治疗方法也非常有限，而且只要抗生素在人类和动物中过度使用，新的耐药性病原体就会出现，而一旦出现，它们就很难消亡。

尽管联邦自主指南督促农场主只在兽医指导的情况下使用抗生素，抗生素仅仅用于预防、控制和治疗疾病，不过这些保护措施并不是强制性的，所以无法知道此措施是否有效。未来某天，现在正在研发的新药物和疫苗可能会降低在可食用动物中使用抗生素的需求。但是与此同时，在牲畜中使用抗生素呈全球性增长，也可能会使新药物及疫苗变得无能为力，造成大量医药浪费。

2. 肉类和牛奶中的生长激素　美国的养牛场场主经常会给他们的牧群注射一种**生长激素**（growth hormone）——**重组牛生长激素**（recombinant bovine sonatotropin, rbST），以增加瘦肉的生长，增加产奶量和减少喂食量。这种激素是由一种经过基因改造的细菌产生的，与动物脑垂体分泌的生长激素相同。FDA和USDA都认为这种药物的使用是安全的，不需要测试食品中的残留量。

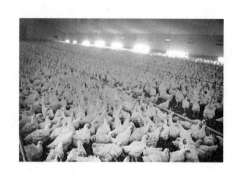

农场动物的过度拥挤可能会导致感染

抗生素耐药细菌（antibiotic-resistant bacteria）：是一种能够引起越来越普遍而且能够致命的传染性疾病，而且传统的抗生素治疗不起作用的细菌菌种。一个例子是MRSA，一种对多种药物都有抗药性的金黄色葡萄球菌。

生长激素（growth hormone）：是一种促进生长的激素，在大脑的垂体中自然产生。

重组牛生长激素（recombinant bovine sonatotropin, rbST）：牛的生长激素，通过基因工程生产，在农业中使用，也被称为牛生长激素（bovine growth hormone, bGH）。

畜牧场主主张使用重组牛生长激素，因为产生更多的肉和奶加之消耗更少的饲料就意味着更高的利润，同时对环境也会有益，更小的牧群和更小的食量需要较少的空地饲养，生产和运输食物所需要的能源也会减少。对传统牛奶、不含激素的牛奶及有机牛奶的测试结果表明它们在抗生素、细菌、激素及营养素上没有任何区别。

3. 可食用动物体内的砷　砷（arsenic）是一种来自地壳的天然元素，也是一种臭名昭著的毒药，它以极少的量被加到家禽饲料中，以杀死阻碍它们生长的寄生虫。因此，砷会在禽肉、粪便和羽毛中积累。这增加了水和土壤中天然砷的含量，最终增加了食物供应中的砷含量。

大米和苹果汁等（甚至有机苹果汁）中都含有少量砷。对于苹果汁，FDA 对食用正常量者和不同选择用量者的安全性充满信心，目前还不存在直接的威胁，但 FDA 已经要求婴儿食品制造商测试和限制产品中的砷含量，并敦促妇女、婴儿和儿童多食用各种谷物，以最大限度地减少对大米中的砷暴露。但对谷蛋白过敏的人，尤其是儿童，通常会摄入异常高的大米，因为这是少数几种无谷蛋白谷物之一。一些组织呼吁在以大米为主的主食标签上显示砷含量，如无麸质面包和烘焙食品、谷物、意大利面食和米糊。砷的其它来源还包括鱼和贝类、鸡蛋、奶制品和饮用水。

> **要点**
> - FDA 批准在传统喂养的动物中使用激素、抗生素来促进生长和增加产奶量；
> - 抗生素耐药性细菌是一个危险而且越来越严重的威胁。

12.4.4　环境中的污染物

随着世界人口的增长和工业化的进程，对食物污染的担心也越来越多。**食物污染物（food contaminant）**是任何食物中都不应该出现的物质。

1. 污染物的害处　一种污染物的潜在危害部分取决于它在环境或人体中滞留的时间，也就是说，取决于它的持久性如何。因为阳光或氧气可以分解微生物，所以某些污染物滞留期较短。某些污染物在人体中只能逗留很短的时间，因为人体可以把它们排泄或摧毁掉。对这类污染物不需要担心。

可是有些污染物会滞留很久，而且不能被环境降解，还可以与人体相互作用而不被代谢或排泄掉。这类污染物可以在食物链的各个层次上累积，这个过程称为**生物累积（bioaccumulation）**（图 12-13）。许多人类食用的物种来自于食物链的中间。

一种化学物质的毒性作用主要由两个因素决定：化学物质本身的**毒性（toxicity）**和人体与它的接触程度。如果数量很少，就算是有毒的物质也能够被容忍而不会对健康带来影响；而大量摄入的时候，无害的物质也会变得危险。有一句老话"剂量决定毒性"，意思是在足够大的剂量之下，平时良性的物质，就算是沙子，都能够致命。相反也是一样，在微量的情况下，即使有毒物质也是无害的。

术语

砷（arsenic）：一种有毒的金属元素。在微量的时候，砷对有些动物是必需的营养。砷经常会被添加到杀虫剂和除草剂里，在某些动物药里也会微量加入。

食物污染物（food contaminant）：所有意外出现在食物中的物质，一般是不会出现的食物组分。

生物累积（bioaccumulation）：沿着食物链，生物体组织中的污染物积累至越来越高的浓度。

毒性（toxicity）：能够对活的生物体产生危害的性质。所有的物质，甚至是水，在过高剂量的时候都会有毒。

环境污染物对食品供应的危害有多大？这与污染物质有关。一般来说，危害很小。因为 FDA 对存在于食品中的污染物进行监测，一旦发现被污染的食品，会立即发出警告。表 12-11 中描述了食物中几种最让人担忧的污染物。

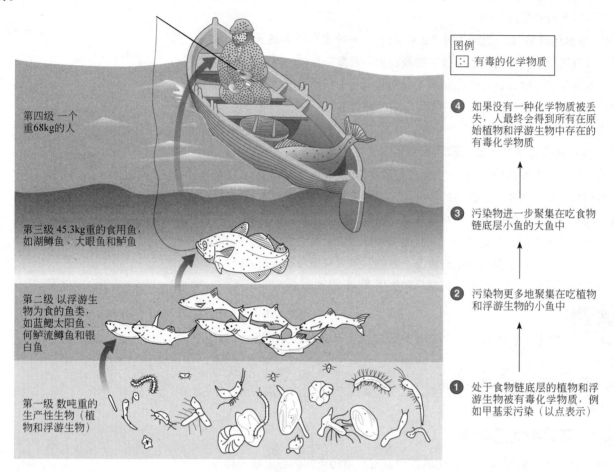

图例

⬚ 有毒的化学物质

第四级 一个重68kg的人

第三级 45.3kg重的食用鱼，如湖鳟鱼、大眼鱼和鲈鱼

第二级 以浮游生物为食的鱼类，如蓝鳃太阳鱼、何鲈流鳟鱼和银白鱼

第一级 数吨重的生产性生物（植物和浮游生物）

④ 如果没有一种化学物质被丢失，人最终会得到所有在原始植物和浮游生物中存在的有毒化学物质

③ 污染物进一步聚集在吃食物链底层小鱼的大鱼中

② 污染物更多地聚集在吃植物和浮游生物的小鱼中

① 处于食物链底层的植物和浮游生物被有毒化学物质，例如甲基汞污染（以点表示）

图12-13　食物链中毒素的生物累积

表 12-11　食品污染的例子

名称和说明	来源	毒性作用	典型的食物链路线
镉（重金属）	在工业过程中使用，如电镀、塑料、电池、合金、颜料、冶炼厂和燃料；存在于火山爆发的烟雾和火山灰中。	不会立即察觉症状，但是会缓慢而不可逆损害肾脏和肝脏。	从烟囱排放进入空气，落在地面后被农作物吸收，然后用农作物饲养农场牲畜，最后被食用蔬菜和肉类的人消费；污水、污泥和化肥会将大量污染物留在土壤；径流会污染贝类
铅（重金属）	在铅水晶玻璃瓶和玻璃器皿、彩釉瓷器、老房子油漆、电池、农药、旧管道中发现	取代神经系统和骨髓、肾、肝部位中钙、铁、锌和其它矿物质的作用，导致这些器官衰竭	来源于工厂，会污染空气、水和土壤。由于多年使用含铅汽油，现在仍然有铅存在于土壤中
汞（重金属）	广泛分布于地球外壳的气体中，局部高浓度来自工业、电力设备、油漆和农业，在大多数美国水域中也存在	毒害神经系统，特别是胎儿。与心脏、血液和其它组织畸形有关。	工业和酸雨释放的无机汞进入水道后被细菌转化为甲基汞，然后被鱼（金枪鱼、剑鱼及其它鱼类）吞入

续表

名称和说明	来源	毒性作用	典型的食物链路线
多氯联苯(polychlorinated biphenyl，PCB)有机化合物	没有天然来源；并非本土产生，而是电气设备(变压器、电容器)使用中产生的	造成持久的皮疹、眼睛发炎、母亲接触后会导致胎儿发育迟缓、厌食、疲劳等。	由废旧电器设备释放或因意外工业泄漏造成

2. 海鲜里的汞 汞、多氯联苯(**polychlorinated biphenyl，PCB**)和其它有害物质经常在世界各地的食用鱼类中被检测到，而**重金属(heavy metal)** 汞尤其令人担忧。科学家因悲剧的发生才了解到汞的潜在危害，在20世纪中期，在日本水俣，超过121个人，包括23个婴儿，得了一种奇怪的病(图12-14)。这种病的病死率非常高，而幸存者会遭遇难以逆转的失明、耳聋、行动失调以及严重的精神和身体发育迟缓。

人们最终发现了这起悲惨事件的原因，这个地区的工厂把汞排放到海湾水域，海水里的细菌把汞代谢变为神经毒素甲基汞。海湾里的鱼体内积累了这种毒药，而城镇上的人食用了这些鱼就会生病。婴儿并没有吃鱼，但是他们的母亲在怀孕时吃过鱼：母体自身可以幸免于难，但是毒素会集中在胎儿的组织里。

如今在美国，科学家警告说，在我们国家的海洋和淡水渔业中，以及在一些受欢迎的食用鱼类中，甲基汞的浓度高得不可接受，并且逐年增加。FDA建议所有孕妇、可能怀孕的妇女、哺乳母亲和幼儿不要食用某些已知甲基汞含量高的海洋鱼类(第5章权衡了食用海鲜的好处和风险)。

没有人会希望20世纪50年代的悲惨事件再次发生，但需要努力降低全球渔业中甲基汞的浓度，以帮助保护这些宝贵的濒危资源。甲基汞在环境中很难除去，所以今天减少海洋、湖泊和河流污染的努力要很多年才能见效。

当汞毒害发育中的胎儿时，结果很严重。这个人患有水俣病，这是一种因出生前汞中毒导致的终生的身心残疾。

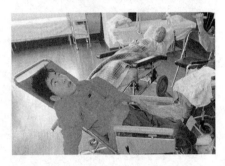

图12-14 汞中毒疾病

术语

多氯联苯(polychlorinated biphenyl，PCB)：稳定、油性的合成化学物质，曾经在美国上百个工厂操作中使用，现在仍然留存于地下水沉淀物中，会污染鱼类和贝类。现在美国已禁止使用，但是在其它的地区被允许而且会在全球内循环。PCB会导致癌症、神经系统的损害、免疫系统失调和其它严重的健康损害。

重金属(heavy metal)：诸如汞和铅那样的矿物离子，之所以这样称呼是因为它们的原子量相对较大。许多重金属是有毒的。

要点

● 在食物中反复出现的污染物对美国的消费者风险很小，但一旦发生，影响就会非常显著；
● 汞和其它污染物对孕妇、哺乳女性和儿童的威胁最大。

消费者指南专栏：

12.5 了解有机食品

LO 12.5 比较有机食品和传统食品的潜在优缺点

被认证的有机食品在美国的销售额从1997年的40亿美元暴涨到2017年的490亿美元。就算是比一般食品价格贵10%~40%，对消费者还是很有吸引力的，因为他们认为有机食品最新鲜，味道最好，营养最丰富，没有经过基因改造而且不含任何化学物质。"有机"这个词在一些消费者心中唤起了积极情绪，这种效应被恰当地称为"光环效应"。例如当人们被要求判断两种相同的酸奶时，他们认为标有"有机"标签的酸奶比标有"普通"标签的酸奶更有营养、脂肪更低、更有味道，而且更值钱，但事实上只是标签的不同。光环效应也适用于饼干和薯片，人们认为标有"有机"的饼干和薯片味道更好。

除了想要纯净的食物之外，很多人也愿意多花一些钱来购买那些没有给地球带来太大影响和在生产过程中更尊重动物的食物。不过他们花的钱是否物有所值呢？

1. 有机食品规则

为了销售认证的有机食品，美国农场和加工厂必须在生产的每一个环节通过 FDA 的审查，从播种到制造肥料、施肥，到最后生产环节及食品的商标。图 12-15 描述了有机食品商标的含义。而与有机食品相比，有些食物标记"自然""自由放牧""本地生产"或其它听起来很健康的词汇，都是没有经过任何规范认证的。

美国国家有机计划是发展、执行和管理有机农产品的生产、处理和商标的组织。强制执行是很困难的，而且不符合规范的问题很常见。组织的官员们正在解决这些问题并且填补计划中的漏洞。

2. 农药残留物无处不在

有机食品的优点已被研究。当测试时，有机产品基本不含任何农药，或者至少比类似的传统方法生产的食物含有较少的残留物。食用有机食物会明显降低农药的接触量。当科学家在数千美国居民的尿液样本中测量农药暴露标志物时，他们发现食用有机食品者的标志物浓度最低，这表明他们接触的农药确实较少。

那么这意味着食用含有机食品的饮食比传统饮食更有益于健康吗？并无依据证明传统食品会给健康带来危害而有机食品能够减少这些危险。一般在美国接触的农药水平低于危险水平 1/10 000。儿童对农药比成年人更敏感，但对这些危害没有明确的定义，父母希望减少任何可能的来源，包括食品。然而，有机食品的额外成本可能不会给父母带来更多的益处。

3. 到底该不该吃有机食品？

一个很流行的消费者组织倡导人们选择某些特定水果和蔬菜的有机品种。他们的列表正确地反映了国家对农产品农药残留物测试的结果，他们指出的食物在测试中有一种或几种农药残留物是最高的。该组织建议人们要选择有机生产的这些食物，说这样能够降低农药残留物对健康的危害。这听起来很合理，但该组织并未说明真实情况——食用传统生产的这些食物的危险几乎可以忽略不计。

当然，由于农药残留物带来的危险并不是零，而很多人对于加入食物的任何不熟悉的化学物质都有恐惧。但是这些担心都是情感上的，没有科学依据。而这会给消费者带来不必要的限制。如果人们不能负担有机食品，但是又担心传统食品会给他们带来危害，于是限制他们食用蔬菜和水果的种类和数量，这样反而会大大增加对健康的危害。这种日常生活的选择反而会大大增加健康风险。

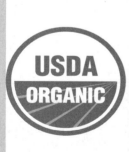
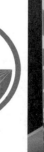

| 符合美国农业部标准的有机食品可以在标签上使用这个印章 | 用100%有机成分制成的食品可以声称"100%有机"，并使用封条 | 用至少95%的有机成分制成的食品可以声称是"有机的"，并使用封条 | 含有至少70%有机成分的食物可能会在正面包装上列出三种成分 | 有机成分含量低于70%的食品可以在侧面包装上列出，但不能在正面提及任何信息 |

图12-15　有机食品的产品标签

4. 营养组分

传统食物和有机食物营养的差别很小，与预期的不同种类的粮食作物的差别相近。由于不同的土壤种类、土壤营养、季节降雨量和其它原因，也会有少许营养上的差别。与营养成分相比，有机食物中可能含有较高的植物化合物。这也很合理，因为没有农药的辅助，植物需要自己加强植物化合物的防御来抵制昆虫和其它危险。

一些有机肉类可能比传统肉类能提供更多的 ω-3 脂肪酸，但前提是动物在野生植物生长的牧场上觅食。在集中种植的草地上饲养的动物则产生较少的 ω-3 脂肪酸。

最有意义的营养比较不在于有机食品和传统食品，而在于全营养食物和精细加工食品的比较，此部分在第 7 章的消费者指南专栏中进行了明确对比。有机制造的糖果条、大豆制成的甜点和炸蔬菜片并不比传统零食更有营养（或者能减少增肥机会）。同样的，由有机食物做成的主食，如果充满了饱和脂肪和盐，也会让那些追求健康的消费者偏离目标。

5. 对环境的益处

有机食物的种植者利用能够持续使用的农业技术（见第 15 章的争论 15），把对环境的危害减到最小。他们用动物粪便和植物物质来做肥料，而不是那些用可能污染的水源合成的、以石油为原料的化肥。他们对抗害虫和疾病主要依靠由植物毒素做成的农药，或每季替换所耕种的作物，以及引入捕食类昆虫来控制虫害，或者人工把大个昆虫和作物得病的部分除去。

农场主和畜牧场主为了销售有机的鸡蛋、奶制品和肉类，就必须让动物在适合它们的自然环境下生长，并且有一定的户外活动。这种动物不像被硬塞进拥挤的围栏里的动物那样需要接受生长激素，每天注射抗生素和其它药物。在不拥挤的环境下，由于动物粪便溢流而对国家水源产生的污染也会大大降低。

6. 有机食品的潜在缺点

食物很容易被肥料中没有经过处理的粪便及其溢流或带有危险病菌的野生动物所污染，传统食物和有机食物都可能发生这种污染，对粪便来源的肥料，使用合理的堆肥方法可以消除这些可能致病的微生物。

从其它国家进口的有机原料通常比国内生产的有机原料的价格要低，对那些想省钱的有机食品生产商来说，这是很有吸引力的选择。随着 FSMA 法规改善食品安全程序，对海外生产商监管的不足改进了，这些选择正变得越来越可靠，但是长距离运输有机原料也违反了可持续性原则。

7. 前景

有科学依据、实用的市场建议是，购买安全、负担得起的传统培育的蔬菜和水果，清洗干净，就可以放心食用。如果你偏好有机蔬菜和水果的味道或者你赞成生产有机食品时对动物和环境的保护，并且你能够负担得起，那么同样，你也可以放心地食用有机食品。

如果想要购买便宜的有机食品，你可以在农贸市场购买残次品（畸形、过熟或未熟的产品）；或者，也可以试着在充满阳光的阳台上种植盆装的蔬菜、香草和西红柿，这样做不但很容易，而且还能带来满足感。不管你的选择是什么，都要食用丰富的水果和蔬菜。

复习题

1. 标记为 100% 有机食物，必须 _____。
   a. 在销售之前检查
   b. 含有最少 95% 的有机原料
   c. 标记"自然"和"自由放牧"
   d. 含有 100% 的有机原料
2. 食品中的杀虫剂对健康的风险非常小。
   对　　　　　　错
3. 有机的糖果棒、大豆做成的甜点和炸蔬菜片 _____。
   a. 不比一般零食更有营养
   b. 对于儿童来说是更好的营养来源
   c. 与不是有机的零食相比，不容易增肥
   d. 能够提供每天必需的重要有机矿物质

_____

答案见附录 J。

12.6 食品添加剂安全吗？

LO 12.6 描述一些常见食品添加剂的用途和安全特性

令人欣慰的是，在 FDA 所列关注物品清单中，**食品添加剂（additive）** 的排名并不高。有大约数千种食品添加剂被批准在美国使用，而且大多数是被严格控制的并且有非常完善的安全性相关研究。一些常见的食品添加剂的种类和它们在食品中的作用如表 12-12 所示。

表 12-12 某些食品添加剂及其作用

试剂类型	在食物中的作用	例 子
抗菌剂（防腐剂）	防止由于霉菌或细菌的生长导致的食物腐败	醋酸（醋）、苯甲酸、亚硝酸盐和硝酸盐、丙酸、盐、糖、山梨酸
抗氧化剂（防腐剂）	防止脂肪的氧化变质和延缓脂肪的酸败，防止果蔬褐变	BHA、BHT、没食子酸丙酯、亚硫酸盐、维生素 E 和维生素 C
人造色素	给食品上色	增强食品颜色，如从蔬菜中提取的染料（甜菜汁、β-胡萝卜素）和人工合成的染料（柠檬黄等）
人造香料、增味剂	增加味道或提高食物的天然味道	乙酸戊酯(人造香蕉味道)、人造糖精、MSG(味精)、盐、香料、糖
漂白剂	漂白食品，如面粉和奶酪	过氧化物
螯合剂（防腐剂）	防止变色、变味和腐臭	柠檬酸、苹果酸、酒石酸（塔塔粉）
营养添加剂	提高营养价值	维生素和矿物质
稳定和增稠剂	维持乳状液、泡沫、悬浮液或增加食品稠度	糊精（短的葡萄糖链);果胶；淀粉；或树胶，如琼脂、卡拉胶、瓜尔豆胶、刺槐豆胶

12.6.1 添加剂控制规定

在食物中使用一种新的添加剂之前，食品生产厂家必须对添加剂进行测试以满足 FDA 以下两方面的要求：

（1）它是有效的（它能做到它应该做的）；

（2）在最终食品中可以检测到它，并能测出它的含量。

然后生产厂家必须证明实验室动物在大剂量服用添加剂的情况下仍然安全（不会造成生育缺陷或其它损害）。整个证实过程可能会花许多年时间。然后，厂家们还需要遵守一系列其它规定来保证添加剂的正确使用和应用。比如，添加剂不能用于掩盖残次品或者欺骗消费者，也不能因为它的使用严重破坏食物的营养成分。

1. GRAS 清单 刚刚描述的许多种添加剂因为已经使用了很长时间，而且没有带来任何已知的危害，所以可免除检验手续。越来越多的添加剂被 FDA 认可而纳入**公认安全清单（generally recognized as safe list, GRAS list）** 中。但是没有任何添加剂能够永远被批准；随着新生事物的涌现，所有这些添加剂都要定期接受审查。

2. 安全界限 在评估添加剂安全性的时候需要区分毒性和危害的区别。毒性是物质的一种常见特性；危害则是物质在使用过程中产生伤害的能力。

术 语

食品添加剂（additive）：加入食品中的物质，但不会被作为一般食品食用。

公认安全清单（generally recognized as safe list, GRAS list）：由 FDA 制定的一个清单，列出了长期使用且被认为是安全的食品添加剂清单。

如前所述，所有物质在大剂量消费的时候都会有毒性，但是只有在正常食用量时有毒，才把它们称为能够带来危害的物质。实验人员会在实验动物的生命期内给其喂食不同浓度的物质，以此认定物质可能带来的危险。

被批准的食品添加剂有很宽的**安全界限（margin of safety）**，大多数可能带来危害的添加剂在食品中的使用量是无危险使用量的 1/100 水平。而许多食品中植物产生的天然毒素接近食品安全界限的 1/10。对某些微量元素而言，大约是 1/5。人们每日摄入的食盐量是导致严重中毒的食盐用量的 1/5~1/3。

3. 食品添加剂的风险和益处 大多数食品添加剂带来的益处超过它们可能带来的风险，因此冒险是值得的。而对色素添加剂来说，它只能加强食物的外表，不能增进食物的健康价值和安全性，因此不值得为它冒任何风险。最初的 80 种合成色素添加剂，只有 10 种被 FDA 批准用于食物中，而且筛查还在进一步进行中。有几种众所周知的食品添加剂让消费者们最为担心。下面的章节将着重介绍这几种添加剂。而相比之下，FDA 发现在加工肉类上冒一点与亚硝酸盐相关的不确定风险是值得的，因为亚硝酸盐被证明能抑制这些食物中有害细菌的生长。

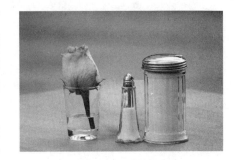

盐和糖：两种长期使用的防腐剂

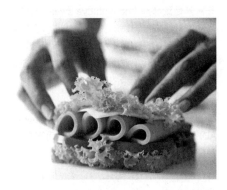

没有添加剂，面包会很快发霉，午餐肉也会很快变质。

> **要点**
>
> ● 要获得 FDA 的批准，食品添加剂必须是安全的、有效的和在最终产品中可测量的；
> ● 被批准的添加剂有很宽的安全界限。

12.6.2 增强食品安全和质量的添加剂

有些添加剂能够增加食品安全，它们能够限制细菌生长或者提高食物的质量。

1. 食盐和糖 从有记载的历史以来，食盐就被用来保存肉和鱼，糖是食品供应中新出现的产品，用于保存果酱、果子冻、罐装和冷冻水果。盐和糖都是通过使食物脱水来起作用的，微生物无法在缺乏水分的情况下生长。关于盐和糖的担心主要源于它们作为调味品被过度使用——盐和糖能使食物变得美味，所以使用的时候容易多加。第 4 章和第 8 章都对这些问题进行了具体讨论。

2. 亚硝酸盐 亚硝酸盐被加入肉类和肉类产品能够保持它们的颜色（特别是热狗和其它熏肉中的粉红色），并且抑制腐败、变质，防止细菌生长，尤其是亚硝酸盐能够防止可致命的肉毒杆菌的生长。虽然亚硝酸盐起着重要的作用，但它还会带来安全问题。因为它一旦进入胃中，会转化为可使动物患结肠癌的亚硝胺。其它亚硝酸盐的来源，比如烟草和啤酒，带来的亚硝胺可能比食物中来得更多。但是，加工过的肉类仍然与结肠癌风险增加相关，所以谨慎的消费者应该限制食用。

3. 亚硫酸盐 亚硫酸盐能够防止很多经过加工的食品和酒精类饮料（尤其是葡萄酒）及药品的氧化。有些人对亚硫酸盐有严重的过敏反应，所以其使用是被严格控制的。FDA 禁止在生吃的食物上使用亚硫酸盐（除了新鲜

术语

安全界限（margin of safety）：对食品添加剂而言，介于正常使用和存在危险之间的浓度范围。例如，常见的食盐安全界限是 1/5（正常使用量的 5 倍将会有危险）。

的葡萄），而且如果食物和药品中使用了亚硫酸盐，需要明确标出。对于大多数人来说，食物产品中使用的亚硫酸盐剂量不会带来任何危险，不过它们有另一个缺点，亚硫酸盐会破坏很多食物中的维生素 B_1，所以你不能期待任何含亚硫酸盐的食物能给你每天维生素 B_1 的摄入带来任何贡献。

要点

- 用糖和盐（作为添加剂）来防止食物腐败有非常悠久的历史；
- 亚硝酸盐和亚硫酸盐各有利弊。

12.6.3 调味剂

很多添加剂能给食物带来理想的味道，其中一种非营养性甜味剂（**nonnutritive sweetener**）能够被生产厂家使用或被消费者在家里使用。

1. 非营养性甜味剂 非营养性甜味剂能够使食物味道变甜，但不会造成蛀牙，也不会带来像糖一样的单纯能量。人类的味蕾认为这些添加剂非常甜，所以只要加入很少的量就能使食物和饮料变甜。FDA 赞成非营养甜味剂的使用，只要不超过**每日允许摄入量**（**acceptable daily intake，ADI**），那么经常使用是安全的。表 12-13 给出了有关非营养性甜味剂的具体信息，包括每日允许摄入量。

术 语

非营养性甜味剂（nonnutritive sweetener）：带甜味的合成或自然的食品添加剂，能够给食物带来甜的味道但不会带来任何热量或热量非常少，也被称为人造甜味剂、强力甜味剂、无热量甜味剂和低卡甜味剂。在第 4 章中也有介绍。

每日允许摄入量（acceptable daily intake，ADI）：在人的一生中可以每天食用而不会带来副作用的添加剂的安全剂量。

表 12-13 美国批准使用的非营养性甜味剂

甜味剂	化学组成	消化/吸收	相当于蔗糖的甜度[a]	能量/（kcal/g）	可接受的每日摄入量（ADI）和（估计的对等物[b]）	批准使用的范围
乙酰磺胺酸钾、安赛蜜	钾盐	不能被消化或吸收	200	0	15mg/kg（30罐汽水）	一般用途，除了不在肉类和家禽中使用 餐桌甜味剂，耐热
爱德万甜	阿斯巴甜衍生物，类似纽甜	快速消化；难吸收	20000	0	32.8mg/kg（4000包甜味剂）	一般用途，肉类和家禽除外；在烘烤温度下耐热
阿斯巴甜	氨基酸（苯丙氨酸和天冬氨酸）和一个甲基	能消化或吸收	180	4[d]	50mg/kg[e]（18罐汽水）	一般用于所有食物和饮料中，患有苯丙酮尿症（PKU）的人群避免使用加热时降解
罗汉果	来自罗汉果提取物的糖苷	不能被消化或吸收	150~300	1	没有 ADI 测定	GRAS[f]，通常用作一种食物成分和餐桌甜味剂
纽甜	带有额外一个侧链基团的阿斯巴甜	不能被消化或吸收	7000	0	18mg/d	一般用途，除了在肉类和家禽中使用
糖精	苯磺酰亚胺	不能被消化或分泌	300	0	5mg/kg（10包甜味剂）	餐桌甜味剂，广泛用于食品饮料、化妆品和医药产品
甜菊糖苷	在甜菊草叶子中发现的糖苷	能消化和吸收	200~300	0	4mg/kg	GRAS[f]，餐桌甜味剂，各种食物和饮料

甜味剂	化学组成	消化/吸收	相当于蔗糖的甜度[a]	能量/(kcal/g)	可接受的每日摄入量（ADI）和（估计的对等物[b]）	批准使用的范围
三氯蔗糖（善品糖）	蔗糖（C1原子取代OH基）	不能消化或吸收	600	0	5mg/kg（6罐无糖汽水）	烘焙食品、碳酸饮料、口香糖、咖啡、茶、奶制品、冷冻甜点、果酱、沙拉酱、糖浆、餐桌甜味剂
塔格糖[g]	结构上类似果糖的单糖，天然的或由乳糖衍生的	不能很好地吸收	0.9	1.5	7.5g/d	GRAS，烘焙食品、饮料、麦片、口香糖、甜点、奶制品、膳食补充剂、能量棒、餐桌甜味剂

a 相对甜度是通过比较蔗糖代用品与纯蔗糖（甜度定为1.0）的甜度确定的。食物的化学结构、温度、酸度和其它味道及出现在食物中的所有物质都影响相对甜度。

b 根据一个70kg重的人得出的。

c 世界卫生组织推荐量将乙酰磺胺酸钾的摄入量限制在9mg/(kg·d)。

d 阿斯巴甜提供4 kcal/g能量，类似于蛋白质，但是由于用量很少，其贡献的热量可以忽略不计。然而，有时它以粉末形式与乳糖混合，所以这样的1g包装可提供4 kcal能量。

e 世界卫生组织和欧洲及加拿大的阿斯巴甜推荐量限制在40mg/(kg·d)。

f 一般认为是安全的。

g 塔格糖是一种难消化的糖和一个非营养性甜味剂。近几年来，关于非营养性甜味剂是否安全又成为了疑问，尤其是糖精和阿斯巴甜。比如，早期试验发现大剂量的糖精会使试验动物产生膀胱肿瘤，但目前的人类研究并不支持这种因果关联。

　　多年来，人们对无营养甜味剂的安全性提出了质疑，尤其是糖精和阿斯巴甜。例如，早期的研究表明，大量的糖精会在实验动物身上引起膀胱肿瘤，但今天的研究并不支持糖精在人类身上存在此因果关系。

　　早期的动物研究表明，糖精摄入量、肠道微生物群落和2型糖尿病之间可能存在联系。然而，当研究人员检查与糖精摄入量有关的人类健康记录时，并未发现它与糖尿病有关联。

　　阿斯巴甜是一种由两个氨基酸组成的甜味剂（苯丙氨酸和天冬氨酸），可能是被FDA批准的添加剂里研究最完善的。将阿斯巴甜与慢性疾病联系起来的证据很少或不存在，近期对人体生化环境的最新评估及其它身体和心理测试，都没有发现急性的身体或心理不良影响的证据。不过阿斯巴甜中的苯丙氨酸对那些患有苯丙酮尿症（PKU）遗传疾病的人是有一定威胁的，这种疾病如果不限制饮食中的苯丙氨酸，就会给儿童发育中的大脑带来危害。含有额外的苯丙氨酸和加了阿斯巴甜的食物会在食品商标中给患有PKU的人以警告（图12-16）。不过无论如何，在健康婴幼儿的食谱中，也不应该出现加了甜味剂的食品和饮料。如果人们觉得某种甜味剂给他们带来任何症状，就需要使用另一种甜味剂。

　　2. 味精 味精（monosodium glutamate, MSG）是谷氨酸的单钠盐，广泛用于餐馆，特别是亚洲餐馆。除了增强其它味道之外，味精本身含有一种基本的味道（鲜味），与已知的甜味、咸味、苦味和酸味不同。

　　对少数敏感的人，味精会产生严重的反应，被称为**味精综合征（MSG symptom complex）**。清汤中的味精最能引发敏感人的过敏反应，而富含碳水化合物的食物，比如米饭和面条，能够起到保护作用。味精对于成年人是

术语

味精综合征（MSG symptom complex）：敏感的人服用大量味精后所经历的急性的、暂时的自限反应，包括烧灼感、疼痛的皮肤潮红和头痛，过去被称为中餐馆综合征（Chinese restaurant syndrome）。

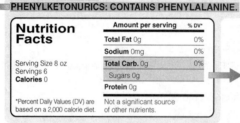

含有阿斯巴甜的食品应当带警示语，提醒患有苯丙酮尿症的人注意，不要食用

这部分成分表是为无糖食品准备的

INGREDIENTS: ARTIFICIAL AND NATURAL FLAVORING, TITANIUM DIOXIDE (COLOR), ASPARTAME, ACESULFAME POTASSIUM, STEVIA.
PHENYLKETONURICS: CONTAINS PHENYLALANINE.

Nutrition Facts	Amount per serving	% DV*
	Total Fat 0g	0%
	Sodium 0mg	0%
Serving Size 8 oz	Total Carb. 0g	0%
Servings 6	Sugars 0g	
Calories 0	Protein 0g	
*Percent Daily Values (DV) are based on a 2,000 calorie diet.	Not a significant source of other nutrients.	

每份含有少于0.5g蔗糖的食品可以标示"0g"

图12-16　食品商标中的非营养性甜味剂

安全的，但在婴儿食品中禁止使用，因为大剂量味精能杀死发育中的实验动物的脑细胞和肾脏细胞。尽管人类的大脑被认为能抵抗这种影响。FDA 仍要求标签上详细标明每种添加剂的全名，包括味精。

> **要点**
> ● 苯丙酮尿症患者应该避免使用非营养性甜味剂阿斯巴甜；
> ● 提味剂味精可能会使对其敏感的人发生不良反应。

12.6.4　脂肪替代品及人造脂肪

在第 5 章中介绍的脂肪替代品和人造脂肪，是能够带来类似脂肪的味道、口感及烹饪质量的成分，但却是基本没有能量或者所含能量很少的物质。许多脂肪替代品是从碳水化合物、蛋白质和脂肪中提取出来的，这些产品会提供一些能量（但是比它们所替代的脂肪要少）。以碳水化合物为主的脂肪替代品主要被用于食物中作为增稠剂和稳定剂，如在汤和沙拉酱中。以蛋白质为主的脂肪替代品则能给人带来奶油的感觉，会被用在冰激凌或酸奶中。以脂肪为主的脂肪替代品能够起到乳化剂的作用，而且抗热，是用于制造蛋糕和饼干的起酥油的最好原料。

一种用来制造一些低脂零食（如土豆片）的脂肪替代品叫作**蔗糖聚酯**（olestra）。消化酶不能打开它的化学键，所以蔗糖聚酯不能被吸收。蔗糖聚酯会与能够溶于脂肪的维生素和植物化合物相结合使它们被排出体外。为了阻止这些损失，制造商们会用维生素 A、D、E、K 预先饱和蔗糖聚酯。虽然大剂量会带来消化不良，但是正常使用不会带来严重问题。

术　语

蔗糖聚酯（olestra）：由蔗糖和脂肪酸制成的非营养性人造脂肪。

12.6.5 附带的食品添加物

消费者经常意识不到在食品生产、加工、储存、包装和食品准备期间很多物质会转移到食物当中。这些物质，虽然被称为间接或**附带的添加物**（incidental additive），实际上却是食品污染物，因为没有人把它们故意加入到食品中。附带的食品添加物的例子包括来自塑料、细小玻璃碎、纸、金属和其它包装的物质；或不可避免的污物，如少量的啮齿动物毛发或昆虫碎片。附带的添加物受到严格监管，而且一旦在食物中发现，它们的安全就必须通过严格的程序确认，要像总添加物一样对待。

1. BPA 附带的添加物 BPA 会由有塑料衬里的食品罐、软饮料罐和一些特定的透明的硬塑料水瓶中转移到很多食物和饮料中。BPA 及其类似物引起了科学家的关注，他们报道了它对新陈代谢、激素活动、生殖、神经系统发育和幼儿问题行为的潜在干扰作用。FDA 在 BPA 对大鼠潜在影响研究的初步结果似乎表明，BPA 的潜在影响很小，特别是在癌症形成方面。研究人员提醒说，确定 BPA 对人类的潜在危害超出了他们的研究范围。

由于其潜在的风险，制造商已经在婴儿奶瓶、幼儿"吸管"杯和婴儿配方奶粉包装中不用 BPA。迄今为止，美国食品药品管理局同意 BPA 是安全的，但仍在继续调查其影响。

2. 微波包装 某些微波产品以可烹调食物的"活性包装"形式销售。例如比萨，可以搁在用薄金属膜包着的平底盘上，金属能够吸收微波能量而加热到 260℃。在强热条件下，包装的某些颗粒会进入食品中。这是预期效果，那些颗粒已经经过安全测试。

与之相反，塑料包装中的附带添加物在使用时可能并不安全。为了避免它们，不要重复使用一次性的人造黄油塑料食品盒或微波餐用的一次性托盘来微波加热其他食物，而是只使用玻璃或陶瓷容器或那些标明对微波安全的塑料容器。同时，在微波加热前，用对微波安全的塑料薄膜、蜡纸、烹调袋、羊皮纸或者白色的纸巾取代普通包装来包裹食品。

12.6.6 结论

总结来说，美国充足的食品供应绝大多数是安全的，威胁非常少见。食物产生的微生物疾病是迄今为止最大的威胁，同时急需新的预防技术和手段，

术 语

附带的添加物（incidental additive）：不是有意加入，而是在生长、加工、包装、储存或食品被食用前的其它阶段与食品接触而进入到食品中的任何物质。也称为意外添加物或间接添加物。

BPA（双酚 A, bisphenol A）：一种使塑料变硬的化合物，是环氧树脂的一种成分。双酚 A 会从一些塑料容器中渗透到里面的食物和饮料中。

以及更强的消费者意识。稍后的膳食指导旨在帮助你在现实生活中应用食品安全原则。

12.7 膳食指导：应对食品安全的现实挑战

LO 12.7 描述食品安全实践在各种环境中的应用

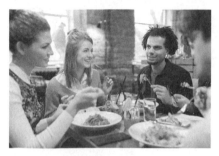

在任何场合遵循食品安全规则都很重要

相较于食源性疾病，有些人为担心食品添加剂而耗费更多精力，实际上这并不是问题，前者才是真正的威胁。他们认为每年一次的肠道疾病是不可避免的，通常没有意识到这类疾病与食物有关，但是它们能够并且应该被预防。在现实生活中，此膳食指南可以帮助你应用本章前面描述的保护方法。

12.7.1 盘点当前的习惯

任何行为改变的一个好起点就是盘点当前的习惯。完成表 12-14 中的测验，评估你对食品安全规则的了解和应用程度。如果有些观念让你犯了错，回头仔细看看有关解释它们的章节。

表 12-14	你能通过烹饪食品安全检测吗？

你对食品安全有多了解？每个正确答案给自己 2 分。

1. 我家冰箱的温度是 _____。
   A. 50℉（10℃）。
   B. 40℉（4℃）。
   C. 不知道；我没有冰箱温度计。

2. 上次我们吃剩的炖肉或其它肉类食物，食物被 _____。
   A. 冷却到室温，然后放入冰箱。
   B. 食物端上来后立即放进冰箱。
   C. 在室温下放置过夜或更长时间。

3. 如果我用切菜板来切生肉、家禽或鱼，然后用它来切另一种食物，这个切菜板应该 _____。
   A. 原样重复使用。
   B. 用湿布或海绵擦拭。
   C. 用肥皂和水清洗。
   D. 用肥皂和热水清洗，然后消毒。

4. 上次我吃汉堡的时候，汉堡是_____。
   A. 生的。
   B. 中等。
   C. 熟透。

5. 上一次我在家里吃的饼干是_____。
   A. 用生鸡蛋做的，我尝了一些。
   B. 商店买的，我尝了一些。
   C. 自己烘烤，然后尝了一些。

6. 我用_____清洁我的厨房柜台和食物准备区。
   A. 冲洗并重复使用的湿海绵。

   B. 干净的海绵或布和水。
   C. 有热水和肥皂的干净布。
   D. 同上，然后是漂白溶液或其它消毒剂。

7. 我家洗碗的时候，都是_____。
   A. 在自动洗碗机中清洗，然后风干。
   B. 放在水槽里浸泡几个小时，然后用肥皂在同样的水中清洗。
   C. 立即用热水和肥皂在水槽中清洗，然后风干。
   D. 立即用热水和肥皂在水槽中清洗，并立即用毛巾擦干。

8. 上一次我处理生肉、家禽或鱼之后，我_____洗手。
   A. 用毛巾擦。
   B. 用温暖的自来水冲洗。
   C. 用肥皂和水清洗它们。

9. 肉、家禽和鱼产品在我家被解冻的方法是_____。
   A. 把它们放在柜台上。
   B. 把它们放在冰箱里。
   C. 解冻后立即用微波炉加热和烹饪。
   D. 将它们浸泡在温水中

10. 我意识到吃生海鲜会给患有以下疾病的人带来特殊的问题。
   A. 糖尿病患者。
   B. 艾滋病病毒感染者。
   C. 癌症患者。
   D. 肝病患者。

答案：
1. 冰箱要保持在 40℉（4℃）以下，所以如果选择了答案 B，给自己 2 分；其它答案为 0 分。

2. 答案 B 是最佳做法，值 2 分。其它答案为 0 分。

3. 如果答案 D 最能描述你家的做法，给自己 2 分；如果是 C，1 分。

4. 选了答案 C 给自己 2 分；其它答案为 0 分。

5. 如果你回答 A，你可能会使自己处于因生壳蛋细菌而发生感染的风险中。回答 C 吃烘焙食品，2 分；回答 B，1 分。商业面团是用巴氏杀菌的鸡蛋制成的，但可能会残留一些细菌。

6. 答案 C 或 D 各得 2 分；回答 B，1 分；答 A，0 分。

7. 答案 A 和 C 各值 2 分；其它答案，0 分。

8. 唯一正确的做法是答案 C，值 2 分；其它 0 分。

9. 选 B 或 C 给自己 2 分；其它 0 分。

10. 这是一个陷阱问题：所有的答案都适用。了解一个或多个风险条件给自己 2 分。

评价你们家的食品安全实践

20 分：你可以对你家提供的食物的安全性充满信心。

12 到 19 分：重新检查食品安全措施。你违反了一些关键规则。

11 分或以下：立即采取措施纠正食物处理、储存和烹饪技巧。你目前的做法使你和你家庭的其它成员处于食源性疾病的危险之中。

12.7.2 要善于观察

病原微生物无处不在，只要有机会，它们就会迅速繁殖。无论何时何地吃饭，都要警惕危险信号。在烧烤或野餐时，不要羞于检查生肉、冷盘和混合食品是如何储存或运输的。它们是冷藏的还是在冰柜中与冰一同存放的？冰柜应该安装在装有空调的车内，而不是高温的车厢中。生肉和蔬菜在制作的每一步过程中都是分隔的吗？烤肉烹饪到安全的内部温度了吗（用温度计测量）？此外，请注意在室温下准备易腐的冷食或热食所需的时间，如土豆沙拉或烤豆子。两个小时后，停止吃它们。记住，受污染的食物通常看起来、闻起来和尝起来仍都是完好的。

12.7.3 当心错误的想法

许多人依靠神话和老生常谈来指导他们的食品安全实践，但这些是错误的想法。表 12-7 给出了一些常见的传言，表 12-15 提供了更多例子。你可能无法说服其它人放弃他们长期坚持的信念，事实上，你唯一必须做的就是通过坚持你对食品安全原则的了解来保证自己的安全。

12.7.4 采取行动

如果违反了食品安全原则，你有两个选择：告知负责人或同伴食物的危

表 12-15　更多与食品安全相关的误解和事实

误　解	事　实
■ "五秒规则：掉落在地板上的食物如果在五秒内被捡起来是安全的"	■ 食物掉落在充满微生物的坚硬表面上，如地板，一落地就被污染
■ "如果尝起来和闻起来都没问题，吃起来就安全了"	■ 大多数微生物污染是人类感觉不到的
■ "我们总是这样处理我们的食物，所以它是安全的"	■ 过去几代人都没有认识到疾病产生的原因
■ "我几个小时前尝过了，没有生病，所以吃起来很安全"	■ 疾病通常需要半天或更长时间才会出现

险性，或者简单地通过享用可用的安全食物来保护自己，比如面包、完整的水果、煮鸡蛋和硬奶酪。预先警告，第一个选择，告知人们这样做会带来社交风险：他们可能会忽视你的担忧，或者更糟，即会生气，然而，承受这种风险是值得的，因为食源性疾病可能很严重。无论如何，保护好自己。

对可能出现的挑战保持警惕，可能是当朋友们聚集在餐馆享用生贝类或生寿司时，或者他们在某人家里吃生曲奇饼时。不要被诱惑而去跟随；让你的食品安全知识指导你。就生贝类而言，你可能会说，生海鲜很可能含有病原体。那么，你可以点烤的、油炸的，或者蒸到熟透的牡蛎或蛤蜊，或者用煮熟的去皮虾代替。就寿司而言，更安全的选择比比皆是：用真的或人造蟹肉、煮熟的虾、鱼或鳗鱼做成的卷，或者清爽的蔬菜卷。这样，你可以享受聚会，而不会危及你的健康。

饼干面团的情况更棘手，因为没有选择，尤其是在某人家里。在那里，你可能不得不表明立场。礼貌地拒绝食用面团，解释风险，并说你会等烤饼干。你也可以要别的东西，比如一杯水或其它饮料。这种请求会给主人一个机会来提供你想要的东西，同时也分散了你的注意力。其它人也可能追随你的脚步，但无论如何，忍受短暂的社交不适比忍受几天的身体疼痛和疾病要好。只有你知道可能会遇到什么样的挑战，这有助于你提前决定如何保护自己的健康。

餐馆和自助餐厅必须通过定期的清洁检查，并遵守食品安全规定，然而一些餐馆还是未遵守规定，仍继续营业。外出就餐时，要善于观察。如果餐厅的地板或桌子看起来很脏，或者卫生间很脏，员工们也可能不严格遵守厨房食品安全规定。选择去别的地方吃饭。一旦你点了菜，如果像肉卷和肉汁这样应该滚烫的食物被不冷不热地端上桌，把它退掉，点别的。同样，如果像虾仁鸡尾酒或鸡肉沙拉这样应该冷藏的菜达到了室温，也退掉。如此，你将保护自己，并提醒餐馆老板注意问题，从而帮他们一个忙。

12.7.5 结论

为了预防疾病，在疾病风险变成疾病之前，你必须运用你的知识，不要被虚假的安全感或神话思维所迷惑。无论何时吃饭，都要对自己的健康负责，并运用你的食品安全知识。如果你的朋友听从你的领导，你的知识和行动会使你受益，也会保护他的安全，让他受益匪浅。

12.8 争论 12 基因改造食物的优缺点是什么？

LO 12.8 总结通过基因工程生产食物的优势和劣势

在不知不觉中，这个国家的很多人都在食用**基因工程**（genetic engineering）改造过的产品。如图 C12-1 所示，美国 90% 的大豆和 88% 动物玉米饲料（不是人食用的甜玉米）都是**基因工程改造生物**（genetically modified organism, GMO）。而几乎所有的食品添加剂，如大豆卵磷脂和高果糖玉米糖浆，都是由这些转基因植物原料制成的，并以加工食品的形式进入人类食物供应体系。其它转基因生物，如木瓜，是直接食用的。有些消费者不愿意食用 GMO 产品，有些国家彻底禁止这些食品。部分反对意见是有合理依据的，不过还有很多是缘于情感上的恐惧、对工业技术的不信任及错误信息误导。本章的争论会区分科学事实和虚构数据，现在就从**生物技术**（**biotechnology**）的定义开始（表 C12-1）阐述相关内容。

表C 12-1　生物技术术语

- **生物技术**　操纵生物系统或生物体来改进它们的产品或成分，或制造新产品的科学，包括重组 DNA 技术和传统选育技术及加速选育技术

- **克隆**　从单一母体中发育的个体，如从单个干细胞发育的植物；从单一、普通母体中遗传的一组基因相同的个体，如从单一细菌细胞产生的细菌菌落；遗传学上指的是 DNA 片段的复制，如通过基因工程生产的基因

- **基因编辑**　一种基因工程方法，采用 CRISPR 技术，通过在单个基因的 DNA 链中添加、移除或替换分子来非常精确地改变生物体。缩写 CRISPR 是指该方法中使用的特定 DNA 序列

- **基因工程**　为得到某些原始生物所没有的期待性状，对有机体的基因材料作直接的或有目的操作的生物技术领域，也称为重组 DNA（rDNA）技术

- **基因工程改造生物**（genetically modified organism, GMO）　流行术语，指通过基因工程产生的有机体；基因工程改造生物这个术语在科学上更加准确

- **异型杂交**　农作物与相关野生物种之间的意外繁殖

- **植物农药**　植物组织产生的物质，能够杀死或击退攻击自己的生物

- **重组 DNA**（recombionant DNA, rDNA）**技术**　一种基因修饰技术，科学家可直接操作生物体的基因，包括去除基因、增加基因、引入外源基因、改变基因位置，从而影响生物体的生长发育

- **选择性育种**　一种基因改造技术，按照人类目的选择所期望繁殖的生物体，如生长率高、粮食产量高或抗病的生物体，目的是使它们的后代仍保持或增强这些特性

- **干细胞**　能发育成许多特定特化细胞的任何一种非特化细胞。例如，骨髓干细胞能发育成许多种血细胞之一

- **转基因生物**　由植入了新基因的胚胎、干细胞、生殖细胞发育成的生物体

　　种植转基因大豆、棉花和玉米的经济效益导致美国农场传统作物被广泛替代。例如，几乎 100% 种植大豆的美国农场都在种植基因工程作物类型（图顶部的淡绿色线。）

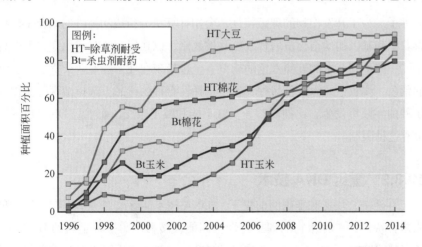

图C12-1　美国1996—2014年几种基因工程改造作物的种植面积百分比

来　源: Fernandez-Cornejo and coauthors, Genetically engineered crops in the United States, Economic Research Report 162 (2014), available at www.ers.usda.gov/webdocs/publications/45179/43668_err162.pdf?v=41690.

　　生物技术的发展给食物和能源问题的解决带来了希望，也大大增加了

农场主和其它生产厂家的利润。虽然**重组 DNA（recombinant DNA, rDNA）**技术听起来很像来自未来世界，但是它的根源是几百万年独立的遗传事件。人类从原始农业就开始利用这些过程。

12.8.1　选择性育种

年复一年，农场主通过选择最好的农场动物和植物育种来影响可食用植物和动物的基因组成。今天这些郁郁葱葱、苗壮成长、健康的农作物，从卷心菜到南瓜，甚至猪和牛，都是几千年**选择性育种（selective breeding）**的结果。比如，今天的消费者食用大的甜玉米棒的时候，就不会认出杆上只有稀稀落落四五个玉米粒的野生玉米（图 C12-2）。

今天，加速的选择性育种技术涉及种在面积广阔的田地上成千上万的杂

左边的野生玉米，玉米粒稀疏，完全不像今天又大又饱满又甜的玉米（右边）

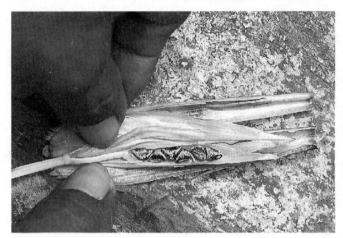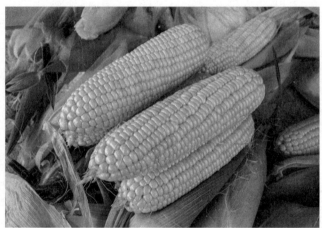

图C12-2　玉米：一种选择性育种产品

交种子。为了开发作物的理想特性，会用计算机分析成功播种的幼苗 DNA。有着正确基因的幼苗会被培育成熟并被复制，以在很短的时间内产生新的种子。一些不同寻常的五颜六色的胡萝卜，包括现在在一些专业杂货店中看到的紫色、浅黄色或深红色品种，就是选择性育种的产品。选择性育种必须在物种的界限里发生，比如胡萝卜，就不能和蚊子杂交，而重组 DNA 技术则没有这种限制。

12.8.2　重组 DNA 技术

在经济、快速和准确的前提下，rDNA 技术能够改变一个生物体的一种或多种特性，一种生物的理想特性基因能被转移到另一种生物的 DNA 中。随着**基因编辑（gene editing）**技术的进步，科学家现在可以改变单个基因的 DNA 链中的分子，以获得越来越精确的结果。图 C12-3 比较了选择性育种和重组 DNA 技术的遗传结果。表 C12-2 则给出了生物技术研究方向的例子。

选择性育种： DNA 是一条基因链，被描绘成一串珍珠。传统的选择性育种结合了来自同一物种两个个体的许多基因

表 C12-2　生物技术研究方向的几个例子

- 目前基因工程研究重点在于创造
- 增加了期望性状的作物和动物，如改变营养素组成、延长保质期、去除引起过敏的成分或抵抗疾病、害虫
- 在恶劣条件下生存的农作物，如使用除草剂后、重污染或盐渍土，或干旱条件下的应用
- 生产所需物质的微生物，如生产药品、碳氢燃料等，或自然界中不存在，或存在但数量有限的其它产品

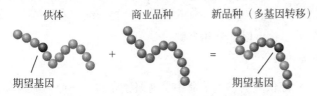

供体　　　　商业品种　　　新品种（多基因转移）

期望基因　　　　　　　　　　　　期望基因

重组DNA技术：通过该技术，一个或多个基因都可转移到来自同一物种或不同物种的受体DNA中

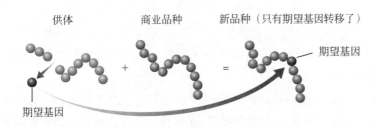

供体　　　　商业品种　　　新品种（只有期望基因转移了）

期望基因

期望基因

图C12-3　比较选择性育种和rDNA技术

1. 得到理想特征

使用重组 DNA 技术，科学家能够给农作物赋予理想特性，如抗疾病能力。比如，为了生成能抗疾病的马铃薯作物，要从马铃薯芽眼的非特化细胞，又称**干细胞（stem cell）**开始。科学家把从侵害马铃薯植物的病毒中剪断的DNA 插入干细胞中（酶会完成剪断工作）。这段基因编码的是病毒无害的蛋白质，而不是传染的部分。

新生成的干细胞就会被刺激而自我复制，产生**克隆（clone）**细胞——与修改后的细胞完全相同的基因复制。随着时间的推进，就会从一个单细胞生长为**转基因生物（transgenic organism）**。在这个例子中，在马铃薯作物的每一个细胞里都有一段病毒蛋白，而病毒蛋白的存在就会刺激马铃薯作物产生抵抗马铃薯田里真正野生病毒攻击的能力。

植物是基因改造工程的理想候选者，因为一个单独的植物细胞在特定条件下就能生成一棵完整的植物。不过，重组 DNA 技术也适用于动物。一系列正在研发的新品种羊，由于具有蜘蛛的基因，使它们的奶中能够表达蜘蛛的丝蛋白。经过加工后，这种比钢铁更强的丝纤维就能够被用来制造人造韧带和防弹衣。

2. 抑制不需要的特征

重组 DNA 技术也能被用来除去不需要的蛋白质，主要是通过抑制那些产生这些蛋白质的基因来达到的。例如，科学家通过沉默引起过敏反应的蛋白质基因而创造一种更安全的花生。同样，一种新批准的转基因马铃薯可能很快会被制成更安全的薯片和炸薯条，因为它的氨基酸含量较少，而这种氨基酸在油炸过程中会形成致癌毒素。切片后会保持白色而不是变成棕色的苹果也已获批，可能很快就会上市；无麸质小麦则可能是下一个。

12.8.3　重组 DNA 技术获得成功的迹象和问题

基因工程的支持者称赞它是革命性的改变，能够解决很多威胁地球生存

β-胡萝卜素是维生素 A 的前体，赋予黄金大米黄色。

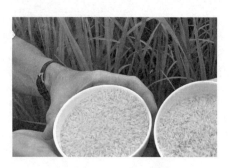

图C12-4　黄金大米

环境的急迫问题，比如食物短缺、营养不足、药物短缺、农田减少、缺乏可再生能源和环境的恶化。以下是几个例子。

1. 人体营养

大米在世界食品供应的基因革命中是遥遥领先的。一种转基因大米（又称黄金大米）每克能够提供 35mg 的 β-胡萝卜素；而普通白米则不提供。图 C12-4 对金色大米与普通白米进行了比较。大米是向世界上以大米为主食地区的人提供维生素 A 的绝佳载体：那里的每个人都吃大米，通常一天吃几次。相比之下，胡萝卜（众所周知富含 β-胡萝卜素）在那些地方却不是首选食物。黄金大米可以提供足够的维生素 A 来对抗全球范围内的缺铁性疾病和儿童失明。

但反对转基因活动的激进分子带来的不确定性让全球的人对黄金大米的安全性产生了怀疑。在它发展了 20 年后，只有孟加拉国和菲律宾两个国家正朝着种植它的方向发展。与此同时，维生素 A 缺乏症每年仍在伤害全世界成千上万的儿童。

其它种类的 GMO 大米中的一些品种比一般大米能够提供 80% 甚至更多的铁和锌，能够减缓全世界内因缺铁引起的贫血和缺锌症。还有一些品种能够抵抗干旱、洪水和虫灾，能够给饥饿的人提供更多的食物。不仅仅是大米，全球公认的主食木薯和马铃薯也能通过"生物强化"的方法在其中加入矿物质、维生素、脂肪酸或者有用的植物化合物。对于木薯来说，也可以减少其自然产生的毒素浓度而使它变得更安全。

2. 来自微生物的分子

微生物的基因也能被改变，使它能生产药物和工业产品。比如一种转基因的细菌工厂现在能够大规模生产糖尿病患者所需的胰岛素。另一种细菌得到了牛的基因而能够产生凝乳酶。历史上，凝乳酶是从小牛的胃里提取的，这是一个很昂贵的过程。今天，努力正在进行中，比如研发能够产生生物燃料的细菌，相比化石燃料，这样能提供价格更稳定且可持续使用的替代品。

3. 更高的农作物产量

今天，大多数基因工程农作物属于两个种类：抗除草剂类和抗昆虫类，都被用来提高产量和保护农田。比如，抗除草剂作物允许农民用草甘膦除草剂喷洒整个田地，而不仅仅是杂草，从而控制杂草并减少土壤耕作。杂草死去，农作物的根仍在土壤内固定，仍可正常生长。不过经过多年的喷洒农药之后，有些杂草会对草甘膦除草剂产生很强的抗药性。它们在大量喷洒农药后仍然能够生长并且扩散，使得很多农场主不得不使用耕作的方法来控制它，这样会使大量的农场表面土壤遭受风和水的侵蚀。

至于抗虫作物，转基因生物产生被美国环保局称为**植物农药（plant pesticide）**的物质——一种植物组织自己产生的杀虫剂。例如，一种基因工程饲料玉米能够产生一种可杀死常见破坏玉米的蠕虫的农药，使得其每英亩产量大大增加。

在一些极度缺粮地区，当植物疾病和虫害损失每季 80% 的产量的时候，基因工程植物能够保护整体收成，能够给数百万长期饥饿的人带来一些希望。

4. 一种可快速生长的鱼类

FDA 最近批准了一种转基因农场养殖的鲑鱼，它通过基因重组技术，从另外两种鱼类获取基因而获得。增加的基因编码一种激素，这种激素刺激新鲑鱼比正常状态生长更快，缩短生产时间，如图 C12-5 所示。经过广泛的科学审查，FDA 得出结论，这种鲑鱼和其它鱼类一样可以安全食用，而且它的新 DNA 和生长激素对消费者和鱼本身都是安全的。

为了保护自然系统，FDA 制定了严格的规则，要求用隔离、封闭的内陆环境饲养新鲑鱼。这种限制是至关重要的，因为如果它们逃脱，较大的 rDNA 鲑鱼可能比野生物种更有生存优势。但没有人知道消费者是否会接受这种新的转基因食品。

12.8.4 对转基因食品的担忧

消费者想知道重组 DNA 技术带来的任何潜在风险，FDA 也在探索同样的问题，转基因食品与其它食品的营养成分或安全性是否有很大的不同？

1. 营养组分

在多数情况下，除了通过重组 DNA 技术造成的有意变异，转基因食物的营养组分与类似的传统食物是相同的。所以，从机体角度而言，黄金大米就相当于食用一般的大米加上 β- 胡萝卜素补充剂一样。转基因食物可能会造成营养和植物化合物过剩，但是不会导致任何营养缺乏的危险。

2. 误食食品中的药物

转基因玉米、大豆、大米和其它给人和动物制造药物和工业用蛋白质的农作物都必须在特定地点的室内生长，但它们的控制区一般都与传统作物农场相邻。尽管在 USDA 的监督之下，批评者们仍认为制造药品的转基因作物中的 DNA 可能会污染正常的食品供应。龙卷风、洪水或其它灾难事件等可能会将花粉带到很远的地方，从而无意中将人造基因引入普通农作物，但在普通农作物中，这些基因不会被检测到，也不会被提取出来。

3. 农药残留物

工业科学家声称重组 DNA 技术几乎可以解决所有食物的农药使用问题。他们认为当由基因来决定农药的特性和数量的时候，人为的错误就可以被消除。而批评者则反驳，虽然转基因作物可能在某块农田能够抵抗一种或两种可能出现也可能不出现的常见的害虫，农场主们还是需要喷洒杀虫剂来抵制其它吞食农作物的害虫。同时，另一个让人担心的迹象是，由于频繁接触，能吞噬作物的害虫对天然植物农药开始产生抗药性。

大部分被喷洒到农作物上的农药，通过清洗和削皮就能基本除去，但是消费者无法把农药从转基因水果或蔬菜的组织中除去。不过，植物农药几乎没有可能会带来健康的威胁，它们是由肽链组成的（更短的蛋白链），人体的消化酶可以很快地使其变性。与其它农药残留物相似，植物农药也会被 FDA 批准和监控。

这两种鲑鱼年龄相同，但转基因鲑鱼达到市场售卖大小的速度要快得多

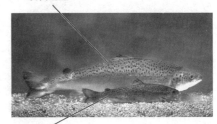
改良鲑鱼
传统鲑鱼

图C12-5 比较两种鲑鱼

4. 对健康的意外影响

存在一些可能的是，经过基因工程改造的动物和植物会给消费者的健康带来意外的难以预料的影响。选择培育带来的不经意的负面影响给我们上了一课。在过去很多年里，芹菜种植者一直对他们看起来最漂亮的芹菜品种进行杂交，因为消费者会为好看的芹菜多付钱。但种植者不了解的是，最美观的芹菜含有大量的天然植物农药，并且其浓度会随着芹菜每代的育种传递而累积。而直到那些与这些芹菜接触的农场和百货店的工人开始被严重的皮疹所困扰，最后问题才被追溯到这些外形美观芹菜的超高的植物农药含量之上。识别这种代谢产物的高级测试可能很快就会揭示转基因食物中以前未被检测到的分子。

另一个例子是基因工程改造带来的意外好处，涉及一种有时在玉米上生长的能够致感染的真菌。自从生产并观察了几代这种含有能够控制蟥虫的植物农药的玉米之后，科学家发现这些作物遭受真菌的威胁性损害也更少。原来那些害虫钻进正常的玉米穗中的时候会传播这种真菌，而这种玉米中的植物农药在杀死害虫的同时，也会阻止真菌感染的蔓延。

5. 对环境的影响

在1996—2006年间，基因工程作物的种植在世界范围内减少了约2.27亿千克农药有效成分的使用量。与此同时，转基因作物抵抗的草甘膦除草剂的使用大幅增加，使得在田间使用更高毒性和持久性的除草剂变得没有必要。此外，这种能抗杀虫剂的作物减少了抑制杂草生长的耕作需求，因而也减少了水土流失（关于土壤保护的更多内容请参见争论15）。

另一个环境隐患是**异型杂交（outcrosing）**的可能性，即偶然发生的植物农药作物和相近的野草进行异花授粉。如果一种野草从邻近的基因工程作物中继承了对害虫的抵抗性，它就会比其它野生种类（可能是重要的野生种类）具有更大的生存优势，因而大量繁殖。

品种的丢失也是一个严重的威胁。由于世界范围内只繁殖了少量作物品种，不断变化的环境导致已有物种的严重损失，人类将变得更加脆弱。今天濒临灭绝的物种可能拥有关键的遗传特性，而这些特性可能有助于粮食作物在未来更恶劣的条件下生存。

对野生动物的担忧也存在。在实验室里，帝王蝶幼虫在吃了含杀虫剂的玉米花粉后死亡。在现实生活中，野生蝴蝶似乎没有消耗足以伤害种群的有毒玉米花粉。这项新技术甚至可以用于保护一定比例的正在萎缩的帝王蝶和其它无害或有益的昆虫，而这些昆虫原本在常规喷洒农药的田地取食时会立即死亡。

6. 关于重组DNA技术的伦理争论

最终，消费者的接受程度决定了基因工程的具体应用。有些人担心由于它篡改生命蓝图，重组DNA技术迟早会给毫无防备的世界带来混乱。他们认为任何程度的冒险都是不值得的，因为虽然基因工程技术能够让生物技术公司和农场主提高利润，但是对于消费者们来说，只有很小的直接的益处。

其它人则因为信仰的原因反对重组 DNA 技术，他们认为基因上的决定应该
留给大自然或更高的力量。目前正在考虑的一项法律可能要求生产商明确说
明含有转基因成分的食品。表 C12-3 讨论了其中一些问题。

表 C12-3 支持与反对基因工程食物的论点

反对基因工程食物的论点	支持基因工程食物的论点
1. 伦理与道德问题。"扮演上帝"，将生物基因混合是不道德的，这是大自然都无法做到的事。一些宗教组织和素食者反对将他们禁食的物种中的基因加入他们的食物中	1. 伦理与道德问题。在历史上，科学家一直被迫害，甚至被那些指责他们"扮演上帝"的人迫害致死，而今天许多世界公民之所以能享受舒适、方便、健康的生活，就是因为那些曾经被人害怕的先进科学技术应用于现实生活了
2. 技术不完美。这一项技术还很年轻，不够完美，潜在的影响是不可预测的，毒性很可能会取代预期的理想特性	2. 技术先进。DNA 重组技术和基因编辑技术是精确和可靠的，最近，许多医学、农业和技术上的最令人兴奋的进展可能都是该技术应用的结果
3. 担忧环境。基因改造后的有机体改变世界环境的力量是未知的，直到这样的变化发生才能确定——"精灵从瓶子里蹦出来"；而这种变化一旦发生，基因就无法被塞回"瓶子"里，昆虫、鸟类和风都会把基因改造过的种子传播到未知的地方	3. 保护环境。基因工程可能是拯救雨林和其它栖息地而不让它被那些极为贫困的、需要可耕种土地的人破坏的唯一希望。通过基因工程，农民可以耕种以前的非生产性土地，如盐碱地和干旱地
4. "基因污染"。其它污染通常可以用金钱、时间和精力来清除，可一旦基因拼接成有生命的有机体，那些有机体就会永远保留着人为篡改的痕迹	4. 基因改善污染状况。遗传的意外的连带后果更可能使环境受益而不是伤害它
5. 作物的脆弱性。一旦害虫和疾病适应环境并成功攻击一种基因性质相同的作物，那么世界上所有这样的作物都无法抵御它们。生物多样性才是防御的关键	5. 提高作物抗性。具体情况具体分析，与病虫害和疾病进行特定性战争，生物技术是防御的关键
6. 损失基因库。遗传多样性的丧失会使科学家开发新农作物的有价值的宝贵基因库减少	6. 保存基因库。多亏了遗传学的进步，世界各地的实验室能储存数百万种基因材料，而没有这些的进步，就会永远失去基因库
7. 追求利润的动机。基因工程将使产业受益，而不是拯救全球贫困和饥饿	7. 关乎每个人的利益。产业得益于基因工程，一个蓬勃发展的食品工业将使我国家和人民受益，而我们可以看见缺少这些产业的国家的反例
8. 对人的安全性未经证实。转基因产品的人类安全性测试不足，为了产业效益在全国范围内对不知情的整体人群进行试验研究是不可行的	8. 对人安全。转基因产品的人类安全性测试是不必要的，因为转基因产品与原来食品基本上是相同的
9. 增加过敏原。由基因制造的蛋白质过敏原，可以作为其它性状基因工程的副产品不知不觉地转移到食物中	9. 控制过敏原。编码过敏原的基因可以转移到食物中，但这些是已知的，是可以避免的。事实上，基因工程可以用来减少食物中的过敏原。无过敏原的花生等食品已经开发，以帮助过敏人群
10. 减少了营养素。一种看起来新鲜的转基因蔬菜可能能在商店的库存中保存几周，但其营养质量会下降	10. 增加营养素。基因改造能够很容易地增加食物的营养
11. 没有产品跟踪。没有标记，食品工业就无法追踪问题的来源	11. 极好的产品跟踪。转基因食品的身份和位置是已知的，可以跟踪出现的问题
12. 草甘膦除草剂的过度使用。农民知道他们的作物具有抗药性，会过度使用除草剂来杀死杂草	12. 合理使用草甘膦除草剂。当第 1 次用规定量除草剂完成除草工作后，农民在今后反复应用时就不会浪费比较贵的除草剂
13. 喷洒在转基因作物上的除草剂草甘膦被认为会导致人们患自闭症、癌症和乳糜泻	13. 大量的草甘膦对细胞有毒，但是以消费者通常接触的剂量来看，草甘膦似乎是安全的，与自闭症、癌症或乳糜泻没有关系

续表

反对基因工程食物的论点	支持基因工程食物的论点
14.杀虫剂消费量增加。如果杀虫剂是由食物自身产生的，消费者用自来水冲洗食物表面是洗不掉的，而以前用的普通喷雾剂可用水洗掉	14.减少食物上的杀虫剂。植物产生的少量杀虫剂比农民错误使用杀虫剂更好预测，因而对消费者是安全的。由于其它基因改造作物彻底消除了收割后喷洒农药的需求，实际到达餐桌上的食物中的杀虫剂会减少
15.缺乏监管。政府监督受产业人员及其利益制约，没有人关注消费者	15.严格管理、监督和快速反应。美国国家科学院已经制定了基因工程食品安全检测规程，当产业出现问题时，政府机构会有效地识别和改正

而基因工程的支持者的回应是，世界上大多数人无法拒绝重组 DNA 技术的潜在利益，不像那些反对者们，他们没有足够的食物和肥沃的土地，任何延迟只会伤害那些最贫穷的人。转基因生物的支持者提出世界贫穷问题的范畴远远不是增加食物供应等简单方法能够解决的。它包括战争、政治和教育（第 15 章会探讨世界饥饿问题的悲剧）。

带有自愿"非转基因"标签的产品在美国消费者中越来越受欢迎。

7. 对于转基因食物的管理

美国食品药品监督管理局只能评估今天的转基因水果、蔬菜和谷物对人类食用是安全的，所以基本观点是只要这些食品与传统食品没有显著的区别，就可以安全食用。为了帮助希望避免转基因食品的消费者，美国农业部开发了一个食品自愿认证和标签系统。2016 年，国会通过了一项法律，要求对转基因食品进行统一标识，但截至本文撰写之时，实施工作已经停滞。与此同时，消费者仍在抢购带有自愿非转基因标签的食品和其它产品——甚至是洗涤剂和其它与基因重组技术无关的物品（图 C12-6）。

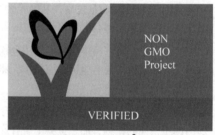

nongmoproject.org

图C12-6　非转基因工程产品标志

12.8.5　结论

对于那些过于担心转基因食物而只能食用薄脆饼干和水的人们，他们需要知道有足够的科学依据支持食用足量的蔬菜和水果才是正确的选择，而不需要担心它们的来源。保持警惕，获取关于重组 DNA 技术、食品技术及其对我们快速变化的食品供应有影响的有据可查的科学信息。有了科学知识，你就可以对自己的饮食做出明智选择。

批判性思维

（1）总结得到不含任何转基因食物的各种途径及可能的障碍；
（2）列出产业界、种植者、消费者支持或反对转基因食物的可能动机。

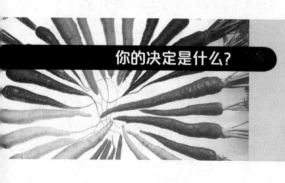

你的决定是什么？

大部分的消化系统的症状都来自于急性胃肠炎吗？
从商店里购买的食物都是无菌的吗？
和朋友聚会后吃剩的食物需要放进冰箱吗？
寿司师傅做的生寿司和食品添加剂，哪个风险更大？

线上资源有哪些？

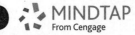

思维导图（来自 Cengage）

访问 www.Cengage.com 获得思维导图。这是一个完整的网络课程，包含了 Diet & Wellness Plus、互动性的小测试、视频及更多的其它内容。

自测题

1. （LO12.1）FSMA 是一部旨在提高人类及宠物食品安全的新法律。

对　　　　　　　　　错

2. （LO12.1）有些微生物可能产生致病的_____。

a. 神经毒素和肠毒素

b. 神经递质和黄曲霉毒素

c. 酶和激素

d. 以上都不是

3. （LO12.2）为了防止食源性疾病，冰箱的温度至少应低于_____。

a. 21℃　　　　　　　b.18℃

c.4℃　　　　　　　　d. −1℃

4. （LO12.2）以下哪些疾病可能是由新鲜的、生的或者没有煮熟的海鲜导致的？

a. 肝炎

b. 蠕虫病和吸虫病

c. 病毒性肠道疾病

d. 以上都是

5. （LO 12.2）以下哪种生物可能引起溶血尿毒症综合征?

a. 单核细胞增生李斯特菌

b. 空肠弯曲杆菌

c. 大肠杆菌

d. 沙门菌

6. （LO12.2）肉类或海鲜引起的食源性疾病的威胁很严重，但农产品很少引起疾病。

对　　　　　　　　　错

7. （LO12.2）1 岁以下的婴儿不能喂食蜂蜜，因为蜂蜜中含有肉毒杆菌的孢子。

对　　　　　　　　　错

8. （LO12.3）对于经辐射杀菌处理的水果，以下哪些描述是正确的？

a. 它们成熟和腐烂得更慢

b. 它们会丢失很多营养

c. 它们会失去甜味

d. 它们会发射出 γ 射线

9. （LO 12.3）辐射会_____。

a. 破坏维生素

b. 给香料消毒

c. 使食物变得有放射性

d. 促进发芽

10. （LO 12.3）食物包装可以保障食品安全。

对　　　　　　　　　错

11. （LO 12.4）只食用"天然"食物可消除你饮食中的所有毒素。

对　　　　　　　　　错

12. （LO 12.4）建议孕妇避免食用某些种类的鱼类，因为 FDA 和 EPA 在这些鱼类中检测到了过高的铅含量。

对　　　　　　　　　错

13. （LO 12.5）现在的证据不能说明传统的食物会给健康带来危害，或食用有机食品能够减少这些危害。

对　　　　　　　　　错

14. （LO 12.5）与传统种植的产品相比，有机食品往往_____。

a. 含有较低的农药

b. 含有更高的植物化合物

c. a 和 b

d. 以上都不是

15. （LO 12.6）附带的食品添加物_____。

a. 帮助保存食物

b. 主要由糖和盐组成

c. 实际上是污染物

d. 以上都不是

16.（LO 12.6）加入食物的亚硝酸盐会_____。

    a. 阻止致命的肉毒杆菌的生长

    b. 使热狗保持粉色

    c 与动物中的结肠癌有关联

    d. 以上都是

17.（LO 12.7）消费者食品安全规则只有在你遵守并采取行动时才能保护你。

    对   错

18.（LO 12.7）发现朋友家的食品安全问题时，你应该_____。

    a. 忽略其违反食品安全规则的行为，以保持友谊。

    b. 避免吃不安全的食物，并考虑告知你的朋友。

    c. 打电话给食品药品监督管理局。

    d. 忽略违规行为，但稍后去看医学专家，让他诊断潜在的疾病。

19.（LO 12.8）选择性育种_____。

    a. 涉及在实验室中调控一种生物的基因

    b. 已经被使用了几千年

    c 允许科学家们跨越物种的界限

    d. 以上都是

20.（LO 12.8）现在一种经过基因工程改造的大米能够提供充足的 β- 胡萝卜素，可防治世界范围的维生素 A 缺乏和儿童失明。

    对   错

答案见附录 J。

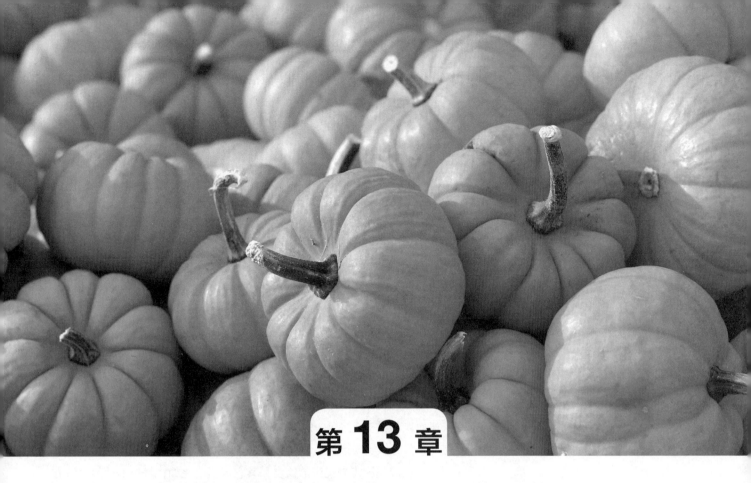

第 13 章

生命周期中的营养：孕妇和婴儿

学习目标

当你学习完本章，应当达到下列目标：

LO 13.1 描述怀孕前和怀孕期间营养的作用。

LO 13.2 总结怀孕期间禁止饮酒的依据。

LO 13.3 列出糖尿病、高血压和先兆子痫对妊娠的影响。

LO 13.4 解释营养如何支持泌乳。

LO 13.5 确认有助于婴儿健康的营养习惯。

LO 13.6 列出五项鼓励儿童正常饮食行为和自主性的喂养指南。

LO 13.7 描述与儿童肥胖有关的挑战。

启发提问

男性的生活习惯会影响未来的妊娠吗？

孕妇喝多少酒会伤害发育中的胎儿？

对于婴儿的健康来说，母乳和配方奶是一样好吗？

婴儿能不能只依靠母乳或者配方奶茁壮成长？

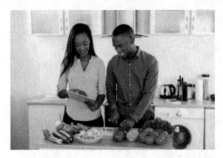

父亲和母亲都应该提前为健康怀孕做准备。

尽管所有人需要的营养素相同，但在生命的不同阶段，每个人所需要的量是不同的。本章和下一章将介绍各个生命阶段不同的营养需求，本章着重阐述对婴儿一生的健康至关重要的两个生命阶段——出生前的发育和出生后的第一年。

13.1　妊娠：营养对后代的影响

LO 13.1　描述怀孕前和怀孕期间营养的作用

通常，我们认为营养是个人问题，只会影响个人生活。但对于孕妇或正在备孕的女性，她今天的营养状况将会对孩子的健康和孩子成年以后的健康起到举足轻重的作用。孕妇的营养需求是非同寻常的。

13.1.1　孕前的准备

怀孕以前的女性必须培养良好的饮食习惯以保证自身和她将要生育的婴儿能够得到最好的营养。怀孕初期，**胚胎（embryo）**发育非常迅速，而这些快速而剧烈的变化都取决于良好的营养。随后，成长中的**胎儿（fetus）**需要充足的营养以实现最佳发育。

同时，也应关注未来父亲的饮食和其它习惯。比如，静止不动的生活方式和食用过少的水果和蔬菜会影响男性的**生育能力（fertility）**（甚至他们后代的生育能力），而如果受孕前数周过度饮酒或接触了其它毒素则可能会损伤精子的遗传物质，导致后代的先天性缺陷。如果夫妻双方都能够采取健康的生活习惯，就能够更好地满足未来为人父母的需求。

1. 孕前的体重　女性应在怀孕前力争达到最佳体重，对于体重过轻的女性来说，这一点尤其重要。如果怀孕前体重过轻并且在怀孕期间体重没能及时增加就很可能会产出**低出生体重（low birthweight）**婴儿。婴儿的出生体重是婴儿未来健康状态的一个最重要的标志。低出生体重婴儿，即出生体重低于2500g的婴儿，在出生后1年内的死亡率比正常体重的婴儿要高出将近40倍。为了防止婴儿低出生体重，建议体重过轻的女性在怀孕前及时增重并在怀孕期间保持合理的体重增加。

如果孕期营养不能满足需求，发育中的胎儿会以特定的方式适应这种营养不足的环境，导致婴儿成年后患肥胖和慢性病的可能性增加。而低出生体重也与成年后的低智商和其它脑部损害、身材矮小和教育上的劣势有一定关联。营养缺陷加上出生体重较低是全球5岁以下儿童死亡的根本原因。在美国，婴儿死亡率是6.0/1000。虽然与其它一些发达国家相比，这个数值还略高，但是婴儿死亡率在过去20年还是显著下降，这是公共卫生机构不断致力于降低婴儿死亡率的成果。

低出生体重也可能反映怀孕期间的遗传、疾病状态、吸烟、药物和酒精使用的状况。就算在最优化的营养条件和健康状况下，有些怀孕的女性还是会由于不明原因产下体重较轻的婴儿。不过，营养不良是造成低出生体重的最主要因素，而且是可以避免的。

术　语

胚胎（embryo）：受精后第3~8个星期的人类妊娠阶段。

胎儿（fetus）：从受精后8个星期到婴儿出生的人类妊娠阶段。

生育能力（fertility）：对于女性来说，是指能够定期产生正常卵子的能力，对于男性来说，是指产生正常精子的能力，也就是繁殖能力。

低出生体重（low birthweight）：指新生儿体重低于2500g，提示新生儿可能存在健康问题，或母亲在怀孕前或怀孕期间可能存在营养不良。低出生体重婴儿可能是早产，或者是足月出生的胎儿但小于胎龄，婴儿在子宫中生长遇到了障碍。

高出生体重儿，往往与母亲孕产期的肥胖相关，可能会带来婴儿自身的问题。肥胖女性产下的婴儿会比正常胎龄婴儿大些，出生时体重大于4kg。与婴儿出生体重过重相关的问题包括难产、产伤和**剖宫产**（cesarean section），这些婴儿健康不佳的情况和死亡率也会比正常体重的婴儿高。母亲的肥胖也会使婴儿神经管缺损的风险增加。肥胖的孕妇比正常体重的孕妇更容易发生妊娠糖尿病、高血压、并发症以及生育后的感染和出血。此外，超重和肥胖的女性生出的婴儿发生心脏缺陷和其它异常的危险性更高。

怀孕期间的肥胖和营养过度也会产生长期影响，产妇肥胖会增加孩子一生中患肥胖、心脏病、2型糖尿病和哮喘的风险。肥胖妇女如果能够在孕前达到更健康的体重，就能更好地保护自己和婴儿。

2. 健康的胎盘和其它器官 怀孕前母亲的营养状况如此重要，主要原因是它决定**妊娠**（gestation）第一个月**子宫**（uterus）能否保证**胎盘**（placenta）健康发育。对胎儿来说，胎盘是一个供给仓库，也是一个废物移除系统。如果胎盘功能不正常，没有其它可供选择的营养来源，胎儿就无法存活。胎盘如图13-1所示，它是母亲和胎儿的血管互相交织用于交换物质的一个大堆组织。虽然两套血管的血液不会混合，但是之间的隔膜很薄。**脐带**（umbilical cord）就像一条管道，将母亲血液中的营养素和氧气输入胎儿血液，同时将胎儿血液中的代谢废物由母体排出。所以，母亲的消化系统、呼吸系统和肾在给自己工作的同时，通过胎盘，还能够满足器官尚不能工作的胎儿的需求。**羊膜囊**（amniotic sac）则包围和呵护着婴儿，让婴儿能在缓冲的液体中漂浮。

术语

剖宫产（cesarean section）：婴儿通过女性腹部的切口被取出的手术生产过程。

妊娠（gestation）：怀孕期，从受孕到生产约40周（9个月）的时间。

子宫（uterus）：婴儿出生之前在其中发育的肌肉器官。

胎盘（placenta）：怀孕期间在子宫内部发育形成的器官，此处胎儿与母体的血流十分接近，是胎儿与母体交换物质的器官。胎儿通过胎盘从母体获取氧气和营养，并且排出废物（通过母亲的血液）。

脐带（umbilical cord）：把胎儿的动脉和静脉血管与胎盘连接在一起的绳状结构，是营养和氧气进入胎儿以及胎儿产生的废物排出的渠道。

羊膜囊（amniotic sac）：子宫中的"一袋水"，使得胎儿能够在其中漂浮。

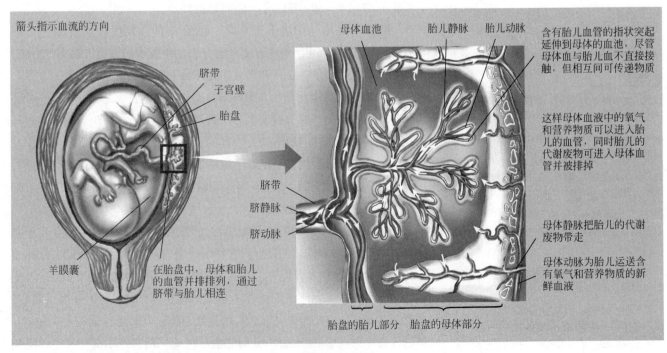

图13-1 胎盘

胎盘是一个代谢很活跃的器官，可以活跃地收集各种激素、营养素和来自母亲血液中的抗体，并将它们释放到婴儿的血液中。它还会产生多种丰富的激素，从各个方面维持妊娠，并且为**哺乳**（lactation）做准备，所以说健康的胎盘是发育中的胎儿必不可少的。

在胎盘发育过程中，如果母亲的营养储备不充分，不论以后孕妇吃得多么好，胎儿都无法得到充足的营养供应。如果胎盘不能正常发育和工作，胎儿就不能得到足够的营养。拥有一个这样差的人生起点，孩子甚至在成年后都不能储存足够的营养，如果是女孩，以后可能无法生成完善的胎盘或生出健康、足月的婴儿。基于这个原因和其它因素，在怀孕期间，母亲的营养不良不仅会影响她自己的孩子，甚至会给她的孙辈造成危害。

> **要点**
>
> ● 孕前充足的营养有助于备孕，建立良好的营养储备有利于维持胎盘和胎儿的生长；
> ● 低体重女性和超重女性都应争取在孕前达到健康体重；
> ● 出生体重低于2500g的婴儿比正常婴儿面临更多的危险。

13.1.2　妊娠

受精后的**卵子**（ovum）叫作**受精卵**（zygote）。它从一个单细胞开始，在受精之后很快分裂成很多细胞。如果一切顺利，在两个星期之内，如果细胞群能够嵌入子宫壁内，这个过程叫作**植入**（implantation），就会开始在子宫内部形成胎盘。这时候尽管在体积上变化很小，却是发育中的一个关键时期。在这期间，任何负面影响，如吸烟、滥用药物以及营养不良就会导致受精卵不能植入或产生某些异常，如神经管缺损。这些不幸的事情可能导致流产，而此时孕妇本人很可能还不知道自己已怀孕。

1. 胚胎和胎儿　在接下来6周，胚胎发育会发生很大的变化（图13-2）。在第8周，胎儿已经发育到具有完整的中枢神经系统、跳动的心脏、完备的消化系统、明显的手指和脚趾并且开始形成面部特征。

怀孕的最后的7个月是胎儿形成期，胎儿迅速地长大，在一个接一个器官里不停地有快速的细胞分裂发生。羊膜囊内充满了液体，母亲的身体也开始变化。子宫及其支撑的肌肉变大，乳房变得柔软而丰满，乳头颜色变深准备哺乳，母亲血液量会增加一半以适应增加的运载负担。妊娠持续约40周，最后以婴儿的出生而告终。近40周的妊娠期被划分为3个阶段，每一个阶段被称为一个**三月期**（trimester）。

2. 关键时期　不同的器官和组织在发育过程都有其自身的特点和不同的发育时期，而每一个器官的发育只在特定时期内发生，即**关键时期**（critical period）。要想使器官发育完善，在这段时期就必须及时提供所需的营养及其它环境条件。如果由于早期营养不足使器官在发育的关键时期受到限制，那么就会造成无法弥补的损失。例如，胎儿的心脏和大脑在14周内发育较好；而肺的发育完善则是在随后的10周之内，因此早期营养不良会损伤心脏和大脑，而后期的营养不良会损伤肺。

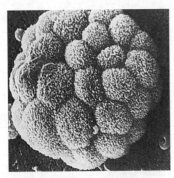

(a) 一个新形成的受精卵和针尖差不多大小。图示为受精1周以上的受精卵，并不大，可以很容易地被植入子宫壁

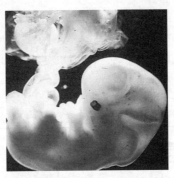

(b) 受精卵植入子宫壁后，胎盘开始发育并为发育过程中的胚胎提供营养物质。受精5周后，胚胎可达0.013m长

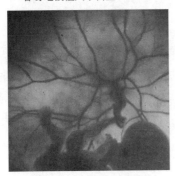

(c) 发育11周后，胎儿长度超过0.026m。注意观察连接胎儿和胎盘的脐带和血管

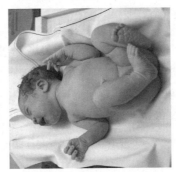

(d) 发育9个月后的新生儿身长0.5m左右。平均出生重量约3.3kg，从8周至足月，这个婴儿身长增加了20倍，体重增加了50倍

图13-2　胚胎和胎儿的发育阶段

关键时期营养不良的影响可表现为神经系统的神经管缺损（后面会有论述）、儿童时期欠佳的牙齿健康以及青少年和成年以后容易感染和更高的患糖尿病、高血压、卒中和心脏病的概率。关键时期营养不良的影响是不可逆转的，是其它任何时期都不可以补偿的。在这个时期以后，无论多么丰富、多么有营养的食物都无法弥补已造成的损害。

表13-1列举了**高危妊娠（high-risk pregnancy）**形成的因素，涉及的因素越多，风险就越高。所有孕妇，尤其是那些符合高危条件的，需要**产前（prenatal）**医疗，包括饮食建议。

表 13-1　高危妊娠因素

- 孕前 BMI＜18.5 或 ≥25
- 妊娠期体重不足或过重
- 营养缺乏或毒性；饮食失调
- 贫困、缺乏家庭支持、教育水平低、食品有限
- 吸烟、饮酒或使用其它药物
- 年龄，尤其是 15 岁（或更年轻的）或 36 岁（或更年长的）
- 以前多次怀孕（20 岁以前就当了 3 次或更多次母亲，20 岁或 20 岁后就做了 4 次或更多次母亲）

术 语

高危妊娠（high-risk pregnancy）：由一些危险因素决定的，怀孕和生产都存在一些问题，比如早产、生产困难、发育迟缓、出生缺陷和婴儿早期死亡。而低风险妊娠则不含有任何这些因素。

产前（prenatal）：胎儿出生之前。

续表

- 怀孕时间间隔短或长（<18 个月或 >59 个月）
- 以前的生育问题，如出生儿体重低或高
- 怀了双胞胎或三胞胎
- 妊娠高血压或妊娠糖尿病
- 糖尿病、心脏、呼吸系统和肾脏疾病，某些遗传性疾病，特殊饮食和药物

要 点

- 受精卵植入、胎儿发育以及关键时期的发育取决于孕妇的营养状况；
- 营养不良在关键时期的影响是不可逆转的。

13.1.3 营养需求的增加

在怀孕的时候，女性对某些营养的需求比其它营养素增加得更多。图13-3 给出了妊娠或哺乳的妇女与普通女性相比所建议的营养增加比重：应注意黄色和紫色的条块比绿色的条块长多少。因为怀孕时的营养素需求很高，孕妇必须谨慎选择食物，其机体也将通过最大限度地吸收营养和最大限度地减少营养流失来满足孕期的营养需求。

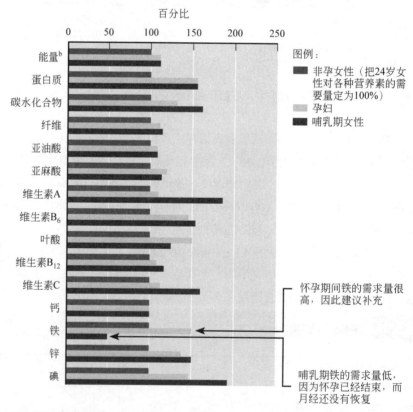

a 其他营养素值参见附录G；
b 孕中期能量供给量；孕晚期能量供给量较此稍高些，孕早期无需提供额外的能量。哺乳期前6个月能量供给量，哺乳期第6~12个月能量供给量略高。

图13-3 非孕期、怀孕期及哺乳期女性营养素需要量^a的对比

能量、碳水化合物、蛋白质和脂肪 随着怀孕的进展，对于能量的需求也在不断改变。在妊娠首三月，孕妇不需要额外的能量，但随着怀孕的进展，她的能量需求就会显著增加；在妊娠中三月，她每天需要增加 340 kcal 能量；在妊娠末三月则需要每天增加 450 kcal 能量。孕妇们很容易从五类食物中选择营养素密度更高的食物来满足额外的能量需求，表 13-2 提供了怀孕和哺乳期孕妇的食谱范例。

表 13-2	孕妇和哺乳期女性的每日饮食指导（妊娠中三月和妊娠末三月）

食物类	量	菜单样品	
水果	440g	**早餐** 一个全麦英式松饼 30ml 花生酱 240ml 低脂香草酸奶 72g 新鲜草莓 240ml 橙汁	**晚餐** 砂锅鸡 85g 鸡 120g 炖番茄 196g 米饭 90g 西葫芦
蔬菜（如卷心菜）	660g		
谷物	230g	**上午的零食** 120ml 红莓汁 28g 椒盐脆饼	330g 沙拉（菠菜、蘑菇和胡萝卜）
蛋白质食物	180g	**午餐** 三明治（全麦面包配金枪鱼沙拉） 40g 胡萝卜（棒） 240ml 低脂牛奶	15ml 沙拉酱 1 片意大利面包 10ml 人造软质黄油 240ml 低脂牛奶
牛奶	720ml		

注：这个菜单样品计划提供约 2500kcal 能量（55% 来自碳水化合物，20% 来自蛋白质，25% 来自脂肪），可满足孕妇和哺乳期妇女所需的维生素和矿物质。

充足的碳水化合物（每天不能少于 135g/d，最理想是 175g/d）能够给胎儿大脑提供能量，节约蛋白质供胎儿的发育。全麦面包和谷物、深绿色和其它蔬菜、豆类、柑橘类和其它水果能够提供碳水化合物、营养素和植物化合物以及有助于缓解孕妇可能经历的便秘的纤维。

DRI 对孕妇蛋白质摄入量的要求是每天比未怀孕女性多 25g。但是，对于大多数美国女性来说，并不需要再额外向饮食中添加富含蛋白质的食物，因为她们已经消耗了足够的肉类、海鲜、鸡肉和鸡蛋。低脂牛奶和奶制品能够提供蛋白质、钙、维生素 D 和其它营养素。

一些吃素的女性限制或者忽略那些蛋白质丰富的肉类、蛋类和奶制品的摄入，就必须在满足能量需求的同时通过大量食用一些豆类、豆腐、全麦和坚果等植物蛋白食品来满足每天的需求。怀孕期间，蛋白质补充剂可能会对婴儿发育造成伤害，不提倡使用。

孕期的高营养需求使得在食谱中加入多余的脂肪不太可行，尤其是固态脂肪，如肥肉或黄油。但是，必需脂肪酸对胎儿的生长和发育非常重要，比如大脑主要是由脂类物质构成的，其发育、结构和功能主要依赖于长链的 ω-3 和 ω-6 脂肪酸。怀孕期间食用鱼可提供丰富的 ω-3 脂肪酸来源，并改善婴儿的大脑发育和认知能力。表 5-5 列出了 ω-3 和 ω-6 脂肪酸的食物来源。

1. 值得特别关注的叶酸和维生素 B₁₂　叶酸和维生素 B₁₂ 是对细胞繁殖最重要的两种维生素，怀孕期间对它们的需求大大增加。随着胚胎的生长和发育，新细胞以惊人的速度不断形成。与此同时，母亲红细胞的数量也随着血液体积增大而增加，因而需要更多的细胞分裂和更多的维生素。为了满足这些需求，叶酸用量建议从 400mg/d 增加到 600mg/d。

如第 7 章所述，叶酸在预防神经管缺损中起重要作用。妊娠前几周是**神经管（neural tube）**形成和闭合的关键时期，随后神经管将最终发育形成脑和脊髓。当女性在第 6 周左右怀疑自己怀孕的时候，神经管通常已经闭合。如果神经管不能正常闭合，就会发生**神经管缺损（neural tube defect, NTD）**。在美国，每年有 3000 个胎儿发生神经管缺损，最常见的两种神经管缺损是无脑畸形和脊柱裂。

当神经管的上端不能闭合时，就会出现**无脑畸形（anencephaly）**，大脑会缺失或无法发育，无脑畸形通常会导致流产，而无脑的婴儿在出生后会很快死亡。

2. 脊柱裂（spina bifida）　指脊髓闭合不完全及包裹的骨骼突出（图 13-4），包裹脊髓的膜或脊髓本身会从脊柱突出成囊状。脊柱裂通常会导致不同程度的麻痹，取决于神经管损伤的程度。轻微的时候可能不会发现任何影响；中等症状可能包括脊柱弯曲、肌肉无力、智力障碍和其它疾病；严重时会导致死亡。表 13.3 列举了可能导致神经管缺损的一些危险因素。

表 13-3	导致神经管缺损的危险因素

神经管缺陷妊娠可发生在任何女性身上，但这些因素会增加它发生的可能性：

- 受神经管缺损缺陷影响的孕妇的个人或家族史
- 妊娠糖尿病
- 孕妇使用过某些抗癫痫药物
- 与叶酸相关的酶的突变
- 孕妇肥胖

为了减少这些缺损发生的风险，建议育龄女性每天通过补充剂和（或）强化食品摄入 400μg 的叶酸，同时还要注意食用富含叶酸的食物（表 13-4）。DRI 委员会建议服用来源于补充剂或强化食品的合成叶酸，因为它比天然食物中的叶酸更容易吸收。但是含天然叶酸的食物依旧是重要的，因为它们同时还富含维生素、矿物质、纤维和植物化合物。

在美国市场上销售的强化叶酸谷物产品（如麦片、粗玉米粉、面条、米饭、面包之类）提高了育龄女性的叶酸摄入量，也使得每年神经管缺损的发生逐渐减少。不过，又出现了一个新的安全隐患，因为孕妇需要更多的维生

术语

神经管（neural tube）：发育成脑和脊髓的胚胎组织。

神经管缺损（neural tube defect, NTD）：由于神经管早期发育中断而在出生时可能出现的一组脑脊髓功能异常。

无脑畸形（anencephaly）：是一种大脑不能形成的不常见的致命的神经管缺损。

脊柱裂（spina bifida）：一种常见的神经管缺损类型，婴儿出生时脊柱愈合不完整，以致部分脊髓从脊柱缺口处向外突起，产生各种运动障碍或其它损害。

脊柱裂是一种常见的神经管畸形，当脊柱的椎骨不能在神经管周围闭合的时候，使得神经管暴露。B 族维生素的叶酸能够帮助预防脊柱裂和其它神经管缺损病症。

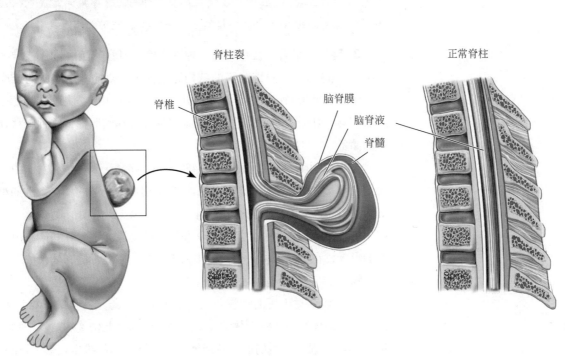

图13-4 脊柱裂

素 B_{12} 来帮助叶酸生成新的细胞，而大量摄入叶酸使诊断维生素 B_{12} 的缺乏变得复杂，所以每天服用超过 1mg 叶酸需要医生的处方。大多数非处方的全维生素含有 400μg 的叶酸，而孕妇的补充剂中含有 800μg 的叶酸。

吃肉、蛋、牛奶和奶制品的人即使怀孕也能获得所需的全部维生素 B_{12}。那些不食用任何动物来源的食物的人们需要补充维生素 B_{12}，不论是从强化食物还是补充剂中获取。

表 13-4	**富含叶酸的食物** ª		
天然叶酸源		**强化叶酸源**	
85g 肝	221 μg DFEᵇ	20g 富含营养的即食麦片	680 μg DFEᶜ
100g 扁豆	179 μg DFE	140g 熟的面条（平均值）	154 μg DFE
82g 鹰嘴豆或斑豆	145 μg DFE	196g 熟的米饭	153 μg DFE
90g 芦笋	134 μg DFE	1 个小的百吉饼	156 μg DFE
180g 菠菜	58 μg DFE	2 块冷冻的华夫饼	78 μg DFE
112g 牛油果	61 μg DFE	1 片白面包	48 μg DFE
240ml 橙汁	74 μg DFE		
72g 甜菜	68 μg DFE		

a. 这些食物和数千种其他食物中的叶酸含量列在美国农业部营养数据库中。http://ndd.nal.usda.gov/ndb/searoh/list.

b. 膳食叶酸当量（dietary folate equivalent, DFE）参见第 7 章相关内容。

c. 麦片中的叶酸含量参阅标签上的营养成分表。

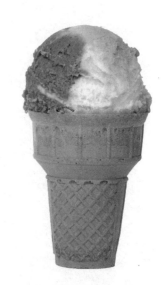

3. 胆碱　尽管未被定义为一种维生素，但胆碱通常与B族维生素归为一类。胆碱是一种对细胞膜的结构完整性、重要的神经递质的合成以及脂类代谢必不可少的饮食成分。在胎儿发育期间，胆碱是大脑和脊髓正常发育所必需的。妊娠期间，大量的胆碱通过胎盘传递给胎儿，这种转移耗尽了母体的储备。

妊娠期胆碱的DRI值设定为450mg/d，略高于未怀孕妇女。由于产前补充剂通常不含胆碱，因此建议孕妇经常食用富含胆碱的食物，例如鸡蛋、牛奶、奶制品、豆类以及肉类和海鲜。

4. 维生素D和钙　维生素D和其它矿物质如钙、磷和镁，由于参与骨骼的形成，在孕期需求量很大，摄入不足会给胎儿骨骼和牙齿的发育带来负面影响。

维生素D对于钙的吸收和利用至关重要。母亲严重缺乏维生素D会妨碍正常的钙代谢，在极少数情况下还会引起新生儿佝偻病。经常晒太阳和饮用维生素D强化的牛奶通常就能够提供孕期所需的维生素D（15μg），对于未怀孕的女性也是一样的。产前补充剂中的维生素D能够帮助很多（但不是所有）维生素D缺乏的孕妇免受其摄入不足的影响。

在怀孕早期，肠道对钙的吸收加倍并储存在母亲的骨骼里。随后，当胎儿的骨骼开始钙化时，就会动用母亲骨内的钙储备，神奇地通过胎盘进行转移。在怀孕的最后几周，每天都有大于300mg的钙转移给胎儿。怀孕早期母亲积累的多余的钙之后是否被用来构建胎儿的骨骼，这一点还不清楚。

大多数美国女性钙的摄入量都不足，尤其是25岁以下的孕妇，她们自己的骨骼还在积极地进行矿物质的沉积，所以需要努力通过增加富含钙的食物的摄入量来达到DRI。孕妇的钙的DRI与相同年龄组的非孕妇相同，为了满足这个要求，USDA饮食模式建议每天喝720ml脱脂或低脂牛奶或食用等量的奶制品。如果女性不食用奶制品，就需要摄入钙强化食物如豆浆、橙汁和麦片；次要选择是每天服用600mg的钙片。

5. 铁　孕期女性需要铁来增加血容量以满足胎盘与胎儿所需。发育中的胎儿会强烈依赖母亲的铁储备来积攒自己的铁储备以维持出生后4~6个月的需求。在妊娠的中三月和末三月，调节铁平衡的的铁调素受到了抑制，而母体中储存铁的动员能力得到了增强。铁转移到胎儿的过程是由胎盘来调控的，从而使胎儿对铁的需求优先于母亲对铁的需求。就算是母亲自身的铁不足，也会给胎儿转移大量的铁。并且，在分娩时母亲不可避免地要失血，尤其是剖宫产，这使得母亲会进一步损失大量的铁。如果女性在怀孕前就有缺铁性贫血，生出低体重婴儿和早产的概率就会比一般正常女性要高。

在怀孕期间，身体为了满足对铁的超高需求会做出适当的调整。女性铁流失的最主要的途径——月经会停止，对铁的吸收也会增加到3倍。不过为了预防怀孕期间铁储备的减少，建议所有育龄女性注意以下 3 点：

（1）选择含有最容易吸收的血红素铁的食物（肉、鱼和禽类）；

（2）额外选择其它铁的来源，如鸡蛋、蔬菜和豆类食品；

（3）除了富含铁的食物外，还应选择能促进铁吸收的食物，比如富含维生素 C 的水果和蔬菜。

如果不采取纠正措施，那么接连多次怀孕会使女性的铁缺乏症进一步恶化。一些女性在怀孕前没有足够的铁储备，那么在怀孕前期建议每天服用 30mg 的铁补充剂。如果女性本身严重缺乏铁，则需要加量。为了增加铁的吸收，应该在两餐之间服用，而且不要用奶、咖啡或茶水冲服，因为那样会妨碍铁吸收。

6. 锌 锌对于怀孕期间的蛋白质合成及细胞发育都是至关重要的。一般孕妇对锌的摄入都是低于建议剂量的，不过幸运的是，当铁摄入量低的时候，对锌的吸收就会增加。过大剂量的铁会影响锌的吸收和代谢，但大多数产前补充剂可以为孕妇提供这些矿物质的适当平衡。锌在富含蛋白质的食物里含量很高，如贝类、肉和坚果类食物。

要点

- 胆碱是胎儿大脑和脊髓正常发育所必需的；
- 适量的维生素 D 和钙是胎儿正常骨骼发育必不可少的；
- 对于孕妇，建议服用铁的补充剂；
- 锌是怀孕期间蛋白质合成和细胞发育所必需的。

7. 产前补充剂 一个健康的孕程和婴儿的最佳发育都取决于母亲的饮食。在孕期明智地选择食物能够满足除了铁以外的大部分营养素需求。就算是这样，医生们还是建议所有的孕妇服用**产前补充剂（prenatal supplement）**，它通常会比一般的补充剂提供更多的叶酸、铁和钙。饮食不佳的女性急需补充这些营养素，属于高危人群的女性（育有双胞胎或多胞胎者、吸烟者及酒精和药物使用者）也是如此。对于这些高危人群，产前补充剂能够降低早产、低出生体重婴儿和出生缺陷的风险。

要点

- 医生们通常建议孕妇每天服用产前全维生素 - 矿物质补充剂；
- 产前补充剂对于那些饮食不当、怀有双胞胎或多胞胎的以及那些吸烟、喝酒和滥用药物的女性尤其有益。

13.1.4 食物援助计划

在全国范围内**女性、婴儿、儿童的食物补充专项计划（special supplemental food program for women，infants，and children，WIC）**为低收入孕妇、哺乳期女性及她们的孩子提供了能够兑换营养食物的餐券、营养教育、健康及社会服务。WIC 赞助的食品包括婴儿食品、鸡蛋、干的或罐装的菜豆和豌豆、金枪鱼、花生酱、水果和蔬菜及果蔬汁、铁强化谷物、牛奶和奶酪、

术 语

产前补充剂（prenatal supplement）：为怀孕期间的营养需求特殊设计的营养补充剂，尤其富含叶酸、铁和钙，没有其它多余物质和不需要的组分。

女性、婴儿、儿童的食物补充专项计划（special supplemental food program for women，infants，and children，WIC）：一项由美国农业部制定的计划，旨在为妊娠期、抚育婴儿或学龄前儿童的低收入女性提供餐券，可以兑换特定的食物，能够提供生长和发育所必需的营养。具体可见 www.usda,gov/FoodandNutrition。

大豆饮品和豆腐、全麦面包及其它全谷物产品。WIC 鼓励母乳喂养，并给能够做到的母亲们予以奖励。对于食用奶粉的婴儿，WIC 则提供强化铁的奶粉。

每个月有超过 900 万的人口（多数是婴幼儿）领取 WIC 提供的福利。WIC 给婴儿和儿童的营养和发育带来了益处，同时也改善了孕妇的缺铁状况，降低了婴儿死亡率和低出生体重的风险，减少了孕产妇和新生儿的医疗费用。除了 WIC，补充营养援助计划（前身为粮票计划）也能帮助补贴低收入家庭的食品开支。

> **要 点**
>
> - 食物援助计划（如 WIC）能为经济上有困难的孕妇提供帮助；
> - 在怀孕期间加入 WIC 能够降低铁缺乏症、婴儿死亡率、低出生体重婴儿的发生率和孕产妇、新生儿的医疗费用。

13.1.5　怀孕期间保持多少体重为宜？

孕妇在怀孕期间必须适当增加体重，母亲和胎儿的健康都取决于这点。在理想情况下，女性应以健康的体重开始怀孕，并且将根据其孕前体重指数（body mass index, BMI）和所孕育的胎儿数量增加适当的体重，如表 13-5 所示。适当的体重增加带来的益处包括更低风险的分娩手术、更有可能生出正常体重的婴儿和其它对于母亲和婴儿的正面结果。很多女性会超过建议的范围，但是有些也会增重不足。为了改善妊娠结局，研究人员和卫生保健提供者比过去更加重视防止怀孕期间的体重过度增加。

表 13-5　根据孕前体重建议增加的孕期体重

孕前体重	建议增加的体重	
	单胎	双胞胎
体重过轻（BMI < 18.5）	12.5~18.0 kg	给出建议的数据不充分
健康体重（BMI 18.5~24.9）	11.5~16.0 kg	17.0~25.0 kg
超重（BMI 25.0~29.9）	7.0~11.5 kg	14.0~23.0 kg
肥胖（BMI ≥ 30）	5.0~9.0 kg	11.0~19.0 kg

来源：Institute of Medicine, Weight Gain during Pregnancy: Reexamining the Guidelines (Washington, D.C.:National Academies Press, 2009).

怀孕期间不提倡减肥，即使是肥胖的女性为了生出健康的婴儿也应该增加 5~9 kg 的体重。理想情况下，超重的女性应该在孕前达到理想的体重，在怀孕期间避免增加过多的体重，把减肥推迟到生产之后。

对于以理想体重怀孕的女性，第一孕期的理想体重增长是每周 1.6kg，随后是每周 0.45 kg。如果在怀孕初期体重增长过多，之后也不应该限制能量摄入来减重。突然且大幅度的体重增长是一个危险的信号，可能预示着先兆子痫的发生（见后面的"问题解答"部分）。孕妇所增加的体重几乎全部是瘦体组织：胎盘、子宫、血液、乳腺，当然还有胎儿本身（图 13-5），而所获得的脂肪则是哺乳所必需的。

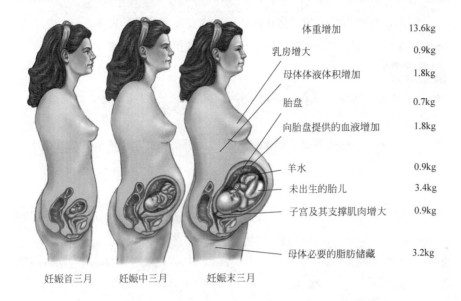

体重增加	13.6kg
乳房增大	0.9kg
母体体液体积增加	1.8kg
胎盘	0.7kg
向胎盘提供的血液增加	1.8kg
羊水	0.9kg
未出生的胎儿	3.4kg
子宫及其支撑肌肉增大	0.9kg
母体必要的脂肪储藏	3.2kg

妊娠首三月　　妊娠中三月　　妊娠末三月

图13-5　怀孕时体重增加的组分

13.1.6　生产后体重的减少

　　孕妇生产的时候会丢失一些体重。在稍后的几个星期，她的体重会因为血液体积恢复正常和积聚液体的减少而继续降低。一般女性不会在生产之后立刻恢复孕前体重。一般来说，女性如果在怀孕的时候体重增长超过怀孕所需越多，她产后保留下来的重量就越多，并且在未来几年中继续增加的可能性就越大。就算是没有增加多余的体重，大部分女性也会在怀孕结束增加1~2kg 的体重。当体重增加总计达到或超过 3kg 而使得 BMI 升高超过一个单位的时候，以后怀孕时发生糖尿病和高血压以及日后慢性病的概率就会升高。如果女性能够在怀孕前达到理想体重，并在每次怀孕之间维持理想体重，就能很好地避免体重的累积增加和对日后健康的威胁。

> **要点**
> ● 适当增加体重对健康怀孕来说很有必要；
> ● 可根据孕妇孕前的体重指数（BMI）和孕育的胎儿数量提供增重建议。

13.1.7　孕妇应该积极运动吗？

　　一个积极运动、身体素质好并有一个正常和健康的怀孕过程的女性可以也应该在怀孕期间持续运动，只是需要随着怀孕的时间调整运动的强度和时间。坚持运动有助于改善准妈妈的健康状况，能够帮助生产和预防妊娠糖尿病并起到缓解压力的作用。孕期保持运动的女性在怀孕期间很少感觉不舒适，并且更有可能达到体重增加的建议值，而且维持运动的习惯也有利于之后减掉多余的体重和恢复健康协调的身体。

　　孕妇应该选择对身体影响小的活动，避免可能会摔倒或被其它人或物体击中的活动（关于一些安全活动的建议，参考健康生活专栏）。有医疗状况或妊娠并发症的孕妇需要在进行体育运动前向医生咨询。图 13-6 中列出了一些指南，有些指导是为了防止过高的体内温度和脱水的发生，这些都会危害胎儿发育，所以孕妇应该避免桑拿、蒸汽室和热旋涡浴池。

> ### 要点
>
> - 身体健康的女性应该在怀孕期间继续体育活动，但是需要合理地选择运动方式；
> - 孕妇应该避免那些可能摔倒或被击中的运动，也要注意不要过热或脱水。

适合的运动		不适合的运动
有规律的锻炼（尽可能，如果不能每天，一周也要有几天）		长时间不运动后不要剧烈运动
做5~10min轻度活动来热身		不要在炎热、潮湿的天气锻炼身体
做30min或以上的中等强度的体育活动		生病发热时不要锻炼身体
通过做5~10min的缓慢运动和柔和的拉伸来放松		怀孕3个月后不要仰面躺着锻炼或长时间站立不动
活动之前、之后以及活动过程中要喝水		如果你觉得疼痛或不适，不要锻炼
饮食充足以保证妊娠加锻炼所需的额外能量		不要参与可能伤害腹部或颠簸、跳跃的活动
要充分休息		不要潜水

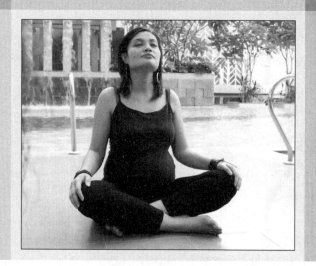

图13-6　孕期运动指导

健康生活专栏：适合孕妇的身体活动

有没有适合孕妇的身体活动呢？答案是有，游泳和水里的健身操在怀孕期间比其它运动都有利。水能够降温和支持身体，提供自然的阻力，降低身体移动带来的影响，尤其是在怀孕后期。水中健身操能够减缓怀孕时后背的疼痛。其它对于孕妇安全和轻松的运动有走路、轻度的力量训练、划船、瑜伽和爬楼梯。

现在就开始！做好改变的准备了吗？

如果你在怀孕之前没有养成规律锻炼的习惯，在着手一项活动前告知你的医生。用"MindTap"中的"Diet and Wellness Plus Activity"记录你每日的活动。

13.1.8　青少年怀孕

在过去50年里，青少年孕妇生产的婴儿数在逐渐降低。虽然如此，美国青少年生产率仍是发达国家中最高的。2016年，有超过209 000个婴儿是由美国青少年母亲生出的。

青少年孕妇对营养的需求更加强烈。年轻的女孩子们满足自己加速发育和生长所需的营养本来就很不容易，更不用说在怀孕的情况下了。许多怀孕的少女都会缺乏维生素 B_{12}、维生素 D、叶酸、铁和钙，这些都会危害胎儿的生长。怀孕的青少年不太可能受到产前的护理而且更可能在怀孕的时候吸烟，这两点都会造成低出生体重婴儿和婴儿死亡。而只要父母一方是青少年，死胎、早产和生下低体重婴儿的概率就会升高。合理的营养和适当的孕期增重对青少年的产前护理都是不可缺少的，只有这样才能大幅度改善母亲和婴儿的前景。

体重正常的青少年孕妇应增加 16kg 左右的体重。怀孕和哺乳的少女应该根据 USDA 健康美式饮食模式，摄入足够的能量以支持适当但不过分的体重增加。

要　点

- 青少年孕妇的营养需求非常高，发生妊娠问题的概率也偏高；
- 合理的营养和适当的孕期体重增加对于青少年孕妇来说能够大大改善母亲和婴儿的前景。

13.1.9　为什么一些孕妇想吃腌菜和冰淇淋而有些孕妇却什么都吃不下？

一个孕妇在半夜 2 点爬起来要吃腌菜和冰淇淋是因为怀孕的原因吗？可能是，但并不是为了营养。怀孕期间偏食、挑食的现象很常见，但这并不反映真正的营养需要。换句话说，想吃腌菜并不意味着身体需要盐。怀孕期间偏食、挑食通常是由于激素引起的味觉的改变和对气味的敏感性的变化，在婴儿出生后很快就会消失。

有些孕妇会吃洗衣粉、黏土、土壤或冰等非食物的物质来应付这些渴求，这种现象称为异食癖。有些异食癖可能是因为文化上的原因，反映某些社会的民俗。第 8 章描述了更多的细节。

"晨吐"的恶心症状实际上可发生于任何时间，甚至可能是健康怀孕的好兆头，因为它是由怀孕早期的正常激素变化引起的。晨吐一般在 9 周妊娠期的时候最厉害，在一两个月后就会消失。许多孕妇抱怨一些气味，尤其是做饭的气味令人恶心，所以消除气味可能会减缓症状。一些传统的减缓恶心的方法如表 13-6 所示，不过这些建议并没有太多证据支持。有些孕妇只要在饿了的时候吃自己想吃的食物就能解决问题。但是有些清晨恶心的症状不易消除，如果这种症状干扰正常的进食长达 1~2 周，这时候为防止营养不良，应该向医生咨询。

当妊娠期激素改变孕妇的肌肉弹力，快速生长的胎儿也推挤她的肠道器官的时候，孕妇可能会受到胃灼热和便秘的困扰。用 2~3 个枕头将头部垫起有助于减轻夜间胃灼热。富含纤维的饮食、体力活动以及充足的饮水有助于缓解便秘。孕妇只有在医生的指导下，才能使用轻泻药或胃灼热药物。

要　点

- 孕妇偏食、挑食通常不能反映身体的需要，有时还会干扰营养素的吸收；
- 孕妇体内激素的正常改变导致恶心症状。

13.1.10　孕妇的注意事项

有些时候孕妇的选择和她们接触的物质会给胎儿带来很严重的危害。吸烟和其它危险是很值得注意的，不过酒精对于胎儿健康的危害最为严重，下

表 13-6　缓解孕期常见不适问题的窍门

缓解孕妇恶心感觉：
- 醒来时，慢慢地坐起
- 吃干面包或脆的食物
- 咀嚼口香糖，或吃硬的糖果
- 饿的时候，少量多餐
- 避免带有令人不愉快的气味的食物

防止或缓解便秘：
- 吃富含高纤维的食物
- 每天锻炼
- 每天至少喝 1920ml 液体饮料
- 及时排便
- 使用医生开的处方泻药

防止或缓解胃灼热：
- 放松和慢慢吃
- 彻底咀嚼食物
- 少量多餐
- 两餐之间喝液体饮料
- 避免吃辛辣或油腻的食物
- 坐起来吃饭
- 饭后过 1h 再躺下休息
- 饭后过 2h 再锻炼

一部分将专门讨论。

1. 吸烟 怀孕的时候吸烟对那些本来健康的胎儿和新生儿有致死作用。遗憾的是，估计 10% 的美国孕妇吸烟，未婚女性和没有高中毕业的女性比例更高。

香烟烟雾的成分，比如尼古丁、一氧化碳、砷和氰化物对胎儿都是有毒的。怀孕的时候吸烟会损害胎儿的 DNA，造成发育缺陷和疾病，比如癌症。吸烟限制了发育中的胎儿的血液供应，使氧气和营养的输入以及废物的输出都受到阻碍。吸烟会减缓胎儿的生长，缩小大脑的体积，还可能导致婴儿成年以后出现行为和智力问题。怀孕的时候吸烟还会损害胎儿的血管，造成的影响在孩子 5 岁的时候还很明显。

吸烟的孕妇比其它人更可能难产和生出低体重婴儿。母亲吸烟越多，她的胎儿就越小。在美国，在所有预防低体重出生婴儿的因素中，吸烟的影响最大。表 13-7 列出了一些怀孕吸烟可能引起的并发症。

怀孕期间吸烟会阻碍胎儿肺部的发育，增加其患呼吸道感染和儿童哮喘病的风险。婴儿猝死综合征（sudden infant death syndrome, SIDS）是一种在健康婴儿中也可能发生的不明原因死亡，也与母亲在怀孕时吸烟有一定联系。即使是不吸烟的女性，若怀孕期间经常接触**环境中的烟草烟雾**（**environmental tobacco smoke，ETS**）（或称之为二手烟），也会增加产下低体重婴儿和 SIDS 的风险。

香烟的一些替代品，比如电子烟、鼻烟、嚼烟或尼古丁替代治疗对孕妇都是不安全的。女性如果使用任何形式的尼古丁，在已经怀孕或是准备怀孕的情况下，都应该尽一切努力戒掉。

2. 药物和草药补充剂 孕期使用药物能导致出生缺陷。孕妇不应该服用任何非处方药或任何不是由她的医生开具的药物，就算是有医生处方，也需要仔细阅读药品说明书和禁忌证。

有些孕妇认为草药补充剂是药物的安全替代品，用它们来减缓恶心、促进失水和减轻抑郁，或者帮助睡眠及缓解其它问题。有些草药产品是安全的，但是几乎所有的草药都没有经过任何对怀孕是否安全和有效的测试，所以怀孕的时候应该避免任何草药补充剂、茶和其它产品，除非它们经过严格验证对怀孕是安全的。

3. 滥用药品 上瘾药物（比如冰毒和可卡因）很容易地穿过胎盘，损害胎儿的生长和发育，而且可卡因还会造成早产、低出生体重婴儿和婴儿突然死亡。就算这些婴儿存活下来，他们的中枢神经系统也已经遭受了伤害；他们早期会大哭，其睡眠和行为都会异常，长大后的认知发育也会受到损害，他们可能会非常敏感，也可能会对环境无动于衷；许多人有戒断症状。他们的生长和发育的延迟在整个儿童期和青春期持续存在。

4. 环境污染物 那些与污染物（如铅）接触的孕妇可能会生出低体重婴儿，而且这些婴儿智力和精神性运动的发育都会迟缓，因此很难存活。在怀孕的时候，重金属铅很容易地穿过胎盘进入胎儿体中，给婴儿发育中的神经系统带来严重的损害。对于孕妇，选择没有铅污染的膳食非常紧迫。饮食

表 13-7	怀孕期间吸烟可能引起的并发症

- 胎儿生长受限
- 早产
- 婴儿低出生体重
- 胎盘过早分离
- 流产
- 死胎
- 婴儿猝死综合征
- 先天性畸形

术语

环境中的烟草烟雾（environmental tobacco smoke, ETS）：吸烟者呼出的烟雾（环境烟雾的主要组成部分）和点燃的香烟、烟斗或雪茄产生的烟雾的混合物。这些烟雾被释放到空气中，可能被其它人吸入，也被称作二手烟。

中适量的钙能够减少铅的吸收以帮助抵抗铅的毒性。

富含脂肪的鱼类是 ω-3 脂肪酸很好的来源，但是有些种类的鱼中含有大量的汞污染物，会损害胎儿发育中的大脑和神经系统（已在第十二章进行了介绍）。因为食用鱼和贝类带来的益处远大于可能的危害，因此，敦促孕妇和哺乳期妇女食用 240~360g 低汞的煮熟或罐装鱼和海鲜（见表 13-8），并避免食用列在表格底部的高汞鱼。

表 13-8   给怀孕和哺乳期妇女吃鱼的建议

最佳选择 每周吃 2~3 份	凤尾鱼、大西洋花鱼、大西洋鲭鱼、黑海鲈鱼、鲳鱼、鲶鱼、蛤蜊、鳕鱼、螃蟹、小龙虾、比目鱼、黑线鳕、无须鳕、鲱鱼、龙虾、鲻鱼、牡蛎、太平洋鲐鱼、鲈鱼、小梭鱼、鲽鱼、绿青鳕、鲑鱼、沙丁鱼、扇贝、鲥鱼、虾、扁鱼、胡瓜鱼、鳎目鱼、鱿鱼、罗非鱼、鳟鱼、金枪鱼（清淡罐头）、白鲑，牙鳕
不错的选择 每周吃 1 份	大西洋瓦鱼、蓝鳍金枪鱼、水牛鱼、鲤鱼、智利海鲈鱼、石斑鱼、大比目鱼、马哈鱼、安康鱼、太平洋黄花鱼、岩鱼、银鳕鱼、海鳟鱼、羊头鱼、笛鲷、西班牙鲭鱼、条纹鲈鱼、金枪鱼（黄鳍和长鳍金枪鱼、白金枪鱼、罐装和新鲜/冷冻）、白姑鱼
不佳的选择 避免进食	鲭鱼、马林鱼、红罗非鱼、鲨鱼、旗鱼、墨西哥湾瓦鱼、金枪鱼（大眼鲷）

来源：FDA and EPA, Eating fish: What pregnant women and parents should know (2017), available at www .fda.gov/Food/ResourcesForYou/Consumers/ucm393070.htm.

5. 食源性疾病 因食源性疾病引起的呕吐和腹泻会使孕妇精疲力竭和严重脱水，尤其危险的是**李斯特菌病（listeriosis）**，它能够造成流产、死胎、胎儿和新生儿的严重的大脑或其它感染。孕妇比其它健康成年人更易感染李斯特菌病。感染李斯特菌的孕妇在食用污染食物 12h 后就会出现发热、呕吐、腹泻等症状，严重症状可能在 1~6 周后出现。血液测试能够验证李斯特菌病，而孕妇患病后立刻服用抗生素通常能够阻止胎儿或新生儿的感染。为了预防自己和胎儿感染李斯特菌病，孕妇应该遵循第 12 章中的食品安全忠告，而且还要遵循以下建议：

- 只喝经过巴氏消毒的果汁和奶制品；不要食用软奶酪，比如羊奶酪、布里干酪、卡门贝尔奶酪、新鲜白奶酪、蓝纹奶酪如羊乳干酪；不要食用生的（没有经过巴氏消毒）牛奶和含有它的食物。
- 不要吃热狗和午餐肉，除非加热到高温。
- 彻底烹饪肉类、禽类、鸡蛋和海鲜。
- 清洗水果和蔬菜。
- 避免食用冷冻鱼酱或烟熏的海鲜以及任何标为新兴风格的、熏制的鱼类（熏制鲑鱼、烟熏鲱鱼）。罐装品种通常是安全的。
- 请勿吃熟食店、饭店或商店自制的火腿、鸡肉或海鲜沙拉。遵循食品安全准则，在家里自制这些沙拉，或购买罐装品种。

6. 维生素 - 矿物质摄入过量 许多维生素摄入过量都是有毒的。众所周知，维生素 A 的过量摄入会导致胎儿颅神经系统缺陷，而且在怀孕的第 7 周以前使用所产生的危害最大。基于这个原因，除非有明确的证据表明孕

术 语

李斯特菌病（listeriosis）：一种严重的食源性感染，会导致胎儿和新生儿严重的脑部感染或死亡，是由在水和土壤里发现的李斯特菌引起的。

妇缺乏维生素 A（这种情况很少见），在怀孕期都不会建议孕妇服用维生素 A 补充剂。

7. 节食　怀孕期间，即使是短期的节食也是有害的，尤其是低碳水化合物的饮食和禁食能引起酮症，会消耗胎儿大脑生长所需的葡萄糖而且可能损害认知发育。这样的节食还可能导致胎儿生长所必需的其它营养素的缺乏。不论其孕前体重如何，孕妇都需要均衡的饮食来支持健康的胎儿发育。

8. 糖的替代品　人造糖精被非常彻底地研究过，并且被认为在怀孕期间是可以接受的，只要在 FDA 的推荐范围内使用。先天性代谢障碍的女性不应使用含有其无法代谢的化合物的产品。例如，患有苯丙酮尿症（phenylketonuria，PKU）的女性不应摄入人造甜味剂阿斯巴甜。

9. 咖啡因　咖啡因能通过胎盘，但是胎儿对它的代谢能力却很有限。就算是这样，孕妇也可以每天安全地消耗最多两杯的咖啡而不会对怀孕的时间和结果产生不良影响。有限的证据表明，大量饮用——每天多于 3 杯咖啡——可能会增加流产和低出生体重的风险。最明智的选择是将咖啡因的摄入限制在每天两杯咖啡或 3 罐 360ml 的可乐内。食物和饮料中咖啡因的含量可参见本章的争论。

> ## 要 点
>
> - 怀孕期间吸烟会给胎儿带来毒素，损害胎儿的 DNA，限制胎儿生长，而且会阻碍氧气和营养的输入及废物的输出；
> - 怀孕期间应避免香烟和其它药物、污染物（如汞）、食源性疾病、过量的营养补充剂、节食及过度使用人造糖精和咖啡因。

含酒精的饮料经常会展示其"健康形象"，但警示语必须告诉你真相

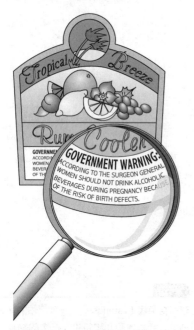

图13-7　互相矛盾的酒精广告

13.2　孕期饮酒

LO 13.2　总结怀孕期间禁止饮酒的依据

酒类可以合法获得，同时铺天盖地的酒类广告及酗酒的广泛存在使它无可辩驳地成为对后代最有害的物质。社会上有关酒精的说法互相矛盾。饮料公司在推销时总是为饮酒者营造这样一个形象——健康、年轻而有活力。而与此相反，健康专家告诫，酒精对健康有害，尤其是对于孕妇（图 13-7）。在美国销售的所有啤酒、葡萄酒或其它酒类都要求在其外包装广告上告诫购买者在怀孕期间饮酒的危害。

13.2.1　酒精的作用

所有育龄的女性都应该了解酒精对胎儿的有害影响。酒精能够自由穿过胎盘而且有直接毒性。

- 突然的大剂量的酒精会导致脐带供氧发生停顿，胎儿的大脑和神经系统对氧气或葡萄糖的缺乏非常敏感，而酒精会扰乱胎盘工作，对氧气和葡萄糖供应都会产生影响。酒精还会减缓细胞分裂，减少细胞增殖数量，还会使生成的细胞及其后代异常。

- 在怀孕的第 1 个月，胎儿的大脑当时正以每分钟产生 100 000 个新脑细胞的速度在生长，在这个关键时期即使是接触酒精几分钟的时间也会对胎儿带来非常严重的影响。
- 酒精还会影响胎盘给胎儿运输营养，并导致母亲的营养不良；而营养不良的有害影响会与酒精的不良作用叠加。
- 在受精之前，酒精会损害准妈妈的卵子或是准爸爸的精子，从而造成胎儿的异常。

要点

- 酒精能够穿过胎盘，给胎儿带来直接的毒性；
- 酒精会限制胎儿的氧气供应，减缓细胞分裂，减少器官制造的细胞数目。

13.2.2 胎儿酒精综合征

孕期饮酒威胁胎儿的健康，表现为无法弥补的大脑损伤、生长迟缓、智力迟钝、面部异常、视力异常，以及很多其它的健康问题，这一系列的症状被称为**胎儿酒精谱系障碍（fetal alcohol spectrum disorder，FASD）**。那些症状严重的胎儿（患有所有症状）被称作**胎儿酒精综合征（fetal alcohol syndrome，FAS）患儿**。只要在孕期避免饮酒，就能够防止婴儿终生的智力迟钝和 FAS 带来的其它悲剧。这些损害一旦发生，就终生无法逆转。图 13-8 显示了患有 FAS 的婴儿易于识别的面部异常。而造成的内部损害的图片是无法得到的，但这些损害会改变孩子的一生。FASD 是世界上可预防的发育迟缓和智力障碍的主要病因。

就算是儿童没有完全发展为 FAS，出生前与酒精的接触也会造成不是很危险但仍然很严重的生理和心理上的缺陷。这一系列的精神问题被称作**酒精相关的神经发育障碍（alcohol-related neurodevelopmental disorder，ARND）**，而相关的生理上的问题被称作**酒精相关的出生缺陷（alcohol-related birth defect，ARBD）**[①]。有些儿童从外表看不出损害迹象，但有些则会个子较矮或显示轻微的面部异常。很多孩子在学校里和社交中表现不佳，同时会被轻微的大脑损伤所困扰。情绪异常和行为问题，比如过于好斗，也很常见。

很多孩子直到学龄前发现问题才被诊断出 ARND 和 ARBD，而他们成年之后，也不容易谋得好的职位，无法建立正常的社会关系，在其它大多数人都认为理所当然的方面也不尽如人意，而且在出生之前与酒精的接触还会影响成年之后对酒精和其它改变精神的药物的反应，更容易上瘾。

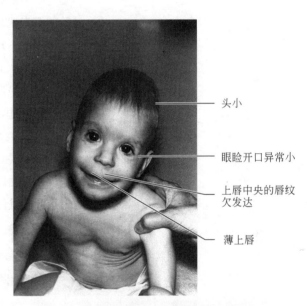

图13-8　胎儿酒精综合征的典型面部特征

头小

眼睑开口异常小

上唇中央的唇纹欠发达

薄上唇

术语

胎儿酒精谱系障碍（fetal alcohol spectrum disorder，FASD）：由于产前酒精接触造成的一系列的身体、行为和认知上的残疾。

胎儿酒精综合征（fetal alcohol syndrome，FAS）：由于母亲在怀孕期间酗酒而造成的婴儿或儿童的出生缺陷综合征，包括脑损伤、生长和智力发育迟缓和面部畸形。

酒精相关的神经发育障碍（alcohol-related neurodevelopmental disorder，ARND）：出生前与酒精接触造成的行为、认知和中枢神经系统的异常。

酒精相关的出生缺陷（alcohol-related birth defect，ARBD）：出生前与酒精接触造成的骨骼和器官（心脏、肾、眼睛和耳朵）发育畸形。

[①] 以前，酒精相关的神经发育障碍和酒精相关的出生缺陷合称为胎儿酒精效应（fetal alcohol effect，FAE）。

要 点

- 胎儿酒精综合征的严重出生缺陷是由酒精对胎儿造成的伤害引起的；
- 较轻的情况，如 ARND 和 ARBD 也是由怀孕时的酒精摄入造成的。

13.2.3　专家建议

尽管人们都知道酒精的潜在危害，每 10 个孕妇里就有 1 个在孕期喝过酒，而每 33 个里就有 1 个孕妇"酗酒"（一次喝超过 4 杯酒）。争议 3 定义了酗酒和其它酒精相关的术语。

孕妇在喝酒的时候都会问："喝多少酒是过量的呢？"酒精的危害与剂量是相关的，喝得越多，危害就越大，就算是一天喝一杯酒也会对神经和行为发育带来威胁。女性在怀孕时每天喝 28g 酒（两杯酒的量）就可能会生出低体重和 FAS 婴儿，而出生缺陷在每天喝 56g 酒（四杯酒）的母亲生出的婴儿中很常见。与不饮酒的女性相比，当孕妇每周喝 5 杯以上酒时，生出死胎的概率就会明显增加。最严重的危害通常是在怀孕前两个月，那个时候女性可能都不知道自己已经怀孕。

研究人员寻找怀孕期间"安全"的酒精摄入限量，但是并没有任何发现。他们最后的结论是：戒酒是孕妇唯一可接受的行动方式。在这些证据支持下，《美国居民膳食指南》（2015）和美国儿科学会（American Academy of Pediatrics, AAP）提倡女性在打算怀孕时就应停止饮酒。这一点对于男性来说同样重要。本书的作者们也同样建议这样做。如果孕妇已经饮酒，最好的建议就是立即停止饮酒。在怀孕期间的前面 6 个月饮酒较多的孕妇，如果在最后几个月停止饮酒仍可以避免对婴儿某些器官造成损伤。

要 点

- 酒精对胎儿的损害与剂量有关系，剂量越大危害就越大；
- 为避免对胎儿造成无法弥补的伤害，怀孕期间禁酒是非常重要的。

13.3　问题解答

LO 13.3　列出糖尿病、高血压和先兆子痫对妊娠的影响

怀孕期间患病对母亲的健康和胎儿的健康生长都是不利的，许多疾病如果发现较早的话，都是可以控制的，建议妇女进行产前检查。

13.3.1　糖尿病

怀孕给糖尿病的控制带来了特殊的挑战。孕妇如果患有未经治疗的 1 型或 2 型糖尿病，就可能会经历严重的低血糖或高血糖、早产和怀孕引起的高血压；婴儿可能会过大或可能产生身体和精神异常及其它症状，如呼吸困难。就算在糖尿病前期，当母亲血糖只比正常值略高的时候，也会出现一些胎儿健康问题的征兆。

最理想的情况是，有糖尿病迹象的母亲在怀孕前经过必要的产前护理，以达到血糖控制的目的。在妊娠首三月和整个怀孕过程中，绝佳的血糖控制会使母亲、胎儿和新生儿产生并发症的概率降低。产后继续对糖尿病进行管理，能使妇女保持长期健康。

有些女性容易发生由怀孕引起的糖尿病，即**妊娠糖尿病（gestational diabete）**，这使母亲和孩子都有以后发生问题的风险。婴儿的出生体重可能较高，并且患病和死亡的风险高于正常水平；母亲分娩可能很困难，必须进行剖宫产，而且可能会在以后的生活中发展为真正的糖尿病，特别是她如果超重的话。

如果妊娠糖尿病能够及早被发现并得到合理控制，则最严重的风险将大大降低。为了确保及时诊断和治疗，在第一次产前检查时，医生会对所有超重（BMI≥25）且有一个或多个 2 型糖尿病的其它危险因素的女性进行筛查（风险因素包括高血压、糖尿病或心脏病的家族病史、妊娠糖尿病史，以及是拉丁裔、非裔美国人、美洲原住民、亚裔美国人或太平洋岛民的家庭成员）。此外，在妊娠 24~28 周，对所有先前未诊断出患有糖尿病的孕妇进行糖耐量测试。

13.3.2 高血压

孕期的高血压可能是**慢性高血压（chronic hypertension）**或**妊娠高血压（gestational hypertension）**。慢性高血压通常在怀孕前就存在而怀孕后也会继续。而当女性患妊娠高血压的时候，血压通常会在生产的几个星期后恢复正常。这两种高血压对于母亲和胎儿都有危险，血压越高，危险越大。除了心脏病和卒中，高血压还会增加生长受限、早产和胎盘早剥的概率。慢性高血压和妊娠高血压也都会增加先兆子痫的风险。

13.3.3 先兆子痫

先兆子痫（preeclampsia）既会出现高血压还会造成蛋白尿。先兆子痫通常会在第一次怀孕中出现（表 13-9 列出了它的预警信号），几乎总是在妊娠 20 周之后发生，而在生产后几天内消失。因为生产是唯一的治愈方式，先兆子痫是造成医学异常早产的首要原因，在生长受限的婴儿中占了 15%。

表 13-9 先兆子痫的预警信号
■ 高血压
■ 蛋白尿
■ 上腹部疼痛
■ 剧烈而持续的头痛
■ 肿胀，特别是面部
■ 头晕
■ 视力模糊
■ 体重突然增加（0.45kg/d）

先兆子痫几乎会影响孕妇所有的器官，包括循环系统、肝、肾和大脑。

术 语

妊娠糖尿病（gestational diabete）：妊娠期出现的异常的葡萄糖耐量。

慢性高血压（chronic hypertension）：指在孕妇中，怀孕前就有高血压的记录；如果怀孕前的血压未知，则定义为在妊娠期 20 周之前就出现持续高血压的情况。

妊娠高血压（gestational hypertension）：在怀孕后半期发生的高血压，通常在生产后血压恢复正常。

先兆子痫（preeclampsia）：怀孕期间出现的很危险的情况，表现为高血压和蛋白尿。

子痫（eclampsia）：怀孕时发生惊厥的严重并发症。

如果进一步发展，还可能出现惊厥，这时就称为**子痫**（**eclampsia**）。在发达国家，孕妇孕期死亡很罕见，但在出现了死亡的病例中，子痫是最常见的原因。先兆子痫和子痫发生时需要立即就医。

> **要点**
>
> - 如果发现得早，很多怀孕期间的疾病就能被控制住，这也是建议产前护理的一个重要原因；
> - 妊娠糖尿病、高血压和先兆子痫会在有些孕妇中出现，必须及时给予适当的护理以减少相应的危险。

13.4 母乳喂养

LO 13.4 解释营养如何支持泌乳

随着分娩期的临近，母亲必须决定是用母乳、配方奶，还是二者结合来喂养婴儿。这些是婴儿在最初的 4~6 个月中唯一推荐的食物。

母乳喂养需要一些周到的计划。如果母亲决定用母乳喂养，就需要在孕期结束之前就开始准备，并不需要进行复杂和昂贵的准备工作，可以从众多的关于哺乳的手册中选择阅读，或者向医院里雇佣的**认证的哺乳顾问**（**certified lactation consultant**）咨询。医护人员对鼓励母乳喂养和提供准确信息起重要作用。准备工作的一部分包括学习调整饮食，因为合理的营养对成功的哺乳是至关重要的。本节后面的部分提供了母乳喂养的提示。

在极个别情况下，母亲不能产生足够的奶来满足婴儿的营养需求。如果长期不被发现，婴儿会出现脱水、营养不良甚至大脑损害的严重后果。奶量不足的早期预警信号是尿布很干（一个喂养得很好的婴儿每天会有 6~8 块湿尿布）和排便不频繁。

13.4.1 哺乳期的营养

哺乳的母亲每天产生大约 708g 的奶，母亲之间的差异很大，每个人在不同时间也会有区别。奶量主要取决于婴儿的需要，婴儿需要的奶越多，营养充足的母亲就能产生越多的奶，足够喂养婴儿，甚至双胞胎。

1. 哺乳期的能量消耗 在哺乳期的前 6 个月，母亲每天会比正常需要多消耗 500 kcal 的能量，为了满足这个能量需求，建议母亲每天多吃 330 kcal 能量的食物，剩余的 170 kcal 的能量可以从她怀孕时积累的脂肪储备中汲取。哺乳期的母亲所消耗的食物应该是富含各种营养的，一个正在哺乳的母亲的营养建议见附录 G，关于食谱范例可参考表 13-2。

2. 液体需求 母乳中有 88% 的成分是水，所以哺乳期的母亲每天需要额外饮用大量的液体（比不哺乳的妇女多约 1120ml，或总共约 3120ml）来防止自身脱水①。为了提醒自己注意，很多母亲养成了每次婴儿吃奶的时候或在吃饭时间喝 240ml 牛奶、果汁或水的习惯。

---

① 水的总 DRI 推荐量为每天 3.8L，包括哺乳期的 3.1L 或 13 杯各种饮料，包括水。

术语

认证的哺乳顾问（certified lactation consultant）：提供健康护理的注册护士或注册营养师，她们在有关乳房和婴儿的解剖学和生理学方面受过培训并获得证书，为新妈妈传授哺乳的技巧和方法。

3. 母乳中的变化　一个常见的问题是如果母亲自己的饮食中缺乏某种营养素，是否母乳中也会缺乏这种营养素？答案取决于到底是哪种营养素，不过一般来说，母亲的营养缺乏造成的影响是降低母乳的数量而不是质量。

只要有适量的蛋白质、碳水化合物、脂肪、叶酸和大多数的矿物质，母亲就能够哺乳，就算自己的能量供给有限，也会依赖于自己的能量储存。最明显的例子就是钙，饮食中的钙对于母乳中的钙的含量并没有影响，但是如果钙的摄入不足，在哺乳的时候母亲的骨密度就会降低。当哺乳期结束的时候，这种骨骼中钙的流失就会立刻停止，所以哺乳对于女性的骨骼不会造成长期的危害。

具有强烈或辛辣味道的食物（例如洋葱和大蒜）可能会改变母乳的味道。母乳口味的突然变化可能会惹恼某些婴儿，而熟悉的口味可能会增加乐趣。母亲的饮食习惯给母乳带来的味道会影响婴儿后来的食物偏好。建议正在用母乳喂养婴儿的母亲吃任何她选择的营养食品时，如果某种食物引起婴儿不适，那么母亲可以在以后几天的饮食中排除该食物，再观察孩子的不适是否消失。

一般来说，有家族过敏史的婴儿能够从母乳喂养中获益，不过现今的证据并不能证明限制母亲的食物能够预防或延迟婴儿对食物的过敏反应。

4. 哺乳和减肥　一个常见的问题是母乳喂养能否帮助消除孕期积攒下的脂肪。关于这个问题的研究并不能给出确定的答案。母亲会保留多少怀孕时的体重取决于她在妊娠期增加的体重及哺乳期的长短和强度。很多女性遵循了妊娠期的体重增加的建议，在母乳喂养 6 个月后就恢复了孕前体重。而母乳的数量和质量都不会被适度的体重下降所影响，婴儿也会正常成长。身体活动和母乳喂养与婴儿成长也是相辅相成的。体重的逐渐减少（大约每周 0.45kg）是安全的，不会影响乳汁分泌，但是消耗过多的能量，尤其是在分娩之后，则会抑制乳汁分泌。

> **要 点**
>
> - 哺乳中女性需要额外的饮水、足够的能量和营养供给来产生充足的乳汁；食物中的营养素支持人体的生长、维持和修复；
> - 营养不良会影响母乳的数量和质量；
> - 哺乳期间适度的体重减轻不会对母乳的质量或数量产生不利影响。

13.4.2　什么时候母亲应该避免母乳喂养？

有些物质会损害母乳的产出或者进入母乳而阻碍婴儿发育，这时候哺乳就不是明智的选择。某些医疗状况也不适合母乳喂养。

1. 酒精和非法药物　酒精能够进入母乳而给母乳的产出、数量、组分和分泌都带来负面的影响，还会给婴儿发育不完全的酒精分解系统带来压力。在消耗中等数量的酒精（大约 240ml 啤酒）后的 1h 内，体内酒精的含量最高，这会改变母乳的味道而使婴儿不爱喝，婴儿喝的母乳量就会减少。使用非法药物的母亲不应该哺乳，因为母乳中高剂量的药物会使婴儿烦躁、颤抖、产生幻觉，甚至导致婴儿死亡。

2. 烟草和咖啡因　很多在怀孕时戒烟的女性在生产之后会重新吸烟。与不吸烟的母亲相比，哺乳的女性如果吸烟，不仅奶量会减少，奶中的脂肪含量也会减少。所以，婴儿增加的体重也会较少。吸烟的哺乳女性不仅会把尼古丁等其它化学物质通过母乳传给婴儿，而且还会使婴儿暴露于被动吸烟的环境下。经常接触二手烟的婴儿会有一系列的健康问题——发育不良、听力受损、呕吐、呼吸困难，甚至引起不明原因的死亡。

过量的咖啡因会使母乳喂养的婴儿紧张和容易惊醒，与怀孕的时候相同，咖啡因的摄入在哺乳期间也应该控制在适量范围之内。

3. 药物　在哺乳期间，很多药品的使用并不会带来危险，但是有些药物会抑制乳汁的分泌或者能够被分泌到母乳中而给婴儿带来危害。如果哺乳的母亲必须服用药物，那么建议在药物治疗期间停止哺乳。同时为了维持母乳的产生，可以使用吸奶器，把吸出的母乳丢弃不用。正在哺乳的母亲在服用任何药物之前都需要先向医生咨询，就算是草药补充剂也是一样——草药可能会对母乳喂养的婴儿产生不可预测的影响。

许多妇女想知道在哺乳期间能否使用口服避孕药。将雌激素和孕激素结合在一起的口服避孕药可能会抑制乳汁分泌并缩短母乳喂养的时间；相反，仅含孕激素的药对乳汁或母乳喂养并没有影响，被认为适合哺乳期妇女。

4. 环境污染物　有些女性可能因为听到有关鱼、水和其它食物中的污染物的警告而担心这些污染物会进入母乳而危害婴儿，犹豫是否应该进行母乳喂养。虽然有一些污染物确实会进入母乳，但其它的可能会被过滤掉。而奶粉需要用水冲服，所以奶粉喂养的婴儿也会接触到水源中的污染物。除了某些罕见的、与污染物超量接触的情况外，母乳喂养的诸多益处大大超过了美国环境污染可能带来的很小的危害。

5. 产妇的疾病　如果母亲得了感冒，可以继续哺乳不用太担心。婴儿可能最终会被感染，但是因为乳汁中的免疫保护，所以母乳喂养的婴儿比奶粉喂养的婴儿抵抗力要强。如果母亲患有肺结核（tuberculosis, TB），在她接受治疗并确定已经不传染的情况下可以哺乳；如果没有经过治疗，则不应该进行哺乳。

导致艾滋病的人类免疫缺陷病毒（human immunodeficiency virus, HIV）能够通过被感染的母亲在怀孕、生产和母乳中传染给婴儿，尤其是母乳喂养的前几个月。在像美国这样的发达国家里，有很多安全的替代品，HIV 阳性的母亲不应该选择母乳喂养。而在发展中国家，每年有 100 多万的婴儿死亡是因为喂养不足量、不平衡或受污染的配方奶，母乳喂养对婴儿的存活至关重要。在各种情况下，最合适的婴儿喂养方式取决于个人情况，包括母亲的健康状况、当地情况及可用的医疗服务。世界卫生组织（World Health Organization, WHO）仍然建议感染 HIV 的母亲在婴儿出生后的 6 个月内进行母乳喂养，除非有母亲和婴儿都能接受的、负担得起的、能坚持的和安全的喂养替代品。另外，暴露于艾滋病毒的婴儿可以通过母乳喂养期间接受的抗逆转录病毒药物来保护。

13.5 婴儿喂养

LO 13.5 确认有助于婴儿健康的营养习惯

婴儿早期的营养会影响其日后发育，而早期的喂养方式会建立影响婴儿一生营养状况的饮食习惯。流行趋势会改变，专家们会争论一些细节，但是喂养婴儿是相对比较简单的。只要按照常理，给婴儿创造一个放松的、有利于生长的环境，对于婴儿的健康和幸福就是最有益的。

13.5.1 营养素需求

婴儿出生后 1 年内的生长速度是一生之中最快的，如图 13-9 所示。儿科医生会仔细监测婴儿和儿童的生长情况，因为他们的生长速度与其营养状况直接相关。一个婴儿的出生体重会在 5 个月大的时候加倍，到他 1 岁的时候，体重会是出生时的 3 倍（如果一个 68kg 的成年人以这个速度成长，一年之后他的体重就会是 200kg）。婴儿的身长和体重相比增加较慢，从出生到 1 岁大约长高 25.4cm；在婴儿 1 岁之后，生长速度明显减慢，平均每个婴儿在第 2 年的时候会增加 4.5kg 左右的体重和 12.7cm 的身高。

婴儿不仅生长很快，他们的基础代谢率也是非常惊人的——按体重计算，几乎是成年人的两倍。婴儿的快速生长和代谢意味着他们需要大量充足的营养，最重要的就是对生长至关重要的能量营养素和维生素及矿物质，如维生素 A、维生素 D 和钙。

因为婴儿的体积小，他们所需的营养总量比成年人要少，但是如果按体重比例计算，婴儿所需的营养是成年人的两倍还多。婴儿每千克体重每天需要 100 kcal 的能量，而大多数成年人只需要 40 kcal。图 13-10 把 5 个月的婴儿的需要（每体重单位）与成年男性相比，从中可见，如维生素 D 和碘的需求差别就特别超乎寻常。

婴儿 6 个月大的时候，能量需求增长的速度开始减慢，生长速度也随之减慢，不过那些因生长变缓而剩下来的能量被用来增加活动。当婴儿的生长变缓时，他们会立刻减少能量的摄入。父母可以期望他们的孩子根据自己不断变化的需求调整自己的食物摄入量；无需强迫或哄骗他们吃多于他们需求的食物。

和所有人一样，水对婴儿来说是最重要的营养素之一。孩子越小，水占体重的比例就越大。母乳或婴儿配方奶粉通常可提供足够的水以弥补健康婴儿的体液丢失。但是，如果环境温度过高，婴儿则需要补充水。婴儿体内

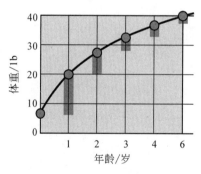

1b=0.454kg

图13-9 婴幼儿在5岁前的体重增加曲线

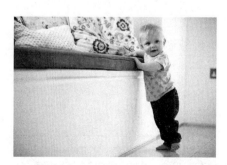

在婴儿期后期，生长速度会减慢，但婴儿会变得更加活跃

的大部分水都位于细胞之间和血管间隙中，这种水分很容易流失。如果由于呕吐或腹泻而导致体液迅速丢失，则需要补充专为婴儿设计的电解质溶液（可在药店购买）。

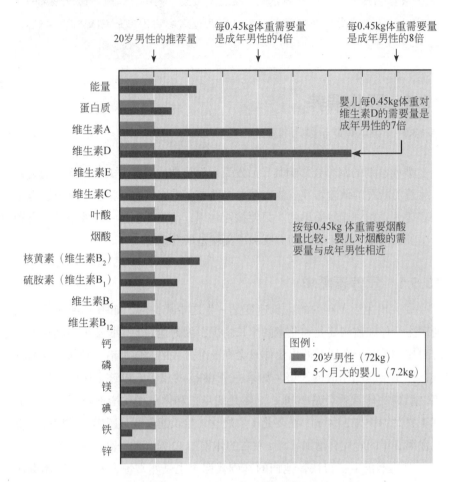

图13-10　5个月大婴儿与成年男性单位体重营养素推荐量的比较

要　点

● 婴儿的体重在出生后5个月的时候加倍，1岁的体重是出生时的3倍；
● 婴儿的快速成长和发育取决于充足的营养素供给，来自母乳和配方奶中的水也包括在内。

13.5.2　为什么母乳对婴儿有这么多益处？

为了婴儿的最佳营养，很多医疗机构和专业机构都提倡母乳喂养，这样还能给母亲和婴儿带来很多其它的好处（表13-10）。美国儿科学会及营养和膳食学会建议婴儿的最佳喂养方式是在出生后的前6个月进行**纯母乳喂养**（**exclusive breastfeeding**），并且在12个月以内使用母乳与辅食相结合的方式。几乎所有的权威营养专家们都认同这个建议，但是有些婴儿奶粉厂商试图劝服母亲们做出其它的选择（消费者指南专栏）。

对婴幼儿来说，母乳是最佳的营养来源。除了维生素D（稍后会讨论），母乳能够满足婴儿6个月内健康生长所需要的所有营养成分；母乳还能提供

术　语

纯母乳喂养（exclusive breastfeeding）：婴儿只吃母乳，没有任何其它形式的辅食（不喝水、果汁、非母乳和吃其它食品），除了维生素、矿物质和药物。

免疫因子，保护婴儿不受感染的同时，还让婴儿的身体感受他所处的环境。

表 13-10	母乳喂养的益处

对婴儿的益处

- 提供配比适宜且均衡的营养素
- 提供促进其生理发育的激素
- 促进认知发展
- 预防各种感染
- 可以预防晚年的某些慢性疾病，例如糖尿病和高血压
- 预防食物过敏反应
- 降低婴儿猝死综合征的风险

对母亲的益处

- 使子宫收缩
- 延迟排卵，从而延长生育间隔（然而，它不是一个可靠的避孕方法）
- 保护铁的储存（通过延长停经时间）
- 可以预防乳腺癌和卵巢癌

其它益处

- 节省因婴儿生病而去看医生的费用
- 节省配方奶粉、奶瓶、刷子等的成本
- 是一种环境友好的可持续的选择

1. 母乳喂养的建议　与配方奶粉相比，母乳非常容易而且能够完全地被婴儿消化，所以母乳喂养的婴儿进食的频率比喝奶粉的婴儿更高。在婴儿出生后的头几个星期，促进最佳的母乳产生和婴儿生长的常规建议是一天大约喂奶 8~12 次，每当婴儿出现了饥饿的征兆，如躁动不安，活动增多或吮吸的动作多，就要满足其要求。当婴儿哭的时候，就已经很饿了。如果一个婴儿每 2~3h 哺乳一次并且在喂奶间隔睡得很安稳，就说明他的营养很充足。当婴儿长大的时候，他的胃容量会增大而母亲的奶量也会增加，这样哺乳之间的间隔就会变长。

虽然婴儿会在开始哺乳内的 2~3min 就喝掉乳房中一半的奶量，但是应该鼓励婴儿继续在这一侧乳房哺乳，再转向另一侧。婴儿的吮吸会把乳房的奶全部清空，能够刺激母亲再产奶。在哺乳的时候要注意交替乳房次序，每次喂奶都从上回最后一次喂奶的乳房开始。

2. 母乳中的营养　与建议成人饮用的牛奶相比，母乳的蛋白质含量低得多，而脂肪含量却更高。但是，对于婴儿来说，母乳是大自然中最完美的食物，这清楚地表明，人在生命的不同时期的营养需求是不同的。

母乳中（配方奶也是一样）的碳水化合物是乳糖，除了很容易被婴儿消化之外，还能促进钙的吸收；母乳中的碳水化合物成分还含有丰富的低聚糖，这种物质仅存在于母乳和由母乳制成的婴儿配方食品中。母乳中的低聚糖通过阻碍病原与婴儿的肠道细胞结合的方式保护婴儿免受感染。

母乳和配方奶中的脂类是婴儿重要的能量来源。母乳中含有大量的必需脂肪酸，如亚麻酸、亚油酸以及它们的长链衍生物花生四烯酸和 DHA。今天大多数配方奶也含有花生四烯酸和 DHA（见配方奶商标）。婴儿自己也可

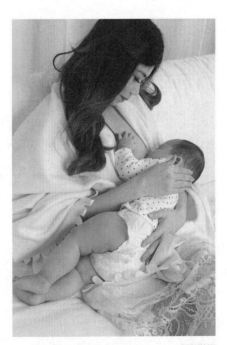

母乳喂养是怀孕的自然延伸——母亲的身体继续滋养婴儿。

以由亚麻酸和亚油酸合成花生四烯酸和DHA，不过有些婴儿的需求量会超过自己能够合成的数量。

DHA是大脑中含量最高的脂肪酸，也存在于眼睛的视网膜内。DHA在婴儿大脑中的积累在胎儿和婴儿期最为显著。侧重于婴儿视力和智力的发育的研究对含有和没有添加DHA的配方奶与母乳进行了比较。关于足月儿视力发育的研究结果不一致。如DHA的添加数量、来源以及对视力敏锐度的不同衡量方法的敏感性等因素可能导致了结果的不一致。对于智力发育来说，有一些研究表明在婴儿发育的时候DHA补充剂能够影响某些认知功能，但还需要长期研究跟踪婴儿期之后的发展才能得出结论。

母乳中的蛋白质主要是 **α- 乳清蛋白（alpha-lactalbumin）**，是人类婴儿容易消化的蛋白质；另一种蛋白质是**乳铁蛋白（lactoferrin）**，是一种富集铁的复合物，有助于婴儿血液对铁的吸收，能够防止肠道细菌获得充足的铁后过度繁殖，也能直接杀死一些细菌。

3. 母乳中的维生素和矿物质 除了维生素D，营养均衡的母亲的母乳中维生素的含量非常充足，甚至含有很多牛奶中都缺乏的维生素C，不过在母乳中的维生素D的含量很低，而维生素D的缺乏会损害骨骼的矿化。维生素D缺乏最容易出现在那些肤色较深、没有每天晒太阳和虽然哺乳但没有服用维生素D补充剂的婴儿身上。近十年来，关于婴儿的维生素D摄入量的推荐逐渐增多，主要基于以下两个原因：首先，在美国婴儿中发现维生素D缺乏造成的佝偻病；其次，美国儿科学会建议不满6个月的婴儿要避免日光直射，消除了摄入维生素D的天然来源。

对于矿物质来说，母乳中的钙对婴儿的骨骼生长非常有益，而且也能被很好地吸收；母乳中的钠含量也相对较低；铁的含量虽然不高但很容易被吸收；母乳中的锌也一样，比牛奶中的锌更容易吸收，这要归功于母乳中存在的能够与锌结合的蛋白质。

4. 婴儿补充剂 儿科医生可能会在婴儿6个月以后开出含有维生素D、铁和氟化物补充剂的处方，如表13-11所示。新生儿的维生素K缺乏是一个特殊情况。新生儿的消化系统是无菌的，而能够产生维生素K的菌群需要几个星期才能在婴儿的肠道系统中建立起来。为了防止婴儿出血，美国儿科学会建议在婴儿出生时即注射一次性剂量的维生素K。

美国儿科学会建议所有纯母乳喂养的婴儿，以及那些每天饮用不到1L普通配方奶，或不到900g维生素D强化配方奶的婴儿服用维生素D补充剂。尽管有这些建议，美国还是有很多婴儿不能摄入足够的维生素D。

5. 母乳中的免疫因子 母乳为婴儿全面提供了极好的抗感染保护物质，包括抗病毒、抗炎和抗细菌物质及感染抑制物。

哺乳的前两三天，乳腺会分泌**初乳（colostrum）**，其中含有来自母亲血液中的抗体和白细胞。初乳中包含的免疫因子可以帮助将母亲的免疫能力赋予新生儿，保护其不受周围环境感染。比如其中的抗体能够使婴儿消化道内的有害细菌在开始感染之前失活，这也说明了为什么母乳喂养的婴儿比喝配方奶的婴儿更不容易产生肠道感染。

术 语

α- 乳清蛋白（alpha-lactalbumin）：是母乳中蛋白质的主要成分。

乳铁蛋白（lactoferrin）：母乳中结合铁使其不能被婴儿小肠内的细菌利用的一种蛋白质。

初乳（colostrum）：分娩期间或生产前后数日，在真正的母乳产生之前，由乳腺分泌的乳状液体，富含各种保护物质。

表 13-11　足月出生婴儿的膳食补充剂的建议

对所有膳食补充剂的建议应基于医疗保健提供者对婴儿的评估。

膳食补充剂	出生时	4 个月	6 个月
维生素 D	所有符合以下条件的婴儿： ■ 纯母乳喂养 ■ 每天接受少于 900g 维生素 D 强化的配方奶	按照出生时的建议	按照出生时的建议
铁 [1mg/(kg·d)]		所有符合以下条件的婴儿： ■ 纯母乳喂养 ■ 每天接受的喂养中有一半以上是母乳，没有含铁的辅食	引入含铁食品后可能不再需要
氟化物			所有符合以下条件的婴儿： ■ 纯母乳喂养 ■ 接受即用型配方奶（由氟化物含量低的水制成） ■ 接受很少或根本没有氟化物的水（小于 0.3 ppm）调制的配方奶

来源：Adapted from the American Academy of Pediatrics, Pediatric Nutrition, 7th ed., ed. R. E. Kleinman (Elk Grove Village, IL: American Academy of Pediatrics, 2014).

　　母乳喂养还能对婴幼儿其它常见疾病（如中耳炎及呼吸系统疾病）起预防作用。同时，母乳喂养的婴儿产生的过敏反应，如哮喘、喘息和皮疹都会减少，这种保护作用在有家族过敏史的婴儿中尤其明显。就连婴儿猝死综合征（sudden infant death syndrome, SIDS）的发生在母乳喂养的婴儿中都较低。这些益处在婴儿是纯母乳喂养的时候最为有效，但是在任何持续时间内任何数量的母乳都可以预防 SIDS。

　　除了这些保护的益处，初乳和母乳中还含有激素和其它因子，能够刺激和维护婴儿消化系统的发育。很明显，母乳对婴儿来说是非常特殊的物质。

　　6. 其它潜在益处　母乳喂养还可能保护婴儿长大后不会超重，尽管相关研究结果不够一致。还有很多其它因素——社会经济地位，其它的婴幼儿喂养方式，尤其是母亲的体重——都会给儿童的体重带来强烈的影响。

　　关于母乳喂养可能会影响婴儿日后的智力水平的观点很引人注意。很多研究都提出了这样的好处，但是当使用更科学、严谨的方法鉴定的时候（比如更多的案例和更合适的测量智力的方法），证据就不够有说服力了。最有可能的是，母乳中的 DHA 及母乳喂养的过程等其它因素对于婴儿的发育起到一定益处。需要更大范围、更好的对照研究才能证实母乳喂养是否对日后的智力水平有影响。

要 点

- 除了维生素 D，母乳能够提供健康的婴儿出生后 4 个月所需的全部营养；
- 母乳能够给婴儿抵抗感染带来最全方位的保护，包括抗病毒、抗炎、抗细菌和其它感染抑制物。

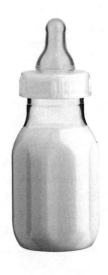

13.5.3　配方奶喂养

配方喂养是母乳喂养的合适的替代方法。配方奶能够给婴儿提供适度的营养，父母可以放心选择这种喂养方式。在生命的头 6 个月中，所有当前可用的婴儿配方奶粉都能满足健康、足月婴儿的所有能量和营养需求。在那之后，配方奶粉及各种固体食品将继续满足婴儿营养需求的很大一部分。配方奶喂养的一个优点是父母可以确切知道婴儿每次喂食量是多少，另一个优点是其它家庭成员也能够给婴儿喂食，也给他们机会通过喂食与婴儿产生亲密感。

在婴儿出生后不久回到工作岗位上的母亲可以为她们的孩子选用配方奶，不过她们也可以有其它的选择。母亲可以把奶挤入奶瓶里，在托儿所，其他人再用这些奶喂婴儿。在家里的时候，母亲还是可以正常哺乳。很多母亲同时使用两种方法，一开始母乳喂养至少一个月，但在第一年内逐渐给婴儿**断奶（wean）**。如果婴儿小于 1 岁，在断奶之后应使用配方奶粉而不是任何纯牛奶——包括全脂、减脂、低脂或不含脂肪的牛奶。婴儿配方奶粉可以是粉末状或液态浓缩物，必须根据标签说明用水混合，也可以作为即食液体使用。粉末形式是最便宜的选择。

1. 婴儿奶粉组合　为了使用配方奶替代母乳，配方奶需要努力地模仿自然产生的母乳。人类的母乳和牛奶就有区别，比如牛奶中的蛋白质、钙和磷都较高，使小牛的生长速度更快，所以婴儿奶粉厂商必须先稀释牛奶，提高它的消化率，再加入碳水化合物和其它营养，使其比例与母乳相似。图 13-11 对母乳、标准配方奶粉和牛奶的能量营养平衡状态进行比较，值得注意的是，牛奶中较高的蛋白质浓度会给婴儿肾脏带来负担。美国儿科学会建议所有用配方奶喂养的婴儿应该选择铁强化婴儿配方奶粉，最近几十年铁强化配方奶粉的应用增加，使得铁缺乏引起的贫血在美国有所降低。

2. 特殊配方奶粉　普通配方奶粉对某些婴儿不太合适，为了某些特殊情况，比如早产儿和遗传病，需要特殊的配方奶粉来满足婴儿的饮食需求。大多数对牛奶蛋白质过敏的婴儿可以喝以大豆蛋白为主的奶粉；大豆配方奶粉会使用玉米淀粉和蔗糖而不是乳糖，所以对于乳糖不耐受的婴儿也是适合的；而那些素食家庭也可以使用大豆配方作为牛奶配方的替代品；对牛奶蛋白和大豆蛋白均过敏的婴儿可能会耐受基于**水解蛋白（hydrolyzed protein）**的配方奶粉。

3. 过渡到牛奶喂养　因为合理的原因，美国儿科学会建议低于 1 岁的婴儿不要使用牛奶。在有些婴儿中，尤其是当他们不到 6 个月大的时候，牛奶会导致肠道出血，带来或加重铁缺乏，牛奶中铁的含量很低，而且其中较高含量的钙和低含量的维生素 C 还会阻碍铁的吸收。总的来说，牛奶会以 3 种不同形式威胁婴儿铁营养状况：它会通过出血引起铁的流失，它不能提供铁，它的高钙和低维生素 C 的成分会降低来源于其它食物的铁的生物利用率。显然，在婴儿不到 1 岁之前，牛奶不是很好的选择，这时婴儿需要母乳或铁强化的配方奶粉。

婴儿 1 岁后，每天能从包括谷类、蔬菜、水果及其它食物的平衡饮食中

母乳和配方奶中提供能量营养素的平均比例稍有不同。相较于婴儿的理想需要量而言，牛奶提供了更多的蛋白质和更少的碳水化合物

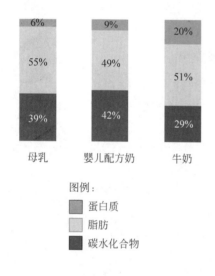

图13-11　母乳、婴儿配方奶和牛奶中提供能量的营养素百分比

术　语

断奶（wean）：逐渐用配方奶或其它食品替代母乳的过程。

水解蛋白（hydrolyzed protein）：通过水解制成的商业蛋白成分，通过一种化学反应将分子（在这种情况下为长蛋白链）分解成较小的片段，并附加水分子以使其分解成为可能。婴儿配方奶粉的制造商会水解牛奶或大豆中的蛋白质，使其不易引起过敏，且更容易被婴儿消化。Hydro = 水，lysis = 分解。

获得所需能量的 2/3 时，减脂或低脂奶（当整体的食谱中有 30% 的能量来源于脂肪的情况下）就可以变成合理和被推荐的饮料。2 岁以后，可以过渡到脱脂牛奶，但是要注意提供足够的膳食脂肪。

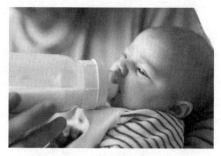

婴儿在充满关爱的配方奶粉的哺育下茁壮成长

要 点

- 婴儿配方奶粉在设计的时候尽量模仿母乳的营养成分；
- 在婴儿 1 岁之后，减脂和低脂奶就可以取代配方奶粉。

消费者指南专栏：

配方奶广告与提倡母乳喂养的建议

用配方奶还是母乳？很多准妈妈在怀孕和生产带来巨大的身体和心理变化的同时，还要考虑这个问题的答案。对有些女性来说，因为疾病和身体状况不能哺乳；另一些情况下，可能因为婴儿的特殊需求使得母乳不是现实的选择。不过有强有力的科学依据的共识是母乳喂养是婴儿的最佳选择。那么为什么还有这么多有能力进行母乳喂养的母亲却选择配方奶呢？有些是因为母乳喂养费时费力，和工作和学习的时间冲突；还有很多人决定不哺乳则是被铺天盖地的配方奶粉的广告所影响的。

1. 配方奶 vs 哺乳

婴儿配方奶粉的广告经常会让人产生一种错觉，配方奶和母乳没有什么区别。事实上，母乳中所包含的营养素、免疫物质以及输送给婴儿的环境信息是配方奶所无法比拟的。但广告却很容易使人信服，"母乳配方，能为婴儿提供全面的营养"或"我们的品牌通过科学配方来满足婴儿的需要"。这样的误导性或侵略性营销策略会破坏女性选择母乳喂养的信心，而缺乏自信会使许多女性放弃或过早退出。

过去，配方奶粉促销者一直在积极地推销其产品。在某种程度上，在美国和其它地区至今仍在推广其产品。配方奶生产商会给孕妇免费提供优惠券和免费的样品，或安排医院分发这些食品。但是，这些做法正在减少。在 2007—2013 年之间，美国医院向母乳喂养婴儿的母亲分发婴儿配方奶粉样本的比例从 73% 显著下降至 32%，这很可能要归功于全球促进和支持母乳喂养的婴儿友好医院计划。

2. 提倡母乳喂养

国家为提倡母乳喂养做了很多努力，也取得了一定的效果。母乳喂养至少一段时间的婴儿比例从 1994 年出生的婴儿的 60% 上升到 2013 年出生的婴儿的 81%。不过这与国家的目标还有一定距离，而且只有 52% 婴儿在 6 个月大的时候仍在哺乳，在婴儿 1 岁的时候只有 30% 还是母乳喂养。

很多医院会雇佣经过认证的哺乳顾问，来帮助新妈妈与新生儿建立健康的哺乳关系。表 13-12 给出了一些能够成功长期进行母乳喂养的建议。

表 13-12	**成功母乳喂养的建议**

- 了解母乳喂养的益处
- 在婴儿出生 1h 内开始哺乳
- 向健康护理专业人员请教怎样哺乳和怎样维持哺乳期
- 除了母乳以外，不给新生儿其它食物或饮料，除非有医学上的需要
- 按需哺乳
- 不给母乳喂养的婴儿使用人造乳头或奶嘴
- 寻找母乳喂养的支持小组、书籍或网站，帮助解决母乳喂养问题

3. 为什么母乳喂养如此重要

婴儿配方奶粉在明确禁忌母乳喂养的时候是合理的替代品，不过对大多数婴儿来说，母乳的益处远远超过配方奶。发达国家配方奶喂养的婴儿一般也都可以健康、正常地成长，但是他们享受不到本文所介绍的母乳喂养的那些好处。

但是，在发展中国家，如果不选择母乳喂养可能会产生悲剧性的后果。由于贫穷限制了婴儿获得配方奶粉、安全配制配方奶的清洁水源和必要的医疗帮助，配方奶喂养经常会给婴儿带来致命的影响。世

界卫生组织在发起"爱婴医院倡议"中，强力倡导母乳喂养，而反对向新妈妈们进行配方奶粉的广告促销。

4. 前景

当然，女性可以自由选择是用母乳喂养还是配方奶喂养。不过还是建议采取母乳喂养，而且这也是省钱的选择，对任何人的钱包来说，尤其是当优惠券用完以后，婴儿配方奶、奶瓶各种用具都是花销很大的。在怀孕的时候，准父母们需要了解不同喂养方法背后的真相，并且要注意那些复杂的配方奶广告的目的是促销，而不是主要为了帮助潜在客户做出最佳选择。

复习题[*]

1. 市场上的婴儿配方奶比母乳更可靠，因为它们通过科学配制来提供完全的营养。

    对　　　　错

2. 大约还有 60% 的婴儿在 1 岁的时候还在用母乳喂养。

    对　　　　错

3. 医院雇佣的哺乳顾问是来帮助新妈妈们了解使用配方奶粉喂养婴儿的优势的。

    对　　　　错

---

[*] 答案见附录 J。

13.5.4　婴儿的第一份固体食物

当婴儿生理发育适宜时就可以开始接触**辅食**（**complementary food**）了。婴儿出生时就知道如何吸吮，但起初无法处理任何固体食物。肠道功能也不成熟，它们可以消化乳糖，但不能消化淀粉。进食技能会逐步发展，肠道处理运送到其中的食物的能力也会发展。在 4 个月左右，婴儿的舌头能够相对上颚移动以吞咽柔软的食物，肠道也开始消化淀粉。然后，大约 1 岁时，第一颗牙齿萌出了，但是一般到 2 岁以后才能开始咀嚼食物。

1. 什么时候可以开始进食固体食物　美国儿科学会支持在婴儿 6 个月以前进行纯母乳喂养，不过认可婴儿在 4~6 个月的时候就可以进食固体食物了。当光是母乳和配方奶不能满足营养需求的时候，辅食能够提供所需的额外营养。所选择的食物必须是婴儿的身体和代谢都能够处理的。具体进食的时间取决于婴儿的需要、发育程度（表 13-13）和对食物的容忍度。

> **术　语**
>
> **辅食**（complementary food）：除了母乳和婴儿配方奶粉外，给婴儿喂食的含有营养和能量的固体或半固体（或液体）食物。

表 13-13　婴儿的进食技能发育和推荐的食物

每个发育阶段都建立在前一个阶段的基础上，早期阶段的食物仍将包含在所有后期阶段

月龄 / 月	进食技能发育的标志	饱食的信号	饥饿的信号	推荐的食物
0~4	能转向任何碰到面颊的物品 开始用舌的后部进行吞咽，逐渐开始用舌的前部进行吞咽 在最初的 2~3 个月能有力地将食物吐出来	将嘴唇紧闭在一起 转过头去 停止吮吸 吃饱就睡着了	苏醒并四处移动 吸吮拳头 哭或大惊小怪 进食时张开嘴来表示想要更多	喂母乳或婴儿配方奶
4~6	很少吐出食物，吞咽非流质食物的能力增强 6 个月时能靠支撑坐直 开始咀嚼 能将手放到嘴上 能用手掌抓东西	慢慢吮吸或停止吮吸 转过头去并向后倾斜	哭或大惊小怪 通过微笑或咕咕叫表明对食物的渴望 在喂食期间，通过张开嘴和向前倾表明对食物的渴望	用铁强化的谷类与母乳、配方奶或水混合喂养 肉泥、豆类、蔬菜和水果

续表

月龄/月	进食技能发育的标志	饱食的信号	饥饿的信号	推荐的食物
6~8	能自己用手抓东西吃 用手指抓住东西（四指至拇指） 能用杯喝水	吃得慢 将食物推开	伸手去拿汤匙或食物 指向食物	水果和蔬菜糊
8~10	自己拿住瓶子 不用支撑，能自己坐住	紧闭嘴巴或将食物推开	伸手去拿汤匙和食物 提供食物时表现出兴奋	开始食用餐桌上的面包和谷物 酸奶 开始食用餐桌上的软的、熟的蔬菜和水果片 少量切碎的肉、鱼、砂锅菜、奶酪、鸡蛋和豆类
10~12	能使用勺子，但会溢出一些	可能会开始使用诸如"不""全部完成"或"下床"之类的词 吃完后开始玩或扔食物	用词语或声音表示对特定食物的渴望	食物种类和份量增加[a]

a 对于婴幼儿，每份的大小要比成年人的小，例如，一份面包可能是 1/2 片，而不是 1 片；一份米饭是 25g，而不是 98g。

来源：Adapted in part from R. Pérez-Escamilla, S. Segura-Pérez, and M. Lott, Feeding guidelines for infants and young toddlers, Nutrition Today 52 (2017)：223-231; American Academy of Pediatrics, Pediatric Nutrition, 7th ed., ed. R. E. Kleinman (Elk Grove Village, Ill. IL: American Academy of Pediatrics, 2014), pp. 123-139.

2. 如何引入第一批食物　值得一提的是，早期喂养策略对于建立健康食物偏好和习惯是至关重要的。婴儿（和幼儿）只从照料者那里学习吃什么，何时以及如何进食。因此，照顾者必须了解婴儿如何发出饥饿和饱食的信号（表 13-13），以及如何对这些信号做出适当的响应——一个被称为"响应式喂养（responsive feeding）"的过程。当照顾者在进餐时清晰、持续地对孩子的需求做出响应时，孩子就能学会识别身体饥饿、口渴和饱食的信号；饥饿或口渴时要求食物或饮料；并在吃饱后停止进食。

3. 提供铁、锌和维生素 C 的食物　婴儿迅速生长需要铁。在 4~6 个月间，婴儿对铁的需求开始增加，超过了身体的储存和母乳及铁强化配方奶粉能够提供的范围。这时候，除了母乳或铁强化配方奶，婴儿可以食用铁强化麦片。当他们可以接受固体食物的时候，可以从蛋白质类食物中获取，例如肉、禽、海鲜、鸡蛋和豆类（图 13-12）。铁强化麦片是婴儿食谱中铁的重要来源，不过铁的生物利用率很低。为了增加铁强化麦片中铁的吸收，可以在喂食的时候加入富含维生素 C 的食物。

母乳中锌的浓度最初较高，但在哺乳的最初几个月中急剧下降。尽管婴儿能够有效吸收母乳中的锌，但是随着时间的推移，它不能完全满足婴儿对锌的需求。婴儿配方奶粉中的锌含量要高于母乳中的锌含量。母乳喂养的婴儿比配方奶喂养的婴儿更依赖辅食提供足量的锌。婴儿谷物通常不含有锌，因此，最好的来源还是蛋白质类食品，例如肉、禽、海鲜、鸡蛋和豆类（与其它蛋白质类食品相比，豆类含的锌更不易吸收）。

维生素 C 的最好来源是水果和蔬菜（简介图 7-5）。果汁中富含维生素 C，但是过量饮用会引起婴幼儿腹泻；而且，过多的果汁会提供过多的能量，

术　语

响应式喂养（responsive feeding）：互动的喂养过程，幼儿通过声音、面部表情和动作来传达饥饿和饱腹感；照顾者会意识到这些信号，并以情感上支持和有利于发育的方式迅速做出反应。通过这种方式，孩子会对饥饿和饱腹感信号做出可预测的反应，养成健康的饮食行为。

食物（如铁强化麦片、配方奶粉、豆泥、肉饼）提供铁

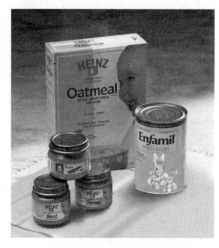

图13-12　婴儿的铁来源

从而取代其它营养更丰富的食物。美国儿科学会建议 1 岁以下的婴儿不要喝果汁，并且建议把幼儿（1~3 岁）的果汁摄入限制在每天 120ml。对于 4~6 岁的儿童，建议将果汁摄入限制在每天 180ml 以下。水果汁应稀释并让婴儿用杯子喝，而不是用奶瓶喝。

4. 做好食用固体食物的身体准备 在适宜的时期引入合适的食物有助于婴儿的生理发育。吞咽功能在 4~6 个月的时候开始发育，这时用勺子喂食固体食物有助于吞咽功能的发展。在 8 个月 ~1 岁的时候，婴儿能够坐起来，用手握住小食品，并开始长牙。这时食用硬饼干或其它小点心就能促进手的灵活性和咀嚼肌的发育，但必须有成年人看护，因为婴儿无法安全地咀嚼和吞咽，有可能导致窒息。表 13-14 列出了需要特别注意的食品。不能吃的小块的物品也需要被放置在婴儿够不到的地方，防止婴儿窒息。

一些父母希望尽早地给孩子进食固体食物，他们的理由是在睡眠时肚子里"塞满"固体食物有助于促进婴儿整夜睡眠，这是没有科学依据的。当孩子发育到一定阶段自然会整夜睡觉，与食用固体食物的时间无关。

5. 防止食物过敏 为了防止和及时发现食物过敏，专家们建议给婴儿每次食用少量的单一的新食物，并且等 3~5 天再试另一种新食物，比如，在食谱中加入谷物的时候，先试几天强化的米糊，因为它引起的过敏反应较少，最后再试最易引起过敏的含麦蛋白的谷物。如果发现一种食物引起过敏（皮疹、消化紊乱、呼吸系统不适），先停止食用这种食物，再尝试新的食品。如果有家族过敏史，在尝试新的食物的时候要格外小心。如果父母和婴儿的护理人员能够在婴儿很小的时候提早发现过敏反应，就会避免日后可能发生让家人都悲痛的事故。

在过去的几十年中，美国的食物过敏，特别是花生过敏有所增加。《美国花生过敏预防指南》建议尽早（在 4~11 个月之间）引入花生基食品，而不是在稍后（12~36 个月之间），以防止花生过敏。高危婴儿（患有严重皮疹或鸡蛋过敏）在医生许可和监督下才能在饮食中添加花生，但对于大多数其它婴儿，父母可以开始在饮食中添加含花生的食物，例如冲淡的花生酱或加工过的花生产品，方法与引入燕麦片和蔬菜泥是一样的。

6. 婴儿食物的选择 在选择婴儿食物的时候应该注意多样化、营养平衡和数量适度。美国生产的婴儿食物中，有大量美味而富有营养的食物，安全且使用方便。不同品牌对于淀粉填充物和糖的用法不同，需要查看成分表。父母或护理人员给婴儿喂食时应从瓶中取出一部分食品放到盘中食用，以免污染瓶中剩余食品。

婴儿食物的另一个选择是将大人饭桌上的一小部分食物用混合器、食品加工器或婴儿食物碾碎器加工而成的食物。但是要向负责任的婴儿食品制造商学习，在食物烹煮的过程中不要加糖和盐。当取出婴儿食用的那部分后才可以再加作料以供大人自己食用。可以将浓缩糊状的食物分成很多份冷冻在冰箱内储藏，以便于在繁忙的时候能快速地解冻和加热食用。

7. 需要避免的食物 任何甜食（包括婴儿甜点心）都不宜给婴儿食用，因为它们产生的多余的能量会使孩子肥胖，而且又不能给孩子成长提供任何

表 13-14	预防婴儿窒息

为了预防窒息，不要给婴幼儿吃

- 口香糖
- 爆米花、薯条或椒盐脆饼块
- 大的鲜苹果片
- 整个葡萄；整个樱桃
- 生芹菜；生胡萝卜
- 整粒豆子
- 热狗片
- 香肠棒或片
- 硬的或胶状糖果
- 棉花糖
- 坚果
- 花生酱

把这些非食品类物品放到孩子够不到的地方

- 硬币、气球、小球、钢笔帽及其它大小类似的东西

营养。含糖醇（如山梨糖醇）的食物也应该避免，因为它们会引起腹泻。含有过多盐的蔬菜罐头也不适合婴儿食用，不过不含盐的品种能够给婴儿提供方便易食的蔬菜。随时注意预防食物传染疾病也是非常重要的，就算是一般轻微的食物传染疾病也会给婴幼儿造成严重的伤害。不应给婴儿提供未经巴氏消毒的牛奶、奶制品或果汁，生的或未煮熟的鸡蛋、肉、禽、鱼或贝类，或生豆芽。绝对不要给婴儿喂食蜂蜜或玉米糖浆，因为可能会发生肉毒梭菌中毒的危险。婴幼儿非常容易受食源性传染病的影响。

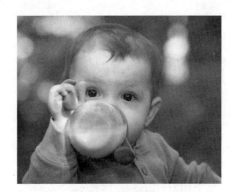

随着一岁生日的到来，第一次品尝牛奶的可能性也越来越大。

8. 一岁时的食物和饮料 一岁时的孩子，减脂和低脂的牛奶可以成为提供婴儿所需营养的主要来源，每天喝 480~720ml 就能够满足其营养需求。更多的奶则会替代其它富含铁的食物而造成铁缺乏引起的贫血，即**喂乳性贫血（milk anemia）**。其它种类的食物，蛋白质类，如肉、禽、海鲜、鸡蛋和豆类；铁强化谷物；强化的或全麦的面包、水果和蔬菜，都应该有充足的数量来平衡所有的能量需求。1 岁的孩子最好坐在餐桌旁，和大人吃同样的食物，用杯子而不是用奶瓶喝水。表 13-15 列出了满足 1 岁孩子营养需要的食谱。

表 13-15	1 岁孩子的膳食计划样本
早餐	一个炒鸡蛋 1 片全麦吐司面包 120ml 全脂牛奶
上午加餐	120ml 酸奶 55g 水果 ᵃ
午餐	1/2 个烤奶酪三明治 1 片全麦面包（带一片奶酪） 110g 蔬菜 ᵇ（蒸胡萝卜） 60ml 100% 果汁
下午加餐	110g 水果 ᵃ 20g 烤燕麦片
晚餐	28g 肉片或 80g 煮熟捣烂的豆 98g 米饭或面食 110g 蔬菜 ᵇ（如切碎的花椰菜） 120ml 减脂或低脂牛奶

注意：这个膳食样本提供约 1000 kcal 热量。
a 包括橘柑类水果、瓜和浆果；
b 包括深绿色多叶蔬菜以及红色和橙色蔬菜。

大一点的宝宝喜欢和家人吃一样的东西，就让他们享受食物吧。

要 点

- 婴儿在 6 个月的时候可以尝试固体食物；
- 在 1 岁的时候，儿童应该食用不同种类的食物。

13.5.5 展望

出生后的第一年是为孩子一生健康打基础的一年，从营养学角度，最常见的问题是成人后的肥胖和牙科疾病。预防肥胖有助于避免与之相关的疾病：动脉硬化、糖尿病和癌症。

术 语

喂乳性贫血（milk anemia）：因食用过多牛奶取代其它富含铁的食物导致的缺铁性贫血。

在第一年中可以采取的最重要的也是唯一的办法也许就是鼓励孩子建立良好的饮食习惯，以确保他将来能维持正常的体重。这其中包括引导孩子食物多样化（不要强迫孩子将碗中或瓶中的食物吃光）、避免过甜的食物及垃圾食品，并鼓励孩子参加体育活动。不要让孩子养成将食物作为奖励、安慰或惩罚手段的习惯。如果孩子因为需要陪伴而哭，应该把孩子抱起来而不是直接喂食。如果孩子饿了，则应正确地喂养。在本章的膳食指导中提供了许多建议。

牙科医生强烈反对把奶瓶当作安抚奶嘴来使用，而且也建议限制婴儿的零食。长期的吸吮将导致颌骨变形并引起龅牙，上牙突出而下牙内凹；而且长期吸吮奶或果汁会使上牙经常接触富含碳水化合物的液体，会导致对牙齿有害菌的繁殖，细菌产生的酸能溶解牙齿成分。抱着奶瓶睡觉的婴儿会出现牙齿腐烂一直到牙龈线的情况，称为奶瓶综合征（图13-13）。

上排牙都已经腐烂到牙龈线

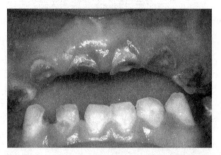

图13-13 奶瓶综合征——一个极端的例子

> **要 点**
> ● 早期的婴儿喂养为一生的饮食习惯打下了基础；
> ● 在婴儿1岁以内最有效的办法就是鼓励孩子建立良好的饮食习惯，以确保将来能他维持正常的体重。

13.6 膳食指导：婴儿用餐时间

LO 13.6 列举五项鼓励儿童正常饮食行为和自主性的喂养指南

养育一个孩子，光营养充足是不够的，在保证孩子食物、奶和水的同时，还需要给孩子们创造一个安全、充满爱的环境，这样才有利于孩子的成长，使其身心健康，充满安全感。

13.6.1 培养孩子的自主性

养育1岁大的孩子的人应该意识到，孩子的探索和实践是正常、可取的行为。在适当鼓励下，孩子会发展自主能力，能为以后自己决定什么时间吃饭、吃多少饭、什么时候停止吃饭打下基础。

13.6.2 喂养指南

1岁左右的儿童经常出现矛盾和任性的行为，为了他们的发育和营养需求，下面的一些喂养指南可能会有些帮助：

（1）为了禁止那些不能接受的行为（比如站在桌子上和乱扔食物），可以让孩子们离开饭桌，稍后再吃饭，需要态度一致而且坚决，但不要以惩罚的形式。比如不要说"你不坐下吃饭就让我很生气"，而是"这个水果沙拉太好吃了，赶紧坐下和我一起吃吧"。这样孩子很快就会学会坐下吃饭。

（2）让孩子自得其乐地研究食物，这可能意味着一开始用手指吃饭，逐渐地学会用勺子。如果允许孩子触摸、压瘪和闻他们的食物，他们就更容易接受食物。

（3）不要强迫孩子吃东西。一开始拒绝食物是很正常的，只有孩子对新的食物逐渐熟悉、反复尝试后才会接受它们。不要说"不尝尝胡萝卜，你就不能到外面去玩儿"，而是说"你可以下次再试试胡萝卜"。

（4）提供各种有营养的食物，让孩子们选择吃哪种、吃多少，他们逐渐就能够接受和喜爱不同的食物。

（5）限制甜食。婴幼儿在他们每天的能量摄入中没有任何余地留给无营养食品，不要用甜食作为吃饭的鼓励。

（6）不要把饭桌变成战场。吃饭的时候要高高兴兴的，在一个令人愉快的环境教育孩子选择健康食品和养成良好的饮食习惯，不要打架、争吵和责骂孩子。

从这些建议可以看出，为了适应婴儿的情感和生理需要，最好是采取宽容的态度。这种态度在少儿期维持下去，就能让孩子与食物建立一个健康的联系。下一章继续讲述生命中的营养故事。

13.7　争论 13　儿童肥胖和早期慢性病

LO 13.7　描述与儿童肥胖有关的挑战

大多数人想到儿童和青少年健康问题的时候，可能会联想到龋齿和粉刺，而不是 2 型糖尿病和高血压。但是今天，严重的危险因素和"成人的疾病"通常与儿童肥胖相伴。

13.7.1　儿童肥胖症的发展趋势

儿童肥胖症的数量不仅在美国而且在全世界都很高，并且还在不断增加。全球的儿童肥胖症在过去40年里增长了10倍。在今天的美国，2~19 岁的孩子中，每六个人就有一个患有肥胖症，每三个人就有一个超重。

所有类型的儿童都会受到影响，但肥胖最常发生在男性、年龄较大、缺乏运动，其父母肥胖、受教育程度较低或未婚的儿童中，大多数为非洲裔或西班牙裔。此外，在高加索人、西班牙人和亚洲人中，低家庭收入儿童容易肥胖。

13.7.2　儿童肥胖的挑战

大多数父母都没有认识到他们自己的孩子患肥胖症，更不用说肥胖带来的相关健康风险了。专业的评估可以帮助消除猜测。

1. 身体和精神上的危害

年轻人超重不仅仅是一个外表问题，表 C13-1 总结了可能伴随儿童肥胖出现的身体上的并发症。

肥胖儿童也经常遭受精神上的痛苦。成年人歧视他们，同龄人会根据他们的外表发表轻率的评论或拒绝他们。一个肥胖的儿童很可能会自我感觉很差、经常有失败感，对生活有着消极的态度。

表C 13-1	儿童期肥胖的身体并发症
这些情况增加了儿童现在和成年后患慢性疾病的风险。	

■ 血脂异常	■ 空腹胰岛素高
■ 总胆固醇高	■ 心脏结构改变
■ 甘油三酯高	■ 哮喘
■ 低密度脂蛋白高	■ 呼吸困难（睡眠呼吸暂停）
■ 高血压	■ 脂肪肝

来源：U.S. Preventive Services Task Force, Screening for obesity in children and adolescents: US Preventive Services Task Force Recommendation Statement, 2017; L. Hurt and coauthors, Diagnosis and screening for obesity-related conditions among children and teens receiving Medicaid—Maryland, 2005–2010, Morbidity and Mortality Weekly Report 63 (2014): 305–308.

儿童肥胖的情感惩罚经常被媒体放大。超过 75% 的热门儿童电影诋毁或污蔑胖人与社会格格不入。社交媒体上也充斥着对超重儿童，特别是超重女孩的负面评价。不幸的是，孩子们对这些不公平的描述没有任何抵抗力，很容易将其内化成负面的自我形象。

2. 儿童肥胖的识别

你如何判断一个孩子是否超重，或者只是矮壮但是健康？当然不能仅仅看一看，猜测可能会产生错误的结论。需要训练有素的专业人员使用正确的工具才能做出正确的评估。

医生或注册营养师可以准确计算儿童的 BMI 并使用成长表格进行解析，如图 C13-1 所示。由于男孩和女孩的体脂不同，并且随年龄而变化，因此使用特定性别的成长表格计算儿童和青少年的 BMI- 年龄百分位数。成长表格上第 85~ 第 94 个百分位数的儿童和青少年被认为是超重；那些在第 95 个百分位数及以上的儿童和青少年则被认为是肥胖。

3. 达拉和盖比

8 岁的盖比和她的母亲达拉为大家讲述了一个典型的儿童肥胖的故事，而她们也做出了一些适当的反应。最近，学校的护士给达拉的通知中说在一个日常检查中，盖比的 BMI- 年龄百分位数偏高。护士建议进一步检查其它慢性疾病的危险因素，因为盖比的 BMI 为 22，属于肥胖体重类别（图C13-1 中的绿点）。随着盖比的健康受到威胁，达拉的担忧也与日俱增："我不知道盖比这个年纪的一点儿婴儿肥会是一种威胁。我父亲和他父亲都死于糖尿病相关疾病，所以我很担心。"

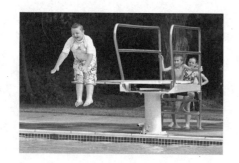

肥胖儿童常会得 2 型糖尿病以及其它疾病

13.7.3　2 型糖尿病的发展

85% 患有 2 型糖尿病的儿童是肥胖的。糖尿病通常在青春期开始的时候就可被诊断出来。儿童肥胖越严重，2 型糖尿病出现的年龄就越小。某些种族（美洲原住民、亚裔和西班牙裔）的危险性较高，家族的 2 型糖尿病史也会增加危险。第 11 章描述了与 2 型糖尿病相关的风险，并揭示了它与心血管疾病（cardiovascular disease, CVD）的联系。

成长表格反映了整个人口范围内儿童随着年龄增长的 BMI 值数据。盖比是女性，所以这张图表是给女孩的；附录 I 提供了一张男孩的图表。

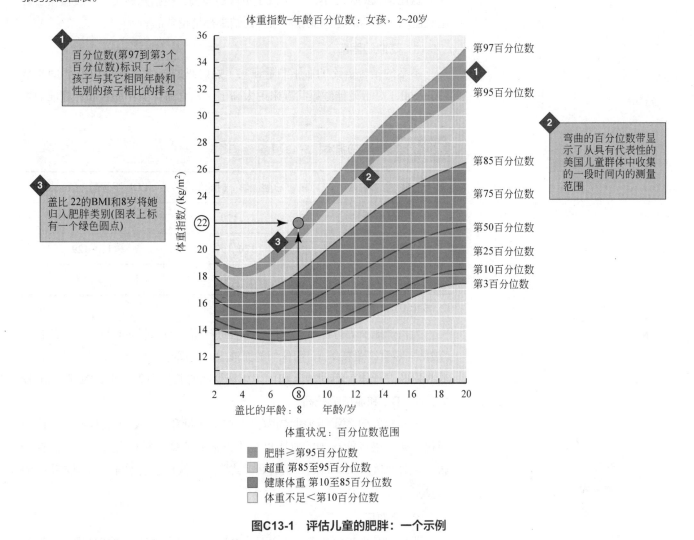

图C13-1 评估儿童的肥胖：一个示例

确定到底有多少儿童被 2 型糖尿病困扰是很难的。患 2 型糖尿病的儿童可能没有典型的能说明问题的症状，比如尿中的葡萄糖、血液中的酮体或极度口渴和尿频，所以 2 型糖尿病经常在未被察觉的情况下进展。如果不进行治疗，患有糖尿病的儿童将无法抵抗疾病对身体的损害。

13.7.4 心脏病的发展

在成年才变得明显的动脉粥样硬化，在年轻的时候就已经开始发展了。在青春期的时候，很多孩子的冠状动脉中就会形成脂肪条纹。到成年早期的时候，那些引起心脏病和卒中的动脉病变可能已经形成了。

据估计，70% 的肥胖儿童和青少年至少有一种心血管疾病的风险因素，如糖尿病、高血压或血脂异常。这些风险与肥胖的程度直接相关，体重指数越大，风险越大。此外，青少年如果吸烟，风险就会大大增加。

只是儿童时期的高 BMI 并不总是预示着不可避免的成人心脏病。长大后成为正常体重成年人的超重和肥胖的孩子患心脏病的风险一般，并可能完全摆脱这种命运。

盖比学校的护士的通知促成了更多的检查，包括家族史、空腹血糖、血脂和血压。幸运的是，血糖和血压的结果都是正常的。

1. 高血胆固醇

不幸的是，盖比的血脂测量证实了她妈妈的担忧，她的 LDL 胆固醇是135mg/dl，对于最佳健康状况来说太高了。儿童和青少年的胆固醇标准如表C13-2 所示。

表C 13-2	胆固醇标准，2~18 岁	
疾 病 风 险	总胆固醇 /（mg/dl）	LDL 胆固醇 /（mg/dl）
可接受	＜170	＜110
临界	170~199	110~129
高	≥200	≥130

注：成年人值参见第 11 章。

当孩子成长为青少年，他们经常会选择富含饱和脂肪和反式脂肪的食物（披萨、零食、蛋糕等），而他们的血液中的胆固醇水平也会上升。此外，与那些积极进行体育活动的人相比，久坐少动的儿童和青少年 HDL 胆固醇较低，而 LDL 和血压都较高。

家族史有时预示着血胆固醇高。如果父母和爷爷奶奶被早期心脏病所困扰，那么很可能孩子的血脂也会比正常值偏高，并且会持续一生。糖尿病、吸烟、超重以及高饱和脂肪和反式脂肪的饮食也会增加患可预防疾病的风险。

2. 高血压

儿童和青少年中的高血压也是一个问题，因为这是高血压的发病初期的征兆。儿童时期的高血压，如果不经过治疗，就会随着时间逐渐恶化，可能损害心脏。诊断儿童高血压必须由专业人员完成，他们将同时考虑年龄、性别和身高的因素，那些成年人使用的简单表格对于儿童来说毫无用处。

患有高血压的孩子们如果开始进行有氧运动，就会有显著的改进而且也会在长高的同时维持体重不变（成长中逐渐适应他们的体重）；限制盐的摄入也能够使大多数儿童和青少年的血压立刻降低。

13.7.5 肥胖的儿童可能会变成肥胖的成人

无可争议，肥胖通常会从童年进展到成年，并随着年龄的增长而稳步恶化。重要的是，并不是每个超重的孩子都会长成肥胖的成年人；那些以健康BMI 值成年的人可以逃脱肥胖的危险，这是一个非常令人满意的结果。为了了解这是如何发生的，研究人员观察了超重儿童中的两条路径：一条导致成年后的肥胖，另一条走向健康的 BMI。他们的研究结果表明，未发展为肥胖的儿童通常在童年早期（约 5 岁之前），他们的体重增长速度就会降低。随着他们的成长，他们的体重增长速度开始放缓或保持稳定。同样的情况再次出现在许多青少年身上，其体重增长速度放缓，使他们能够成长为健康体重的成年人。因此，超重儿童的父母，特别是那些有肥胖儿童的父母，应该在儿童早期采取行动，并在青春期再次采取行动。这些年龄段似乎为改变孩子的体重增加轨迹和帮助孩子以健康的BMI进入成年提供了关键的机会之窗。

13.7.6　儿童时期对肥胖的影响

孩子们从很小的年纪就开始学习会影响他们将来健康的行为。父母和其它照顾者有独特的、千载难逢的机会帮助孩子养成有益于健康的习惯，为他们将来成长为健康的成年人奠定良好的基础。

1. 能量和警告

盖比喜欢吃甜食，她把零花钱都省下来（她在为买 MP3 播放器攒钱），以便每天放学后和她的朋友们一起吃巧克力杏仁棒（250 kcal 能量），此外，她还知道如何用冰箱里的面团烘焙花生酱饼干，并喜欢每晚睡觉前吃两块饼干（又多了 240 kcal 能量）。盖比知道坚果和花生酱对健康来说比一般甜点要好，但她不明白脂肪和糖所含的过多的能量带来的负面影响远远超过了她的巧克力杏仁棒和饼干中的坚果对健康的好处。

达拉本能地想要把这些零食戒掉，不过过度限制儿童的甜食和能量摄入经常会加强她对食物的渴望，让她们在不饿的情况下也会想进食，并引发不必要的争吵。更糟糕的是，孩子觉得被剥夺权利不开心或肚子饿，而把那些被禁止的零食藏起来，自己偷偷大吃一顿，而这种行为通常预示着将来的进食障碍。该怎么办呢？

图 C13-2 列出了一些常见的高能量的可能造成孩子体重增加的影响因素，不过味道好的零食和饮食对所有孩子来说都很重要。一个平衡的做法是在保证有规律、有营养的、吸引人的正餐的前提下，偶尔允许添加孩子最喜欢的高能量零食。

儿童生活中这些因素越多，体重就越容易增加到对健康有害的范围

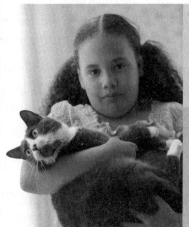

食物因素
- 在不饿的时候吃东西；边看电视或边做作业边吃东西
- 接触鼓吹高热量食物的广告
  一周吃一次以上的快餐
- 经常吃油炸或含糖的食品，并喝饮料
- 经常吃高热量的零食，如糖果、面包、饼干、油炸食品和冰淇淋
- 不规律的或零星的用餐时间；经常错过正常吃饭时间

运动/睡眠因素
- 睡眠不足
- 无法接触到娱乐设施
- 每天体力活动（如户外游戏）不到20min
- 每天1h以上久坐的活动，如看电视

家庭和其它因素
- 出生体重过高
- 低收入家庭
- 非母乳喂养
- 超重的家庭成员，尤其是父母
- 按年龄身高过高

图 C13-2　影响儿童体重增加的因素

2. 屏幕时间

儿童体力活动越少，他们超重的可能性就越大。美国儿科学会建议不让2岁以前的孩子接触媒体，对于2~5岁的儿童，每天限制为一小时，为年龄较大的儿童提供每天两小时的高质量媒体娱乐，包括电视和计算机，以帮助防止肥胖。然而，美国8~18岁的儿童平均每天花在屏幕上的时间超过7小时，如看电视、玩视频游戏和使用计算机。对于许多孩子来说，屏幕时间在很大程度上已经取代了充满活力的户外游戏和锻炼。花在屏幕上的时间越长，患肥胖症的风险就越大（图C13-3）。

除了减少体力活动外，屏幕时间还会促进孩子养成助长肥胖的饮食习惯。关注电视的孩子特别容易受到儿童观看的黄金时段播放的多个食品广告的影响。这些广告的目的是提高孩子对不健康食品和饮料的认知度、偏好，并最终摄入不健康的食品和饮料。年幼的孩子还不能领会广告盈利的概念，所以广告在很大程度上取得了成功。

达拉回忆说："我和姐妹们每周六早晨拿着装三明治的袋子就出门。出去探险、爬树，和我们的朋友玩垒球，往水坑里跳和捉迷藏。但是盖比和她的朋友们有252个电视频道可以选择，更不用说还有电子游戏和上网——难怪他们从来不在外面玩！"

3. 针对儿童的食品广告

儿童能够影响全国食品消费的很大一部分，他们每年的零花钱就有2000亿美元，而且还能影响上千亿花在食品、饮料和餐馆上的家庭消费。为了赚取这些钱，食品行业在儿童电视节目和游戏中投放了精加工食品和含糖饮料的广告。吸引人的动画"代言人"直接与孩子们对话，激发他们对糖衣早餐麦片、饼干、薯片、含糖饮料和富含脂肪的快餐的渴望。另外，食品公司以儿童为目标，通过复杂的信息将特色产品与儿童对快乐、爱和社会接受的需求联系起来。

在互联网和移动设备的热门应用程序中，食品广告机构研发了吸引儿童注意力的"广告游戏"，这些游戏会使用厂商的食物和饮料，培养儿童对于品牌的忠诚度。网站提供社交平台，敦促孩子们就他们的产品进行交流，并鼓励他们把朋友带到网站上。免费的"礼物"也很受欢迎，比如与品牌相关的电脑屏幕保护程序、表情符号或壁纸，它们会让孩子们想起这个品牌。儿童对这种宣传方法的反应是要求和消费更多的目标食品。

一些食品公司承诺鼓励儿童养成更健康的生活方式，将所有广告都投放在更健康的食品上，限制使用儿童喜爱的卡通人物，并停止在小学播放食品广告。然而，进展缓慢，今天的广告仍违背着指导方针。美国心脏协会已表明支持加强监管的立场，而世界卫生组织也发布了一系列指导方针，提倡向儿童进行负责任的食物营销。

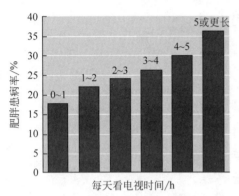

图C13-3　10~15岁的孩子肥胖率随每天看电视时间的增多而上升

来源：Centers for Disease Control and Prevention, Youth Risk Behavior Survey, available at www.cdc.gov.

13.7.7　预防和扭转儿童超重

预防和扭转儿童肥胖症是国家优先考虑的问题，这些努力开始越早，最好在6岁之前，成功的可能性就越大。父母发挥关键作用，从选择早期喂养方法到后来形成饮食习惯和态度。此外，以学校为依托的加强儿童适当饮食和体育活动的计划在预防和治疗肥胖方面似乎很有希望。

对健康的超重或轻度肥胖的儿童来说，首要目标是在孩子长高的同时减缓体重增长速度。这比减重更可取，因为节食很容易干扰正常的发育。因严重肥胖或健康问题而迫切需要减肥的儿童，可能需要医学手段的介入。注重健康食物选择和身体活动的以家庭为基础的努力可以帮助实现这些目标，而不会让儿童感到被孤立。

儿科医生为了改变盖比的 BMI 和血脂，建议她改变生活方式。达拉充满了动力："我需要现在就行动起来！"对于达拉的忠告是，改变生活方式听起来很容易，但是做起来可能会很难。众所周知，人们的行为很难改变。此外，让盖比本人参与到计划过程中是成功的关键。

1. 家庭模式

正如前面提到的，在孩子们的自我意识和对体重的担心及饮食习惯方面，父母具有很大的影响力。事实上，儿童主要从他们的家庭学习饮食习惯和态度。可能全家人都吃得过多、节食不当和很少运动，所以，为了制定成功的计划，稳定孩子的体重，需要着重于全家人生活方式的改变，因为父母会决定全家人的行为模式，而孩子们会跟着父母学（表 C13-3）。

表C 13-3　家长对抗儿童肥胖的策略

整个家庭都可从下列促进健康的生活习惯中受益。

满足营养需求
- 将家庭用餐和零食集中在蔬菜、水果和全谷物食品上
- 包含低脂或脱脂牛奶或乳制品
- 选择瘦肉、家禽、鱼、扁豆和豆类作为蛋白质来源
- 鼓励口渴的时候喝水，而不是含糖饮料
- 提供推荐量的纯（100%）果汁，但不要超过这个量

调整饮食习惯
- 树立一个好榜样，表现出孩子可以模仿的积极行为
- 调整食谱以限制糖、钠和饱和脂肪的摄入
- 让孩子参与家庭膳食的购买和准备工作
- 学习并为孩子每个成长阶段提供适当的食物份量（参见第 14 章）
- 制定有规律的用餐时间，经常一起吃饭
- 提供有营养的早餐选择，如高纤维全麦食品、低脂牛奶和水果
- 慢点吃，享受与同伴用餐的时间，吃饱时就停下来
- 永远不要用食物奖励或惩罚行为
- 获取关于家长和孩子的营养教育或家庭咨询，根据需要指导以家庭为基础的行为干预

身体活动和睡眠计划
- 让孩子参与室外的日常游戏活动或有组织的身体活动，可以全家人一起，也可以和朋友一起参加
- 限制孩子看电视的时间，规定吃饭时不准看电视
- 用室外活动庆祝家庭的特殊事件和假日，例如垒球游戏、徒步旅行和夏季游泳
- 发布一个安排家庭聚餐和活动的日历，让每个人都能看到它

续表

- 与学校合作，制定学校的食品和活动计划，以维持健康体重和防止肥胖
- 坚持规律的就寝时间和保证充足的睡眠
- 在睡眠时间提供一个安静的环境，没有电视、视频游戏或其它分心的事情

来源：Centers for Disease Control and Prevention, Healthy weight—It's not a diet, it's a lifestyle!: Tips for parents—Ideas to help children maintain a healthy body weight, 2014, available at www. cdc.gov; WebMD, Healthy eating habits for your child, 2014, available at www.webmd.com/ children/guide/kids-healthy -eating-habits.

2. 先改变生活方式，再考虑药物辅助

治疗超重儿童的一般原则是"先改变生活方式，如果必须，最后再考虑药物辅助"。对于那些疾病风险增加的孩子，比如有高血脂和早期心脏病家族史的孩子们，仍然应该先进行饮食和体育运动治疗，如果在6~12个月之后，血脂仍然偏高，则可以考虑在不影响正常生长和发育的前提下，使用某些药物来安全地降低血脂。只有一种减肥药物——奥利司他（Orlistat），被批准在12岁以上的孩子中有限制地使用。

对于严重肥胖、发育成熟的青少年来说，手术选择获得越来越高的接受度，特别是那些有肥胖相关健康问题、生活方式改变没有成效的青少年，不过他们必须在术后维持好的生活习惯。手术可以改善心血管疾病的危险因素，如高血压和血脂升高，也减轻了影响这类儿童日常生活质量的一些心理负担。术后症状的强化管理是必须的，对个别症状的仔细评估和转诊到适当的专家通常可以避免严重问题的出现（见第9章）。

3. 设立能够达到的目标和给予爱的支持

为了维护孩子的自我感觉，设立实际的、具体的、能够达到的目标是最重要的，其次是保持一个正面的、积极的态度。与之相反的，难以达到的目标和经常批评、责怪的大人可能会破坏孩子正在发展的自我意识，导致日后产生进食障碍。

最重要的是，达拉必须让盖比知道，母亲永远爱她，不管她的体重是多少。责怪是没有用的，而且还会造成孩子情感上的封闭，实际上积极参与才是孩子最需要的。达拉能够帮助盖比成长为一个对食物和自我形象都有着正面、积极态度的健康少女。同时，孩子也需要在饮食和体育运动上做出一些改变。但是具体是哪些改变呢？如何实施呢？

一个好的开始可能是运用5-2-1-0方法以完成每日目标。每天，孩子应该做到：

- 吃5份水果和蔬菜。
- 看屏幕时间不超过2小时。
- 1小时或更长时间的身体活动（表C13-4有一些提示）。
- 0含糖饮料。

此外，政府机构还向任何能上网的人提供帮助。几个可靠的网站可以教导家长和儿童如何获得健康的体重并做出健康的日常选择，这些网站包括：

- "我的餐盘"计划（www.choosemyplate .gov）

- 团队营养 (http://teamnutrition .usda.gov)
- 让我们行动起来：培育一代更健康的孩子的全国运动 (letsmove. obamawhitehouse. archives. gov)

13.7.8　适度节食，而不是彻底不吃

所有的儿童都应该食用适量的、多样化的食物，不管他们的体重是多少（见第 14 章）。为了心脏的健康，2 岁以上的儿童也能够从给老年人建议的食谱中受益，也就是限制饱和脂肪和反式脂肪，保证营养丰富和适于年龄的能量摄入。这样的饮食对维持血脂有好处，并能保证营养充足，满足身体生长和神经系统发育需要。

达拉决定制定一些目标，在规律的用餐时间提供营养丰富、味道好的低能量食物。她认识到快乐也很重要。她知道盖比喜欢她每天准备的巧克力，以及它为她与她的同龄人创造的社交机会。为了给盖比提供更健康的巧克力替代品，达拉让盖比从一些低能量的食物中进行选择。盖比现在喜欢 100 kcal 的谷物棒（几乎和巧克力一样多），并同意在放学后与朋友见面时购买。这个简单的改变每天可以节省 150 kcal 能量。盖比喜欢花生酱，所以她选择了涂上一点花生酱的苹果片，而不是晚上吃的饼干，这可以将晚上零食的能量减少一半，消除额外的糖，而不会让她感到饥饿或未得到满足。

1. 餐厅食品和添加的糖

在大多数餐厅的"儿童菜单"上稳定提供的食物，如炸鸡块、热狗和炸薯条，既会导致营养短缺，也会导致体脂增加。通常可以在开胃菜、汤、沙拉和配菜中可以找到更好的选择，最健康的餐厅在儿童和成年人菜单上都提供蒸蔬菜、新鲜水果和煮或烤的家禽。

美国儿童和青少年摄入的添加糖远远超过推荐量。《美国居民膳食指南》（2015）建议将糖的摄入量限制在每日摄入总能量的 10% 以内，但平均而言，美国儿童和青少年的摄入量是这个数字的 1.5 倍以上——16%。含糖饮料（sugar- sweetened beverage, SSB），包括软饮料、果汁饮料和添加糖的能量或普通饮料，是美国人饮食中添加糖的主要来源。研究已经将食用 SSB 与儿童过度肥胖和儿童及成人的慢性病患病风险增加联系起来（见争议 4）。含糖的食物和饮料最好留作偶尔款待用。

13.7.9　身体活动和睡眠

身体活动有助于控制体重、降低血压、提高 HDL 胆固醇水平、增强自尊和自信。然而，现在的儿童平均每天只花 30 分钟进行适度的身体活动，仅为目前推荐的每天 60 分钟的一半（表 C13-4）。不出意外的是，身体活动时间较长的儿童比不太活跃的儿童有更健康的心血管。活跃的视频游戏可以帮助满足身体活动要求，特别是所谓的消耗体力的游戏，这些游戏需要适度到剧烈的身体活动才能玩。父母可以通过限制久坐看屏幕时间、提供吸引人的活跃游戏机会及参与娱乐活动来促进青少年的身体活动。

表C 13-4	儿童的身体活动

《美国居民身体活动指南》规定，这些活动适用于 6~17 岁的儿童。鼓励年轻人参加适合他们年龄的、有趣的、提供多样性的身体活动是很重要的。

■ 儿童和青少年每天应当进行 60min 或更多的身体活动。

■ 有氧运动：一天应当进行 60min 或更多时间的适度或高强度的有氧运动，例如散步、骑自行车、练武术和跳舞*

■ 增强肌肉力量：作为 60min 日常身体活动的一部分，儿童和青少年每周至少有 3 天应当进行包括增强肌肉力量在内的身体活动。阻力可以通过自由杠铃、举重器械、其它物体或个人自身体重来提供。

■ 增强骨骼力量：作为 60min 或更多时间日常身体活动的一部分，儿童和青少年每周至少有 3 天应当进行包括增强骨骼力量在内的身体活动。例如单足跳、跳绳或跳远，以及篮球和网球等跑步运动。

* 第 10 章叙述了各种强度级别的活动。
来源：https://health.gov/dietaryguidelines/2015/guidelines/appendix-1/.

建立健康的日常生活习惯的父母通常会养成终生的习惯，这些习惯最终会影响孩子未来的健康。因此，与其它人相比，那些有充足睡眠、很少看电视并且在卧室里没有电视的孩子，肥胖率要低。

至于睡眠，当研究人员剥夺学龄前儿童一天约 3 小时的正常睡眠时间时，儿童摄入的能量比平时多 20%，摄入的糖分多 25%，摄入的碳水化合物多 26%。这种暴饮暴食的影响会以较弱的程度持续到第二天。根据国家睡眠基金会的数据，大约 30% 的学龄前儿童存在睡眠不足；该组织的睡眠建议如表 C13-5 所示。

表 C13-5	推荐的每日睡眠时间：从蹒跚学步的儿童到青少年

睡眠需求可能会有所不同，每个孩子需要的睡眠时间可能比这些范围多或少 1~2 个小时。

蹒跚学步的儿童	11~14 小时
学龄前儿童	10~13 小时
学龄儿童	9~11 小时
青少年	8~10 小时

来源：Data from Sleep Duration Recommendations, National Sleep Foundation, sleep-foundation.org.

13.7.10　达拉的努力和盖比的未来

达拉说："目前，我们正在实现我们的五个目标，但是有了盖比的投入，我计划了更多的目标：第一，盖比和我早上会早起吃一顿有营养的早饭，盖比的医生告诉我，早餐非常重要，因为它能帮助盖比在学校集中精神，并补充在当天晚些时候可能会缺乏的营养。第二，我会为盖比准备一顿健康、美味而低能量的午餐带到学校，提前做一周的午餐很容易：我在周末做了七个全麦三明治或卷饼，冻起来。然后，每天早上，我只用把其中一个全麦三明治或卷饼和低脂酸奶或低脂奶酪棒和水（不能是软饮料！）一起扔进盖比的午餐袋里。我还会装一些她喜欢的有营养的零食，如小胡萝卜、坚果和葡萄干，以保持她的能量，并在某些日子诱使她远离高能量的零食。"

"第三，因为我们都喜欢甜食，我会准备容易吃的水果零食，比如葡萄和草莓，用透明塑料盒子装，放在冰箱里容易看见的地方。第四，虽然我白天工作，每周有 3 个晚上去学校上学，我们也开始了一个新的家庭传统：每周五晚上 6 点一家人一起吃饭。盖比和我在每周中间决定食谱，非常期待周五一起做饭。第五，我们从大号餐具换成了新的非常美观的小号盘子和甜食碗，盖比非常喜欢新餐具的漂亮颜色，而且我们都觉得用餐量少了也一样让人感到满足。"

"虽然我女儿觉得炸土豆也是很好的蔬菜选择，她现在已经开始逐渐尝试新的食物，这也是第六个目标。在周五一起做饭的时候，她试了小块的西兰花、扁豆，甚至南瓜！炸薯条已经成为我们出去吃饭时偶尔享用的零食。盖比做得非常好，我也会一直给她做健康的新食物，让她尝试，因为孩子需要一段时间才能接受一种新食物的味道。"

"第七个目标被证明是最难的，我们开始一起散步，但是很难找到合适的时间。我得让她知道我对自己的健身也是非常认真的，不过我工作后非常疲劳，而我的学业也占用了很多时间。为了让盖比从学校回来后进行运动，如果她在家里进行体力劳动，比如扫落叶、种花、吸尘和洗车，我会给她奖励，为她想要的 MP3 播放器存钱。当她买到 MP3 播放器后，我们同意每晚跟着她最喜欢的歌曲跳舞。不过今天，不管是下雨还是晴天，不管累不累，我都要系好我的跑鞋鞋带，和盖比一起在我们家附近散步。"

"我爱我聪明、顽强、精力充沛的女儿，不管她的体型大小！不过我知道我们现在的努力会改变她的未来，如果我们能够维持这些健康的新习惯，她会逐渐达到健康体重。我能够看到她有做大事的潜力，而她今天所学到的能够帮助她以后更好地照顾自己和他人，可能是她将来自己的孩子。"

批判性思维

（1）你认为谁应该对儿童肥胖负责任？列表描述家人和孩子为了预防肥胖能够做出的改变，包括饮食和运动习惯的改变。

（2）画一张图作为视觉辅助，向 10~12 岁的孩子解释能量平衡的概念。

你的决定是什么？

男性的生活习惯会影响未来的妊娠吗？
孕妇喝多少酒会伤害发育中的胎儿？
对于婴儿的健康来说，母乳和配方奶一样好吗？
婴儿能不能只依靠母乳或配方奶茁壮成长？

线上资源有哪些？ 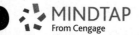 **MINDTAP** From Cengage

思维导图（来自 Cengage）

访问 www.Cengage.com 获得思维导图。这是一个完整的网络课程，包含了 Diet & Wellness Plus，互动性的小测试，视频及更多的其它内容。

自测题

1. (LO13. 1) 怀孕女性比没有怀孕的女性每天需要多摄入 450 kcal 的能量，是在哪个孕期？（   ）

   a. 第一孕期　　　　　　　b. 第二孕期

   c. 第三孕期　　　　　　　d. 第一、第二和第三孕期

2. (LO13. 1) 怀孕前女性的营养格外重要，因为这会决定她的子宫是否能够支持正常胎盘的生长。

   对　　　　　　　　　　错

3. (LO13. 1) 下列哪种物质的缺乏会导致新生儿神经管缺损的危险性增加？（   ）

   a. 维生素 B_6　　　　　　b. 叶酸

   c. 钙　　　　　　　　　　d. 烟酸

4. (LO13. 1) 怀孕的女性通过哪些形式保存铁？（   ）

   a. 引发对某些食物的渴望

   b. 减少运动

   c. 增加铁的分泌

   d. 增加铁的吸收

5. (LO13. 1) 为了预防李斯特菌病，下面哪些是孕妇应该采取的措施？（   ）

   a. 避免羊奶酪

   b. 避免饮用未经过巴氏消毒的牛奶

   c. 食用前彻底煮熟热狗

   d. a 和 c

6. (LO13. 2) 胎儿酒精谱系障碍是世界上可预防的发育迟缓和智力障碍的主要疾病。

   对　　　　　　　　　　错

7. (LO13. 2) 以下哪项不是怀孕期间饮酒造成的伤害？（   ）

   a. 阻止脐带给胎儿运送氧气

   b. 刺激母亲的食欲，从而增加胎儿的营养

   c. 减缓细胞分裂

   d. 妨碍胎盘给胎儿输送营养

8. (LO13. 2) 美国儿科学会督促女性在怀孕期间只能适度饮酒。

   对　　　　　　　　　　错

9. (LO13. 3) 如果没有适当控制，怀孕期间的 1 型和 2 型糖尿病会导致以下症状，除了_____。

   a. 严重的恶心感觉

   b. 严重的低血糖或高血糖

   c. 早产

   d. 怀孕期间的高血压

10. (LO13. 3) 当发展中国家的女性死于怀孕的并发症的时候，其主要的原因经常是子痫。

    对　　　　　　　　　　错

11. (LO13. 4) 为了支持母乳喂养，哺乳的母亲需要摄入更多的_____。

    a. 液体　　　　　　　　　b. 叶酸

    c. 能量　　　　　　　　　d. a 和 c

12. (LO13. 4) 母亲饮食中的钙的摄入对母乳中钙的含量没有任何影响。

    对　　　　　　　　　　错

13. (LO13. 4) 哺乳的女性如果吸烟，会_____。

    a. 把尼古丁和其它化学物质通过母乳传给婴儿

    b. 比不吸烟的母亲产奶多

    c. 母乳中的脂肪含量会升高，损害婴儿的血管

    d. b 和 c

14. (LO13. 5) 母乳喂养的婴儿需要哪些补充剂？

    a. 氟、铁和维生素 D

    b. 锌、铁和维生素 C

    c. 维生素 E、钙和氟

    d. 维生素 K、镁和钾

15. (LO13. 5) 母乳中能够提供保护的物质有_____。
    a. 抗病毒物质　　　　　b. 抗炎物质
    c. 抗菌物质　　　　　　d. 以上所有

16. (LO13. 5) 以下哪些食物会给婴幼儿带来窒息的
    危险？（　　　）
    a. 布丁　　　　　　　　b. 棉花糖
    c. 切成片的热狗　　　　d. b 和 c

17. (LO13. 5) 为了让婴儿整晚睡觉，一个可行的方法是
    当他们能够吞咽的时候就开始喂食固体食物。
    对　　　　　　　　　错

18. (LO13. 6) 为了培养 1 岁的孩子养成自立的习惯，应
    该允许他们对食物进行研究和实验。
    对　　　　　　　　　错

19. (LO13. 6) 为了满足 1 岁孩子发育的需要，父母应该
    允许孩子站在桌子上或扔食物。
    对　　　　　　　　　错

20. (LO13. 7) 治疗婴儿肥胖，第一个目标是_____。
    a. 在他们长高的时候，把体重减少 10%
    b. 很快达到他们的理想体重
    c. 在他们长高的时候减缓他们体重增加的速度
    d. a 和 b

答案见附录 J

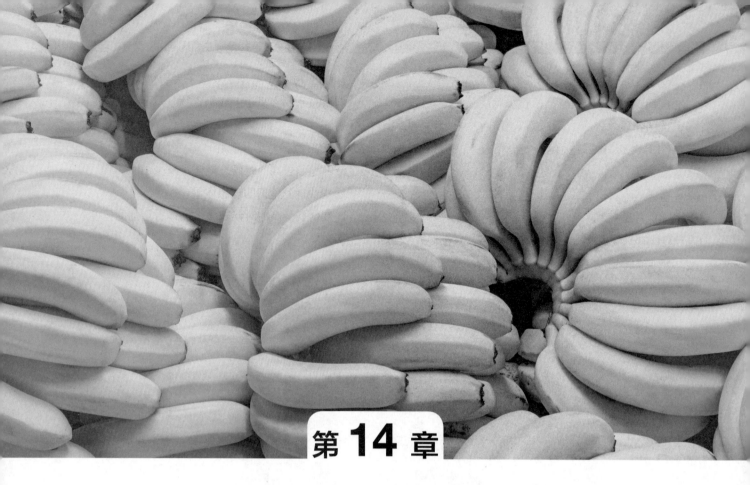

第 **14** 章

儿童、青少年和老年人

启发提问

给儿童提供营养需要特殊的注意事项吗？还是他们只是"小一号的成年人"？

你会怀疑一些症状是由**食物过敏**引起的吗？

青少年已经能够自主决定吃什么了吗？

良好的营养能够让你活得**更健康、更长久**吗？

为了成年以后正常生长或生活，人在儿童时期就应该养成良好的饮食习惯。这些习惯从婴儿期的后半段进食固体食物起就开始形成了，但那仅是人的营养历程的起点，以后会越发复杂。人们对营养的需求在儿童时期和人的一生之中都会不断发生变化，这取决于生长速度、性别、身体活动以及许多其它的因素。虽然人与人之间的营养需求不尽相同，但通用的建议是可行且有用的。[1]

> 儿童肥胖与相关慢性疾病的关系非常复杂和普遍，以致于引发了争论 13。

在美国，大多数儿童的饮食未达到《美国居民膳食指南》推荐的标准。在一般人看来，这些饮食带来的后果可能并不明显，但是营养学家们知道，生长时期的营养缺乏会对身体和智力发育产生深远的影响。同样，儿童时期的饮食过量也会使他们日后与肥胖和慢性疾病进行长久的斗争。

14.1 童年的早期和中期

LO 14.1 描述儿童早期和中期的营养需求、饮食习惯和饮食注意事项

健康婴儿第一年的平均身高增长是很惊人的，一年长高 25.4cm。1 岁时，幼儿刚学会站立并开始蹒跚学步，生长速度减慢了一半；到 2 岁时，他们能很自信地大步走，并学习跑、跳和攀登。这些进步反映了骨骼和肌肉组织重量和密度的积累以及神经系统协调能力的完善。长骨的延长和肌肉组织的增加会一直延续到青少年时期，但是速度会变慢。

在智力方面，儿童也在迅速地成长，而适当的营养是正常大脑发育的关键。如果儿童在 3 岁的时候营养不良，在他长大到 11 岁的时候，智力水平往往会低于同龄人。

14.1.1 养育一个健康的儿童

儿童在生命第 2 年中对营养需求的变化是一生中最大的。从第 12 个月到第 24 个月，儿童的饮食必须由以配方奶或母乳为主要组成的婴儿食品转变为以经过改造的成人食品为主，但这并不意味着牛奶就不是儿童饮食的重要组成了，牛奶还是提供钙、蛋白质和其它营养成分的主要来源。图 14-1 展示了生命的第二年幼儿身体发生的巨大变化。在这段非常时期，幼儿对营养物质的需求很难只由牛奶来提供。此外，幼儿时期因为新的肌肉组织和神经肌肉协调的完善，能够开始参加各种热闹、积极的活动，为了支持他们的活动和成长，需要大量的营养。

1. 食欲的调整 将近 1 岁时，幼儿的食欲会明显降低，之后也会不断地波动：有时好像总是吃不饱；有时却好像只依靠空气和水就可以活着。父母和其它照顾者不必为此而担心，只要按照正常间隔，提供多种有营养的食物，健康的体重正常的儿童就会自动通过调节食欲来保证他们整体的能量需

---

1 参考文献见附录K。

从左边1岁的婴儿到右边2岁幼儿，其体型改变非常显著。2岁的幼儿变得更瘦、更高了；肌肉（尤其是背部、臀部和腿部的肌肉）变得结实有力；腿骨也变长了。

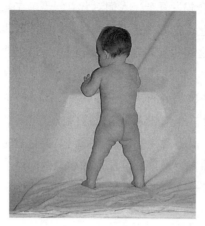
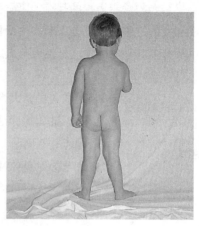

图14-1　1岁和2岁孩子的体型比较

表 14-1	儿童每天所需能量的估计数值	
年龄 / 岁	活动少 [a]	积极活动 [b]
2（男孩 / 女孩）	1000 kcal	1000 kcal
3（男孩 / 女孩）	1000 kcal	1400 kcal
女孩		
4	1200 kcal	1400 kcal
5~6	1200 kcal	1600 kcal
7	1200 kcal	1800 kcal
8~9	1400 kcal	1800 kcal
10	1400 kcal	2000 kcal
11	1600 kcal	2000 kcal
12~13	1600 kcal	2200 kcal
男孩		
4~5	1200 kcal	1600 kcal
6~7	1400 kcal	1800 kcal
8	1400 kcal	2000 kcal
9	1600 kcal	2000 kcal
10	1600 kcal	2200 kcal
11	1800 kcal	2200 kcal
12	1800 kcal	2400 kcal
13	2000 kcal	2600 kcal

a 久坐少动描述的是仅限于日常生活活动的典型生活方式。

b 积极活动描述的是除了日常活动外，每天至少要进行60min适度身体活动（相当于以4.8~6.4km/h速度步行4.8km）

来源：U.S. Department of Health and Human Services and U.S. Department of Agriculture, 2015–2020 Dietary Guidelines for Americans, 8th ed. (2015), http://health.gov/dietaryguidelines/2015 /guidelines/.

求保持平衡，而且对他们每一阶段的成长也是合适的。

不过，想要达到这种理想的状况，就需要限制低营养、高能量食物的摄入。当今的儿童整天摄入那些富含添加糖、饱和脂肪酸、精加工谷物和能量的零食，平时没有饥饿的感觉，总觉得很饱。而那些按时吃饭，适当摄入零食，保证食物多样化而且有营养，只是偶尔吃些特殊甜点的儿童，通常都能适量增重，维持正常的生长速度。《美国居民膳食指南》为2岁及以上的儿童设立了安全且适当的目标，足以提供生长所需的能量和营养，而不会过量。

2. 能量　每个儿童的能量需求都不一样，取决于他们的生长速度和运动强度。平均来说，一个1岁的幼儿每天需要大约800 kcal的能量；到6岁的时候就会加倍到每天1600 kcal；到孩子10岁的时候，每天1800 kcal的能量就能够支持正常的生长和活动而不会造成身体脂肪的过度累积。随着年龄的增长，儿童所需的总能量会增加，但是每千克体重所需的能量会较婴儿期惊人的需求量有所下降。表14-1根据年龄和活动强度列出了儿童的能量需求。

有些儿童，特别是食素的儿童们，满足他们的能量需求会有些困难。全谷物、多种蔬菜和水果能够提供大量的纤维和其它营养物质，但它们的低能量含量可能不足以支持生长。豆制品、其它豆类蔬菜和坚果或种子做成的黄油提供了更多集中的能量和营养物质，以更好地支持这些儿童的生长和发育。

3. 蛋白质　儿童长大后所需的蛋白质总量会有所增加，不过以每千克体重的标准计算，长大以后的孩子的蛋白质需求比小的时候有轻微下降。美国的典型饮食和素食都能够满足儿童对蛋白质的需求。

4. 碳水化合物和纤维　大脑所需的葡萄糖决定了碳水化合物的推荐摄入量。1岁儿童的大脑相对于他的身体是很大的，所以1岁儿童所需的葡萄糖的量与成年人接近。其纤维的推荐摄入量依据成年人的摄入量而制定，对于挑食和能量摄入较少的儿童，可以适当下调（表14-2）。

5. 脂肪和脂肪酸　适当限制膳食脂肪的摄入能够帮助控制饱和脂肪酸和反式脂肪酸的摄入，能避免儿童过早出现成年人慢性疾病的症状。然而，在极端情况下，低脂饮食会缺乏生长所必需营养素和能量。必需脂肪酸对于神经、眼睛和其它组织的发育是必不可少的。

孩子们的小胃囊只能容纳这么多的食物，而脂肪提供了生长所需的一种浓缩的能源。对于 1~3 岁的儿童，脂肪能量应占总能量的 30%~40%；对于 4~18 岁的孩子，脂肪能量应占总能量的 25%~35%。

6. 维生素和矿物质　当孩子长大的时候，对维生素和矿物质的需求也会增加。按照每千克体重需求计算，一个 5 岁儿童对维生素 A 的需求几乎是成年人的 2 倍。包括各种有营养的食物的平衡饮食能够满足儿童对大部分养分的需求。

有时需要额外补充氟化物、维生素 D 和铁。对于氟来说，在土壤和水中氟化物含量较低的地区，儿科医生可能会给儿童开相应的处方。对于维生素 D，美国儿童摄入不足和缺乏的情况非常普遍。DRI 委员会建议，维生素 D 强化食品，包括牛奶、即食谷物和果汁，每天应该能够提供 15μg 的维生素 D，以最大限度地促进儿童钙的吸收，确保骨骼正常、健康地生长。如果儿童不能从强化食物中摄入足量的维生素 D，就需要服用维生素 D 补充剂来弥补不足，但是要注意：摄入高剂量维生素 D 可能会导致维生素 D 中毒。从其它种类的营养补充剂中获得的营养素通常与孩子们已经从营养食品中大量获得的营养素是相同的。因此，营养良好的儿童通常不需要其它补充剂，除了一种：铁，它应该单独讲述。

7. 铁　铁的缺乏是全世界都存在的主要问题，在美国 1 岁及以上的儿童中尤为常见。婴儿期以后，儿童的饮食从富含铁的婴儿食品，如母乳、强化铁的配方奶粉和强化铁的婴儿谷物，转化为成年人的食物和缺铁的牛奶。他们出生时储存的铁很快就会消耗殆尽，但是他们很快的生长速度又需要新的红细胞来填充增大的血量；而使问题变得更严重的是幼儿食欲的变化，有些时候 2 岁的幼儿会过分挑食，有时又会大吃一顿，有时他们可能会进入选择牛奶和果汁替代固体食物的阶段。富含铁的婴儿食品转换为全脂牛奶和非强化食品、减少的铁储存以及经常变化的食量使得在这个急需铁来满足正常的大脑发育和成长的时期很容易发生铁缺乏症。稍后的章节会继续介绍铁缺乏及其对大脑可能造成的影响。

为预防铁缺乏，儿童每天的食物必须提供 7~10mg 的铁。为达到这个目标，零食和正餐都应该包含富含铁的食物。虽然牛奶是骨骼健康生长所需钙的重要食物来源，但是由于牛奶会替代饮食中瘦肉、鱼、家禽、鸡蛋、豆类和全谷物或强化谷物产品等富含铁的食物，也应避免过量摄入。

8. 规划儿童的饮食　为了提供所有需要的营养，儿童的饮食必须包括适量的多样化的食物来满足他们的食欲和需要。表 14-3 提供了 USDA 建议的每天摄入 1000 ~1800 kcal 能量的儿童饮食模式，还有"我的餐盘（My Plate）"等专为儿童、家长和教育工作者提供的在线资源，可以将饮食模式转化为有助于提高美国儿童营养水平的更为实用的信息（图 14-2）。

表 14-2	DRI 推荐的儿童膳食纤维摄入量

年龄 / 岁	膳食纤维 /g
1~3	19
4~8	25
9~13	
男孩	31
女孩	26
14~18	
男孩	38
女孩	26

| 表14-3 | USDA 推荐的儿童饮食模式（总能量 1000~1800 kcal） |

身高、体重、生长速度和其它因素决定了儿童的能量需求量。

食物类	1000 kcal	1200 kcal	1400 kcal	1600 kcal	1800 kcal
水果	220g	220g	330g	330g	330g
蔬菜	220g	330g	330g	440g	550g
谷物	85g	110g	140g	140g	170g
蛋白质食物	57g	85g	110g	140g	140g
牛奶	480ml	600ml	600ml	720mL	720ml

来源: U.S. Department of Health and Human Services and U.S. Department of Agriculture, 2015–2020 Dietary Guidelines for Americans, 8th edition (2015), available at http://health.gov/dietaryguidelines/2015/guidelines/.

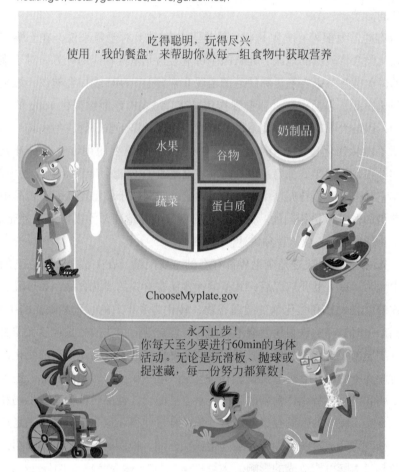

图14-2　儿童版的MyPlate网上资源

注: 有关儿童的"我的餐盘"网上资源请登录: www.choosemyplate.gov.

> **要　点**
>
> • 除了特殊建议的氟、维生素 D 和铁, 正常饮食的儿童不需要服用补充剂;
> • USDA 提供的饮食模式能够满足成长所需的营养而不会造成肥胖。

14.1.2　正餐和零食

童年早期是父母影响孩子终生食物选择的最佳时机, 这将促进儿童的健康并降低其日后患慢性疾病的风险。我们面临的挑战是如何才能让每餐和零食既有营养又对儿童有吸引力,这样孩子们才能真正喜爱多样化的有益健康、营养丰富的食物。

1. 现在美国儿童的食物摄入量 大多数儿童摄入的水果和蔬菜太少:平均来说,他们摄入的所有蔬菜、绿叶蔬菜或全谷物甚至不足需要量的一半。到婴儿 15 个月大的时候,薯条和香蕉成为了主导,但它们并非很多必需营养素的主要来源。含糖饮料和甜点通常在婴儿期就被添加到饮食中,它们的摄入量随着婴儿年龄的增长而增加,而促进健康的天然食品的摄入量则有所减少。当孩子们对营养较差的食物产生偏好时,要让他们接受那些他们所需要的有营养的食物是很有挑战性的。

2. 对待孩子的喜好 许多儿童喜欢甜的水果和味道柔和的生的或煮得不是很烂的蔬菜,因为它们松脆且容易吃。孩子的嘴比大人的敏感,所以熟食应晾到温时,而不是热的时候给孩子食用。味道也应该是温和的,因为孩子的味蕾比大人多。

孩子都喜欢在自己的小桌子上食用小块的食物。如果食物的量较大,孩子就会主要吃自己喜欢的食物,而忽略其它食物。幼儿经常会经过偏好单一食品的阶段,连续几天只吃自己喜欢的一两种食物。这种情况一般会持续一个星期左右,不需要格外注意,因为 2 岁的孩子可能会把家长任何形式的关注都视为奖励。如果连续两个星期孩子只选择自己最喜欢的食物,那么试试提供很少数量的多种食物,包括他喜欢的食物,也可以邀请自己孩子的朋友一起吃饭,并且尽量让其它的食物也变得诱人。

通过奖励,比如可以多看电视来鼓励自己的孩子多吃蔬菜很难起到成效,孩子可能会变得不喜欢吃这种食物;相同的,当孩子被禁止吃某种食物的时候,他们对那些食物的渴望会更加强烈,这与家长所要达到的目的相反。可以适当把孩子喜欢的零食作为奖励。

大多数孩子可以安全地偶尔食用一些能量较高的零食,不过这些零食应该是有营养的。比如奶制品,偶尔吃冰激凌和布丁是可以的;而谷类食物中,用全麦或富强粉做的蛋糕、燕麦饼干、零食饼干,甚至一个小的甜甜圈都是可以接受的选择,但是要保证整体的饮食是营养均衡的。不过如果只吃这些零食当饭,很容易造成营养缺乏或肥胖。

3. 挑食者 挑食者的膳食营养质量通常较低。对新的食物的恐惧,即**食物恐新症(food neophobia)**通常是挑食的基础,在所有幼儿和学龄前儿童中都是很普遍的。在还没有尝的情况下,孩子一看见新的食物就拒绝,但原因却不清楚。孩子可能会厌恶外观或气味相似的食物,或者这种行为可能由基因决定;它也可能已经进化成一种保护机制,阻止好奇的幼童尝试环境中有毒的植物。不管怎样,严重的食物恐新症会影响孩子的健康、成长或社会交往,应该由儿科医生进行评估。

同时,有些实际的建议对你有帮助。开始就要保持乐观而执着的态度,孩子可能前 14 次都会拒绝一种食物,但是在第 15 次的时候突然觉得这种食物很熟悉,是可以接受的,而父母的负面关注或者任何想要强迫孩子尝一尝

术 语

食物恐新症(food neophobia):对尝试新的食物感到恐惧,在蹒跚学步的孩子中很常见。

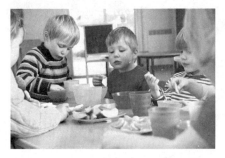

小孩子喜欢在小餐桌上吃一小份食物

的行为就会打破这种规律，在刚开始吃饭的时候，孩子的肚子很饿，这个时候介绍新的食物就容易成功；给孩子尝试大人喜欢的食物也是个好办法，孩子喜欢模仿大人的行为。表 14-4 给出的建议通常可以使用餐更加顺利。

表 14-4	帮助挑食儿童的小技巧

如果孩子不吃足够的食物来支持身体健康的生长和发育，就需要就医。如果挑食不严重的话，以下建议通常对你有帮助。

让他们参与

当孩子们感到能做主的时候，他们更容易尝试食物。让他们参与

■ 计划饮食	■ 准备食物
■ 在食品店购物	■ 做园艺和收获他们吃的食物

有创造性

■ 把蔬菜做成蘸汁或酱	■ 通过在手工项目中使用豆类或全麦等食物来鼓励（不要强迫）孩子对营养食物的兴趣和热情
■ 用饼干模具把水果和蔬菜切成有趣的形状	
■ 打乱传统的饮食习惯（例如，晚饭可以吃早餐类食物）	

加强喜爱的食谱

■ 将混合、切片或切碎的蔬菜加入到酱、砂锅、煎饼或松饼中	■ 用黑豆做配料烘烤巧克力蛋糕或以扁豆为配料做饼干
■ 除了谷物、酸奶或冰激凌，要多吃水果	

榜样与分享

■ 你自己吃健康食品，为孩子做榜样，与他们分享你的健康零食	■ 鼓励孩子至少尝一口餐桌上每种食物
■ 儿童在接受新食物之前可能需要多次接触，所以要继续为孩子提供起初拒绝的食物	

尊重和放松

■ 孩子们喜欢吃零食。他们的胃小，所以很快就填满了，但不久又饿了	■ 除了日常消费，还要关注孩子整个一周摄入的食物和营养素

来源：Mayo Clinic Staff, Children's nutrition: 10 tips for picky eaters, 2014, available at www.mayoclinic.com/health/childrens-health/HQ01107.

4. 儿童的偏好对抗家长的权威 就像父母自己有喜爱和反感的食物一样，一个孩子如果确实不喜欢而反复拒绝一种食物也应该是被允许的。而且，当孩子说自己吃饱的时候，也要相信他，那些"一定要把盘子里的食物吃完"的教条是不被推荐的。如果孩子被教育忽略自己的饱食感，就是为以后的肥胖奠定基础。

明快、轻松的积极的情绪氛围有助于产生良好的食欲，也给孩子学会享受有益健康的食物提供了良好的氛围。父母如果乞求、诱骗或命令孩子吃饭会使孩子产生反抗心理。如果用餐时总是责备孩子，如："苏西，你的手太脏了！你的成绩单！吃光盘子里的食物！"会使孩子感到无法忍受。当他的意识和身体对这种压力做出反应时，很难有好的胃口。

不过尊重孩子对食物的偏好并不是让他们自己选择饮食，因为孩子很自然地喜欢富含脂肪的、含糖多或盐多的食物，比如经常做广告的零食薯片、饼干、薄脆饼干、快餐和含糖麦片和饮料。如果以孩子的味觉偏好来决定家里储藏室的储备，那全家人的营养状态都会遭殃，因为忙碌的父母经常吃他们为孩子们准备的食物，所以决定儿童饮食的责任应该全部由成年监护人承担，不过孩子可以决定吃多少甚至是吃或不吃。

许多父母可能忽视了对孩子饮食习惯最重要的一个影响，那就是他们自己的习惯。不制备、不提供、自己不吃胡萝卜的父母，当他们的孩子拒绝吃胡萝卜时，也不必感到惊讶。相反，那些和孩子们一起购物和做饭的父母，以及在家庭聚餐中喜欢营养食物的父母，为孩子们树立了健康的生活模式。

5. 零食 家长经常发现自己的孩子吃零食太多，到该吃饭的时候肚子已经不饿了。如果孩子知道如何吃零食，这就不会成为问题，有营养的零食和少量多餐一样对健康有益。表 14-5 中罗列了许多孩子喜欢吃的不同种食物组的健康零食。

表 14-5	每个食物组的健康零食创意

包括两种或两种以上食物组的精心准备的零食，如酸奶搭配水果，迷你百吉饼搭配鹰嘴豆泥或全谷物搭配牛奶，可以提供多种所需的营养。

■ 谷物	即食麦片、全麦饼干、迷你米饭或小麦蛋糕、切片面包、迷你百吉饼、全麦玉米饼
■ 蔬菜	由新鲜的胡萝卜[a]或西葫芦[a]制成的蔬菜"火柴棒"（细棒）、甜椒圈、切好的圣女果[a]、青豆、糖豌豆、鳄梨、蒸西兰花
■ 水果	苹果薄片[a]、橘子瓣、草莓片、香蕉、菠萝、猕猴桃、桃、芒果、油桃、甜瓜、切好的葡萄[a]、浆果、杏干丁[a]
■ 牛奶和奶制品	低脂奶酪片或奶酪条、迷你酸奶杯、脱脂或低脂牛奶或豆奶、低脂白干酪
■ 蛋白质类食物	鸡蛋片、花生酱[a]、豆酱、鹰嘴豆泥、黑豆、瘦火鸡或鸡肉薄片[a]、去壳南瓜子、大豆"汉堡"或"香肠"片

a 如果不把这些食物切成小块，会有窒息的危险。一勺普通的花生酱也会导致窒息；少量涂抹在面包、水果或其它食物上，有助于将其分散在口中，这样更安全。

来源：U.S. Department of Agriculture, Develop healthy eating habits, available at www.choosemyplate.gov/health- nutrition-information.

6. 餐馆里的选择 在餐馆里选择儿童喜欢吃而且有营养的食物是需要巧妙的灵活性的。儿童菜单中常见富含脂肪和盐的三明治、炸鸡块和炸薯条。更好的选择是：

- 几个孩子一起分享一顿大人的正餐；
- 从开胃品、汤羹、沙拉和配菜里选择；
- 点比萨饼馅料的时候选择蔬菜和瘦肉的馅料（而不是香肠和汉堡），只要一半的奶酪，以减少饱和脂肪酸；
- 点饮料的时候选择水、脱脂奶或者果汁（而不是果汁混合饮料或软饮料）。

如果父母在餐馆用餐的时候选择营养、健康的食物，就会给孩子做出好榜样。

7. 窒息 孩子窒息的时候可能不会出声，所以成年人在孩子吃饭的时

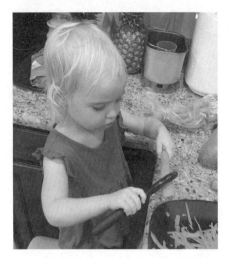

当任务与孩子们的能力相匹配时，他们会很喜欢来帮忙

候应该随时注意。如果孩子自己咳嗽通常可以把食物咳出来而不需要帮助。为了预防窒息，鼓励孩子坐着吃饭，在孩子跑步或者躺着的时候吃饭最容易窒息。圆形的食物如葡萄、坚果、硬糖、小块的热狗很容易卡在孩子细小的气管里。其它有潜在危险的食物包括硬肉块、爆米花、薄脆片和用勺子吃花生酱时（第 13 章的表 13-14 列出了更多具有窒息危险的食品和非食品）。

8. 吃饭的技能　孩子喜欢和大人一起准备食物，并且喜欢吃自己参与准备的食物（表 14-6）。比较好的做法是让孩子充满热情地去完成一些他们力所能及的工作并从中感觉到乐趣，而不要批评孩子或让孩子做乏味的苦工。当孩子完成得很好（或至少进行了很好的尝试）时要表扬孩子，使孩子感到很自豪，这有助于使孩子的技能得到发展并且对健康食物产生积极的情绪。

表 14-6　学龄前儿童的用餐技能和发育的里程碑[a]

饮食技能	发育标志
1~2 岁	
■ 使用勺子	■ 大肌肉发育
■ 从杯中取东西和喝东西	■ 生长缓慢和食欲下降
■ 帮助擦洗水果和蔬菜，把新鲜莴苣撕下，摘青豆，或浸泡食物	■ 好恶感出现
■ 可能很邋遢，容易分心	■ 可能突然拒绝吃某些食物
3 岁	
■ 用叉子戳食物	■ 手部肌肉适度发育
■ 自己吃饭	■ 可能突然拒绝吃某些食物
■ 帮助包装、倒、混合、摇动、搅拌或分发食品	■ 开始索要爱吃的食物
■ 听从简单指令	■ 进行简单的二选一食物选择
4 岁	
■ 可使用所有的餐具和餐巾	■ 小手指肌肉发育
■ 帮助称干配料	■ 受电视、媒体和同伴的影响
■ 学习餐桌礼仪	■ 可能不喜欢很多混合菜
5 岁	
■ 测量液体	■ 手指和手的协调发展
■ 磨、压碎和切食物（用钝刀切软的食物）	■ 通常接受可食用的食物
■ 在有人监管下用手搅拌	■ 吃时基本不用监管

a 这些年龄是近似值。健康、正常的孩子按照自己的节奏发育。
来　源: Adapted from MyPlate for Preschoolers, Behavioral milestones, available at www.choosemyplate.gov/preschoolers/healthy-habits/Milestones.pdf.

要　点

- 应该从小开始养成健康的饮食习惯，父母教育最好的方法是树立一个好的榜样；
- 在吃饭的时候监督孩子并避免一些危险食品，通常能避免窒息的发生；
- 当任务与孩子的能力相匹配时，孩子们会喜欢帮忙做饭。

14.1.3 营养不良怎样损伤孩子的大脑？

营养不良的孩子会表现出生理和行为的症状：他们会觉得难受和不适，可能很急躁、易怒或者伤心和不合群，会被称为"多动""抑郁"或者"不讨人喜欢"。那些负责孩子饮食并且住在一起的监护人应该格外注意孩子饮食与行为之间的联系。

例如，在发生贫血前，铁缺乏便会对儿童的行为和智力水平造成广泛的影响，这点已经是众所周知的了。铁运输氧气，是细胞能量代谢的关键。铁还参与可调控注意力的关键神经递质的合成，而注意力对学习又至关重要。因此，铁缺乏不仅会导致能量危机，还会减弱坚持完成智力挑战任务的动机，影响注意力的持续时间，削弱孩子的学习能力。尽管强化食品已十分普遍，但铁缺乏仍然是美国儿童和青少年面临的一个关键问题。

只有医护人员，比如注册营养师，才能够决定给一个孩子提供单一营养的铁补充剂。铁是有毒的，而铁过量很容易对幼儿造成伤害，甚至会杀死误食铁丸的幼儿。所有的补充剂都应该放在孩子够不到的地方。

要 点

● 铁的缺乏和毒性都会对儿童造成威胁。

14.1.4 铅的问题

铅不是营养素，而是一种广泛存在于环境中的不易被破坏的有毒重金属元素。它无益于健康，且一旦进入体内，就很难排出。在美国，有超过50万儿童（大多数不足6岁）血液中的铅浓度过高，并引起智力、行为和其它健康问题。

1. 铅的来源 婴儿喜欢四处探险并且把所有的东西都往嘴里放，包括剥落的旧的含铅油漆片、含铅的小块金属和其它意想不到的东西。铅也可能从旧的含铅的管道进入饮用水而污染婴儿的配方奶和家人喝的饮料。对于大一些的孩子，混在户外土壤中的铅尘会粘在孩子的手和衣服上而最后被孩子吸收。颜料、彩色玻璃、铅水晶玻璃器皿、弹药、陶瓷釉料、传统药物，甚至化妆品和护肤霜中也能检测到铅。一旦接触，婴幼儿铅的吸收速率是成年人的5~10倍。

2. 铅的危害 对于发育中的个体来说，实际上没有一个绝对安全的铅含量的水平。铅会缓慢地在儿童的身体内聚积，而孩子的护理人员不会注意到任何症状，直到为时已晚。图14-3列举了几个易受血铅升高影响的器官。铅影响身体的每一个器官。不幸的是，一旦症状出现，医疗手段可能不能消除铅给身体器官带来的损害，有些损伤会在儿童期之后仍然持续。

长期血铅升高的生理影响包括骨骼和肌肉生长速度降低、神经损伤、肾脏功能障碍、听力障碍、语言障碍和发育迟缓。在学龄儿童中，早期铅暴露与智商测试得分低于平均水平和学习成绩差有关。

因为铅中毒会逐渐损害肾、神经、大脑、骨髓和其它器官，如果不能及时准确地诊断、治疗，孩子可能会陷入昏迷，产生抽搐，甚至死亡。年龄较即使暴露于少量的铅也会损害身心发育。

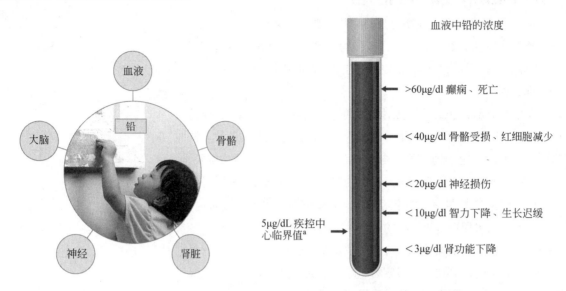

a疾控中心采用5μg/dL的临界值来界定需要进行病例管理的儿童和需要采取公共卫生行动以减少铅暴露的地区

图14-3 铅对人体器官的毒性

大的孩子如果血液中的铅含量过高，可能已经遭受了身体的损害，但是会被错误地认为是没有责任感的、有暴力倾向的或者是有学习障碍的孩子。

3. 铅和营养素的相互作用 营养不良会增加儿童受到铅伤害的可能性。铁、钙、锌等矿物质与铅的吸收相互竞争。儿童如果缺乏这些矿物质，就会吸收更多的铅。铅还会将这些矿物质从体内靶部位排出，限制它们的生理功能。即使是轻微的钙、铁或锌缺乏也容易诱发铅中毒。例如，一个患有缺铁性贫血的孩子出现血铅升高的可能性是铁水平正常的孩子的三倍。

过去几十年里对含铅的汽油、含铅的房屋油漆、用铅焊接的罐头的禁令显著降低了美国环境中铅的含量，也使得儿童血液中的平均含铅量稳步降低。不过，铅在那些较老的社区房屋中仍然是很大的危险，因为那些房子中可能使用铅管道，内部有几层旧的含铅的油漆，这是大多数儿童生活中铅的最主要来源。表 14-7 提供了一些如何避免铅中毒的建议。

要 点

● 最近人们血液中铅的水平在逐渐降低，不过就算是很低的水平也是有害的。

表 14-7 预防铅中毒的措施

对孩子的保护措施
■ 如果你的房子是在 1978 年前建的，每周都要用温水和去污剂擦地板、窗台和其它表面部位以清除旧铅漆释放的残渣，立即清理掉脱落的油漆片
■ 儿童饮食要均衡，按时用餐并提供充足的铁和钙
■ 防止儿童啃食旧漆表面
■ 不要让孩子佩戴由未知金属制成的珠宝

续表

- 经常清洗孩子的手、奶瓶和玩具
- 在进房间之前把孩子鞋上的灰尘擦净
- 请教医生你的孩子是否需要进行铅测试

对成年人的保护措施
- 日常避免使用手工制作的、进口的旧陶瓷杯或瓶来装热的或酸性饮料，如果汁、咖啡或茶；美国制造的陶器、瓷器、玻璃制的碟子或杯子是安全的；如果陶制的盘子或杯子老化，只能用作装饰
- 不使用含铅的水晶玻璃瓶存放酒精或者其它饮料
- 如果你的房子很古老，用的水管可能含铅，在用水之前，特别是在早晨第一次使用前，要先放水1分钟

14.1.5 食物过敏、不耐受和厌恶

如今，美国高达8%的儿童存在食物过敏。食物过敏的的患病率正在上升，但没有人知道确切的原因。随着年龄的增长，似乎许多人的食物过敏会逐渐消失，所以成人的过敏率要比儿童低得多，约占总人口的1%。

1. 食物过敏　当食物中的一种蛋白质或其它大分子进入身体组织后引起了过敏反应时，食物过敏才算是真正的发生了。大部分食物中的蛋白质在被吸收以前已经在消化道内被分解为许多小的片段，但是还有一些没被分解完全的部分会进入血液。在发生过敏的人体中，免疫系统会把这些外来物质当作**抗原（antigen）**对待，释放出**抗体（antibody）**、**组胺（histamine）**和其它的防御物质。对于一些人来说，食物过敏可能会引发危及生命的**过敏性休克（anaphylactic shock）**，表现为舌头、喉咙、皮肤感到刺痛或呼吸困难等。表14-8中列出了引发绝大多数食物过敏反应的八种食物。

表 14-8　常见的食物过敏原	
8 种食物会引起 90% 的食物过敏反应。	
■ 花生 [a]	■ 小麦
■ 树生坚果 [a]	■ 大豆
■ 牛奶	■ 鱼 [a]
■ 鸡蛋	■ 甲壳类动物 [a]

a 这些食物最有可能引起过敏性休克。

如果已知儿童对过敏原会产生威胁生命的反应，需要采取三种行动方针：第一，孩子的家庭和学校必须避免孩子接触过敏原；第二，保证容易注射并且能够拯救生命的**肾上腺素（epinephrine）**随时可以获取，且在下列紧急情况下迅速被注射（图14-4）。第三，所有与儿童或儿童的食物接触的成年人都必须接受有关特定类型过敏以及如何确保儿童安全的教育。

2. 避免过敏原　避免过敏原有时候很困难，因为它们会在我们不经意间混入食物。比如，一块猪排（无害食物）可能会先蘸上蛋液（鸡蛋过敏）和面包屑（小麦过敏），然后放入花生油（花生过敏）中煎炸；棉花糖中可

术 语

过敏（allergy）：对外来物质（如食物中某种成分）的免疫反应，也被研究人员称为超敏反应。

抗原（antigen）：它对身体来说是一种外来物质，可引起抗体的形成或免疫系统中细胞的炎症反应。食物抗原一般为糖蛋白（葡萄糖分子和大蛋白的结合体）。发炎包括局部肿胀、疼痛及白细胞聚集到炎症部位。

抗体（antibody）：由于抗原出现而产生的大蛋白分子，可以使抗原失去活性。在第6章中也曾被定义。

组胺（histamine）：一种参与炎症反应的物质，在对抗原发生的局部免疫反应中由免疫系统的细胞制造。

过敏性休克（anaphylactic shock）：对入侵物质产生的全身过敏反应，会危及生命。

肾上腺素（epinephrine）：由肾上腺分泌的激素，能够通过扩张气道、维持心跳和血压来对抗过敏性休克。

肾上腺素"笔"可为过敏性休克患者提供及时的救治

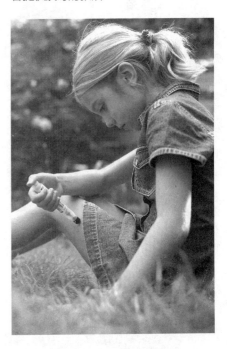

图14-4　预防过敏性休克

能含有蛋清；午餐肉中可能含有乳蛋白黏合剂等。

不可见的微量的过敏原，如花生酱等，可能被留在桌子、椅子和其它地方，很容易就会污染一个对花生严重过敏的孩子的手，引起威胁生命的过敏反应。仔细清洗桌椅和过敏的孩子认真洗手就可以避免这种情况的发生。当过敏原被吸入时也会发生接触。然而花生中的蛋白质过敏原是不易挥发的，也就是说它们在一般情况下，进食的时候不会从食物蒸发到空气中。

过敏的孩子的父母和监护人必须在家里准备好午餐和零食，并且请求学校的工作人员在食堂里严格遵循"不能交换"的原则。为了预防营养缺乏，监护人员还需要提供适当的替代物来弥补食物中缺少的必需营养素。建议对那些食物过敏的孩子进行营养咨询和成长监督。

一种可能挽救生命的实验疗法是让食物过敏的人接触少量重复剂量的某些食物过敏原，以暂时减少过敏反应。理想状态下，这种疗法可以防止随后的意外暴露引起的严重反应。然而，要知道，严重的过敏症状可能会在接触后才出现，因此任何想要自己尝试这种治疗的人都会冒很大的风险。

3. 食品标签　食品标签中必须用简明的语言标出常见过敏原。比如，食物中含有"组织化植物蛋白"就需要在商标上注明"黄豆"；类似的，牛奶中的蛋白质"酪蛋白"就需要标为"牛奶"。食物过敏的消费者非常依赖食品标签的准确性（图14-5提供了一个示例）。表14-9列出了与食物过敏反应有关的症状。

一种食物如果含有甚至是可能含有任何微量的常见食物过敏原，都必须在商标上明确指出。比如，如果产品中含有牛奶蛋白酪蛋白，商标上必须注明"含有牛奶"，或者原料成分表中必须包括"牛奶"。如下图所示，葵花籽食品标签提供了花生过敏的警示，因为微量的花生也可能会在生产过程中接触这些果仁。

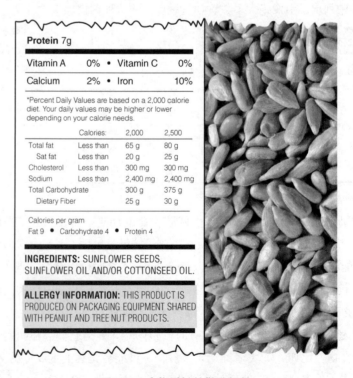

图14-5　食物过敏的警示标签

表 14-9	食物过敏反应的症状

以下任何一种症状都可能在摄入一种过敏原后数分钟或数小时后出现。

- 气管：呼吸困难、气喘、哮喘
- 消化道：呕吐、腹部绞痛、腹泻
- 眼睛：发炎、双眼红
- 嘴和喉咙：刺痛感、舌头和喉咙肿胀
- 皮肤：荨麻疹、肿胀、皮疹
- 其它：血压下降、意识丧失，极端情况下会造成死亡

4. 食物过敏的诊断 食物过敏没有简单的筛查方法，正确的诊断方式需要熟练的医生根据病人的病史来评估疾病的性质。过敏原可能有一种或者两种成分。虽然总会有它们的抗体出现，但症状只是有时出现。所以，过敏不能单独依靠症状来诊断。

某种食物过敏会即刻产生症状，这很容易被发现，因为它的症状在进食的同时就会产生。而可能发生在 24h 以后的延迟反应就很难确定。对于轻微的症状，最好从记录食物摄入和症状开始。如果这些症状与某种食物有关，然后可以对食物特异性抗体进行血液测试，以检测食物特异性抗体水平的升高或者进行皮肤点刺试验，即临床医生将食物提取物滴在皮肤上，然后轻轻刺痛或划伤皮肤，或者用其它测试表明过敏的可能性。首选的测试是临床口服食物激发试验，它耗时又昂贵，还会带来一些风险，因此很少被采用。

人们可能会被一些听起来很有科学依据的谎言欺骗，认为很多疾病如皮肤发痒和精神抑郁都是由于过敏造成的，这是不可信的。要警惕那些虚假测试，这些测试是为了促使"病人"做出从骗子手里购买哪些食物或补充剂来缓解"过敏"的决定。

5. 食物不耐受和厌食 食物不耐受（food intolerance）是指在进食某种食物后必然产生的令人不适的症状，乳糖不耐受就是一个例子。与过敏反应不同的是，食物不耐受并不会引起免疫反应。**厌食**（food aversion）则是对某种食物的强烈厌烦，可能是对某种曾经引起问题的食物产生的生物学反应。强调一下，当一种重要的主食必须从饮食中除去时，不管原因是什么，孩子的监护人必须寻找其它食物来弥补所需要的营养。

当出现行为问题时，经常归咎于过敏，但任何疾病都可能导致孩子不舒服，下面章节会单独讨论一类行为问题。

要点

- 食物过敏困扰着许多美国儿童，必须保持警惕以避免危及生命的过敏性休克。
- 食品标签必须提醒消费者关注常见过敏原。
- 厌食可能与食物过敏或者对食物的不良反应有关。

术语

食物不耐受（food intolerance）：对食物或食品添加剂的不良反应，不包括免疫反应。

厌食（food aversion）：对某种食物的强烈厌恶，可能是生理或心理上的，将疾病或其它负面经历与食物联系在一起了。

14.1.6 饮食会造成儿童多动症吗？

注意力缺陷多动症（attention-deficit/hyperactivity disorder，ADHD），或多动症（hyperactivity），在学龄儿童中发生率为 5%~10%，是**学习能力缺失（learning disabilities）**的一种，在一个教室中的 30 个学生会中有 1~3 个学生得此病。这种疾病的主要特征是长期的注意力无法集中，伴随着行为的过度活跃以及非常差的控制力。它能使孩子生长迟缓、学习成绩下降，并能引起严重的行为问题。尽管随着年龄的增长有些孩子会有所好转，但很多人到了上大学的年龄或者成年以后才得到诊断而进行相应的治疗。

1. 过敏、添加剂和糖 ADHD 曾被归咎于食物过敏。据报道，限制常见的食物过敏原和合成食品添加剂，或补充 ω-3 脂肪酸可以减少一些儿童的症状，但研究尚未明确营养和 ADHD 之间的任何联系。同时，父母如果希望避免常见食物过敏原或食品添加剂可查询食品标签。

许多老师、父母、祖父母和其它人都坚称有些孩子的行为与糖果有直接联系。然而，大多数研究人员已经驳斥了这种"糖会影响行为"的理论，因为几乎没有科学证据支持它。含糖食物和饮料显然取代了饮食中更有营养的食物，而营养缺乏会导致行为问题，但糖本身并不会导致行为异常。

2. 管理 ADHD 症状 所有的孩子都会有不服管教和多动的时候，这是符合常识的。如果一个孩子经常拿含咖啡因的可乐和巧克力当饭吃，不吃午饭，也不睡午觉，很少出去玩儿，而是在电视机或其它屏幕媒体前一坐就是几个小时，就一定会带来压力而且产生持久的情绪不佳的状况。对于患有 ADHD 的孩子来说，这种行为模式使得应对自身疾病症状变得更加困难。行为和药物治疗是治疗的基础，但如果看护者开始限制孩子在屏幕前的时间，保证孩子充足的睡眠、规律且有营养的饮食和每天积极的户外活动，通常会获得额外的改善。

> **要 点**
> - ADHD 不是由食物过敏、添加剂或者糖类摄入引起的。
> - 持续的照护和营养膳食可能有助于应对 ADHA 症状。

14.1.7 龋齿

1. 龋齿(dental caries) 是影响许多美国儿童的严重的公共健康问题，2~11 岁儿童的患病率高达 42%。极少数幸运的人由于他们具有遗传的抗龋性从来不会出现龋齿；而有些人儿童时期在龋齿产生之前就在牙齿上涂上了一层密封剂来预防龋齿。另一种用来防止牙齿腐坏的方法是在社区的水源中加入氟，这被证明是迄今为止保护大家牙齿健康的最有效的措施。可能预防龋齿最有力的武器就是牙齿的清洁，不过饮食也与龋齿有一定的关系。

2. 龋齿是如何产生的 当口腔里的细菌生长产生的酸腐蚀了牙釉质的时候，就产生了龋齿（图 14-6）。细菌的菌落形成**牙菌斑（plaque）**，会越来越紧密地粘在牙齿表面，除非用牙刷和牙线清除，或直接刮掉。最终，牙垢中的酸会在牙齿上形成小坑，加深后就成了蛀牙。牙科医生能够治疗蛀牙，他们会把腐蚀的部分除去，并把牙洞用填充物填上。

3. 严重的牙齿疾病　如果任其发展，牙菌斑就会在龈下继续侵犯，直到酸性产物侵蚀牙根及其所在的颌骨，导致牙齿松动和牙龈炎症。而发炎、感染的牙龈中的细菌会通过血液流动转移到其它组织，导致疾病。严重的牙龈疾病会使大多数美国成人在年老的时候失去牙齿。

4. 食物与龋齿　细菌依靠碳水化合物繁殖，在接触碳水化合物之后的 20~30min 就会产生酸。起决定作用的是接触碳水化合物的时间，这在很大程度上取决于是否在进食后马上刷牙，也取决于食物的成分、黏性、在口腔里停留的时间以及进食的频率。表 14-10 中列出了一些容易和不易造成龋齿的食物。如汽水、橙汁和运动饮料不仅含糖，而且 pH 值偏低，它们的酸性环境能够腐蚀和削弱牙釉质。越来越多的人使用含糖的软饮料和运动饮料而不是水来解渴，这可能是牙齿的腐蚀越来越普遍的原因。将糖的摄入量控制在总能量的 10% 及以下，可以最大限度地延缓一生中龋齿的发展。

当酸溶解牙釉质的时候，龋齿就会产生。如果不能及时修复，损害就会蔓延到牙本质甚至扩散到牙体、牙髓里，导致发炎和脓肿

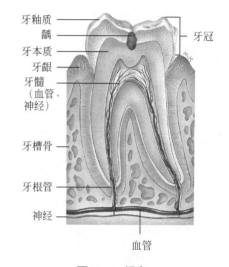

图14-6　龋齿

表 14-10	**食物引起龋齿的可能性比较**

龋齿发生率低	
这些食品对牙齿损伤较小	
■ 蛋类、豆类	■ 比萨饼
■ 新鲜水果、水果罐头	■ 爆米花、椒盐卷饼
■ 瘦肉、鱼、禽类	■ 无糖口香糖和糖果ª、无糖软饮料
■ 牛奶、奶酪、原味酸奶	■ 面包、硬面包圈、百吉饼
■ 大多数熟的和生的蔬菜	
龋齿发生率高	
吃这些食物后要刷牙	
■ 蛋糕、松饼、面包圈、馅饼	■ 果酱、果冻、蜜饯
■ 拔丝地瓜	■ 加糖的午餐肉
■ 巧克力奶	■ 浇糖卤汁的肉类或蔬菜
■ 饼干、麦片和能量棒	■ 燕麦粥、燕麦片、燕麦烘焙食品ᵇ
■ 干果（葡萄干、无花果、海枣）	■ 加糖的花生酱
■ 冷冻或风味酸乳酪	■ 薯片和其它片状零食
■ 果汁或水果饮料	■ 加糖谷类方便食品
■ 水果糖浆	■ 甜的口香糖、软饮料、糖果、蜂蜜、糖、糖蜜、糖浆
■ 冰激凌或冰镇牛奶	■ 酥皮糕点

a 致龋菌不能有效地代谢这些食品中的糖醇产品；

b 燕麦的可溶性纤维使燕麦粒特别黏，因而会造成龋齿。

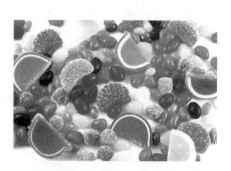

为预防龋齿，进食后应尽快将含碳水化合物的黏稠食物从牙齿上清除

要点

●富含碳水化合物的食物会造成龋齿。

14.1.8 早餐是儿童每天最重要的一餐吗？

营养丰富的早餐是儿童饮食中的主要组成部分，能够支持儿童健康地成长和发育。如果一个孩子经常不吃早餐或者被允许吃含糖很多的食物（糖果或棉花糖）而不是把营养丰富的食物（全麦麦片）当早饭，这个孩子就不能满足几种重要营养素的需求。不吃早餐丢失的营养素并不能被午餐和晚餐所弥补，也就意味着那些营养素在那一天就彻底失去了。

经常不吃早餐的孩子更容易超重，在课堂上难以集中注意力，在需要集中注意力才能完成的任务中表现不佳，考试成绩差。表14-11提供了一些便捷的、营养丰富的早餐的建议。常识告诉我们如果没有足够的能量，谁也没有精力学习和思考问题，即使是上午十点左右的一份点心也有助于提振低迷的注意力。

表 14-11	在繁忙的早晨对便捷早餐的建议

做好计划，即使繁忙的早晨也可以享受营养早餐

- 提前准备好三明治或玉米饼，冷冻、解冻或加热，然后配上果汁；馅料包括花生酱、低脂奶酪或其它奶酪、果酱、水果片、油炸豆或肉
- 教会学龄儿童，让他们自己准备谷物食品、牛奶和果汁；把碗和杯子放在低柜，以防止被打破，把牛奶和果汁放到小的加盖的塑料瓶中，并放在冰箱低层
- 放一碗新鲜的水果和一小罐的带壳坚果、什锦干果（没有糖果的那种）或烤花生，以方便随时食用
- 将混合麦片或其它谷物加到240ml酸奶中
- 烤全麦冷冻华夫饼，不加糖浆，拿了就走
- 非传统的选择：将胡萝卜条和酸奶一起食用或蘸豆酱食用；吃剩的炖锅菜、炖肉或意大利面，可以让孩子热食或冷食

美国政府向学龄儿童提供包含早餐在内的富含营养、高质量的膳食资助。对于低收入家庭的学生来说，可以免费或者仅花少量费用就能获得这样的膳食，确保所有学龄儿童都能获得他们所需的营养，拥有最佳的状态。此外，如果学校参与公立学校饮食计划，学生的出勤率提高，迟到率也会下降。

> **要点**
> - 吃早餐能够提高孩子在学校里的表现；
> - 低收入家庭的孩子可以获得免费或价格低的有营养的校餐。

14.1.9 学校提供的饮食营养充足吗？

在今天的美国，有5000万年龄在5~19岁的孩子们每年9个月中每天大部分的时间都待在学校里，有超过3000万的孩子通过公立学校午餐计划在学校吃午饭，超过一半是免费或减价的。还有1000万的孩子会在学校通过国家学校早餐计划吃早餐。对于很多生活在贫困线以下的孩子来说，学校的饮食计划是他们每天汲取营养的主要来源。

1. 公立学校早餐和午餐计划　由美国农业部监管的校餐提供相应年龄

学生段每天所需的食物（表 14-12）。计划的午餐能够提供每天平均所需的 1/3 的总能量、总脂肪和饱和脂肪、蛋白质、钙、铁、维生素 A 和维生素 C，并且比从家里带的午餐更有营养。如果学生经常在学校吃午餐，比那些从家里带饭的学生会摄入更多的营养和纤维。

表 14-12	学校午餐模式		
食物组	**年级**		
	K~5	6~8	9~12
	每周的食物量（每天最小量）		
水果 [a]	550g（110g）	550g（110g）	1100g（220g）
蔬菜 [a]	830g（165g）	830g（165g）	1100g（220g）
深绿色	≥110g	≥110g	≥110g
红 / 橙色	≥165g	≥165g	≥275g
蚕豆 / 豌豆	≥110g	≥110g	≥110g
淀粉类	≥110g	≥110g	≥110g
其它	≥110g	≥110g	≥165g
另加蔬菜以达到总需求量	220g	220g	330g
谷物	230~260g	230~280g	280~340g
蛋白质类食物	230~280g	260~280g	280~340g
液体牛奶 [b]	1200mL（240mL）	1200mL（240mL）	1200mL（240mL）
其它			
能量	550~650kcal	600~700kcal	750~850kcal
饱和脂肪占总能量的百分比	<10%	<10%	<10%
钠	≤640mg	≤710mg	≤740mg
反式脂肪	0g/ 份	0g/ 份	0g/ 份

a 水果或蔬菜的汁可能不超过产品的一半。所有果汁应当为 100% 纯果汁。
b 液体牛奶应该是低脂（无味）或脱脂（无味或有味）牛奶。
来源：USDA, School Meals, Nutrition Standards for School Meals (2017), available at www.fns.usda.gov/school-meals/nutrition-standards-school-meals.

当前的学校膳食模式和营养标准确保了水果、蔬菜、全谷物、脱脂和低脂牛奶的供应，还控制了学龄儿童膳食中钠、饱和脂肪酸和反式脂肪酸的含量。《美国学校午餐和早餐计划中的营养标准》还规定，膳食所提供的能量必须处于特定年龄或年级学龄儿童的能量需求范围内。设计出各种方法吸引孩子们在学校里多吃有营养的食物是当前的一个研究热点。

2. 学校里的竞争性食品 除了美国农业部监管的学校午餐，学校食堂里的私人商贩也提供**竞争性食品（competitive food）**。在全国范围内，美国农业部的《学校智能零食法规》规定现在要求竞争性食品和饮料（包括在自动售货机出售的竞争食品和饮料）为学生提供更多的水果、蔬菜、乳制品和全谷物的健康选择。此外，它们还必须符合能量、钠、脂肪、饱和脂肪酸、

术语

竞争性食品（competitive food）：不受监控的能和美国农业部监管的学校午餐竞争的食物，包括快餐。

反式脂肪酸和添加糖的标准。各个州也可以制定更严格的政策，与政策执行较弱的州相比，生活在政策执行较严格的州的儿童和青少年会更瘦。

要点

- 有计划的学校饮食不仅能够至少提供孩子一天所需的特定营养素的1/3，还保证充足的水果、蔬菜、全谷物、低脂和脱脂液体牛奶；学校饮食中钠、饱和脂肪酸和反式脂肪酸的含量也应该符合《美国学校午餐和早餐计划中的营养标准》的要求。
- 竞争性食品必需符合特定的营养标准。

14.2 青少年时期的营养

LO 14.2   总结青少年的营养需求

青少年不需要喂养，他们会自主进食。他们的食物选择会大大影响现在和以后的身体健康。面对日益增大的时间需求，包括课外工作、社会活动、体育运动和家务劳动，这些大孩子很容易形成饮食不规律的习惯，将零食和快餐当作饮食的主要部分。在这种环境下，**青春期（adolescence）** 意味着巨大的身体变化和寻找自我的心理历程，这些都是在不停的试验和错误中发生的。

父母、同学和媒体是影响青春期行为和信仰的主要因素。随着青少年获得更多的独立性，他们的饮食质量通常下降；他们选择含较少营养的食物，摄入更多的糖、脂肪、盐、咖啡因和单纯能量。父母的榜样作用和指导仍然在帮助青少年选择有助于成长和持久健康的食品和饮料方面发挥着作用。

1. 青春期的生长突增 青春期的**生长突增（growth spurt）** 会带来急剧的生长和激素的变化，能够影响身体的每一个器官，包括大脑。一般来说，一个女孩的生长突增从10~11岁开始，到12岁的时候到达顶峰。而男孩子的生长突增则从12~13岁开始，到14岁的时候达到高峰，在19岁的时候开始减缓。两个同岁的青少年可能在身高上会相差30.48cm，但是只要在稳步地增长，那么每个孩子都会依据天生的生长速度完成由基因决定的生长历程。

2. 能量需求和身体活动 青少年的能量需求取决于他们的生长速度、性别、身体成分和身体活动，个体差异非常大。一个经常运动的、身体还在成长的15岁男生每天为了维持自己的体重可能需要3500 kcal的能量，而一个不怎么活动的同样年龄的女生，因为生长速度已经减缓，为了避免增加多余的体重，每天只需要1800 kcal的能量。在当今社会中，能量平衡往往很难调节。据估计，21%的青春期女孩患有肥胖症。在能量输出方面，身体活动水平常常急剧下降，青少年很少能达到《美国人身体活动指南》的要求。大多数青少年的身体活动水平远远低于推荐水平。

3. 体重标准和身体肥胖程度 体重标准是对于成年人来说的，对青少

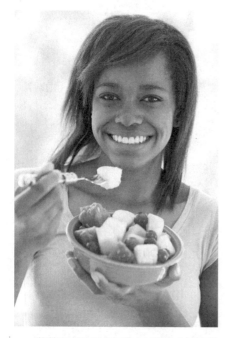

营养丰富的零食在青少年膳食中扮演着重要的角色

术语

青春期（adolescence）：从青春期到成熟期的阶段。

生长突增（growth spurt）：从青春期开始的身体的显著迅速的生长。

年并不适用。医生会使用成长表格来追踪青少年在体重和身高上的生长情况（如第 13 章图 C13-1 争论 13 所示），家长也应该只监测青少年的生长趋势，而不是通过比较来伤害孩子的自信心。

女孩的身体脂肪比率比男孩高，这是一个事实，不需要担心体重会超重。青少年对于身体形象有很多压力，很多青少年都很愿意相信那些保证能使身体苗条或获得健美肌肉的"饮食补充剂"。一些健康的、体重正常的青少年经常会"节食"，他们中的许多人容易受到饮食失调的负面影响（见第 9 章争论 9）。

> **要 点**
> - 青少年独立后，往往开始自主选择食物。
> - 青春期的生长突增增强了对能量和营养素的额外需求。
> - 青春期正常的身体脂肪的增加可能会被错误地认为是肥胖，尤其是女生。

14.2.1 营养素需求

随着青春期的到来，对所有营养素（如维生素、矿物质和产能营养素）的需求比任何时期都多，除了怀孕期和哺乳期；对于铁的需求尤其多，因为男孩子开始增加体重和血容量，而女孩子则会开始来月经。

1. 铁的特殊情况 青春期男孩、女孩对铁的需求都会增加，不过原因不同。一个男孩需要铁来增加瘦体重，而一个女孩则需要额外的数量，不仅要增加瘦体重，还要为来月经做准备。此外，青少年对铁的需求会在生长突增的时候增加，而与青少年的年龄和性别无关。这种需求的改变使得确立青少年的需求很困难，如表 14-13 所示。

表 14-13	青春期对铁的需求
青春期男孩的铁推荐摄入量	
■ 9~13 岁，8mg/d	
■ 生长突增期，10.9mg/d	
■ 14~18 岁，11mg/d	
■ 生长突增期，13.9mg/d	
青春期女孩的铁推荐摄入量	
■ 9~13 岁，8mg/d	
■ 月经期，10.5mg/d	
■ 生长突增期的月经期，11.6mg/d	
■ 14~18 岁，15mg/d	
■ 生长突增期，16.1mg/d	

铁的摄入通常不能与铁的需求持平，尤其是对女孩来说，因为她们一般食用富含铁的食物（如肉类）较少，而所摄入的能量总值也比男生要低。所以毫无悬念，经期少女缺铁最为严重。那些不能保证食物充足的青少年，比如经常断顿，只能吃营养较差的食物，或者因为贫穷而需要做出与食物有关

骺板（epiphyseal plate）：像软骨样的厚层，可形成新的最终骨化的细胞，使骨骼增长（"epiphysis"在希腊语中是"长"的意思）。

骨量峰（peak bone mass）：是每个人能够达到的最高的骨密度，会在一生中的前30年达到；在第8章也有定义。

妥协选择的青少年比那些食物充足的孩子缺铁的可能性高。

2. 钙和骨骼 青春期是骨骼发育的决定性时期。因为**骺板（epiphyseal plate）**的存在，骨会以非常快的速度变长（图14-7），而在青少年达到成年人的高度时，骺板就会消失。与此同时，骨密度也在增加，可以存储更多的钙以满足日后的需求。钙的摄入必须维持在高的水平以支持**峰值骨量（peak bone mass）**的发展。

当骺板顶部的软骨细胞开始积聚，而骺板底部旧的软骨细胞钙化的时候，骨骼就会变长

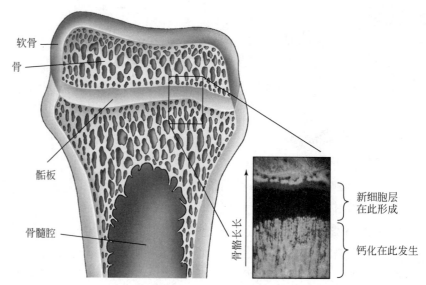

图14-7 长骨的生长

美国青少年面临着钙摄入量过低的危机。目前，只有37%的美国高中生报告喝牛奶。牛奶是钙的良好来源，每杯牛奶提供近300mg的钙。钙摄入量低会影响峰值骨量的形成，加之缺乏身体活动，大大增加日后患骨质疏松症的风险。

在美国，77%的青少年报告每天喝含糖饮料（图14-8）。经常性地选择甜饮料代替牛奶，构成了两个威胁：① 增加能量摄入量，进而增加肥胖的可能性；② 降低骨骼生长所需要的营养，阻碍骨骼达到预期密度。相反，增加牛奶的摄入量可以大大增加骨密度。

3. 维生素D 对正常的骨骼发育和骨密度增长而言，维生素D和钙同等重要。如果青少年不能保证每天从维生素D强化的牛奶（每250ml脱脂奶中含有2.5μg）或其它维生素D强化的食物中摄入15μg的维生素D，就需要服用维生素D的补充剂。

美国心脏协会建议把含糖饮料的摄入量限制在每周450 kcal能量以内，但是美国很多的青少年都会超过这个标准

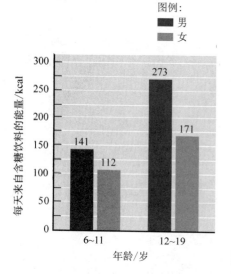

图例：
■ 男
■ 女

图14-8 美国儿童和青少年每天平均摄入的含糖饮料的能量

要 点

● 青春期男孩和女孩对铁的需求都会增加；
● 青春期摄入充足的钙和维生素D至关重要。

14.2.2 共同关注的问题

青春期中还有两个重要的身体变化。对很多年轻人来说，月经和粉刺都是很值得关心的问题。

1. 月经 在月经周期开始时，女孩身体的主要变化随之而来。调节月经周期的激素所影响的不仅仅是子宫和卵巢，还会影响代谢速度、糖耐受、食欲、饭量，也会给情绪和行为带来变化。大多数女性对月经周期的循环往复会比较适应，不过有些人会在月经前经历身体和精神上的不适，这种情况称作**经前期综合征（premenstrual syndrome，PMS）**（见本章消费者指南专栏）。

2. 粉刺 没人知道为什么有些人会长**粉刺（acne）**，而有些人不长，基因在其中可能起一些作用，不过其它因素也会影响粉刺的发展。青春期产生的激素会刺激皮肤深层分泌油脂的腺体。皮肤的天然油脂是通过微小的导管运送到皮肤表面上的，但是在很多年轻人中，那些导管被堵塞，当油脂分泌物在导管中堆积的时候就会造成皮肤发痒、发炎而产生粉刺。虽然巧克力、糖、薯条、比萨饼、盐和碘经常被指责会使粉刺变得更坏，实际并没有联系，不过精神压力却会产生这种效果。

当学校放假的时候，还有经常晒太阳和游泳会减缓粉刺的症状，这可能是由于放假的时候精神放松，而太阳可以杀菌，水可以起到清洗皮肤的作用。由维生素A制成的口服处方药异维A酸（Accutane），能够治疗由于严重的粉刺带来的皮肤深层的损伤。虽然维生素A本身对粉刺没有任何作用，而且补充剂通常会有一定的毒性，还是有一些骗子把与维生素A相关的化合物作为治疗粉刺的药品向年轻人兜售。实际上有一种永远有效的方法，就是时间。在等待的同时，注意满足身体必需营养。如果注意保护自己的身体，提供足够的营养和水分，经常锻炼来刺激身体，适当休息来恢复身体的细胞，那么就能拥有光滑、健康的皮肤。

> **要 点**
> - 月经周期的激素能够影响代谢、糖耐受和食欲；
> - 没有单独一种食物被证实能使粉刺变严重，不过压力确实会使它变坏。

14.2.3 饮食模式和营养素的摄入

在青春期时，饮食习惯会变差，青少年会因此缺乏一些他们所需的营养素。青少年可能不吃早饭，每天食用的牛奶、水果、果汁和蔬菜都较少，而喝过多的含糖饮料，这些习惯可能与体重增加和成年期患病风险较高有关。

1. 成年人的作用 在最理想的状况下，成年人能够变成**把关人（gatekeeper）**，控制青少年生长环境中食物的数量和种类。处于青春期的孩子都应该能在冰箱里找到丰富的富含营养、容易携带的食物（如做三明治的肉片、新鲜蔬菜和水果、牛奶和果汁），并且在柜橱里还能找到更多（如面包、花生酱、坚果、爆米花和麦片）。而实际生活中，家里的大人都在外面工作，青少年们会去商店买食物，也会自己准备食物。如果成年人限制他们对食物

术 语

经前期综合征（premenstrual syndrome，PMS）：一些女性在经期前或经期中经历的一系列症状，包括腹部绞痛、背痛、浮肿、头痛、胸痛、情绪不稳定。

粉刺（acne）：皮肤毛囊和油状物分泌腺的慢性炎症，导致毛发周围导管中油脂的积累；经常发生在青少年的成熟过程中。

把关人（gatekeepers）：从营养的角度，控制其它人的食物来源从而影响他们营养结构的重要人物。如夫妻中买菜做饭的一方、抚养孩子的父母、日托儿所的管理员。

的选择，可能会带来意想不到的好处：参与准备家庭餐的青少年往往比不参与的青少年摄入更多营养丰富的食物。

2. 零食 平均来说，青少年每天摄入能量的 1/4 来自零食，所以如果仔细选择，就能提供一部分每天所需要的蛋白质和其它营养素。富含蛋白质的营养小吃也可以防止餐间饥饿和暴饮暴食，预防肥胖。

把关人还应该在"最佳教育时机"给青少年灌输营养知识，让他们能够做出最聪明的选择。那些担心自己体重增加的青少年一定想知道快餐中所含的能量，而喜欢运动的青少年感兴趣的则是进餐时间与运动表现的关系；还有些人着迷于了解皮肤对维生素和水分的需求。把关人必须自己树立一个好的榜样，保持良好的交流，准备大量的有营养的食物和可靠的关于营养的各种信息，不过最后还是要靠青少年们自己，最终的决定权在他们的手中。

> **要 点**
>
> ● 把关人能够通过提供有营养的零食来鼓励青少年满足自己的营养需求。

14.3 老年

LO 14.3 确定有成效的、有益于健康的与老化相关的饮食因素

从题目来看，这部分内容似乎只是关于老年人的，但即使是对于仅仅 20 岁的读者也是有关联的。在 20 岁时如何生活和思考能够影响你 60 岁或 80 岁时的生活质量。就像老话说的那样"如果还是树枝的时候长弯了，长成大树也是弯的"。和树不一样的是，我们会把自己"变弯"。

1. 就像树枝会变弯，人会…… 当你采取营养饮食行为来增强老年健康之前，你必须在个人层面接受你正在变老的事实。遗传和生活方式等因素都会影响衰老，但没有人能避开所发生的身体、情感和社会变化。营养对于成功衰老极为关键。一般来说，到老年时身体和精神健康良好的人有以下特征：

- 不吸烟；
- 不喝酒或者少量饮酒；
- 经常运动（他们会走路、骑车、游泳，每周都会花超过 150min 的时间进行体育运动）；
- 营养均衡，而且他们会吃很多蔬菜和水果；
- 维持一个健康的体重。

同时，他们会保持乐观、积极的态度，而不会精神抑郁。

2. 预期寿命 美国人口老龄化趋势仍在继续。从 1950 年开始，高于 65 岁的人口是以前的 3 倍，而年龄高于 85 岁的人群增加了 7 倍。在最近几十年中，年龄达到 100 岁的人口也是以前的 2 倍，这个趋势在世界其它国家也很明显。

人究竟能活多久取决于很多因素。据估计每个人的**预期寿命（life expectancy）**的 70%~80% 取决于个人健康行为，而基因则决定了剩下的

20%~30%。在美国，人均寿命达到了 79 岁。具体来看，白人女性的预期寿命是 81 岁，黑人女性为 78 岁；白人男性为 77 岁，而黑人男性为 72 岁，这些都是历史最高纪录。种族预期寿命的差距在减少，不过要取得更多的进步，需要在减少心血管疾病、凶杀和婴儿死亡率方面做更多的努力。

3. 人类寿命 人们称作衰老的生物时间表会在遗传规定的时间使生命终止。人类寿命（life span）被认为是 125 岁。甚至有一天，随着医学和基因技术的进步，这一限制也会受到挑战。要注意的是，迄今为止，研究生命衰老过程的科学家没有发现任何特殊的饮食或营养补充剂能够使人**长寿**（longevity），尽管存在大量与之相反的说法。

要 点

- 美国成年人的预期寿命一直在增加，不过人类寿命是由基因决定的；
- 生活习惯不仅会影响一个人的寿命，也会给晚年的生活质量带来影响。

术 语

寿命（life span）：一个物种中的个体所能存活的最长生命时间。

长寿（longevity）：生命持续的时间长。

消费者指南专栏：

通过改善营养来缓解经前期综合征

贾斯敏（Jasmine）在寻找能够缓解经前期综合征（premenstrual syndrome, PMS）的办法时，在网上找到了保证能使 PMS 症状消失的疗法。网站上说想要使 PMS 完全消失，只需要把每天摄入的维生素 D 提高 3 倍就可以（当然需要购买他们自己的特殊品牌）。一种维生素就能够治愈 PMS 吗？

1. 受 PMS 影响的人以及具体症状

高达 80% 的经期女孩和成年女性报告有月经不适症状，高达 40% 的人符合 PMS。研究人员已经确定了以下 6 个可用于诊断 PMS 的核心症状：

- 焦虑和紧张；
- 情绪大起大落；
- 疼痛和身体不适；
- 食欲增加和渴望某些食物；
- 对运动的兴趣降低。

2. 起因

PMS 的症状可能是由于月经周期中雌激素和孕激素两种主要调节激素的平衡变化而引起的。特别是雌激素，能够改变大脑的神经递质 5- 羟色胺。口服避孕药能够提供雌激素，从而消除激素的变化幅度而使情绪得到改善。抗抑郁药物能够加大 5- 羟色胺的作用，也能使症状得到缓解。

3. 能量代谢

科学家认为在月经前两周发生的可能变化为：

- 睡眠时的基础代谢率增加；
- 食欲，尤其是对甜食的食欲会增加；
- 酒精的摄入量和烟草的使用也可能会增加。

所以对于那些想要减重的女性，最好在月经完结的两个星期以内限制能量的摄入。因为在月经前两个星期，她还需要抵制由激素造成的自然增加的食欲。

4. 钙和维生素 D

钙是调节肌肉收缩的关键。钙缺乏症和 PMS 的共同症状表明二者之间存在联系，但目前的研究并没有阐明二者之间的联系。维生素 D 的研究结果是复杂的，许多问题仍然没有答案。

血液中维生素 D 的浓度通常与 PMS 的总体风险无关。抑郁的症状通常与 PMS 和血液中维生素 D 水平偏低有关。然而，在绝大多数研究中，补充维生素 D 并不能缓解这两种情况。

采用大剂量的维生素 D 治疗 PMS 的效果如何呢？目前只有一个范围较小的有关意大利女性的研究可供参考。在该研究中，服用 300000IU 剂量的维生素 D 后，有严重 PMS 症状的女性报告疼痛减少，需要服用的止痛片也比安慰剂对照组要少。不过研究中使用的剂量大大超过 DRI 设立的 4000U 的可允许最大限量，不允许被推荐。

有治疗效果的女性可能一开始就缺乏维生素 D，而补充维生素 D

可能逆转了她们的维生素 D 缺乏状态和相应症状。这项研究尚未被验证。

5. 其它维生素和矿物质

很多年以前，维生素销售商兜售高剂量的维生素 B$_6$ 来缓解 PMS，直到服用维生素 B$_6$ 的妇女出现手脚麻木，无法行走，停用维生素 B$_6$ 后，她们的症状才得以缓解。

迄今的研究不能证明以下措施有效：服用复合维生素、镁或锰补充剂；减少酒精和钠的摄入量；服用利尿剂来减缓水肿（在月经之前钠和水的潴留是正常合理的；服用利尿剂可以消除过量的钠和水，但也会导致电解质失衡）。咖啡因也会加重 PMS 的症状，多少才算过量尚不清楚。尽管充足的睡眠、体力活动以及减轻压力的措施可能有助于一些女性，但这些领域仍需进一步探索。

6. 前景

对于贾斯敏和其它受 PMS 困扰的女性来说，好消息是 PMS 的症状可以通过简单的日常措施得到缓解：

- 少量多餐
- 选择符合《美国居民膳食指南》的饮食模式。
- 满足对钙和维生素 D 的需求。
- 尽量减少咖啡因的摄入。
- 定期锻炼。
- 保证充足的睡眠。
- 减轻压力。

仅仅通过这些小小的改变，食欲、腹胀和压力就会得到改善，心情也会变得开朗起来。

复习题

1. 每天服用 300000IU 的维生素 D 可能会缓解 PMS 的症状，但是这个剂量可能不安全。

对　　　　错

2. 服用复合维生素、镁、锰或利尿剂通常可以治愈 PMS。

对　　　　错

3. 在月经前的两周，女性可能会注意到对含糖食物渴望的降低。

对　　　　错

答案见附录 J.

14.4　老年期的营养

LO 14.4　描述年龄增长所引发的营养需求的变化

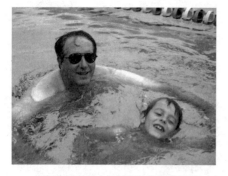

体育活动对各个年龄段的人都有好处

不同的人对营养的需求随着年龄的增长而有所不同，这取决于遗传和个人医疗史。比如，如果一个人帮助铁吸收的胃酸分泌降低了，那么这个人就需要更多地选择含铁丰富的食物；而另一个人可能由于过去的肝损伤而难以储存叶酸，因此对叶酸的需求增加。表 14-14 列出了一些可能影响个体营养状况的生理变化。由于生理状况随着年龄的增长而改变，DRI 的营养素摄入量标准对于 51~70 岁以及 70 岁以上的人群都有单独建议（附录 G）。

表 14-14	衰老带来的生理变化对营养的影响
消化道	肠道肌肉的松弛导致蠕动缓慢，从而引起便秘；胃炎、细菌的异常繁殖以及胃酸量的大大减少能影响消化和吸收；令人窒息的疼痛和恐惧能使人没有食欲或者饭量减少
激素	在许多激素变化中，胰腺分泌的胰岛素减少，细胞对胰岛素的反应减弱，导致葡萄糖代谢异常
口腔	牙齿脱落、牙龈疾病以及唾液分泌减少会妨碍咀嚼和吞咽，容易导致窒息；由于疼痛会避开不易咀嚼的食物
感觉器官	味觉和嗅觉的减弱能降低食欲；视力的减弱为购买和准备食物带来困难
机体组成	体重的减轻和肌肉的减少会降低对能量的需求，通过体育活动可以预防或逆转

14.4.1　能量、活动和肌肉

随着年龄的增长，人们对能量的需求通常会减少。其原因之一是器官中活性细胞的数量降低，而且控制代谢的甲状腺素也会减少，身体静息代谢率每 10 年降低 3%~5%。另一个原因是老年人经常缺乏身体活动，肌肉组织减少，从而导致**肌肉减少症（sarcopenia）**，这是一种与年龄相关的肌肉组织减少且伴随严重的健康问题。肌肉减少症可发生在不好动的成年人中，会因缺乏活动而加速。

1. 能量建议　大约在 50 岁以后，建议摄入的能量每 10 年降低 5%。然而，能量需求的下降在一定程度上是可以避免的。持续积极锻炼不仅能增强对能量的需求，还能保证健康的免疫反应和灵活、聪明的头脑。体育活动和合适的饮食不能在某种程度上抵制老年人中因为久坐少动给身体和智力带来的毁灭性的螺旋式破坏，也被称为老年衰竭或"退化"。与之相关的一系列症状包括：

- 降低的身体运作功能，不能购物、做饭或准备饭菜。
- 抑郁或焦躁。
- 营养不良，伴有免疫功能受损。伤口愈合缓慢，手术后恢复缓慢，经常住院。
- 肌肉减少症带来的体重下降和食欲减退。

应认真对待这些迹象，一旦发生，立即采取措施加以补救。

2. 体重下降和超重　老年人非自主的体重下降应该立即引起注意。它可能是一些很容易逆转的因素所致，也可能反映了需要立即治疗的疾病状况；无论哪种情况，都需要诊断。处理老年人的非自主体重下降，需要找到它的原因（身体上、精神上或其它）并加以解决。为了帮助他们恢复体重，需要改变他们一日三餐的饮食习惯，每天少量多次（5~6 次）地提供他们最喜欢吃的高能量食物。这一策略可以阻止或逆转体重下降，增加营养摄入。

肥胖会给老年人带来严重的问题。特别是当肌肉力量不足以承受超重时，这些"肥胖而虚弱"的老年人会逐渐丧失行动能力和自理能力。对他们来说，饮食中应尽量避免摄入低营养密度的食物，如富含添加糖、脂肪和酒精的超加工食品。减肥节食也应该谨慎进行，因为减肥往往会导致肌肉和骨组织的减少。营养且控制能量的饮食、适当的蛋白质饮食和有规律的运动可以安全地减少身体脂肪含量，进而达到减重和改善健康的目的，并且有益于肌肉功能的改善。

3. 身体活动　本章的"健康生活专栏"部分强调身体活动对维持一生的身体组织完整的重要性。在身体活动中多消耗能量能够使人们食量增加，摄入的营养也随之增加。可惜的是，在 65 岁及以上的人群中，近 90% 的老年人没有达到《美国居民身体活动指南》的要求，从而影响了他们晚年的健康和身体的灵活性。任何形式的运动都比不运动要好：据报道，参加休闲活动或每天做 7 分钟的轻度活动有助于改善老年人的健康相关的结局。有些超过 90 岁的老人在进行 8 个星期的抗阻力训练后，改善了他们的平衡能力，

术　语

肌肉减少症（sarcopenia）：与年龄有关的骨骼肌肉数量、肌肉力量和肌肉功能的减少。

这两张照片展示了两个女性大腿的横截面。从外表看，这两张照片中的大腿看起来差不多，但是 20 岁少女的大腿中都是密集的肌肉组织（黑色部分），而 64 岁的老年女性的大腿丢失的肌肉组织被脂肪组织替代。这种使人衰弱的肌肉减少在衰老的过程中很常见，但并非不可避免。最佳的蛋白质营养和强身健体活动可以抑制其进展

20岁女性的大腿截面

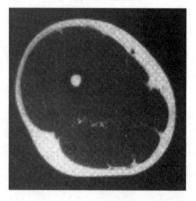

64岁女性的大腿截面

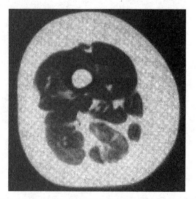

图14-9 衰老时的肌肉减少：肌肉减少症

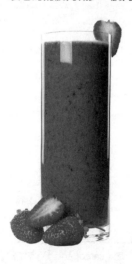

走路的步子开始有了活力，重新获得了他们最为宝贵的自主力。

图 14-9 强调了这一点：这两张照片比较了年轻女性和年长女性的大腿横截面，显示了久坐造成的典型肌肉减少症，这种病症会带来破坏性的身体虚弱、平衡感变差、健康和活力下降。终生的阻力训练有助于至少在一定程度上防止这种肌肉流失，摄入足量的蛋白质也会有一定的帮助。

> **要 点**
> ● 能量需求随年龄增加而减少。
> ● 发育不良、非自主体重下降和肥胖会对老年人的健康构成威胁。
> ● 在衰老过程中，身体活动有助于维持瘦组织、改善健康。

14.4.2 蛋白质的需求

老年人和年轻人的蛋白质的推荐摄入量基本一致。研究人员正在研究增加膳食蛋白质摄入量是否能够更好地维持老年人的肌肉重量和功能。一些研究结果表明，高于蛋白质推荐摄入量的少量额外的蛋白质摄入，可能能够刺激健康、进行身体活动的老年人体内的肌肉蛋白质合成，并使氮平衡向积极的方向转变。然而，如果老年人不进行身体活动，这些额外的蛋白质将不能防止肌肉流失。

对于那些掉了牙的老年人，咀嚼坚硬的富含蛋白质的肉类使身体能够利用其中营养变得不太可能。他们需要煮烂的蛋白质来源，如炖烂的烩肉或碎肉、奶油汤、软奶酪、鸡蛋或鱼。那些患有慢性便秘、心脏病或糖尿病的老年人应该食用富含纤维、低脂的豆类和谷类作为蛋白质的来源。

因为能量需求的减少，那些低脂的蛋白质来源，比如瘦肉、鸡肉、鱼类、煮鸡蛋、脱脂奶和大豆能够帮助把体重维持在健康标准。体重较轻或营养不良的老年人所需则恰恰相反，他们需要能量密度高的蛋白质来源，如黄油炒鸡蛋、奶黄酱拌金枪鱼沙拉、花生酱和奶昔。如果食欲降低造成了食量的减少，在两餐之间增加富含营养的各种饮料、布丁、饼干或其它零食能够帮助提供所需的能量、蛋白质和其它营养。

> **要 点**
> ● 蛋白质的推荐摄入量在成年期间保持不变，但身体状况的改变可能会影响所需蛋白质的数量及其来源。

14.4.3 碳水化合物和纤维

充足数量的全麦面包、麦片、大米和面条能够源源不断地供应大脑最佳运作所需的碳水化合物。这些食物中的纤维对于预防老年人便秘格外重要，便秘在老年人尤其是在疗养院居住的老年人中格外常见。

水果和蔬菜能够提供可溶性纤维和其它食物组分来预防各种慢性疾病。然而，随着年龄的增长，交通不便、有限的厨房设施和减弱的咀嚼功能都会限制一些老年人对新鲜水果和蔬菜的摄入。对这些人来说，搅拌机可以将冷

冻或新鲜的水果和蔬菜、香蕉、牛奶或酸奶制成一种清新、营养丰富的饮料。事实上，大多数老年人，即使是那些没有受到咀嚼功能限制的老年人，都不能达到每日 25g（14g/1000 kcal）膳食纤维的推荐摄入量。过少的纤维摄入量，加上液体摄入量不足、锻炼不足和导致便秘的药物，便秘几乎是不可避免的。

> **要点**
>
> ● 充足的纤维摄入能够预防老年人便秘。

14.4.4 脂肪和关节炎

出于几个原因，老年人必须注意饮食中脂肪的摄入。摄入足够的必需脂肪酸，限制饱和脂肪和反式脂肪的摄入，仍然是预防老年疾病的首要任务。

1. 骨关节炎 骨关节炎是一种常见的**关节炎（arthritis）**，通常会导致人们随着年龄的增长而丧失活动能力。正常情况下，健康骨骼的末端被小的滑囊所包裹，它们起到润滑剂的作用。患有骨关节炎的人，滑囊被侵蚀，软骨和骨骼末端分开，关节畸形，运动时会感到疼痛。对超重的人来说，体重减轻往往会缓解疼痛，尤其对膝盖来说。诸如步行、骑自行车和游泳等体育活动可以减轻大多数关节的关节炎疼痛，改善身体机能、心理健康和生活质量。

2. 类风湿性关节炎 类风湿性关节炎是由免疫系统故障引起的：免疫系统将骨骼表面的覆盖物当作异源组织而错误地发起攻击。关节周围的内层变得肿胀、发炎，导致关节活动的时候产生疼痛。一些证据表明，ω-3 脂肪酸 EPA 在治疗类风湿性关节炎中发挥作用（但对骨关节炎无效）。

许多无效的或未经证实的"疗法"被用于关节炎的缓解。关于流行的膳食补充剂硫酸软骨素和葡萄糖胺（软骨的两种成分）是否能缓解疼痛，研究结果不一。

> **术语**
>
> 关节炎（arthritis）：由感染、代谢紊乱或外伤等多种原因引起的关节疼痛发炎；通常导致关节变形和丧失活动功能。

健康生活专栏： **身体活动对老年人的益处**

《美国居民身体活动指南》和美国运动医学会都推荐老年人应该争取每星期进行 150min 的身体活动，或者把体育锻炼的时间限制在他们能够安全承受的范围之内。

这样做的老年人身体更瘦，平衡性更好，免疫系统更强，睡眠质量更好；他们不容易因跌倒而受伤，关节炎症状更少，可以享受更好的总体健康状况，甚至比那些不健康的同龄人活得更久。简而言之，活跃的老年人在生理上和年轻人更加相似。

提供蛋白质

到了一定年岁，也许早在 60 或 70 岁，进行抗阻力训练也很难增加新的肌肉组织。在这方面，每餐增加一些额外的蛋白质摄入可能会有所帮助，因为与年轻人的肌肉相比，老年人的肌肉需要更多的蛋白质来加速运动后的蛋白质合成（详见第 10 章）。中年人和老年人如果想要保持活力，就应该从现在开始持续努力增加和维护肌肉组织。

定制计划

每个老年人都会面临不同形式和程度的身体限制，所以每个人都应该选择适合自己的方式和速度来进行锻炼。适度的运动，比如每天散步 10min，上肢的灵活训练和抗阻力训练（坐着的时候也可以进行）都会带来益处，只要能够坚持。即使是那些肥胖的老年人，进行这样的锻炼也会有巨大的好处。目标是可能实现的，进步是必定的，任何时候获益都不晚。

即刻行动

你准备好改变了吗？如果你是一个老年人，或者如果你关心一个老年人，制定一个合理的锻炼计划，并在一个星期内跟踪你的饮食和健康以及大脑活动。在一周结束的时候，看看你的体育活动总量，然后决定下一周更高的活动水平是否可取，是否可以实现。

3. 痛风 痛风是一种炎症性关节炎，它影响了数百万美国人，发病率会随年龄的增长而上升。胰岛素抵抗、超重和富含肉类、甜食和脂肪的"西式"饮食，被认为是痛风发生的诱因。坚持终止高血压膳食疗法（Dietary Approaches to Stop Hypertension, DASH）饮食对健康有益，可以降低痛风的风险（DASH 饮食计划见附录 E）。

> **要 点**
>
> ● 关节炎会带来疼痛，使人行动不便，患有关节炎的老年人经常会相信庸医。

14.4.5 维生素的需求

人体对维生素的需求会随着年龄的增长而变化。影响这些需求的因素包括维生素的吸收、代谢和排泄的变化。

1. 维生素A 维生素 A 在维生素中是个特例，因为它的吸收似乎随着年龄的增长而增加。出于这个原因，一些研究人员建议降低老年人对维生素 A 的要求。另一些人则反对这一建议，因为含有维生素 A 及其前体——胡萝卜素的食物对健康有益，而且其中许多食物，尤其是绿叶蔬菜，在日常饮食中经常缺乏。

2. 维生素D 年龄的增长带来的机体变化会影响维生素 D 的新陈代谢，所以老年人维生素 D 的 DRI 要稍微高一些（膳食营养素和能量参考摄入量参见附录 G）。随着年龄的增长，下列因素会共同导致血液中维生素 D 浓度的降低：

- 维生素 D 的摄入量随着强化牛奶的摄入量的减少而降低。
- 在室内呆的时间越长，阳光照射就越少。
- 皮肤的合成能力下降为原来的四分之一。
- 肾脏对维生素 D_3 的活化作用减弱。

补充维生素 D 有助于提高血液中维生素 D 的含量，使其趋于正常，还可以防止老年人摔倒。任何患有骨质疏松症的人都应该听从医生的建议。

3. 维生素 B_{12} 到 60 岁时，胃酸分泌减少会降低从食物中吸收维生素 B_{12} 的能力，增加维生素 B_{12} 缺乏的可能性。通常为老年人开的降胃酸药物会加剧这一问题，并可能使维生素 B_{12} 缺乏的风险增加 80%。许多老年人有轻微的维生素 B_{12} 缺乏，但由于很少进行维生素 B_{12} 测试，大多数病例没有被发现和治疗。老年人往往较少选择肉类和牛奶等富含维生素 B_{12} 的食物，所以摄入不足也可能导致维生素 B_{12} 的缺乏。人工合成的维生素 B_{12} 可以被有效地吸收，而且可以通过注射获得。通过检测并逆转老年人维生素 B_{12} 缺乏，可以使老年人避免许多痛苦。

4. 饮食和视力 老年人视力的减弱与年龄增长有关，这很难通过其它危险因素来解释。深绿色叶类蔬菜富含某些类胡萝卜素植物化合物，能够帮助预防导致眼盲的一个原因——黄斑变性。类胡萝卜素和其它营养素补充剂保护眼睛的功能还没有被证实，但是为了减缓黄斑变性的发展，有些医生也会开出这类补充剂的处方。

到 75 岁的时候，一半的美国成年人都患上了**白内障（cataracts）**。白内障是指因晶状体混浊而损伤视力，最终导致失明的病症。50 岁以下的人只有 5% 有白内障；之后随着年龄的增加，比例会上升到 20%~30%。眼睛的晶状体很容易被氧化。有些研究表明食用富含抗氧化剂如类胡萝卜素、维生素 C 和维生素 E 的食物能够防止白内障过早发生以及症状的恶化。不过，高剂量的维生素 C 或 E 补充剂可能会增加一些人患白内障的风险。

> **要点**
> ● 随着年龄的增长对维生素 A 的吸收会增加。
> ● 老年人更容易发生维生素 D 和维生素 B_{12} 的缺乏。

14.4.6 水和矿物质

脱水是老年人面临的一个主要危险。身体中的水会随着年龄的增加而减少，所以很微小的外界压力，如炎热的天气或发烧，都会很快使身体组织缺水；口渴的调节机制也在变弱，就算是健康的老年人也可能很长时间不喝水；肾在排尿前保留水分的效率也在降低。脱水会导致其它问题的产生，如便秘、膀胱问题、意识模糊，很容易被误诊为**老年痴呆（senile dementia）**，这些症状只要在身体丢失体内 2% 水分的时候就会发生。在患哮喘的人中，缺水会使肺部的黏液变稠，阻碍呼吸道造成肺炎。在长期卧床的人中，脱水可能造成**压力性溃疡（pressure ulcer）**。为了防止脱水，老年人每天应该摄入足够的液体。对 51 岁及以上成年人：女性建议每天饮用 9 杯液体；对于男性，建议增加到 13 杯。

有计划地选择每天的饮料也能够改善老年人的营养状况。例如，一个体重过轻、食欲减退、体重减轻的人，可以试试香蕉、草莓或其它冷冻水果做成的奶昔，或者牛奶和豆浆，还可以加一点巧克力糖汁和糖粉。丰盛的炖肉和蔬菜汤、加奶的海鲜和蔬菜粥、布丁和商场里的液体食物替代品能够提供足够的液体和维护健康所需的能量、蛋白质和其它营养。与之相反，一个超重的老年人就需要尝试低能量或不含能量的饮料，如白水或柠檬水、清汤、加了人工糖精的茶和咖啡、低盐的蔬菜汁。

1. 铁　铁的状况常常在晚年得到改善，尤其是那些绝经的老年女性和那些经常吃牛羊肉、服用铁的补充剂和经常食用富含维生素 C 食物的老年人。而缺铁性贫血通常是由于降低的食欲引起的饭量减少造成的。除了饮食以外，其它可能导致老年人铁缺乏的因素：

（1）溃疡、痔疮等导致的慢性失血；

（2）由于胃酸分泌减少而引起的铁吸收减少；

（3）干扰铁吸收的解酸药的使用；

（4）导致失血的药物如抗凝剂、阿司匹林以及治疗关节炎药物的使用。

老年人比其它年龄段的人吃的药更多，因而药物和营养素的相互作用很常见。

2. 锌　锌的缺乏在老年人中很常见，会损害其身体的免疫功能，并可能增加传染疾病的发生风险，如肺炎。锌的缺乏能降低食欲，使味觉变得不

术 语

白内障（cataract）：眼球晶状体混浊，能引起失明。外伤、眼部感染、有毒物质、遗传性疾病、一些营养素的短缺或营养不平衡都有可能引发白内障。

老年痴呆（senile dementia）：大脑功能的丧失，造成超过正常衰老所带来的身体灵活度降低和记忆的丢失。

压力性溃疡（pressure ulcer）：由于不能缓解压力和血液循环不良造成的皮肤及皮下组织的损伤，也称压疮。

敏感，因而导致食物摄入的减少，从而使锌缺乏恶化。许多药物的使用能干扰身体对锌的吸收或使用，老年人由于常常使用多种药物而使锌的状况更加恶化。

3. 营养不良的补充剂 总的来说，老年人适合服用低剂量的维生素和矿物质补充剂。这样做会减少因为感染带来的疾病。衰老对营养需求带来的影响如表 14-15 所示。

表 14-15	关于衰老过程中营养问题的总结

营养素	衰老的影响	建议 / 评论
能量	需求减少	身体活动可以减缓这种下降
纤维	低摄入量很可能引起便秘；对控制体重和降低患心脏病和 2 型糖尿病的风险有帮助	水摄入量和体育锻炼不足，外加药物治疗，会增加便秘的风险
蛋白质	需求量不变或少量增加，摄入量常常减少	选择低脂奶和其它高质量蛋白质食物，高纤维豆类也可以提供蛋白质和其它营养素
维生素 A	吸收量增加	通常不需要补充剂
维生素 D	摄入不足的可能性增加，在皮肤组织中的合成下降	白天适度晒太阳是有益处的
维生素 B$_{12}$	对一些形式的维生素 B$_{12}$ 吸收不良	除均衡饮食外，食用添加了合成的维生素 B$_{12}$ 的食品或补充剂是有益的
水	缺少口渴感和排尿量的增加使得脱水变为可能	轻度脱水是精神错乱的常见原因
铁	女性的状况在绝经期后有所好转；缺铁会引起慢性贫血和胃酸分泌偏少	吸收过程中需要胃酸，解酸药或其它类似药物会使缺铁的状况恶化，维生素 C 和肉类可增加铁的吸收量
锌	需求量有可能增加，但通常摄入不足，吸收情况差	药物治疗会干扰锌的吸收；缺锌可能抑制食欲和味觉
钙	摄入量不足，骨质疏松症成为常见病	乳糖不耐受通常限制牛奶摄入量，需要富含钙的替代品或补充剂（补充剂应含有维生素 D）
钾	钾摄入量增加可能降低高血压风险	饮食中应包括水果、蔬菜、低脂或脱脂的牛奶和酸奶
钠	钠摄入量低可能降低高血压风险	选择和制作食物时应少加或不加盐，可考虑加香草或盐的替代品来增加食物的风味
脂肪	使心血管疾病的风险增加	挑选饱和脂肪、反式脂肪和胆固醇低的食物，尽可能食用多不饱和脂肪或单不饱和脂肪

要 点

● 年龄的增加会改变对维生素和矿物质的需求，有些需求会增加，而有些需求则会减少。

14.4.7 饮食的选择能延长寿命吗？

虽然人们不能改变他们的出生年份，但可以改变生命的长度和质量。生活方式的选择会对寿命产生影响。

1. 生活方式的因素 你有没有注意到有些老年人看起来比实际年龄要年轻？关于这一观察结果的研究集中在老年人的健康习惯上，并确定了与营养有关的三个主要因素：

- 戒酒或适度饮酒；
- 有规律的营养饮食；

●控制体重。

另外三个公认的因素是：规律而充足的睡眠、戒烟和经常锻炼。如果人们可以落实这6项对健康有益的措施，在身体健康状况上，会与比他们年轻30岁但是基本不能做到的人相同。由于衰老带来的某些变化是不可避免的，如头发花白以及嗅觉、味觉和视力的减退，但是其它方面可能会因为个人的生活方式选择而改变（表14-16）。

表 14-16　衰老可能带来的变化

你可以减缓或预防衰老带来的变化	随着年龄增加你必须接受的变化
通过体育锻炼，吃足够的食物，减少压力，预先计划，你可以减缓或预防：	这些变化你可能无法控制：
■ 因阳光伤害而引起的皮肤皱纹	■ 灰白头发
■ 某些形式的精神错乱	■ 秃顶
■ 血压升高	■ 皮肤干燥和出现皱纹
■ 静息心率加快	■ 近视力变弱
■ 肺活量和氧摄入量降低	■ 听力减退
■ 体脂增加	■ 味觉和嗅觉敏感度降低
■ 血液胆固醇升高	■ 触摸敏感度降低
■ 能量代谢减慢	■ 反应变慢
■ 工作效率的最高值下降	■ 智力减退
■ 性功能丧失	■ 视觉记忆减退
■ 关节的柔韧性丧失	■ 绝经（女性）
■ 口腔健康的减弱：牙齿脱落、牙龈疾病	■ 生育能力丧失（男性）
■ 骨质丢失	■ 关节弹性丧失
■ 消化不良、便秘	

2. 能量限制　关于饮食可能延长寿命的证据来自半个世纪以前的老鼠实验。在实验中，研究人员只为小老鼠提供了非常低的能量，饥饿的小老鼠停止了生长，作为对照的正常饮食的老鼠会正常地生长。很多饿肚子的老鼠在年幼的时候因为营养不良而死亡。少数存活的，虽然可能会生长畸形，但是寿命远远超出了同类动物的正常生存年限，而且发生与衰老有关的疾病也比一般情况要晚。从那以后，也在其它动物身上发现类似结果（表14-17）。

表 14-17　能量限制对寿命的影响

正常进食和限制进食的动物的最长寿命对比。

动物	正常进食	限制进食
大鼠	33 个月	47 个月
蜘蛛	100 天	139 天
单细胞动物（原生动物）	13 天	25 天

当适当限制能量摄入的时候，动物能够更长地保持青春，发生其它疾病的危险因素，如高血压、糖耐量异常和免疫系统损害的概率也较小。在猴子中，适量的限制能量摄入能够延长寿命，而且糖尿病、癌症和心血管疾病的

发病率也会降低。没有人能够确定是否这些发现对于人类也一样适用。猴子和人类确实有很多相同的基因，其新陈代谢系统也很相似。

相反的一面是，严格限制能量的老鼠更容易发生急性感染。虽然能量限制能够改善一些慢性病的风险，但这种方法也会阻碍生长，损害一些系统来使其它系统受益，而且在没有服用补充剂的情况下，限制能量的饮食通常也会缺乏必需的营养素。科学家们希望能够研发一些药物治疗方法，在模仿能量限制的好处的同时降低它的风险。不过就现在来说，任何声称能够延长寿命的补充剂或者治疗方法都是一个骗局。

要点

● 在老鼠和其它动物中，食物能量缺乏能够延长个体的生命。

14.4.8　衰老、免疫和炎症

自由基理论认为慢性炎症是衰老过程中体质下降的原因。随着年龄的增长，体内的抗氧化酶会减少，免疫系统也会失去功能。当疾病袭来时，免疫系统会受到过度刺激，但应对挑战的能力又有所减弱，其结果是产生慢性炎症，伴随虚弱和疾病的增加。

很多慢性病，比如动脉粥样硬化、阿尔茨海默病和风湿性关节炎，都涉及炎症反应，所以，炎症从某种程度上讲是有害的过程；但是，同时它在摧毁入侵的生物体和恢复受损的组织过程中又起到了非常重要的作用。该理论认为，最长寿的人在炎症和抗炎作用之间拥有最佳的平衡。

这些研究成果催生了一波毫无价值、有时甚至是有害的"延长生命"的药剂、补充剂和治疗方法的出现，如 DHEA、睾酮和生长激素。最好把钱花在购买豆类、新鲜水果和蔬菜上，再买一双好的跑步鞋。

要点

● 那些声称能够通过抗氧化剂和其它补充剂来延长生命的都是常见的骗局。

14.4.9　饮食会影响阿尔茨海默病的病程吗？

阿尔茨海默病（Alzheimer's disease, AD）是最常见的老年痴呆（senile dementia）。引起它的原因还是未知的，不过基因遗传有一定的作用。AD 会给大脑带来毁灭性的破坏，它是由异常蛋白片段的结块（β - 淀粉样蛋白）和神经组织的缠结对大脑造成损伤并杀死脑细胞导致的，尤其是在大脑协调记忆和认知能力的区域。很快，记忆力就开始减退，推理能力也会降低，随之而来的是交流能力的减退、身体能力的降低，出现焦虑、幻觉、抑郁、愤怒、不合时宜的行为及睡眠障碍，最后丧失生命。一旦损害开始，几乎没有恢复的可能性。

健康的膳食模式，包括营养丰富的地中海饮食，与延缓衰老过程中的智力衰退有关。地中海饮食包括海鲜，而海鲜会增加血液中的 ω-3 脂肪酸的水平。在轻度 AD 患者中，血液中 ω-3 脂肪酸含量较高的患者可能会比其它患者的认知能力下降得更慢，这可能与 ω-3 脂肪酸对基因表达的调节作用有关。矿物质锌，曾经被认为是与 AD 有关的一种有希望的营养成分，现在却被否定了。尽管在 AD 中，依赖锌的酶的作用受到了影响，但饮食中的锌含量和血液中的锌浓度似乎与 AD 无关。

除了 AD，其它形式的痴呆在老年人中也很常见；图 14-10 展示了一些与之相关的可控风险因素。一旦患上 AD，预防过度体重下降就成为最需要考虑的问题。抑郁和健忘会导致吃饭断顿和糟糕的食物选择。照顾者可以通过提供受人喜爱、营养均衡且耐受性良好的膳食和小吃，在欢乐、祥和的氛围中一起进餐，以激发老人对吃饭的兴趣。

要　点

- 阿尔茨海默病在很多 65 岁以上老年人中引起大脑的退化；
- 随着阿尔茨海默病的恶化，营养会变得越来越重要。

痴呆在老年人中很常见，往往无法预防，但与其发展有关的一些因素是可以控制的

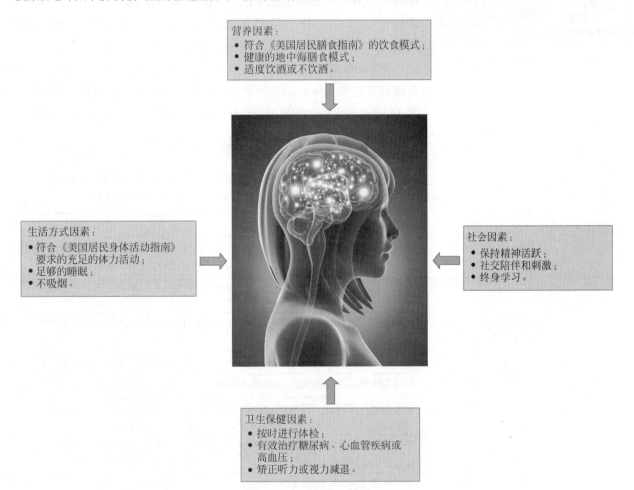

图14-10　控制痴呆的危险因素

来源: Adapted from P. B. Gorelick and coauthors, Defining optimal brain health in adults: A presidential advisory from the American Heart Association/American Stroke Association, Stroke (2017), epub ahead of print, doi.org/10.1161/STR.0000000000000148; B. Sabayan and F. Sorond, Reducing risk of dementia in older age, Journal of the American Medical Association 317 (2017): 2028.

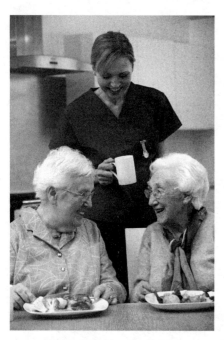

一起用餐可能是一天中的最开心时光

14.4.10　老年人的食物选择

大多数老年人都是独立自主的，有很多朋友，精神敏锐，积极参与社会生活，他们的生活也是健康和快乐的。许多老年人已经降低了对饱和脂肪的摄入，开始食用更多的蔬菜和全麦面包，虽然只有很少人能够达到这些食物的推荐摄入量。能够保持饮食多样化的老年人比饮食单一的老年人获取的营养素更丰富，生活质量也会更高。商店里为了给老年人提供方便，把味道好、低脂肪、有营养的食品用容易打开、标签清晰的单个包装展示在醒目的位置。

1. 进行合理选择的障碍　有很多因素会影响老年人的食物选择和饮食习惯，包括他们是独居还是与家人同住，是在家里居住还是在老年公寓。比如，自己独居的老年男性比与配偶一起居住的老年男性更容易选择低质量的饮食。

另外两个突出的因素是：多种药物使用的增加和酗酒。65 岁以上的老人服用的药物占美国总人口所服药物的 1/4，包括处方和非处方药（over-the-counter，OTC）。虽然这些药物能够治疗健康上的问题，使人们生活更舒适，活得更久，但是它们也能给人们的营养状况带来威胁，因为药物能够和营养素相互作用，也可能会降低食欲或改变味觉（见争论 14）。

2%~10% 的美国老年人都有酗酒或饮酒过量问题。孤独、孤立感和抑郁都是造成老年人酗酒的原因，而酗酒通常会导致营养素摄入的不足。表 14-18 总结了一些如何很容易地识别那些可能营养不良的老年人的方法。

表 14-18　预测老年人营养不良的因素

下面是一些简单、容易记忆的可能会在老年人中增加营养不良的因素。
将每个因素的第一个字母连接起来可以拼成"DETERMINE"。

确认以下问题	提问
生病（Disease）	你是否有能够改变你吃的食物种类或数量的疾病或症状？
饮食不佳（Eating poorly）	你每天进食会少于两次吗？你每天吃水果、蔬菜和奶制品吗？
牙齿脱落或口腔疼痛（Tooth loss or mouth pain）	你吃饭时会感到困难或痛苦吗？
经济困难（Economic hardship）	你有足够的钱购买你需要的食物吗？
与社会接触减少（Reduced social contact）	大多数时间你都是一个人吃饭吗？
经受多种药物治疗（Multiple medications）	你每天都服用 3 种或更多不同的处方或非处方药吗？
非自主性的体重减轻或增加（Involuntary weight loss or gain）	在过去的 6 个月里，你丢失或增加了 4.5kg 或更多的体重吗？
需要帮助（Needs assistance）	你的身体状况能购物、做饭和自己吃饭吗？
老年人（Elderly person）	你超过 80 岁吗？

2. 提供帮助的计划　一些联邦计划能够给老年人提供一些帮助。社会保证金为 62 岁以上的退休人员提供保障，这些人在工作期间曾向这一机构

交纳费用。食物援助计划，又称食物券计划，给贫困的人们补贴每月的食物预算。老龄管理局能够协调《美国老年人法》规定的各种服务，为老年人提供营养餐、社会交往、教育和购物方面的帮助，还会提供咨询或介绍其它需要的服务项目，并提供交通便利。对于无法外出的老人，志愿者会开车将食物送上门。营养学家很明智，他们不只是关注老年人的营养素和食物的摄入，也很重视老年的社会交往和愉快的心情，这些与食物一样重要。

很多老年人，就算是身体健康而且经济宽裕，也会发现有时很难自主完成做饭、清洁和购物的任务。对于独居的老年人特别是高龄者，如何克服准备食物中遇到的问题是非常重要的。本章的膳食指导中提供了一些建议。

要 点

- 年龄、健康状况的改变和环境的变化都能影响老年人的食物选择；
- 联邦计划能够通过提供营养的饮食、便利的交通和社交联系来帮助老年人。

14.5 膳食指导：单身生活和营养问题

LO 14.5 描述经常独自就餐所面临的挑战

任何单身者，不论是大学公寓中忙碌的单身学生，还是退休公寓中的老年人，或者是高级办公室的职业人员，都面临着如何保证营养均衡的饮食的问题。如果居住环境里没有厨房和冰箱，储存食物就会成为问题，就会经常出去用餐。下面是一些为单身人士提供的解决问题的建议。

14.5.1 去餐馆吃饭是合理的选择吗？

去餐馆吃饭非常方便，但是餐馆的饭菜能像家里做的饭菜一样满足营养需求并且给健康带来益处吗？答案是有可能，不过需要花些精力。有一些厨师和餐馆老板会担心食客的饮食健康，不过大部分厨师仅仅为了追求味觉上的完美。餐馆的食物通常含有过多的能量、脂肪、饱和脂肪酸、糖和盐，但是纤维、叶酸或钙含量不足。食谱中可能缺乏蔬菜和水果，而肉类和意大利面很容易就会超过一天的推荐摄入量。为了改善餐馆吃饭的问题，最好遵循以下建议：

（1）限制进餐量，不要超过自己的能量需求；

（2）在用餐开始的时候，把多余的部分赶紧装在外卖盒子里；

（3）点菜的时候要求额外的蔬菜、水果或沙拉；

（4）选择全麦的面包和面条（现在很多餐馆都会提供这样的选择，其它的如果反复要求也能做到）；

（5）明智地选择食物，保证每日固态脂肪、糖和盐的摄入量不超过《美国居民膳食指南》的推荐范围。

第 5 章的膳食指导中给出了具体建议，如何在点快餐和其它食物时保证脂肪不会超标。第 8 章中列举了一些含盐过高的食物。表 14-19 为单身人士

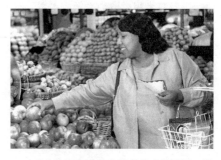

个人购买和准备有营养的食物需要一些特殊的技能

在商店或家里的时候如何做出明智的选择以便更好生活给出了一些建议。

表 14-19	理智购物和创意烹调

聪明购物技巧	
■ 列一张清单，以减少冲动消费，购买促销商品，并使用优惠券购买所需物品	■ 将一条全麦面包冷冻，食用时除霜或烤一烤
■ 请注意大小，以单价论，大包装牛奶会比相同体积的小包装牛奶便宜，但是奶一旦变质就不划算了；奶粉和其它耐储存的盒装牛奶往往是最佳选择	■ 鸡蛋在冰箱里可冷藏几周；保质期后，为方便食用，可煮熟并再冷藏，又可保存更长时间
■ 大包装的主食，如奶粉、燕麦、方便谷物食品或大米是最便宜的，但它们必须妥善储存（有关避免食物浪费的提示参见第 15 章）	■ 买几种处在不同成熟阶段的番茄、梨等新鲜水果，成熟的马上吃，成熟度差点的不久后吃，而绿的那个等几天它成熟后再吃
■ 如果冰箱空间允许，以便宜的价格买整只鸡或"家庭包装"的肉类，分为单份，包好，注明日期，冷冻，以便需要时食用	
■ 请售货员打开大包装的新鲜食品，只买你能够用完的数量；也可选择稍贵但更方便的分好、清洗过的小袋新鲜蔬菜	■ 在商店的熟食区购买加热可吃或即食食品，会比餐馆同类食品价格低。选择营养密度高的食品，不要吃馅、通心粉和奶酪、肉糕和肉卤、蔬菜酱、蛋黄酱调料混合沙拉和油炸食品。
■ 大的可重复密封的袋中的冷冻蔬菜比小盒的更经济	■ 买一只预先烤好的鸡，主要部分用于几次晚餐，剩下的鸡肉用香草和蔬菜做汤
■ 将菜花和西兰花分成 3 份。马上煮 1/3；将 1/3 浸泡在意大利调料酱中，用于后面的沙拉；剩下的加到砂锅里、做汤或炖，或蘸着沙拉酱与一个松脆点心一起吃	厨房小技巧
■ 将卷心菜、豌豆和洋葱混合，然后翻炒；凉拌卷心菜丝；或生吃蔬菜作为美味的晚餐；也可以加入亚洲调味料和吃剩的鸡肉或海鲜，而且只需要洗一个盘子	■ 善待剩菜，没有什么比一盘美味剩菜更快捷和便利的了，微波炉一加热就可以吃了
■ 虽然糙米用微波炉来做成本高，但可为那些不能自己做饭的人提供一种全谷物食品	■ 明智地使用有营养的冷冻食品（注意：这些食品的固体脂肪、添加糖和盐含量可能很高，要仔细阅读营养成分表）；用一个沙拉、全麦卷和一杯脱脂牛奶就把饭吃了

14.5.2 对付孤独的感觉

孤独会影响许多人，无论老少，并对整体健康产生负面影响。为了获得更好的营养，还有很多其它的原因，其中避免孤独感是很重要的，所以最好不要一个人用餐。自己生活的人应学会将饮食与社交联系起来，邀请客人到家里来，多做一点吃的，这样就可以在下一顿继续享用。如果你认识一个经常独自吃饭的朋友或熟人，可以肯定的是他一定会很高兴能时不时和你一起用餐，为了他的健康，经常邀请他一起用餐是个好办法。

14.6 争论 14 营养素与药物的相互作用：哪些人需要担心呢？

LO 14.6 总结有关营养物质与药物相互作用的要点

一位 45 岁的芝加哥企业主管准备通过尼古丁口香糖的帮助来戒烟。她把吸烟的休息时间改成了喝果汁、咖啡和可乐的时间。不过她有些沮丧，因为尼古丁口香糖似乎没有起作用，而且她经常胃部不适，还是渴望吸烟。实际的问题是营养与药物产生了相互作用。

一个 14 岁的女孩开始发生频繁的长时间的呼吸道感染。在过去的 6 个月中，虽然她的睡眠充足，但是经常觉得疲劳，不能按时完成学校的作业，也不再参加排球比赛，因为她在场上很快就变得没有力气。在这 6 个月中，她一直在一天几次服用解酸药，因为她听说这样就一定能减肥。她的儿科医生给出的诊断是缺铁性贫血。实际的问题还是营养与药物的相互作用。

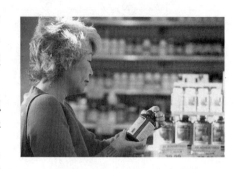

一位 30 岁的学校老师一直服用抗抑郁的药物，他参加了一个学校组织的葡萄酒和奶酪的派对。当他品尝了几片奶酪又喝了一两杯酒之后，脸就开始变红。他的行为引起了同事的担心，开车把他送回了家。在清晨的时候，他从睡梦中惊醒，感到强烈的眩晕，严重的头痛、呕吐、浑身颤抖。救护车把他送到急诊室，医生需要赶紧行动来拯救他的生命。实际的问题还是营养和药物的相互作用。

14.6.1 潜在的危害

人们有时候会认为，药物有益无害。不过如前面所示，处方药和非处方药都可能带来意想不到的后果，尤其是当与营养素相互作用的时候。

如图 C14-1 所示，药物可以通过多种方式与食物、营养素和草药相互作用。每一种都可能影响其它物质的吸收、作用、代谢或排泄。

有些药物会与特殊的营养素发生相互作用（表 C14-1）。同时酒精在与营养素的相互作用上是臭名昭著的，而且喝的酒越多，就越容易与营养素产生严重的相互作用（第 3 章 争论 3）。

箭头标明食物、药物和草药可以互相干扰各自的吸收、效用、代谢或排泄。

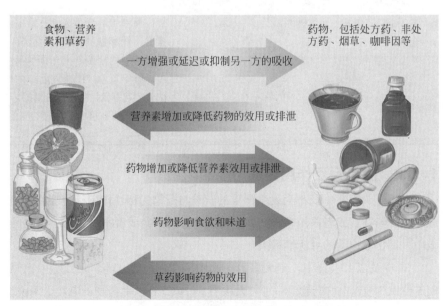

食物、营养素和草药

药物，包括处方药、非处方药、烟草、咖啡因等

一方增强或延迟或抑制另一方的吸收

营养素增加或降低药物的效用或排泄

药物增加或降低营养素效用或排泄

药物影响食欲和味道

草药影响药物的效用

图C14-1 食物、药物和草药是怎么相互作用的

表 C14-1   一些营养素与药物相互作用的例子

药　物	对营养素吸收的影响	对营养素排泄的影响	对营养素代谢的影响
抑酸药	减少铁、叶酸和维生素 B_{12} 的吸收	-	-
抗酸药（含铝）	降低铁、叶酸和维生素 B_{12} 的吸收	加速钙和磷的排泄	可能加速对维生素 B_1 的破坏
抗生素（长期用）	降低脂肪、氨基酸、叶酸、脂溶性维生素、维生素 B_{12}、钙、铜、铁、其它矿物质	加速叶酸、烟酸、磷、维生素 B_2 和维生素 C 的排泄	杀死生产维生素 K 的细菌，降低维生素 K 的产生
抗抑郁药（单胺氧化酶抑制剂，monoamine oxidase inhibitor，MAOI）	-	-	食用富含酪胺的食物（表 C14-2）或酒精饮料（雪莉酒、苦艾酒、红酒、一些啤酒）时，酪胺降解缓慢，导致危险的血压飙升及一些其它症状
阿司匹林（大剂量、长期服用）	降低叶酸的吸收和血液浓度	使维生素 B_1、维生素 C、维生素 K 的排泄增加；胃出血导致铁和钾的流失	-
咖啡因	-	增加少量钙和镁的排泄	促进脂肪酸释放到血液中
糖尿病药物（二甲双胍，长期服用）	降低维生素 B_{12} 的吸收和血液浓度	-	-
降低胆固醇的"他汀类药物"（舒降之、立普妥）	-	-	柚子汁减缓药物代谢，导致高浓度药物水平的累积；有可能导致危及生命的肌肉毒性
利尿剂	使血钙和锌的浓度升高，而使血液中叶酸、磷、电解质和维生素 B_{12} 的浓度降低；增加钙、水溶性营养素的排泄	-	干扰锌的存储
泻药（影响随药物类型不同）	减少许多营养素的吸收	加速所有未吸收营养素的排泄	-
口服避孕药	降低叶酸的吸收，可能提高钙的吸收	导致钠潴留	提高血液中的维生素 A、维生素 D、铜和铁的浓度；可能降低血液中的胡萝卜素、维生素 B_2、维生素 B_{12} 和维生素 C 的浓度；可能对维生素 B_2 和维生素 B_6 的需求升高；改变血脂水平

14.6.2　使得相互作用更加可能的因素

　　并不是人每次吃药都会发生严重的营养与药物的相互作用。在那些长期服用一种药物，或者服用多种药物，每天都会喝酒，或者本身就营养不良的人中，其相互作用的可能性最大。

　　65 岁及以上人群中，绝大多数会服用至少一种处方药，40% 会一次服用 5 种或 5 种以上的药物。对于每天服用 5 种或 5 种以上药物的老年人来说，发生不良反应的风险大大增加，如果同时服用草药或其它补充剂，副作用会进一步加剧。

营养与药物相互作用的细节远比这里指出的更多、更广泛。讨论的目的是提高对最常见疾病的认识，并提出预防策略。

14.6.3　药物和营养素的吸收

上文中提到的那位企业主管感受到了化学性质不相容的影响。她在咀嚼尼古丁口香糖之前喝的那些西红柿汁、咖啡和可乐中含有的酸会妨碍尼古丁通过口腔黏膜被吸收到血液中，所以并没有抑制她对吸烟的渴望，反而是被运输到胃给她带来恶心的感觉。

同样的，奶制品或钙强化的果汁能够妨碍某些抗生素的吸收。药物商标上的说明，比如"需要空腹服用"或者"不要与奶制品一起服用"能够帮助避免这些相互作用的产生。

某些药物能够干扰小肠对营养素的吸收，尤其是矿物质。这种作用能够解释前面所述的 14 岁女孩经常疲劳的症状。她对解酸药的过度使用中和了她胃酸的正常酸性，而那却是铁的吸收所需要的。药物也会与铁牢牢地结合在一起，生成一种不可溶的、不能被吸收的物质。她的铁储存本来就接近缺乏的水平，像很多年轻女生那样，所以她对解酸药的错误使用直接造成了缺铁性贫血。

经常使用泻药也会导致营养不良。泻药能够导致营养素快速地穿过肠道，使得维生素没有时间被吸收。比如矿物油是一种人体不能吸收的泻药，就会导致重要的脂溶性维生素和对人有益的植物化合物被溶解而排出体外，而不是被人体吸收。

14.6.4　代谢的相互作用

那个被送进急诊室的老师服用的抗抑郁药物是单胺氧化酶抑制剂的一种。在聚会上，那个老师经历了非常危险的药物与奶酪和酒中的酪胺的化学相互作用。酪胺是在奶酪和酒发酵过程中产生的。表 C14-2 列出了一些酪胺含量高的食物。

表 C14-2 一些富含酪胺（2-对羟苯基乙胺）的食物 [a]	
■ 陈化奶酪	■ 羊奶酪
■ 陈化肉	■ 利马豆
■ 酒精饮料（啤酒、葡萄酒）	■ 蘑菇
■ 凤尾鱼	■ 腌鱼或肉
■ 鱼子酱	■ 做好的大豆食品（豆酱、豆豉、豆腐）
■ 蚕豆	■ 熏鱼或肉
■ 发酵食品（酸菜、香肠）	■ 酵母提取物（酵母酱）；酵母补充剂

a 食物中酪胺含量取决于储存的条件和加工情况，因此类似产品中的酪胺含量可能差异很大。

单胺氧化酶抑制剂通过抑制酶的活性来破坏大脑的神经递质多巴胺的作用。当酶的活性减少的时候，就会有更多的多巴胺存留下来，抑郁症状就会减轻。而作为副作用,这种药物也会抑制肝中破坏酪胺的酶。一般情况下,这些食物和饮料均含有咖啡因，但很少在标签上注明咖啡因的含量。生产厂家可能会在其网站上提供咖啡因的信息。

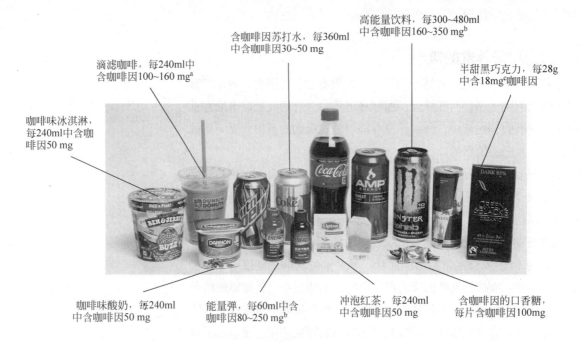

滴滤咖啡，每240ml中含咖啡因100~160 mg[a]

含咖啡因苏打水，每360ml中含咖啡因30~50 mg

高能量饮料，每300~480ml中含咖啡因160~350 mg[b]

半甜黑巧克力，每28g中含18mg[c]咖啡因

咖啡味冰淇淋，每240ml中含咖啡因50 mg

咖啡味酸奶，每240ml中含咖啡因50 mg

能量弹，每60ml中含咖啡因80~250 mg[b]

冲泡红茶，每240ml中含咖啡因50 mg

含咖啡因的口香糖，每片含咖啡因100mg

a. 自制滴滤咖啡平均每杯（容积为240ml）含有100mg咖啡因；商业浓咖啡（星巴克）每杯（容积为240ml）含有160mg咖啡因；
b. 等体积饮料中的咖啡因含量在不同品牌之间差别很大；
c. 28g牛奶巧克力含有6mg咖啡因

图C14-2　咖啡因来源

一个人的肝能够很快地破坏奶酪和酒中的酪胺，但是如果服用单胺氧化酶抑制剂，酪胺就会聚积而造成可能致命的反应。

其它能够影响药物代谢的罪魁祸首还有食物、植物化合物和流行的草药补充剂。柚子汁中的一种化学组分能够抑制负责把许多药物分解的酶。药物分解降低后，血液中的药物剂量就会积聚到有毒的水平。如果一个人喝了柚子汁或蔓越莓汁，并且同时服用稀释血液的药物华法林阻凝剂，就会导致凝血时间延长，出现非常危险的长时间流血的情况。

14.6.5　咖啡因和烟草

几乎在每个社会里的人都会因为咖啡众所周知的"提神醒脑"的效果而服用它。咖啡因确实是一种兴奋剂。像很多兴奋剂那样，咖啡因能够提高人的呼吸频率、心跳和应激激素及其它激素的分泌。咖啡因还能够提升血压，在服用后效果会延迟几个小时。

咖啡因与食物和营养素的相互作用比较微小，但是很重要，因为咖啡因在各种食物和饮料中非常常见（表C14-2）。儿童喜欢吃的巧克力棒、可乐和其它食物都含有咖啡因，而儿童对它的反应又格外敏感。很多常见的感冒和头痛药的每个剂量中都会含有等同于一杯咖啡的咖啡因，因为除了咖啡因本身的温和止痛作用，还能缓解咖啡因戒断性头痛，这是其它止痛药无法比拟的。

2015年美国膳食指南咨询委员会指出，过量的咖啡因摄入（成年人每天摄入量大于 400 mg）会导致咖啡因中毒和致命的心血管事件的发生。纯粉末状咖啡因虽然作为"膳食补充剂"出售，但实际上是一种强大的兴奋药物，已有导致死亡事件的发生。为此，美国食品药品监督管理局（Food and Drug Administration，FDA）已向制造商发出警告，并采取了其它行动。一茶匙咖啡粉比 30 杯咖啡中的咖啡因含量还要多。

咖啡因也是一种利尿剂（会导致身体水分流失）。然而，如果适量饮用含咖啡因的饮料，可以在不影响人体水平衡的情况下增加每日液体摄入量（详见第 8 章）。

关于适量摄入咖啡因的研究是有限的，但大多数既往研究都否定了日常摄入咖啡因与癌症、心血管疾病或先天缺陷之间的因果关系。事实上，观察性研究表明，摄入咖啡因或咖啡，包括不含咖啡因的咖啡，可能会降低 2 型糖尿病发生的风险。然而，这种相关性的机制尚未确定。推测可能与那些选择喝咖啡而非含糖软饮料的人群摄入的能量更少，体重也更轻有关，而正是这些因素降低了糖尿病的发生风险。但仍需更多的研究来明确这种关联。

关于香烟和其它烟草产品，它是药物尼古丁的来源。烟草带来的危害是众所周知的，大部分是超过营养范畴的。吸烟会抑制饥饿的感觉，因此，有时会降低身体的脂肪含量；它还会加速维生素 C 的分解，增加人体对维生素 C 的需求。

14.6.6 草药、酒精和其它药物

草药也可以与药物相互作用，有时是危险的（见表 C14-3）。例如，人们可能希望通过服用银杏叶来改善记忆力（证据否定了这种效果），但他们可能反而更容易出血（银杏具有抗凝功效）。当银杏与其它稀释血液黏度的药物，如阿司匹林或维生素 E 等联合使用时，银杏叶与危险的大出血有关。

饮酒的人需要注意：酒精可以与心血管药物、中枢神经系统药物和代谢药物等多种药物相互作用，进而引发恶心、头痛、协调性丧失、内出血、心脏问题和呼吸困难等症状。当酒精与利尿剂一起服用时，会导致脱水；当与安眠药或止痛药等镇静剂一起服用时，会抑制维持呼吸、心率和其它生命功能的大脑区域。因此，一定要和开处方的医生确认药物是否可能与酒精发生相互作用。

大麻中的化合物能够提升人们饮食的快感，尤其是对甜食。大麻的医疗用途包括缓解某些类型的慢性疼痛，增加食欲不振和体重减轻患者（艾滋病和其它消耗性疾病患者）的食物摄入量，以及抑制由癌症及其治疗引起的恶心和呕吐。它还可能产生严重的副作用，如上瘾（特别是在青少年中）、惊恐发作、定向障碍、思维混乱、心率加快和肺部问题。

很多其它非法药物会使滥用它们的人食欲不振、体重减轻和营养不良。对药物的瘾越大，对营养丰富的食物的渴望就越少。在老鼠实验中，如果老鼠可以随时服用可卡因，就会选择可卡因而非食物，最后死于饥饿。滥用药物的人还会面临多种营养问题，而戒毒康复的一个重要方面就是及时对滥用药物的行为进行识别和纠正。

表 C14-3 草药与药物的相互作用

草药	（其它）药物	相互作用
越橘、当归、甘菊、大蒜、姜、银杏、人参、绣线菊、圣约翰草、黄姜、柳树皮	新双香豆素、香豆素（抗凝血药、血液稀释剂）、阿司匹林、布洛芬和其它非甾体类抗炎药	延长出血时间、危险性出血
红茶、圣约翰草、锯棕榈	铁补品、抗焦虑药	草药单宁抑制铁的吸收；圣约翰草加速许多药物的清除
玻璃苣、月见草油	抗惊厥药	癫痫发作
紫锥菊（可能的免疫增强剂）	环孢素和糖皮质激素（免疫抑制剂）	可能会使药物的有效性降低
小白菊	阿司匹林、布洛芬和其它非甾体类抗炎药	药物会抑制草药治疗头痛的效果
大蒜补充剂	蛋白酶抑制剂药物（HIV-AIDS[a]）	降低血液中药物浓度
人参	雌激素、糖皮质激素	增强激素的反应
人参、山楂、Kyushin、甘草、车前草、圣约翰草、乌扎拉根	地高辛（源自植物洋地黄的抗心律失常药物）	干扰药物作用和监测
人参、苦瓜	血糖调节剂	改变血糖水平
海带（碘源）	左甲状腺素钠或其它甲状腺激素的替代品	干扰药物作用
甘草	糖皮质激素（口服和外用药膏）	对药物过度反应（增强作用）
西洋参	抗抑郁药	兴奋过度、狂躁
圣约翰草	环孢素（免疫抑制剂）、抗反转录病毒药物（HIV/AIDS[a] 药）、华法林（降低血液凝聚）、MAOIs（用于治疗抑郁症）[a]	增加许多药物的酶的破坏；降低药物的有效性；增强器官移植的排斥反应；降低抗凝效果。增强作用，出现 5-羟色胺综合征（轻度）症状：出汗、发冷、血压升高、心跳异常、惊厥
缬草	巴比妥类药物（镇静剂）	增强镇静效果

注意：关于草药可靠的在线信息的有价值的免费资源由斯隆-凯特琳癌症中心提供：www.mskcc.org/aboutherbs.
a 获得性免疫缺陷综合征，由艾滋病病毒（人类免疫缺陷病毒）感染引起；
b MAOI（monoamine oxicase inhibitor）：单胺氧化酶抑制剂。
来源：M. Z. Liu and coauthors, Pharmacogenomics and herb-drug interactions: Merge of future and tradition, Evidence-Based Complementary and Alternative Medicine (2015), epub, doi:10.1155/2015/321091; B. Ge, Z. Zhang, and Z. Zuo, Updates on the clinical evidenced herb–warfarin interactions, Evidence-Based Complementary and Alternative Medicine (2014), epub, doi:10.1155/2014/9573.

14.6.7 个人措施

总的来说，当你服用药物的时候，需要小心。应该向医生、药剂师和其它医护人员询问药物剂量、服用时间和服用方式的具体指示。例如，是与食物一起服用还是空腹服用。如果你发现新的症状或者药物的作用不佳，要及时向医生咨询。

一般来说，最好避免化学品。如果你有些困倦，可以小憩 15min，或者进行 15min 的拉伸练习而不是将喝咖啡作为休息。咖啡能刺激你的神经 1h，但是其它选择会让你一天之内的精神饱满。如果你有便秘的症状，试试进行足够的锻炼，多吃纤维食物和多喝水，很可能泻药是不必要的。如果有足够的营养、休息、运动，养成良好的卫生习惯，身体的自我治愈能力会让你惊讶。

批判性思维

（1）把你每天消费的含咖啡因的饮料和食物都列出来，你觉得这对你来说是合理的摄入量吗？为什么？

（2）选择3种让你担心的营养素与药物的相互作用。做表列举这些作用，并解释它们对吸收、排泄和代谢途径的影响。

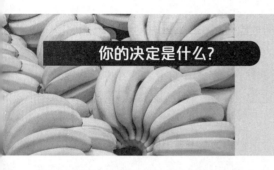

你的决定是什么？

给儿童提供营养需要特殊的注意事项吗？还是他们只是"小一号的成年人"？

你会怀疑一些症状是由食物过敏引起的吗？

青少年已经能够自主决定吃什么了吗？

良好的营养能够让你活得更健康、更长久吗？

线上资源有哪些？

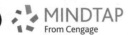

MINDTAP
From Cengage

思维导图（来自 Cengage）

访问 www.Cengage.com 获得思维导图。这是一个完整的网络课程，包含了 Diet & Wellness Plus、互动性的小测试、视频及更多的其它内容。

自测题

1.（LO 14.1）儿童经常不能摄入足够的_____。
   a. 奶产品　　　　　　b. 肉类
   c. 蔬菜　　　　　　　d. 水果

2.（LO 14.1）一个健康儿童的正常食欲控制系统_____。
   a. 不能为生长提供合适的能量
   b. 如果经常食用添加糖、饱和脂肪和精加工谷物高的食物，就会造成紊乱
   c. 保持儿童的食欲稳定，每天没有太大的波动
   d. 以上都不是

3.（LO 14.1）以每千克体重为单位计算，5岁儿童所需维生素 A 大约是成年人的 2 倍。
   对　　　　　　　　　　错

4.（LO 14.1）以下哪种行为能够导致儿童窒息？
   a. 用勺子吃花生酱
   b. 吃热狗和不容易消化的肉类
   c. 吃葡萄和硬的糖果
   d. 以上全包括

5.（LO 14.1）儿童铅中毒_____。

   a. 在美国已经不是问题
   b. 多发于饮食中缺乏钙、铁或锌的儿童。
   c. 主要由于吃的食物是用金属罐头包装造成的
   d. 以上所有

6.（LO 14.1）目前的研究支持下述观点：食物过敏或不耐受是造成儿童多动症的常见原因。
   对　　　　　　　　　　错

7.（LO14.1）如果孩子喝了花椰菜奶油汤后生病了，以后每次看见花椰菜奶油汤都会觉得不适，这种症状是_____。
   a. 食物过敏　　　　　　b. 食物不耐受
   c. 厌恶食物　　　　　　d. 食物抗体

8.（LO 14.2）以下哪些是青少年中经常缺乏的营养素？
   a. 叶酸　　　　　　　　b. 锌
   c. 铁　　　　　　　　　d. 维生素 D

9.（LO 14.2）以下哪些会使 PMS 的症状恶化？
   a. 身体活动　　　　　　b. 咖啡因
   c. 维生素 D　　　　　　d. 以上所有

10.（LO 14.2）下列哪一项与峰值骨量无关？

    a. 身体活动   b. 学习成绩

    c. 维生素 D 状况   d. 钙摄入量

11.（LO 14.3）由于衰老带来的身体变化影响的营养状况包括_____。

    a. 胃酸分泌减少

    b. 唾液分泌增加

    c. 牙齿脱落和牙龈疾病

    d. a 和 c

12.（LO 14.3）在研究中，以下哪些因素与许多物种的寿命延长都有关系？

    a. 能量限制   b. 超氧化物歧化酶

    c. ω-3 脂肪酸   d. 以上都不是

13.（LO 14.4）营养在骨关节炎的产生中没有起什么作用。

    对   错

14.（LO 14.4）维生素 A 的吸收会随着年龄的增长而降低。

    对   错

15.（LO 14.4）已证明抗氧化补充剂能够延缓阿尔茨海默病的发展。

    对   错

16.（LO 14.4）为老年人安排有营养的饮食的时候，应该特别注意提供足够的_____。

    a. 维生素 A   b. 维生素 B_{12}

    c. 铁   d. b 和 c

17.（LO 14.4）DETERMINE 是表达老年人什么情况的首字母缩写？

    a. 营养不良的危险性   b. 骨骼的完整性

    c. 独立自主的程度   d. 以上所有

18.（LO 14.5）经常独自吃饭的单身老人通常更喜欢独处，应该让他们独处。

    对   错

19.（LO 14.6）营养和药物相互作用在以下_____人群中很常见。

    a. 长期服用一种或多种药物

    b. 喝酒

    c. 营养不良

    d. 以上所有情况

答案见附录 J。

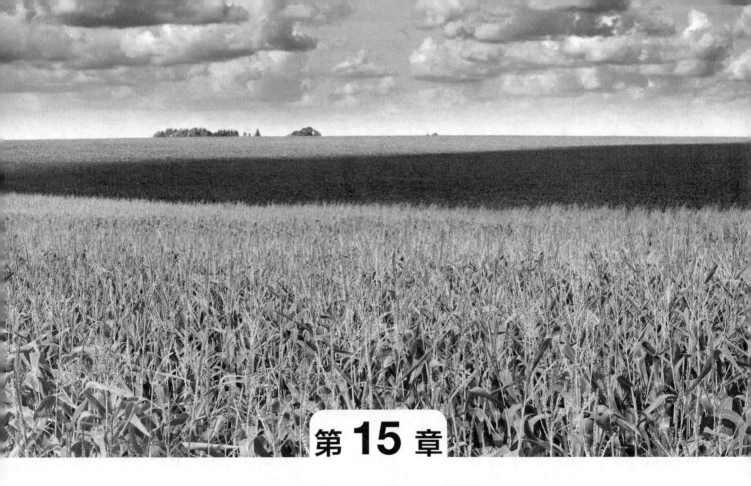

第 **15** 章

饥饿与食物的未来

启发提问

美国有这么丰富的食物供应，在美国还有人挨饿吗？个人的努力能够给世界性难题带来改变吗？

未来地球能够生产足够的食物来养活全世界的人吗？一顿饭的费用只是你付出的唯一代价吗？

永远不要怀疑一小群有思想、有决心的人可以改变世界。事实上，也只有他们才能够改变世界。

——玛格丽特·米德

美国今天仍有超过 600 万的家庭处于**食物短缺**（very low food security）中，这些家庭里有一个或一个以上的成员经常会因为没有足够的钱而没有吃的或吃得很少，其中很多都是孩子（表格 15-1 对食品安全进行了定义）。而且另外还有 1560 万的家庭基本温饱，但所摄入的食物并非都对他们的身体有利。食物短缺会造成**饥饿**（hunger），这并不是因为想吃一顿丰盛大餐而引起的欲望，而是非自愿的长期食物短缺所造成的疼痛、疾病或虚弱状态。

在世界范围内，饥饿问题更加严重。在最贫困的发展中国家，至少有 8.15 亿人遭受长期食物短缺、饥饿和严重的营养不良，而它们的邻国却食物丰富甚至食物过剩。今天，很多国家面临着**粮食危机**（food crisis），因为已经贫乏的食品供应还在持续减少中，营养不良的人口比率仍在迅速增加。

食品安全是一个系统工程。应根据特别设计的问题全面评估食品安全状况（表 15-2）

术　语	定　义	举　例
食品安全		
■ 食物充足	没有食物获取问题或限制	一个冰箱和食品室都蓄满的家庭，不存在食物短缺
■ 基本温饱	家庭在有些时候会担心能否维持正常饮食，但是食物的质量、品种和摄入量都不会显著改变	比如父母会担心购买的食物不能坚持到下一次发工资
食品危机		
■ 勉强温饱	家庭有足够数量的食物，但是食物的质量、品种和可取性较低	家庭的主要饮食都围绕着便宜的没有营养的食物，如精制谷物、便宜的肉类、糖和脂肪类食物
■ 食物短缺	家庭在一年内，有一个或一个以上成员因为金钱或食物来源不足而扰乱正常的饮食模式或减少食物摄入	家里有一个或一个以上的人因为没有足够的食物而饿着肚子睡觉、体重降低或者一天都不吃饭

来源: United States Department of Agriculture, Economic Research Service, Definitions of food security, available at http://www.ers.usda.gov/topics/food-nutrition -assistance/food-security-in-the-us/definitions-of-food-security.aspx.

术语

饥饿（hunger）：由于长期客观条件限制造成的食物缺乏而引起的生理上的不适、疾病、虚弱或痛苦，超过了普通的不适感觉，是粮食供给不安全的后果。

粮食危机（food crisis）：在本地、国家和世界范围内粮食供应急剧减少，同时饥饿和营养不良严重上升的情况。

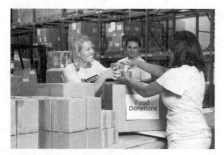

每个人的努力都能带来改变

这些悲惨的状况看起来很难被一个普通人的努力所改变。一个人能够带来什么变化呢？实际上，一个人的力量也很大，尤其是学生，可以在促进改革方面扮演重要角色。世界各地的学生都在帮助政府进行变革，支持教育并改变人类的困境和改善环境问题。学生是在社区的免费供餐站、家庭维修项目和儿童教育活动中提供服务的中坚力量。今天的年轻人是世界美好明天的最大希望。

15.1　美国的食物短缺

LO 15.1　描述美国的食物短缺

在美国，少数美国人贫穷和勉强维持温饱与大多数美国人享受的富裕生活和**食物充足**（high food security）的状况同时并存。一些调查问卷能够帮助确认食物短缺的存在和严重程度（表 15-2）。图 15-1 中给出了最近几十年的调查结果。

表 15-2	美国家庭温饱情况调查

诸如此类的问题有助于确定那些难以满足基本食物需求的家庭。报告两种或两种以下情况的家庭被列为食品安全；超过两条的家庭列为食品不安全 (要了解评分细节，请访问来源中列出的网站)。

1. "我们担心在有钱买更多的食物之前，我们的食物就会吃完。"在过去的 12 个月里，你是不是经常这样，有时候这样，或者从来没有这样过？
2. "我们买的食物不能持久，我们也没钱买更多的食物。"在过去的 12 个月里，你是不是经常这样，有时候这样，或者从来没有这样过？
3. "我们负担不起均衡饮食的花费。"在过去的 12 个月里，你是不是经常这样，有时候这样，或者从来没有这样过？
4. 在过去的 12 个月里，你或者家里的其它成年人有没有因为没有足够的钱买食物而减少你的饭量或者不吃饭？(是 / 否)
5. (如果问题 4 的答案为 "是") 这种情况发生的频率是多少？几乎每个月，有些月但不是每个月，或者只有 1 到 2 个月？
6. 在过去的 12 个月里，你有没有因为没有足够的钱买食物而吃得比你认为应该吃的少？(是 / 否)
7. 在过去的 12 个月里，你有没有因为没有足够的钱买食物而挨饿不吃饭的经历？(是 / 否)
8. 在过去的 12 个月里，你有没有因为没有足够的钱买食物而体重下降？(是 / 否)
9. 在过去的 12 个月里，你或你家里的其它成年人有没有因为没有足够的钱买食物而一整天不吃饭？(是 / 否)
10. (如果问题 9 的答案为 "是") 这种情况发生的频率是多少？几乎每个月，有些月但不是每个月，或者只有 1 到 2 个月？

来源：A. Coleman-Jensen, M. P. Rabbitt, C. A. Gregory, A. Singh, USDA Economic Research Service, Household Food Security in the United States in 2016, (2017), Economic Research Report 237, available at www.ers.usda.gov/publications/pub-details/?pubid=84972.

过去十年，粮食不安全状况有所下降，但仍影响数百万人的生活

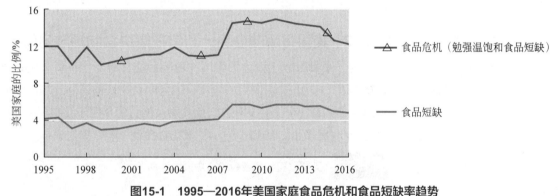

食品危机（勉强温饱和食品短缺）

食品短缺

图15-1　1995—2016年美国家庭食品危机和食品短缺率趋势

注：根据使用的数据收集筛选方案的不同，对 1996 年和 1997 年的流行率进行了估计和调整。

来源：USDA Economic Research Service, using data from Current Population Survey Food Security Supplement.

15.1.1　美国的食物贫困

在发达国家中，饥饿主要是由于**食物贫困（food poverty）**造成的。人们无法得到营养丰富的食物，并不是因为买不到，而是因为他们没有足够的钱能够同时满足食品的需求和其它生活必需品的需求，比如衣物、房租、药品和水电费。美国有 12% 的人口（其中 18% 是儿童）生活在贫困中。当生活出现问题的时候，食物贫困的可能性就会增加，比如酗酒和滥用药物、精神或身体的疾病、不知道食品计划的存在或如何申请，以及不愿意接受被有些人认为是 "施舍" 的政府救助或慈善捐助。

1. 有限的营养食物摄入　为了使贫乏的食品供应持续得更久，成年人可能会少吃一餐或者减少份量。当陷入绝望的时候，人们可能会不得不打破

术语

食物贫困（food poverty）：虽然一个地区有足够的食品供应，但是有些人还是会挨饿，因为没有足够的钱，或因为政治原因被剥夺权利，以及生活在战争的国家里，或被其它问题困扰，如缺少交通工具。

社会常规：向陌生人乞讨，从市场里偷东西，吃便宜的宠物食品，甚至从垃圾桶中觅食。他们在垃圾桶里找到的食物通常都是腐坏的或者已经具有食物传播疾病污染的风险。当人们已经存在营养不良的情况时，食用垃圾桶中翻出的食物会对健康带来加倍的危害。这些家庭里的孩子经常会饿一天肚子直到大人能够找到食物。

美国很多勉强维持温饱家庭里的孩子虽然每天的能量摄入足够，但一直都是依靠便宜的低营养的食物，如白面包、富脂肪类食物、含糖果汁、薯片和零食蛋糕，很少能吃到蔬菜、水果、奶制品和其它儿童健康成长所需的营养食物。面临的环境越严峻，孩子就越可能身体不佳，越容易因为疾病而住院。

2. 贫困和肥胖 食物短缺和肥胖经常出现在一起，很多时候在一个家庭里甚至是一个人身上同时体现。从逻辑上讲，食物短缺和肥胖不应该同时存在，但是研究结果表明那些生活极端贫困、食品短缺的人口中肥胖率最高。肥胖会导致患慢性病，如糖尿病和高血压的风险增加。食物短缺使得控制这些疾病的前景也不容乐观。

要点

- 当美国的贫困率增加的时候，食物短缺的情况也在增加；
- 生活在食物短缺家庭中的孩子经常缺少他们需要的食物；
- 那些勉强维持温饱的社区和家庭中会出现饥饿和肥胖同时存在的情况。

15.1.2 美国有哪些食品计划旨在解决食物短缺问题？

为了帮助数以千万计的美国贫困公民能够得到维持每日生计所必需的食物（表15-3），美国制订一套规模庞大的食物援助计划。2017年，每4个美国人中就有一个受到某种方式的食物援助，每年用于食物援助的金额总数超过1000亿美元。图15-2显示了该花费在各个项目中的分布。

表15-3　美国政府和州政府的食物援助计划

这是美国国内一些为了减少饥饿的国立和州立计划案例。

- 农产品食品补助计划
- 儿童和成人食品关爱计划
- 紧急粮食援助计划
- 对印第安土著人的粮食配送计划
- 公立学校午餐和早餐计划（第14章）
- 妇女、婴儿和儿童的特别补充喂养方案（WIC，第13章）
- 补充营养援助计划，以前称食品券计划

1. 国家的努力 美国为低收入人群提供的各种食品计划中最重要的一个是由美国农业部（USDA）实施的**补充营养援助计划**（The Supplemental Nutrition Assistance Program, SNAP）。该计划以前叫**食品券计划**（The Food Stamp Program）。它为数以千万的人提供了援助，其中一半是儿童，但这些援助可能无法覆盖所有家庭成员的全部健康饮食的开销。符合条件的家庭会收到州立社会服务机构或福利机构分发的类似于信用卡的食品卡，他们可以像使用现金一样使用这些食品卡购买食物、植物和种子，但是不能购买烟草制品、清洁用品、酒精或其它非食品物品。为了帮助消费者更好地计划和花费食品卡，USDA 还提供了规划节约膳食的指导，包括日常菜单和食谱。

补充营养援助计划（SNAP）占美国食品援助支出的四分之三。

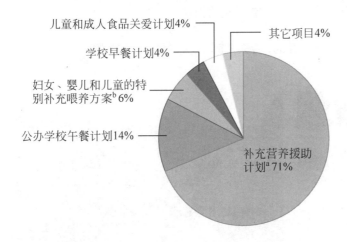

儿童和成人食品关爱计划4%
其它项目4%
学校早餐计划4%
妇女、婴儿和儿童的特别补充喂养方案b 6%
公办学校午餐计划14%
补充营养援助计划a 71%

a SNAP 补充营养援助计划；

b WIC 妇女、婴儿和儿童的特别补充喂养方案

图15-2　美国食品计划支出百分比（四舍五入值）

来源: V. Olivera, U.S. Department of Agriculture, Economic Research Service, The food assistance landscape: FY 2016 annual report (EIB-169), March 2017, available at www.ers.usda.gov/webdocs/publications/82994 /eib169_summary.pdf?v=42823.

其它的计划在以前几章有所概括。

2. 社区的努力　当政府需要解决饥饿难题的时候，许多社区都有热心市民通过本地机构和教堂把食物分送到被饥饿折磨的人们手中。国家的**食品回收（food recovery）**计划，比如供养美国计划，会协调各个组织，如**食物银行（food bank）**、**公益食品库（food pantries）**、**应急厨房（emergency kitchen）**和无家可归者的庇护所，每年向数千万的人提供食物。

为了消除饥饿，一个社区必须做的不仅仅是立即向居民提供粮食救济。它还必须根除导致饥饿的潜在原因：

（1）确定并重点关注受影响最大的社区。

（2）致力于消除造成和加剧贫困的种族和性别歧视及不平等因素。

（3）加强和实施旨在解决饥饿和贫穷问题的美国食物援助计划。

（4）支持保护低工资工人的政策，使他们在经济上有所保障。

有了这些和其它类似的行动，预计到 2030 年，美国乃至全球的粮食危机将结束。就如同那句众所周知的谚语说的："授人以鱼不如授人以渔"，这样人们不仅能够自给自足，还能够帮助别人。

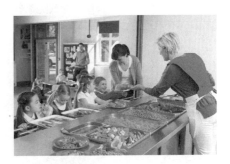

学校的早餐和午餐为低收入的孩子们提供营养，免费或几乎不花钱。

术　语

食品回收（food recovery）：收集完整无损的食物，发放给那些低收入的饥饿人群。

食物银行（food bank）：将收集来的捐赠食品给获得授权的机构，由它进行分发，为饥饿的人提供食品的组织。

公益食品库（food pantries）：社区食物收集计划，能够给食品杂货店（或超市）提供一些可以带回家食用的食品。

应急厨房（emergency kitchen）：给饥饿的人准备即时可吃的食物的设施，通常叫作流动厨房。

要　点

● 政府的计划有助于减轻许多人的贫困和饥饿；

● 社区通过消除造成或加剧贫困的因素，帮助建立粮食安全。

15.2 世界贫困和饥饿状况

LO 15.2 描述贫困的严重性和程度以及发展中国家所面临的饥饿问题

发展中国家饥饿和贫困问题非常严重。图 15-3 展示了在这种条件下日常生存的挣扎。图 15-4 示意了食物匮乏最严重的国家。最严重的问题依然是粮食贫困，重灾区的情况更为极端。

不干净的水和糟糕的卫生设施传播寄生虫和传染病，夺去许多人，尤其是年轻人的生命。为了帮助养家糊口，即便是小孩子也要参与劳作

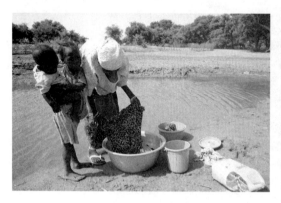
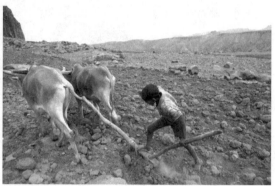

图15-3 世界贫困写照

在发展中国家饥饿问题最为严重

▨ 5%很低比例营养不良	▨ 25%~34.9%高比例营养不良
▉ 5%~14.9%中低比例营养不良	▨ ≥35%很高比例营养不良
▨ 15%~24.9%中高比例营养不良	☐ 数据缺失或不足

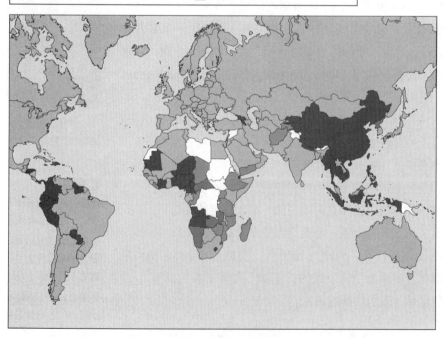

图15-4 世界饥饿热图

来源：Food and Agriculture Organization of the United Nations, The State of Food Insecurity in the World 2015, available at http://www.fao.org/hunger/en/.

15.2.1 惊人的统计数据

要想准确估计发展中国家饥饿问题的严重程度比较困难，但一些统计数据可能对此有所帮助。全世界的人有 1/5 没有任何土地或财产。那些最贫穷的人每天的生活费还不到 1 美元，他们缺少安全的饮用水，而且没有读书写字的能力。这些世界上最贫穷的人把赚的钱的 80% 都花费在食物上，但仍然会饿肚子或营养不良。美国家庭中每只猫平均每天食用的蛋白质都是这些人每天食用的两倍多，饲养一只猫的费用比他们每年的人均收入还要高。

15.2.2 妇女和儿童

"最贫穷"的通常是妇女和儿童。世界各地的许多国家轻视女性，所以给女孩子提供较男孩更差的饮食、较少的教育机会。营养不良的女孩子将来就会变成营养不良的母亲，而她们的孩子也经常体重过低，这个饥饿、营养不良和贫穷的循环就会继续。在世界范围内，死于饥饿有关的疾病的人中有 3/4 是儿童，而那些幸存者也很难通过努力劳动使自己脱离贫困。大多数人都无法筹集到原始基金，虽然存在信用制度，但是他们无法得到足够的钱做小生意来赢得收入。

贫穷带来的一个讽刺性的效果就是当人们没有足够食物的时候，反而会生更多的小孩。一个贫困的家庭可能依靠孩子来耕地、运水、照顾老人，但是因为营养不良和疾病使得很多儿童死亡，所以父母会生很多的孩子，以保证有的孩子能够长大成人。

15.2.3 饥荒

饥荒（famine） 是饥饿最明显的表现，也是极其严重的粮食危机，会在某个地区导致大量人口由于饥饿而死亡。造成饥荒的自然原因（干旱、洪水和虫害）虽然目前还在发生，但已经排在政治和社会原因之后了。当人们在贫困线上挣扎的时候，任何食物价格的增高，工人工资减少或者政府政策变化以及战争爆发都会让几百万人迅速陷入饥饿状态。联合国组织的世界食品计划仅能够对全球的食品危机做出应急响应。

难以解决的饥饿和贫困仍然是巨大的挑战。在非洲和中东的一些地区，当社会矛盾与自然干旱在一个国家同时发生的时候，就会产生严重的饥荒，而这些国家即使在和平时期，也几乎没有粮食储备。造成大饥荒的原因可能是种族、民族和信仰的冲突以及对金钱的贪婪，农民弃耕从军，农田也变成了战场，而人民最终只能挨饿。交战双方还会把食物作为武器，抵制国际饥荒救援活动，期待他们的对手因为饥饿而战败，让他们取得最终的胜利。

> **要点**
> - 自然原因、政治原因及社会原因是造成发展中国家饥饿和贫困的主要原因；
> - 妇女和儿童通常是世界上最贫困的人口。

术语

饥荒（famine）：在一个地区内，因为大范围食物的极度短缺造成人口大量死亡的现象。

15.3　极度贫困造成的营养不良

LO 15.3　描述极端贫困如何影响成人和儿童的营养状况

　　在世界上最贫困的地区，长期饥饿不可避免地会导致营养不良。大批成年人每天都因为营养不良而遭受着痛苦，但是医护人员有时并不能正确诊断这些症状。营养不良的成年人经常只是隐约感到不适，他们会丢失身体的脂肪、肌肉和力量，他们瘦弱的身体还在继续变瘦，他们的精力和热情会逐渐被消耗掉。持续的粮食短缺会导致明显的营养缺乏症。

15.3.1　"隐性饥饿状态"——维生素和矿物质缺乏

　　世界上大约有 2 亿人能够摄入足够的能量，但仍然缺乏能提供足够维生素和矿物质的食物，他们在承受着隐性饥饿。当身体系统开始失调的时候，营养不良的症状就开始显现。铁、碘、维生素 A 和锌都是经常缺乏的元素，而造成的后果可能很严重，包括学习障碍、智力低下、免疫系统受损、失明、不能工作和过早死亡等。

　　实际上，营养素缺乏影响的成年人和儿童的范围几乎是令人难以想象的：

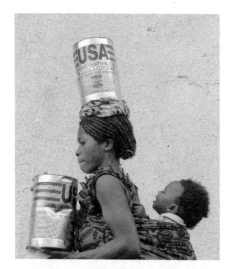

捐赠的食物可以暂时缓解一些人的饥饿感，但这些援助通常只是杯水车薪，不足以帮助饥饿者改善营养缺乏状况或支持其生长发育

- 在发展中国家，40% 的妇女因缺铁而身体欠佳，疲劳乏力。每年有五万多妇女在分娩中死于严重贫血。
- 每年有 1800 万的初生婴儿由于缺乏碘而造成不可逆的智力低下（呆小症）。
- 有超过 50 万或更多的儿童（大多数低于 5 岁）维生素 A 缺乏极为严重，造成他们永久失明；还有超过一亿的儿童处于轻微的营养不良状态，使得他们更容易感染疾病，比如麻疹。
- 25% 的世界人口由于缺乏锌，造成生长迟缓、腹泻和肺炎。

　　这些情况很让人绝望，不仅仅是对个人来说，而且是对整个国家。当人们因营养不良而智力低下、失明、感染和早逝的时候，个人和国家的经济状况都会因为生产力的停滞和医疗费用的提高而衰退。

> **要点**
> - 成年人的营养不良通常体现为身体过瘦和肌肉萎缩。
> - 维生素和矿物质缺乏在世界范围内带来很多痛苦。

15.3.2　儿童时期营养不良的两种类型

　　与营养不良的成年人相比，贫困的年轻人和营养不良的儿童经常会呈现特殊的、更容易诊断的症状。一个饥饿的儿童出现营养不良，部分原因是由食物短缺引起的。最危险的情况是**重度急性营养不良（severe acute malnutrition，SAM）**，由于干旱或战争造成突然不能得到食物的时候，就会产生重度急性营养不良。虽然不会立刻致命，但仍然会威胁健康的是**慢性营养不良（chronic malnutrition）**，即在食物供应匮乏和食物质量较差的地区发生的持续且长期的食物短缺。表 15-4 比较了 SAM 与慢性营养不良的一些主要特征。

比较项目	重度急性营养不良	慢性营养不良
食物匮乏	当前或近期缺乏食物	食物数量长期不足或质量较差
身体特征改变	体重骤减 消瘦（身高不足；上臂围减小） 水肿（夸希奥克症）	发育迟缓（年龄别身高偏低，体重偏轻）

表 15-4　重度急性营养不良与慢性营养不良的特点

注：维生素和矿物质缺乏在两种营养不良中都很常见。

1. 重度急性营养不良　全世界 10% 的儿童在遭受着重度急性营养不良，这是通过儿童的**消耗（wasting）**程度判断的。重度急性营养不良也被称作**消耗症（marasmus）**。他们的肌肉和脂肪组织都已经萎缩，被转化成能量以供生存。患有消耗症的儿童，相对于他们的身高，他们的体重过轻，上臂围也比正常要低（图 15-5）。在这些孩子身上，臀部的皮肤非常松，大腿也很松垮，好像他们穿着宽松的裤子。这些孩子经常会觉得浑身发冷，很明显是在生病。不幸的是，人们只用"骨瘦如柴"来描述这些孩子。

饥饿的孩子常面临生命的威胁，只能保存能量，不进行任何方式的活动，甚至没有力气哭着要食物，另一些儿童哭得很伤心。所有的肌肉，包括心脏肌肉，都是虚弱和退化的。他们体内的酶供应不足，胃肠道内膜恶化。结果，能吃到的很少的食物也不能被完全吸收。

一种不太常见的重度急性营养不良症状是**夸希奥科综合征（Kwashiorkor syndrome，即恶性营养不良）**。它的特点是水肿，一种血液中的液体转移到组织中，并引起肿胀的症状。头发颜色变浅也很常见，而且皮肤会出现斑点和鳞片状皮肤，通常还有不容易愈合的压疮。在一种危险的组合条件下，即**混合型营养不良（marasmic Kwashiorkor）**，会导致肌肉萎缩，但这种萎缩可能并不明显，因为孩子的脸、四肢和腹部因水肿而肿大。历史上，夸希奥科综合征被认为是因为粗劣的饮食中的蛋白质太少所导致的，但是目前研究人员认识到，饥饿的孩子的食物并没有太大区别，即都会缺乏蛋白质和其它营养素。

每年有 310 万学龄前儿童，以每分钟 6 个孩子的速度死于 SAM。他们中的大多数并不是死于饥饿，而是死于伴随感染的腹泻和脱水。

2. 慢性营养不良　世界上有许多的孩子都患有慢性营养不良。他们靠稀释的麦片饮料生存，这种饮料的能量很少且几乎没有蛋白质，这种食物能让他们生存但是无法茁壮成长。肠道寄生虫也会使营养流失。生长停滞是因为它们长期缺乏正常生长所需的营养素，他们**发育迟缓（stunting）**，而且往往是不可逆转的。他们可能看起来正常，因为他们的身体比例正常，但这些发育不良的儿童 4 岁时可能没有 2 岁大，他们经常遭受营养不良的痛苦：感染和腹泻的危险增加，维生素和矿物质缺乏。这些年严重的营养不良不可逆转地损害了大脑的发育和学习能力，大大降低了未来摆脱贫困的可能。

测量孩子的上臂中围有助于评估 SAM 的严重程度

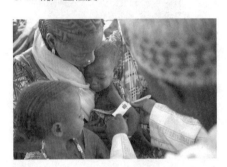

图15-5　臂围

术语

消耗（wasting）：在营养不良中，指相对于身高体形较瘦，表明最近体重迅速下降或没有增加，通常由严重的急性营养不良导致。

消耗症（marasmus）：以发育不良、体重急剧下降、身体脂肪和肌肉减少和冷漠为特征的严重营养不良。源自希腊语，意为"逝去"。

夸希奥克科综合征（Kwashiorkor syndrome）：水肿，一种血液中的液体转移到组织中，并引起肿胀的症状。头发颜色变浅也很常见，而且皮肤会出现斑点和鳞片状皮肤，通常还有不容易愈合的压疮。

混合型营养不良（marasmic Kwashiorkor）：重度急性营养不良的一种特别致命形式，在这种情况下，儿童在非常危险的情况下减少的肌肉组织被水肿所掩盖，使这种情况很难被发现。

发育迟缓（stunting）：较低的年龄别身高增长速率，表明由于慢性营养不良，儿童生长受限。

这个 2 岁的女孩患有重度急性营养不良。经过几周的医学营养治疗，她的体重增加，身体健康，对生活有了新的希望。

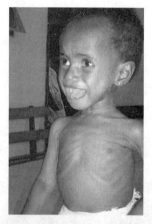

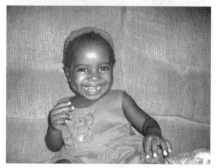

图15-6　医学营养治疗救助

15.3.3　医学营养治疗

食欲不振和吸收功能的下降会导致为营养不良的儿童提供营养事倍功半。为了恢复代谢平衡、身体成长、智力发育和从疾病中恢复过来，营养不良的儿童需要特殊配方的饮料和食物。尤其是患有 SAM 的儿童，当并发症发生的时候，需要及时住院治疗，包括重症护理、逐步的医疗营养治疗和药物治疗。

因为腹泻造成脱水的儿童需要尽快补充水分。在严重的情况下，急剧的液体和矿物质的流失导致血压降低，心跳也会变弱。如果有经验的护理人员能够及时提供合适的液体，就能够帮助提高血压，加强心跳强度，避免悲剧的发生。医护人员通过**口服补液治疗（oral rehydration therapy，ORT）**来有效地遏制脱水和治疗腹泻，每年能够在全世界拯救几百万的生命。同时，这些孩子们还需要卫生的环境和安全的水源来预防日后感染的发生。

当医疗状况稳定以后，营养不良的儿童能够从**即食治疗食物（ready-to-use therapeutic food，RUTF）**中获益，RUTF 是一种能够使体重和营养缺乏快速恢复的特别配制的产品。生产厂家会把油和糖与磨成粉末的花生、奶粉和其它蛋白来源物质混合成糊状，把单一剂量密封在灭菌袋内。RUTF 不需要与水混合（优先用于水源不洁的地区），也不需要任何准备，可以随时入口，而且包装袋还能够抵抗细菌污染。更重要的是，RUTF 能够被安全储存 3~4 个月，且不需冷藏，而在贫困地区冰箱是很罕见的奢侈物品。

RUTF 的缺点是价格较高，购买这些商业产品然后运输到贫困地区的成本较高。如果想要完全康复并降低复发风险，儿童需要连续三个月的 RUTF 治疗。使用当地易得的原料在本地直接生产 RUTF 营养糊会大大降低成本，增加了重度营养不良儿童的可用性（图 15-6）。

术语

口服补液治疗（oral rehydration therapy，ORT）：当儿童因为传染病导致严重腹泻的时候，补充口服液体的治疗方法。ORT 的简单制作方法：500ml 的开水、16g 糖、4g 盐。

即食治疗食物（ready-to-use therapeutic food, RUTF）：高能量、质地柔软的糊状食物，能够提供足够的碳水化合物、脂肪、蛋白质和其它微量营养素，能够在营养不良的人，尤其是儿童中，促进体重快速增加。

15.4　未来的食品供应和环境问题

LO 15.4　描述世界粮食供应和影响它的主要因素

要彻底在世界范围内消除饥饿，人类面临着两个主要挑战：第一是为地球不断增长的人口提供足够的食物，同时不能给自然资源带来破坏，这样才能持续供应食物；第二个挑战是保证所有人都能得到足够的营养食物以维持积极健康的生活。

从各个方面考虑，今天的**世界食品供应（world food supply）**足以养活目前全世界的人。为了使未来的粮食供应保持充足，必须应对威胁粮食生产和分配的各种因素。

15.4.1 对食品供应的威胁

现在和未来的几十年中，很多因素叠加在一起会威胁世界的食品生产和分配。下面只是其中的一些：

（1）饥饿、贫困与人口增长。每 60s 就有 109 个人死亡，同时会有 255 个婴儿出生。地球上每年都要新添 76854987 人口，其中大多数出生在贫困地区。到 2050 年，为了养活世界上的总人口，需要增加 10 亿吨的粮食产量。这样的增长可能超出了地球的人类**承受能力（carrying capacity）**。

（2）生产粮食的耕地减少。耕地正在遭受盐碱化和侵蚀的威胁，甚至被用来铺路。全球土地沙漠化越来越严重。

（3）化石燃料的使用是世界经济增长的基础，随之而来的是对空气、土壤和水的污染。

（4）大气和全球气候变化。气候变化已经成为不可争议的事实。美国国家科学院给出的结论是"通过多方面的研究，现在有大量的可信的数据表明，地球正在变暖中。同时，强有力的证据表明人类的活动，尤其是那些由于燃烧化石燃料产生的**温室气体（greenhouse gases）**是造成最近地球变暖的主要原因。"

社会对这些警告的迟缓反应已经危及人类的生命和生计。随之产生的热浪、干旱、火灾、风暴和洪水，致使农作物遭到破坏，阻碍了农民的生活，尤其是在世界最贫困的地区。仅仅在撒哈拉以南的非洲，干旱的沙漠预计会在未来增加 2 亿英亩。随着海洋热量的积聚，海洋食物链可能会崩溃。

（5）大气外臭氧层减少。大气外层的臭氧保护层正在变得越来越薄，导致来自太阳的有害辐射增加。辐射使地球的气温增加，极地冰盖也在融化，导致海平面升高，给全世界的海岸线造成威胁。辐射还会直接对重要的粮食作物造成损伤。

（6）淡水短缺。种植粮食需要大量的淡水。地球上的淡水供应分布不均，有太多的淡水被浪费、被污染，而且无法得到可持续的管理。今天，超过 10 亿人缺乏可饮用的清洁水。如果气候变化继续沿着目前的轨迹发展下去，从现在开始的 20 年里，世界上将近一半的人口可能会生活在**用水紧张（water stress）**的地区，而水资源短缺可能会使数百万人背井离乡。图 15-7 说明了这种威胁。

（7）洪水泛滥。破坏农作物的局部性强风暴正变得越来越频繁和严重，这导致了山洪的暴发，并侵蚀了干旱土地上大片的表层土壤。

术 语

世界食品供应（world food supply）：在特定时间，世界人口所能得到的粮食数量，包括以前收获的储存。

承受能力（carrying capacity）：某一特定环境在质量不恶化的情况下所能养活的生物的总数。

温室气体（greenhouse gases）：通过吸收太阳的红外辐射和能量而导致全球气候变化的气体；温室气体的例子是二氧化碳和甲烷。

用水紧张（water stress）：城市供水、工业、发电厂和农业灌溉等人类活动对水资源消耗造成的压力。

随着地下水枯竭，沙漠蔓延

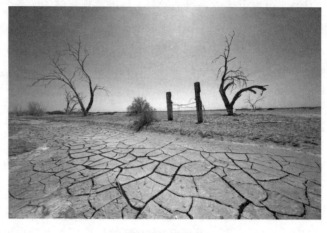

图15-7　沙漠化

（8）海洋污染、全球变暖和酸化。由于藻类的过度生长消耗了水中的溶解氧，多种海洋污染正在导致大片"死区"的鱼类死亡。这些"死区"随着藻类的过度生长耗尽了水中的溶解氧而扩大。随着海水溶解化石燃料排放的过量二氧化碳，海水的酸度增加，威胁到酸碱平衡和其它对海洋生物至关重要的环境条件。

上述全球问题都是相互关联的，它们的解决方案往往也是相互关联的。从积极的角度看，这意味着人们为解决一个问题而采取的任何主动行动都会帮助解决许多其它问题。

要点

● 现在世界上的食品供应是充足的，但是食品分配还存在问题；
● 未来的食品安全受到很多因素的威胁。

15.4.2　渔业和食品浪费

粮食生产和可持续性的许多其它方面值得研究。本节仅介绍另外两个方面：世界上不断变化的鱼类和海鲜供应及生产后大量浪费的食物。

1. 野生渔场和水产养殖　世界各地的人们都喜欢海鲜，对海鲜的需求也在上升，但过去几十年的过度捕捞已经导致一些物种濒临灭绝。今天，世界上超过60%的食用鱼资源已经被充分开发或过度开发，这意味着尽管人们越来越努力地捕捞更多的鱼，但收成却无法扩大。鱼群资源越来越少。国际上关于保护重要食用鱼物种的措施包括季节性配额、繁殖区和恢复区的"禁渔区"以及禁止非法捕捞的规则。一些物种已经从灭绝的边缘回归，但要将野生海洋鱼类种群恢复到**可持续利用（sustainable）**水平，仍需要全世界的共同合作。

野生鱼的短缺和巨额利润刺激了**水产养殖（aquaculture）**业务的快速增长，这种技术现在已经能提供世界上所需食用鱼类和贝类的一半。有些水产养鱼的"养鱼场"用巨大的网箱把鱼类包围在入海口或淡水湖中，而自然的水流能够清洗笼子。其它的养鱼场会把鱼类放置在不同形状的人工池塘里

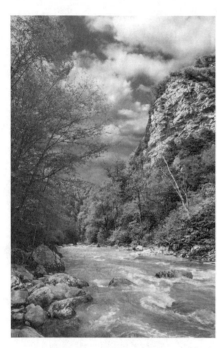

纯净的河流、湖泊和溪流是不可替代的水资源

术语

可持续利用（sustainable）：能够无限期地继续下去；用既能维持自然资源又能维持人类未来生活的方式来使用资源；使地球能够自我补充自然资源又不会造成污染累积的自然资源利用节奏。

水产养殖（aquaculture）：养殖水中的生物（主要包括鱼类、软体动物和甲壳动物等）并将其作为日常食物的一种农业生产方式，其中包括喂养未成熟的生物，提供生存环境，保护其不受捕食者的侵害，收获、售卖和消费它们的过程。

（图15-8），一般在靠近海岸线的内陆地区，自然的水流会被分流到池塘里，带来清水，同时把废物冲到小溪、湖泊和海洋中。在更远的内陆，池塘的水会被不停地过滤和净化。所有养鱼场的饲料里都有鱼，比如捕捞的野生沙丁鱼，不仅减少了人类直接食用沙丁鱼的机会，而且主要依靠沙丁鱼生存的大型野生鱼类（如鳕鱼）也会受到影响。

用一个开放的网箱把鱼类包围在入海口或淡水湖中，而自然的水流能够清洗笼壁

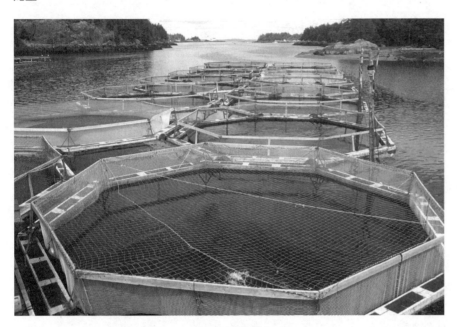

图15-8　水产业

对于消费者的安全和营养，《美国居民膳食指南》（2015 年）委员会得出结论，消费者可以自由选择野生和农场养殖的金枪鱼和鲑鱼，因为它们的污染程度和营养水平相似。一般来说，较小的物种受到的污染较少，更具可持续性。

2. 食物浪费　在一个饥饿的世界里，每年有 13 亿吨营养丰富的食物因为变质、虫害或浪费而损失，占全年总产量的三分之一。这不仅浪费了食物，还浪费了用于生产、包装和运输的资源。超过 25% 的淡水、3 亿桶油被使用在这些最终被消耗掉的食物上。如果这种浪费仍然肆无忌惮地进行着，到 2050 年，粮食产量估计需要增加 70% 才能满足预计的世界人口的需求。这其实并不太可能实现（见本章争论）。

美国食物浪费的规模是非常惊人的（图15-9），被丢弃的食物是城市垃圾最主要的组成部分，甚至超过了庭院垃圾和塑料垃圾。当被丢弃的食物腐烂的时候，就会产生甲烷和二氧化碳，这些温室气体又会造成气候的恶化。

那句老话"不浪费就不愁缺"是非常适用的，只要能够节省一半被浪费掉的食物，就能给很多人提供食物，而不需要任何更多的土地、水源和油。在世界较不发达地区，需要更安全的储存、更好的运输和更有效的包装，以保持供人类食用的食品卫生。在这个国家，食品服务行业和消费者需要更好地规划、购买和使用食品，需要把食品放在正确的位置：饥饿人群的餐盘中。

美国每年生产的食物中有 40% 被浪费掉。对每个人来说，每天浪费的食物相当于 1400 kcal 的食物，足以满足一个饥饿儿童的能量需求

摄入的食物60%　　浪费的食物40%

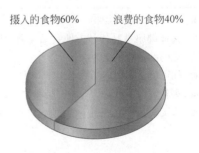

图15-9　美国的食物浪费情况（基于人均消耗能量）

图 15-10 说明了食品工业的食品回收方法，表 15-5 为那些希望减少食品浪费和节省大量资金的人提供了指导。

要 点

- 不可持续的捕捞威胁着世界野生鱼类资源。
- 水产养殖提供了世界上相当一部分的海产品。
- 食物浪费非常严重，而降低食物浪费就能够提高世界的食品供应，而且不需要额外的生产输出。

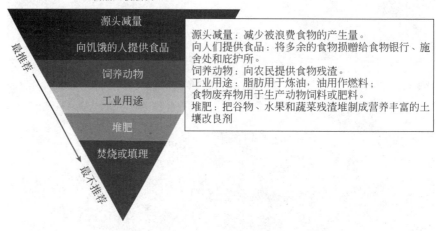

图15-10　食品回收的等级制度

来源：Environmental Protection Agency, Generators of food waste, April 26, 2012, available at www.epa.gov.

表 15-5	怎么能够减少食品花销，同时避免浪费

在符合预算的前提下吃好是一个挑战，但是减少浪费是第一步。可以去美国农业部的营养政策和促进中心的网站上寻找健康、省钱的每日食谱和菜谱：www.cnpp.usda.gov

提前规划

- 计划你的菜单，写下食物，列出清单，只购买你列出的食物，以避免冲动购买贵的食物
- 以全麦、豆类和蔬菜为中心，食用少量的肉、家禽、鱼或蛋

- 当时间和金钱允许的时候，大量烹饪，而后将部分食物冷冻，以方便以后进餐
- 查看促销活动，并使用优惠券购买你需要的食物，计划膳食，尽量购买减价产品

购物技巧

- 不要在饥饿时购物
- 选择健康食品代替方便食品（例如用生的整个土豆代替冷藏的准备好的土豆泥）
- 你可尝试买商店品牌
- 买新鲜应季食物，非季节性食物可购买罐装或冷冻的食物
- 购买大袋冷冻或风干的食物，按需使用，剩下的储存起来

- 购买脱脂奶粉，混合并冷藏一天或两天需要的量。保证你能在变质前喝完，再购买 3980ml 或 1890ml 鲜牛奶
- 购买比较便宜的肉，如牛颈肉和猪肩烤肉，然后带汁煮直至肉质软嫩
- 买整只鸡，而不是鸡块，请销售人员给你演示如何把鸡切开
- 在经常打折的店铺而不是杂货店购买非食品类物品，如卫生纸和清洁剂等

续表

减少浪费	
■ 改变你的想法,从"我想吃什么"到"我能吃什么"。你已经付钱购买了的食物,需要把它吃完 ■ 只买在变质之前你能吃掉的新鲜食物的量 ■ 把芦笋和花椰菜的硬外层剥掉,将嫩茎切片后炒菜或直接加入沙拉中	■ 土豆在烹调前刮一刮,但不要去皮,皮可增加菜肴颜色、质地和营养素 ■ 在成批购买食品之前,要计划如何妥善储存,如果食用之前就已腐烂,等于扔掉了你的储蓄 ■ 如果你的大量"便宜"食品吃不完,但仍很新鲜,捐给当地的食物银行或无家可归者(它不会为你节省金钱,但却会给你带来满足的感觉) ■ 如果空间允许,把水果和蔬菜残渣制成堆肥,来给灌木和其它户外植物施肥

15.5 怎样才能提供帮助呢?

LO 15.5 概述政府、私营企业和个人可以采取的措施,以确保可持续的粮食供应。

今天,无论是贫穷的国家还是富裕的国家,只要他们鼓起勇气去做,世界贫困、饥饿和环境问题就能解决。在美国,联邦政府、各州、地方社区、大企业和小公司、教育工作者以及所有个人,包括营养师、营养专家和食品服务经理,都有很多机会推动这项事业向前发展。

15.5.1 政府行动

国家政策可以加以调整,促进可持续发展。

- 《美国居民膳食指南》(2015年)委员会将可持续性发展作为美国人食品安全的一个基本要素。
- 美国政府目前正在投入来自税收的创纪录的补贴,用于农业用地的保护计划。
- 地方和州政府正在禁止使用塑料袋和吸管,并制定100%使用可再生能源的目标及其它更多举措。

不过,还有更多事情可以做。

15.5.2 私营企业和社区的参与

工商企业可以主动给予帮助,有一些公司已经这样做了。如美国电话电报公司、美国保德信金融集团和卡夫食品公司等是反饥饿计划的主要支持者。餐馆和其它饮食部门减少食品浪费,也可以参与国家的收集计划,将剩余的新鲜食物提供给社区分配中心或使用其它食品回收方法。食品生产商也可以选择可持续的方法来生产食品,以满足人们对诚信产品日益增长的需求。

15.5.3 教育工作者和学生

教育工作者(包括营养学教育工作者)起到了至关重要的作用。美国乃至世界都需要能够解决问题和在未来创新的科学家,扎实的科学基础教育对每个阶段的学生都是非常重要的。当他们学习的时候,学生们能够向家人、朋

"如果世界上每一个人都想用现有技术达到美国目前的消费水平,那我们还需要四个地球。"

——E.O. 威尔逊,2002 年

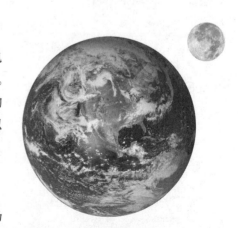

图15-11 选择可持续发展有助于保护地球

友和社区传播自己学到的知识，并且在他们的社区和更大的范围内付诸实施。

15.5.4　餐饮和营养专业人员

注册营养师、饮食技师和食物服务管理人员可以在企业和个人生活中通过采购、再利用、回收、节约能源、节约用水以及提高领导能力和增加资金，促进食物的可持续生产和资源的节约。美国营养与膳食协会督促成员致力于促进私人和政府食品援助计划政策的改革，加强饥饿知识的宣传教育，在地方、州和国家的层面上提供帮助以解决美国的饥饿问题。

15.5.5　个人

我们每一个人都可以投身到这些伟大的事业中去。每天很多微小的举措积累起来就会对环境产生很大的影响。下面的消费者指南专栏对其中一些决议和行动进行了概括。

"地球不是我们从祖先那里继承的，而是我们从子孙那里借来的。"

这是西雅图酋长，19世纪美国原住民领袖的遗言

15.5.6　结论

世界上没有一个地区能够完全避免未来粮食短缺的威胁。发达国家可能是最后一批感受到这种威胁的国家，但它们最终会随着世界的发展而不得不面对。要减少这种威胁，就需要全世界在利用环境资源方面进行重大变革。本章的争论突出了这项变革的一个部分：通过发展先进的低投入型农业，实现粮食持续丰收的新途径。

> **要　点**
>
> - 政府、企业、教育工作者和每一个人都有很多机会促进世界的可持续发展和对国内资源的合理利用。

消费者指南专栏：

做出"绿色"的选择（而不是被"绿色营销"所欺骗）

关心环保的消费者都希望负责任地购物。但他们如何知道哪个标签声称的环境保护是真实的？就像食品标签上的"天然"一词一样，环保等具有吸引力的绿色声明其实并没有法律意义，但可能给人一种错误的印象，即使用该产品可能会产生深远的环境效益。这些标签只是等于绿色营销，肤浅地使用模糊术语或醒目符号来假装关心环境问题，以吸引那些不知情的消费者。

诚实的绿色产品制造商正在努力减轻产品对环境的危害。他们提出了具体、有效的主张，并且容易实现。例如，"用60%的可回收材料制造"。这些标签还可以提供网站或电话号码以获取更多信息。但即使是最环保的产品，仍会对环境产生不良影响。

1. 少买，多做

事实证明，对环境最有利的选择是少买，多做，但是很多消费者都不愿意实施。从广泛的意义上看，简单的"绿色"生活并不是完全无私的，因为这样做会给自己的健康和财务预算都带来好处，当然你所居住的地球也会受益。

■ 骑车去上班或上课，就可以节省去健身房的时间。

■ 去购物的时候也不要开车，这样可以节省汽油钱，可以搭便车、使用公共交通、骑车。

■ 减少食物浪费（表15-5）。

■ 骑车或开车的时候携带干净的、可重复使用的绳子和布的购物袋。从店里拿回来的塑料袋也可以反复使用，破损后也可以回收。

■ 尽量少用电子产品，可以自己手动混合面粉、切菜、打开罐头。

■ 吃更多的植物来源的食品，

少吃动物来源的食物。

2. 明智地选择

- 选择可持续利用的鱼类（可打印版指南请访问 http://www.seafood watch.org）。
- 选择最小包装的食品。可选择散装食品或那些带可反复使用和回收包装食品。包装在生产时也需要耗费资源，不宜储存和运输，而且还会增高成本。
- 选择可反复使用的平底锅和盘子、杯子、餐巾、餐具和厨房巾，而不要用一次性器具，不仅可以省钱还能减少垃圾的产生。
- 购买可反复使用的塑料饭盒，而不使用铝箔、塑料包装、塑料袋。不反复购买一次性使用的产品并将省下的钱用来购买饭盒。
- 购买标有"公平贸易"字样的咖啡和进口食品，很多商店都有。"公平贸易"表明，该企业正致力于食品安全、工资公平和自然资源保护。
- 自己种植蔬菜和香草，或者加入社区花园。园艺不仅能锻炼身体，还能提供食物。只要在有阳光的地方种植几盆香草、生菜和萝卜，就能随时为你提供一份美味的沙拉。
- 在农贸市场或路边的摊位购买本地生产的食物。本地生产的食物能够减少运输、包装和冷藏成本。
- 试试在本地的农场采摘，不仅有趣，而且是很好的运动形式，还能省钱。

3. 更远大的想法

- 加入志同道合的人组成的组织，一起努力把世界变得更好。你在交到新朋友的同时还能发挥更重要的作用。
- 购买节能的家用电器。有"能源之星"标记（图 15-12）的家用电器在节能方面排在前25%；这些产品会年复一年地节省电费，并且能减少对气候造成的影响。

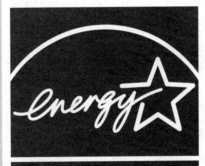

通过选择"能源之星"认证的产品，一个标准家庭每年可以节省近400美元的能源成本。获得"能源之星"认证的新住宅设计和建造标准是，与其它新住宅相比，可节省大约30%的能源。想了解更多，请登录 www.energystar.gov/

图15-12 能源之星

- 考虑下一辆车购买电动车。可以节省燃料费，既让你负担得起，又有可持续性。
- 从拥有"能源之星"认证的制造商处购买产品。它们可以有效地防止大量温室气体进入空气。
- 让自己的房子能够更隔热，节省能源和花费。
- 考虑使用太阳能，尤其是需要加热水的时候，可以向本地能源公司询问报销补助。
- 减少能耗。最好的节省金钱、时间和能源的方法就是减少能耗，就算是回收过程也需要消耗能量。
- 重复使用。如果一个物品是必需的，就选择耐用的，而不是一次性的。
- 回收。如果不能再继续使用，就把物品回收，这样它们还能被用来制造新的有用的产品。

4. 展望

除了每天做出理智的选择，教育他人，与有共同目标的人一起为社区做志愿者的活动也能产生巨大的影响，如在本地进行清理工作，一起种树，组织社区花园。本地的"食品储藏室"和"拾荒者"计划也欢迎志愿者参加。如果你从今天就行动起来，就会慢慢发现"少买，多做"的生活方式的益处。

复习题

1. 一个消费者选择了标有"绿色"的商品，就可以保证它对于环境是安全的。

　　对　　　　　错

2. 植物来源的食物能够提供重要的营养素，它们生长所需的能源较少，价格也比动物来源的食物要便宜。

　　对　　　　　错

3. 尝试"绿色"生活方式能够（　）。

    a. 省钱并对个人健康带来益处

    b. 减少家庭垃圾

    c. 帮助保护环境

    d. 以上所有

答案见附录 J.

15.6 争论 15 我们如何持续地养活自己？

LO 15.6 阐述低投入农业及其对未来粮食生产的重要性

　　如果预测是正确的，那么世界上的农民们很快就会为了养活不断增加的世界人口而感受到巨大的压力。为了生产这些食物，需要大量的土地、水源和能源，同时还需要注意保护这些资源，使得以后还能够持续使用它们来生产粮食和饲养动物。我们需要的是第二次**绿色革命**（green revolution），但这一次必须是双重绿色革命：在保护或恢复环境的同时提高可持续利用土地的生产力。此外，今天的人们被敦促采取一种**可持续利用的饮食方式**（sustainable diet），在人们吃饱同时，确保节约资源。

15.6.1 当今食品生产方法的成本

　　食品生产耗费了地球上的很多资源。农业和食品产业对环境的影响是多方面的，其中包括资源浪费和污染、温室气体排放和能源过度使用。表 C15-1 中列出了相关的重要术语。还有一些很重要的话题，但是超出了这里讨论的范畴，比如对人类健康的影响和其它与农场工作有关的危害，如与农药的过度接触。

表 C15-1	农业与环境术语

- **农业生态学**（agroecology） 将生物学、物理学与社会科学和生态理论结合的一门科学，致力于发展可持续生产粮食的方法。

- **死亡区域**（dead zone） 海洋生物不能存活的缺氧海水区域，通常都是由于农业肥料和废物进入自然水域导致藻类大量繁殖引起的。

- **农业股份制**（farmshare）： 一种股份制安排，一农场主通过向大众发起"认购"的方法，按照"认购"比例给大众提供每季农场产品的份额。

- **绿色革命**（green revolution） 20 世纪取得的一系列技术进步，极大提高了世界范围内的农业产量。这些技术在很大程度上依赖于化肥和农药以及大型农业机械。

- **病虫害综合治理**（integrated pest managenment, IPM） 尽可能少用或不使用杀虫剂，而利用自然与生物控制相结合的方法来治理害虫。

- **低投入农业**（low-input agriculture） 根据本地实际情况而进行有针对性的小规模农业生产，这样可以尽量减少技术、燃料和化学药品的使用量。

- **可持续利用的饮食方式**（sustainable diet） 对环境影响小的饮食，有助于粮食和营养安全以及现在和后代的健康生活。可持续饮食是对生物多样性和生态系统的保护和尊重；文化上可接受；方法上易实现；经济上公平和负担得起；营养上充足、安全和健康，同时优化自然和人力资源。

1. 对土地和水资源的影响

　　要种植粮食，我们就得首先开垦土地，包括大草原、沼泽地或森林，然后我们在这些土地上种植农作物或者放牧，替代了天然的生态系统。农作物会从土壤中汲取养分，因此每次收割后还需要使用人造化肥来补充土壤里丢失的养分。而化肥里的一部分氮会以气体的形式释放到大气中，增加了温室气体的排放总量。

随着雨水与灌溉，农田里的化肥、牧场和饲养场上的粪便和不同批次饲料都会进入河道，导致藻类的过度繁殖。藻类死亡后会腐烂，会在海洋里形成"死亡区域"（dead zones），在那里所有的氧气都被耗尽。有些被翻耕的土壤也会被冲到海里，造成水质浑浊，掩埋了水里活的植物和动物。为了保护农作物，会使用除草剂和杀虫剂，而这些毒药也会杀死自然中的植物、昆虫和那些以昆虫为食的动物。同时，由于不停使用化学品，野草和害虫会产生抗药性。

最后，我们还必须常年灌溉，这会增加很多地方土壤里的含盐量。水分可以蒸发，但盐却会保留下来。植物不能在盐碱化的土壤里生长。灌溉用水来自于地表水或地下水，这些水会随着时间逐渐蒸发或流失，也会慢慢地耗尽水资源，极端情况下甚至导致整个地区的河流、湖泊枯竭和地下水位降低。

2. 土壤流失

某些农业操作，特别是不加选择地开垦土地（砍伐森林），以及牲畜对土地的过度使用（过度放牧），都会造成土壤的流失。传统的耕种方式每季都会翻耕表层土壤，使大面积区域暴露在风和水的侵袭之下，暴露的表层土壤会被风吹走（图15-1）或被冲到海里，使得土地越来越贫瘠。

不可持续的农业已经摧毁了很多曾经让许多文明兴盛的肥沃土地。现在北非的那些干旱的盐碱沙漠，曾经是被耕种和灌溉的麦田，是罗马帝国的粮仓。时至今日，对土壤和水源的破坏已经达到了前所未有的程度。

3. 生物物种的消失

当农业不能保护物种多样化的时候，它也在毁坏自身赖以存在的基础。到2050年的时候，有4万多种现存的植物可能会灭绝。联合国粮农组织认为如此大规模的物种损失是由于现代农业活动以及人口过多所造成的。

全球饮食习惯的差异也已逐渐消失，这个趋势也对物种消失有一定影响。各地人所吃的食物趋于相同，而且品种有限，对植物的本地性、基因多样化和天然性的要求也越来越小，使这些植物似乎失去了存在的价值。然而随着气候变暖，这些植物可能会再次成为人们的食物来源。比如在干旱地区生长的一种野生玉米所含有的基因信息，就可能帮助人们种植抵抗干旱的玉米。基于这些和其它的原因，保持物种的多样化对人类非常重要。

4. 燃料的使用和能源

虽然利用矿物燃料产生的能量和化肥给农业产出带来了前所未有的增长，但是科学家们现在意识到，矿物燃料的来源是有限的，这种增长在未来是无法持续的。由于矿物燃料使用造成的污染和气候变暖也给未来的食品生产带来威胁。

由可再生的玉米和大豆制成的生物燃料曾经被认为是矿物燃料的安全替代品，但是它们也给环境带来大量损耗。对于玉米和大豆制成的乙醇的高需求使得人们把大量野生自然环境转化为种植玉米和大豆的田地，分流了生

大量耕种土地受到侵蚀，那些必须充分灌溉的土地，随着时间的推移，也会逐渐盐碱化，无法使用。

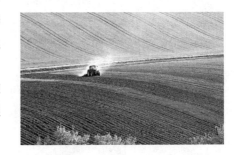

图C15-1 土地侵蚀和盐碱化

产粮食的资源，而这些正是养活本地饥饿人口所需要的，而且也会增加温室气体的排放。使用其它植物，如原生草、特殊品种的甘蔗，甚至基因改造的藻类来生产可持续的生物燃料都比使用粮食作物的前景要好。其它潜在的能量来源，如风能和太阳能，在经济效益方面已经超过了化石燃料。

5. 食品生产背后的隐藏花费

为了生产 300 kcal 能量的玉米罐头，需要消耗超过 6000 多 kcal 能量的燃料（包括包装和运输耗费的能量）；如果玉米是冷冻的，则还需要追加 2000 多 kcal 的能量。食品生产占美国矿物燃料消耗的 1/4，很明显，食物会给环境带来额外的负担，它是由各方面因素造成的，很难单独确认，这些额外的负担并没有体现在价格上。这些"隐藏"的花费必须逐一考虑，以便我们的粮食系统能够适应不断变化的环境，并制定可行的计划来养活未来的人口。

15.6.2 家畜的负担

饲养牲畜会对土地和能源带来巨大消耗。放牧牲畜与种植庄稼一样都要占用土地，而这些被占用的土地原先都处于自然状态，饲养它们会造成本地动植物的减少、土壤侵蚀、水资源减少和土地沙漠化。

1. 美国肉类生产

如果将动物集中饲养在养牛场或大型养猪场之类的地方，在这个过度拥挤的工厂式农场里会产生大量的动物粪便，渗入本地的土壤和水中造成污染。环境保护组织为了控制这种类型的污染，会对那些同意清理这些废物，而且允许对他们的饲养操作进行污染监控的畜牧场主给予一定的奖励刺激。

同时，畜牧场的动物也需要粮食喂养，而种植这些粮食还需要占用别的土地（图 C15-2 比较了生产不同食物的粮食需求）。种植粮食需要肥料、除草剂和杀虫剂，也需要进行灌溉。美国 1/5 的农田所生产的粮食用来喂养牲畜，比给人提供粮食的土地还要多。

2. 世界对肉类食物需求的趋势

全世界对肉类和奶制品的需求在增加，这给生态系统带来压力。东亚的人均年消费量略高于 45.4kg；到 2030 年，人均年消费量将增至 77.2kg，在对世界未来的食物和能源进行预测的时候，这个趋势被大大低估了。

15.6.3 未来从现在开始

对于以下描述的每一个问题，人们都在设计可持续的解决方法，而且这些方法的实施范围也在不断扩大。在全国各地，可持续食品生产的想法正在从一个叫作**生态农业（agroecology）**的新兴学科中不断产生。这门学科将生态学理论应用于发展生态健康、经济可行和社会公正相平衡的农业系统。

采用农业生态措施的农场作物产量往往比采用绿色革命方法的农场作物产量更高。第一种做法是低投入农业，强调尽可能战略性地利用自然过程，

牛肉的谷物摄入量的估计值从少于 2.5 磅（1.14kg）到超过 10 磅（4.54kg）不等，这取决于动物被允许吃草的时间和在饲养场待的时间。

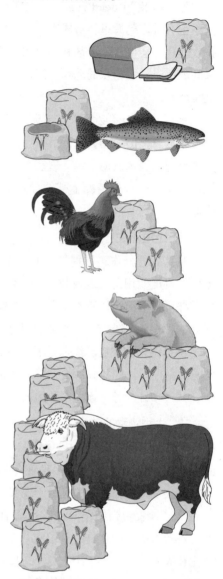

图C15-2　生产1磅（0.454kg）面包和喂养的动物体重增加1磅（0.454kg）所需的粮食

减少对化学方法的需要。另一项创新是城市垂直农业，该方法是从另一个角度来解决不可持续问题。他们利用旧仓库和其它结构中的垂直空间，在高度

垂直农场利用的是空间而不是面积。这种耕作方式比传统的农场用水量减少 95%，不使用杀虫剂，也不会产生污染性径流

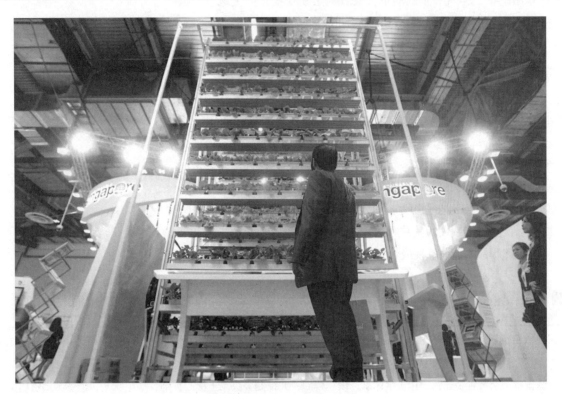

图C15-3　创新的室内农业

控制的环境中种植食用作物（图 C15-3）。

1. 低投入和精准农业

农场主们可以使用低投入农业，采取**综合虫害治理**（**integrated pest management, IPM**）的方法，即轮流耕种不同作物种类和引入害虫的天敌，而不是单单依赖大量的杀虫剂。许多低投入的技术实际上并不新鲜，我们的先辈可能对它们很熟悉，而在今天，许多农民重新发现这些旧技术的优势，并与新技术（如精准农业）结合使用，取得的效果是其先前辈无法想象的。

精准农业，就如名称所述：农民可以根据农场不同地区的需要精确地调整对土壤和农作物的管理。在空中的**全球定位系统**（**global positioning satellite,GPS**）会把一块土地的信息传送到地面的接收器上，农民可以利用收到的信息来定位需要处理的土地，精度可以达到 1m 以内。节省的水源、化肥和农药带来的潜在的资金节约和对环境的保护都是显著的，不过设备的前期投入成本也很高。

2. 保护土壤

对于拥有对环境敏感的土地，而且希望对土壤、水源和相关的自然资源增强保护的农场主和畜牧场主，美国保护储备计划会提供联邦的协助。这项计划会鼓励农场主种植原生的本地草种和野生的可作为食物的植物以及树

木，尤其是在那些易受侵蚀的土地、湿地和其它环境敏感的地区。同时还鼓励使用保守的技术，如浅浅地翻耕土地和种植隔离草带，以便水流过田地，减少水土流失以及保护本地水质。

其它计划激励提高空气和水的质量，或者购买易受损害的土地进行保护。私人基金和其它组织也可以为这些本地、州政府或联邦组织设立的计划提供帮助。

3. 基因工程的潜力

世界上很多农民都报告由于种植了基因工程改造过的作物，在经济上和环境保护上都带来了巨大的益处（见争论 12）。比如，种植抗除草剂的作物，就不需要过多犁地以减少杂草，减少了由于风和水造成的土壤流失；而种植能够抵抗杀虫剂的作物就不需要太多石油基农药，也不需要额外的能源来运行设备进行喷洒；抗盐作物能够在盐碱地里生长，而传统的作物就会枯萎。谨慎使用基因工程，有望为农业用地提供经济上可行、环境上友好的选择。表 C15-2 提供了食品可持续性的其它方法。在确保未来争取粮食和能源安全的行动中，任何资源都不能被忽视或浪费。

表 C15-2　使未来食品可持续供给的 12 项措施

1. **采用农林复合经营**　在农场内和周边种植树木，减少水土流失，提供抵御大风和降雨的天然屏障，树根也能稳固和滋养土壤

2. **加强土壤管理**　交替种植作物，让土壤休息，恢复营养，并控制害虫。土壤改良剂，如生物炭，能够帮助植物根部的土壤保持潮湿

3. **增加农作物的多样性**　种植许多不同的作物品种，减少病虫害和对单一品种的依赖，提高国内食品安全

4. **增加家畜的多样性**　食用肉畜遗传多样性能够增强其抗病能力。鲜为人知的牲畜，如北美野牛，往往容易饲养，可生产营养更加丰富的牛奶

5. **提高现有牲畜的食品产量**　喂草而不是玉米或大豆会降低动物饲料的需求，减少全球人类食物的供应压力

6. **支持"无肉星期一"**　一周一天不吃肉会减少对环境的影响，同时还能降低人们患慢性病的风险

7. **使用智能灌溉**　安装水传感器或采取微灌技术，并通过特殊的作物和特定的地点来规划节水花园或农场，可以节省重要的水资源

8. **利用综合农业系统**　综合农业系统，如永续栽培，尽可能持续而有效地利用自然资源，提高土壤肥力和农业生产力。有关永续栽培技术的研究，例如回收废水，或把需要同类资源的植物种植在一起，正在美国各地迅速推广

9. **采取有机生态农业技术**　设计的有机生态农业耕作方法在改善土壤质量和促进植物、动物健康的同时，与当地生态系统和谐共存

10. **支持小农户**　小型农场经常专门种植人们吃的水果和蔬菜，而大型农场通常把重点放在种植有工业用途的玉米和大豆上

11. **重新评估将乙醇作为燃料的做法**　鼓励用清洁能源替代以作物为基础的生物燃料，这将增加可供消费的食物数量

12. **支持农业研究**　政府对农业研究及其应用的支持可以帮助解决饥饿、营养不良和贫困等问题

来源：Adapted from Worldwatch Institute,12 Innovations to Combat Drought,Improve Food Securty,and Stabilize Food Prices,August 2,2012,available at http://www.worldwatch.org/12-innovations-combat-drought-im prove-food-security-and-stabilize-food-prices.

15.6.4　消费者的作用

有环保意识的消费者可以通过他们的选择来降低环境污染和能量消耗。对于如何得到食物、如何选择食物，有一些新的、创造性的思考方法，能够让你的饮食和每天的生活变得丰富而有活力。

1. 支持本地经济

在市区的农贸市场或者乡间的路边摊上售卖自己生产的西兰花、胡萝卜和苹果的农民，相较于卖给零售商，通常获得的利润较高，而另一个益处是，购买本地生产的农产品的家庭，食用的蔬菜和水果的数量和种类都较多，而这样做对健康的益处是众所周知的。通过**农业股份（farmshare）**，消费者们能够一次购买一个星期的当地农产品，都是当季收割、新鲜采摘的。

2. 对你好，对地球也好

一个经常被忽视的观点是：有益于环境的食物选择也有益于人类健康。可持续饮食对豆类、全谷类、坚果、种子、水果和蔬菜的摄入量高于典型的美国饮食，而可持续饮食对红肉和高加工食品的摄入量低于典型的美国饮食。同样的饮食也能降低患慢性病的风险。

总体来说，一个素食者饮食所需的能量是肉类饮食者能量的1/3。在肉类中，一个较低的投入选择是在开阔地饲养牲畜；这些动物吃的是人们不能直接食用的草和植物。然而我们食用的大多数牛是用谷物喂养的，可见生产牛肉的平均能量消耗是很高的。

总而言之，从国家层面来说，我们的选择会叠加在一起而产生一个可以测量的"生态足迹"——提供个人消耗的所有能量以及处理现在的加工方法产生的废物所需要的耕地和水源。发达国家每个人的生态足迹是发展中国家的4倍（图C15-4）。为了降低你的生态足迹，试试回答表C15-3中的问题。

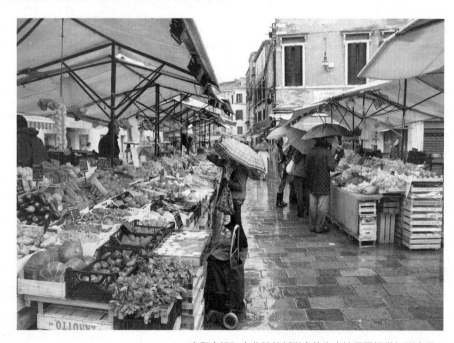

农贸市场和农业股份制联合体为本地居民提供新鲜食品

15.6.5　结论

为后代提供粮食的责任是全球性的，但解决问题的核心还在于每一个人的行动。尽你所能地保护地球，庆祝今天可能会发生的变化，并把这些变化永远地融入你的生活之中，会为你的健康和生活都带来益处，对于明天和今后可能发生的改变也应该持同样的态度。

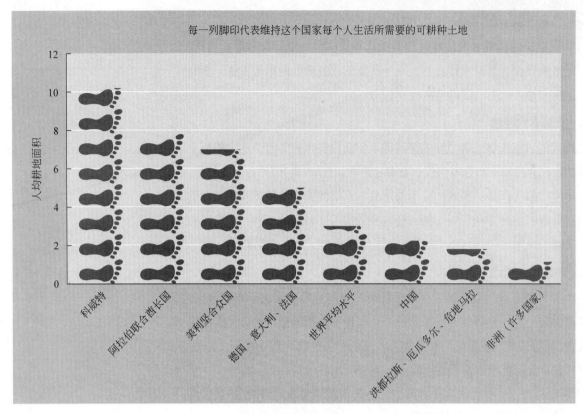

图C15-4　生态足迹

来源：Data from Global Footprint Network, Footprint by country, 2014, available at www.footprintnetwork.org/index.php.

表C 15-3	你的生态足迹是多少？

这个测试可以帮助你评估你对地球的影响。你的分数越高，你的"足迹"就越小。

在家里，你会

1. 回收一切东西（如报纸、易拉罐、玻璃瓶、杯子、废金属、废油等）吗？

2. 洗衣机无论什么时候都使用冷水吗？

3. 在你洗手或刷牙的时候关水龙头吗？

4. 如果能够手动，就会避免使用电器（如电动开罐器）吗？

5. 回收或使用购物袋来装垃圾吗？会重复使用或回收面包袋、黄油盒吗？

6. 将食品储存在可重复使用的容器内，而不是使用塑料包装、一次性袋子和一次性容器或铝箔吗？

在院子里，你会

7. 拔杂草，而不用除草剂吗？

8. 施用粪肥和堆肥，而不是化学肥料吗？

9. 将树叶和院子里的杂草做成堆肥，而不是把它们烧掉吗？

10. 把多余的塑料和橡胶盆退回到植物苗圃吗？

度假时，你会

11. 在你离开前，把暖气温度降低，并且把热水器关掉吗？

12. 携带可重复使用的杯子、盘子、餐具（并使用它们）吗？

13. 妥善处理垃圾（从不乱扔垃圾）吗？

14. 不会购买用野生动物或濒危动物制作的纪念品吗？

15. 沿着道路和小径走，不践踏沙丘和脆弱的灌木丛吗？

关于开车，你会

16. 把车调到最高燃油效率吗？

17. 尽可能使用公共交通工具吗？

18. 尽可能骑车或步行吗？

19. 打算在可能的时候换一辆更节能省油的车吗？

20. 回收你的机油吗？

在学校或工作中，你会

21. 尽可能回收（再生）纸张吗？

22. 使用电子邮件，用废纸来给自己和别人记笔记吗？

续表

23. 双面打印或复印吗?	29. 购买本地的新鲜农产品吗?
24. 反复使用大信封和文件夹吗?	30. 购买散装的食品,以避免不必要的包装吗?
25. 尽量走楼梯而不乘电梯吗?	**在其它领域,你会**
买东西时,你会	31. 为保护计划做志愿者吗?
26. 尽可能少买塑料和泡沫包装吗?	32. 鼓励你的家人、朋友和邻居也来节约资源吗?
27. 买耐用的产品,而不是一次性产品吗?	33. 写信支持保护环境吗?
28. 如果你必须用一次性产品,要买纸的而不是塑料的吗?	

打分

首先,只要回答这个问卷,就给自己打 4 分:

然后,为每一个你认为人们都应该养成的习惯,给自己打 1 分。

这是给你的觉悟打分,即使你还没有采取行动(总的可能分数 = 32):＿＿＿＿＿

最后,为每一个你做到的或能够做到的习惯,给自己打 2 分(总的可能分数 = 64):＿＿＿＿＿

总得分:

1~25: 你是地球管家的初学者,试着改进;

26~50: 你正在改进中,很快就会比很多消费者做得好了;

51~75: 好,拍拍自己的背,并不断改进;

76~100:优秀,你是一个值得他人学习的光辉榜样。

来源: Conservation Action Checklist,produced by the Washington Park Zoo,Portland,Oregon,and available from Conservation International,1015 18th St.NW,Suite 1000,Washington,DC 20036:1-800-406-2306 (website:conservation org).Cal lor write for copies of the original or for more in formation

你的决定是什么?

美国有这么丰富的食物供应,在美国还有人挨饿吗?

个人的努力能够给世界性难题带来改变吗?

未来地球能够生产足够的食物来养活全世界的人吗?

一顿饭的费用只是你付出的唯一代价吗?

线上资源有哪些?

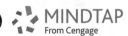

思维导图(来自 Cengage)

访问 MindTap (www.Cengage.com)。这是一个完整的在线课程,包括饮食和健康模块以及互动测验、视频和其它内容。

自测题

1.(LO15.1)下列哪一项是食物短缺的表现?( )

a. 担心体重增加,但不能负担减肥食品

b. 不是总能负担得起经常购买质量好或多样化的营养食品来维持饮食的平衡

c. 每天逛商店找最便宜的产品,还会使用优惠券来省钱

d. 购买新鲜而不是冷冻食品来省钱

2.(LO 15.1)以下哪些物品可以用补充营养援助计划提

供的电子信用卡购买?

　　a. 热狗　　　　　　　　b. 香烟

　　c. 洗碗液　　　　　　　d. 红酒

3.（LO 15.2）在美国，造成饥饿的最重要的原因是_____。

　　a. 生活在"食品沙漠"里 [食品沙漠（food deserts）：在低收入的城市和乡镇社区很难或基本无法购买负担得起的有营养的食物。]

　　b. 没有食物救助

　　c. 没有关于营养的知识

　　d. 食物贫困

4.（LO 15.1）造成饥荒的主要原因常常是_____。

　　a. 全球食物短缺

　　b. 干旱

　　c. 社会原因（如战争）

　　d. 洪水

5.（LO 15.2）世界上最贫穷的人把他们收入的 80% 花费在购买食物上。

　　对　　　　　　　　　　错

6.（LO 15.2）在世界范围内，每年死于饥饿及相关疾病的人中有多少是儿童?

　　a. 3/4　　　　　　　　　b. 1/3

　　c. 1/4　　　　　　　　　d. 以上都不是

7.（LO 15.2）贫穷和饥饿驱使人们生育更多的孩子。

　　对　　　　　　　　　　错

8.（LO 15.3）贫穷造成的营养不良包含以下所有情况，除了_____。

　　a. 学习障碍　　　　　　b. 智力低下

　　c. 耳聋　　　　　　　　d. 变盲

9.（LO 15.3）大多数死于营养不良的儿童是饿死的。

　　对　　　　　　　　　　错

10.（LO 15.3）一种特别危险的营养不良，如在干旱或战争中，当食物突然变得无法获得的时候，称为_____。

　　a. 重度急性营养不良（severe acute malnutrition, SAM）

　　b. 慢性营养不良（chronic malnutrition, CM）

　　c. 维生素缺乏性营养不良（vitamin deficiency malnurition, VDM）

　　d. 心包间质营养不良（pericardial abdominal malnutrition, PAM）

11.（LO 15.4）为了拯救一个心跳微弱、血压很低的饥饿

的儿童，所需的第一步是快速提供_____。

　　a. 蛋白质补充剂

　　b. 维生素 A 补充剂

　　c. 口服补液疗法（oral rehydration therapy, ORT）

　　d. 即食治疗食物（ready-to-use therapeutic food, RUTF）

12.（LO15.4）以下哪项会对未来的食物构成威胁?

　　a. 化石燃料的使用　　　b. 水资源短缺

　　c. 海洋污染　　　　　　d. 以上都是

13.（LO 15.4）每年美国会浪费食品供应的多少百分比?

　　a. 20%　　　　　　　　b. 30%

　　c. 40%　　　　　　　　d. 50%

14.（LO 15.4）减少食物浪费是省钱的好方法。

　　对　　　　　　　　　　错

15.（LO 15.5）今天解决世界贫穷、饥饿和环境问题是那些贫穷和富裕国家力所能及的。

　　对　　　　　　　　　　错

16.（LO 15.6）只有联邦政府和大型企业才有足够的资源与贫穷、饥饿和环境的恶化做斗争。

　　对　　　　　　　　　　错

17.（LO15.7）素食饮食只需一般含肉饮食能量的三分之一。

　　对　　　　　　　　　　错

18.（LO 15.7）使用生态理论来研究、设计、管理和评估农业生产系统以保护重要资源的学科被称作_____。

　　a. 综合虫害管理　　　　b. 可持续性研究

　　c. 生态农业　　　　　　d. 以上都不是

答案见附录 J.

附　录

糖类、脂类和氨基酸的化学结构

此书中运用简化的球棍模型来展示分子的结构。此附录为碳水化合物、脂类、氨基酸和肽的化学结构提供更多信息。请记住在提供能量的营养素中的四种主要原子分别是氢（H）、氧（O）、氮（N）和碳（C）原子。每种原子都有不同的可以与其它分子相结合的特征数：

$$H- \quad -O- \quad -N- \quad -C-$$
$$1 \qquad 2 \qquad 3 \qquad 4$$

你可以数数每种原子在分子中的化学键个数（乙醇）（如下图）：每个 H 有一个化学键，O 有两个，C 有四个。

$$H-C-C-O-H$$

1. 糖类

第 4 章描述了糖类的类别并展示了单糖可以合并在一起形成双糖和更长的多糖。以下展示了一部分糖类结构，我们从葡萄糖开始说起。

1）葡萄糖

最左边的化学符号展示了一个葡萄糖分子的所有化学键；中间和右边的结构展示了常用的简式，它们简化了的化学键和氢分子。

葡萄糖　　　　　　葡萄糖　　　　　　葡萄糖

2）双糖

当两个单糖合并在一起时，它们形成一个双糖。以下是三个双糖化学结构简式。

3）淀粉

淀粉、糖原和纤维素都是由一长串葡萄糖分子连接起来的。一些淀粉有分支的，但如下结构图中展示了一个未分支的淀粉分子。

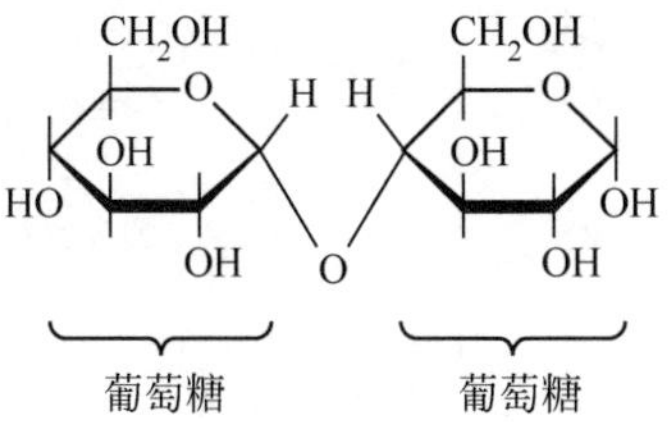

麦芽糖

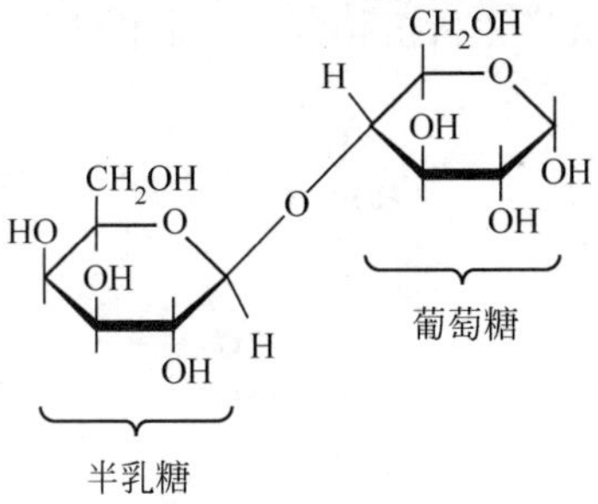

α-乳糖

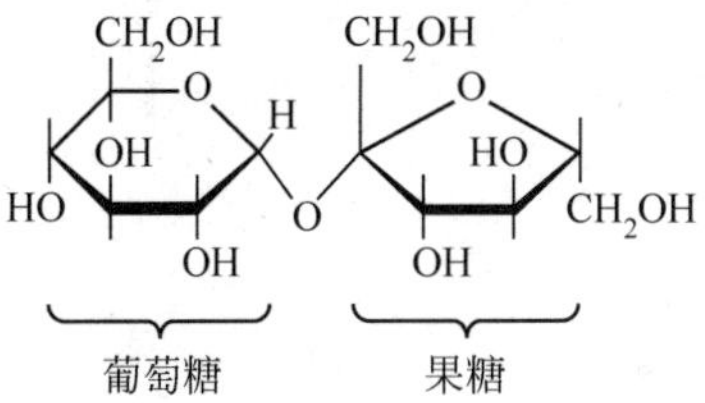

蔗糖

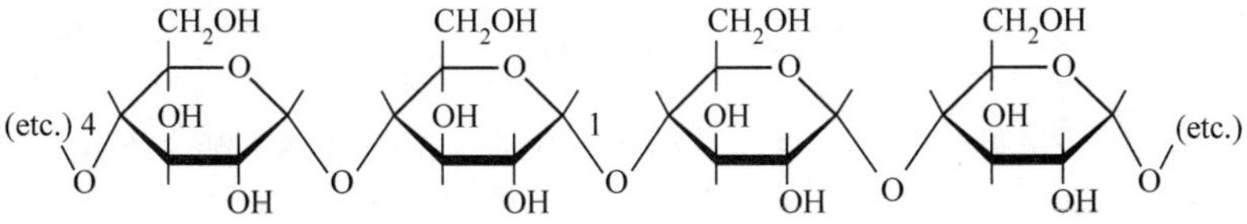

直链淀粉（未分枝淀粉）

2. 脂类

第五章中所讲甘油三酯是由三个脂肪酸分子连接到一个甘油分子上，形成了食物和人体中最常见的脂类。以下是一些脂肪酸分子的例子，除此之外还有很多样式存在。

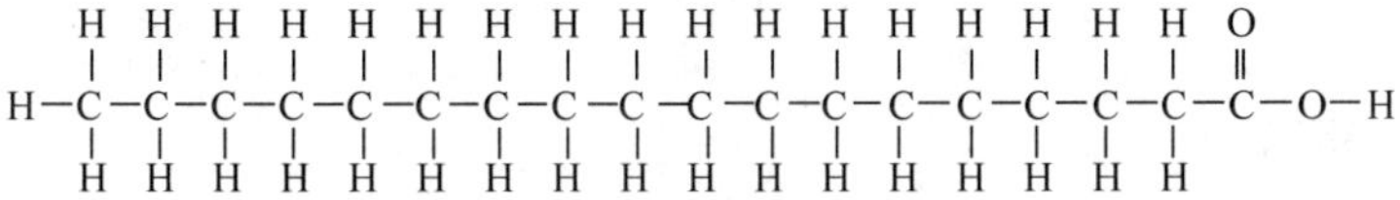

硬脂酸，一个18碳结构的饱和脂肪酸

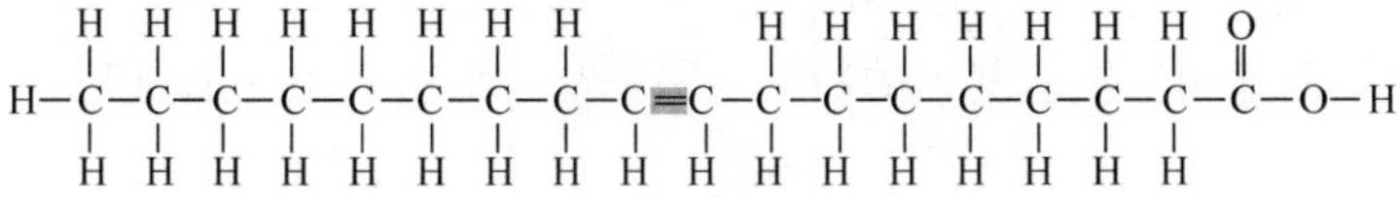

油酸，一个18碳结构的单一不饱和脂肪酸

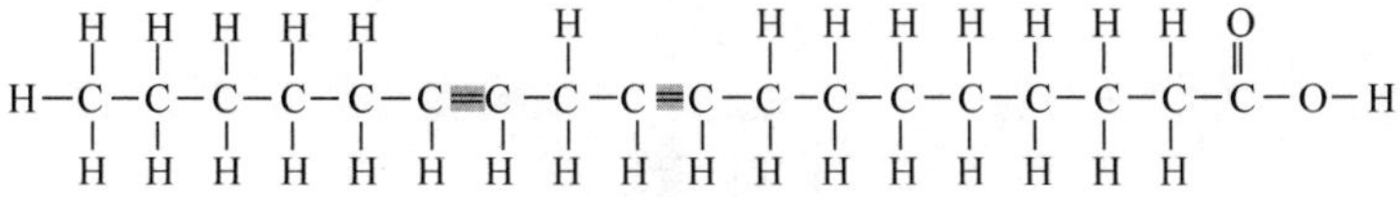

亚油酸，一个18碳结构的多不饱和脂肪酸

脂肪酸与甘油分子合并形成甘油三酯。甘油分子如下所示：

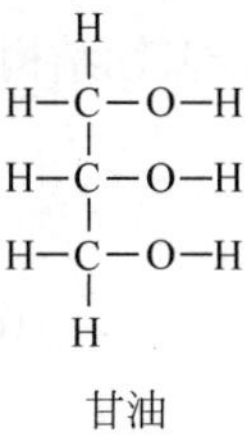

甘油

大部分甘油三酯由一种以上脂肪酸组成。如下所示的化学符号缩写让我们可以很容易地分辨出脂肪酸结构中不饱和双键的位置。注意，脂肪酸结构的最顶端是饱和的，其下面是单一不饱和的，第三个是多不饱和的。这个化学符号让所有脂肪酸结构显得好像是直线结构，但在现实的脂肪中，不饱和的地方会产生折扭和弯曲，此书对应章节中有所展示。

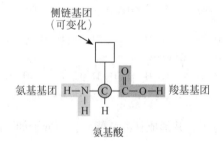

甘油三酯

胆固醇分子是固醇的一种，在结构和功能上都与甘油三酯大不同。胆固醇分子如下所示：

胆固醇

3. 氨基酸

正如第六章所讲，蛋白质由氨基酸组成。所有氨基酸结构都含有一个中心碳连接一个氨基基团（NH_2）、一个羧基基团（COOH）、一个氢（H）和一个侧链基团。侧链基团的结构（图中空白框）在不同的氨基酸中是不同的。

侧链基团
（可变化）

氨基基团　羧基基团

氨基酸

以下是一些氨基酸结构（侧链基团结构在方框中展示，以便对比）。

甘氨酸　　　　　丙氨酸　　　　　天冬氨酸　　　　　苯丙氨酸

合成二肽、三肽和多肽需要通过肽键将氨基酸连接在一起，形成结构链。

氨基酸 + 氨基酸 → 二肽

一个氨基酸羧基上的OH和另一个氨基酸氨基上的H原子结合形成一个水分子

一个肽键在两个氨基酸分子间形成，形成二肽

世界卫生组织指南

世界卫生组织（The World Health Organization, WHO）指南是世界众多人口营养指南之源。这些营养素摄入建议为各个国家的膳食指南奠定了基础（表 B-1）。

表 B-1	世界卫生组织营养素摄入量指南

WHO 评估了饮食和慢性疾病发展之间的关系。其建议包括：

- 能量：足以支撑生长、身体活动和健康的体重（BMI 在 18.5 和 24.9 之间），避免在成年生活中体重增加超过 5kg
- 总脂肪：总能量的 15%~35%
- 饱和脂肪酸：小于总能量的 10%
- 多不饱和脂肪酸：总能量的 6%~11%
- ω-6 多不饱和脂肪酸：总能量的 2.5%~9%
- ω-3 多不饱和脂肪酸：总能量的 0.5%~2%
- 反式脂肪酸：小于总能量的 1%
- 总碳水化合物：总能量的 55%~75%
- 糖：小于总能量的 10%(＜总能量的 5% 将提供额外的健康益处)
- 蛋白质：总能量的 10%~15%
- 胆固醇：<300mg/d
- 盐（钠）：<5g（盐）/d（<2g（钠）/d），适当的碘
- 水果和蔬菜：≥ 400g/d
- 总膳食纤维：>25g/d（来自食物）
- 身体活动：1h 中等强度活动，例如步行（一周大多数时间）

来　源: Compiled from tables availble at www.who.int/publications/guidelines/nutrition/en/index.html 和 www.who.int /nutrition/publications/guidelines/sugars_intake/en/.

很多数学问题都在书中的例题中帮你解答了。这个附录可帮助你更好利用度量单位和解决书中没有完整步骤的数学题目。

1. 换算因数

换算因数是日常计算中的很有用的数学工具，就像在营养学中遇到的计算。一个换算因数是一个分数，其中分子（分数上面的数）和分母（分数下面的数）用不同的单位表示同样的量。举个例子，2.2 磅（lb）和 1 千克（kg）是相同的；它们表示同样的重量。转换磅和千克的因数或者反之：

$$\frac{2.2\text{lb}}{1\text{kg}} \text{ 或者 } \frac{1\text{kg}}{2.2\text{lb}}$$

因为两个分数都等于 1，测量的值可以在不改变数值的情况下直接乘以分数。因此，单位可以被改变。

计算中应该使用的分数是指分子（分数上面的数）中含有你所想要的单位的那个。以下是一些营养学中常见的问题事例，它们说明了换算因数的实用性。

例子 1

将 130 磅重量转换成千克：

1. 选择想要的单位在分子处的转换因数：

$$\frac{1\text{kg}}{2.2\text{lb}}$$

2. 用 130 乘以此因数

$$130\text{lb} \times \frac{1\text{kg}}{2.2\text{lb}} = \frac{130\text{kg}}{2.2}$$

$$= 59\text{kg}（取最近整数）$$

例子 2

已知一个 4 盎司的汉堡里面含有 7 克饱和脂肪。

那么一个 3 盎司（oz）的汉堡里含有多少克（g）饱和脂肪？

我们想找到的是饱和脂肪，因此，换算因数如下：

$$\frac{7\text{g 饱和脂肪}}{4\text{oz 汉堡}}$$

用 3 盎司的汉堡乘以此转换因数：

$$3\text{oz 汉堡} \times \frac{7\text{g 饱和脂肪}}{4\text{oz 汉堡}} = \frac{3\times 7}{4} = \frac{21}{4}$$

$$= 5\text{g 饱和脂肪（四舍五入取整数）}$$

能量单位

1 kcal＝4.2 kJ

1 MJ＝240 kcal

1 千焦（kJ）＝0.24 千卡（kcal）

1 g 碳水化合物＝4 kcal＝17 kJ

1 g 脂肪＝9 kcal＝37kJ

1 g 蛋白质＝4 kcal＝17kJ

1 g 酒精＝7 kcal＝29kJ

2. 营养素单位换算

钠（sodium）

将几毫克的钠转换成几克的盐：

$$\text{mg 钠} \div 400 = \text{g 盐}$$

反之亦然：

$$\text{g 盐} \times 400 = \text{mg 钠}$$

叶酸（folate）

将补充剂和强化营养食品中的合成叶酸（μg）转换成膳食叶酸当量（dietary folate equivalents, μg DFE）：

$$1\,\mu\text{g 合成叶酸} \times 1.7 = 1\,\mu\text{g DFE}$$

对于自然形成的叶酸，指定每微克的叶酸相当于 1 μg DFE：

$$1\,\mu\text{g 叶酸} = 1\,\mu\text{g DFE}$$

例子 3

假设一位孕妇吃一粒补充剂、一碗强化营养的玉米片、两片强化营养的面包片和一量杯强化营养意大利面：

（1）从补充剂和强化营养食品中，她获得的合成叶酸为：

补充剂	100 μg 叶酸
强化营养玉米片	100 μg 叶酸
强化营养面包	40 μg 叶酸

强化营养意面	60 μg 叶酸
	300 μg 叶酸

（2）为了计算出 DFE，将合成叶酸的量乘以 1.7：

$$300\,\mu\text{g DFE} \times 1.7 = 510\,\mu\text{g DFE}$$

（3）加入饮食中其它食物所带来的自然形成的叶酸，在此例中，假设为 90 μg 叶酸。

$$510\,\mu\text{g DFE} + 90\,\mu\text{g DFE} = 600\,\mu\text{g DFE}$$

注意：如果我们没有将补充剂和营养强化食品中的合成叶酸转换为 DFE，那么此孕妇的叶酸摄入会比孕妇推荐摄入的 600 μg 叶酸（300 μg+90 μg=390 μg）少。但如此例所示，她的摄入量符合推荐摄入标准。

维生素 A

维生素 A 的等价：

RAE（retinol activity equivalents，视黄醇活性当量）

1 μg RAE＝1 μg 视黄醇（retinol）

＝12 μg β - 胡萝卜素（beta-carotene）

＝24 μg 其它维生素 A 类胡萝卜素（other vitamin A carotenoids）

1 国际单位（IU）＝0.3 μg 视黄醇

＝3.6 μg β - 胡萝卜素

＝7.2 μg 其它维生素 A 类胡萝卜素

将旧版视黄醇当量（retinol equivalents，RE）转换成视黄醇活性当量（RAE）：

1 μg RE 视黄醇＝1 μg RAE 视黄醇

6 μg RE β - 胡萝卜素＝12 μg RE β - 胡萝卜素

12 μg RE 其它维生素 A 类胡萝卜素＝24 μg RAE 其它维生素 A 类胡萝卜素

国际单位（IU）

将国际单位转化为：

• μg 维生素 D：除以 40 或乘以 0.025。

• 1 IU 天然维生素 E＝0.67 mg α - 生育酚（alpha-tocopherol）。

• 1 IU 合成维生素 E＝0.45mg α - 生育酚。

• 维生素 A，如上文所示。

3. 百分数

一个百分数是对比一个数值（例如你的能量摄入）和标准数值（例如对你的年龄和性别所推荐的卡路

里数值——你的膳食营养参考摄入量 DRI [dietary reference intakes]）。标准数值是除数。除法之后所得到的值必须乘以 100 才可以被称之为百分数（百分数指的是"每 100"）。

例子 4

你的能量摄入是膳食营养参考摄入量（DRI）的百分之多少呢？

（1）在附录 G 找到你的膳食营养参考摄入量。在这里我们用 2368kcal 来举例。

（2）你一天的能量摄入，例如 1200kcal。

（3）用你的能量摄入除以参考值：

1200 kcal（你的摄入量）÷2368 kcal（DRI）=0.507

（4）把你所得出的值乘以 100% 来表示百分数：

0.507×100%＝50.7%＝51%（四舍五入）

在一些营养学问题中，百分数可能大于 100。比如，假设你每日摄入维生素 A 的量为 3200µg，膳食营养参考摄入量是 900µg。你摄入量与膳食营养参考摄入量相比大于 100%（你摄入了超过参考摄入量 100% 的维生素 A）。如下所示的计算展示了你的维生素 A 摄入量对比于膳食营养参考摄入量的百分数：

3200÷900＝3.6（四舍五入）

3.6×100% = 360%（相比于 DRI）

例子 5

食品标签以每日营养摄入值（daily values, DV）的百分数来展示一种食品所含的营养素及其所含能量。举例来说，如果一份食物中含有 200mg 的钙，那么这种食物中所提供的钙是每日营养摄入值的百分之多少呢？

（1）找到每日营养摄入值中钙的量 1300mg。

（2）用食物中所含钙的量除以每日营养摄入值：

$$\frac{200}{1300}=0.15（四舍五入）$$

（3）乘以 100%:

0.15×100%＝15%（相比于每日营养摄入值）

例子 6

这个例子演示了如何计算每日饮食中脂肪的能量百分数：

（1）回想一下从营养素中寻找能量百分数的通用公式：

（营养素所含能量 ÷ 总能量）×100%＝ 此营养素所占总能量百分数

（2）假设这一天的饮食提供了 1754 kcal 和 54 g 脂肪。首先，将 54 g 的脂肪转换成能量：

54 g×9 kcal/g＝486 kcal 来自脂肪

（3）使用通用公式来计算出来自脂肪的能量百分数：

（脂肪所含能量 ÷ 总能量）×100%＝ 脂肪占有能量百分数

（486÷1754）×100%＝27.7%（28%，四舍五入）

4. 度量衡

长度

1 英寸（in.）=2.54 厘米（cm）

1 英尺（ft）=30.48cm

1 米（m）=39.37in

温度

蒸汽	100℃	212℉	蒸汽
人体体温	37℃	98.6℉	人体体温
冰	0 ℃	32℉	冰
	摄氏度	华氏度	

- 当你知道摄氏度（℃）想转换成华氏度（℉）时，将摄氏度乘以 9/5 然后加 32。
- 当你知道华氏度（℉）想转换成摄氏度（℃）时，将华氏度减去 32 然后乘以 5/9。

1）体积

用来测量液体或者可以倾倒出的干燥物质如麦片。

1 毫升（ml）=1/5 茶匙或 0.034 液体盎司或 1/1000 升

1 分升（dL）=1/10 升

1 茶匙（tsp 或 t）=5ml 或大约 5 克盐的重量

1 汤匙（tbs 或 T）=3 tsp 或 15ml

1 液体盎司（fl oz）=2 tbs 或约 30ml

1 量杯（c）=8 fl oz 或 16 tbs 或约 240ml

1 夸脱（qt）=32 fl oz 或 4 c 或 0.95 L

1 升（L）=1.06 qt 或 1000 ml

1 加仑（gal）=16 c 或 4 qt 或 128 fl oz 或 3.79 L

2）重量

1 微克（μg）＝1/1000 毫克（mg）

1 毫克（mg）＝1000 μg 或 1/1000 克（g）

1 克（g）＝1000 mg 或 1/1000 千克（kg）

1 盎司（oz）＝ 大约 28g 或 1/16 磅

1 磅（lb）＝16 oz（重量）或大约 454 g

1 千克（kg）＝1000 g 或 2.2 lb

糖尿病和体重管理的食物交换份

第2章介绍了膳食计划原则，本附录显示并解释了《选择你的食物：糖尿病食物交换份》和《选择你食物：体重管理食物交换份》中的食物交换份。这些交换份可以帮助糖尿病患者通过控制他们摄入的碳水化合物的数量和种类来管理他们的血糖水平。这些交换份还可以通过控制能量摄入来帮助规划体重管理的饮食。

1. 食物交换份

食物交换份按碳水化合物、脂肪和蛋白质的比例对食物进行分类。这些交换份也分为反映主要能量营养素的组（表 D-1）。例如，碳水化合物包括以下食物类别：①淀粉；②水果；③牛奶；④非淀粉类蔬菜；⑤糖果、甜点和其它碳水化合物。

交换份上的任何食物都可以换成同一列表上的任何其它食物，而不会显著影响能量营养素或总能量的摄入量。整个交换份中都用术语选择来描述一组相似食物中的特定数量的食物。

2. 份量

份量的概念已经过仔细调整和定义，一份给定的目录上的任何食物都能提供大致相同量的碳水化合物、脂肪和蛋白质，从而提供相同总能量。例如，一个人可能会选择 17 个小葡萄或 ½ 个大葡萄柚作为一份水果，任何一种都可以提供大约 15 g 碳水化合物和 60 kcal 的能量。然而，一个完整的葡萄柚将被视为 2 份水果。

要成功应用该系统，用户必须熟悉指定的份量。记住份量和能量值的一种便捷方法是记住每个列表中的一个典型项目（查看表 D-1）。

3. 交换份上的食物

食物并不总是出现在食物交换份目录上，即你可能首先想到的地方。它们根据能量营养成分而不是来源、外观或维生素和矿物质含量进行分组。例如，奶酪出现在蛋白质列表（而不是牛奶和牛奶替代品）中，因为与肉类一样，奶酪从蛋白质和脂肪中提供能量，但提供的碳水化合物可以忽略不计。类似的还有淀粉类蔬菜（如玉米、青豆和土豆）与面包和谷物一起出现在淀粉类中，而不是与蔬菜一起出现。饮食计划者应学会将食物的混合物（例如砂锅菜和汤）视为来自不同列表的食物的组合。

表 D-1　食物交换份

此表显示了每个列表中的一个选项中的营养素和能量的量。

食物交换份	典型食物 / 份量	碳水化合物 /g	蛋白质 /g	脂肪 /g	能量 ª/kcal
碳水化合物					
淀粉 ᵇ	1 片面包	15	3	1	80
水果	1 个小苹果	15	–	–	60
牛奶及其替代品					
脱脂、低脂肪 (1%)	240ml 脱脂牛奶	12	8	0~3	100
低脂 (2%)	240ml 低脂牛奶	12	8	5	120
全脂	240ml 全脂牛奶	12	8	8	160
非淀粉类蔬菜	0.5 杯熟胡萝卜	5	2	–	25
糖果、甜点和其它碳水化合物	5 块香草威化饼	15	有差异	有差异	有差异
蛋白质					
瘦肉	28g 鸡肉（去皮）	–	7	2	45
中脂	28g 碎牛肉	–	7	5	75
高脂	28g 猪肉香肠	–	7	8	100
以植物为基础	0.5 杯豆腐	有差异	7	有差异	有差异
脂肪	5ml 橄榄油	–	–	5	45
酒精	360ml 啤酒	有差异	–	–	100

a 每个食物交换份的能量值代表该组的近似平均值，并不反映碳水化合物、蛋白质和脂肪的精确克数。例如，一片面包含有 15g 碳水化合物（60 kcal）、3g 蛋白质（12 kcal）和 1g 脂肪（9 kcal）——为了便于计算，四舍五入为 80 kcal。一份 0.5 杯不含淀粉的蔬菜含有 5g 碳水化合物（20 kcal）和 2g 蛋白质（8 kcal），已四舍五入为 25kcal。

b 淀粉类包括麦片、谷物和意大利面、面包、饼干和零食、淀粉类蔬菜（如玉米、青豆和土豆）和豆类（干豆、豌豆和小扁豆）。

4. 控制能量、脂肪和钠

食物交换份通过密切关注份量来帮助人们控制能量摄入。此外，想要减肥的人可以限制甜食、甜点和其它碳水化合物和脂肪列表中的食物，他们可能会选择完全避开酒精列表。低能量食品列表提供了低能量选择。

这些列表提醒消费者注意脂肪含量异常高的食物。例如，淀粉列表通过符号标记指明哪些谷物产品含有添加的脂肪（如饼干），以表示额外的脂肪（这些符号在表格的说明中进行了解释）。此外，牛奶及其替代品和蛋白质列表中的食物根据其脂肪含量分为几类（参见表 D-1）。蛋白质列表还包括植物性蛋白质，它们往往富含纤维。请注意，这些食物（表 D-9）带有"良好的纤维来源"的标志。

想要控制饮食中钠的人可以从不吃任何带有"高钠"符号的食物开始。在大多数情况下，该符号表示一份提供 480mg 或更多钠的食物。带有该符号的组合食品和快餐列表上的食物提供超过 600mg 的钠。花时间浏览食物交换份（表 D-2 到表 D-12）。这样做可以为产能营养素的日常饮食提供新的关注点。

表 D-2	淀粉

淀粉类包括面包、麦片、谷物（包括意大利面和米饭）、淀粉类蔬菜、饼干和零食以及豆科植物（菜豆、豌豆和小扁豆）。1 种淀粉选择 =15 g 碳水化合物、3 g 蛋白质、1g 脂肪和 80 kcal。

注意：一般来说，一种淀粉选择是 1/2 杯煮熟的麦片、谷物或淀粉类蔬菜；1/3 杯米饭或意大利面；28g（1oz）面包产品，例如 1 片面包；21~28g（0.75~1oz）的休闲食品。

食　物	份　量	食　物	份　量
面包		膨化麦片	1.5 杯
百吉圈	1/4 个大百吉圈（28g）	碎小麦，原味	0.5 杯
！饼干	1 块（6cm 直径）	糖衣麦片	0.5 杯
面包，条型		不加糖的即食麦片	0.75 杯
白面包、全麦、法式、意大利式、裸麦、黑麦、酸面团、未冻葡萄干或肉桂	1 片（28g）	**谷物**	
√低能量，淡	2 片（42g）	大麦	0.33 杯
面包，扁平型		麦麸，干	
薄煎饼	28g	√燕麦	0.25 杯
恰巴塔烤饼	28g	√小麦	0.5 杯
印度烤饼（3.25 英寸）	28g	√碾碎的干小麦	0.5 杯
皮塔饼（6 英寸宽）	1/2 个皮塔饼	粗麦粉	0.33 杯
烙饼	28g	卡沙米	0.5 杯
三明治扁面包，全麦	1 个（42g）	小米	0.33 杯
！塔可	2 个（12.7cm 直径）	意大利面（白面或全麦）	0.33 杯
玉米饼	1 个小的（15cm 直径）	玉米糊	0.33 杯
面粉饼（普通面粉或全麦）	1 个小的（15cm 直径）或个大的（25.4cm 直径）	藜麦，所有颜色	0.33 杯
玉米面包	4.4cm 正方体（42g）	大米，所有颜色和种类	0.33 杯
英式松饼	0.5 个	塔博勒麦粒	0.5 杯
热狗小面包或汉堡小面包	0.5 个（21g）	小麦胚芽，干的	3 汤匙
煎饼	1 个（宽 10cm，厚 0.6cm）	野生稻米	0.5 杯
卷，原味	1 个小的（28g）	**淀粉类蔬菜**	
！有馅面包	0.33 杯	面包果	0.25 杯
华夫饼	1 个（10cm）		
麦片		木薯或芋头	0.33 杯
√麦麸麦片（条状、颗粒状或片状）	0.5 杯	玉米	0.5 杯
熟麦片（燕麦、燕麦片）	0.5 杯	玉米棒	10~11cm 一块（½ 个大的）
格兰诺拉麦片	0.25 杯	√玉米粥	0.75 杯
粗燕麦，煮熟的	0.5 杯	√玉米或豌豆与混合蔬菜	1 杯
什锦麦片	0.25 杯	意大利红酱、意大利面，或意大利面酱	0.5 杯

续表

食 物	份 量	食 物	份 量
√欧洲萝卜	0.5 杯	！三明治式，芝士或花生黄油酱馅	3 块
√豌豆，绿色	0.5 杯	全麦，烘焙	5 个普通的 3.8cm 方块或 10 个薄片（21g）
车前草	0.33 杯	格兰诺拉麦片或能量棒	1 个（21g）
土豆		无酵饼，各种形状和大小的	21g
带皮烤	0.25 个大的（84g）	烤面包片	4 个（5cm×10cm）
水煮，各种	0.5 杯或半个中等大小（84g）	爆米花	
！捣碎，加牛奶和脂肪	0.25 杯	√不添加脂肪	3 杯
炸薯条（烤箱版）ᶜ	1 杯（56g）	！！添加黄油	3 杯
√南瓜泥，灌装，不添加糖	0.75 杯	椒盐饼干	21g
√南瓜，冬季（橡果、胡桃）	1 杯	年糕	2 块（直径为 10cm）
√青玉米粒煮利马豆	0.5 杯	薯片	
山药或红薯，原味	0.5 杯	烤的（土豆，皮塔饼）	~8 片（21g）
饼干和零食		！！普通型（玉米片，土豆）	~13 片（28g）
饼干		**豆类，豌豆和扁豆**	
动物饼干	8 块	这类选择算作 1 份淀粉 +1 份瘦肉蛋白	
√面包脆	2~5 块（21g）	√焗豆，罐头	0.33 杯
全麦饼干 6.4cm，正方形	3 块	√豆类（黑豆、豆角、菜豆、利马豆、海军豆、斑豆、白豆），煮熟或罐头，沥干并漂洗干净	0.5 杯
坚果和米饭	10 块	√扁豆（任何颜色），煮熟	0.5 杯
牡蛎	20 块	√豌豆（黑眼豆和分瓣豆），煮熟或罐装，沥干并冲洗干净	0.5 杯
！圆形，黄油型	6 块	S√炒豆，罐头	0.5 杯
盐型	6 块		

a 除非另有说明，份量适用于煮熟的谷物。b 份量适用于煮熟的蔬菜。c 餐厅式炸薯条在快餐列表上。d 还可在蛋白质列表中找到。

图例：
√＝良好的纤维来源：3g/ 份；　　　！！＝高脂：+10g/ 份；
！＝高脂：+5g/ 份；　　　　　　　S＝高钠：≥480mg/ 份。

表 D-3　水果

水果ᵃ

水果类包括新鲜、冷冻、罐装、干果和果汁。

1 种水果选择 ＝15 g 碳水化合物、0 g 蛋白质、0 g 脂肪和 60 kcal。

注：一般一种水果选择是 0.5 杯罐装或冷冻水果或不加糖的果汁；1 个小鲜果（0.75~1 杯）；2 汤匙干果。

食 物	份 量
苹果，未剥皮	1 个小的（112g）
苹果，干的	4 环片
苹果酱，不加糖	0.5 杯
杏子	
罐头杏子	0.5 杯
晒干杏子	8 halves

续表

食 物	份 量
新鲜的杏子	4（总计154g）
香蕉	1个超小号，约10cm长（112g）
√黑莓	1杯
蓝莓	0.75杯
哈密瓜	1杯切丁
樱桃	
甜的，罐头的	0.5杯
甜的，新鲜	12（98g）
椰枣	3个小（deglet noor）或1个大（medjool）
干果（蓝莓、樱桃、蔓越莓、混合水果、葡萄干）	2汤匙
无花果	
晒干	3个小的
√新鲜的	1.5个大的或2个中的（98g）
水果鸡尾酒	0.5杯
西柚	
新鲜的	0.5个大的（154g）
切片，罐头	0.75杯
葡萄	17个小的（84g）
√番石榴	2个小的（总计70g）
蜜瓜	1杯切丁
猕猴桃	0.5杯切片
枇杷	0.75杯切块
橘子，罐头	0.75杯
芒果	0.5个小的（154g）或0.5杯
油桃	1个中等的（154g）
√橙子	1个中等的（182g）
木瓜	0.5个（224g）或1杯切块
桃子	
罐头	0.5杯
新鲜的	1个中等的（168g）
梨	
罐头	0.5杯
√新鲜的	0.5个大的（112g）
菠萝	
罐头	0.5杯
新鲜的	0.75杯
芭蕉，特熟（黑色），生的	0.25个（63g）
李子	
罐头	0.5杯
李子干	3
新鲜的	2个小（总共140g）
石榴籽（假种皮）	0.5杯
√山莓	1杯
√草莓	1.25杯整

续表

食　　物	份　　量
柑橘	1 个大的（168g）
西瓜	1.25 杯切丁
果汁	
苹果汁 / 苹果酒	0.5 杯
混合果汁，100% 果汁	0.33 杯
葡萄汁	0.33 杯
葡萄柚汁	0.5 杯
橙汁	0.5 杯
菠萝汁	0.5 杯
石榴汁	0.5 杯
西梅汁	0.33 杯

a 列出的重量包括皮、核、种子和外壳。

图例：

√ = 良好的纤维来源：>3g/ 份

表 D-4　牛奶和牛奶替代品

牛奶和牛奶替代品列表根据牛奶和酸奶所含的脂肪量对它们进行分组。

1 份脱脂或低脂（1%）牛奶 = 12 g 碳水化合物、8 g 蛋白质、0~3 g 脂肪和 100 kcal。

1 份低脂牛奶 = 12 g 碳水化合物、8 g 蛋白质、5 g 脂肪和 120 kcal。

1 份全脂牛奶 = 12 g 碳水化合物、8 g 蛋白质、8 g 脂肪和 160 kcal。

1 种碳水化合物选择会增加 15 g 碳水化合物和约 70 kcal 的能量。

1 种脂肪选择增加 5 g 脂肪和 45 kcal。

注意：奶酪之所以在蛋白质列表中，是因为它们富含蛋白质且碳水化合物含量极低。黄油、奶油、咖啡奶精、杏仁奶和不加糖的椰奶缺乏蛋白质，因此与脂肪一起列出。冰淇淋和冷冻酸奶在糖果、甜点和其它碳水化合物列表中。

食　　物	份　　量	每 份 选 择
牛奶和酸奶		
脱脂或低脂（1%）		
牛奶、酪乳、嗜酸乳、无乳糖牛奶	1 杯	1 份脱脂牛奶
淡奶	0.5 杯	1 份脱脂牛奶
酸奶，原味或希腊酸奶；可以用人造甜味剂加甜	0.67 杯（168g）	1 份脱脂牛奶
巧克力牛奶	1 杯	1 份脱脂牛奶 +1 份碳水化合物
低脂 (2%)		
牛奶、嗜酸乳、开菲尔、无乳糖牛奶	1 杯	1 份低脂牛奶
酸奶，原味	0.67 杯（168g）	1 份低脂牛奶
全脂		
牛奶、酪乳、山羊奶	1 杯	1 份全脂牛奶
淡奶	0.5 杯	1 份全脂牛奶
酸奶，原味	1 杯（224g）	1 份全脂牛奶
巧克力牛奶	1 杯	1 份全脂牛奶 +1 份碳水化合物
其它奶类食品和奶类替代品		
蛋酒		
脱脂	0.33 杯	1 份碳水化合物
低脂	0.33 杯	1 份碳水化合物 + 0.5 份脂肪

续表

食　物	份　量	每份选择
全脂牛奶	0.33 杯	1 份碳水化合物 + 1 份脂肪
米饮		
原味，脱脂	1 杯	1 份碳水化合物
调味，低脂	1 杯	2 份碳水化合物
豆奶		
清淡或低脂，原味	1 杯	0.5 份碳水化合物 +0.5 份脂肪
普通的，原味	1 杯	0.5 份碳水化合物 +1 份脂肪
水果酸奶，低脂	0.67 杯（168g）	1 份脱脂牛奶 + 1 份碳水化合物

表 D-5　非淀粉类蔬菜

　　非淀粉类蔬菜包括含有少量碳水化合物和能量的蔬菜；在淀粉列表中可以找到含有更多碳水化合物和能量的淀粉类蔬菜。沙拉蔬菜（如芝麻菜、菊苣、欧洲菊苣、宽叶苦苣、莴苣、紫叶菊苣、长叶莴苣和豆瓣菜）在低能量食物列表上。

　　1 份非淀粉类蔬菜选择 = 5 g 碳水化合物、2 g 蛋白质、0g 脂肪和 25kcal。

　　注意：一般来说，一种非淀粉类蔬菜的选择是 0.5 杯熟蔬菜或蔬菜汁或 1 杯生蔬菜。3 杯生蔬菜或 1.5 杯煮熟的非淀粉类蔬菜作为 1 份碳水化合物选择。

苋菜叶（中国菠菜）	棕榈心
朝鲜蓟	√豆薯
洋蓟心（无油）	羽衣甘蓝
芦笋	球茎甘蓝
玉米笋	韭菜
竹笋	混合蔬菜（不含淀粉类蔬菜、豆类、
豆芽（苜蓿、绿豆、大豆）	或意大利面）
豆子（绿豆、蜡豆、意大利豆、一码长）	蘑菇，各种，新鲜
甜菜	秋葵
西兰花	洋葱
西兰花沙拉，包装，无调味品	豆荚
√球芽甘蓝	辣椒（所有品种）
卷心菜（绿色、红色、白菜、中国）	小红萝卜
√胡萝卜	大头菜
菜花	S 酸菜，沥干并冲洗干净
芹菜	菠菜
佛手瓜	南瓜，夏季品种（黄色、帕蒂潘、弯颈南瓜、西葫芦）
凉拌卷心菜，包装，无调味品	甜豆
黄瓜	瑞士甜菜
萝卜	番茄
茄子	西红柿，罐头
茴香	S 番茄酱（不加糖）
葫芦（苦、瓶、丝瓜、苦瓜）	番茄 / 蔬菜汁
葱或葱	小紫萝卜
蔬菜（羽衣甘蓝、蒲公英、芥末、马齿苋、萝卜）	荸荠

图例：

√ = 良好的纤维来源：>3 g/ 份

S = 高钠：≥480 mg/ 份

表 D-6 糖果、甜点和其它碳水化合物

甜食、甜点和其它碳水化合物列表包含添加糖、添加脂肪或两者兼有的食物，它们的总能量也会相应变化。

1 种碳水化合物选择 = 15 g 碳水化合物和约 70 kcal。

1 种脂肪选择 = 5 g 脂肪和 45 kcal。

食　　物	份　　量	每 份 选 择
饮料、苏打水和运动饮料		
蔓越莓汁鸡尾酒	0.5 杯（120ml）	1 份碳水化合物
水果饮料或柠檬水	1 杯（240ml）	2 份碳水化合物
热巧克力，常规	将 1 袋（2 汤匙或 21g）添加到 240ml 水中	1 份碳水化合物
软饮料（苏打水），常规	1 罐（360ml）	2.5 份碳水化合物
运动饮料（补液型）	1 杯（240ml）	1 份碳水化合物
布朗尼、蛋糕、曲奇、吉利丁、馅饼和布丁		
比斯科蒂	28g	1 份碳水化合物 + 1 份脂肪
布朗尼，小，未冻	3.8cm 正方形，2.2cm 高（28g）	1 份碳水化合物 + 1 份脂肪
蛋糕		
天使蛋糕，非糖霜	十二分之一个蛋糕（56g）	2 份碳水化合物
糖霜	5cm 方形（56g）	2 份碳水化合物 + 1 份脂肪
非糖霜	5cm 方形（28g）	1 份碳水化合物 + 1 份脂肪
饼干		
100 kcal 装	28g	1 份碳水化合物 +0.5 份脂肪
巧克力曲奇饼	2 块，5.7cm 宽	1 份碳水化合物 + 2 份脂肪
姜饼	3 个小块，3.8cm 宽	1 份碳水化合物
大号曲奇	1 块，15cm（84g）	4 份碳水化合物 + 3 份脂肪
奶油夹心夹心饼干	2 块小（19g）	1 份碳水化合物 + 1 份脂肪
无糖饼干	1 大或 3 小（21~28g）	1 份碳水化合物 + 1~2 份脂肪
香草威化饼	5 块	1 份碳水化合物 + 1 份脂肪
纸杯蛋糕，糖霜	1 个小（49g）	2 份碳水化合物 + 1~1.5 份脂肪
牛奶蛋羹	0.5 杯	2.5 份碳水化合物 +1 份脂肪
水果馅饼	0.5 杯（98g）	3 份碳水化合物 + 1 份脂肪
吉利丁，常规	0.5 杯	1 份碳水化合物
馅饼		
商业制备的水果，2 酥皮	六分之一张 20cm 馅饼	3 份碳水化合物 + 2 份脂肪
南瓜派或蛋奶派	八分之一张 20cm 馅饼	1.5 份碳水化合物 +1.5 份脂肪
布丁		
常规（用低脂牛奶制成）	0.5 杯	2 份碳水化合物
无糖或无糖脱脂（用脱脂牛奶制成）	0.5 杯	1 份碳水化合物
糖果、涂抹酱、甜食、甜味剂、糖浆和浇头		
混合甜味剂（人造甜味剂和糖的混合物）	22.5ml	1 份碳水化合物
糖果		
巧克力、黑巧或牛奶巧	28g	1 份碳水化合物 + 2 份脂肪
"好时之吻"巧克力	5 块	1 份碳水化合物 + 1 份脂肪

续表

食　　物	份　　量	每 份 选 择
硬巧克力	3 块	1 份碳水化合物
咖啡奶精，非乳制品		
粉状的，调味的	20g	0.5 份碳水化合物 +0.5 份脂肪
液体，调味的	30ml	1 份碳水化合物
水果零食，耐嚼（果泥浓缩物）	1 卷 (21g)	1 份碳水化合物
水果涂抹酱，100% 水果	22.5ml	1 份碳水化合物
蜂蜜	15ml	1 份碳水化合物
果酱或果冻，常规	15ml	1 份碳水化合物
糖	15g	1 份碳水化合物
糖浆		
巧克力味	30ml	2 份碳水化合物
清淡型（煎饼用）	30ml	1 份碳水化合物
常规型（煎饼用）	15ml	1 份碳水化合物
调味品和酱汁		
烧烤酱	45ml	1 份碳水化合物
蔓越莓酱，胶冻状	0.25 杯	1.5 份碳水化合物
S 咖喱酱	30ml	1 份碳水化合物 + 1 份脂肪
S 肉汁，罐装或瓶装	0.5 杯	0.5 份碳水化合物 +0.5 份脂肪
海鲜酱	15ml	0.5 份碳水化合物
腌料	15ml	0.5 份碳水化合物
梅子酱	15ml	0.5 份碳水化合物
沙拉酱，脱脂，奶油为主	45ml	1 份碳水化合物
糖醋汁	45ml	1 份碳水化合物
甜甜圈、松饼、糕点和甜面包		
香蕉坚果面包	2.5cm 切片（56g）	2 份碳水化合物 + 1 份脂肪
甜甜圈		
蛋糕，原味	1 个中号 (42g)	1.5 份碳水化合物 +2 份脂肪
空心	2 个（28g）	1 份碳水化合物 + 1 份脂肪
酵母型，光滑	1 个，9.5cm（56g）	2 份碳水化合物 +2 份脂肪
松饼		
常规的	1 个（112g）	4 份碳水化合物 + 2.5 份脂肪
低脂	1 个（112g）	4 份碳水化合物 +0.5 份脂肪
司康	1 个（112g）	4 份碳水化合物 + 3 份脂肪
甜卷或丹麦	1 个（70g）	2.5 份碳水化合物 +2 份脂肪
冷冻条、冷冻甜点、冷冻酸奶和冰淇淋		
冷冻汽水	1 杯（240ml）	0.5 份碳水化合物
果汁棒，冷冻，100% 果汁	1 条（84g）	1 份碳水化合物
冰淇淋		
脱脂	0.5 杯	1.5 份碳水化合物
清淡	0.5 杯	1 份碳水化合物 + 1 份脂肪
不加糖	0.5 杯	1 份碳水化合物 + 1 份脂肪

续表

食　　物	份　　量	每份选择
常规的	0.5 杯	1 份碳水化合物 + 2 份脂肪
果子露，冰糕	0.5 杯	2 份碳水化合物
酸奶，冷冻		
脱脂	0.33 杯	1 份碳水化合物
常规的	0.5 杯	1 份碳水化合物 + 0~1 份脂肪
希腊，低脂或脱脂	0.5 杯	1.5 份碳水化合物

图例：

S = 钠含量高：≥480 mg/ 份。

表 D-7　蛋白质

蛋白质类根据食物所含的脂肪量对食物进行分组。

1 份瘦蛋白质选择 = 0 g 碳水化合物、7 g 蛋白质、2 g 脂肪和 45 kcal。

1 份中等脂肪蛋白质选择 = 0 g 碳水化合物、7 g 蛋白质、5 g 脂肪和 75 kcal。

1 份高脂肪蛋白质选择 = 0 g 碳水化合物、7 g 蛋白质、8 g 脂肪和 100 kcal。

食　　物	份　　量	食　　物	份　　量
瘦蛋白		**中脂蛋白**	
牛肉：磨碎的（90% 或更高含量的瘦肉/10% 或更低的脂肪）；选择或选择去除脂肪的等级，例如烤肉（肩胛部、后腿、臀腰部、外脊）、牛排（格孔薄片牛排、牛腩排、骨牛排、大 T 骨）、里脊肉	28g	去除可见脂肪的牛肉：碎牛肉（85%或更低的瘦肉/15% 或更高的脂肪）、咸牛肉、肉饼、优质牛肉块（烤肋骨）、排骨、舌头	28g
S 牛肉干	14g	含 4~7g 脂肪/盎司的奶酪：羊乳酪、马苏里拉奶酪、巴氏杀菌加工奶酪酱，低脂奶酪	28g
脂肪含量 ≥3g/oz 的奶酪	28g		
凝乳型奶酪：小屋型（各种）；乳清干酪（脱脂或清淡）	0.25 杯（56g）	奶酪，乳清干酪（普通或部分脱脂）	0.25 杯（56g）
		蛋	1 个
鸡蛋替代品，原味	0.25 杯	鱼：任何油炸的	28g
蛋白	2	羊肉：绞肉，烤肋骨	28g
鱼		猪肉：炸肉排、磨碎、烤肩肉	28g
新鲜或冷冻的，例如鲶鱼、鳕鱼、比目鱼、黑线鳕、大比目鱼、橘子鲈鱼、罗非鱼、鳟鱼	28g	带皮家禽：鸡、鸽子、野鸡、火鸡、野鸭或鹅；炸鸡	28g
三文鱼，新鲜或罐装	28g	S 香肠含 4~7g 脂肪/盎司	28g
沙丁鱼，罐头	2 个小的	**高脂蛋白质**	
金枪鱼，新鲜或罐装，加水或油，沥干	28g	这些食物富含饱和脂肪、胆固醇和能量，可能会增加血液中的胆固醇。	
S 熏制：鲱鱼或鲑鱼（熏）	28g	如果经常吃的话。每周尝试从该组中选择 3 种或更少的食物	
野味：水牛、鸵鸟、兔子、鹿肉	28g	培根、猪肉	2 片（每片 28g，烹饪前）
S 热狗 [a] 含 ≤3g 脂肪/盎司	1 个（50g）		
羊肉：剁、腿或烤	28g	S 培根，火鸡	3 片（每片 14g，烹饪前）
内脏肉类：心脏，肾脏，肝脏 [b]	28g		

食　物	份　量	食　物	份　量
牡蛎，新鲜或冷冻	6 份中等大小	普通奶酪：美式奶酪、蓝纹奶酪、布里干酪、切达奶酪、硬山羊奶酪、蒙特利杰克，帕梅森、奎索和瑞士奶酪	28g
猪肉，瘦肉			
S 加拿大培根	28g	! 热狗：牛肉、猪肉或组合	1 个（每 454g10 个大小包装）
S 火腿	28g		
肋骨或里脊肉排 / 烤，里脊肉	28g	热狗：火鸡或鸡肉	1 个（每 454g10 个大小包装）
家禽，去皮：鸡肉、康沃尔母鸡；家鸭或鹅（排脂良好）；火鸡；瘦肉火鸡或鸡肉	28g	猪肉：香肠、排骨	28g
S 脂肪含量 ≤3g/ 盎司的加工三明治肉：碎牛肉、熟肉薄片、火鸡火腿、火鸡熏牛肉	28g	S 脂肪含量 ≥8g/ 盎司的加工三明治肉：博洛尼亚香肠、硬萨拉米、熏牛肉五香熏牛肉	28g
S 香肠含 ≤3g 脂肪 / 盎司	28g	S 含 ≥8g 脂肪 / 盎司的香肠：德式腊肠、西班牙香肠、意大利香肠、德国蒜肠、波兰香肠、烟熏香肠、夏季香肠	28g
贝类：蛤蜊、螃蟹、仿贝类、龙虾、扇贝、虾	28g		
小牛肉：炸肉排（无面包屑）、里脊肉、烤	28g		

a 可能含有碳水化合物。

b 可能含有高胆固醇。

图例：

! = 额外的脂肪

S = 高钠：≥480 mg/ 份（基于典型 84g 肉类的钠含量，除非 28g 或 56g 是正常食用量）

表 D-7　蛋白质（续）

植物蛋白

　　豆类、豌豆和小扁豆也在淀粉清单上；少量的坚果黄油在脂肪类列表上。因为碳水化合物含量因植物性蛋白质而异，请阅读食品标签。1 份植物性蛋白质选择 = 不定的碳水化合物、7g 蛋白质、不定的脂肪和不定的能量。

食　物	份　量	每 份 选 择
"培根"条，以大豆为基础	2（14g）	1 份瘦蛋白质
√烤豆，罐头	0.33 杯	1 份淀粉 +1 份瘦蛋白质
√豆类（黑豆、鹰嘴豆、肾豆、利马豆、海军豆、斑豆、白豆），煮熟或罐装，排水和冲洗	0.33 杯	1 份淀粉 +1 份瘦蛋白质
"牛肉"或"香肠"碎，无肉	28g	1 份瘦蛋白质
"鸡"块，以大豆为基础	2（42g）	0.5 份碳水化合物 +1 份中脂蛋白
√毛豆，去壳	0.5 杯	0.5 份碳水化合物 +1 份瘦蛋白质
沙拉三明治（五香鹰嘴豆和小麦饼）	3 个肉饼（约 5cm 宽）	1 份碳水化合物 +1 份高脂肪蛋白质
热狗，无肉，以大豆为主	1 个热狗（42g）	1 份瘦蛋白质
√鹰嘴豆泥	0.33 杯	1 份碳水化合物 +1 份中脂肪蛋白质
√扁豆，任何颜色，煮熟或罐装，沥干并冲洗	0.5 杯	1 份淀粉 +1 份瘦蛋白质
无肉汉堡，以大豆为主	84g	0.5 份碳水化合物 +2 份瘦蛋白质
√无肉汉堡，以蔬菜和淀粉为主	1 个肉饼（70g）	0.5 份碳水化合物 +1 份瘦蛋白质
无肉熟食片	28g	1 份瘦蛋白质
霉菌蛋白（"鸡肉"嫩肉或碎肉），无肉	56g	0.5 份碳水化合物 +1 份瘦蛋白质
坚果酱：杏仁酱、腰果酱、花生酱、大豆坚果酱	15ml	1 份高脂肪蛋白质

续表

食 物	份 量	每 份 选 择
√豌豆（黑眼豌豆和分裂豌豆），煮熟或罐装，沥干并冲洗	0.5 杯	1 份淀粉 +1 份瘦蛋白质
S 炸豆泥，罐装	0.5 杯	1 份淀粉 +1 份瘦蛋白质
"香肠"早餐式肉饼，无肉	1（42g）	1 份中脂肪蛋白质
大豆坚果，无盐	21g	0.5 份碳水化合物 +1 份中脂蛋白
豆豉，原味，无味	0.25 杯（42g）	1 份中脂肪蛋白质
豆腐	0.5 杯（112g）	1 份中脂肪蛋白质
豆腐，清淡	0.5 杯（112g）	1 份瘦蛋白质

图例：

√ = 良好的纤维来源：>3 g/ 份　　　S= 钠含量高：≥480 mg/ 份

表 D-8　脂肪

脂肪和油是不饱和（多不饱和和单不饱和）和饱和脂肪的混合物。脂肪列表中的食物按照它们所含的主要脂肪类型分组。1 份脂肪选择 = 0 g 碳水化合物、0 g 蛋白质、5 g 脂肪和 45 kcal。

注意：一般来说，一份脂肪选择是 1 茶匙油或固体脂肪或 1 汤匙沙拉酱。

当大量使用时，培根和坚果酱被视为高脂肪蛋白质的选择（参见蛋白质列表）。脱脂沙拉酱在糖果、甜点和其它碳水化合物列表中。脱脂产品，如人造黄油、沙拉酱、蛋黄酱、酸奶油和奶油奶酪都在低能量食品清单上。

食 物	份 量	食 物	份 量
不饱和脂肪——单不饱和脂肪		**不饱和脂肪——多不饱和脂肪**	
杏仁奶（不加糖）	1 杯	人造黄油	
鳄梨，中等大小	30ml（28g）	低脂涂抹酱（30%–50% 植物油，不含反式脂肪）	15ml
坚果黄油（不含反式脂肪）：杏仁黄油、腰果黄油、花生酱（光滑或松脆）	7.5ml	棒、桶或挤压（不含反式脂肪）	5ml
		蛋黄酱	
坚果		低脂	15ml
杏仁	6 个	常规的	5ml
巴西栗	2 个	蛋黄酱式沙拉酱	
腰果	6 个	低脂	15ml
榛子	5 个	常规的	10ml
澳洲坚果	3 个	坚果	
混合（50% 花生）	6 个	松仁（松子）	15ml
花生	10 个	核桃，英式	2 个
山核桃	2 个	油类：玉米油、棉籽油、亚麻籽油、葡萄籽油、红花油、大豆油、葵花籽油	5ml
开心果	16 个	沙拉酱	
油：菜籽油、橄榄油、花生油	5ml	低脂 [a]	30ml
橄榄		常规的	15ml
黑色（成熟）	8 个	种子	
绿色，腌制	10 个大的	亚麻籽，磨碎的	22.5ml
涂抹、植物甾烷醇酯型		南瓜、芝麻、葵花籽	15ml
清淡型	15ml	芝麻酱或芝麻糊	10ml
常规型	10ml		

食　物	份　量	食　物	份　量
饱和脂肪		饱和脂肪（续）	
培根，熟的，常规的或火鸡	1 片	奶油	
黄油		咖啡伴侣	30ml
低脂	15ml	浓郁型	15ml
棒	5ml	清淡型	22.5ml
搅打	10ml	搅打	30ml
用油制成的黄油混合物		奶油奶酪	
低脂或清淡型	15ml	低脂型	22.5ml（21g）
常规的	7.5ml	常规的	15ml（14g）
		猪油	5ml
猪小肠，煮熟	30ml（14g）	油：椰子油、棕榈油、棕榈仁油	5ml
椰子，加糖，切丝	30ml	咸猪肉	7g
椰奶，罐装，浓稠		起酥油，固体	5ml
清淡型	0.33 杯	酸奶油	
常规型	22.5ml	低脂或清淡型	45ml
椰奶饮料（稀），不加糖	1 杯	常规的	30ml

a 可能含有碳水化合物。

表 D-9　低能量食物

低能量食物列表上的大多数食物应限制为每天 3 份，并在全天分次食用。一次吃完所有 3 份可以提高血糖水平。列出的没有份量的食物和饮料选择可以随时食用。

1 种免费食物选择 = ≤5 g 碳水化合物和 ≤20 kcal。

食　物	份　量	食　物	份　量
低碳水化合物食物		调味品（续）	
硬糖（普通或无糖）	1 片	辣椒酱	
水果：蔓越莓或大黄，加糖替代品	0.5 杯	柠檬汁	
吉利丁甜品，无糖，任何口味		味噌	7.5ml
口香糖，无糖		芥末	
果酱或果冻，清淡或不加糖	10ml	蜂蜜	15ml
沙拉蔬菜（如芝麻菜、菊苣、欧洲菊苣、宽叶苦苣或卷心莴苣、马齿苋、长叶莴苣、紫叶菊苣、菠菜、西洋菜）		棕芥末、第戎芥末、辣根味、山嵛菜味或黄芥末	
		帕尔马干酪，磨碎的	15ml
糖替代品（人造甜味剂）		泡菜调味料（莳萝或甜味）	15ml
糖浆，无糖	30ml	泡菜	
蔬菜：任何未加工的非淀粉类蔬菜（如西兰花、卷心菜、胡萝卜、黄瓜、番茄）	0.5 杯	S 莳萝	15 个中等大小
		甜的，面包和黄油	2 片
蔬菜：任何煮熟的非淀粉类蔬菜（如胡萝卜、花椰菜、青豆）	0.25 杯	甜的，小黄瓜	21g
		甜椒	
低脂或脱脂食品		莎莎酱	0.25 杯
奶油奶酪，脱脂	15ml（14g）	S 酱油，淡盐型或普通型	15ml
咖啡奶精，非乳制品		糖醋汁	10ml
液体，调味	7.5ml	塔可酱	15ml
液体，无糖，调味	20ml	醋	
粉状，调味的	5ml	伍斯特沙司酱	

续表

食　物	份　量	食　物	份　量
粉状，无糖，调味	10ml	酸奶，任何类型	30ml
人造黄油酱		**饮料 / 混合**	
脱脂	15ml	S 肉汤、清汤、法式清汤	
低脂	5ml	肉汤或清汤，低钠	
蛋黄酱		碳酸水或矿泉水	
脱脂	15ml	苏打水	
低脂	5ml	可可粉，不加糖　1 汤匙	
蛋黄酱式沙拉酱		咖啡，不加糖或加糖替代品	
脱脂	15ml	控能软饮料，无糖	15ml
低脂	10ml	混合饮料（粉末或液滴），无糖	
沙拉酱		茶，不加糖或含糖替代品	
脱脂	15ml	奎宁水，无糖	
脱脂，意大利式	30ml	水	
酸奶油，脱脂或低脂	15ml	水，调味，无糖	
搅打过的配料		**调味料**	
清淡或脱脂	30ml	调味提取物（例如香草、杏仁或薄荷）	
常规的	15ml	大蒜，新鲜或粉末	
调味品		香草，新鲜或干燥	
烧烤酱	10ml	海带	
番茄酱（亨氏番茄酱）	15ml	不粘烹饪喷雾	
辣椒酱，甜，番茄型	10ml	香料	
辣根酱		酒，用于烹饪	

图例：

S = 高钠：≥480 mg/ 份。

表 D-10　组合食品

许多食物以各种组合形式食用，例如砂锅菜。因为“组合”食物不适合任何一个选择列表，所以这个选择列表提供了一些典型的组合食物。

1 种碳水化合物选择 = 15 g 碳水化合物和约 70 kcal。

食　物	份　量	每份选择
主菜		
S 砂锅式主菜（金枪鱼面条、千层面、肉丸意大利面、豆类与辣椒粉、通心粉和奶酪）	1 杯（224g）	2 份碳水化合物 +2 份中等脂肪蛋白质
S 炖菜（牛肉 / 其它肉类和蔬菜）	1 杯（224g）	1 份碳水化合物 +1 份中脂肪蛋白质 +0~3 份脂肪
冷冻餐 / 主菜		
S 墨西哥卷饼（牛肉和豆类）	1 个（140g）	3 份碳水化合物 +1 份瘦蛋白质 +2 份脂肪
晚餐式健康餐（包括甜点，通常 < 400 kcal）	252~336g	2~3 份碳水化合物 +1~2 份瘦蛋白质 +1 份脂肪
“健康”型主菜（通常 < 300 kcal）	196~280g	2 份碳水化合物 +2 份瘦蛋白质

食　物	份　量	每　份　选　择
比萨		
S 奶酪／素食，薄皮	四分之一张 30cm 比萨饼（126~140g）	2 份碳水化合物 +2 份中等脂肪蛋白质
S 肉馅，薄皮	四分之一张 30cm 比萨饼（140g）	2 份碳水化合物 +2 份中等脂肪蛋白质 +1.5 份脂肪
S 奶酪／素食或肉类配料，卷边	六分之一张的 30cm 比萨饼（112g）	2.5 份碳水化合物 +2 份中脂肪蛋白质
S 袖珍三明治	1 个三明治（126g）	3 份碳水化合物 +1 份瘦蛋白 +1-2 份脂肪
S 锅饼	1（196g）	3 份碳水化合物 +1 份中脂蛋白质 +3 份脂肪
沙拉（熟食式）		
凉拌卷心菜	0.5 杯	1 份碳水化合物 +1.5 份脂肪
通心粉／意大利面沙拉	0.5 杯	2 份碳水化合物 +3 份脂肪
S 土豆沙拉	0.5 杯	1.5~2 份碳水化合物 +1-2 份脂肪
金枪鱼沙拉或鸡肉沙拉	0.5 杯（98g）	0.5 份碳水化合物 +2 份瘦蛋白质 +1 份脂肪
汤		
S √豆、扁豆或豌豆汤	1 杯（240ml）	1.5 份碳水化合物 +1 份瘦蛋白质
S 杂烩羹汤（用牛奶制成）	1 杯（240ml）	1 份碳水化合物 +1 份瘦蛋白 +1.5 份脂肪
S 奶油汤（用水调制）	1 杯（240ml）	1 份碳水化合物 +1 份脂肪
S 味噌汤	1 杯（240ml）	0.5 份碳水化合物 +1 份瘦蛋白质
S 拉面汤	1 杯（240ml）	2 份碳水化合物 +2 份脂肪
米汤／糊（粥）	1 杯（240ml）	1 份碳水化合物
S 番茄汤（用水熬）、罗宋汤	1 杯（240ml）	1 份碳水化合物
S 蔬菜牛肉、鸡肉、面条或其它肉汤类汤（包括"健康"类汤，例如钠和／或脂肪含量较低的汤）	1 杯（240ml）	1 份碳水化合物 +1 份瘦蛋白质

图例：

√ = 良好的纤维来源：>3 g/ 份

S = 高钠：主菜／餐食 ≥600 mg/ 份，配菜 ≥480 mg/ 份

表 D-11　快餐

快餐列表中的选择不是特定的快餐食品或选项，而是基于流行食品的估计。询问餐厅或查看其网站，了解您最喜欢的快餐食品的营养信息。

1 份碳水化合物选择 = 15g 碳水化合物和约 70 kcal。

食　物	份　量	每　份　选　择
主菜		
鸡肉		
S 鸡胸肉，裹面包屑和油炸 [a]	1 块（约 196g）	1 份碳水化合物 +6 份中脂肪蛋白质
鸡胸肉，仅肉部分 [b]	1 块	4 瘦肉蛋白
鸡腿，裹面包屑和油炸 [a]	1 个（约 70g）	半份碳水化合物 +2 份中脂肪蛋白质
鸡腿，仅肉部分 [b]	1 个	1 瘦肉蛋白 + 半份脂肪

续表

食　物	份　量	每　份　选　择
S 鸡块或鸡条	6 个（约 98g）	1 份碳水化合物 +2 份中脂肪蛋白质 + 1 份脂肪
S 鸡腿，裹面包屑和油炸 [a]	1 个（约 140g）	1 份碳水化合物 +3 份中脂肪蛋白质 + 2 份脂肪
鸡腿，仅肉部分 [b]	1 个	2 份瘦肉蛋白 + 半份脂肪
鸡翅，裹面包屑和油炸 [a]	1 个鸡翅（约 56g）	半份碳水化合物 +2 份中脂肪蛋白质
鸡翅，仅肉部分 [b]	1 个鸡翅	1 份瘦肉蛋白
S √主菜沙拉（烤鸡类，无调味料或面包丁）	1 份沙拉（约 322g）	1 份碳水化合物 +4 份瘦肉蛋白

a 定义和重量是指带骨、皮和面包屑的食物。

b 定义是指没有骨头、皮和面包屑的食物。

表 D-11　快餐（续）

食　物	份　量	每　份　选　择
比萨		
S 奶酪、意大利辣香肠或香肠，普通或厚皮	1/8 张 36cm 比萨饼（约 112）	2.5 份碳水化合物 +1 份高脂蛋白 +1 份脂肪
S 奶酪、意大利辣香肠或香肠，薄皮	1/8 张 36cm 比萨饼（77g）	1.5 份碳水化合物 +1 份高脂蛋白 +1 份脂肪
S 奶酪、肉类和蔬菜，普通外壳	1/8 张 36cm 比萨饼（约 140g）	2.5 份碳水化合物 +2 份高脂肪蛋白质
亚洲		
S 酱汁蔬菜牛肉 / 鸡肉 / 虾	1 杯（约 168g）	1 份碳水化合物 +2 份瘦蛋白质 +1 份脂肪
蛋卷，肉	1 个（约 84g）	1.5 份碳水化合物 +1 份瘦蛋白质 +1.5 份脂肪
炒饭，无肉	1 杯	2.5 份碳水化合物 +2 份脂肪
幸运饼干	1 个	0.5 份碳水化合物
S 酸辣汤	1 杯	0.5 份碳水化合物 +0.5 份脂肪
S 肉配甜酱	1 杯（约 168g）	3.5 份碳水化合物 +3 份中脂肪蛋白质 +3 份脂肪
S 酱汁面条和蔬菜（炒面、捞面）	1 杯	2 份碳水化合物 +2 份脂肪
墨西哥		
S √墨西哥卷饼配豆子和奶酪	1 个小的（约 168g）	3.5 份碳水化合物 +1 份中脂肪蛋白 +1 份脂肪
S 奶酪玉米片	1 个小的（约 224g）	2.5 份碳水化合物 +1 份高脂肪蛋白 +2 份脂肪
S 油炸玉米饼，只有奶酪	1 个小的（约 140g）	2.5 份碳水化合物 +3 份高脂肪蛋白质
炸玉米饼，脆的，配肉和奶酪	1 个小的（约 84g）	1 份碳水化合物 +1 份中脂肪蛋白质 +0.5 份脂肪
S √塔可沙拉配鸡肉和玉米饼碗	1 份沙拉（0.45kg）	3.5 份碳水化合物 +4 份中脂肪蛋白质 +3 份脂肪
S 托斯它达配豆子和奶酪	1 个小的（约 140g）	2 份碳水化合物 +1 份高脂肪蛋白质
三明治		
早餐三明治		
S 早餐卷饼配香肠、鸡蛋、奶酪	1 个（约 112g）	1.5 份碳水化合物 +2 份高脂肪蛋白质
S 鸡蛋、奶酪、肉配英式松饼	1 个	2 份碳水化合物 +3 份中脂肪蛋白质 +0.5 份脂肪
S 鸡蛋、奶酪、肉配饼干	1 个	2 份碳水化合物 +3 份中等脂肪蛋白质 +2 份脂肪
S 香肠饼干三明治	1 个	2 份碳水化合物 +1 份高脂肪蛋白质 +4 份脂肪
鸡肉三明治		
S 烤面包、生菜、西红柿、涂抹	1 个（约 210g）	3 份碳水化合物 +4 份瘦蛋白质
S 香脆，配小圆面包、生菜、西红柿、涂抹	1 个（约 168g）	3 份碳水化合物 +2 份瘦蛋白质 +3.5 份脂肪
鱼三明治配鞑靼酱和奶酪	1 个（140g）	2.5 份碳水化合物 +2 份中脂肪蛋白质 +1.5 份脂肪

续表

食　物	份　量	每 份 选 择
汉堡包		
通常搭配面包和调味品（番茄酱、芥末、洋葱、泡菜）	1 个（约 98g）	2 份碳水化合物 +1 份中脂肪蛋白质 +1 份脂肪
112g 肉配奶酪、面包和调味品（番茄酱、芥末、洋葱、泡菜）	1 个（约 238g）	3 份碳水化合物 +4 份中等脂肪蛋白质 +2.5 份脂肪
热狗面包，原味	1 个（约 98g）	1.5 份碳水化合物 +1 份高脂蛋白 +2 份脂肪
潜艇三明治（不含奶酪或酱汁）		
S<6g 脂肪	1 份 15cm 大	3 份碳水化合物 +2 份瘦蛋白质
S 常规	1 份 15cm 大	3 份碳水化合物 +2 份瘦蛋白质 +1 份脂肪
S 包裹、烤鸡、蔬菜、奶酪和涂抹酱	1 个小的（112~140g）	2 份碳水化合物 +2 份瘦蛋白质 +1.5 份脂肪
配菜 / 开胃菜		
S！炸薯条	1 个小的（约 98g）	2.5 份碳水化合物 +2 份脂肪
	1 份中等份量（约 140g）	3.5 份碳水化合物 +3 份脂肪
	1 个大的（约 168g）	4.5 份碳水化合物 +4 份脂肪
S 土豆煎饼	1 杯 / 中等大小（约 140g）	3 份碳水化合物 +6 份脂肪
S 洋葱圈	1 份（8-9 环，约 112g）	3.5 份碳水化合物 +4 份脂肪
沙拉，配菜（无调味品、面包丁或奶酪）	1 小份	1 份非淀粉类蔬菜
饮料和甜点		
咖啡、拿铁（脱脂牛奶）	1 小份（约 360ml）	1 份脱脂牛奶
咖啡、摩卡咖啡（脱脂牛奶，无生奶油）	1 小份（约 360ml）	1 份脱脂牛奶 +1 份碳水化合物
奶昔，任何口味	1 小份（约 360ml）	5.5 份碳水化合物 +3 脂肪
	1 中份（约 480ml）	7 份碳水化合物 +4 脂肪
	1 大份（约 660ml）	10 份碳水化合物 +5 脂肪
软冰淇淋蛋筒	1 个小的	2 份碳水化合物 +0.5 份脂肪

图例：

√ = 良好的纤维来源：>3 g/ 份；

！ = 额外的脂肪；

S = 高钠：主菜 / 餐食 ≥600 mg/ 份，配菜 ≥480 mg/ 份。

表 D-12　酒精

注意：对于那些选择饮酒的人，指南建议女性每天饮酒不超过 1 杯，男性每天不超过 2 杯。为了减少低血糖的风险，特别是在服用胰岛素或增加胰岛素的糖尿病药时，应始终与食物一起食用酒精，而不是单独食用。虽然酒精本身不会直接影响血糖，但请注意可能会升高血糖的碳水化合物（例如，混合饮料、啤酒和葡萄酒中的碳水化合物）。

1 份酒精当量 (0.5 盎司乙醇) = 100 kcal。1 份碳水化合物选择 = 15 g 碳水化合物和约 70 kcal。

酒 精 饮 料 [a]	份　量	每 份 选 择
啤酒		
淡啤（＜4.5% abv）	360ml	1 份酒精当量 +0.5 份碳水化合物
常规（约 5% abv）	360ml	1 份酒精当量 +1 份碳水化合物
黑啤（＞5.7% abv）	360ml	1 份酒精当量 +1~1.5 份碳水化合物
蒸馏酒（80 或 86 度）：伏特加、朗姆酒、杜松子酒、威士忌、龙舌兰酒	45ml	1 份酒精当量
利口酒、咖啡（53 度）	30ml	0.5 份酒精当量 +1 份碳水化合物

续表

酒 精 饮 料 [a]	份　　量	每 份 选 择
清酒	30ml	0.5 份酒精当量
葡萄酒		
香槟 / 起泡酒	150ml	1 份酒精当量
甜点（雪利酒）	105ml	1 份酒精当量 +1 份碳水化合物
干红、红葡萄酒或白葡萄酒（10% abv）	150ml	1 份酒精当量

a "% abv" 是指酒精的体积百分比。

食物交换份是由美国糖尿病协会和营养与饮食学会设计的膳食计划系统的基础。虽然最初是为糖尿病患者和其它必须遵循特殊饮食的人设计的，但食物交换份基于适用于每个人的良好营养原则。© 2014 美国糖尿病协会和营养与饮食学会版权所有。

符合《美国居民膳食指南》的饮食模式

此附录介绍了几种符合《美国居民膳食指南》的理想饮食模式。首先，表 E-1 完整列出了美国农业部发布的健康美式饮食模式。接下来，表 E-2 和 E-3 介绍了终止高血压的饮食模式，或 DASH 饮食计划。虽然 DASH 计划最初是为了对抗高血压而开发的，但事实证明，它在极大地满足人的营养需求的同时，对降低人们患多种疾病的风险非常有用。

表 E-4 中提供的健康美国模式中的健康素食适用性证明了模式的灵活性。本表为素食者提供了指南，并说明了如何在不吃肉的情况下满足营养需求。

健康的地中海饮食模式也可以满足美国膳食指南的目标。表 E-5 展示了健康的地中海饮食模式，表 E-6 将它与健康的美国模式和健康的素食模式进行了比较。图 E-1 展示了地中海食物金字塔，表 E-7 提供了选择健康地中海膳食的技巧。然而，有两个注意事项：首先，地中海饮食的脂肪来源，如橄榄、橄榄油和坚果，虽然比饱和脂肪来源更健康，但能量高，过量食用会导致体重增加。其次，要注意美国的希腊餐厅、意大利餐厅或其它"地中海"餐厅供应的餐点。它们通常提供大量的肉类、奶酪和其它富含饱和脂肪的食物，这些食物对西方人的口味很有吸引力，不符合健康的地中海模式。

表 E-1　美国农业部发布的健康美式饮食模式

推荐的每日摄入量；蔬菜和蛋白质食品亚组的每周摄入量。

能量水平 [a, b]/kcal	1000	1200	1400	1600	1800	2000	2200	2400	2600	2800	3000	3200
食物分组 [c]												
水果 /c	1	1	1.5	1.5	1.5	2	2	2	2	2.5	2.5	2.5
蔬菜 [d]/c	1	1.5	1.5	2	2.5	2.5	3	3	3.5	3.5	4	4
深绿色蔬菜 /（c/wk）	0.5	1	1	1.5	1.5	1.5	2	2	2.5	2.5	2.5	2.5
红色/橙色蔬菜 /（c/wk）	2.5	3	3	4	5.5	5.5	6	6	7	7	7.5	7.5
干豆和豌豆 /（c/wk）	0.5	0.5	0.5	1	1.5	1.5	2	2	2.5	2.5	3	3
淀粉类蔬菜 /（c/wk）	2	3.5	3.5	4	5	5	6	6	7	7	8	8
其它蔬菜 /（c/wk）	1.5	2.5	2.5	3.5	4	4	5	5	5.5	5.5	7	7
谷物 [e]/（oz-eq）	3	4	5	5	6	6	7	8	9	10	10	10
全谷类 /（oz-eq）	1.5	2	2.5	3	3	3	3.5	4	4.5	5	5	5
其它谷物 /（oz-eq）	1.5	2	2.5	2	3	3	3.5	4	4.5	5	5	5
蛋白质食品 [d]/（oz-eq）	2	3	4	5	5	5.5	6	6.5	6.5	7	7	7

续表

肉类、家禽、鸡蛋 /（oz/wk）	10	14	19	23	23	26	28	31	31	33	33	33
海鲜 /（oz/wk）	3	4	6	8	8	8	9	10	10	10	10	10
坚果种子，大豆 /（oz/wk）	2	2	3	4	4	5	5	5	5	6	6	6
乳制品 /c	2	2.5	2.5	3	3	3	3	3	3	3	3	3
油类 /g	15	17	17	22	24	27	29	31	34	36	44	51
其它用途的能量限制，/kcal（%kcal） e	150（15%）	100（8%）	110（8%）	130（8%）	170（9%）	270（14%）	280（13%）	350（15%）	380（15%）	400（14%）	470（16%）	610（19%）

a 以杯 (c) 或盎司当量 (oz-eq) 显示的食物分类数量。油、固体脂肪和添加的糖以克 (g) 显示。

b 1000、1200 和 1400 kcal 的饮食模式可满足 2~8 岁儿童的营养需求。从 1600 到 3200 kcal 的模式可满足 9 岁及以上儿童和成人的营养需求。如果 4~8 岁的儿童需要更多能量，因此遵循 1600 kcal 或更多能量的模式，则乳制品组的推荐量可以是每天 2.5 杯。9 岁及以上的儿童和成人不应使用 1000、1200 或 1400 kcal 的模式。

c 每个食物分类的数量当量是：

- 谷物，1 盎司当量（oz-eq）是：0.5 杯煮熟的米饭、意大利面或煮熟的麦片；1 盎司（28g）干意大利面或米饭；1 片面包；1 个小松饼（1 盎司）；1 杯即食谷物片。
- 水果和蔬菜，1 杯当量是：1 杯生或熟水果或蔬菜，1 杯水果或蔬菜汁，2 杯绿叶沙拉蔬菜。
- 蛋白质食品，1 盎司当量是：1 盎司瘦肉、家禽或鱼；1 个鸡蛋；0.25 杯煮熟的干豆或豆腐；1 汤匙花生酱；0.5 盎司坚果或种子。
- 乳制品，1 杯当量是：1 杯牛奶或酸奶、1.5 盎司天然奶酪（如切达奶酪）或 2 盎司加工奶酪。oz/wk 表示盎司 / 周。

d 蔬菜和蛋白质食品亚组的数量在此表中显示为每周数量，因为消费者很难每天从所有亚组中选择食物。

e 此表中显示的全谷物子组数量为最小值。可以选择比推荐的所有谷物更多的全谷物，同时减少富含精制谷物的量。

来源：U.S. Department of Health and Human Services and U.S. Department of Agriculture, 2015–2020 Dietary Guidelines for Americans, 8th edition (2015), available at http://health.gov/dietaryguidelines/2015/guidelines/.

表 E-2 **DASH 饮食计划——按能量水平划分的每日食物份数**

食物分类	1200 kcal	1400 kcal	1600 kcal	1800 kcal	2000 kcal	2600 kcal	3100 kcal
谷物 a	4~5	5~6	6	6	6~8	10~11	12~13
蔬菜	3~4	3~4	3~4	4~5	4~5	5~6	6
水果	3~4	4	4	4~5	4~5	5~6	6
脱脂或低脂乳制品 b	2~3	2~3	2~3	2~3	2~3	3	3~4
瘦肉、家禽和鱼	3 份或更少	3~4 或更少	3~4 或更少	6 份或更少	6 份或更少	6 份或更少	6~9
坚果、种子和豆类	每周 3 份	每周 3 份	每周 3~4 份	每周 4 份	每周 4~5 份	1	1
油脂 c	1	1	2	2~3	2~3	3	4
糖果和添加糖	每周 3 份或更少	每周 3 份或更少	每周 3 份或更少	每周 5 份或更少	每周 5 份或更少	≤2	≤2
最高钠限量 d	2300mg/ 天	2300mg/ 天	2300mg/ 天	2300mg/ 天	2300mg/ 天	2300mg/ 天	2300mg/ 天

a 建议在大多数谷物中使用全谷物作为膳食纤维和营养的良好来源。

b 对于乳糖不耐症，可以尝试乳糖酶药丸、无乳糖或低乳糖牛奶，或强化维生素 D 和钙的豆浆。其它类似牛奶的产品可能缺乏蛋白质。

c 脂肪含量会改变油脂的食用量。例如，1 汤匙普通沙拉酱 = 一份；1 汤匙低脂调料 = 半份；1 汤匙脱脂调料 = 零份。

d DASH 饮食计划的钠限量为每天 2300 mg 或 1500 mg。

来源：National Heart, Lung, and Blood Institute; National Institutes of Health; U.S. Department of Health and Human Services, 2018, available at www.nhlbi.nih.gov/health-topics/dash-eating-plan.

表 E-3 DASH 饮食计划——份量、示例和意义

食物分类	份量	示例和注释	每个食物分类对 DASH 饮食计划的意义
谷物 [a]	1 片面包 28g 干麦片 [b] 0.5 杯米饭、意大利面或麦片 [b]	全麦面包和面包卷、全麦意大利面、英式松饼、皮塔面包、百吉饼、麦片、粗玉米粉、燕麦片、糙米、无椒盐卷饼和爆米花	能量和纤维的主要来源
蔬菜	1 杯生绿叶蔬菜 0.5 杯切碎的生或熟蔬菜 0.5 杯蔬菜汁	西兰花、胡萝卜、羽衣甘蓝、青豆、青豆、羽衣甘蓝、利马豆、土豆、菠菜、南瓜、红薯、西红柿	钾、镁和纤维的丰富来源
水果	1 个中等水果 0.25 杯干果 0.5 杯新鲜、冷冻或罐装水果 0.5 杯果汁	苹果、杏、香蕉、枣、葡萄、橙子、葡萄柚、葡萄柚汁、芒果、瓜类、桃子、菠萝、葡萄干、草莓、柑橘	钾、镁和纤维的重要来源
脱脂或低脂乳制品 [c]	1 杯牛奶或酸奶 42g 奶酪	脱脂牛奶或酪乳；无脂、低脂或减脂奶酪；无脂 / 低脂普通或冷冻酸奶	钙和蛋白质的主要来源
瘦肉、家禽和鱼	28g 熟肉、家禽或鱼 1 个鸡蛋	只选择瘦肉；去除可见的脂肪；烤、烤或水煮；去除家禽的皮肤	丰富的蛋白质和镁来源
坚果、种子和豆类	0.33 杯或 42g 坚果 30ml 花生酱 30ml 或 14g 种子 0.5 杯煮熟的豆类 （干豆、豌豆）	杏仁、榛子、混合坚果、花生、核桃、葵花籽、花生酱、芸豆、扁豆、豌豆	丰富的能量、镁、蛋白质和纤维来源
油脂 [d]	5ml 软人造黄油 5ml 植物油 15ml 蛋黄酱 30ml 沙拉酱	软人造黄油、植物油（菜籽油、玉米油、橄榄油、红花油）和低脂蛋黄酱、清淡沙拉酱	DASH 研究有 27% 的能量来自脂肪，包括食物中或添加到食物中的脂肪
糖果和添加糖	15ml 糖 15ml 果冻或果酱 0.5 杯冰糕，明胶甜点 1 杯柠檬水	果味明胶、果汁宾治、硬糖、果冻、枫糖浆、冰糕和冰块、糖	甜食应该是低脂的

a 建议在大多数谷物中使用全谷物作为纤维和营养的良好来源。

b 份量在 0.5 杯和 1.25 杯之间变化，具体取决于谷物类型。查看产品的营养成分标签。

c 对于乳糖不耐症，可以尝试乳糖酶药丸、无乳糖或低乳糖牛奶，或强化维生素 D 和钙的豆浆。其它类似牛奶的产品可能缺乏蛋白质。

d 脂肪含量改变油脂的食用量。例如，1 汤匙普通沙拉酱 = 一份；1 汤匙低脂调料 = 半份；1 汤匙脱脂调料 = 零份。

来源：National Heart, Lung, and Blood Institute; National Institutes of Health; U.S. Department of Health and Human Services, 2018, available at www.nhlbi.nih.gov/health-topics/dash-eating-plan.

表 E-4 健康的素食饮食模式

素食主义者可以使用这种模式，用强化大豆饮料（豆浆）或其它强化植物性乳制品替代品代替所有乳制品选择。

能量水平 [a]/kcal	1000	1200	1400	1600	1800	2000	2200	2400	2600	2800	3000	3200
食物分类 [b]	每类食物的每日量 [c]（蔬菜和蛋白质食物亚组的量是每周）											
蔬菜 /（c-eq）	1	1.5	1.5	2	2.5	2.5	3	3	3.5	3.5	4	4

续表

食物分类												
深绿色蔬菜 /（c-eq/wk）	0.5	1	1	1.5	1.5	1.5	2	2	2.5	2.5	2.5	2.5
红色和橙色蔬菜 /（c-eq/wk）	2.5	3	3	4	5.5	5.5	6	6	7	7	7.5	7.5
豆类（豆类和豌豆）/（c-eq/wk）d	0.5	0.5	0.5	1	1.5	1.5	2	2	2.5	2.5	3	3
淀粉类蔬菜 /（c-eq/wk）	2	3.5	3.5	4	5	5	6	6	7	7	8	8
其它蔬菜 /（c-eq/wk）	1.5	2.5	2.5	3.5	4	4	5	5	5.5	5.5	7	7
水果 /（oz-eq）	1	1	1.5	1.5	1.5	2	2	2	2	2.5	2.5	2.5
谷物 /（oz-eq）	3	4	5	5.5	6.5	6.5	7.5	8.5	9.5	10.5	10.5	10.5
全谷物 e /（oz-eq/day）	1.5	2	2.5	3	3.5	3.5	4	4.5	5	5.5	5.5	5.5
精制谷物 /（oz-eq/day）	1.5	2	2.5	2.5	3	3	3.5	4	4.5	5	5	5
乳制品 /（oz-eq）	2	2.5	2.5	3	3	3	3	3	3	3	3	3
蛋白质食品 /（oz-eq）	1	1.5	2	2.5	3	3.5	3.5	4	4.5	5	5.5	6
鸡蛋 /（oz-eq/wk）	2	3	3	3	3	3	3	3	3	4	4	4
豆类（豆类和豌豆）d /（oz-eq/wk）	1	2	4	4	6	6	8	8	9	10	11	12
豆制品 /（oz-eq/wk）	2	3	4	6	6	8	8	9	10	11	12	13
坚果和种子 /（oz-eq/wk）	2	2	3	5	6	7	7	8	9	10	12	13
油类 /g	15	17	17	22	24	27	29	31	34	36	44	51
其它用途的能量限制 /kcal（%）	190（19%）	170（14%）	190（14%）	180（11%）	190（11%）	290（15%）	330（15%）	390（16%）	390（15%）	400（14%）	440（15%）	550（17%）

a、b、c、e 见表 E-1 注释。

d 大约一半的豆类为蔬菜显示以杯当量（c-eq）为单位，有一半的蛋白质食物是以盎司当量（oz-eq）为单位显示。模式中的豆类总量（以杯当量为单位）是蔬菜组中的数量加上蛋白质食物组中的数量（以盎司当量为单位）除以 4。

表 E-5	健康的地中海式饮食模式

能量水平 a/kcal	1000	1200	1400	1600	1800	2000	2200	2400	2600	2800	3000	3200
食物分类 b	每组食物的每日量 c（蔬菜和蛋白质食物亚组的量是每周）											
蔬菜 /（c-eq）	1	1.5	1.5	2	2.5	2.5	3	3	3.5	3.5	4	4
深绿色蔬菜 /（c-eq/wk）	0.5	1	1	1.5	1.5	1.5	2	2	2.5	2.5	2.5	2.5
红色和橙色蔬菜 /（c-eq/wk）	2.5	3	3	4	5.5	5.5	6	6	7	7	7.5	7.5

续表

豆类（豆类和豌豆）/（c-eq/wk）	0.5	0.5	0.5	1	1.5	1.5	2	2	2.5	2.5	3	3
淀粉类蔬菜/（c-eq/wk）	2	3.5	3.5	4	5	5	6	6	7	7	8	8
其它蔬菜/（c-eq/wk）	1.5	2.5	2.5	3.5	4	4	5	5	5.5	5.5	7	7
水果/（c-eq）	1	1	1.5	2	2	2.5	2.5	2.5	2.5	3	3	3
谷物/（oz-eq）	3	4	5	5	6	6	7	8	9	10	10	10
全谷物[d]/（oz-eq/day）	1.5	2	2.5	3	3	3	3.5	4	4.5	5	5	5
精制谷物/（oz-eq/day）	1.5	2	2.5	3	3	3	3.5	4	4.5	5	5	5
乳制品/（c-eq）	2	2.5	2.5	2	2	2	2	2.5	2.5	2.5	2.5	2.5
蛋白质食品/（oz-eq）	2	3	4	5.5	6	6.5	7	7.5	7.5	8	8	8
海鲜/（oz-eq/wk）[e]	3	4	6	11	15	15	16	16	17	17	17	17
肉类、家禽、鸡蛋/（oz-eq/wk）	10	14	19	23	23	26	28	31	31	33	33	33
坚果、种子、豆制品/（oz-eq/wk）	2	2	3	4	4	5	5	5	5	6	6	6
油类/g	15	17	17	22	24	27	29	31	34	36	44	51
其它用途的能量限制/kcal（%）	150（15%）	100（8%）	110（8%）	140（9%）	160（9%）	260（13%）	270（12%）	300（13%）	330（13%）	350（13%）	430（14%）	570（18%）

a、b、c、d 见表 E-1，注释 a 到 d。

e 美国食品药品监督管理管理局 (FDA) 和美国环境保护署 (EPA) 为孕妇或哺乳期妇女和幼儿提供有关海鲜消费的联合指南。有关更多信息，请参阅 FDA 或 EPA 网站 www.FDA.gov/fishadvice; www.EPA.gov/fishadvice.

表 E-6　美国农业部的三种饮食模式比较

　　美国农业部的三种饮食模式（健康的美式饮食模式、健康的素食饮食模式和健康的地中海饮食模式）被认为有助于实现美国膳食指南的目标。以下各列在 2000 kcal 的水平上对它们进行了比较。

食物分类	健康的美式饮食模式	健康素食饮食模式	健康的地中海饮食模式
水果/（c/day）	2	2	2.5
蔬菜/（c/day）	2.5	2.5	2.5
豆类/（c/wk）	1.5	3	1.5
全谷类/（oz-eq/day）	3	3	3
乳制品/c	3	3	2
蛋白质食品/（oz-eq/day）	5.5	3.5	6.5
肉/（oz-eq/wk）	12.5	-	12.5
家禽/（oz-eq/wk）	10.5	-	10.5
海鲜/（oz-eq/wk）	8	-	15
蛋/（oz-eq/wk）	3	3	3
坚果/种子/（oz-eq/wk）	4	7	4
加工大豆/（oz-eq/wk）	0.5	8	0.5
油类/（g/day）	27	27	27

注：c/day 表示每天摄入的杯数，c/wk 表示每周摄入的杯数，oz-eq/day 表示每天摄入的盎司当量；g/day 表示每天摄入的克数。

来源：U.S.DepartmentofAgricultureandU.S.DepartmentofHealthandHumanServices,ScientificReportofthe2015DietaryGuidelinesAdvisoryCommittee,2015,D-1:125,availableatwww.health.gov.

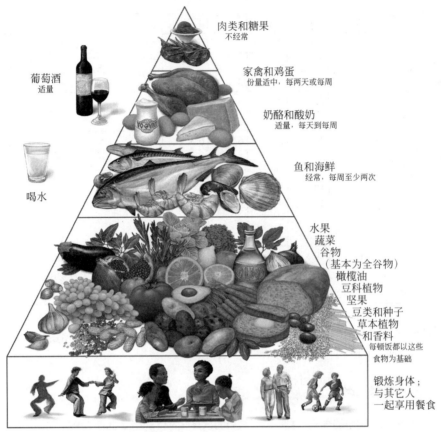

乔治·米德尔顿的插图　©2009 Oldways Preservation and Exchange Trust www.oldwayspt.org

图E-1　地中海饮食金字塔

表 E-7　　健康地中海饮食模式的构成

　　作为一般规则，你的盘子里有一半是蔬菜，四分之一是全谷物，四分之一是蛋白质食物。每周吃鱼或海鲜 1~2 次，选择烘焙、蒸、烤或水煮而不是油炸食物。每周中选一天，用植物蛋白代替所有肉类。

选 择 这 个	而 不 是 这 个
早餐	
整个水果块；不加糖的果切或水果沙拉	果汁；加糖或棉花糖的水果沙拉
低糖全麦格兰诺拉麦片（不含氢化油），含坚果和干果；燕麦片（包括速溶燕麦片）配苹果、肉桂或一茶匙浆果或其它水果酱	含氢化油的商业高糖格兰诺拉麦片；精制加糖的即食谷物
地中海蛋白质食品（花生酱、鹰嘴豆泥、鸡蛋、酸奶）；火鸡、鸡肉或大豆早餐香肠	香肠、培根、早餐牛排
100% 全麦烤面包片、百吉圈（硬面包圈）或英式松饼配鹰嘴豆泥、鳄梨泥或坚果酱	精制白吐司配黄油和果冻
用煎洋葱、蘑菇、西兰花或剩下的蔬菜做煎蛋卷，或者煮熟或烟熏的鲑鱼，撒上硬奶酪、莎莎酱或橄榄酱	煎蛋卷配香肠或火腿和奶酪

续表

选 择 这 个	而不是这个
加牛奶或强化豆奶的冰沙、冷冻过熟的香蕉和浆果（一把菠菜或其它蔬菜混合得很好，增加了新鲜的味道和营养）	高糖商业冰沙；奶昔配冰淇淋、巧克力糖浆
原味酸奶或希腊酸奶配新鲜水果、自制格兰诺拉麦片或一茶匙果酱或糖浆	商业含糖酸奶
午餐	
具有多种食材的创意沙拉：坚果、豆类、鱼、硬奶酪粉、橄榄或浆果和其它水果	重复、乏味的生菜和番茄沙拉
金枪鱼罐头、沙丁鱼罐头或鲭鱼罐头（橄榄油或水包装）与鹰嘴豆泥、柠檬汁和调味料混合；加入切碎的苹果或蔓越莓干以增加甜味	用普通蛋黄酱和加糖泡菜调味的鱼罐头沙拉
全麦饼干、卷饼或面包	精制面粉做的饼干、卷饼或面包
用于墨西哥卷、卷饼和油炸玉米饼的全麦面粉或玉米饼	精制面粉做的玉米饼
三明治上涂有橄榄酱、鳄梨或鹰嘴豆泥	三明治蛋黄酱（或选择用橄榄油制成的蛋黄酱）
全麦面食肉汤蔬菜汤（最好是低钠）	精制淀粉奶油汤
素食披萨，西红柿、橄榄、菠菜、朝鲜蓟或其它蔬菜搭配全麦面包皮	精制面粉皮上的香肠、意大利辣香肠或汉堡披萨
晚餐	
全麦面食或强化"额外蛋白质"面食（大多数成年人为0.5~1杯），在盘子中加入豆类或海鲜和番茄酱、大蒜、洋葱、朝鲜蓟、冷冻豌豆或其它蔬菜	精制面粉做的意大利面配奶油、黄油和奶酪酱
火鸡汉堡（用磨碎的火鸡胸肉和燕麦片制成）；鸡肉或火鸡意大利香肠；将汉堡或香肠与焯水的菠菜和番茄片放在全麦面包上	碎牛肉汉堡；猪肉意大利香肠；精制白面包
预制备的莎莎酱浇在土豆、豆类、素食汉堡、米饭或鸡蛋上	奶油芝士酱
家禽或海鲜；限量瘦红肉	经常吃肥牛肉、羊肉或猪肉

来源：Manyoftheseideasandmorecanbefoundathttp://oldwayspt.org/.

附 录 F　身体活动水平和能量需求

第9章描述了如何使用仅考虑年龄和性别的公式来计算成年人的平均能量需要量（estimated energy requirement, EER）范围。本附录提供了一种根据2015年《美国居民膳食指南》批准并基于膳食参考委员会的公式，按年龄、性别和身体活动水平确定每日平均能量需要量的方法。

表F-1描述了三组人的活动水平：久坐、中度活跃和活跃的人。一旦您确定了与您自己相近的活动水平，请在表F-2中找到您的每日能量需求。

表F-3详细说明了美国运动医学会的体能指南。这些指南比美国农业部的身体活动指南（见第10章）要求更高，也更具体。表F-4提供了一个满足或超过两组建议的运动计划示例。

表 F-1　久坐、中度活跃和活跃的人

久坐不动	一种生活方式，仅包括与典型日常生活相关的轻度身体活动。
中度活跃	一种生活方式，除了与典型的日常生活相关的轻度身体活动外，还包括相当于以 4.8~6.4 km/h 的速度每天步行 2.4~4.8 km。
活跃	一种生活方式，除了与典型的日常生活相关的轻度体力活动外，还包括相当于每天以 4.8~6.4 km/h 的速度行走超过 4.8 km。

来源：U.S. Department of Agriculture and U.S. Department of Health and Human Services, DietaryGuidelines for Americans 2010, (reaffirmed 2015) available at www.dietaryguidelines.gov.

表 F-2　按年龄、性别和身体活动水平估算的平均能量需要量（详细版）

在三种不同的身体活动水平下，维持不同性别和年龄组的能量平衡所需的估计能量需要量[a]。估计值四舍五入到最接近的 200 kcal。个人的能量需求可能高于或低于这些平均估计值。

单位：kcal

年龄 / 岁	男性 / 久坐	男性 / 中度活跃	男性 / 活跃	女性[b] / 久坐	女性[b] / 中度活跃	女性[b] / 活跃
2	1000	1000	1000	1000	1000	1000
3	1200	1400	1400	1000	1200	1400
4	1200	1400	1600	1200	1400	1400
5	1200	1400	1600	1200	1400	1600
6	1400	1600	1800	1200	1400	1600
7	1400	1600	1800	1200	1600	1800
8	1400	1600	2000	1400	1600	1800

续表

	男性 / 久坐	男性 / 中度活跃	男性 / 活跃	女性 b/ 久坐	女性 b/ 中度活跃	女性 b/ 活跃
年龄 / 岁						
9	1600	1800	2000	1400	1600	1800
10	1600	1800	2200	1400	1800	2000
11	1800	2000	2200	1600	1800	2000
12	1800	2200	2400	1600	2000	2200
13	2000	2200	2600	1600	2000	2200
14	2000	2400	2800	1800	2000	2400
15	2200	2600	3000	1800	2000	2400
16	2400	2800	3200	1800	2000	2400
17	2400	2800	3200	1800	2000	2400
18	2400	2800	3200	1800	2000	2400
19~20	2600	2800	3000	2000	2200	2400
21~25	2400	2800	3000	2000	2200	2400
26~30	2400	2600	3000	1800	2000	2400
31~35	2400	2600	3000	1800	2000	2200
36~40	2400	2600	2800	1800	2000	2200
41~45	2200	2600	2800	1800	2000	2200
46~50	2200	2400	2800	1800	2000	2200
51~55	2200	2400	2800	1600	1800	2200
56~60	2200	2400	2600	1600	1800	2200
61~65	2000	2400	2600	1600	1800	2000
66~70	2000	2200	2600	1600	1800	2000
71~75	2000	2200	2600	1600	1800	2000
76+	2000	2200	2400	1600	1800	2000

a 基于平均能量需要量 (EER) 公式,使用每个年龄性别组的参考身高(平均)和参考体重(健康)。对于儿童和青少年,参考身高和体重有所不同。对于成年人,参考男性身高 177.8 cm,体重 69.9 kg;参考女性身高 162.6 cm,体重 57.2 kg。EER 公式来自医学研究所,能量、碳水化合物、膳食纤维、脂肪、脂肪酸、胆固醇、蛋白质和氨基酸的膳食参考摄入量(华盛顿特区美国国家学术出版社,2002 年)。

b 女性的估计值不包括怀孕或哺乳的女性。

来源:U.S. Department of Agriculture and U.S. Department of Health and Human Services, Dictary Guidelines for Americans 2010, (reaffirmed 2015) available at www.dietaryguidelines.gov.

表 F-3 美国运动医学会体能指南

活动类型	使用大肌肉群并且可以持续保持的有氧运动	以受控速度和全方位运动进行的抗阻运动	使用主要肌肉群的伸展活动
频率	每周 5~7 天	每周不连续的 2 到 3 天	每周 2 到 7 天
强度	中等(相当于以 4.8~6.4 km/h 的速度行走)ª	足以增强肌肉力量和改善身体成分	足以感到紧绷或轻微不适
持续时间	每天至少 30 min	2-4 组涉及每个主要肌肉群,重复 8-12 次	每个肌肉群重复 2-4 次,每次 15-30 秒
举例	跑步、骑自行车、跳舞、游泳、轮滑、划船、健走、越野滑雪、跆拳道、水中健美操、跳绳;体育活动,如篮球、足球、壁球、网球、排球	引体向上、俯卧撑、仰卧起坐、举重、普拉提	瑜伽

a 对于那些喜欢高强度有氧运动的人,例如快走(>7.2 km/h)或跑步(≥8.0 km/h),建议每周至少 3 天,每天至少 20 分钟。

| 表 F-4 | 平衡健身计划示例 |

周一	周二	周三	周四	星期五	周六或周日
5 min 热身 [a]	5 min 热身 [a]	5 min 热身 [a]	5 min 热身 [a]	5 min 热身 [a]	积极的休闲活动：运动、步行、远足、骑自行车、游泳
抗阻训练：胸部、背部、手臂和肩部 15~45 min [b]	抗阻训练：腿部、核心（腹部/下背部） 15~45 min		抗阻训练：胸部、背部、手臂和肩膀 15~45 min	抗阻训练：腿部、核心（腹部/下背部） 15~45 min	
中等有氧运动：15~20 min	中等有氧运动：15~20 min	中等有氧运动：15~20 min	中等有氧运动：15~20 min	中等有氧运动：15~20 min	
拉伸：5 min	拉伸：5 min	拉伸：5 min	拉伸：5 min	拉伸：5 min	

a 热身由较慢或强度较低的活动形式组成，如果以中等强度进行，则可以计入一周的总活动要求。

b 低强度运动需要更多时间；更高强度的运动需要更少的时间。

来源：Designed for Nutrition: Concepts and Controversies by P. Spencer Webb, MS, RDN, CSCS, Exercise/Human Performance Instructor, U.S. Military Special Operations Forces.

膳食营养素和能量参考摄入量

膳食营养素参考摄入量（DRI）包括营养素摄入量的两套数值——推荐的膳食营养素供给量（RDA）和适宜摄入量（AI）。RDA 是能充分满足大多数健康人需要的平均日需量。如果确定一个 RDA 的证据不充分，就设定 AI，与 RDA 相比，AI 值为不确定的值，但是这两套值都可作为营养素摄入的目标（详见第 2 章）。

除了用作营养素摄入量目标值以外，DRI 还包括可耐受最高摄入量（UL）的一套数值，UL 表示一种营养素的最大摄入量，这个量对大多数规律摄入该营养素的健康人来说是安全的。表中提供了维生素和矿物质的 UL 值。

表 G-1 水、纤维和产能营养素的平均能量需要量（EER）、推荐膳食营养素供给量（RDA）和适宜摄入量（AI）

年龄/岁	参考BMI/(kg/m²)	参考身高/cm(in)	参考体重/kg(lb)	水 ªAI/(L/d)	能量EERᵇ/(kcal/d)	碳水化合物 RDA/(g/d)	总纤维AI/(g/d)	总脂肪AI/(g/d)	亚油酸AI/(g/d)	亚麻酸ᶜAI/(g/d)	蛋白质ᵈRDA/(g/d)	蛋白质RDA/[g/(kg/d)]
男性												
0~0.5	—	62 (24)	6 (13)	0.7ᵉ	570	60	—	31	4.4	0.5	9.1	1.52
0.5~1	—	71 (28)	9 (20)	0.8ᶠ	743	95	—	30	4.6	0.5	11	1.20
1~3ᵍ	—	86 (34)	12 (27)	1.3	1046	130	19ᵍ	—	7	0.7	13	1.05
4~8ᵍ	15.3	115 (45)	20 (44)	1.7	1742	130	25	—	10	0.9	19	0.95
9~13	17.2	144 (57)	36 (79)	2.4	2279	130	31	—	12	1.2	34	0.95
14~18	20.5	174 (68)	61 (134)	3.3	3152	130	38	—	16	1.6	52	0.85
19~30	22.5	177 (70)	70 (154)	3.7	3067ʰ	130	38	—	17	1.6	56	0.85
31~50	22.5ⁱ	177 (70)ⁱ	70 (154)ⁱ	3.7	3067ʰ	130	38	—	17	1.6	56	0.85
50	22.5ⁱ	177 (70)ⁱ	70 (154)ⁱ	3.7	3067ʰ	130	30	—	14	1.6	56	0.85
女性												
0~0.5	—	62 (24)	6 (13)	0.7ᵉ	520	60	—	31	4.4	0.5	9.1	1.52
0.5~1	—	71 (28)	9 (20)	0.8ᶠ	676	95	—	30	4.6	0.5	11	1.20
1~3ᵍ	—	86 (34)	12 (27)	1.3	992	130	19	—	7	0.7	13	1.05
4~8ᵍ	15.3	115 (45)	20 (44)	1.7	1642	130	25	—	10	0.9	19	0.95
9~13	17.4	144 (57)	37 (81)	2.1	2071	130	26	—	10	1.0	34	0.95
14~18	20.4	163 (64)	54 (119)	2.3	2368	130	26	—	11	1.1	46	0.85
19~30	21.5	163 (64)	57 (126)	2.7	2403ʲ	130	25	—	12	1.1	46	0.80
31~50	21.5ⁱ	163 (64)ⁱ	57 (126)ⁱ	2.7	2403ʲ	130	25	—	12	1.1	46	0.80
50	21.5ⁱ	163 (64)ⁱ	57 (126)ⁱ	2.7	2403ʲ	130	21	—	11	1.1	46	0.80
妊娠												
妊娠首3个月				3.0	+0	175	28	—	13	1.4	46	0.80
妊娠中3个月				3.0	+340	175	28	—	13	1.4	71	1.10
妊娠末3个月				3.0	+452	175	28	—	13	1.4	71	1.10
哺乳												
前6个月				3.8	+330	210	29	—	13	1.3	71	1.30
后6个月				3.8	+400	210	29	—	13	1.3	71	1.30

注意：对婴儿来说，所有营养素的摄入量值都是 AI。"—"表示该值还没有确定。

a 水的适宜摄入量包括饮用水、饮料中的水、食物中的水：一般来说，饮用水和饮料中水占 70%~80%，其余的为食物中水，1L=33.8 液体盎司，1L=1.06 美制夸脱，1 杯 =8 液体盎司（约 240ml）。

b 平均能量需要量（EER）代表平均膳食能量摄入量，该量可维持一个给定性别、年龄、体重、身高和体育活动水平的健康人的能量平衡，所列的值是基于处在每一年龄组中间，并参考身高和体重的一个"活跃"人给出的，直到 19 岁，第 9 章提供了用于确定平均能量需要量的方程和表格。

c 本表和书中提到的亚油酸是称为 α - 亚油酸的 ω-3 脂肪酸。

d 该值是依据参考体重给出的。

e 假定来自母乳。

f 假定来自母乳和补充的食物及饮料，包括配方奶、果汁、饮用水 0.6L。

g 就能量来说，少年儿童年龄组是 1~2 岁、3-8 岁。

h 对于男性，19 岁以上每一年的每一天都减去 10 kcal 能量。

i 因为如果保持运动，体重不会随年龄改变而变化，19~30 岁成人参考体重可以应用于所有成人组。

j 对于女性，19 岁以上每一年的每一天都减去 7 kcal 能量。

来源：Dietary Reference Intakes series, National Academies Press. Copyright 1997, 1998, 2000, 2001, 2002, 2004, 2005, 2011 by the National Academy of Sciences.

表 G-2　维生素的推荐膳食营养素供给量（RDA）和适宜摄入量（AI）

年龄 / 岁	维生素 B₁ (RDA)/ (mg/d)	维生素 B₂ (RDA)/ (mg/d)	烟酸ᵃ RDA/ (mg/d)	生物素 AI/ (µg/d)	泛酸 AI/(mg/ d)	维生素 B₆ (RDA)/ (mg/d)	叶酸ᵇ RDA/ (µg/d)	维生素 B₁₂ (RDA)/ (µg/d)	胆碱 AI/ (mg/d)	维生素 C (RDA)/ (mg/d)	维生素ᶜ A (RDA)/ (µg/d)	维生素 Dᵈ (RDA) /(IU/d)	维生素 E (RDA)ᵉ/ (mg/d)	维生素 K (AI) /(µg/d)
婴儿														
0~0.5	0.2	0.3	2	5	1.7	0.1	65	0.4	125	40	400	400 (10 µg)	4	2.0
0.5~1	0.3	0.4	4	6	1.8	0.3	80	0.5	150	50	500	400 (10 µg)	5	2.5
儿童														
1~3	0.5	0.5	6	8	2	0.5	150	0.9	200	15	300	600 (15 µg)	6	30
4~8	0.6	0.6	8	12	3	0.6	200	1.2	250	25	400	600 (15 µg)	7	55
男性														
9~13	0.9	0.9	12	20	4	1.0	300	1.8	375	45	600	600 (15 µg)	11	60
14~18	1.2	1.3	16	25	5	1.3	400	2.4	550	75	900	600 (15 µg)	15	75
19~30	1.2	1.3	16	30	5	1.3	400	2.4	550	90	900	600 (15 µg)	15	120
31~50	1.2	1.3	16	30	5	1.3	400	2.4	550	90	900	600 (15 g)	15	120
51~70	1.2	1.3	16	30	5	1.7	400	2.4	550	90	900	600 (15 µg)	15	120
>70	1.2	1.3	16	30	5	1.7	400	2.4	550	90	900	800 (20 µg)	15	120
女性														
9~13	0.9	0.9	12	20	4	1.0	300	1.8	375	45	600	600 (15 µg)	11	60
14~18	1.0	1.0	14	25	5	1.2	400	2.4	400	65	700	600 (15 µg)	15	75
19~30	1.1	1.1	14	30	5	1.3	400	2.4	425	75	700	600 (15 µg)	15	90
31~50	1.1	1.1	14	30	5	1.3	400	2.4	425	75	700	600 (15 µg)	15	90
51~70	1.1	1.1	14	30	5	1.5	400	2.4	425	75	700	600 (15 µg)	15	90
>70	1.1	1.1	14	30	5	1.5	400	2.4	425	75	700	800 (20 µg)	15	90
妊娠														
≤18	1.4	1.4	18	30	6	1.9	600	2.6	450	80	750	600 (15 µg)	15	75
19~30	1.4	1.4	18	30	6	1.9	600	2.6	450	85	770	600 (15 µg)	15	90
31~50	1.4	1.4	18	30	6	1.9	600	2.6	450	85	770	600 (15 µg)	15	90
哺乳														
≤18	1.4	1.6	17	35	7	2.0	500	2.8	550	115	1200	600 (15 µg)	19	75
19~30	1.4	1.6	17	35	7	2.0	500	2.8	550	120	1300	600 (15 µg)	19	90
31~50	1.4	1.6	17	35	7	2.0	500	2.8	550	120	1300	600 (15 µg)	19	90

注意：对婴儿来说所有营养素的摄入量值都是 AI。

a 烟酸推荐量用烟酸当量（NE）表示，除了小于 6 个月的婴儿的推荐量以外，其它的都以预先形成的烟酸表示。

b 叶酸推荐量用饮食叶酸当量（DFE）表示。

c 维生素 A 用视黄醇活性当量（RAE）表示。

d 维生素 D 用肌钙化醇表示，假设没有足够的阳光照射，14~18 岁处于妊娠期或哺乳期的女孩每天还需要 15 µg 维生素 D。

e 维生素 E 用 α 生育酚表示。

表 G-3　矿物质的推荐膳食营养素供给量（RDA）和适宜摄入量（AI）

年龄/岁	钠 AI /(mg/d)	氯化物 AI /(mg/d)	钾 AI /(mg/d)	钙 RDA /(mg/d)	磷 RDA /(mg/d)	镁 RDA /(mg/d)	铁 RDA /(mg/d)	锌 RDA /(mg/d)	碘 RDA /(μg/d)	硒 RDA /(μg/d)	铜 RDA /(μg/d)	锰 AI /(mg/d)	氟化物 AI /(mg/d)	铬 AI /(μg/d)	钼 RDA /(μg/d)
婴儿															
0~0.5	120	180	400	200	100	30	0.27	2	110	15	200	0.003	0.01	0.2	2
0.5~1	370	570	700	260	275	75	11	3	130	20	220	0.6	0.5	5.5	3
儿童															
1~3	1000	1500	3000	700	460	80	7	3	90	20	340	1.2	0.7	11	17
4~8	1200	1900	3800	1000	500	130	10	5	90	30	440	1.5	1.0	15	22
男性															
9~13	1500	2300	4500	1300	1250	240	8	8	120	40	700	1.9	2	25	34
14~18	1500	2300	4700	1300	1250	410	11	11	150	55	890	2.2	3	35	43
19~30	1500	2300	4700	1000	700	400	8	11	150	55	900	2.3	4	35	45
31~50	1500	2300	4700	1000	700	420	8	11	150	55	900	2.3	4	35	45
51~70	1300	2000	4700	1000	700	420	8	11	150	55	900	2.3	4	30	45
>70	1200	1800	4700	1200	700	420	8	11	150	55	900	2.3	4	30	45
女性															
9~13	1500	2300	4500	1300	1250	240	8	8	120	40	700	1.6	2	21	34
14~18	1500	2300	4700	1300	1250	360	15	9	150	55	890	1.6	3	24	43
19~30	1500	2300	4700	1000	700	310	18	8	150	55	900	1.8	3	25	45
31~50	1500	2300	4700	1000	700	320	18	8	150	55	900	1.8	3	25	45
51~70	1300	2000	4700	1200	700	320	8	8	150	55	900	1.8	3	20	45
>70	1200	1800	4700	1200	700	320	8	8	150	55	900	1.8	3	20	45
妊娠															
≤18	1500	2300	4700	1300	1250	400	27	12	220	60	1000	2.0	3	29	50
19~30	1500	2300	4700	1000	700	350	27	11	220	60	1000	2.0	3	30	50
31~50	1500	2300	4700	1000	700	360	27	11	220	60	1000	2.0	3	30	50
哺乳															
≤18	1500	2300	5100	1300	1250	360	10	13	290	70	1300	2.6	3	44	50
19~30	1500	2300	5100	1000	700	310	9	12	290	70	1300	2.6	3	45	50
31~50	1500	2300	5100	1000	700	320	9	12	290	70	1300	2.6	3	45	50

注意：对婴儿来说所有营养素的摄入量值都是 AI。

表 G-4　维生素可耐受最高摄入量（UL）

年龄/岁	烟酸[a] /(mg/d)	维生素 B_6 /(mg/d)	叶酸 /(μg/d)	胆碱[b] /(mg/d)	维生素 C /(mg/d)	维生素 A /(μg/d)	维生素 D /(IU/d)	维生素 E[c] /(mg/d)
婴儿								
0~0.5	—	—	—	—	—	600	1000 (25 μg)	—
0.5~1	—	—	—	—	—	600	1500 (38 μg)	—
儿童								
1~3	10	30	300	1000	400	600	2500 (63 μg)	200
4~8	15	40	400	1000	650	900	3000 (75 μg)	300
9~13	20	60	600	2000	1200	1700	4000 (100 μg)	600

续表

年龄/岁	烟酸 [a]/（mg/d）	维生素 B_6/（mg/d）	叶酸/（μg/d）	胆碱 [b]/（mg/d）	维生素 C/（mg/d）	维生素 A/（μg/d）	维生素 D/（IU/d）	维生素 E [c]/（mg/d）
青少年								
14~18	30	80	800	3000	1800	2800	4000（100 μg）	800
成人								
19~70	35	100	1000	3500	2000	3000	4000（100 μg）	1000
70	35	100	1000	3500	2000	3000	4000（100 μg）	1000
妊娠								
≤18	30	80	800	3000	1800	2800	4000（100 μg）	800
19~50	35	100	1000	3500	2000	3000	4000（100 μg）	1000
哺乳								
≤18	30	80	800	3000	1800	2800	4000（100 μg）	800
19~50	35	100	1000	3500	2000	3000	4000（100 μg）	1000

a 烟酸和叶酸的 UL 适用于补充剂、强化食品或二者之和；

b 维生素 A 的 UL 只适用于预制维生素；

c 维生素 E 的 UL 适用于补充剂、a- 生育酚、强化食品或二者之和。

表 G-5　矿物质可耐受最高摄入量（UL）

年龄/岁	钠/（mg/d）	氯化物/（mg/d）	钙/（mg/d）	磷/（mg/d）	镁/（mg/d）	铁/（mg/d）	锌/（mg/d）	碘/（μg/d）	硒/（μg/d）	铜/（μg/d）	锰/（mg/d）	氟化物/（mg/d）	钼/（μg/d）	硼/（mg/d）	镍/（mg/d）	钒/（mg/d）
婴儿																
0~0.5	—	—	1000	—	—	40	4	—	45	—	—	0.7	—	—	—	—
0.5~1	—	—	1500	—	—	40	5	—	60	—	—	0.9	—	—	—	—
儿童																
1~3	1500	2300	2500	3000	65	40	7	200	90	1000	2	1.3	300	3	0.2	—
4~8	1900	2900	2500	3000	110	40	12	300	150	3000	3	2.2	600	6	0.3	—
9~13	2200	3400	3000	4000	350	40	23	600	280	5000	6	10	1100	11	0.6	—
青少年																
14~18	2300	3600	3000	4000	350	45	34	900	400	8000	9	10	1700	17	1.0	—
成人																
19~50	2300	3600	2500	4000	350	45	40	1100	400	10000	11	10	2000	20	1.0	1.8
51~70	2300	3600	2000	4000	350	45	40	1100	400	10000	11	10	2000	20	1.0	1.8
.70	2300	3600	2000	3000	350	45	40	1100	400	10000	11	10	2000	20	1.0	1.8
妊娠																
≤18	2300	3600	3000	3500	350	45	34	900	400	8000	9	10	1700	17	1.0	—
19~50	2300	3600	2500	3500	350	45	40	1100	400	10000	11	10	2000	20	1.0	—
哺乳																
≤18	2300	3600	3000	4000	350	45	34	900	400	8000	9	10	1700	17	1.0	—
19~50	2300	3600	2500	4000	350	45	40	1100	400	10000	11	10	2000	20	1.0	—

a 镁的 UL 只适用于由补充剂或药物获得的合成形式。

注意：没有列出的维生素和矿物质以及以"—"列出的那些年龄组的上限还没有确定，但不是说摄入任何水平的这些营养素都是安全的。所有营养素摄入过量时都可能造成不良影响。

来　源：Dietary Reference Intakes series, National Academies Press. Copyright 1997, 1998, 2000, 2001, 2002, 2005, 2011 by the National Academy of Sciences.

食品标签上的日需量和营养素测量相关术语表

附录 H-1　食品标签上的日需量

日需量是由美国食品药品监督管理局（FDA）推出的用于食品标签的标准值。这些数值是基于 4 岁及以上的成人和儿童每天 2000 kcal 的能量制定的。建议的 DV 值将取代更新的营养标签的当前值（参见第 2 章的食品标签详情）。

营养素	当前量	建议量
维生素		
生物素	300μg	30μg
胆碱	550 mg	550 mg
叶酸	400μg	400μg DFE
烟酸	20 mg	16 mgNE
泛酸	10 mg	5 mg
核黄素	1.7 mg	1.3 mg
维生素 B$_1$	1.5 mg	1.2 mg
维生素 A	1500μg（5000 IU）	900μgRAE
维生素 B$_6$	2 mg	1.7 mg
维生素 B$_{12}$	6μg	2.4μg
维生素 C	60 mg	90 mg
维生素 D	10μg（400 IU）	20μg
维生素 E（a- 生育酚）	20 mg（30 IU）	15 mg
维生素 K	80μg	120μg
矿物质		
钙	1000 mg	1300 mg
氯化物	3400 mg	2300 mg
铬	120μg	35μg
铜	2 mg	0.9 mg
碘	150μg	150μg
铁	18 mg	18 mg
镁	400 mg	420 mg
锰	2 mg	2.3 mg
钼	75μg	45μg
磷	1000 mg	1250 mg
钾	3500 mg	4700 mg
硒	70μg	55μg
钠	2400 mg	2300 mg
锌	15 mg	11 mg

来源：Food and Drug Administration, Food Labeling: Revision of the Nutrition and Supplement Facts Labels, https://s3.amazonaws.com/public-inspection.federalregister.gov/2016-11867.pdf (pp. 903–904).

食品成分	日需量	计算
脂肪	78g	总能量的 35%
饱和脂肪	20g	总能量的 10%
胆固醇	300 mg	–
碳水化合物（总计）	275g	总能量的 55%
纤维	28g	14g/1000 kcal
添加糖	50g	–
蛋白质	50g	总能量的 10%

来源：Food and Drug Administration, Food Labeling: Revision of the Nutrition and SupplementFactsLabels,https://s3.amazonaws.com/public-inspection.federalregister.gov/2016-11867.pdf (pp. 905–906).

附录 H-2　营养素测量相关术语表

kcal：千卡；计量能量的单位（第一章提供更多细节）。

g：克；重量单位，约等于 0.03 盎司。

mg：毫克，千分之一克。

μg：微克；百万分之一克。

IU：国际单位；由生物方法测定的维生素活性的旧方法（而不是由直接化学分析测定的新方法）。许多强化食品和补充剂在标签上使用 IU。对于那些仍在使用 IU 的地方，以下公式可用于转换：

- 对于维生素 A，1IU= 0.3 μg 视黄醇
- 对于维生素 D，1IU= 0.05 μg 胆钙化醇
- 对于维生素 E，1IU=0.67 mg α - 生育酚

mg NE：毫克烟酸当量；烟酸活性的测量方法（第 10 章提供更多细节）。

1NE=1mg 烟酸

= 60 mg 色氨酸（一种氨基酸）

μg DFE：微克膳食叶酸当量；叶酸活性的测量（第 章提供了更多细节）。

- 1µg DFE=1µg 食物叶酸

  =0.6 µg 来自强化食物或其补充剂的叶酸

µg RAE：微克视黄醇活性当量；维生素 A 活性的测量（第 11 章提供更多细节）。

- 1µg RAE=1µg 视黄醇

  =12 µg β - 胡萝卜素

  =24 µg 其它维生素 A 类胡萝卜素

mmol：毫摩尔；千分之一摩尔，一种物质的分子量。要将 mmol 转化为 mg，要乘以该物质的原子量或分子量。

- 对于钠，mmol× 23 = mg 钠

- 对于氯化物，mmol×35.5 =mgCl

- 对于氯化钠，mmol×58.5=mg 氯化钠

附 录 I 体重指数

从左边第一列找到你的身高，然后从这行向右，找到最接近你体重的数字。该列顶部的数字表示您的体质指数。第 9 章描述了体重指数（body mass index, BMI）数与疾病风险的关系，并定义了肥胖。蓝色阴影区域代表体重的健康范围。

表 I-1　体重指数检索表

体重过轻	健康体重						超重					肥胖										
（<18.5）	（18.5~24.9）						（25~29.9）					（≥30）										
18	19	20	21	22	23	24	25	26	27	28	29	30	31	32	33	34	35	36	37	38	39	40
身高/m											体重/kg											
1.47	39	41	43	45	47	50	52	54	56	58	60	63	65	67	69	72	73	76	78	80	82	84	86
1.50	41	43	45	47	49	52	54	57	59	61	63	65	68	70	73	75	77	79	81	83	86	88	90
1.52	42	44	46	48	50	52	55	58	60	62	65	67	69	72	74	76	79	81	83	85	88	90	92
1.55	43	46	48	50	53	55	58	60	62	65	67	70	72	74	77	79	82	84	86	89	91	94	96
1.57	44	47	49	52	54	57	59	62	64	66	69	71	74	76	79	81	84	86	89	91	93	96	98
1.60	46	49	51	54	56	59	61	64	67	69	72	74	77	79	82	84	87	90	92	95	97	100	102
1.63	47	50	52	55	58	60	63	66	68	71	74	76	79	81	84	87	89	92	95	97	100	103	106
1.65	49	52	54	57	60	63	65	68	71	74	76	79	82	84	87	90	93	95	98	101	103	106	109
1.68	51	54	56	59	62	65	68	71	73	76	79	81	84	87	90	93	96	98	101	104	107	110	112
1.70	52	55	58	61	64	66	69	72	75	78	81	84	87	90	93	96	99	102	105	108	111	114	117
1.72	53	56	59	62	65	68	71	74	77	80	83	86	88	92	95	98	101	104	197	109	112	115	118
1.75	55	58	61	64	67	70	73	77	80	83	86	89	92	95	98	101	104	107	110	113	116	119	122
1.77	56	60	63	66	69	72	75	78	81	85	88	91	94	97	100	103	106	110	113	116	119	122	125
1.80	58	62	65	68	71	75	78	81	84	87	91	94	97	100	104	107	110	113	117	120	123	126	130
1.82	60	63	66	69	73	76	79	83	86	89	92	96	99	102	106	109	112	116	119	122	125	129	132
1.85	62	65	68	72	75	79	82	86	89	92	96	99	103	106	109	113	116	120	123	126	130	133	137
1.88	64	67	71	74	78	81	85	88	92	95	99	102	106	110	113	117	120	124	127	131	134	138	141
1.91	66	69	73	77	80	84	88	91	95	98	102	106	109	113	116	120	124	127	131	135	138	142	146
1.93	67	71	74	78	82	86	89	93	97	101	104	108	112	115	119	123	127	130	134	138	141	145	149
1.96	69	73	77	81	85	88	92	96	100	104	108	111	115	119	123	127	131	134	138	142	146	150	154
1.98	71	74	78	82	86	90	94	98	102	106	110	114	118	122	125	129	133	137	141	145	149	153	157

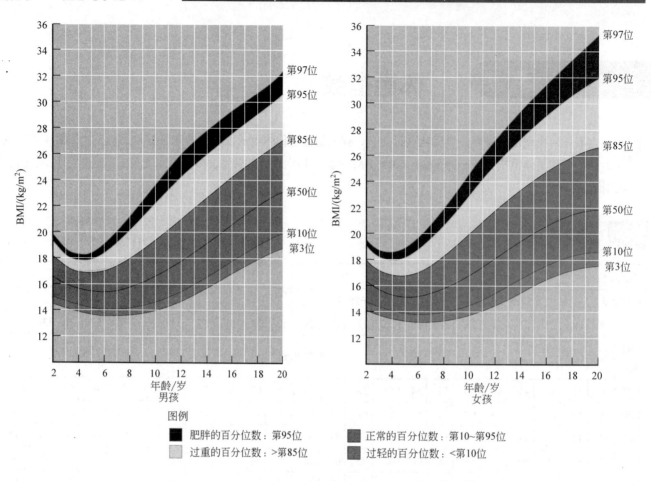

图I-1 BMI（体重指数）相对于年龄的百分位数：2~20岁男孩与女孩

第1章

消费者指南专栏复习题

1. d

2. b

3. b

自测题

1. 错。心脏病和癌症受多种因素的影响，其中包括遗传和饮食因素。

2. c

3. d

4. a

5. a

6. a

7. 对

8. c

9. b

10. 错。选择在哪里吃和吃什么，往往更多地基于口味和社会考量，而不是营养判断。

11. b

12. a

13. 对

14. 错

15. b

16. a

17. d

18. 错。在这个国家，奸商通过出售文凭和证书牟取暴利；伪造营养证书很容易。

第2章

消费者指南专栏复习题

1. 错。餐馆的份量并不是标准的，也不应该作为选择份量大小的指南。

2. 对。

---

3. 错。消费者会对餐馆里食物的高能量和脂肪估计不足。

自测题

1. b

2. d

3. 对

4. 错。DRI 只是对健康人需求的估计。医疗问题会改变营养需求。

5. c

6. 对

7. c

8. d

9. 错。那些不食用肉类或动物制品的人仍然可以使用美国农业部的饮食模式，使他们的饮食合乎需要。

10. a

11. 错。对于一个合理的饮食计划来说，如果需要加餐，健康的零食应该作为日常总食物摄入量的一部分。

12. c

13. 对。

14. 对。

15. 对。

16. d

17. 对。

18. 错。虽然植物化合物是食物中的天然成分，但无法证明大量食用植物化合物是安全的。

第3章

自测题

1. a

2. 错。每个基因都是一个蓝图，指导着人体一种或多种蛋白质的生产，比如一种酶。

3. c

4. a

5. b

6. 对

7. c

8. d

9. 错。 大部分营养物质的吸收是通过小肠的特殊细胞进行的。

10. d

11. a

12. c

13. 错。肾脏横跨心血管系统并过滤血液。

14. b

15. 对

16. a

17. 错。酒精是一种天然毒素，会对肝脏、大脑和其它器官造成严重损害，足够大的剂量可以致命。

第 4 章

消费者指南专栏复习题

1. b

2. b

3. a

自测题

1. b

2. a

3. 对

4. 对

5. c

6. 对

7. b

8. a

9. 错。酮症是身体组织中碳水化合物过少的结果。

10. 错。肝脏储存的糖原能量仅约为 2000 kcal。

11. 错。成功的体重管理通常能预防 2 型糖尿病。

12. c

13. 对

14. 对

15. d

16. 对

17. 对

18. a

第 5 章

消费者指南专栏复习题

1. 错。甲基汞是一种剧毒的工业污染物，富集在某些鱼类的鱼肉中，它不受烹饪的影响。

2. 错。儿童、孕妇、哺乳期妇女应严格遵守为他们制定的指南，选择富含 ω-3 脂肪酸且汞含量较低的鱼类。

3. 错。鳕鱼不能提供 EPA 和 DHA。

自测题

1. c

2. 错。除了提供丰富的燃料外，脂肪还起缓冲组织、绝缘、形成细胞膜和作为原料等作用。

3. b

4. 错。一般来说，植物油和鱼油是多不饱和脂肪的极佳来源。

5. c

6. 对

7. b

8. d

9. 对

10. 对

11. 错。乳糜微粒在小肠细胞中产生。

12. 错。消耗大量饱和脂肪酸会升高血清 LDL 胆固醇，从而增加心脏病和心脏衰竭的风险。

13. d

14. 错。推荐的鱼油来源是鱼，而不是鱼油补充剂。

15. 对

16. b

17. b

18. d

19. 对

20. 对

21. d

第 6 章

消费者指南专栏复习题

1. 错。没有证据支持通过食用蛋白质补充剂（如商业奶昔和能量棒）可减肥。

2. 对

3. 错。高剂量的色氨酸会引起恶心和皮肤问题，这是其副作用。

自测题

1. b
2. c
3. a
4. a
5. b
6. 对
7. 对
8. d
9. a
10. 对
11. 对
12. d
13. 错。饮食中过量的蛋白质可能会产生不良反应，例如使肾脏疾病的恶化。
14. a
15. a
16. 对
17. d
18. 对
19. c
20. 错。油炸香蕉片或蔬菜片通常含有大量能量和饱和脂肪，最好只偶尔享用。

第7章

消费者指南专栏复习题

1. 对
2. 对
3. 错。多种加工食品使食品营养更容易获得，消费更安全。

自测题

1. b
2. c
3. 对
4. a
5. d
6. 错。补充维生素 A 对痤疮没有效果。
7. 对
8. d
9. a
10. c
11. 对
12. d
13. b
14. a
15. 错。到目前为止，还没有研究确凿地证明维生素 C 可以预防感冒或减轻感冒的严重程度。
16. d
17. c
18. 对
19. a
20. b
21. b
22. 错。FDA 对补充剂的销售几乎没有控制权。

第8章

消费者指南专栏复习题

1. a
2. d
3. d

自测题

1. d
2. 错。当太多的白开水涌入体液并扰乱体液的正常成分时，就会发生水中毒。
3. c
4. b
5. 对
6. a
7. d
8. c
9. d
10. 错。大约 40 岁以后，骨密度开始降低。
11. 对
12. c
13. b
14. a
15. 错。钙是体内最丰富的矿物质。
16. 错。美国营养与饮食学学会等机构建议饮用含氟水。

17. 错。黄油、奶油和奶油奶酪中的钙几乎可以忽略不计，几乎都是纯脂肪。一些蔬菜，如花椰菜，是有效钙的良好来源。

18. 对

19. 对

20. b

第 9 章

消费者指南专栏复习题

1. 错。一本涉及二十碳五烯酸和脂肪因子的书可能会也可能不会提供准确的营养科学知识或有效的饮食建议。

2. 错。限制能量摄入是减肥的关键策略。

3. 对

自测题

1. d

2. 对

3. b

4. 错。人们认为食物的热效应对总能量消耗的影响可以忽略不计。

5. 错。BMI 不适用于运动员和 65 岁以上的成年人。

6. c

7. d

8. d

9. a

10. b

11. 错。基因组研究人员已经确定了多种可能在肥胖症发展中发挥作用的基因，但到目前为止还没有确定导致普通肥胖症的单一基因原因。

12. 对

13. d

14. a

15. 对

16. 对

17. b

18. 错。治疗肥胖的非处方药通常会带来风险而没有益处。

19. b

20. 错。早期饮食行为失调形成了一种模式，这种模式很可能持续到成年。

第 10 章

消费者指南专栏复习题

1. a

2. a

3. b

自测题

1. b

2. c

3. 错。希望在运动中脱颖而出的运动员必须锻炼肌肉力量、快速反应能力、敏捷性和抗肌肉疲劳能力。

4. 错。肌肉细胞和组织通过改变完成运动所需的结构和代谢构造来应对身体活动超负荷。

5. c

6. c

7. a

8. 对

9. 对

10. a

11. d

12. 对

13. a

14. 错。频繁的餐间营养小吃可以提供额外的能量，帮助保持体重。

15. 对

16. d

17. a

18. b

19. d

第 11 章

消费者指南专栏复习题

1. 对

2. 错。国家补充剂和替代医学中心 (NCCIH) 不提倡雷替利疗法。

3. 对

自测题

1. 错。慢性病的风险因素与疾病发展相关，但不是显著的病因。

2. d

3. 错。动脉粥样硬化是动脉壁内脂类的积累，但它也涉及动脉对组织损伤和炎症的复杂反应。

4. 对

5. 错。男性心脏病发作确实比女性多，但是心血管疾病确是女性的首位死因。

6. a

7. c

8. 对

9. 对

10. c

11. 错。 为了控制 2 型糖尿病，定期的身体活动可以通过减少多余的身体脂肪和增加组织对胰岛素的敏感性来辅助治疗。

12. 对

13. d

14. 错。DASH 饮食旨在帮助高血压患者控制疾病。

15. d

16. 错。目前，为了获得足够营养和保持健康，人们应该按照第 2 章的描述，吃一份计划好的全营养膳食。

第 12 章

消费者指南专栏复习题

1. d

2. 对

3. a

自测题

1. 对

2. a

3. c

4. d

5. c

6. 错。现今，食用农产品患食源性疾病的概率与食用肉类、鸡蛋和海鲜患病的概率相似。

7. 对

8. a

9. b

10. 对

11. 错。大自然赋予许多用作食物的植物以天然毒素，以抵御疾病、昆虫和其它肉食动物的侵害。

12. 错。美国环保局和美国食品药品监督管理局警告说，某些鱼类中甲基汞含量高得令人无法接受，并建议孕妇食用甲基汞含量较低的鱼类。.

13. 对

14. c

15. c

16. d

17. 对

18. b

19. b

20. 对

第 13 章

消费者指南专栏复习题

1. 错。尽管广告令人信服，但没有一种商业配方奶粉能完全与母乳的益处相提并论。

2. 错。只有大约 30% 的婴儿在 1 岁时仍在母乳喂养。

3. 错。医院聘请哺乳顾问帮助新妈妈与新生儿建立健康的母乳喂养关系，并帮助确保实施成功的长期母乳喂养。

自测题

1. c

2. 对

3. b

4. d

5. d

6. 对

7. b

8. 错。美国儿科学会 (American Academy of Pediatrics) 敦促所有女性在计划怀孕时立即停止饮酒，并在整个怀孕期间戒酒。

9. a

10. 对

11. d

12. 对

13. a

14. a

15. d

16. d

17. 错。没有证据支持在睡前给婴儿"填饱肚子"会促进其整夜安眠的理论。

18. 对

19. 错。考虑到1岁孩子的发育需要，父母应该阻止不可接受的行为，比如站在桌子上或扔食物。

20. c.

第 14 章

消费者指南专栏复习题

1. 对

2. 错。迄今的研究结果表明，服用复合维生素、镁、锰或利尿剂是无效的。

3. 错。在月经前的两周，女性可能会经历一个自然的、激素调控的食欲增长过程。

自测题

1. c

2. b

3. 对

4. d

5. b

6. 错。目前研究并不支持食物过敏或不耐受可导致儿童多动症的观点，但相关研究仍在进行中。

7. c

8. c

9. b

10. b

11. d

12. a

13. 对

14. 错。维生素 A 的吸收似乎会随着年龄的增长而增加。

15. 错。截至目前，草药或其它疗法并没有被证实存在益处。

16. b

17. a

18. 错。大多数单身老人都喜欢被邀请与他人共进晚餐。

19. d

第 15 章

消费者指南专栏复习题

1. 错。"绿色"和"生态友好型"这两个词如果没有科学证据支持，那就毫无意义。

2. 对。

3. d

自测题

1. b

2. a

3. d

4. c

5. 对

6. a

7. 对

8. c

9. 错。大多数死于营养不良的儿童并不是饿死的，而是因为他们的健康已经被引起腹泻的感染导致的脱水损害了。

10. a

11. c

12. d

13. c

14. 对

15. 对

16. 错。联邦政府、各州、地方社区、大企业和小公司、教育工作者以及包括营养师和食品服务经理在内的所有个人，都有许多机会在消除贫困、饥饿和环境退化的斗争中发挥作用。

17. 对

18. c

附录 K　参考文献

第1章

1. M. Sotos-Prieto and coauthors, Association of changes in diet quality with total and cause-specific mortality, *New England Journal of Medicine* 377 (2017): 143-153; Position of the Academy of Nutrition and Dietetics: Total diet approach to healthy eating, *Journal of the Academy of Nutrition and Dietetics* 113 (2013): 307-317 (reaffirmed 2016).

2. U.S. Department of Health and Human Services, *Healthy People 2020* (Washington, D.C.:U.S. Government Printing Office, 2010), available at www.healthypeople.gov.

3. National Center for Health Statistics, *Overview of Midcourse Progress and Health Disparities in Healthy People 2020 Midcourse Review* (Hyattsville, MD:U.S. Government Printing Office, 2016), available at www.cdc.gov/nchs/healthy_people/hp2020/ hp2020_midcourse_review.htm; Healthy People 2020, Leading Health Indicators: Nutrition, Physical Activity, and Obesity, May 2014, available at www.healthypeople.gov/sites/default/files/HP2020_LHI_Nut_PhysActiv.pdf.

4. J. B. Kohn, Is dietary fiber considered an essential nutrient? *Journal of the Academy of Nutrition and Dietetics* 116 (2016): 360.

5. P. C. Konturek and coauthors, Malnutrition in hospitals: It was, is now, and must not remain a problem, *Medical Science Monitor* (2015), epub available at doi: 10.12659/MSM.894238.

6. Centers for Disease Control and Prevention, Adults meeting fruit and vegetable intake recommendations—United States, 2013, *Morbidity and Mortality Weekly Report* 64 (2015): 709-713.

7. C. A. Monteiro and coauthors, Ultra-processed products are becoming dominant in the global food system, *Obesity Reviews* 14 (2013): 21-28.

8. T. Fiolet and coauthors, Consumption of ultra-processed foods and cancer risk: Results from NutriNet-Santé prospective cohort, *BMJ* (2018), epub, doi: 10.1136/bmj.k322; E. M. Steele and coauthors, Ultra-processed foods and added sugars in the US diet: Evidence from a nationally representative cross-sectional study, *BMJ Open* (2016), epub, doi: 10.1136/bmjopen-2015-009892.

9. Position of the American Dietetic Association: Functional foods, *Journal of the American Dietetic Association* 113 (2013): 1096-1103 (reaffirmed 2016).

10. Position of the Academy of Nutrition and Dietetics: Total diet approach to healthy eating, 2013 (reaffirmed 2016).

11. S. L. Connor, Think globally, practice locally: Culturally competent dietetics, *Journal of the Academy of Nutrition and Dietetics* 115 (2015): S55.

12. A. Afshin and coauthors, The prospective impact of food pricing on improving dietary consumption: A systematic review and metaanalysis, *PLoS One* (2017), epub available at doi: 10.1371/journal.pone.0172277; L. Hebden and coauthors, You are what you choose to eat: Factors influencing young adults' food selection behaviour, *Journal of Human Nutrition and Dietetics* (2015), epub, doi: 10.1111/jhn.12312.

13. J. A. Wolfson and S. N. Bleich, Is cooking at home associated with better diet quality or weight-loss intention? *Public Health Nutrition* 18 (2015): 1397-1406.

14. A. Afshin and coauthors, The prospective impact of food pricing on improving dietary consumption,

2017; K. Ball and coauthors, Influence of price discounts and skill-building strategies on purchase and consumption of healthy food and beverages: Outcomes of the Supermarket Healthy Eating for Life randomized controlled trial, *American Journal of Clinical Nutrition* 101 (2015): 1055-1064.

15. E. Robinson and coauthors, What everyone else is eating: A systematic review and metaanalysis of the effect of informational eating norms on eating behavior, *Journal of the Academy of Nutrition and Dietetics* 114 (2014): 414-429.

16. International Food Information Council Foundation, 2017 Food and Health Survey: "A Healthy Perspective: Understanding American Food Values" (May 2017), available at www.foodinsight.org/2017-food-and-health-survey.

17. B. Liebman, Stacking the deck? How industry funding can influence science and create confusion, *Nutrition Action* (March 2017): 3-5; B. Liebman, What's the catch? Why the latest study is rarely the final answer, *Nutrition Action Health Letter* (April 2014): 1, 3.

18. S. B. Soumerai and coauthors, How do you know which health care effectiveness research you can trust? A guide to study design for the perplexed, *Preventing Chronic Disease* 2 (2015), epub, doi: http://dx.doi.org/10.5888/pcd12.150187.

19. M. C. Nisbet and D. Fahy, The need for knowledge-based journalism in politicized science debates, *Annals of the American Academy of Political and Social Science* (2015): 223-234.

20. National Center for Health Statistics, National Health and Nutrition Examination Survey (NHANES), *What We Eat in America,* available at www.cdc.gov/nchs/nhanes/wweia.htm.

21. Practice paper of the Academy of Nutrition and Dietetics, Selecting nutrient-dense foods for good health, *Journal of the Academy of Nutrition and Dietetics* 116 (2016): 1473-1479.

22. J. Di Noia, Defining powerhouse fruits and vegetables: A nutrient density approach, *Preventing Chronic Disease* 11 (2014), epub, doi: http://dx.doi.org/10.5888/pcd11.130390.

23. U.S. Department of Health and Human Services and U.S. Department of Agriculture, *2015—2020 Dietary Guidelines for Americans,* 8th edition (2015), available at health.gov/dietaryguidelines/2015/ guidelines.

争论 1

1. Practice Paper of the Academy of Nutrition and Dietetics: Social media and the dietetics practitioner: Opportunities, challenges and best practices, *Journal of the Academy of Nutrition and Dietetics* 116 (2016): 1825-1835.

2. L. McKeever and coauthors, Demystifying the search button: A comprehensive PubMed search strategy for performing an exhaustive literature review, *Journal of Parenteral and Enteral Nutrition* 39 (2015): 622-635.

3. D. M. Eisenberg and J. D. Burgess, Nutrition education in an era of global obesity and diabetes: Thinking outside the box, *Academic Medicine* 90 (2015): 854-860.

4. Academy of Nutrition and Dietetics, Definition of terms list (2017), available at eatrightpro.org/~/media/eatrightpro%20files/practice/scope%20standards%20of%20practice/academydefinitionoftermslist.ashx; from Position of the Academy of Nutrition and Dietetics, Dietitians of Canada, and the American College of Sports Medicine: Nutrition and athletic performance, *Journal of the Academy of Nutrition and Dietetics* 116 (2016): 501-528.

5. D. Rogers and coauthors, Distinctions in entry-level Registered Dietetic Nutritionist, and Nutrition and Dietetics Technicians, Registered, practice: Further results from the 2015 Commission on Dietetic Registration entry-level dietetics practice audit, *Journal of the Academy of Nutrition and Dietetics* 116 (2016): 1685-1696.

第 2 章

1. Standing Committee on the Scientific Evaluation of Dietary Reference Intakes, Food and Nutrition Board, Institute of Medicine, *Dietary Reference Intakes: Applications in Dietary Assessment* (Washington, D.C.: National Academies Press, 2000), pp. 5-7.

2. U.S. Department of Agriculture and U.S. Department of Health and Human Services, *Scientific Report*

of the 2015 Dietary Guidelines Advisory Committee (2015), C:15, available at https://health.gov/dietaryguidelines/2015-scientific-report/.

3. Food and Drug Administration, Food labeling: Revision of the nutrition and supplement facts labels (Docket No. FDA-2012-N-1210), *Federal Register* 79 (2014): 11880-11987.

4. U.S. Department of Health and Human Services and U.S. Department of Agriculture, *Dietary Guidelines for Americans 2015—2020,* 8th edition (2015), available at health.gov/dietaryguidelines/2015/guidelines.

5. M. M. Wilson, J. Reedy, and S. M. Krebs-Smith, American diet quality: Where it is, where it is heading, and what it could be, *Journal of the Academy of Nutrition and Dietetics* 116 (2016): 302-310.

6. 2018 Physical Activity Guidelines Advisory Committee, *2018 Physical Activity Guidelines Ad-visory Committee Scientific Report* (Washington, DC: U.S. Department of Health and Human Services, 2018), available at https://health.gov/paguidelines/second-edition/report/pdf/PAG_Advisory_Committee_Report.pdf.

7. E. M. Steele and coauthors, Ultra-processed foods and added sugars in the US diet: Evidence from a nationally representative cross-sectional study, *BMJ Open* (2016), epub, doi: 10.1136/bmjopen-2015-009892; M. Poti and coauthors, Is the degree of food processing and convenience linked with the nutritional quality of foods purchased by US households?, *American Journal of Clinical Nutrition* 101 (2015): 1251-1262.

8. U.S. Department of Agriculture and U.S. Department of Health and Human Services, *Scientific Report of the 2015 Dietary Guidelines Advisory Committee* (2015): E-5:4; S. J. Nielsen and coauthors, Calories consumed from alcoholic beverages by U.S. adults, 2007—2010 (*NCHS Data Brief* 110) (Hyattsville, MD: National Center for Health Statistics, November 2012), available at www.cdc.gov/nchs/data/databriefs/db110.htm.

9. USDA, ChooseMyPlate.gov, updated April 2017.

10. Food and Drug Administration, Changes to the Nutrition Facts label, 2017, available at www.fda.gov/Food/GuidanceRegulation/GuidanceDocumentsRegulatoryInformation/LabelingNutrition/ucm385663.htm#dates.

11. S. S. Sanjari, S. Jahn, and Y. Boztug, Dual-process theory and consumer response to front-of-package nutrition label formats, *Nutrition Reviews* 75 (2018): 871-882; M. S. Edge and coauthors, The impact of variation in a fact-based front-of-package nutrition labeling system on consumer comprehension, *Journal of the Academy of Nutrition and Dietetics* 114 (2014): 843-854.

12. Grocery Manufacturers Association, Facts Up Front front-of-pack labeling initiative, 2017, available at www.gmaonline.org/issues-policy/health-nutrition/facts-up-front-front-of-pack-labeling-initiative.

消费者指南专栏 2

1. D. Benton, Portion size: What we know and what we need to know, *Critical Reviews in Food Science and Nutrition* 55 (2015): 988-1004.

2. A. Tiwari and coauthors, Cooking at home: A strategy to comply with U.S. Dietary Guidelines at no extra cost, *American Journal of Preventive Medicine* 52 (2017): 616-624.

争论 2

1. B. Shitt-Hale and coauthors, The beneficial effects of berries on cognition, motor behavior and neuronal function in ageing, *British Journal of Nutrition* 114 (2015): 1542-1549.

2. X. Jiang and coauthors, Increased consumption of fruit and vegetables is related to a reduced risk of cognitive impairment and dementia: Meta-analysis, *Frontiers in Aging Neuroscience* (2017), epub, doi: 10.3389/fnagi.2017.00018.

3. J. L. Bowtell and coauthors, Enhanced task-related brain activation and resting perfusion in healthy older adults after chronic blueberry supplementation, *Applied Physiology, Nutrition, and Metabolism* 42 (2017): 773-779.

4. A. L. Macready and coauthors, Flavonoid-rich fruit and vegetables improve microvascular reactivity and inflammatory status in men at risk of cardiovascular disease—FLAVURS: A randomized controlled trial, *American Journal of Clinical Nutrition* 99 (2014):

479-489.

5. G. Annuzzi and coauthors, Diets naturally rich in polyphenols improve fasting and post-prandial dyslipidemia and reduce oxidative stress: A randomized controlled trial, *American Journal of Clinical Nutrition* 99 (2014): 463-471.

6. D. A. Steinhaus and coauthors, Chocolate intake and incidence of heart failure: Findings from the Cohort of Swedish Men, *American Heart Journal* 183 (2017): 18-23; S. Kwok and coauthors, Habitual chocolate consumption and risk of cardiovascular disease among health men and women, *Heart 101* (2015): 1279-1287; C. Matsumoto and coauthors, Chocolate consumption and risk of diabetes mellitus in the Physicians' Health Study, *American Journal of Clinical Nutrition* 101 (2015): 362-367; D. Esser and coauthors, Dark chocolate consumption improves leukocyte adhesion factors and vascular function in overweight men, *FASEB Journal* 28 (2014): 1466-1473.

7. D. M. Delman and coauthors, Effects of flaxseed lignan secoisolarici-resinol diglucosideon preneoplastic biomarkers of cancer progression in a model of simultaneous breast and ovar-ian cancer development, *Nutrition and Cancer* 67 (2015): 857-864; S. H. Sawant and S. L. Bodhankar, Flax lignan concentrate reverses alterations in blood pressure, left ventricular functions, lipid profile and antioxidant status in DOCA-salt induced renal hypertension in rats, *Renal Failure* 38

(2016): 411-423.

8. A. Sorice and coauthors, Differential response of two human breast cancer cell lines to the phenolic extract from flaxseed oil, *Molecules* (2016), epub, doi:10.3390/molecules21030319.

9. J. K. Mason and L. U. Thompson, Flaxseed and its lignan and oil components: Can they play a role in reducing the risk of and improving the treatment of breast cancer? *Applied Physiology, Nutrition, and Metabolism* 39 (2014): 663-678.

10. M. Atkin, D. Laight, and M. H. Cummings, The effects of garlic extract upon endothelial function, vascular inflammation, oxidative stress and insulin resistance in adults with type 2 diabetes at high cardiovascular risk: A pilot Appendix F Controversy 2 Notes double blind randomized placebo controlled trial, *Journal of Diabetes and Its Complications* 30 (2016): 723-727.

11. Y. X. Zhang and coauthors, Trends in overweight and obesity among rural children and adolescents from 1985 to 2014 in Shandong, China, *European Journal of Preventive Cardiology* 23 (2016): 1314-1320; P. Gordon-Larsen, H. Wang, and B. M. Popkin, Overweight dynamics in Chinese children and adults, *Obesity Reviews* 15 (2014): 37-48.

12. Z. Yan and coauthors, Association between consumption of soy and risk of cardiovascular disease: A meta-analysis of observational studies, *European Journal of Preventive Cardiology* 24 (2017): 735-747.

13. T. Chalvon-Demersay and

coauthors, A systematic review of the effects of plant compared with animal protein sources on features of metabolic syndrome, *Journal of Nutrition* 147 (2017): 281-292; H. Gylling and coauthors, Plant sterols and plant stanols in the management of dyslipidaemia and prevention of cardiovascular disease, *Atherosclerosis* 232 (2014): 346-360.

14. G. L. Arellano-Martinez and coauthors, Soya protein stimulates bile acid excretion by the liver and intestine through direct and indirect pathways influenced by the presence of dietary cholesterol, *British Journal of Nutrition* 111 (2014): 2059-2066.

15. X. Guo and coauthors, Long-term soy consumption and tumor tissue MicroRNA and gene expression in triple-negative breast cancer, *Cancer* 15 (2016): 2544-2551; M. Messina, Soy foods, isoflavones, and the health of postmenopausal women, *American Journal of Clinical Nutrition* 100 (2014): 423S-430S.

16. M. Chen and coauthors, Association between soy isoflavone intake and breast cancer risk for preand postmenopausal women: A meta-analysis of epidemiological studies, *PLoS One* 9 (2014), epub, doi: 10.1371/journal.pone.0089288.

17. A. Uifalean and coauthors, Soy isoflavones and breast cancer cell lines: Molecular mechanisms and future perspectives, *Molecules* (2016), epub, doi:10.3390/molecules21010013.

18. L. H. Kushi and coauthors, American Cancer Society guidelines

on nutrition and physical activity for cancer prevention: Reducing the risk of cancer with healthy food choices and physical activity, *CA: A Cancer Journal for Clinicians* 62 (2012): 30-67.

19. L. G. Zhao and coauthors, Green tea consumption and cause-specific mortality: Results from two prospective cohort studies in China, *Journal of Epidemiology* 27 (2017): 36-41.

20. G. Myers and coauthors, Tea and flavonoid intake predict osteoporotic fracture risk in elderly Australian women: A prospective study, *American Journal of Clinical Nutrition* 102 (2015): 958-965.

21. W. E. Ek and coauthors, Tea and c*offee consumption in relation to DNA methylation in four European cohorts, Human* Molecular Genetics (2017), epub, doi: 10.1093/hmg/ddx194.

22. Zhao and coauthors, Green tea consump- tion and cause-specific mortality, 2017.

23. J. Yarmolinsky, G. Gon, and P. Edwards, Effect of tea on blood pressure for secondary prevention of cardiovascular disease: A systematic review and meta-analysis of randomized controlled trials, *Nutrition Reviews* 73 (2015): 236-246; S. Khalesi and coauthors, Green tea catechins and blood pressure: A systematic review and meta-analysis of randomised controlled trials, *European Journal of Nutrition* 53 (2014): 1299-1311.

24. C. S. Yang and H. Wang, Cancer preventive activities of tea catechins, *Molecules* (2016), epub, doi:10.3390/molecules21121679.

25. W. Dekant and coauthors, Safety assessment of green tea based beverages and dried green tea extracts as nutritional supplements, *Toxicology Letter* (2017), epub, doi: 10.1016/j.toxlet.2017.06.008.

26. I. Fernandes and coauthors, Wine flavonoids in health and disease prevention, *Molecules* (2017), epub, doi:10.3390/molecules22020292.

27. K. Palluf and coauthors, Resveratrol and lifespan in model organisms, *Current Medicinal Chemistry* 23 (2016): 4639-4680.

28. M. Fernandez and coauthors, Yogurt and cardiometabolic diseases: A critical review of potential mechanisms, *Advances in Nutrition* 8 (2017): 812-829; R. Pei and coauthors, Evidence for the effects of yogurt on gut health and obesity, *Critical Reviews in Food Science and Nutrition* 57 (2017): 1569-1583.

29. T. Bohn, Dietary factors affecting polyphenol bioavailability, *Nutrition Reviews* 72 (2014): 429-452.

30. A. Soare and coauthors, Multiple dietary supplements do not affect metabolic and cardio- vascular health, *Aging* 6 (2014): 149-157.

31. S. F. Nabavi and coauthors, Cranberry for urinary tract infection: From bench to bedside, *Current Topics in Medicinal Chemistry* 17 (2017): 331-339.

第3章

1. R. Søberg and coauthors, Fgf21 is a sugarinduced hormone associated with sweet intake and preference in humans, *Cell Metabolism* 25 (2017): 1045-1053; J. A. Mennella, N. K. Bobowski, and D. R. Reed, The development of sweet taste: From biology to hedonics, *Reviews in Endocrine and Metabolic Disorders* 17 (2016): 171-178.

2. R. Shamir and S. M. Donovan, Introduction to the Second Global Summit on the Health Effects of Yogurt, *Nutrition Reviews* 73 (2015): 1-3; A. Kuwahara, Contributions of colonic short-chain fatty acid receptors in energy homeostasis, *Frontiers in Endocrinology* 5 (2014), epub, doi: 10.3389/fendo.2014.00144.

3. K. Tuohy and D. Del Rio, eds., *Diet-microbe interactions in the gut* (San Diego, CA: Academic Press, 2014).

4. S. V. Lynch and O. Pedersen, The human intestinal microbiome in health and disease, *New England Journal of Medicine* 375 (2016): 2369-2379; D. S. Spasova and C. D. Surh, Blowing on embers: Commensal microbiota and our immune system, *Frontiers in Immunology* 5 (2014): 1-20.

5. J. Bienenstock, W. Kunze, and P. Forsythe, Microbiota and the gut-brain axis, *Nutrition Reviews* 73 (2015): 28-31; D. S. Spasova and C. D. Surh, Blowing on embers: Commensal microbiota and our immune system, *Frontiers in Immunology* 5 (2014), epub, doi: 10.3389/fimmu.2014.00318.

6. M. Fernandez and coauthors, Yogurt and cardiometabolic diseases: A critical review of potential mechanisms, *Advances in Nutrition* 8 (2017): 812-829; C. M. Ferreira and coauthors, The central role of the gut microbiota in chronic inflammatory diseases, *Journal of Immunology Research* (2014), epub, doi: 10.1155/2014/689492; Y. J. Lee and K. S. Park, Irritable bowel syndrome: Emerging paradigm in pathophysiology, *World Journal of Gastroenterology* 20 (2014): 2456-2469; H. Zeng, D. L. Lazarova, and M. Bordonaro, Mechanisms linking dietary fiber, gut microbiota and colon cancer prevention, *World Journal of Gastrointestinal Oncology* 6 (2014): 41-51; I. Moreno-Indias and coauthors, Impact of the gut microbiota on the development of obesity and type 2 diabetes mellitus, *Frontiers in Microbiology* 5 (2014), epub, doi: 10.3389/ fmicb.2014.00190.

7. A. E. Mikolajczyk and coauthors, Assessment of tandem measurements of pH and total gut transit time in healthy volunteers, *Clinical and Translational Gastroenterology* (2015), epub,doi: 10.1038/ctg.2015.22.

8. L. Wei and coauthors, Acid suppression medications and bacterial gastroenteritis: A population-based cohort study, *British Journal of Pharmacology* (2017), epub, doi: 10.1111. bcp.13205.

9. S. Jain and S. Dhingra, Pathology of esophageal cancer and Barrett's esophagus, *Annals of Cardiothoracic Surgery* 6 (2017): 99-109.

10. A. F. Peery and coauthors, Risk factors for hemorrhoids on screening colonoscopy, *PLoS One* (2015), epub, doi: 10.1371/journal. pone.0139100.

11. A. C. Ford, B. E. Lacy, and N.J. Talley, Irritable bowel syndrome, *New England Journal of Medicine* (2017): 2566-2578; Y. J. Lee and K. S. Park, Irritable bowel syndrome: Emerging paradigm in pathophysiology, *World Journal of Gastroenterology* 20 (2014): 2456-2469.

12. 12 M. Simrén and coauthors, Management of the multiple symptoms of irritable bowel syndrome, *Lancet Gastroenterology and Hepatology* 2 (2017): 112-122.

争论 3

1. Centers for Disease Control and Prevention, Alcohol and public health, Data and maps, 2017, available at www.cdc.gov/alcohol/data-stats.htm; M. Stahre and coauthors, Contribution of exces- sive alcohol consumption to deaths and years of potential life lost in the United States, *Preventing Chronic Disease* 11 (2014), doi: http://dx.doi. org/10.5888/pcd11.130293.

2. Centers for Disease Control and Prevention, Binge drinking (2017), Fact Sheet, available at www.cdc.gov/ alcohol/fact-sheets/binge-drinking.htm.

3. Centers for Disease Control and Prevention, Binge drinking, 2017.

4. *Dietary Guidelines for Americans 2010,* reaffirmed in 2015, www.dietaryguidelines.gov.

5. B. F. Grant and coauthors, Prevalence of 12-month alcohol use, high-risk drinking, and DSM-IV alcohol use disorder in the United States, 2001-2002 to 2012-2013: Results from the National Epidemiologic Survey on Alcohol and Related Conditions, *JAMA Psychiatry* 74 (2017): 911-923.

6. K. L. Hess and coauthors, Binge drinking and risky sexual behavior among HIV-negative and unknown HIV status men who have sex with men, 20 US cities, *Alcohol and Drug Dependence* 147 (2015): 46-52; X. Zhang and coauthors, Changes in density of on-premises alcohol outlets and impact on violent crime, Atlanta, Georgia, 1997-2007, *Preventing Chronic Disease* 12 (2015), available at www.cdc.gov/pcd/ issues/2015/14_0317.htm.

7. A. Voskoboinik and coauthors, Alcohol and atrial fibrillation: A sobering review, *Journal of the American College of Cardiology* 68 (2016): 2567-2576.

8. J. H. O'Keefe and coauthors, Alcohol and cardiovascular health: The dose makes the poison . . . or the remedy, *Mayo Clinic Proceedings* 89 (2014): 382-393.

9. M. V. Holmes and coauthors, Association between alcohol and cardiovascular disease: Mendelian randomisation analysis based on individual participant data, *British Medical Journal* 349 (2014), epub, doi: 10.1136/bmj.g4164.

10. O'Keefe and coauthors, Alcohol and cardio- vascular health, 2014.

11. L. C. Del Gobbo and coau-

thors, Contribution of major lifestyle risk factors for incident heart failure in older adults: The Cardiovascular Health Study, *JACC: Heart Failure* 3 (2015): 520-528; [Refuting evidence] A. Gonçalves and coauthors, Relationship between alcohol consumption and cardiac structure and function in the elderly, *Epidemiology* (2015), epub, doi: 10.1161/circimaging.114.002846.

12. I. Fernandes and coauthors, Wine flavonoids in health and disease prevention, *Molecules* (2017), epub, doi: 10.3390/molecules22020292.

13. N. K. LoConte and coauthors, Alcohol and Cancer: A statement of the American Society of Clinical Oncology, *Journal of Clinical Oncology* 36 (2018): 83-93; World Cancer Research Fund/American Institute for Cancer Research, *Diet, Nutrition, Physical Activity, and Breast Cancer,* Continuous Update Project Report, 2017, available at www.aicr.org/continuous-update-project/reports/breast-cancer-report-2017.pdf; K. D. Shield, I. Soerjomataram, and J. Rehm, Alcohol use and breast cancer: A critical review, *Alcohol, Clinical and Experimental Re-search* 40 (2016): 1166-1181; H. Yen and coauthors, Alcohol intake and risk of nonmelanoma skin cancer: A systematic review and dose-response meta- analysis, *British Journal of Dermatology* 177 (2017): 696-707.

14. A. Russo and coauthors, CYP-4F2 repression and a modified alpha-tocopherol (vitamin E) metabolism are two independent consequences of ethanol toxicity in human hepatocytes,

Toxicology in Vitro 40 (2017): 124-133; O. Ogunsakin and coauthors, Chronic ethanol exposure effects on vitamin D levels among subjects with alcohol use disorder, *Environmental Health Insights* 10 (2016): 191-199; V. S. Subramanian, P. Srinivasan, and H. M. Said, Uptake of ascorbic acid by pancreatic acinar cells is negatively impacted by chronic alcohol exposure, *American Journal of Physiology-Cell Physiology* 311 (2016): C129-C135.

15. B. F. Palmer and D. J. Clegg, Electrolyte disturbances in patients with chronic alcohol-use disorder, *New England Journal of Medicine* 377 (2017): 1368-1377.

16. L. C. Vedder and coauthors, Interactions between chronic ethanol consumption and thiamine deficiency on neural plasticity, spatial memory, and cognitive flexibility, *Alcoholism, Clinical and Experimental Research* 39 (2015): 2143-2153.

第 4 章

1. M. M. Adeva-Andany and co-authors, Glycogen metabolism in humans, *BBA (Biochimicaet Biophysica Acta) Clinical* (2016), epub, doi: 10.1016/j.bbacli.2016.02.001.

2. Position of the Academy of Nutrition and Dietetics: Health implications of dietary fiber, *Journal of the Academy of Nutrition and Dietetics* 115 (2015): 1861-1870; G. Tang and coauthors, Meta-analysis of the association between whole grain intake and coronary heart disease risk, *American Journal of Cardiology*

115 (2015): 625-629; P. Vitaglione and coauthors, Wholegrain wheat consumption reduces inflammation in a randomized controlled trial on overweight and obese subjects with unhealthy dietary and lifestyle behaviors: Role of polyphenols bound to cereal dietary fiber, *American Journal of Clinical Nutrition* 101 (2015): 251-261.

3. J. W. McRorie, Evidence-based approach to fiber supplements and clinically meaningful health benefits, Part I, *Nutrition Today* 50 (2015): 82-89; J. W. McRorie, Evidence-based approach to fiber supplements and clinically meaningful health benefits, Part II, *Nutrition Today* 50 (2015): 90-97.

4. J. M. Pickard and coauthors, Gut microbiota: Role in pathogen colonization, immune responses, and inflammatory disease, *Immunology Reviews* 279 (2017): 70-89; H. Zeng, D. L. Lazarova, and M. Bordonaro, Mechanisms linking dietary fiber, gut microbiota and colon cancer prevention, *World Journal of Gastrointesti- nal Oncology* 6 (2014): 41-51.

5. R. Mica and coauthors, Etiologic effects and optimal intakes of foods and nutrients for risk of cardiovascular diseases and diabetes: Systematic reviews and meta-analyses from the Nutrition and Chronic Diseases Expert Group (NutriCoDE), *PLoS ONE* (2017), epub, doi.org/10.1371/journal.pone; Position of the Academy of Nutrition and Dietetics: Health implications of

dietary fiber, 2015.

6. A. Whitehead and coauthors, Cholesterollowering effects of oat β-glucan: A metaanalysis of randomized controlled trials, *American Journal of Clinical Nutrition* 100 (2014): 114-121.

7. C. J. Rebello, C. E. O'Neil, and F. L. Greenway, Dietary fiber and satiety: The effects of oats on satiety, *Nutrition Reviews* 74 (2016): 131-147.

8. G. Marion and coauthors, Effects of ready-to-eat-cereals on key nutritional and health out-comes: A systematic review, *PLoS One* (2016), epub, doi: 10.1371/journal.pone.0164931.

9. S. M. Vanegas and coauthors, Substituting whole grains for refined grains in a 6-wk randomized trial has a modest effect on gut microbiota and immune and inflammatory markers of healthy adults, *American Journal of Clinical Nutrition* 105 (2017): 635-650.

10. M. Rezapour, A. Ali, and N. Stollman, Diverticular disease: An update on pathogenesis and management, *Gut and Liver* (2017), epub, doi.org/10.5009/gnl16552.

11. Centers for Disease Control and Prevention, Colon Cancer Statistics, 2017, available at www.cdc.gov/cancer/colorectal/statistics/index.htm.

12. World Cancer Research Fund and the American Institute for Cancer Research, Continuous Update Project report: Diet, nutrition, physical activity and colorectal cancer, 2017, available at wcrf.org/colorectal-cancer-2017; B. Moen and coauthors, Effect of dietary fibers on cecal microbiota and intestinal tumorigenesis in azoxymethane treated a/j min/+ mice, *PLoS ONE* (2016), epub, doi: 10.1371/ journal. pone.0155402; S. L. Navarro and coauthors, The interaction between dietary fiber and fat and risk of colorectal cancer in the women's health initiative, *Nutrients* (2016), epub, doi: 10.3390/ nu8120779.

13. Pickard and coauthors, Gut microbiota, 2017; Zeng, Lazarova, and Bordonaro, Mechanisms linking dietary fiber, gut microbiota and colon cancer prevention, 2014.

14. A. L. Carreiro and coauthors, The macronutrients, appetite, and energy intake, *Annual Review of Nutrition* 36 (2016): 73-103; C. S. Byrne and coauthors, The role of short chain fatty acids in appetite regulation and energy homeostasis, *International Journal of Obesity* 39 (2015): 1331-1338.

15. M. K. Hoy and J. D. Goldman, Fiber intake of the U.S. population: What we eat in America, NHANES 2009—2010 (Food Surveys Research Group Dietary Data Brief 12), September 2014, available at www.ars.usda.gov/SP2UserFiles/Place/80400530/pdf/DBrief/12_fiber_intake_0910.pdf.

16. A. M. Albertson and coauthors, Whole grain consumption trends and associations with body weight measures in the United States: Results from the cross sectional National Health and Nutrition Examination Survey 2001—2012, *Nutrition Journal* (2016), epub, doi: 10.1186/s12937-016-0126-4.

17. H. Wu and coauthors, Whole grain intake and mortality: Two large prospective studies in U.S. men and women, *JAMA Internal Medicine* 175 (2015): 373-384.

18. M. J. Keenan and coauthors, Role of resistant starch in improving gut health, adiposity, and insulin resistance, *Advances in Nutrition* 6 (2015): 198-205.

19. National Institutes of Health, Genetics Home Reference, Lactose intolerance (2017), available at https://ghr.nlm.nih.gov/condition/lactose-intolerance#statistics.

20. D. A. Saviano, Lactose digestion from yogurt: Mechanism and relevance, *American Journal of Clinical Nutrition* 99 (2014): 1251S-1255S.

21. S. J. Koppel and R. H. Swerdlow, Neuroketotherapeutics: A modern review of a century-old therapy, *Neurochemistry International* (2017), epub ahead of print, doi: 10.1016/j.neuint.2017.05.019; E. H. Kossoff and coauthors, Diet redux: Outcomes from reattempting dietary therapy for epilepsy, *Journal of Child Neurology* 31 (2016): 1052-1056; A. Lin and coauthors, Complications during ketogenic diet initiation: Prevalence, treatment, and influence on seizure outcomes, *Pediatric Neurology* 68 (2017): 35-39; P. J. Simm and coauthors, The effect of the ketogenic diet on the developing skeleton, *Epilepsy Research* 136 (2017): 62-66.

22. Standing Committee on the Scientific Evaluation of *Dietary Reference Intakes, Dietary Reference*

Intakes for Energy, Carbohydrate, Fiber, Fat, Fatty Acids, Cholesterol, Protein, and Amino Acids (National Academies Press: Washington, D.C., 2002/2005), pp. 265-338.

23. R. Rosset, A. Surowska, and L. Tappy, Pathogenesis of cardiovascular and metabolic diseases: Are fructose-containing sugars more involved than other dietary calories?, *Current Hypertension Reports* (2016), epub, doi: 10.1007/ s11906-016-0652-7.

24. H. Meng and coauthors, Effect of macronutrients and fiber on postprandial glycemic responses and meal glycemic index and glycemic load value determinations, *American Journal of Clinical Nutrition* 105 (2017): 842-853.

25. N. R. Matthan and coauthors, Estimating the reliability of glycemic index values and potential sources of methodological and biological variability, *American Journal of Clinical Nutrition* 104 (2016): 1004-1013; D. Zevi and coauthors, Personalized nutrition by prediction of glycemic responses, *Cell* 163 (2015): 1079-1094.

26. S. Sieri and V. Krogh, Dietary glycemic index, glycemic load and cancer: An overview of the literature, *Nutrition, Metabolism, and Cardiac Diseases* 27 (2017): 18-31; R. de la Iglasia and coauthors, Review of dietary strategies implicated in the prevention and treatment of metabolic syndrome, *International Journal of Molecular Sciences* (2016), epub, doi: 10.3390/ ijms17111877.

27. A. B. Evert and coauthors, Nutrition therapy recommendations for management of adults with diabetes, *Diabetes Care* 37 (2014): S120-S143.

28. F. M. Sacks and coauthors, Effects of high vs low glycemic index of dietary carbohydrate on cardiovascular disease risk, *Journal of the American Medical Association* 312 (2014): 2531-2541.

29. M. J. Franz and coauthors, Academy of Nutrition and Dietetics Nutrition practice guideline for type 1 and type 2 diabetes in adults: Systematic review of evidence for medical nutrition therapy effectiveness and recommen- dations for integration into the nutrition care process, *Journal of the Academy of Nutrition and Dietetics* 117 (2017): 1659-1679.

30. A. E. Thompson, Hypoglyce- mia, *Journal of the American Medical Association* 313 (2015): 1284.

31. A. C. Godswill, Sugar alco- hols: Chemistry, production, health concerns and nutritional importance of mannitol, sorbitol, xylitol, and er- ythritol, *International Journal of Advanced Academic Research* 3 (2017), epub, available at www.ijaar.org/ articles/Volume3-Number2/Sciences-Technology-Engineering/ijaar-ste-v3n2-feb17-p2.pdf.

消费者指南专栏 4

1. U.S. Department of Health and Human Services and U.S. Department of Agriculture, 2015-2020 *Dietary Guidelines for Americans,* 8th edition (2015), available at health.gov/ dietaryguidelines/2015/guidelines.

争论 4

1. World Health Organization, Guideline: *Sugars intake for adults and children* (Geneva: World Health Organization, 2015), available at http:// who.int/nutrition/publications/ guidelines/sugars_intake/en/; U.S. Department of Health and Human Services and U.S. Department of Agriculture, 2015-2020 *Dietary Guidelines for Americans,* 8th edition (2015), available at http://health.gov/ dietaryguidelines/2015/guidelines/.

2. U. Ladabaum and coauthors, Obesity, abdominal obesity, physical activity, and caloric intake in U.S. adults: 1988-2010, *American Journal of Medicine* 127 (2014): 717-727.

3. U.S. Department of Health and Human Services and U.S. Department of Agriculture, 2015-2020 Dietary Guidelines for Americans, 8th edition (2015), available at http://health.gov/ dietaryguidelines/2015/guidelines/.

4. S. A. Bowman and coauthors, *Food patterns equivalents intakes by Americans: What we eat in America,* NHANES 2003-2004 and 2013-2014, *Food Surveys Research Group Dietary Data Brief* 17, (2017), available at www.ars. usda.gov./ARSUserFiles/80400530/ pdf/DBrief/17_Food_Patterns_ Equivalents_0304_1314.pdf.

5. M. Luger and coauthors, Sugar-sweetened beverages and weight gain in children and adults: A systematic review from 2013 to 2015 and a comparison with previous studies, *Obe- sity Facts* 10 (2017):

647-693; K. L. Stanhope, Sugar consumption, metabolic disease and obesity: The state of the controversy, *Critical Reviews in Clinical Laboratory Sciences* (2015), epub, doi: 10.3109/10408363.2015.1084990.

6. N. I. Toufel-Shone and coauthors, Demographic characteristics and food choices of participants in the Special Diabetes Program for American Indians Diabetes Prevention Demon- stration Project, *Ethnicity and Health* 20 (2014): 327-340.

7. A. Kolderup and B. Svihus, Fructose metabolism and relation to atherosclerosis, type 2 diabetes, and obesity, *Journal of Nutrition and Metabolism* (2015), epub, doi: 10.1155/2015/823081.

8. K. L. Stanhope, Sugar consumption, metabolic disease and obesity, 2015.

9. U.S. Department of Agriculture, *2015-2020 Dietary Guidelines for Americans,* 2015.

10. M. B. Vos and coauthors, Added sugars and cardiovascular disease risk in children: A scientific statement from the American Heart Association, *Circulation* 135 (2017): e1017-31034.

11. A. H. Malik and coauthors, Impact of sugarsweetened beverages on blood pressure, *American Journal of Cardiology* 113 (2014): 1574-1580; K. P. Kell and coauthors, Added sugars in the diet are positively associated with diastolic blood pressure and triglycerides in children, *American Journal of Clinical Nutrition* 100 (2014): 46-52.

12. M. Siervo and coauthors, Sugar consumption and global prevalence of obesity and hypertension: An ecological analysis, *Public Health Nutrition* 17 (2014): 587-596; L. A. Te Morenga and coauthors, Dietary sugars and cardiometabolic risk: Systematic review and meta-analyses of randomized controlled trials of the effects on blood pressure and lipids, *American Journal of Clinical Nutrition* 100 (2014): 65-79.

13. K. P. Kell and coauthors, Added sugars in the diet are positively associated with diastolic blood pressure and triglycerides in children, *American Journal of Clinical Nutrition* 100 (2014): 46-52.

14. M. B. Vos and coauthors, Added sugars and cardiovascular disease risk in children: A scientific statement from the American Heart Association, 2017.

15. V. S. Malik and F. B. Hu, Fructose and cardiometabolic health: What the evidence from sugar-sweetened beverages tells us, *Journal of the American College of Cardiology* 66 (2015): 1615-1614.

16. G. A. Bray and B. M. Popkin, Dietary sugar and body weight: Have we reached a crisis in the epidemic of obesity and diabetes? *Diabetes Care* 37 (2014): 950-956.

17. M. Dehghan and coauthors, Associations of fats and carbohydrate intake with cardiovascular disease and mortality in 18 countries from five continents (PURE): a prospective cohort study, *Lancet* 390 (2017):

2050-2062; K. L. Stanhope, Sugar consumption, metabolic disease and obesity, 2015.

18. D. Zanchi and coauthors, The impact of gut hormones on the neural circuit of appetite and satiety: A systematic review, *Neuroscience and Biobehavioral Reviews* 80 (2017): 457-475.

19. A. Kolderup and B. Svihus, Fructose metabolism and relation to atherosclerosis, type 2 diabetes, and obesity, *Journal of Nutrition and Metabolism* (2015), epub, doi. org/10.1155/2015/823081.

20. J. Lowndes and coauthors, The effect of normally consumed amounts of sucrose or high fructose corn syrup on lipid profiles, body composition, and related parameters in overweight/ obese subjects, *Nutrients* 6 (2014): 1128-1144.

21. Kolderup and Svihus, Fructose metabolism and relation to atherosclerosis, type 2 diabetes, and obesity, 2015.

22. J. Ma and coauthors, Sugar-sweetened beverage, diet soda, and fatty liver disease in the Framingham Heart Study cohorts, *Journal of Hepatology* 63 (2015): 462-469; R. Jin and M. B. Vos, Fructose and liver function--is this behind nonalcoholic liver disease? *Current Opinion in Clinical Nutrition and Metabolic Care* 18 (2015): 490-495.

23. J. M. Schwartz and coauthors, Effects of dietary fructose restriction on liver fat, de novo lipogenesis, and insulin kinetics in children with obesity,

Gastroenterology 153 (2017): 743-752; J. M. Schwartz and coauthors, Effect of a highfructose weight-maintaining diet on lipogenesis and liver fat, *Journal of Clinical Endocrinology and Metabolism* 100 (2015): 2434-2442.

24. M. Vos and coauthors, Added sugars and cardiovascular disease risk in children: A scientific statement from the American Heart Association, *Circulation* 135 (2017): e1017-e1034; J-M. Schwarz, M. Clearfield, and K. Mulligan, Conversion of sugar to fat: Is hepatic de novo lipogenesis leading to metabolic syndrome and associated chronic diseases? *Journal of the American Osteopathic Association* 117 (2017): 520-527; R. Kelishadi, M. Mansourian, and M. Heidari-Beni, Association of fructose consumption and components of metabolic syndrome in human studies: A systematic review and meta-analysis, *Nutrition* 30 (2014): 503-510.

25. K. Stanhope and coauthors, A dose- response study of consuming high fructose corn syrup-sweetened beverages on lipid/lipoprotein risk factors for cardiovascular disease in young adults, *American Journal of Clinical Nutrition* 101 (2015): 1144-1154; A. K. Lee and coauthors, Consumption of less than 10% of total energy from added sugars is associated with increasing HDL in females dur- ing adolescence: A longitudinal analysis, *Journal of the American Heart Association* 3 (2014), doi:10.1161/JAHA.113.000615.

26. U.S. Department of Health and Human Services and U.S. Department of Agriculture, *2015-2020 Dietary Guidelines for Americans,* 8th edition (2015), available at http://health.gov/dietaryguidelines/2015/guidelines/.

27. E. M. Steele and coauthors, Ultra-processed foods and added sugars in the US diet: Evidence from a nationally representative cross-sectional study, *BMJ Open* (2016), epub, doi:10.1136/ bmjopen-2015-009892.

28. P. M. Wise and coauthors, Reduced dietary intake of simple sugars alters perceived sweet taste intensity but not perceived plea-santness, *American Journal of Clinical Nutrition* 103 (2016): 50-60.

第5章

1. A. Rodriguez and coauthors, Revisiting the adipocyte: A model for integration of cytokine signaling and the regulation of energy metabolism, *American Journal of Physiology: Endocrinology and Metabolism* (2015), epub, doi: 10.1152/ ajpendo.00297.2015.

2. S. Kaviani and J. A. Cooper, Appetite responses to high-fat meals or diets or varying fatty acid composition: A comprehensive review, *European Journal of Clinical Investigation* 71 (2017): 1154-1165; N. V. DiPatrizio and D. Piomelli, Intestinal lipid derived signals that sense dietary fat, *Journal of Clinical Investigation* 125 (2015): 891-898.

3. A. L. Carreiro and coauthors, The macronutrients, appetite, and energy intake, *Annual Review of Nutrition* 36 (2016): 73-103.

4. A. Romano and coauthors, High dietary fat intake influences the activation of specific hindbrain and hypothalamic nuclei by the satiety factor oleoylethanolamide, *Physiology and Behavior* 136 (2014): 55-62; F. A. Duca, Y. Sakar, and M. Covasasa, The modulatory role of high fat feeding on gastrointestinal signals in obesity, *Journal of Nutritional Biochemistry* 24 (2013): 1663-1677.

5. L. Eyres and coauthors, Coconut oil consumption and cardio-vascular risk factors in humans, *Nutrition Reviews* 74 (2016): 267-280;Position of the Academy of Nutrition and Dietetics: Dietary fatty acids for healthy adults, *Journal of the Academy of Nutrition and Dietetics* 114 (2014): 136-153.

6. D. S. Mackay and coauthors, Lathosterol-to-cholesterol ratio in serum predicts cholesterol-lowering response to plant sterol consumption in a dual-center, randomized single-blind placebo-controlled trial, *American Journal of Clinical Nutrition* 101 (2015): 432-439; D. A. Taha and coauthors, Lipid-lowering activity of natural and semi-synthetic sterols and stanols, *Journal of Pharmacy and Pharmaceutical Sciences* 18 (2015): 344-367.

7. Centers for Disease Control and Prevention, National Center for Health Statistics, Fast Stats (2017), available at www.cdc.gov/nchs/fastats/deaths.htm.

8. D. Mozaffarian and coauthors, Heart disease and stroke statistics-2016 update: A report from the American Heart Association, *Circulation* 133 (2016): e38-e360.

9. USDA, *What we eat In America,* NHANES 2013-2014, available at www.ars.usda.gov/nea/bhnrc/fsrg.

10. R. Mateo-Gallego and coauthors, Adherence to a Mediterranean diet is associated with the presence and extension of atherosclerotic plaques in middle-aged asymptomatic adults: The Aragon Workers' Health Study, *Journal of Clinical Lipidology* 11 (2017): 1372-1382; M. A. Martinez and M. Bes-Rastrollo, Dietary patterns, Mediterranean diet, and cardiovascular disease, *Current Opinion in Lipidology* 25 (2014): 20-26; I. R. Estruch and coauthors, Primary prevention of cardiovascular disease with a Mediterranean diet, *New England Journal of Medicine* 368 (2013): 1279-1290.

11. M. Guasch-Ferré and coauthors, Nut con- sumption and risk of cardiovascular disease, *Journal of the American College of Cardiology* 70 (2017): 2519-2532; M. Garcia and coauthors, The effect of the traditional Mediterranean-style diet on metabolic risk factors: A meta-analysis, *Nutrients* (2016), epub, doi: 10.3390/nu8030168; M. L. Bertoia and coauthors, Mediterranean and Dietary Approaches to Stop Hypertension dietary patterns and risk of sudden cardiac death in postmenopausal women, *American Journal of Clinical Nutrition* 99

(2014): 344-351; E. Ros and coauthors, Mediterranean diet and cardiovascular health: Teachings of the PRED-IMED study, *Advances in Nutrition* 5 (2014): 330S-336S; H. Gardener and coauthors, Mediterranean diet and carotid atherosclerosis in the Northern Manhattan Study, *Atherosclerosis* 234 (2014): 303-310.

12. S. Dash and coauthors, New insights into the regulation of chylomicron production, *Annual Review of Nutrition* 35 (2015): 265-294.

13. D. Saleheen and coauthors, Association of HDL cholesterol efflux capacity with incident coronary heart disease events: A prospective case-control study, *Lancet. Diabetes and Endo- crinology* 3 (2015): 507-513.

14. D. Mozaffarian and coauthors, Heart disease and stroke statistics-2016 update, 2016.

15. R. H. Eckel and coauthors, 2013 AHA/ACC Guideline on Lifestyle Management to Reduce Cardiovascular Risk: A report of the American College of Cardiology/American Heart Association Task Force on Practice Guidelines, *Journal of the American College of Cardiology* 63 (2014): 2960-2984; D. J. McNamara, Dietary cholesterol, heart disease risk and cognitive dissonance, *Proceedings of the Nutrition Society* 73 (2014): 161-166.

16. R. C. Cristall and coauthors, Impact of egg consumption on cardiovascular risk factors in individuals with type 2 diabetes and at risk for developing diabetes: A systematic review of randomized nutritional

intervention studies, *Canadian Journal of Diabetes* 41 (2017): 453-463; J. Diez-Espino and coauthors, Egg consumption and cardiovascular disease according to diabetic status: The PREDIMED study, *Clinical Nutrition* 36 (2017): 1015-1021; D. Mozaffarian, Dietary and policy priorities for cardiovascular disease, diabetes, and obesity: A comprehensive review, *Circulation* 133 (2016): 187-225.

17. U.S. Department of Agriculture and U.S. Department of Health and Human Services, Scientific Report of the 2015 Dietary Guidelines Advisory Committee (2015), p. 52.

18. E. J. Benjamin and coauthors, Heart disease and stroke statistics—2018 update: A report from the American Heart Association, *Circulation* (2018), epub ahead of print, doi: 10.1161/CIR.0000000000000558.

19. E. A. Dennis and P. C. Norris, Eicosanoid storm in infection and inflammation, *Nature Reviews: Immunology* 15 (2015): 511-523.

20. H. Ohnishi and Y. Saito, Eicosapentaenoic acid (EPA) reduces cardiovascular events: Relationship with the EPA/arachidonic acid ratio, *Journal of Atherosclerosis and Thrombosis* 20 (2013): 861-877.

21. Mozaffarian, Dietary and policy priorities for cardiovascular disease, diabetes, and obesity: A comprehensive review, 2016; T. A. Mori, Conference on "Dietary Strategies for the Management of Cardiovascular Risk," Dietary n-3 PUFA and CVD: A review of the evidence, *Proceedings*

of the Nutrition Society 73 (2014): 57-64; K. Takada and coauthors, Effects of eicosapentaenoic acid on platelet function in patients taking long-term aspirin following coronary stent implantation, *International Heart Journal* 55 (2014): 228-233; M. van Bilsen and A. Planavila, Fatty acids and cardiac disease: Fuel carrying a message, *Acta Physiologica* 211 (2014): 476-490.

22. J. Veenstra and coauthors, Genome-wide interaction study of omega-3 PUFAS and other fatty acids on inflammatory biomarkers of cardiovascular health in the Framingham heart study, *Nutrients* (2017), epub, doi: 10.3390/nu9080900.

23. W. Lian and coauthors, Fish intake and the risk of brain tumor: A meta-analysis with systematic review, *Journal of Nutrition* (2017), epub, doi: 10.1186/s12937-016-0223-4; M. T. Dinwiddie and coauthors, Omega-3 fatty acid consumption and prostate cancer: A review of exposure measures and results of epidemiolog- ical studies, *Journal of the American College of Nutrition* 35 (2016): 452-468.

24. M. Hennebelle and coauthors, Omega-3 polyunsaturated fatty acids and chronic stress-induced modulations of glutamater- gic neurotransmission in the hippocampus, *Nutrition Reviews* 72 (2014): 99-112; J. V. Pottala and coauthors, Higher RBC EPA + DHA corresponds with larger total brain and hippo- campal volumes: WHIMS-MRI study, *Neurology* 82 (2014): 435-442.

25. U.S. Department of Agri-culture and U.S. Department of Health and Human Services, Scientific Re-port of the 2015 Dietary Guidelines Advisory Committee (2015), p. 31.

26. A. S. Abdelhamid and coau-thors, Omega-3 fatty acids for the primary and secondary prevention of cardiovascular disease, *Cochrane Database of Systematic Reviews*, (2018), epub, doi: 10.1002/14651858. CD003177.pub3; E. M. Balk and coauthors, Omega-3 fatty acids and cardiovascular disease: An updated systematic review, AHRQ Publication No. 16-E002-EF, (2016), available at **www.ncbi.nlm.nih.gov/books/ NBK384547/**; D. S. Siscovick and coauthors, Omega-3 polyunsaturated fatty acid (fish oil) supplementation and the prevention of clinical cardiovascular disease: A science advisory from the American Heart Association, *Circulation* 135 (2017): e867-e884.

27. F. M. Sacks and coauthors, Dietary fats and cardiovascular disease: A Presidential Advisory from the American Heart Association, *Circulation* 136 (2017), epub, doi: 10.1161/ CIR.0000000000000510; L. Haibo and coauthors, Plasma *trans*-fatty acids levels and mortality: A cohort study based on 1999-2000 National Health and Nutrition Examination Survey (NHANES), *Lipids in Health and Disease* (2017), epub, doi: 10.1186/s12944-017-0567-6; D. Mozaffarian, Dietary and policy priorities for cardiovascular disease, diabetes, and obesity: A comprehensive review, *Circulation* 133 (2016): 187-225; K. Gebauer and coauthors, Vaccenic acid and *trans*-fatty acid isomers from partially hydrogenated oil both adversely affect LDL cho- lesterol: A double-blind, randomized controlled trial, *American Journal of Clinical Nutrition* 102 (2015): 1339-1346; R. Ganguly and G. N. Pierce, The toxicity of dietary *trans* fats, *Food and Chemical Toxicology* 78 (2015): 170-176.

28. Q. Yang and coauthors, Plas-ma *trans*-fatty acid concentrations con-tinue to be associated with serum lipid and lipoprotein concentrations among us adults after reductions in *trans*-fatty acid intake, *Journal of Nutrition* 147 (2017: 896-907.

29. U.S. Food and Drug Administration, Final Determination Regarding Partially Hydrogenated Oils (Removing *Trans* Fat), June 2018, available at **www.fda.gov/food/ ingredientspackaginglabeling/food-additivesingredients/ucm449162.htm.**

30. A. A. Kadhum and M. N. Shamma, Edible lipids modification processes: A review, *Critical Reviews in Food Science and Nutrition* 57 (2017): 48-58; F. Mohamedshah and J. Ruff, IFT addresses sodium, sugars, and fats for DGAC, *Food Technology,* May 2014, available at www.ift.org.

31. USDA Nutrient Data Labora-tory, Release 27.

32. S. Bulotta and coauthors, Beneficial effects of the olive oil phenolic components oleuropein and hydroxytyrosol: Focus on protection

against cardiovascular and metabolic diseases, *Journal of Translational Medicine* 12 (2014), doi: 10.1186/s12967-014-0219-9.

33. H. N. Luu and coauthors, Prospective evaluation of the association of nut/peanut consumption with total and cause-specific mortality, *JAMA Internal Medicine* 175 (2015): 755-766;

34. A. Afshin and coauthors, Consumption of nuts and legumes and risk of incident ischemic heart disease, stroke, and diabetes: A systematic review and meta-analysis, *American Journal of Clinical Nutrition* 100 (2014): 278-288.

消费者指南专栏 5

1. M. R. Simões and coauthors, Chronic mercury exposure impairs the sympathovagal control of the rat heart, *Clinical and Experimental Pharmacology and Physiology* 43 (2016): 1038-1045.

2. Food and Drug Administration and Environmental Protection Agency, Eating fish: What pregnant women and parents should know, 2017, available at www.fda.gov/Food/ResourcesForYou/Consumers/ucm393070.htm.

3. Food and Drug Administration and Environmental Protection Agency, Eating fish: What pregnant women and parents should know, 2017.

4. H. Jiang and coauthors, Comparative study of the nutritional composition and toxic elements of farmed and wild *Chanodichthys mongolicus, Chinese Journal of Oceanology and Limnology* 35 (2017): 737-744.

争论 5

1. F. M. Sacks and coauthors, Dietary fats and cardiovascular disease: A presidential advisory from the American Heart Association, *Circulation* 130 (2017): e1-e23; D. Mozaffarian, Dietary and policy priorities for cardiovascular disease, diabetes, and obesity: A comprehensive review, *Circulation* 133 (2016): 187-225.

2. Keys, *Seven Countries: A multivariate analysis of death and coronary heart disease* (Cambridge, Mass.: Harvard University Press, 1980).

3. U.S. Department of Agriculture and U.S. Department of Health and Human Services, Scientific Report of the 2015 Dietary Guidelines Advisory Committee, 2015, D-6:11, available at www.health.gov.

4. M. A. Briggs, K. S. Petersen, and P. M. Kris- Etherton, Saturated fatty acids and cardiovascular disease: replacements for saturated fat to reduce cardiovascular risk, *Healthcare* (2017), epub, 10.3390/healthcare5020029; M. R. Flock, J. A. Fleming, and P. M. Kris-Etherton, Macronutrient replacement options for saturated fat: Effects on cardiovascular health, *Current Opinion in Lipidology* 25 (2014): 67-74.

5. F. M. Sacks and coauthors, Dietary fats and cardiovascular disease: A presidential advi- sory from the American Heart Association, *Circulation* 136 (2017): e1-e23; D. D. Wang and F. B. Hu, Dietary fat and Risk of cardiovascular disease: Recent controversies and advances, *Annual Review of Nutrition* 37 (2017): 423-446; P. M. Clifton and J. B. Keogh, A systematic review of the effect of dietary saturated and polyunsaturated fat on heart disease, *Nutrition, Metabolism and Cardiovascular Diseases* 27 (2017): 1060-1080; U.S. Department of Agriculture and U.S. Department of Health and Human Services, *Scientific report of the 2015 Dietary Guidelines Advisory Committee,* 2015, D-6:15, available at www.health.gov.

6. R. J. de Souza and coauthors, Intake of saturated and *trans* unsaturated fatty acids and risk of all cause mortality, cardiovascular disease, and type 2 diabetes: Systematic review and metaanalysis of observational studies, *British Medical Journal* (2015), epub, doi: 101136/bmj.h3978.

7. M. Dehghan and coauthors, Associations of fats and carbohydrate intake with cardiovascular disease and mortality in 18 countries from five continents (PURE): A prospective cohort study, *Lancet* (2017), epub ahead of print, doi: 10.1016/S0140-6736(17)32252-3.

8. U.S. Department of Agriculture and U.S. Department of Health and Human Services, *Scientific report of the 2015 Dietary Guidelines Advisory Committee,* 2015, A:3-5, available at www.health.gov.

9. Sacks and coauthors, Dietary fats and cardiovascular disease: A presidential advisory from the American Heart Association, 2017;

A. M. Fretts and coauthors, Plasma phospholipid saturated fatty acids and incident atrial fibrillation: The Cardiovascular Health Study, *Journal of the American Heart Association* (2014), epub, doi:10l1161/JAHA.114.000889; Flock, Fleming, and Kris-Etherton, Macro-nutrient replacement options for saturated fat, 2014.

10. R. H. Eckel and coauthors, 2013 AHA/ACC guideline on lifestyle management to reduce cardiovascular risk: A report of the American College of Cardiology/American Heart Association Task Force on Practice Guidelines, *Circulation* 129 (2014): S76-S99.

11. J. A. Nettleton, P. Legrand, and R. P. Mensink, ISSFAL 2014 debate: Is it time to update saturated fat recommendations? *Annals of Nutrition and Metabolism* (2015), epub, doi:10.1159/000371585; G. Michas, R. Micha, and A. Zampelas, Dietary fats and cardiovascular disease: Putting together the pieces of a complicated puzzle, *Atherosclerosis* 234 (2014): 320-328; G. D. Lawrence, Dietary fats and health: Dietary recommendations in the context of scientific evidence, *Advances in Nutrition* 4 (2013): 294-302.

12. M. Weech and coauthors, Replacement of dietary saturated fat with unsaturated fats increases numbers of circulating endothelial progenitor cells and decreases numbers of microparticles: findings from the randomized, controlled Dietary Intervention and VAScular function

(DIVAS) study, *American Journal of Clinical Nutrition* 107 (2018): 876-882; U. Ravnskov and coauthors, The questionable benefits of exchanging saturated fat with polyunsaturated fat, *Mayo Clinic Proceedings* 89 (2014): 451-453.

13. R. P. Mensink, Effects of saturated fatty acids on serum lipids and lipoproteins: A systematic review and regression analysis (Geneva: World Health Organization, 2016), available at http://apps.who.int/iris/bitstream/handle/10665/246104/9789241565349-eng.pdf;jsessionid=F70A75589E5F53565F613DAA9231DD9B?sequence=1; G. Zong and coauthors, Intake of individual saturated fatty acids and risk of coronary heart disease in U.S. men and women: Two prospective longitudinal cohort studies, *BMJ* (2016), epub, doi.org/10.1136/bmj.i5796; J. Praagman and coauthors, The association between dietary saturated fatty acids and ischemic heart disease depends on the type and source of fatty acid in the European Prospective Investigation into Cancer and NutritionNetherlands cohort, *American Journal of Clinical Nutrition* 103 (2016): 356-365.

14. B. Walsh, Eat butter: Scientists labeled fat the enemy: Why they were wrong, *Time*, June 23, 2014; M. Bittman, Butter is back, *New York Times*, March 26, 2014, p. A-23.

15. R. Chowdhury and coauthors, Association of dietary, circulating, and supplement fatty acids with coronary risk, *Annals of Internal Medicine* 160

(2014): 398-407.

16. Comments and response, *Annals of Internal Medicine* 161 (2014): 453-459; M. Katan, as interviewed in B. Liebman, Fat under fire: New findings or shaky science? *Nutrition Action Healthletter*, May 2014, pp. 3-7; D. Kromhout and coauthors, The confusion about dietary fatty acids recommendations for CHD preven- tion, *British Journal of Nutrition* 106 (2011): 627-632.

17. U.S. Department of Agriculture and U.S. Department of Health and Human Services, *Scientific report of the 2015 Dietary Guidelines Advisory Committee,* 2015, D-6:16, available at www.health.gov.

18. G. Zong and coauthors, Intake of individual saturated fatty acids and risk of coronary heart disease in US men and women: Two prospective longitudinal cohort studies, *British Medical Journal* 355 (2016), doi: 10.1136/bmj.i5796.

19. M. Weech and coauthors, Replacement of dietary saturated fat with unsaturated fats increases numbers of circulating endothelial progenitor cells and decreases numbers of microparticles (2018); Y. Wang and coauthors, Saturated palmitic acid induces myocardial inflammatory injuries through direct binding to TLR4 accessory protein MD2, *Nature Communications* (2017), epub, doi: 10.1038/ ncomms13997.

20. N. G. Puaschitz and coauthors, Dietary intake of saturated fat is not associated with risk of coronary events

or mortality in patients with established coronary artery disease, *Journal of Nutrition* 145 (2015): 299-305.

21. J. Praagman and coauthors, The association between dietary saturated fatty acids and ischemic heart disease depends on the type and source of fatty acid in the European Prospective Investigation into Cancer and Nutrition- Netherlands cohort, *American Journal of Clinical Nutrition* 103 (2016): 356-365.

22. D. D. Wang and F. B. Hu, Dietary fat and risk of cardiovascular dis-ease: recent controversies and advances, *Annual Review of Nutrition* 37 (2017), epub ahead of print, doi. org/10.1146/annurev-nutr-071816-064607.

23. W. Shen and M. K. McIntosh, Nutrient regulation: Conjugated linoleic acid's inflammatory and browning properties in adipose tissue, *Annual Review of Nutrition* 36 (2016): 183-210.

24. R. M. Kolahdouz and co-authors, Ruminant *trans*-fatty acids and risk of breast cancer: A systematic review and meta-analysis of observational studies, abstract, *Minerva Endo- crinology* 42 (2017): 385-396; A. R. Rahbar and coauthors, Effect of conjugated linoleic acid as a supplement or enrichment in foods on blood glucose and waist circumference in humans: A meta-analysis, *Endocrine, Metabolic & Immune Disorders-Drug Targets* 17 (2017): 5-18.

25. Y. Wang and coauthors, Saturated palmitic acid induces myo-cardial inflammatory injuries through direct binding to TLR4 accessory protein MD2, 2017; T. Moguchi and coauthors, Excessive intake of *trans* fatty acid accelerates atherosclerosis through promoting inflammation and oxidative stress in a mouse model of hyperlipidemia, *Journal of Cardiology* 70 (2017): 121-127.

26. Haring and coauthors, Healthy dietary interventions and lipoprotein (a) plasma levels: Results from the Omni Heart Trial, *PLOS ONE* (2014), epub, doi: 10.1371/journal. pone.0114859.

27. F. M. Sacks and coauthors, Dietary fats and cardiovascular disea-se: A Presidential Advisory from the American Heart Association, *Circulation* 136 (2017), epub, doi: 10.1161/ CIR.0000000000000510; R. Micha and coauthors, Etiologic effects and optimal intakes of foods and nutrients for risk of cardiovascular diseases and diabetes: Systematic reviews and meta-analyses from the nutrition and chronic diseases expert group (NutriCoDE), *PLoS One* (2017), epub, doi: 10.1371/journal. pone.0175149; R. J. de Souza and coauthors, Intake of saturated and *trans* unsaturated fatty acids and risk of all cause mortality, cardiovas-cular disease, and type 2 diabetes: Systematic review and meta-analysis of observational studies, *British Medical Journal* (2015), epub, doi: 101136/bmj. h3978.

28. D. Mozaffarian, Dietary and policy priorities for cardiovascular disease, diabetes, and obesity: A comprehensive review, *Circulation* 133 (2016): 187-225; J. A. Dias and coauthors, A high quality diet is associated with reduced systemic inflammation in middle-aged individuals, *Atherosclerosis* 238 (2015): 38-44.

29. U.S. Department of Health and Human Services and U.S. Department of Agriculture, 2015-2020 *Dietary Guidelines for Americans,* 8th edition (2015), available at health.gov/ dietaryguidelines/2015/guidelines/.

30. V. Miller and coauthors, Fruit, vegetable, and legume intake and cardiovascular disease and deaths in 18 countries (PURE): A prospec- tive cohort study, *Lancet* (2017), epub ahead of print, doi: 10.1016/S0140-6736(17)32253-5; N. Veronese and coauthors, Fried potato consumption is associated with elevated mortality: An 8-y longitudinal cohort study, *American Journal of Clinical Nutrition* 106 (2017): 162-167.

第 6 章

1. Standing Committee on the Scientific Evaluation of Dietary Reference Intakes, Food and Nutrition Board, Institute of Medicine, *Dietary Reference Intakes for energy, carbohy-drate, fiber, fat, fatty acids, cholesterol, protein, and amino acids* (Washington, D.C.: National Academies Press, 2002/2005), pp. 589-768.

2. M. A. Bender, Sickle cell dis-ease, in M.P Adam and coeditors, Ge-neReviews [Internet] (University of

Washington: Seattle, 2017), available at www.ncbi.nlm.nih.gov/books/NBK1377/.

3. N. M. Sales, P. B. Pelegrini, and M. C. Goersch, Nutrigenomics: Definitions and advances of this new science, *Journal of Nutrition and Metabolism* (2014): epub, doi: 10.1155/2014/202759.

4. E. Arentson-Lantz and coauthors, Protein: A nutrient in focus, *Applied Physiology, Nutrition, and Metabolism* 40 (2015): 755-761; N. R. Rodriguez and S. L. Miller, Effective translation of current dietary guidance: Understanding and communication the concepts of minimal and optimal levels of dietary protein, *American Journal of Clinical Nutrition* 101 (2015): 1353S-1358S; M. Rafii and coauthors, Dietary protein requirement of female adults .65 years determined by the indicator amino acid oxidation technique is higher than current recommendations, *Journal of Nutrition* 145 (2015): 18-24; A. N. Pedersen and T. Cederholm, Health effects of protein intake in healthy elderly populations: A systematic literature review, *Food and Nutrition Research* 58 (2014): epub, doi:10.3402/fnr.v58.23364.

5. V. Melina, W. Craig, and S. Levin, Position of the Academy of Nutrition and Dietetics: Vegetarian diets, *Journal of the Academy of Nutrition and Dietetics* 116 (2016): 1970-1980.

6. Centers for Disease Control and Prevention, Diet/Nutrition, Fast Facts, June 2014, available at www.cdc.gov/nchs/fastats/diet.htm.

7. A. L. Carreiro and coauthors, The macronutrients, appetite, and energy intake, *Annual Review of Nutrition* 36 (2016): 73-103; C. D. Morrison and T. Laeger, Protein-dependent regulation of feeding and metabolism, *Trends in Endocrinology and Metabolism* 26 (2015): 256-262.

8. A. Etemadi and coauthors, Mortality from different causes associated with meat, heme iron, nitrates, and nitrites in the NIH-AARP Diet and Health Study: Population based cohort study, *British Medical Journal* (2017) epub, doi. org/10.1136/bmj.j1957; P. Hernández-Alonso and coauthors, High dietary protein intake is associated with an increased body weight and total death risk, *Clinical Nutrition* 35 (2016): 496-505.

9. A. Kamper and S. Strandgaard, Long-term effects of high-protein diets on renal function, *Annual Review of Nutrition* 37 (2017): 347-369; M. Cuenca-Sánchez, D. Navas-Carillo, and E. Orenes-Piñero, Controversies surrounding high-protein diet intake: Satiating effect and kidney and bone health, *Advances in Nutrition* 6 (2015): 260-266.

10. M. Kitada and coauthors, A low-protein diet exerts a beneficial effect on diabetic status and prevents diabetic nephropathy in Wistar fatty rats, an animal model of type 2 diabetes and obesity, *Nutrition and Metabolism (London)* (2018), epub, doi: 10.1186/s12986-018-0255-1. eCollection 2018; D. H. Pesta and V. T. Samuel, A high-protein diet for reducing body fat: Mechanisms and possible caveats, *Nutrition and Metabolism* 11 (2014), epub, doi: 10.1186/1743-7075-11-53.

11. K. Kalantar-Zadeh and D. Foque, Nutritional management of chronic kidney disease, *New England Journal of Medicine* 377 (2017): 1765-1776; M. Snelson, R. E. Clarke, and M. T. Coughlan, Stirring the pot: Can dietary modification alleviate the burden of CKD? *Nutrients* (2017), epub, doi: 10.3390/nu9030265.

12. V. Bouvard, Carcinogenicity of consumption of red and processed meat, *Lancet Oncology* (2015): 1599-1600; P. J. Tárraga López, J. S. Albero, and J. A. Rodríguez-Montes, Primary and secondary prevention of colorectal cancer, *Clinical Medicine Insights: Gastroenterology* 14 (2014): 33-46.

13. U.S. Preventive Services Task Force, Screening for celiac disease: U.S. Preventive Services Task Force recommendation statement, *Journal of the American Medical Association* 317 (2017): 1252-1257.

14. A Fasano and coauthors, Nonceliac gluten sensitivity, *Gastroenterology* 148 (2015): 1195-1204; L. Eli, L. Roncoroni, and M. T. Bardella, Non-celiac gluten sensitivity: Time for sifting the grain, *World Journal of Gastroenterology* 21 (2015): 8221-8226; M. M. Leonard and B. Vasagar, US perspective on gluten-related diseases, *Clinical and Experimental Gastroenterology* 7 (2014), epub, doi:10.2147/CEG.S54567.

15. J. Molina-Infante and A.

Carroccio, Suspected nonceliac gluten sensitivity confirmed in few patients after gluten challenge in double-blind, placebo-controlled trials, *Clinical Gastroenterology and Hepatology* 15 (2017): 339-348; M. Uhde and coauthors, Intestinal cell damage and systemic immune activation in individuals reporting sensitivity to wheat in the absence of coeliac disease, *Gut* 65 (2016): 1930-1937.

16. N. J. Talley and M. M. Walker, Celiac disease and nonceliac gluten or wheat sensitivity: The risks and benefits of diagnosis, *JAMA Internal Medicine* 177 (2017): 615-616; E. Lionetti and coauthors, Celiac disease from a global perspective, *Best Practice and Research: Clinical Gastroenterology* 29 (2015): 365-379.

消费者指南专栏 6

1. C. D. Morrison and T. Laeger, Protein independent regulation of feeding and metabolism, *Trends in Endocrinology and Metabolism* 26 (2015): 256-262.

2. D. H. Pesta and V. T Samuel, A high-protein diet for reducing body fat: Mechanisms and possible caveats, *Nutrition & Metabolism* (2014), epub, doi: 10.1186/1743-7075-11-53.

3. C. C. Chi and coauthors, Interventions for prevention of herpes simplex labialis (cold sores on the lips), *Cochrane Database of Systematic Reviews* 8 (2015): CD010095.

4. H. Y. Guo and coauthors, Hyperhomocysteinemia independently causes and promotes atherosclerosis in LDL receptordeficient mice, *Journal of Geriatric Cardiology* 11 (2014): 74-78; R. H. Mendes and coauthors, Moderate hyper-homocysteinemia provokes dysfunction of cardiovascular autonomic system and liver oxidative stress in rats, *Autonomic Neuroscience: Basic and Clinical* 180 (2014): 43-47.

5. K. Kalantar-Zadeh and D. Foque, Nutritional management of chronic kidney disease, *New England Journal of Medicine* 377 (2017): 1765-1776; L. Wandrag and coauthors, Impact of supplementation with amino acids or their metabolites on muscle wasting in patients with critical illness or other muscle wasting illness: A systematic review, *Journal of Human Nutrition and Dietetics* 28 (2015): 313-330.

6. Standing Committee on the Scientific Evaluation of Dietary Reference Intakes, Food and Nutrition Board, Institute of Medicine, *Dietary Reference Intakes for Energy, carbohydrate, fiber, fat, fatty acids, cholesterol, protein, and amino acids* (Washington, D.C.: National Academies Press, 2002/2005), pp. 589-768.

争论 6

1. A. Etemadi and coauthors, Mortality from different causes associated with meat, heme iron, nitrates, and nitrites in the NIH-AARP Diet and Health Study: Population based cohort study, *British Medical Journal* (2017) epub, doi. org/10.1136/bmj.j1957; M. J. Orlich and G. E. Frasier, Vegetarian diets in the Adventist Health Study 2: A review of initial published findings, *American Journal of Clinical Nutrition* 100 (2014): 353S-358S.

2. L. E. O'Connor, J. E. Kim, and W. W. Campbell, Total red meat intake of ≥0.5 servings/d does not negatively influence cardiovascular disease risk factors: A systemically searched meta-analysis of randomized controlled trials, American Journal of Clinical Nutrition 105 (2017): 57-59.

3. V. Melina, W. Craig, and S. Levin, Position of the Academy of Nutrition and Dietetics: Vegetarian diets, *Journal of the Academy of Nutrition and Dietetics* 116 (2016): 1970-1980.

4. X. Wang and coauthors, Fruit and vegetable consumption and mortality from all causes, cardio-vascular disease, and cancer: Systematic review and dose-response meta-analysis of prospective cohort studies, *British Medical Journal* 349 (2014), epub, doi:10.1136/bmj.g4490.

5. O. Oyebode and coauthors, Fruit and vegetable consumption and all-cause, cancer and CVD mortality: Analysis of Health Survey for England data, *Journal of Epidemiology and Community Health* 68 (2014): 856-862.

6. P. N. Singh and coauthors, Global epidemiology of obesity, vegetarian dietary patterns, and non-communicable disease in Asian Indians, *American Journal of Clinical Nutrition* 100 (2014): 359S-364S.

7. Y. Yokoyama, S. M. Levin, and N. D. Barnard, Association between plant-based diets and plasma lipids: a

systematic review and meta-analysis, *Nutrition Reviews* 75 (2017): 683-698; Z. H. Jian and coauthors, Vegetarian diet and cholesterol and TAG levels by gender, *Public Health Nutrition* 18 (2015): 721-726; F. Wang and coauthors, Effects of vegetarian diets on blood lipids: A systematic review and meta-analysis of randomized controlled trials, *Journal of the American Heart Association* (2015), epub, doi: 10.1161/JAHA.115.002408.

8. A. Satija and coauthors, Healthful and unhealthful plant-based diets and the risk of coronary heart disease in U.S. adults, *Journal of the American College of Cardiology* (2017), epub, doi: 10.1016/j.jacc.2017.05.047.

9. D. Demeyer and coauthors, Mechanisms linking colorectal cancer to the consumption of (processed) red meat: A review, *Food Science and Nutrition* 56 (2016): 2747-2766; World Health Organization, International Agency for Research on Cancer, IARC Monographs evaluate consumption of red meat and processed meat, 2015, www.iarc.fr/en/media-centre/iarcnews/pdf/Monographs-Q&A_Vol114.pdf; M. J. Orlich and coauthors, Vegetarian dietary patterns and the risk of colorectal cancers, *JAMA Internal Medicine* 175 (2015): 767-776.

10. T. J. Key and coauthors, Cancer in British vegetarians: Updated analyses of 4998 incident cancers in a cohort of 32,491 meat eaters, 8,612 fish eaters, 18,298 vegetarians, and 2,246 vegans, *American Journal of Clinical Nutrition* 100 (2014): 378S-

385S.

11. A. Etemadi and coauthors, Mortality from different causes associated with meat, heme iron, nitrates, and nitrites in the NIH-AARP Diet and Health Study: Population based cohort study, 2017.

12. U. Hammerling and coauthors, Consumption of red/processed meat and colorectal carcinoma: Possible mechanisms underlying the significant association, *Critical Reviews in Food Science and Nutrition* 56 (2016): 614-634.

13. G. B. Piccoli and coauthors, Vegan-vegetarian diets in pregnancy: Danger or panacea? A systematic narrative review, *BJOG* 122 (2015): 623-633.

14. B. Allès and coauthors, Comparison of sociodemographic and nutritional characteristics between self-reported vegetarians, vegans, and meat-eaters from the Nutrinet-Santé study, *Nutrients* (2017), epub, doi: 10.3390/nu9091023; R. Pawlak, S. E. Lester, and T. Babatunde, The prevalence of cobalamin deficiency among vegetarians assessed by serum vitamin B12: A review of literature, *European Journal of Clinical Nutrition* 68 (2014): 541-548.

15. C. Kocaoglu and coauthors, Cerebral atrophy in a vitamin B12-deficient infant of a vegetarian mother, *Journal of Health, Population, and Nutrition* 32 (2014): 367-371.

16. G. J. Lee and coauthors, Consumption of non-cow's milk beverages and serum vitamin D levels in early childhood, *Canadian Medical Association Journal* 186 (2014): 1287-1293; N. F. Krebs and coauthors, Meat consumption is associated with less stunting among toddlers in four diverse low-income settings, *Food and Nutrition Bulletin* 32 (2011): 185-191; M. Van Winckel and coauthors, Clinical prac- tice: Vegetarian infant and child nutrition, *Euro- pean Journal of Pediatrics* 170 (2011): 1489-1494.

17. R. S. Gibson, A. M. Heath, and E. A. Szymlek-Gay, Is iron and zinc nutrition a concern for vegetarian infants and young children in industrialized nations? *American Journal of Clinical Nutrition* 100 (2014): 459S-468S.

18. P. D. Genaro and coauthors, Dietary protein intake in elderly women: Association with muscle and bone mass, *Nutrition in Clinical Practice* 30 (2015): 283-289.

19. K. L. Tucker, Vegetarian diets and bone status, *American Journal of Clinical Nutrition* 100 (2014): 329S-335S.

第7章

1. N. Kono and H. Arai, Intracellular transport of fat-soluble vitamins A and E, *Traffic* 16 (2015): 19-34.

2. A. S. Green and A. J. Fascetti, Meeting the vitamin A requirement: The Efficacy and importance of β-carotene in animal species, *Scientific World Journal* (2016), epub, doi: 10.1155/2016/7393620.

3. S. A. Tanumihardjo and coauthors, Biomarkers of nutrition for development (BOND)—vitamin A

review, *The Journal of Nutrition* 146 (2016): 1816S-1848S; G. Bakdash and coauthors, Retinoic acid primes human den- dritic cells to induce gut-homing, IL-10-producing regulatory T cells, *Mucosal Immunology* 8 (2015): 265-278; C. Rochette-Egly, Retinoic acid signaling and mouse embryonic stem cell differentiation: Cross talk between genomic and non-genomic effects of RA, *Biochemica et Biophysica acta* 1851 (2015): 66-75.

4. J. T. Busada and C. B. Geyer, The role of retinoic acid (RA) in spermatogonial differentiation, *Biology of Reproduction* 94 (2016): 1-10; T. J. Cunningham and G. Duester, Mechanisms of retinoic acid signaling and its roles in organ and limb development, *Nature Reviews Molecular Cell Biology* 16 (2015): 110-123.

5. A. Imdad and coauthors, Vitamin A supplementation for preventing morbidity and mortality in children from six months to five years of age, *Cochrane Database Systematic Reviews* (2017), epub, doi: 10.1002/14651858. CD008524.pub3; A. Parafita-Fernandez and coauthors, Acquired night blindness due to bad eating patterns, *European Journal of Clinical Nutrition* 69 (2015): 752-754.

6. A. Sommer, Preventing blindness and saving lives: The centenary of vitamin A, *Journal of the American Medical Association Ophthalmology* 132 (2014): 115-117.

7. K. Feroze and E. Kaufman, Xerophthalmia, *StatPearls* (2017): Bookshelf ID: NBK431094 PMID: 28613746.

8. T. J. Cunningham and G. Duester, Mechanisms of retinoic acid signaling and its roles in organ and limb development, 2015.

9. L. M. Fettig and coauthors, Cross talk between progesterone recep- tors and retinoic acid receptors in regulation of cytokeratin 5-positive breast cancer cells, *Oncogene* 36 (2017): 6074-6084; A. Roy and coau- thors, Multiple roles of RARRES1 in prostate cancer: Autophagy induction and angiogenesis inhibition, *PLos One* (2017), epub, doi: 10.1371/journal. pone.0180344; X. Xu and coauthors, KDM3B shows tumor-suppressive activity and transcriptionally regulates HOXA1 through retinoic acid response elements in acute myeloid leukemia, *Leukemia & Lymphoma* 25 (2017): 1-10.

10. M. R. Bono and coauthors, Retinoic acid as a modulator or T cell immunity, *Nutrients* (2016), doi: 10.3390/nu8060349.

11. A. C. Palmer and coauthors, Maternal vitamin A supplementation increases natural antibody con- centrations of preadolescent offspring in rural Nepal, *Nutrition* 31 (2015): 813-819; S. A. van de Pavert and coauthors, Maternal retinoids control type 3 innate lym- phoid cells and set the offspring immunity, *Nature* 508 (2014): 123-127.

12. World Health Organization, Measles fact sheet, January 2017, available at **www.who.int/mediacentre/** factsheets/fs286/en.

13. M. A. Metzler and L. L. Sandell, Enzymatic metabolism of vitamin A in developing verte- brate embryos, *Nutrients* (2016), epub, doi: 10.3390/nu8120812.

14. A. C. Green, T. J. Martin, and L. E. Purton, The role of vitamin A and retinoic acid receptor signaling in post- natal maintenance of bone, *The Journal of Steroid Biochemistry and Molecular Biology* 155 (2016): 135-146.

15. S. Pinkaew and coauthors, Triple-fortified rice containing vita- min A reduced marginal vitamin A deficiency and increased vitamin A liver stores in school-aged Thai children, *The Journal of Nutrition* 144 (2014): 519-524.

16. CDC, Measles (*Rubeola*), in The Yellow Book 2018: Health Infor- mation for International Travelers' Health (2017), available at www.cdc. gov.

17. National Institutes of Health Office of Dietary Supplements, Vitamin A fact sheet for health professionals (2016), available at ods.od.nih.gov.

18. S. Khalil and coauthors, Retinoids: A journey from the molecular structures and mechanisms of action to clinical uses in dermato- logy and adverse effects, *The Journal of Dermatological Treatment* (2017): 1-13.

19. B. Gopinath and coauthors, Intake of key micronutrients and food groups in patients with late- stage age-related macular degenera- tion compared with age-sex-matched

controls, *The British Journal of Ophthalmology* 101 (2017): 1027-1031; K. J. Meyers and coauthors, Joint associations of diet, lifestyle, and genes with age-related macular degeneration, *Ophthalmology* 122 (2015): 2286-2294.

20. J. R. Evans and J. G. Lawrenson, Antioxidant vitamin and mineral supplements for slowing the progression of age-related macular degeneration, *Cochrane Database of Systematic Reviews* (2017), epub, doi: 10.1002/14651858; F. Corvi and coauthors, Pilot evaluation of short-term changes in macular pigment and retinal sensitivity in different phenotypes of early age-related macular degeneration after carotenoid supplementation, *The British Journal of Ophthalmology* 101 (2017): 770-773; B. Eisenhauer and coauthors, Lutein and zeaxanthin-food sources, bioavailability and dietary variety in age-related macular degeneration protection, *Nutrients* (2017), epub, doi: 10.3390/nu9020120; A. Gorusupudi, K. Nelson, and P. S. Bernstein, The age-related eye disease 2 study: Micronutrients in the treatment of macular degeneration, *Advances in Nutrition* 8 (2017): 40-53; C. J. Chiu and coauthors, The relationship of major American dietary patterns to age-related macular degeneration, *American Journal of Ophthalmology* 158 (2014): 118-127.

21. K. Pezdirc and coauthors, Consuming highcarotenoid fruit and vegetables influences skin yellowness and plasma carotenoids in young women: A single-blind randomized crossover trial, *Journal of the Academy of Nutrition and Dietetics* 116 (2016): 1257-1265.

22. R. L. Schleicher and coauthors, The vitamin D status of the U.S. population from 1988 to 2010 using standardized serum concentrations of 25-hydroxyvitamin D shows recent modest increases, *The American Journal of Clinical Nutrition* 104 (2016): 454-461.

23. E. Wintermeyer and coauthors, Crucial role of vitamin D in the musculoskeletal system, *Nutrients* 8 (2016): 319; G. Carmeliet, V. Dermauw, and R. Bouillon, Vitamin D signaling in calcium and bone homeostasis: a delicate balance, *Best Practice & Research Clinical Endocrinology & Metabolism* 29 (2015): 621-631.

24. C. M. Weaver and coauthors, Calcium plus vitamin D supplementation and risk of fractures: An updated meta-analysis from the National Osteoporosis Foundation, *Osteoporosis International* 27 (2016): 367-376; P. R. Ebeling, Vitamin D and bone health: Epidemiologic studies, *BoneKEy Reports* 3 (2014), epub, doi:10.1038/bonekey.2014.6; P. Lips, E. Gielen, and N. M. van Schoor, Vitamin D supplements with or without calcium to prevent fractures, *BoneKEy Reports* (2014), epub, doi:10.1038/bonekey.2014.7.

25. N. Trehan and coauthors, Vitamin D deficiency, supplementation, and cardiovascular health, *Critical Pathways in Cardiology* 16 (2017): 109-118; D. D. Binkle, Extraskeletal actions of vitamin D, *Annals of the New York Academy of Sciences* 1376 (2016): 29-52; A. R. Martineau and coauthors, Vitamin D supplementation to prevent acute respiratory tract infections: Systematic review and meta-analysis of individual participant data, *The British Medical Journal* 356 (2017): i6583; E. T. Jacobs and coauthors, Vitamin D and colorectal, breast, and prostate cancers: A review of the epidemiological evidence, *Journal of Cancer* 7 (2016): 232-240; S. L. McDonnell and coauthors, Serum 25-hydroxyvitamin D concentrations $40 ng/ ml are associated with .65% lower cancer risk: Pooled analysis of randomized trial and prospective cohort study, *PLoS One* 11 (2016): e0152441; D. B. Matchar and coauthors, Vitamin D levels and the risk of cognitive decline in Chinese elderly people: The Chinese Longitudinal Healthy Longevity Survey, *The Journals of Gerontology. Series A, Biological Sciences and Medical Sciences* 71 (2016): 1363-1368; J. Wang and coauthors, Meta-analysis of the association between vitamin D and autoimmune thyroid disease, *Nutrients* 7 (2015): 2485-2498; L. E. Mokry and coauthors, Vitamin D and risk of multiple sclerosis: A Mendelian randomization study, *PLoS Medicine* 12 (2015): e1001866; K. Amrein and coauthors, Effect of high-dose vitamin D3 on hospital length of stay in critically ill patients with

vitamin D deficiency: The VITdAL-ICU randomized clinical trial, *Journal of the American Medical Association* 312 (2014): 1520-1530; D. Dutta and coauthors, Vitamin-D supplementation in prediabetes reduced progression to type 2 diabetes and was associated with decreased insulin resistance and systemic inflammation: An open label randomized prospective study from Eastern India, *Diabe- tes Research and Clinical Practice* 103 (2014): e18-e23; N. J. Groves, J. J. McGrath, and T. H. Burne, Vitamin D as a neurosteroid affecting the developing and adult brain, *Annual Review of Nutrition* 34 (2014): 117-141.

26. C. D'Amore and coauthors, Vitamin D deficiency and clinical outcome in patients with chronic heart failure: A review, *Nutrition, Metabolism, and Cardiovascular Diseases* 27 (2017): 837-849; R. Scragg and coauthors, Effect of monthly high-dose vitamin D supplementation on cardiovascular disease in the Vitamin D Assessment Study: A randomized clinical trial, *JAMA Cardiology* 2 (2017): 608-616; J. Lappe and coauthors, Effect of vitamin D and calcium supplementation on cancer-incidence in older women: A randomized clinical trial, *Journal of the American Medical Association* 317 (2017): 1234-1243; A. M. Goodwill and C. Szoeke, A systematic review and meta-analysis of the effect of low vitamin D on cognition, *Journal of the American Geriatrics Association* (2017): doi: 10.1111/ jgs.15012; W.

Dankers and coauthors, Vitamin D in autoimmunity: Molecular mechanisms and therapeutic potential, *Frontiers in Immunology* 7 (2016): 697; C. Mathieu, Vitamin D and diabetes: where do we stand?, *Diabetes Research and Clinical Practice* 108 (2015): 201-209; K. de Haan and coauthors, Vitamin D deficiency as a risk factor for infection, sepsis and mortality in the critically ill: Systematic review and meta-analysis, *Critical Care* 18 (2014): 660.

27. A. L. Creo and coauthors, Nutritional rickets around the world: An update, *Paediatrics and International Child Health* 37 (2017): 84-98; R. Singleton and coauthors, Rickets and vita- min D deficiency in Alaska native children, *Journal of Pediatric Endocrinology and Metabolism* 28 (2015): 815-823.

28. T. R. Hill and T. J. Aspray, The role of vitamin D in maintaining bone health in older people, *Therapeutic Advances in Musculoskeletal Disease* 9 (2017): 89-95; K. Shikino, M. Ikusaka, and T. Yamashita, Vitamin D-deficient osteomalacia due to excessive self-restrictions for atopic dermatitis, *BMJ Case Reports* (2014), doi: 10.1136/bcr-2014-204558.

29. J. Zhao and coauthors, Ass-ociation between calcium or vitamin D supplementation and fracture incidence in community-dwelling older adults: A systematic review and meta-analysis, *Journal of the American Medical Ass-ociation* 318 (2017): 2466-2482; N. M. Van Schoor, M. W. Heymans, and P. Lips, Vitamin D status in relation

to physical performance, falls and fractures in the Longitudinal Aging Study Amsterdam: A reanalysis of previous findings using standardized serum 25-hydroxyvitamin D values, *The Journal of Steroid Biochemistry and Molecular Biology* 177 (2017): 255-260; T. R. Hill and T. J. Aspray, The role of vitamin D in maintaining bone health in older people, 2017; H. Macdonald and T. J. Aspray, Vitamin D supplements and bone mineral density, *Lancet* 383 (2014): 1292; H. A. Bischoff-Ferrari and coauthors, Monthly high-dose vitamin D treatment for the prevention of functional decline: A randomized clinical trial, *Journal of the American Medical Association Internal Medicine* 176 (2016): 175-183.

30. S. Savastano and coauthors, Low vitamin D status and obesity: Role of nutritionist, *Reviews in Endocrine and Metabolic Disorders* 18 (2017): 215-225; P. Prasad and A. Kochhar, Inter-play of vitamin D and metabolic syndrome: A review, *Diabetes & Metabolic Syndrome: Clinical Research & Reviews* 10 (2016): 105-112; M. Pereira-Santos and coauthors, Obesity and vitamin D deficiency: A systematic review and meta-analysis, *Obesity Reviews* 16 (2015): 341-349; Y. Yao and coauthors, A meta-analysis of the relationship between vitamin D deficiency and ob-esity, *International Journal of Clinical and Experimental Medicine* 8 (2015): 14977-14984.

31. S. Barja-Fernandez and coauthors, 25-Hydroxyvitamin D

levels of children are inversely related to adiposity assessed by body mass index, *Journal of Physiology and Biochemistry* 74 (2017): 111-118; C. E. Moore and Y. Liu, Low serum 25-hydroxyvitamin D concentrations are associated with total adiposity of children in the United States: National Health and Nutrition Examination Survey 2005 to 2006, *Nutrition Research* 36 (2016): 72-79.

32. C. Himbert and coauthors, A systematic review of the interrelation between dietand surgery-induced weight loss and vitamin D status, *Nutrition Review* 38 (2017): 13-26; P. K. Pannu, Y. Zhao, and M. J. Soares, Reductions in body weight and percent fat mass increase the vitamin D status of obese subjects: A systematic review and metaregression analysis, *Nutrition Research* 36 (2016): 201-213; A. Gangloff and coauthors, Changes in circulating vitamin D levels with loss of adipose tissue, *Current Opinion in Clinical Nutrition and Metabolic Care* 19 (2016): 464-470.

33. C. F. Dix, J. L. Barcley, and O. R. L. Wright, The role of vitamin D in adipogenesis, *Nutrition Reviews* 76 (2018): 47-59; S. Savastano and coauthors, Low vitamin D status and obesity: role of nutritionist, 2017; J. E. Heller and coauthors, Relation between vitamin D status and body composition in collegiate athletes, *International Journal of Sport Nutrition and Exercise Metabolism* 25 (2015): 128-135; L. K. Pourshahidi, Vitamin D and obesity: Current perspectives and future

directions, *The Proceed- ings of the Nutrition Society* 74 (2015): 115-124; C. Cipriani and coauthors, Vitamin D and its relationship with obesity and muscle, *Interna- tional Journal of Endocrinology* (2014), epub, doi: 10.1155/2014/841248

34. M. S. Razzaque, Can adverse effects of excessive vitamin D supplementation occur without developing hypervitaminosis D?, *Journal of Steroid Biochemistry and Molecular Biology* (2017), epub ahead of print, doi: 10.1016/j. jsb-mb.2017.07.006; R. L. Shea and J. D. Berg, Self-administration of vitamin D supplements in the general public may be associated with high 25-hydroxyvitamin D concentrations, *Annals of Clinical Biochemistry* 54 (2017): 355-361; G. Conti and coauthors, Vitamin D intoxication in two brothers: Be careful with dietary supplements, *Journal of Pediatric Endocrinology and Metabolism* 27 (2014): 763-767.

35. S. Schramm and coauthors, Impact of season and different vitamin D thresholds on prevalence of vitamin D deficiency in epidemiological cohorts—a note of caution, *Endocrine* 56 (2017): 658-666; M. A. Serdar and coauthors, Analysis of changes in parathyroid hormone and 25 (OH) vitamin D levels with respect to age, gender, and season: A data mining study, *Journal of Medical Biochemistry* 36 (2017): 73-83; G. Olerod and coauthors, The variation in free 25-hydroxy vitamin D and

vitamin D-binding protein with season and vitamin D status, *Endocrine Connections* 6 (2017): 111-120; I. Ohlund and coauthors, Increased vitamin D intake differentiated according to skin color is needed to meet requirements in young Swedish children during winter: A double-blind ran- domized clinical trial, *The American Journal of Clinical Nutrition* 106 (2017): 105-112; C. M. O'Neill and coauthors, Seasonal changes in vitamin D-effective UVB availability in Europe and associations with population serum 25-hydroxyvitamin D, *Nutrients* 8 (2016), epub, doi: 10.3390/nu8090533.

36. Committee on Dietary Reference Intakes, Dietary Reference Intakes for Calcium and Vitamin D, p. 6.; U.S. Department of Health and Human Services and U.S. Department of Agriculture, Dietary Guidelines for Americans 2015-2020, available at www.health.gov.

37. D. Ferrari, G. Lombardi, and G. Banfi, Concerning the vitamin D reference range: Pre-analytical and analytical variability of vitamin D measurement, *Biochemia Medica* 27 (2017), epub, doi: 10.11613/BM.2017.030501; M. Kiely, A. Hemmingway, and K. M. O'Callaghan, Vitamin D in pregnancy: Current perspectives and future directions, *Therapeutic Advances in Musculoskeletal Disease* 9 (2017): 145-154; P. J. Veugelers, T. M. Pham, and J. P. Ekwaru, Optimal vitamin D supplementation doses that minimize

the risk for both low and high serum 25-hydroxyvitamin D concentra- tions in the general public, *Nutrients* (2015), epub, doi: 10.3390/nu7125527

38. J. B. Kohn, Are mushrooms a significant source of vitamin D?, *Journal of the Academy of Nutrition and Dietetics* 116 (2016): 1520; K. D. Cashman and coauthors, Effect of ultraviolet lightexposed mushrooms on vitamin D status: Liquid chromatography-tandem mass spectrometry reanalysis of biobanked sera from a randomized controlled trial and a sys-tematic review plus meta-analysis, *The Journal of Nutrition* 146 (2016): 565-575; P. K. Kamweru and E. L. Tindibale, Vitamin D and vitamin D from ultraviolet-irradiated mushrooms (Review), *International Journal of Medicinal Mushrooms* 18 (2016): 205-214.

39. J. X. Chen and coauthors, δ and γ -tocopherols inhibit phIP/DSS-induced colon carcinogenesis by protection against early cellular and DNA damages, *Molecular Carcinogenesis* 56 (2017): 172-183; A. J. Burbank and coauthors, Gamma tocopherol-enriched supplement reduces a sputum eosinophilia and endotoxin-induced sputum neutrophilia in volunteers with asthma, *The Journal of Allergy and Clinical Immunology* (2017): epub ahead of print, doi: 10.1016/j. jaci.2017.06.029.

40. S. Budhathoki and coauthors, Plasma 25-hydroxyvitamin D concen-tration and sub- sequent risk of total and site specific cancers in Japanese population: Large case-cohort study within Japan Public Health Center-based Prospective Study cohort, *BMJ* (2018), epub, doi: 10.1136/bmj.k671; I. Korovila and coauthors, Proteostasis, oxidative stress and aging, *Redox Biology* 13 (2017): 550-567; J. C. Jha and coauthors, The emerging role of NADPH oxidase NOX5 in vascular disease, *Clinical Science* 131 (2017): 981-990; M. Höll and coauthors, ROS signaling by NADPH oxidase 5 modulates the proliferation and survival of prostate carcinoma cells, *Molecular Carcinogenesis* 55 (2016): 27-39; J. C. Jha and coauthors, Genetic targeting or pharmacologic inhibition of NADPH oxidase Nox4 provides renoprotection in long-term diabetic nephropathy, *Journal of the American Society of Nephrology* 25 (2014): 1237-1254.

41. Q. Jiang, Natural forms of vitamin E: metabolism, antioxidant, and anti-inflammatory activities and their role in disease prevention and therapy, *Free Radical Biology and Medicine* 72 (2014): 76-90.

42. J. Cook-Mills and coauthors, Interaction of vitamin E isoforms on asthma and allergic airway disease, *Thorax* 71 (2016): 954-956; P. Ambrogini and coauthors, α -tocopherol and hippocampal neural plasticity in physiological and pathological conditions, *International Journal of Molecular Science* 17 (2016): doi: 10.3390/ ijms17122107; A. W. Ashor and coauthors, Effect of vitamin C and vitamin E supplemen-tation on endothelial function: A systematic review and meta-analysis of randomized controlled trials, *British Journal of Nutrition* 113 (2015): 1182-1194.

43. S. Khanna and coauthors, Excessive alphatocopherol exacerbates microglial activation and brain injury caused by acute ischemic stroke, *FASEB Journal: Official Publication of the Federation of American Societies for Experimental Biology* 29 (2015): 828-836; C. K. Desai and coauthors, The role of vitamin supplementation in the prevention of cardiovascular disease events, *Clinical Cardiology* 37 (2014): 576-581.

44. G. Bjelakovic, D. Nikolova, and C. Gluud, Antioxidant supplements and mortality, *Current Opinion in Clinical Nutrition and Metabolic Care* 17 (2014): 40-44.

45. A. J. Curtis and coauthors, Vitamin E supplementation and mortality in healthy people: A metaanalysis of randomized controlled trials, *Cardiovascular Drugs and Therapy* 28 (2014): 563-573; S. Jiang and coauthors, Meta-anal- ysis: Lowdose intake of vitamin E combined with other vitamins or minerals may decrease all-cause mortality, *Journal of Nutritional Science and Vitaminology* 60 (2014): 194-205. G. Y. Lai and coauthors, Effects of alpha-tocopherol and beta-carotene supplementation on liver cancer incidence and chronic liver disease mortality in the ATBC study, *British Journal of Cancer* 111 (2014): 2220-2223; J. Virtamo and coauthors, Effects of alpha-tocopherol

and beta-carotene supplementation on cancer incidence and mortality: 18-year postintervention follow-up of the Alpha-tocopherol, Beta-carotene Cancer Prevention Study, *International Journal of Cancer* 135 (2014): 178-185.

46. Committee on Dietary Reference Intakes, Dietary Reference Intakes for Calcium and Vitamin D, p. 6.; U.S. Department of Health and Human Services and U.S. Department of Agriculture, Dietary Guidelines for Americans 2015-2020, available at www.health.gov.

47. E. M. Hawes and A. J. Viera, Anticoagulation: managing adverse events in patients receiving anticoagulation and perioperative care, *FP Essentials* 422 (2014): 31-39.

48. J. K. Villa and coauthors, Effect of vitamin K in bone metabolism and vascular calcification: A review of mechanisms of action and evidences, *Critical Reviews in Food Science and Nutrition* (2016): epub ahead of print, doi: 10.1080/10408398.2016.1211616; A. Urano and coauthors, Vitamin K deficiency evaluated by serum levels of undercarboxylated osteocalcin in patients with anorexia nervosa with bone loss, *Clinical Nutrition* 34 (2015): 443-448.

49. G. Hao and coauthors, Vitamin K intake and the risk of fractures: A metaanalysis, *Medicine* 96 (2017): e6725; T. E. Finnes and coauthors, A combination of low serum concentrations of vitamins K1 and D is associated with increased risk of hip fractures in elderly Norwegians: A NOREPOS study, *Osteoporosis International* 27 (2016): 1645-1652; A. C. Torbergsen and coauthors, Vitamin K1 and 25(OH)D are independently and synergistically associated with a risk for hip fracture in an elderly population: A case control study, *Clinical Nutrition* 34 (2015): 101-106.

50. Z. B. Huang and coauthors, Does vitamin K2 play a role in the prevention and treatment of osteoporosis for postmenopausal women: A meta-analysis of randomized controlled trials, *Osteoporosis International* 26 (2015): 1175-1186; M. S. Hamidi and A. M. Cheung, Vitamin K and musculoskeletal health in postmenopausal women, *Molecular Nutrition and Food Research* 58 (2014): 1647-1657.

51. J. C. Phillippi and coauthors, Prevention of vitamin K deficiency bleeding, *Journal of Mid- wifery & Women's Health* (2016): doi: 10.1111/ jmwh.12470; R. Schulte and co-authors, Rise in late onset vitamin K deficiency bleeding in young infants because of omission or refusal of prophylaxis at birth, *Pediatric Neurology* 50 (2014): 564-568.

52. J. Loyal and coauthors, Refusal of vitamin K by parents of newborns: A survey of the better outcomes through research for newborns network, *Academic Pediatrics* 17 (2017): 368-373; L. H. Marcewicz and coauthors, Parental refusal of vitamin K and neonatal preventive services: A need for surveillance, *Maternal and Child Health Journal* 21 (2017): 1079-1084; R. Schulte and coauthors, Rise in late onset vitamin K deficiency bleeding in young infants because of omission or refusal of prophylaxis at birth, 2014.

53. G. Akolkar and coauthors, Vitamin C mitigates oxidative/ nitrosative stress and inflammation in Doxorubicininduced cardiomyopathy, *American Journal of Physiology Heart and Circulatory Physiology* (2017): doi: 10.1152/ ajpheart.00253.2017; A. Ludke and coauthors, Time course of changes in oxidative stress and stressinduced proteins in cardiomyocytes exposed to doxorubicin and prevention by vitamin C, *PLoS One* 12 (2017), epub, doi. org/10.1371/ journal.pone.0179452.

54. R. F. Mendes-da-Silva and coauthors, Prooxidant versus antioxidant brain action of ascorbic acid in wellnourished and malnourished rats as a function of dose: A cortical spreading depression and malondialdehyde analysis, *Neuropharmacology* 86 (2014): 155-160; A. Chakraborthy and coauthors, Antioxidant and pro-oxidant activity of vitamin C in oral environment, *Indian Journal of Dental Research* 25 (2014): 499-504.

55. S. S. Gropper and J. L. Smith, Vitamin C (Ascorbic Acid), in Advanced *nutrition and human metabolism* (Cengage Learning: Boston, 2018), pp. 303-312.

56. G. M. Allan and B. Arroll, Prevention and treatment of the

common cold: Making sense of the evidence, *Canadian Medical Association Jour- nal* 186 (2014): 190-199.

57. H. Hemilä, Vitamin C and infections, *Nutri- ents* 9 (2017), epub, doi: 10.3390/nu9040339.

58. R. A. Wijkmans and K. Talsma, Modern scurvy, *Journal of Surgical Case Reports* (2016), https://doi.org/10.1093/jscr/rjv168; M. Levavasseur and coauthors, Severe scurvy: An underestimated disease, *European Journal of Clinical Nutrition* 69 (2015): 1076-1077; J. Ong and R. Randhawa, Scurvy in an alcoholic patient treated with intravenous vitamins, *BMJ Case Reports* (2014), epub, doi: 10.1136/bcr-2013-009479.

59. S. Yaich and coauthors, Secondary oxalosis due to excess vitamin C intake: A cause of graft loss in a renal transplant recipient, *Saudi Journal of Kidney Disease and Transplantation* 25 (2014): 113-116; X. Tang and J. C. Lieske, Acute and chronic kidney injury in nephrolithiasis, *Current Opinion in Nephrology and Hypertension* 23 (2014): 385-390.

60. A. Sanvisens and coauthors, Longterm mortality of patients with alcohol-related Wernicke-Korsakoff syndrome, *Alcohol and Alcoholism* 52 (2017): 466-471.

61. T. Udhayabanu and coauthors, Riboflavin responsive mitochondrial dysfunction in neurodegenerative diseases, *Journal of Clinical Medicine* (2017), epub, doi: 10.3390/jcm6050052; Y. P. Wang and coauthors, Riboflavin supplementation improves energy metabolism in mice exposed to acute hypoxia, *Physiological Research* 63 (2014): 341-350.

62. S. K. Luthe and R. Sato, Alcoholic pellagra as a course of altered mental status in the emergency department, *The Journal of Emergency Medicine* (2017), epub, doi: 10.1016/j.jemermed.2017.05.008; N. Terada and coau- thors, Wernicke encephalopathy and pellagra in an alcoholic and malnourished patient, *BMJ Case Reports* (2015), epub, doi: 10.1136/bcr-2015-209412; A. A. Badawy, Pellagra and alcoholism: A biochemical perspective, *Alcohol and Alcoholism* 49 (2014): 238-250.

63. G. Matapandeu, S. H. Dunn, and P. Pagels, An outbreak of pellagra in the Kasese catchment area, Dowa, Malawi, *The American Journal of Tropical Medicine and Hygiene* 96 (2017): 1244-1247.

64. R. L. Dunbar and H. Goel, Niacin alternatives for dyslipidemia: Fool's gold or gold mine? Part 1: Alternative niacin regimens, *Current Atherosclerosis Reports* 18 (2016): 11.

65. C. Minto and coauthors, Definition of a tolerable upper intake level of niacin: A systematic review and metaanalysis of the dosedependent effects of nicotinamide and nicotinic acid supplementation, *Nutrition Reviews* (2017), epub ahead of print, doi: 10.1093/nutrit/nux011; S. Schandelmaier and coauthors, Niacin for primary and secondary prevention of cardiovascu- lar events, *The Cochrane Database of Systematic Reviews* 6 (2017), epub, doi: 10.1002/14651858. CD009744.pub2.

66. S. Schandelmaier and coauthors, Niacin for primary and secondary prevention of cardiovascular events, 2017; A. R. Last, J. D. Ference, and E. R. Menzel, Hyperlipidemia: Drugs for cardiovascular risk reduction in adults, *American Family Physician* 95 (2017): 78-87; W. E. Boden, M. S. Sidhu, and P. P. Toth, The therapeutic role of niacin in dyslipidemia management, *Journal of Cardiovascular Pharmacology and Therapeutics* 19 (2014): 141-158.

67. R. B. Goldberg and coauthors, Effects of extended-release niacin added to simvastatin/ ezetimibe on glucose and insulin values in AIM-HIGH, *The American Journal of Medicine* 129 (2016): e13-e22; R. Haynes and K. Rahimi, Niacin: Old habits die hard, *Heart* 102 (2016): 170-171; T. J. Anderson and coauthors, Safety profile of extended-release niacin in the AIM-HIGH trial, *The New England Journal of Medicine* 371 (2014): 288-290.

68. R. Haynes and K. Rahimi, Niacin: Old habits die hard, 2016.

69. M. McGee, S. Bainbridge, and B. Fontaine-Bisson, A crucial role for maternal dietary methyl donor intake in epigenetic programming and fetal growth outcomes, *Nutrition Reviews* 76 (2018): 469-478; M. Hiraoka and Y. Kagawa, Genetic polymorphisms and folate status, *Congenital Anomalies* 57 (2017): 142-149.

70. M. Matejcic and coauthors, Biomarkers of folate and vitamin B12 and breast cancer risk: Report from the EPIC cohort, *International Journal of Cancer* 140 (2017): 1246-1259; C. D. Cantarella and coauthors, Folate deficiency as predisposing factor for childhood leukaemia: A review of the literature, *Genes & Nutrition* 12 (2017): 14; S. J. Kim and coauthors, Plasma folate, vitamin B-6, and vitamin B-12 and breast cancer risk in BRCA1 and BRCA2- mutation carriers: A prospective study, *The American Journal of Clinical Nutrition* 104 (2016): 671-677; Y. Peng, B. Dong, and Z. Wang, Serum folate concentrations and all-cause, cardiovascular disease and cancer mortality: A cohort study based on 1999-2010 National Health and Nutrition Examination Survey (NHANES), *International Journal of Cardiology* 219 (2016): 136-142; R. Wang and coauthors, Folate intake, serum folate levels, and prostate cancer risk: A meta-analysis of prospective studies, *BMC Public Health* 14 (2014): 1326.

71. A. S. Parnell and A. Correa, Analyses of trends in prevalence of congenital heart defects and folic acid supplementation, *Journal of Thoracic Disease* 9 (2017): 495-500; A. Xu and coauthors, A meta-analysis of the relationship between maternal folic acid supplementation and the risk of congenital heart defects, *Interna-tional Heart Journal* 57 (2016): 725-728; A. E. Czeizel, A. Vereczkey, and I. Szabo, Folic acid in pregnant women associated with reduced prevalence of severe congenital heart defects in their children: A national population-based case-control study, *European Journal of Obstetrics, Gynecology, and Reproductive Biology* 193 (2015): 34-39.

72. M. Viswanathan and coauthors, Folic acid supplementation for the prevention of neural tube defects: An updated evidence report and systematic review for the U.S. Preventive Services Task Force, *Journal of the American Medical Association* 317 (2017): 190-203.

73. J. Williams and coauthors, Updated estimates of neural tube defect prevented by mandatory folic acid fortification—United States, 1995-2011, *Centers for Disease Control and Prevention Morbidity and Mortality Weekly Report* 64 (2015): 1-5; K. S. Crider and coauthors, Population red blood cell folate concentrations for prevention of neural tube defects: Bayesian model, *British Medical Journal* 349 (2014), epub, doi: 10.1136/bmj.g4554.

74. H. N. Moussa and coauthors, Folic acid supplementation: What is new? Fetal, obstetric, long-term benefits and risks, *Future Science Open Access* 2 (2016), epub, doi: 10.4155/fsoa- 2015-0015.

75. A. M. Orozco and coauthors, Characteristics of U.S. adults with usual daily folic acid intake above the tolerable upper intake level: National Health and Nutrition Examination Survey, 2003-2010, *Nutrients* 8 (2016): 195.

76. R. H. Bahous and coauthors, High dietary folate in pregnant mice leads to pseudo-MTHFR deficiency and altered methyl metabolism, with embryonic growth delay and short-term memory impairment in offspring, *Human Molecular Genetics* 26 (2017): 888-900; K. E. Christensen and coauthors, Moderate folic acid supplementation and MTHFD1-synthetase deficiency in mice, a model for the R653Q variant, result in embryonic defects and abnormal placental development, *American Journal of Clinical Nutrition* 104 (2016): 1459-1469; A. N. Mudryi and coauthors, Folate intakes from diet and supplements may place certain Canadians at risk for folic acid toxicity, *British Journal of Nutrition* 116 (2106): 1236-1245.

77. U.S. Preventive Services Task Force, Folic Acid Supplementation for the prevention of neural tube defects: Recommendation statement, (2017), available at www.uspreventiveservicestaskforce.org/Page/Document/RecommendationStatementFinal/folic-acid-for-the-prevention-of-neural-tube-defects-preventive-medication; Scientific Report of the 2015 Dietary Guidelines Advisory Com- mittee (2015): available at www.health.gov.

78. H. N. Moussa and coauthors, Folic acid supplementation: what is new? Fetal, obstetric, long-term benefits and risks, 2016.

79. C. Hui and coauthors,

Associations between Alzheimer's Disease and blood homocysteine, vitamin B12, and folate: A case-control study, *Current Alzheimer Research* 12 (2015): 88-94.

80. A. Brito and coauthors, The human serum metabolome of vitamin B-12 deficiency and repletion, and associations with neurological function in elderly adults, *Journal of Nutrition* 147 (2017): 1839-1849; E. J. de Koning and coauthors, Effects of two-year vitamin B12 and folic acid supplementation on depressive symptoms and quality of life in older adults with elevated homocysteine concentrations: Additional results from the B-PROOF study, an RCT, *Nutrients* (2016), epub, doi: 10.3390/nu8110748; O. I. Okereke and coauthors, Effect of long-term supplementation with folic acid and B vitamins on risk of depression in older women, *The British Journal of Psychiatry* 206 (2015): 324-331.

81. F. Franceschi and coauthors, Role of *Helicobacter pylori* infection on nutrition and metabolism, *World Journal of Gastroenterology* 20 (2014): 12809-12817.

82. V. R. Aroda and coauthors, Long-term metformin use and vitamin B12 deficiency in the Diabetes Prevention Program Outcomes study, *The Journal of Clinical Endocrinology & Metabolism* 101 (2016): 1754-1761; M. A. Ahmed, G. Muntingh, and P. Rheeder, Vitamin B12 deficiency in metformintreated type-2 diabetes patients, prevalence and association

with peripheral neuropathy, *BioMed Central Pharmacology & Toxicology* 17 (2016), epub, doi: 10.1186/s40360-016-0088-3; D. Kang and coauthors, Higher prevalence of metformin-induced vitamin B12 deficiency in sulfonylurea combination compared with insulin combina- tion in patients with type 2 diabetes: A cross- sectional study, *PLoS One* 9 (2014), epub, doi: 10.1371/journal.pone.0109878.

83. J. Y. Huang and coauthors, Dietary intake of one-carbon meta-bolism-related nutrients and pancreatic cancer risk: The Singapore Chinese Health Study, *Cancer Epidemiology Biomarkers& Prevention* 25 (2016): 417-424; X. Wu and coauthors, The role of genetic polymorphisms as related to one-carbon metabolism, vitamin B6, and gene-nutrient intera-ctions in maintaining genomic stability and cell viability in Chinese breast cancer patients, *International Journal of Molecular Sciences* 17 (2016), epub, doi: 10.3390/ijms17071003; D. C. Muller and coauthors, Circulating concentrations of vitamin B6 and kidney cancer prognosis: A pro-spective case-cohort study, *PLoS One* 10 (2015), epub, doi: 10.1371/journal.pone.0140677; H. Dong and coauthors, Efficacy of supplementation with B vitamins for stroke preven-tion: A network meta-analysis of randomized controlled trials, *PLoS One* (2015), epub, doi: 10.1371/journal.pone.0137533.

84. D. M. Mock, Biotin: From nutrition to therapeutics, *Journal of*

Nutrition 147 (2017): 1487-1492; K. Dakshinamurti and coauthors, Microarray analysis of pancreatic gene expression during biotin repletion in biotin-deficient rats, *Canadian Journal of Physiology and Pharmacology* 93 (2015): 1103-1110; C. A. Perry and coauthors, Pregnancy and lactation alter biomarkers of biotin metabolism in women consuming a controlled diet, *The Journal of Nutrition* 144 (2014): 1977-1984.

85. H. T. Rajarethnem and coauthors, Combined supplementation of choline and docosahexaenoic acid during pregnancy enhances neurodevelopment of fetal hip-pocampus, *Neurology Research International* (2017), epub, doi 10. 1155/2017/8748706; J. H. King and coauthors, Maternal choline supplementation alters fetal growth patterns in a mouse model of placental insufficiency, *Nutrients* 9 (2017): 765, doi:10.3390/nu9070765; Y. Wang and coauthors, Maternal dietary intake of choline in mice reg- ulates development of the cerebral cortex in the offspring, *FASEB Journal* 30 (2016): 1566-1578; B. J. Strupp and coauthors, Maternal choline supplementation: A potential prenatal treatment for Down syndrome and Alzheimer's disease, *Current Alzheimer Research* 13 (2016): 97-106.

86. T. C. Wallace and V. L. Fulgoni, Assessment of total choline intakes in the United States, *Journal of the American College of Nutrition* 35 (2016): 108-112; T. C. Wallace and V. L. Fulgoni, Usual choline intakes

are associated with egg and protein food consumption in the United States, *Nutrients* (2017), epub, doi: 10.3390/nu9080839.

87. B. J. Strupp and coauthors, Maternal choline supplementation: A potential prenatal treatment for Down syndrome and Alzheimer's disease, 2016; X. Jiang, A. A. West, and M. A. Caudill, Maternal choline supplementation: A nutritional approach for improving offspring health?, *Trends in Endocrinology & Metabolism* 25 (2014): 263-273.

88. "M. Jessri, W. Y. Lou, and M. R. L'Abbe, The 2015 Dietary Guidelines for Americans is associated with a more nutrient-dense diet and a lower risk of obesity, The American Journal of Clinical Nutrition 104 (2016): 1378-1392; M. D. Hingle, J. Kandiah, and A. Maggi, Practice paper of the Academy of Nutrition and Dietetics: selecting nutrient-dense foods for good health, Journal of the Academy of Nutrition and Dietet- ics 116 (2016): 1473-1479."

争论 7

1. National Institutes of Health Office of Dietary Supplements, Multivitamin/mineral supplements (2017), available at https://ods.od.nih.gov/factsheets/MVMS-HealthProfessional/.

2. National Institutes of Health Office of Dietary Supplements, Multivitamin/mineral supplements, 2017.

3. Rao N. Rao and coauthors, An increase in dietary supplement exposures reported to US poison control centers, *Journal of Medical Toxicology* 13 (2017): 227-237.

4. A. A. Yates and coauthors, Bioactive nutrients: Time for tolerable upper intake levels to address safety, *Regulatory Toxicology and Pharmacology* 84 (2017): 94-101; A. J. Geller and coauthors, Emergency department visits for adverse events related to dietary supplements, *New England Jour- nal of Medicine* 373 (2015): 1531-1540.

5. V. Navarro and coauthors, Liver injury from herbal and dietary supplements, *Hepatology* 65 (2017): 363-373; A. M. Abe, D. J. Hein, and P. J. Gregory, Regulatory alerts for dietary supplements in Canada and the United States, 2005-13, *American Journal of Health-System Pharmacology* 72 (2015): 966-971.

6. ConsumerLab.com, Product review: Multivitamin and mulitmineral supplements review, 2014, available at www.consumerlab.com.

7. P. Gusev and coauthors, Over-the-counter prenatal multivitamin/mineral products: Chemical analysis for the dietary supplement ingredient database, *Journal of the Federation of American Soci- eties for Experimental Biology* 28 (2014): 809.3.

8. D. D. Bickle, Extraskeletal actions of vitamin D, *Annals of the New York Academy of Sciences,* 1376 (2016): 29-52; J. A. Baron and coauthors, A trial of calcium and vitamin D for the prevention of color-ectal adenomas, *New England Journal of Medicine* 373 (2015): 1519-1530.

9. U.S. Preventive Services Task Force, Vitamin supplementation to prevent cancer and CVD: Preventive medication, February 2014, Final Update September 2016, available at www.uspreventiveservicestaskforce.org/Page/Document/Up-dateSummaryFinal/vitamin-supplementation-to-prevent-cancer-and-cvd-counseling.

10. P. Lance and coauthors, Colorectal adenomas in participants of the SELECT randomized trial of selenium and vitamin e for prostate cancer prevention, *Cancer Prevention Research* 10 (2017): 45-54; B. A. Vucˇkovic´ and coauthors, Vitamin supplementation on the risk of venous thrombosis: Results from the MEGA case-control study, *American Journal of Clinical Nutrition* 101 (2015): 606-612.

11. U.S. Preventive Services Task Force, Vitamin supplementation to prevent cancer and CVD: Preventive medication, February 2014, Final Update September 2016.

12. L. Schwingshackl and coau-thors, Dietary supplements and risk of cause-specific death, cardiovascular disease, and cancer: A systematic review and meta-analysis of primary prevention trials, *Advances in Nutrition* 8 (2017): 27-39; U.S. Preventive Services Task Force, Vitamin sup-ple-mentation to prevent cancer and CVD: Preventive medication, February 2014, Final Update September 2016.

13. S. Rautiainen, and coauthors, Effect of baseline nutritional status on long-term multivitamin use and

cardiovascular disease risk: A secondary analysis of the Physicians' Health Study II Randomized Clinical Trial, *JAMA Cardiology* 2 (2017): 617-625; N. G. Zaorsky and coauthors, Men's health supplement use and outcomes in men receiving definitive intensity-modulated radiation therapy for localized prostate cancer, *American Journal of Clinical Nutrition* 104 (2016): 1582-1593.

第8章

1. U.S. Department of Health and Human Services and U.S. Department of Agriculture, *2015-2020 Dietary Guidelines for Americans,* 8th edition (2015), available at http://health.gov/dietaryguidelines/2015/guidelines/.

2. J. D. Adams and coauthors, Dehydration Impairs Cycling Performance, Independently of Thirst: A Blinded Study, *Medicine and Science in Sports and Exercise* 50 (2018): 1697-1703; S. N. Cheuvront and R. W. Kenefick, Dehydration: Physiology, assessment, and performance effects, *Comprehensive Physiology* 4 (2014): 257-285.

3. A. Rosinger and K. Herrick, Daily water intake among U.S. men and women, 2009-2012, *CDC Data Brief* 242 (2016), available at www.cdc.gov/nchs/products/databriefs/db242.htm.

4. Daily water intake among U.S. men and women, 2009-2012, *NCHS DataBrief* 242, April 2016.

5. World Health Organization, Drinking-water: Fact sheet, July 2017, available at www.who.int/mediacentre/factsheets/fs391/en/.

6. U.S. Environmental Protection Agency, Basic Information about lead in drinking water, 2018, available at www.epa.gov/ground-water-and-drinking-water/basic-information-about-lead-drinking-water#reducehome.

7. K. M. Benedict and coauthors, Surveillance for waterborne disease outbreaks associated with drinking water—the United States, 2013-2014, *Morbidity and Mortality Weekly Report* 66 (2017): 1216-1225; M. Hanna-Attisha and coauthors, Elevated blood lead levels in children associated with the Flint drinking water crisis: A spatial analysis of risk and public health response, *American Journal of Public Health* 106 (2016): 283-290.

8. Flint Water Advisory Task Force Final Report, March 2016, available at www.michigan.gov/documents/snyder/FWATF_FINAL_REPORT_21March2016_517805_7.pdf.

9. Natural Resources Defense Council, The truth about tap: Lots of people think drinking bottled water is safer. Is it? January 2016, available at www.nrdc.org/stories/truth-about-tap.

10. U.S. Food and Drug Administration, FDA regulates the safety of bottled water beverages including flavored water and nutrient-added water beverages, Food Facts, 2014, available at www.fda.gov/food/foodborneillnesscontaminants/buystoreservesafefood/ucm046894.htm.

11. U.S. Department of Agriculture and U.S. Department of Health and Human Services, Scientific report of the 2015 Dietary Guidelines Advisory Committee, 2015, D-6: 8-15, available at www.health.gov; S. Agarwal and coauthors, Comparison of prevalence of inadequate nutrient intake based on body weight status of adults in the United States: An analysis of NHANES 2001-2008, *Journal of the American College of Nutrition* 7 (2015): 1-9; C. E. O' Neil and coauthors, Ethnic disparities among food sources of energy and nutrients of public health concern and nutrients to limit in adults in the United State: NHANES 2003-2006, *Food and Nutrition Research* 58 (2014): 15784.

12. I. Mosialou and coauthors, MC4R-dependent suppression of appetite by bone-derived lipoca- lin 2, *Nature* 543 (2017): 385-390.

13. S. L. Lennon and coauthors, 2015 evidence analysis library evidence-based nutrition practice guideline for the management of hypertension in adults, *Journal of the Academy of Nutrition and Dietetics* 117 (2017): 1445-1458; P. A. James and coauthors, 2014 evidence-based guideline for the management of high blood pressure in adults: Report from the panel members appointed to the eighth Joint National Committee (JNC 8), *Journal of the American Medical Association* 311 (2014): 507-520.

14. L. Moore-Schiltz and coauthors, Dietary intake of calcium and magnesium and the metabolic syndrome in the National Health and Nutrition Examination (NHANES)

2001-2010 data, *British Journal of Nutrition* 114 (2015): 924-935; Y. Park and J. Kim, Association of dietary vitamin D and calcium with genetic polymorphisms in colorectal neoplasia, *Journal of Cancer Prevention* 20 (2015): 97-105.

15. J. A. Beto, The role of calcium in aging, *Clinical Nutrition Research* 4 (2015): 1-8.

16. 16 D. Goltzman and coauthors, Approach to hypercalcemia, Endotext (2016), NCBI Bookshelf available at www.ncbi.nlm.nih.gov/books/NBK279129/.

17. S. Astbury and coauthors, Nutrient availability, the microbiome, and intestinal transport during pregnancy, *Applied Physiology, Nutrition, and Metabolism* 40 (2015):1100-1106.

18. A. Fang and coauthors, Habitual dietary calcium intakes and calcium metabolism in healthy adults Chinese: A systematic review and metaanalysis, *Asia Pacific Journal of Clinical Nutrition* 25 (2016): 776-784.

19. J. Gao and coauthors, Age-erelated regional deterioration patterns and changes in nanoscale characterizations of trabeculae in the femoral head, *Experimental Gerontology* 62C (2015): 63-72; R. D. Jackson and W. J. Mysiw, Insights into the epidemiology of postmenopausal osteoporosis: The Women's Health Initiative, *Seminars in Reproductive Medicine* 32 (2014): 454-462.

20. R. Zhao, Z. Xu, and M. Zhao, Antiresorptive agents increase the effects of exercise on preventing postmenopausal bone loss in women: A meta-analysis, *PLoS One* 10 (2015): e0116729.

21. C. M. Weaver and coau-thors, The National Osteoporosis Foundation's position statement on peak bone mass development and lifestyle factors: A systematic review and implementation recommendations, *Osteoporosis International* 27 (2016): 1281-1386.

22. U.S. Department of Health and Human Services and U.S. Department of Agriculture, *2015-2020 Dietary Guidelines for Americans,* 8th edition (2015), available at http://health.gov/dietaryguidelines/2015/guidelines/.

23. J. Uribarri and M. S. Calvo, Dietary phosphorus intake and health, *American Journal of Clinical Nutrition* 99 (2014): 247-248.

24. A. R. Chang and C. Anderson, Dietary phosphorus intake and the kidney, *Annual Review of Nutrition* 37 (2017): 321-346; R. Nicoll, J. M. Howard, and M. Y. Henein, A review of the effect of diet on cardio-vascular calcification, *International Journal of Molecular Sciences* 16 (2015): 8861-8883.

25. P. L. Lutsey and coauthors, Serum magnesium, phosphorus, and calcium are associated with risk of incident heart failure: The Atheroscle rosis Risk in Communities (ARIC) study, *American Journal of Clinical Nutrition* 100 (2014): 756-764; D. Kolte and coauthors, Role of magnesium in cardiovascular diseases, *Cardiology in Review* 22 (2014): 182-192.

26. S. L. Lennon and coauthors, 2015 Evidence Analysis Library evidencebased nutrition practice guideline for the management of hypertension in adults, 2017; H. Han and coauthors, Dose-response relationship between dietary magnesium intake, serum magnesium concentration and risk of hypertension: A systematic review and meta-analysis of prospective cohort studies, *Nutrition Journal* (2017), epub, doi: 10.1186/s12937-017-0247-4; X. Fang and coauthors, Dietary magnesium intake and the risk of cardiovascular disease, type 2 dia- betes, and all-cause mortality: A dose-response meta-analysis of prospective cohort studies, *BMC Medicine* (2016), epub, doi: 10.1186/ s12916-016-0742-z.

27. M. J. Hannon and J. G. Verbalis, Sodium homeostasis and bone, *Current Opinion in Nephrology and Hypertension* 23 (2014): 370-376.

28. S. L. Jackson and coauthors, Prevalence of excess sodium intake in the United States— NHANES, 2009-2012, *Morbidity and Mortality Weekly Report* 64 (2016): 1393-1397.

29. S. Selvaraj and coauthors, Association of estimated sodium intake with adverse cardiac structure and function, *Journal of the American College of Cardiology* 70 (2017): 715-724;U.S. Department of Agriculture and U.S. Department of Health and Human Services, Scientific report of the 2015 Dietary Guidelines Advisory Committee, 2015, D-6:4, available at www.health.gov; M. D. Ritchey and

coauthors, Million hearts: Prevalence of leading cardiovascular disease risk factors—United States, 2005-2012, *Morbidity and Mortality Weekly Report* 63 (2014): 462-467.

30. 30 S. J. Taler, Initial treatment of hypertension, *New England Journal of Medicine* 378 (2018): 636-644; S. L. Lennon and coauthors, 2015 evidence analysis library evidence-based nutrition practice guideline for the management of hypertension in adults, 2017; R. H. Eckel and coauthors, 2013 AHA/ACC Guideline on Lifestyle Management to Reduce Cardiovascular Risk, *Circulation* 129 (2014): S76-S99.

31. U.S. Department of Agriculture and U.S. Department of Health and Human Services, Scientific report of the 2015 Dietary Guidelines Advisory Committee, 2015, D-6:5, available at www.health.gov.

32. N. R. C. Campbell and coauthors, 2016 Dietary Salt Fact Sheet and Call to Action: The World Hypertension League, International Society of Hypertension, and the International Council of Cardiovascular Prevention and Rehabilitation, *Journal of Clinical Hypertension* 18 (2016): 1082-1085.

33. S. Selvaraj and coauthors, Association of Estimated sodium intake with adverse cardiac structure and function, *Journal of the American College of Cardiology* 70 (2017): 715-724.

34. W. B. Farquhar and coauthors, Dietary sodium and health: More than just blood pressure, *Journal of the*
American College of Cardiology 65 (2015): 1042-1050.

35. J. D. Williamson and coauthors, Intensive vs. standard blood pressure control and cardiovascular disease outcomes in adults aged ≥ 75 years: A randomized clinical trial, *Journal of the American Medical Association* 315 (2016): 2673-2682; A. A. Razmaria, Chronic kidney disease, *Journal of the American Medical Association* 315 (2016): 2248.

36. L. Pilic, C. R. Pedlar, and Y. Mavrommatis, Salt-sensitive hypertension: Mechanisms and effects of dietary and other lifestyle factors, *Nutrition Reviews* (2016): 645-658.

37. Y. Wang and coauthors, Genetic variants in renalase and blood pressure responses to dietary salt and potassium interventions: A family-based association study, *Kidney and Blood Pressure Research* 39 (2014): 497-506.

38. R. S. Sebastian and coauthors, Sandwiches are major contributors of sodium in the diets of American adults: Results from *What We Eat in America,* National Health and Nutrition Examination Survey 2009-2010, *Journal of the Academy of Nutrition and Dietetics* 115 (2015): 272-277; U.S. Department of Agriculture and U.S. Department of Health and Human Services, *Scientific report of the 2015 Dietary Guidelines Advisory Committee,* 2015, D-1:39, 43-44, available at www.health.gov.

39. M. E. Cogswell and coauthors, Modeled changes in U.S.
sodium intake from reducing sodium concentration of commercially processed and prepared foods to meet voluntary standards established in North American: NHANES, *American Journal of Clinical Nutrition* 106 (2017): 530-540.

40. J. M. Poti and coauthors, Sodium reduction in U.S. households' packaged food and beverage purchases, 2000 to 2014, *JAMA Internal Medicine* 177 (2017): 986-994.

41. S. P. Jurascheck and coauthors, Effects of sodium reduction and the DASH diet in relation to baseline blood pressure, *Journal of the American College of Cardiology* 70 (2017): 2841-2848; U.S. Department of Agriculture and U.S. Department of Health and Human Services, *Scientific report of the 2015 Dietary Guidelines Advisory Committee,* 2015, D-2:9-11, available at www.health.gov; M. Siervo and coauthors, Effects of the Dietary Approach to Stop Hypertension (DASH) diet on cardiovascular risk factors: A systematic review and metaanalysis, *British Journal of Nutrition* 113 (2015): 1-15.

42. Q. Li and coauthors, Enjoyment of spicy fla- vor enhances central salty-taste perception and reduces salt intake and blood pressure, *Hypertension* 70 (2017): 1291-1299; A. M. Janssen and coauthors, Reduced-sodium lunches are well-accepted by uninformed consumers over a 3-week period and result in decreased daily dietary sodium intakes: A randomized controlled trial, *Journal of the Academy*

of Nutrition and Dietetics 115 (2015): 16141625.

43. R. H. Sterns, Disorders of plasma sodium: Causes, consequences, and correction, *New England Journal of Medicine* 372 (2015): 55-65.

44. J. Stamler and coauthors, Relation of dietary sodium (salt) to blood pressure and its possible modulation by other dietary factors, *Hypertension* (2018), epub ahead of print, doi: 10.1161/ hypertensionaha.117.09928; U.S. Department of Health and Human Services and U.S. Department of Agriculture, *2015-2020 Dietary Guide- lines for Americans,* 8th edition (2015), available at **http://health.gov/ dietaryguidelines/2015/guidelines/**.

45. M. P. Vanderpump, Epidemiology of iodine deficiency, *Minerva Medica* 108 (2017): 116-123.

46. E. N. Pearce and coauthors, Consequences of iodine deficiency and excess in pregnant women: An overview of current knowns and unknowns, *American Journal of Clinical Nutrition* 104 (2016): 918S-923S.

47. Z. Abebe, E. Gebeye, and A. Tariku, Poor dietary diversity, wealth status and use of uniodized salt are associated with goiter among school children: A cross-sectional study in Ethiopia, *BMC Public Health* (2017), epub, doi: 10.1186/s12889-016-3914-z.

48. A. D. Gernand and coauthors, Micronutrient deficiencies in pregnancy worldwide: Health effects and prevention, *Nature Reviews Endocrinology* 12 (2016): 274-289.

49. W. Chen and coauthors, Asso- ciations between iodine intake, thyroid volume, and goiter rate in school-aged Chinese children from areas with high iodine drinking water concentrations, *American Journal of Clinical Nutrition* 105 (2017): 228-233.

50. A. L. Carriquiry and coauthors, Variation in the iodine concentrations of foods: Considerations for dietary assessment, *American Journal of Clinical Nutrition* 104 (2016): 877S-887S.

51. H. Padmanabhan, M. J. Brookes, and T. Iqubal, Iron and colorectal cancer: Evidence from in vitro and animal studies, *Nutrition Reviews* 73 (2015): 308-317; H. Aljwaid and coauthors, Non-transferrin-bound iron is associated with biomarkers of oxidative stress, inflammation, and endothelial dysfunction in type 2 diabetes, *Journal of Diabetes Complications* 29 (2015): 943-949.

52. A. L. Fisher and E. Nemeth, Iron homeostasis during pregnancy, *American Journal of Clinical Nutrition* 106 (2017): 1567S-1574S; C. Cao and K. O. O'Brien, Pregnancy and iron homeostasis: An update, *Nutrition Reviews* 71 (2013): 35-51; A. A. Khalafallah and A. E. Dennis, Iron deficiency anaemia in pregnancy and postpartum: Pathophysiology and effect of oral versus intravenous iron therapy, *Journal of Pregnancy* (2012): 630519, doi:10.1155/2012/630519.

53. S. R. Pasricha, K. McHugh, H. Drakesmith, Regulation of hepcidin by erythropoiesis: The story so far, *Annual Review of Nutrition* 36 (2017): 417-434.

54. L. E. Murray-Kolb and coauthors, Consumption of ironbiofortified beans positively affects cognitive performance in 18 - to27 year old Rwandan female college students in an 18-week randomized controlled efficacy trial, *Journal of Nutrition* 147 (2017): 2109-2117; J. P. Wirth and coauthors, Predictors of anemia in women of reproductive age: Biomarkers Reflecting Inflammation and Nutritional Determinants of Anemia (BRINDA) Project, *American Journal of Clinical Nutrition* 106 (2017): 416S-427S.

55. R. A. Lumish and coauthors, Gestational iron deficiency is associated with pica behaviors in adolescents, *Journal of Nutrition* 144 (2014): 1533-1539.

56. M. S. Low and coauthors, Daily iron supplementation for improving anaemia, iron status and health in menstruating women, *Cochrane Database of Systematic Reviews* (2016), epub, doi: 10.1002/14651858. CD009747.pub2.

57. P. M. Gupta and coauthors, Iron status of toddlers, nonpregnant females, and pregnant females in the United States, *American Journal of Clinical Nutrition* 106 (2017): 1640S-1646S.

58. World Health Organization, Micronutrients: Iron deficiency anaemia, **www.who.int/nutrition/ topics/ida/en**, January 2017.

59. H. Padmanabhan, M. J. Brookes, and T. Iqbal, Iron and colorectal cancer: Evidence from in vitro

and animal studies, *Nutrition Reviews* 73 (2015): 308-317.

60. P. C. Adams, Epidemiology and diagnostic testing for hemochromatosis and iron overload, *International Journal of Laboratory Hematology* 37 (2015): 25-30; E. Gammella and coauthors, Iron-induced damage in cardiomyopathy: Oxidative-dependent and independent mechanisms, *Oxidative Medicine and Cellular Longevity* 2015 (2015): 230182.

61. M. L. Maia and coauthors, Invariant natural killer T cells are reduced in hereditary hemochromatosis patients, *Journal of Clinical Immunology* 35 (2015): 68-74.

62. F. Wang and coauthors, Zinc might prevent heat-induced hepatic injury by activating the Nrf2-antioxidant in mice, *Biological Trace Element Research* 165 (2015): 86-95; P. I. Oteiza, Zinc and the modulation of redox homeostasis, *Free Radical Biology and Medicine* 53 (2012): 1748-1759.

63. D. C. Hamm, E. R. Bondra, and M. M. Harrison, Transcriptional activation is a conserved feature of the early embryonic factor Zelda that requires a cluster of four zinc fingers for DNA binding and a low-complexity activation domain, *Journal of Biological Chemistry* 290 (2014): 3508-3518; S. D. Gower-Winter and C. W. Levenson, Zinc in the central nervous system: From molecules to behavior, *Biofactors* 38 (2012): 186-193.

64. M. Maares and H. Haase, Zinc and immunity: An essential interrelation, *Archives of Biochemistry and Biophysics* 611 (2016): 58-65.

65. S. C. Liberato, G. Singh, and K. Mulholland, Zinc supplementation in young children: A review of the literature focusing on diarrhoea prevention and treatment, *Clinical Nutrition* 34 (2015): 181-188.

66. Liberato and coauthors, Zinc supplementation in young children, 2015; E. Mayo-Wilson and coauthors, Zinc supplementation for preventing mortality, morbidity, and growth failure in children aged 6 months to 12 years of age, *Cochrane Database of Systematic Reviews* (2014), doi: 10.1002/14651858.CD009384.pub2.

67. R. R. Das and M. Singh, Oral zinc for the common cold, *Journal of the American Medical Association* 311 (2014): 1440-1441.

68. B. Farmer, Nutritional adequacy of plantbased diets for weight management: Observations from the NHANES, *American Journal of Clinical Nutrition* 100 (2014): 365S-368S; M. Foster and coauthors, Effect of vegetarian diets on zinc status: A systematic review and meta-analysis of studies in humans, *Journal of the Science of Food and Agriculture* 93 (2013): 2362-2371.

69. A. H. Rose and P. R. Hoffmann, Selenoproteins and cardio-vascular stress, *Thrombosis and Hae-mostasis* 113 (2015): 494-504; Z. Zhang, J. Zhang, and J. Xiao, Selenoproteins and selenium status in bone physiology and pathology, *Biochemica et Biophysica Acta* 1840 (2014): 3246-3256.

70. K. E. Geillinger and coauthors, Hepatic metabolite profiles in mice with a suboptimal selenium status, *Journal of Nutritional Biochemistry* 25 (2014): 914-922.

71. F. Brigo and coauthors, Selenium supplementation for primary prevention of cardiovascular disease: Proof of no effectiveness, *Nutrition, Metabolism, and Cardiovascular Diseases* 24 (2014): e2-e3.

72. K. S. Prabhu and X. G. Lei, Selenium, *Advanced Nutrition* 15 (2016): 415-417; N. Babaknejad and coauthors, The relationship between selenium levels and breast cancer: A systematic review and meta-analysis, *Biological Trace Element Research* 159 (2014): 1-7.

73. M. Vinceti and coauthors, Selenium for preventing cancer, *Cochrane Database of Systematic Reviews* 3 (2014): CD005195; S. A. Kenfield and coauthors, Selenium supplementation and prostate cancer mortality, *Journal of the National Cancer Institute* 107 (2014): 360.

74. P. Agarwal, S. Sharma, and U. S. Agarwal, Selenium toxicity: A rare diagnosis, *Indian Journal of Dermatology, Venereology and Leprology* 82 (2016): 690-693.

75. E. J. Joy and coauthors, Soil type influences crop mineral composition in Malawi, *Science of the Total Environment* 505 (2015): 587-595.

76. J. P. Brown and coauthors, The dynamic behavior of the early

dental caries lesion in caries-active adults and implications, *Community Dentistry and Oral Epidemiology* (2015), doi:10.1111/cdoe.

77. D. M. Proctor and coauthors, Assessment of the mode of action for hexavalent chromiuminduced lung cancer following inhalation expo- sures, *Toxicology* 325 (2014): 160-179.

78. National Institutes of Health, Chromium: Dietary supplement fact sheet, March 2018, available at **https:// ods.od.nih.gov/factsheets/Chromium- HealthProfessional/**; N. J. Hoffman and coauthors, Chromium enhances insulin responsiveness via AMPK, *Journal of Nutritional Biochemistry* 25 (2014): 565-572.

79. S. Zlatic and coauthors, Mo- lecular basis of neurodegeneration and neurodevelopmental defects in Menkes disease, *Neurobiology of Disease* (2015), doi:10.1016/j.nbd.2014.12.024; O. Bandmann, K. H. Weiss, and S. G. Kaler, Wilson's disease and other neurological copper disorders, *Lancet Neurology* 14 (2015): 103-113.

消费者指南专栏 8

1. A. Qaseem and coauthors, Die- tary and pharmacologic management to prevent recurrent nephrolithiasis in adults: A clinical practice guideline from the American College of Phy- sicians, *Annals of Internal Medicine* 161 (2014): 659-667.

2. K. L. Stanhope, Sugar con- sumption, metabolic disease and obesity: The state of the controversy, *Critical Reviews in Clinical Laboratory Sciences* (2015), epub, doi:10.3109/ 10408363.2015.1084990; M. Siervo and coauthors, Sugar consumption and global prevalence of obesity and hypertension: An ecological analysis, *Public Health Nutrition* 17 (2014): 587-596.

3. B. M. Popkin and C. Hawkes, Sweetening of the global diet, parti- cularly beverages: Patterns, trends, and policy responses, *Lancet. Diabetes and Endocrinology* 4 (2016): 174-186; Q. Yang and coauthors, Added sugar intake and cardiovascular diseases mortality among U.S. adults, *Journal of the American Medical Association Internal Medicine* 174 (2014): 516-524.

争论 8

1. National Osteoporosis Foun- dation, **www.nof.org**, January 2017.

2. C. M. Weaver and coauthors, The National Osteoporosis Foundation's position statement on peak bone mass development and lifestyle factors: A systematic review and implementation recommendations, *Osteoporosis Inter- national* 27 (2016): 1281-1386.

3. A. Bachelot and coauthors, Poor compliance to hormone therapy and decreased bone mineral density in women with premature ovarian insuf ficiency, *PLoS One* (2016), epub, doi: 10.1371/ journal.pone.0164638; N. Kurtoglu-Aksoyand coauthors, Implications of premature ovarian failure on bone turnover markers and bone mineral density, *Clinical and Experimental Obstetrics and Gynecology* 41 (2014): 149-153.

4. T. Willson and coauthors, The clinical epidemiology of male osteoporosis: A review of the recent literature, *Clinical Epidemiology* 7 (2015): 65-76; A. D. Manthripragada and coau- thors, Fracture incidence in a large cohort of men age 30 years and older with osteoporosis, *Osteoporosis International* 26 (2015): 1619-1627.

5. N. Lucif and coauthors, Association between plasma testos- terone level and bone mineral density in healthy elderly men, *Journal of the American Geriatrics Society* 62 (2014): 981-982; L. Modekilde, P. Vestergaard, and L. Rejnmark, The pathogenesis, treatment and prevention of osteoporosis in men, *Drugs* 73 (2013): 15-29.

6. E. Nieschlag, Current topics in testosterone replacement of hypo- gonadal men, *Best Practice and Re- search: Clinical Endocrinology and Metabolism* 29 (2015): 77-90.

7. P. Zhang and coauthors, Vis- ceral adiposity is negatively associated with bone density and muscle attenua- tion, *American Journal of Clinical Nutrition* 101 (2015): 337-343; P. Y. Liu and coauthors, New insight into fat, muscle and bone relationship in women: Determining the threshold at which body fat assumes negative relationship with bone mineral density, *International Journal of Preventive Medicine* 5 (2014): 1452-1463.

8. J. Xu and coauthors, Effects of exercise on bone status in female subjects, from young girls to postmenopausal women: An overview

of systematic reviews and meta-analyses, *Sports Medicine* 46 (2016): 1165-1182; J. M. Lappe and coauthors, The longitudinal effects of physical activity and dietary calcium on bone mass accrual across stages of pubertal development, *Journal of Bone and Mineral Research* 30 (2015): 156-164.

9. K. G. Avin and coauthors, Biomechanical aspects of the muscle-bone interaction, *Current Osteoporosis Reports* 13 (2015): 1-8.

10. A. A. Shanb and E. F. Youssef, The impact of adding weight-bearing exercise versus nonweight bearing programs to the medical treatment of elderly patients with osteoporosis, *Journal of Family and Community Medicine* 21 (2014): 176-181; M. Behringer and coauthors, Effects of weight-bearing activities on bone mineral content and density in children and adolescents: A meta-analysis, *Journal of Bone and Mineral Research* 29 (2014): 467-478.

11. R. I. Ray and coauthors, Predictors of poor clinical outcome following hip fracture in middle age-dpatients, *Injury* (2014), doi: 10.1016 / j.injury.2014.11.005.

12. G. W. Gaddini and coauthors, Twelve months of voluntary heavy alcohol consumption in male rhesus macaques suppresses intracortical bone re-modeling, *Bone* 71 (2015): 227-236; D. B. Maurel and coauthors, Alcohol and bone: Review of dose effects and mecha- nisms, *Osteoporosis International* 23 (2012): 1-16.

13. C. M. Weaver and coau-thors, The National Osteoporosis Foundation's position statement on peak bone mass development and lifestyle factors: A systematic review and implementation recommendations, 2016.

14. T. T. Fung and coauthors, Soda consumption and risk of hip fractures in postmenopausal women in the Nurses' Health Study, *American Journal of Clinical Nutrition* 100 (2014): 953-958.

15. M. Halfon, O. Phan, and D. Teta, Vitamin D: A review on its effects on muscle strength, the risk of fall, and frailty, *BioMed Research International* (2015), epub, doi. org/ 10.1155/2015/953241; V. A. Moyer and the U.S. Preventive Services Task Force, Vitamin D and calcium supplementation to prevent fractures in adults: U.S. Preventive Services Task Force recommendation statement, *Annals of Internal Medicine* 158 (2013): 691-696.

16. J. P. Bonjour, The dietary protein, IGF-I, skeletal health axis, *Hormone Molecular Biology and Clinical Investigation* 28 (2016): 39-53; P. D. Genaro and coauthors, Dietary protein intake in elderly women: Association with mus- cle and bone mass, *Nutrition in Clinical Practice* 30 (2015): 283-289.

17. T. Hu and coauthors, Protein intake and lumbar bone density: The multi-ethnic study of atherosclerosis (MESA), *British Journal of Nutrition* 112 (2014): 1384-1392.

18. K. L. Tucker, Vegetarian diets and bone status, *American Journal of Clinical Nutrition* 100 (2014): 329S-335S; A. R. Mangels, Bone nutrients for vegetarians, *American Journal of Clinical Nutrition* 100 (2014): 469S-475S.

19. G. Hao and coauthors, Vitamin K intake and the risk of fractures: A metaanalysis, *Medicine* (Baltimore) 96 (2017), epub, doi: 10.1097/ MD.0000000000006725.

20. T. S. Orchard and coauthors, Magnesium intake, bone mineral density, and fractures: Results from the Women's Health Initiative Observational Study, *American Journal of Clinical Nutrition* 99 (2014): 926-933.

21. M. S. LeBoff and coauthors, VITAL-Bone Health: Rationale and design of two ancillary studies evaluating the effects of vitamin D and/or omega-3 fatty acid supplements on incident fractures and bone health outcomes in the Vitamin D and OmegA-3 Trial, *Contemporary Clinical Trials* (2015), doi: 10.1016/ j. cct.2015.01.007; T. S. Orchard and coauthors, A systematic review of omega-3 fatty acids and osteoporosis, *British Journal of Nutrition* 107 (2012): S253-S260.

22. North American Menopause Society, 2017 hormone therapy position statement, *Journal of the North American Menopause Society* 24 (2017): 728-753; R. D. Langer, The evidence base for HRT: What can we believe? *Climacteric* 20 (2017): 91-96; R. A. Lobo and coauthors, Back to the future: Hormone replacement therapy as part of a prevention strategy

for women at the onset of menopause, *Atherosclerosis* 254 (2016):282-290.

23. J. Hess and J. Slavin, Snacking for a cause: Nutritional insufficiencies and excesses of U.S. children: A critical review of food consumption patterns and macronutrient and micronutrient intake of U.S. children, *Nutrients* 6 (2014): 4750-4759.

24. S. D. Crockett and coauthors, Calcium and vitamin D supple-mentation and increased risk of serrated polyps: Results from a randomised clinical trial, *Gut* (2018), epub ahead of print, doi: 10.1136.gutjnl-2017-315242; N. C. Harvey and coauthors, The role of calcium supplementation in healthy musculoskeletal aging: An expert consensus meeting of the European Society for Clinical and Economic Aspects of Osteoporosis, Osteoarthritis and Musculoskeletal Diseases (ESCEO) and the International Foundation for Osteoporosis (IOF), *Osteoporosis International* (2017): 447-462; J. J. B. Anderson and coau- thors, Calcium intake from diet and supplements and the risk of coronary artery calcification and its progression among older adults: 10-year follow-up of the Multi-Ethnic Study of Athero- sclerosis (MESA), *Journal of the American Heart Association* 5 (2016): e003815; J. R. Lewis and coauthors, The effects of calcium supplementa- tion on verified coronary heart disease hospitalization and death in postmenopausal women:

A collaborative metaanalysis of randomized controlled trials, *Journal of Bone and Mineral Research* 30 (2015): 165-175; C. S. Shin and K. M. Kim, The risks and benefits of calcium supplementation, *Endocrinology and Metabolism* 30 (2015): 27-34; D. Challoumas and coauthors, Effects of combined vitamin D-calcium supplements on the cardiovascular system: Should we be cautious? *Atherosclerosis* 238 (2015): 388-398.

25. J. Zhao and coauthors, Association between calcium or vitamin D supplementation and fracture incidence in communitydwelling older adults: A systematic review and meta-analysis, *Journal of the American Medical Association* 318 (2017): 2466-2482; V. A. Moyer and the U.S. Preventive Services Task Force, Vitamin D and calcium supplementation to prevent fractures in adults, 2013.

26. S. L. Lennon and coauthors, 2015 evidence analysis library evidence-based nutrition practice guideline for the management of hypertension in adults, *Journal of the Academy of Nutrition and Dietetics* 117 (2017): 1445-1458.

27. U.S. Department of Agriculture and U.S. Department of Health and Human Services, Scientific Report of the 2015 Dietary Guidelines Advisory Committee, 2015, D-1:18, available at www.health.gov.

第 9 章

1. C. M. Hales and coauthors, Prevalence of obesity among adults and youth: United States, 2015-2016, *NCHS Data Brief* 288 (2017), available at www.cdc.gov/nchs/products/databriefs/db288.htm; National Center for Health Statistics, *Health, United States, 2015: With Special Feature on Racial and Ethnic Health Disparities,* Report No.: 2016-1232, (Hyattsville, MD: 2016).

2. The GBD 2015 Obesity Colla- borators, Health effects of overweight and obesity in 195 countries over 25 years, *New England Journal of Medi- cine* 377 (2017): 13-27; World Health Organization, Obesity and overweight fact sheet, June 2016, available at www.who.int/mediacentre/factsheets/fs311/en.

3. W. Dietz, Current epidemiology of obesity in the United States, in *The Current State of Obesity Solutions in the United States* (Washington, D.C.: National Academies Press, 2014), pp. 5-14.

4. Global BMI Mortality Collabo- ration, Bodymass index and all cause mortality: Individualparticipant-data meta-analysis of 239 prospective studies in four continents, *Lancet* 388 (2017): 776-786; C. D. Fryar and C. L. Ogden,Prevalence of underweight among adults aged 20 and over: United States, 1960-1962 through 2011-2012, NCHS Health E-Stats, updated September 2014, available at www.cdc. gov/nchs/data/hestat/underweight_adult_11_12/underweight_adult_11_12.htm.

5. Centers for Disease Control and Prevention, Obesity is common, serious and costly, Obesity and Overweight Facts, updated September

2017, available at www.cdc.gov/chronicdisease/overview/index.htm.

6. Global BMI Mortality Collaboration, Bodymass index and all cause mortality: Individualparticipant-data meta-analysis of 239 prospective studies in four continents, 2017; A. V. Patel, J. S. Hildebrand, and S. M. Gapstur, Body mass index and all-cause mortality in a large prospective cohort of white and black U.S. adults, *PLoS One* 9 (2014), epub, doi: 10.1371/journal. pone.0109153.

7. L. A. Smith and coauthors, Translating mechanism-based strategies to break the obesity-cancer link: A narrative review, *Journal of the Academy of Nutrition and Dietetics* 118 (2018): 652-657; The GBD 2015 Obesity Collaborators, Health effects of overweight and obesity in 195 countries over 25 years, 2017; M. Bastien and coauthors, Overview of epidemiology and contribution of obesity to cardiovascular disease, *Progress in Cardiovascular Diseases* 56 (2014): 369-381; V. G. Gilby and T. A. Ajith, Role of adipokines and peroxisome proliferator-activated receptors in nonalcoholic fatty liver disease, *World Journal of Hepatology* 6 (2014): 570-579.

8. D. N. Lorenzo and V. Bennett, Cell-autonomous adiposity through increased cell surface GLUT4 due to ankyrin-B deficiency, Proceedings of the National Academy of Sciences of the United States of America 114 (2017): 12743-12748; N. Sattar and J. M. R. Gill, Type 2 diabetes as a

disease of ectopic fat? *BMC Medicine* 12 (2014), epub, doi: 10.1186/s12916-014-0123-4.

9. A. Rodríguez and coauthors, Revisiting the adipocyte: A model for integration of cytokine signaling and the regulation of energy metabolism, *American Journal of Physiology: Endocrinology and Metabolism* (2015),epub, doi: 10.1152/ajpendo.00297.2015; H. J. Yoo and K. M. Choi,Adipokines as a novel link between obesity and atherosclerosis, *World Journal of Diabetes* 5 (2014): 357-363.

10. J. I. Mechanick, D. L. Hurley, and W. T. Garvey, Adiposity-based chronic disease as a new diagnostic term: The American Association of Clinical Endocrinologists and American College of Endocrinology Position statement, *Endocrine Practice* 23 (2017): 372-378.

11. J. J. Lee and coauthors, Association of changes in abdominal fat quantity and quality with incident cardiovascular disease risk factors, *Journal of the American College of Cardiology* 68 (2016): 1509-1521; Bastien and coauthors, Overview of epidemiology and contribution of obesity to cardiovascular disease, 2014; J. R. Cerhan and coauthors, A pooled analysis of waist circumference and mortality in 650,000 adults, *Mayo Clinic Proceedings* 89 (2014): 335-345.

12. S. Sharma and coauthors, Normal-weight central obesity and mortality risk in older adults with coronary artery disease, *Mayo Clinic*

Proceedings 91 (2016): 343-351; K. R. Sahakyan and coauthors, Normal-weight central obesity: Implications for total and cardiovascular mortality, *Annals of Internal Medicine* 163 (2015): 827-835; A. Steffen and coauthors, General and abdominal obesity and risk of esophageal and gastric adenocarcinoma in the European Prospective Investigation into Cancer and Nutri- tion, *International Journal of Cancer* 137 (2015): 646-657.

13. D. Mozaffarian and coauthors, Heart disease and stroke statistics—2015 update: A report from the American Heart Association, *Circulation* 131 (2015): e29-322.

14. Lee and coauthors, Association of changes in abdominal fat quantity and quality with incident cardiovascular disease risk factors, 2016.

15. G. Traversy and J. P. Chaput, Alcohol consumption and obesity: An update, *Current Obesity Reports* 4 (2015): 122-130; A. Philipsen and coauthors, Associations of objectively measured physical activity and abdominal fat distribution, *Medicine and Science in Sports and Exercise* 47 (2015): 983-989.

16. American College of Cardiology/American Heart Association Task Force on Practice Guidelines and the Obesity Society, Executive summary: Guidelines for the management of overweight and obesity in adults, *Obesity* 22 (2014): S5-S39.

17. G. H. Goossens, The metabolic phenotype in obesity: Fat mass, body fat distribution, and adipose

tissue function, *Obesity Facts* 10 (2017): 207-215; P. D. Loprinzi and E. Frith, Cardiometabolic healthy obesity paradigm and all-cause mortality risk, *European Journal of Internal Medicine* 43 (2017): 42-45.

18. S. W. Flint and coauthors, Obesity discrimination in the recruitment process: "You'️ re Not Hired!" *Frontiers of Psychology* 7 (2016): 657; J. Locher and D. Allison, Fat tax: Weight penalties for women in academia throughout their lifetimes, *Association for Women in Science Magazine* (Spring 2016): 38-39.

19. E. Manzato and coauthors, Risk factors for weight gain: A longitudinal study in non-weight loss treatment-seeking overweight adults, *Eat- ing and Weight Disorders* 20 (2015): 371-378; A. R. Sutin and A. Terracciano, Perceived weight discrimination and obesity, *PLoS One* (2014), epub, doi: 10.1371/journal. pone.0070048; G. M. Coelho, Prevention of eating disorders in female athletes, *Journal of Sports Medicine* (2014), epub, doi: 10.2147/OAJSM.S36528.

20. H. Banack and coauthors, Is BMI a valid measure of obesity in postmenopausal women? *Menopause* 25 (2017): 307-313; N. Stefan, F. Schick, and H. U. Häring, Causes, charac- teristics, and consequences of metabolically unhealthy normal weight in humans, *Cell Metabolism* 26 (2017): 292-300; P. B. Maffetone, I. Rivera-Dominguez, and P. B. Laursen, Overfat adults and children in developed countries: The public health importance of identifying excess body fat, *Frontiers of Public Health* (2017), epub, doi: 10.3389/fpubh.2017.00190.

21. D. Gallagher and coauthors, Changes in skeletal muscle and organ size after a weightloss intervention in overweight and obese type 2 diabetic patients, *American Journal of Clinical Nutrition* 105 (2017): 78-84.

22. O. A. Massadi and coauthors, What is the real relevance of endogenous ghrelin? *Peptides* 70 (2015): 1-6.

23. G. D. M. Potter and coauthors, Longer sleep is associated with lower BMI and favor- able metabolic profiles in UK adults: Findings from the National Diet and Nutrition Survey, *PLoS One* (2017), epub, doi: 10.1371/journal.pone.0182195; J. L. Broussard and coauthors, Elevated ghrelin predicts food intake during experimental sleep restriction, *Obesity* (Silver Spring) 24 (2016): 132-138; H. K. Al Khatib and coauthors, The effects of partial sleep deprivation on energy balance: A systematic review and meta-analysis, *European Journal of Clinical Nutrition* (2016): doi: 10.1038/ejcn.2016.201; H. S. Dashti and coauthors, Habitual sleep duration is associated with BMI and macronutrient intake and may be modified by CLOCK genetic variants, *American Journal of Clinical Nutrition* 101 (2015): 135-143.

24. L. Sominsky and S. J. Spencer, Eating behavior and stress: A pathway to obesity, *Frontiers in Psychology* 5 (2014), epub, doi: 10.3389/fpsyg.2014.00434.

25. M. A. Deluca, Habituation of the responsiveness of mesolimbic and mesocortical dopamine transmission to taste stimuli, *Frontiers in Integrative Neuroscience* 8 (2014), epub, doi: 10.3389/fnint.2014.00021.

26. I. Momken and coauthors, A new leptinmediated mechanism for stimulating fatty acid oxidation: A pivotal role for sarcolemmal FAT/CD36, *Biochemical Journal* 474 (2017): 149-162; M. B. Allison and M. G. Myers Jr., Connecting leptin signaling to biological function, *Journal of Endocrinology* 223 (2014), epub, doi: 10.1530/JOE-14-0404; C. Sobrino Crespo and coauthors, Peptides and food intake, *Frontiers in Endocrinology* 5 (2014), epub, doi: 10.3389/ fendo.2014.00058R.

27. H. K. Park and R. S. Ahima, Physiology of leptin: Energy homeostasis, neuroendocrine function and metabolism, *Metabolism* 64 (2015): 24-34; A. B. Crujeiras and coauthors, Leptin resistance in obesity: An epigenetic landscape, *Life Sciences* 140 (2015): 57-63.

28. C. D. Morrison and T. Laeger, Protein-dependent regulation of feeding and metabolism, *Trends in Endocrinology and Metabolism* 26 (2015): 256-262.

29. B. Burton-Freeman and coauthors, Ratios of soluble and insoluble dietary fibers on satiety and energy intake in overweight preand postmenopausal women, *Nutrition and Healthy Aging* 4 (2017): 157-168.

30. T. S. Bruna and coauthors, A systematic review and meta-analysis of the prebiotics and synbiotics effects on glycaemia, insulin concentrations and lipid parameters in adult patients with overweight or obesity, *Clinical Nutrition* 34 (2015): 845-858.

31. E. Ferrannini, M. Rosenbaum, and R. O. Leibel, The threshold shift paradigm of obesity: Evidence from surgically induced weight loss, *American Journal of Clinical Nutrition* 100 (2014): 996-1002.

32. S. Kajimura and M. Saito, A new era in brown adipose tissue biology: Molecular control of brown fat development and energy homeostasis, *Annual Review of Physiology* 76 (2014): 225-249.

33. I. Shimizu and coauthors, Vascular rarefaction mediates whitening of brown fat in obesity, *Journal of Clinical Investigation* 124 (2014): 2099-2112.

34. A. Vargas-Castillo and coauthors, Understanding the biology of thermogenic fat: Is browning a new approach to the treatment of obesity? *Archives of Medical Research* 48 (2017): 401-413; P. Lee and coauthors, Irisin and FGF21 are cold-induced endocrine activators of brown fat function in humans, *Cell Metabolism* 19 (2014): 302-309; Y. Oiq and coauthors, Eosinophils and type 2 cytokine signaling in macrophages orchestrate development of functional beige fat, *Cell* 157 (2014): 1292-1308.

35. F. B. Seganfredo and coauthors, Weight-loss interventions and gut microbiota changes in overweight and obese patients: A systematic review, *Obesity Reviews* 10 (2017): 832-851; M. E. Dumas and coauthors, Microbial-host cometabolites are prodromal markers predicting phenotypic heterogeneity in behavior, obesity, and impaired glucose tolerance, *Cell Reports* 20 (2017): 136-148; C. Graham, A. Mullen, and K. Whelan, Obesity and the gastrointestinal microbiota: A review of associations and mechanisms, *Nutrition Reviews* 73 (2015): 376-385.

36. R. C. Schugar and coauthors, The TMAO-producing enzyme flavin-containing monooxygenase 3 regulates obesity and the beiging of white adipose tissue, *Cell Reports* 19 (2017): 2451-2461.

37. M. K. Hamilton and H. E. Raybould, Bugs, guts and brains, and the regulation of food intake and body weight, *International Journal of Obesity* 6 (2016): S8-S14; Graham, Mullen, and Whelan, Obesity and the gastrointestinal microbiota: A review of associations and mech- anisms, 2015.

38. D. K. Dahiya and coauthors, Gut microbiota modulation and its relationship with obesity using prebiotic fibers and probiotics: A review, *Frontiers in Microbiology* (2017), epub, doi: 10.3389/fmicb.2017.00563.

39. A. E. Locke and coauthors, Genetic studies of body mass index yield new insights for obesity biology, Nature 518 (2015): 197-206; D. Shungin and coauthors, New genetic loci link adipose and insulin biology to body fat distribution, Nature 518 (2015): 187-196."

40. D. N. Lorenzo and V. Bennett, Cell- autonomous adiposity through increased cell surface GLUT4 due to ankyrin-B deficiency, Proceedings of the National Academy of Sciences of the United States of America 114 (2017): 12743-12748.

41. B. de Lauzon-Guillain and coauthors, Mediation and modification of genetic susceptibility to obesity by eating behaviors, *American Journal of Clinical Nutrition* 106 (2017): 996-1004.

42. I. C. de Macedo, I. S. de Freitas, and I. L. da Silva Torres The influence of palatable diets in reward system activation: A mini review, *Advances in Pharmacological Sciences* (2016), epub, doi: 10.1155/2016/7238679; T. South and coauthors, Rats eat a cafeteriastyle diet to excess but eat smaller amounts and less frequently when tested with chow, *PLoS One* 9 (2014), epub, doi: 10.1371/journal. pone.0093506.

43. A. C. Reichelt, M. J. Morris, and R. R. Westbrook, Cafeteria diet impairs expression of sensory-specific satiety and stimulus-outcome learning, *Frontiers in Psychology* 5 (2014), epub, doi: 10.3389/fpsyg.2014.00852.

44. B. Wansink and J. Kim, Bad popcorn in big buckets: Portion size can influence intakes as much as taste, *Journal of Nutrition Education and Behavior* 37 (2005): 242-245.

45. B. Wansink, K. van Ittersum, and C. R. Payne, Larger bowl size

increases the amount of cereal children request, consume, and waste, *Journal of Pediatrics* 164 (2014): 323-326.

46. A. Carter and coauthors, The neurobiology of "food addiction" and its implications for obesity treatment and policy, *Annual Review of Nutrition* 36 (2016): 105-128.

47. G. Wang and coauthors, Brain dopamine and obesity, *Lancet* 357 (2001): 354-357.

48. de Macedo, de Freitas, and da Silva Torres The influence of palatable diets in reward system activation: A mini review, 2016.

49. A. Sfera and coauthors, The obesityimpulsivity axis: Potential metabolic interventions in chronic psychiatric patients, *Frontiers in Psychiatry* (2017), epub, doi: 10.3389/fpsyt.2017.00020; A. Michaud and coauthors, Overlapping neural endophenotypes in addiction and obesity, *Frontiers in Endocrinology* (2017), epub, doi: 10.3389/fendo.2017.00127.

50. A. Garfinkel-Castro and coauthors, Obesity and the built environment at different urban scales: Examining the literature, *Nutrition Reviews* 75, Supplement 1 (2017): 51-61.

51. D. W. Barnett and coauthors, Built environmental correlates of older adults' total physical activity and walking: A systematic review and meta-analysis, *International Journal of Behavior, Nutrition, and Physical Activity* (2017), epub, doi: 10.1186/s12966-017-0558-z.

52. A. Feathers and coauthors, Food environments are relevant to recruitment and adherence in dietary modification trials, *Nutrition Research* 35 (2015): 480-488; C. Larson and coauthors, Development of a communitysensitive strategy to increase availability of fresh fruits and vegetables in Nashville's urban food deserts, *Preventing Chronic Disease* 10 (2014), epub, doi: 10.5888/pcd10.130008; N. M. Wedick and coauthors, Access to healthy food stores modifies effect of a dietary intervention, *American Journal of Preventive Medicine* (2014), epub, doi: 10.1016/j.amepre.2014.08.020.

53. T. Dubowitz and coauthors, Healthy food access for urban food desert residents: Examination of the food environment, food purchasing practices, diet and BMI, *Public Health Nutrition* 18 (2015): 2220-2230.

54. D. McDermot, B. Igoe, and M. Stahre, Assessment of healthy food availability in Washington state— Questioning the food desert paradigm, *Journal of Nutrition Education and Behavior* 49 (2017): 130-136.

55. 55 Institute of Medicine, Committee on Accelerating Progress in Obesity Prevention, *Accelerating progress in obesity prevention: Solving the weight of the nation* (Washington, D.C.: National Academies Press, 2012), available at www.nap.edu.

56. J. Cawley, D. Dragone, and S. Von Hinke Kessler Scholder, The demand for cigarettes as derived from the demand for weight loss: A theoretical and empirical investigation, *Health Economics* 25 (2015): 8-23.

57. S. M. Raefsky and M. P. Mattson, Adaptive responses of neuronal mitochondria to bioenergetic challenges: Roles in neuroplasticity and disease resistance, *Free Radicals In Biology and Medicine* 102 (2017): 203-216; T. Murphy, G. P. Dias, and S. Thuret, Effects of diet on brain plasticity in animal and human studies: Mind the gap, *Neural Plasticity* (2014), epub, doi: 10.1155/2014/563160; C. Baumeier and coauthors, Caloric restriction and intermittent fasting alter hepatic lipid droplet proteome and diacylglycerol species and prevent diabetes in NZO mice, *Biochimica et Biophysica Acta* 1851 (2015): 566-576; N. Makino and coauthors, Calorie restriction increases telomerase activity, enhances autophagy, and improves diastolic dysfunction in diabetic rat hearts, *Molecular and Cellular Biochemistry* 403 (2015): 1-11; S. E. Olivo-Marston and coauthors, Effects of calorie restriction and diet-induced obesity on murine colon carcinogenesis, growth and inflammatory factors, and microRNA expres- sion, *PLoS One* (2014), epub, doi: 10.1371/journal .pone.0094765; R. J. Colman and coauthors, Caloric restriction reduces age-related and all-cause mortality in rhesus monkeys, *Nature Communications* (2014), epub, doi: 10.1038/ ncomms4557; M. P. Mattson, Interventions that improve body and brain bioenergetics for Parkinson's disease risk reduction

and therapy, *Journal of Parkinson's Disease* 4 (2014): 1-13; V. D. Longo and M. P. Mattson, Fasting: Molecular mechanisms and clinical applications, *Cell Metabolism* 19 (2014): 181-192.

58. R. E. Patterson and D. D. Sears, Metabolic effects of intermittent fasting, *Annual Review of Nutrition* 37 (2017): 371-393.

59. M. Harvie and A. Howell, Potential benefits and harms of intermittent energy restriction and intermittent fasting amongst obese, overweight and normal weight subjects—A narrative review of human and animal evidence, *Behavioral Sciences* (2017), epub, doi: 103390/ bs7010004.

60. J. F. Trepanowski, C. M. Kroeger, and Adrienne Barnosky, Effect of alternate-day fasting on weight loss, weight maintenance, and cardioprotection among metabolically healthy obese adults, *JAMA Internal Medicine* 177 (2017): 930-938.

61. Position of the Academy of Nutrition and Dietetics: Interventions for the treatment of overweight and obesity in adults, *Journal of the Academy of Nutrition and Dietetics* 116 (2016): 129-147.

62. U.S. Department of Agriculture and U.S. Department of Health and Human Services, Scientific report of the 2015 Dietary Guidelines Advisory Committee, 2015, D-2:66, available at www.health.gov; D. J. Johns and coauthors, Diet or exercise interventions vs. combined behavioral weight management programs: A

systematic review and meta-analysis of direct comparisons, *Journal of the Academy of Nutrition and Dietetics* 114 (2014): 1557-1568.

63. Position of the Academy of Nutrition and Dietetics: Interventions for the treatment of overweight and obesity in adults, 2016.

64. Position of the Academy of Nutrition and Dietetics: Interventions for the treatment of overweight and obesity in adults, *Journal of the Academy of Nutrition and Dietetics* 116 (2016): 129-147; American College of Cardiology/ American Heart Association Task Force on Prac- tice Guidelines and the Obesity Society, Executive summary: Guidelines (2013) for the management of overweight and obesity in adults, 2014.

65. M. Jessri, W. Y. Lou, and M. R. L' Abbé, The 2015 Dietary Guidelines for Americans is associ- ated with a more nutrient-dense diet and a lower risk of obesity, *American Journal of Clinical Nutri- tion* 104 (2016): 1378-1392; U.S. Department of Agriculture and U.S. Department of Health and Human Services, Scientific report of the 2015 Dietary Guidelines Advisory Committee, 2015, D-2:43, available at www.health.gov; N. D. Barnard, S. M. Levin, and Y. Yokoyama, A systematic review and meta-analysis of changes in body weight in clinical trials of vegetarian diets, *Journal of the Academy of Nutrition and Dietetics* 115 (2015): 954-969; J. D. Smith and coauthors, Changes in intake of protein foods, carbohydrate amount

and quality, and long-term weight change: Results from 3 prospective cohorts, *American Journal of Clinical Nutrition* 101 (2015): 1216-1224.

66. J. Dhillon, S. Y. Tan, and R. D. Mattes, Almond consumption during energy restriction lowers truncal fat and blood pressure in compliant overweight or obese adults, *Journal of Nutrition* 146 (2016): 2513-2519;C. L. Jackson and F. B. Hu, Long-term associations of nut consumption with body weight and obesity, *American Journal of Clinical Nutrition* 100 (2014): 408S-411S.

67. A. A. Aragon and coauthors, International society of sports nutrition position stand: Diets and body composition, *Journal of the International Society of Sports Nutrition* 14 (2017), epub, doi: 10.1186/s12970-017-0174-y.

68. H. Stewart and R. M. Morrison, New regulations will inform consumers about calories in restaurant foods, Amber Waves, 2015, available at www.ers.usda.gov/amber-waves.aspx; U.S. Food and Drug Administration, How many calories? Look at the menu, Consumer Health Information, November 2014, available at www.fda.gov/consumer.

69. M. H. Alhussain, I. A. Macdonald, and M. A. Taylor, Irregular meal-pattern effects on energy expenditure, metabolism, and appetite regulation: A randomized controlled trial in healthy normal-weight women, American College of Clinical Nutrition 104 (2016): 21-32."

70. S. Kucukgoncu, M. Midura, and C. Tek, Optimal management of night eating syndrome: Challenges and solutions, *Neuropsychiatric Disease and Treatment* 11 (2015): 751-760.

71. M. H. Rouhani and coauthors, Associations between dietary energy density and obesity: A systematic review and meta-analysis of observational studies, *Nutrition* 32 (2016):1037-1047.

72. R. Estruch and coauthors, Effect of a high-fat Mediterranean diet on bodyweight and waist circumference: A prespecified secondary outcomes analysis of the PREDIMED randomised controlled trial, *Lancet Diabetes and Endocrinology* 4 (2016): 666-676; M. Garcia and coauthors, The effect of the traditional Mediterranean-style diet on metabolic risk factors: A meta-analysis, *Nutrients* (2016), epub, doi: 10.3390/nu8030168.

73. C. E. O'Neil, V. L. Fulgoni, and T. A. Nicklas, Tree Nut consumption is associated with better adiposity measures and cardiovascular and metabolic syndrome health risk factors in U.S. Adults: NHANES 2005-2010, *Nutrition Journal* (2015), epub, doi: 10.1186/s12937-015-0052-x.

74. M. B. Azad and coauthors, Nonnutritive sweeteners and cardiometabolic health: A systematic review and meta-analysis of randomized controlled trials and prospective cohort studies, *Canadian Medical Association Journal* 189 (2017): E929-E939; Position of the Academy of Nutrition and Dietetics: Interventions for the treatment of overweight and obesity in adults, 2016; L. B. Sørensen and coauthors, Sucrose compared with artificial sweeteners: A clinical intervention study of effects on energy intake, appetite, and energy expenditure after 10 wk of supplementation in overweight subjects, *American Journal of Clinical Nutrition* 100 (2014): 36-45; R. Muckelbauer and coauthors, Association between water consumption and body weight outcomes: A systematic review, *American Journal of Clinical Nutrition* 98 (2013): 282-299; D. F. Tate and coauthors, Replacing caloric beverages with water or diet beverages for weight loss in adults: Main results of the Choose Healthy Options Consciously Everyday (CHOICE) randomized clinical trial, *American Journal of Clinical Nutrition* 95 (2012): 555-563.

75. X. Bian and coauthors, The artificial sweetener acesulfame potassium affects the gut microbiome and body weight gain in CD-1 mice, *PLoS One* (2017), epub, doi: 10.1371/jour-nal.pone.0178426; J. Suez and coauthors, Arti- ficial sweeteners induce glucose intolerance by altering the gut microbiota, *Nature* 514 (2014): 181-186.

76. M. Fantino and coauthors, Beverages containing low energy sweeteners do not differ from water in their effects on appetite, energy intake and food choices in healthy, non-obese French adults, *Appetite* 125 (2018): 557-565; A. D. Mooradian, M. Smith, and M. Tokuda, The role of artificial and natural sweeteners in reducing the consumption of table sugar: A narrative review, *Clinical Nutrition ESPEN* (2017), epub, doi: 10.1016/j. clnesp.2017.01.004; C. W. Chia and coauthors, Chronic low-calorie sweetener use and risk of abdominal obesity among older adults: A cohort study, *PloS One* (2016), epub, doi: 10.1371/journal.pone.0167241; S. P. Fowler, Low-calorie sweetener use and energy balance: Results from experimental studies in animals, and large-scale prospective studies in humans, *Physiology and Behavior* 164 (2016): 517-523.

77. J. A. Douglas and coauthors, Acute exercise and appetite-regulating hormones in overweight and obese individuals: A meta-analysis, *Journal of Obesity* (2016), epub, doi: 10.1155/2016/2643625; K. Deighton and D. J. Stensel, Creating an acute energy deficit without stimulating compensatory increases in appetite: Is there an optimal exercise protocol? *Proceedings of the Nutrition Society* 73 (2014): 352-358.

78. J. Zibellini and coauthors, Does diet-induced weight loss lead to bone loss in overweight or obese adults? A systematic review and meta-analysis of clinical trials, *Journal of Bone and Mineral Research* 30 (2015): 168-178.

79. 2018 Physical Activity Guidelines Advisory Committee, *2018 Physical Activity Guidelines Advisory Committee Scientific Report* (Wash-

ington, DC: U.S. Department of Health and Human Services, 2018); National Academies of Sciences, Engineering, and Medicine, The challenge of treating obesity and overweight: Proceedings of a workshop, (2017), epub,doi: https://doi.org/10.17226/24855; B. Kleist and coauthors, Moderate walking enhances the effects of an energy-restricted diet on fat mass loss and serum insulin in overweight and obese adults in a 12-week randomized controlled trial, *Journal of Nutrition* 147 (2017): 1875-1884.

80. T. Baranowski, Are active video games useful to combat obesity? (editorial) *American Journal of Clinical Nutrition* 101 (2015): 1107-1108; A. Gribbon and coauthors, Active video games and energy balance in male adolescents: A randomized crossover trial, *American Journal of Clinical Nutrition* 101 (2015): 1126-1134.

81. U.S. Food and Drug Administration, Beware of products promising miracle weight loss, Consumer Health Information, 2015, available at www.fda.gov/consumer.

82. S. H. Chang and coauthors, Effectiveness and risks of bariatric surgery: An updated systematic review and meta-analysis, 2003-2012, *JAMA Surgery* 19 (2014): 275-287.

83. T. D. Adams and coauthors, Weight and metabolic outcomes 12 years after gastric bypass, *New England Journal of Medicine* 377 (2017): 1143-1165; M. L. Maciejewski and coauthors, Bariatric surgery and long-term durability of weight loss, *JAMA Surgery* (2016): doi:10.1001/jamasurg.2016.2317.

84. S. S. Dagan and coauthors, Nutritional recommendations for adult bariatric surgery patients: Clinical practice, *Advances in Nutrition* 8 (2017): 382-394.

85. J. Hoffstedt and coauthors, Long-term protective changes in adipose tissue after gastric by pass, *Diabetes Care* 40 (2017): 77-84; D. Arterburn and D. McCulloch, Bariatric surgery for type 2 diabetes getting closer to the long- term goal, *JAMA Surgery* 150 (2015): 931-940; L. Sjöström and coauthors, Association of bariatric surgery with long-term remission of type 2 diabetes and with microvascular and macrovascular complications, *Journal of the American Medical Association* 311 (2014): 2297-2304; C. S. Kwok and coauthors, Bariat-ric surgery and its impact on cardiovascular disease and mortality: A systematic review and meta-analysis, *International Journal of Car- diology* 173 (2014): 20-28; P. R. Schauer and coauthors, Bariatric surgery versus intensive medical therapy for diabetes—3-year outcomes, *New England Journal of Medicine* 370 (2014): 2002-2013; B. M. Wolfe and S. H. Belle, Long- term risks and benefits of bariatric surgery: A research challenge, *Journal of the American Medical Association* 312 (2014): 1792-1793; D. S. Casagrande and coauthors, Incidence of cancer following bariatric surgery: Systematic review and meta-analysis, *Obesity Surgery* 24 (2014): 1499-1509.

86. V. Tremaroli and coauthors, Roux-en-Y gastric bypass and vertical banded gastroplasty induce long-term changes on the human gut microbiome contributing to fat mass regula- tion, *Cancer Bioenergetics* 22 (2015): 228-238; A. P. Liou and coauthors, Conserved shifts in the gut microbiota due to gastric bypass reduce host weight and adiposity, *Science Trans-lational Medicine* (2014), epub, doi: 10.1126/ scitranslmed.3005687; L. C. Kong and coau- thors, Gut microbiota after gastric bypass in human obesity: Increased richness and associations of bacterial genera with adipose tissue genes, *American Journal of Clinical Nutrition* 98 (2013): 16-24.

87. U.S. Food and Drug Administration, Medical Devices that Treat Obesity: What to Know, Consumer Health Information, June 2018, available at www.fda.gov/ForConsumers/ConsumerUpdates.

88. P. G. de Moura-Grec and coauthors, Impact of bariatric surgery on oral health conditions: 6-months cohort study, *International Dental Journal* 64 (2014): 144-149.

89. K. Dogan and coauthors, Long-term nutritional status in patients following Roux-en-Y gastric bypass surgery, *Clinical Nutrition* 37 (2018): 612-617; R. A. Guerreiro and R. Ribeiro, Ophthalmic complications of bariatric surgery, *Obesity Surgery* 25 (2015): 165-173; C. Karefylakis and coauthors, Vitamin D status 10 years after primary gastric bypass: Gravely

high prevalence of hypovitaminosis D and raised PTH levels, *Obesity Surgery* 24 (2014): 343-348; A. A. Al Hassany, Night blindness due to vitamin A deficiency associated with copper deficiency myelopathy secondary to bowel bypass surgery, *BMJ Case Reports* (2014) epub, doi: 10.1136/bcr-2013-202478.

90. J. Parrott and coauthors, American Society for Metabolic and Bariatric Surgery Integrated health nutritional guidelines for the surgical weight loss patient 2016 update: Micronutrients, *Surgery for Obesity and Related Disorders* 13 (2017): 727-741.

91. U.S. Food and Drug Administration, Liquidfilled intragastric balloon systems: Letter to healthcare providers-potential risks, 2017, available at https://www.fda.gov/MedicalDevices/Safety/LetterstoHealthCareProviders/ucm609597.htm.

92. R. Abdullah and coauthors, Risk assessment of plant food supplements and other herbal products containing aristolochic acids using the margin of exposure (MOE) approach, *Food Additives and Contaminants: Part A* 34 (2017): 135-144.

93. P. S. MacLean and coauthors, NIH working group report: Innovative research to improve maintenance of weight loss, *Obesity* 23 (2015): 7-15.

94. G. M. Mackie, D. Samocha-Bonet, and C. S. Tam, Does weight cycling promote obesity and metabolic risk factors? *Obesity Research and Clinical Practice* 11 (2017): 131-139; S. E. Schofield and coauthors, Metabolic dysfunc- tion following weight-cycling in male mice, *International Journal of Obesity* (London) 41 (2017): 402-411.

95. J. P. Montani, Y. Schutz, and A. G. Dulloo, Dieting and weight cycling as risk factors for cardiometabolic diseases: Who is really at risk? *Obesity Reviews* 16 (2015): 7-18.

96. E. Burgess and coauthors, Behavioural treatment strategies improve adherence to lifestyle intervention programmes in adults with obesity: A systematic review and meta-analysis, *Clinical Obesity* 7 (2017) 105-114.

消费者指南专栏 9

1. Market Data Enterprises, The U.S. Weight Loss & Diet Control Market (2017), available at www.marketresearch.com.

2. C. D. Gardner and coauthors, Effect of low-fat vs low-carbohydrate diet on 12-month weight loss in overweight adults and the association with genotype pattern or insulin secretion: The DIETFITS randomized clinical trial, *Journal of the American Medical Association* 319 (2018): 667-679.

3. J. Schwarz, M. Clearfield, and K. Mulligan, Conversion of sugar to fat: Is hepatic de novo lipogenesis leading to metabolic syndrome and associated chronic diseases? *Journal of the American Osteopathic Association* 117 (2017): 520-527.

4. A. L. Carreiro and coauthors, The macronutrients, appetite, and energy intake, *Annual Review of Nutrition* 36 (2016): 73-103; H. J. Leidy and coauthors, The role of protein in weight loss and maintenance, *American Journal of Clinical Nutrition* 101 (2015): 1320S-1329S; A. Astrup, A. Raben, and N. Gieker, The role of higher protein diets in weight control and obesity-related comorbidities, *International Journal of Obesity* 39 (2015): 721-726; E. A. Martens and M. S. Westerterp-Plantenga, Protein diets, body weight loss and weight maintenance, *Current Opinion in Clinical Nutrition and Metabolic Care* 17 (2014): 75-79; D. H. Pesta and V. T. Samuel, A high-protein diet for reducing body fat: Mechanisms and possible caveats, *Nutrition and Metabolism* 11 (2014), epub, doi: 10.1186/1743- 7075-11-53.

5. A. A. Aragon and coauthors, International society of sports nutrition position stand: Diets and body composition, *Journal of the International Society of Sports Nutrition* 14 (2017), epub, doi: 10.1186/s12970-017-0174-y; D. L. Layman and coauthors, Defining meal requirements for protein to optimize metabolic roles of amino acids, *American Journal of Clini- cal Nutrition* 101 (2015): 1330S-1338S; A. J. Hector and coauthors, Whey protein supplementation preserves postprandial myo- fibrillar protein synthesis during short-term energy restriction in overweight and obese adults, *Journal of Nutrition* (2015), epub, doi: 10.3945/

jn.114.200832.

6. Leidy and coauthors, The role of protein in weight loss and maintenance, 2015.

7. J. D. Smith and coauthors, Changes in intake of protein foods, carbohydrate amount and quality, and long-term weight change: Results from 3 prospective cohorts, *American Journal of Clinical Nutrition* 101 (2015): 1216-1224.

8. A. Kamper and S. Strand-gaard, Long-term effects of high-protein diets on renal function, *Annual Review of Nutrition* 37 (2017): 347-369.

争论 9

1. National Institute of Mental Health, Eating disorders among children, available at www.nimh.nih.gov/health/statistics/prevalence/eatingdisorders-among-children.shtml; K. Campbell and R. Peebles, Eating disorders in children and adolescents: State of the art review, *Pediatrics* 134 (2014): 582-592.

2. B. Herpertz-Dahlmann and coauthors, Eating disorder symptoms do not just disap- pear: The implications of adolescent eating-disordered behaviour for body weight and mental health in young adulthood, *European Child and Adolescent Psychiatry* 24 (2015): 675-684.

3. S. A. McLean, S. J. Paxton, and E. H. Wertheim, The role of media literacy in body dissatisfaction and disordered eating: A system- atic review, *Body Image* 19 (2016): 9-23; L. P. MacNeill and L. A. Best, Perceived current and ideal body size

in female undergraduates, *Eating Behaviors* 18 (2015): 71-75; L. Das, R. Mohan, and T. Makaya, The bid to lose weight: Impact of social media on weight perceptions, weight control and diabetes, *Current Diabetes Reviews* 10 (2014): 291-297.

4. E. Stice, Interactive and mediational etiologic models of eating disorder onset: Evidence from prospective studies, *Annual Review of Clinical Psychology* 12 (2016): 359-381; K. M. Pike,

H. W. Hoek, and P. E. Dunne, Cultural trends and eating disorders, *Current Opinion in Psychiatry* 27 (2014): 436-442.

5. J. Mingoia and coauthors, The relationship between social networking site use and the internalization of a thin ideal in females: A meta-analytic review, *Frontiers in Psychology* (2017), epub, doi: 10.3389/fpsyg.2017.01351; A. Dakanalis and coauthors, The developmen- tal effects of media-ideal internalization and self-objectification processes on adolescents' negative body-feelings, dietary restraint, and binge eating, *European Child and Adolescent Psychiatry* 24 (2015): 997-1010; A. G. Mabe, K. J. Forney, and P. K. Keel, Do you "like" my photo? Facebook use maintains eating disorder risk, *International Journal of Eating Disorders* 47 (2014): 516-523.

6. R. L. Carl, M. D. Johnson, and T. J. Martin, Promotion of healthy weight-control practices in young athletes, *Pediatrics* (2017), epub, doi:

10.1542/peds.2017-1871.

7. D. Neumark-Sztainer and M. E. Eisenberg, Body image concerns, muscle-enhancing behaviors, and eating disorders in males, *Journal of the American Medical Association* 312 (2014): 2156-2157.

8. A. K. W. Kelly and S. Hect, The female athlete triad, *Pediatrics* 138 (2016), epub, doi: 10.1542/ peds.2016-0922.

9. M. T. Barrack and coauthors, Higher inci- dence of bone stress injuries with increasing female athlete triad-related risk factors: A pro-spective multisite study of exercising girls and women, *American Journal of Sports Medicine* 42 (2014): 949-958.

10. Carl, Johnson, and Martin, Promotion of healthy weight-control practices in young athletes, 2017.

11. American Psychiatric Association, *Diagnostic and statistical manual of mental disorders,* 5th edition (Washington, D.C.: APA, 2013), pre-publication, available at www.dsm5.org/ProposedRevision/Pages/FeedingandEatingDisorders.aspx.

12. M. M. Fichter and coauthors, Long-term outcome of anorexia nervosa: Results from a large clinical longitudinal study, *Interna- tional Journal of Eating Disorders* 50 (2017): 1018-1030.

13. L. M. de Barse and coauthors, Does mater- nal history of eating disorders predict mothers' feeding practices and preschoolers' emotional eating? *Appetite* 85 (2015): 1-7.

14. M. M. Fichter and N.

Quadflieg, Mortality in eating disorders-results of a large prospective clinical longitudinal study, *International Journal of Eating Disorders* 49 (2016): 391-401; A. Keshaviah and coauthors, Re-examining premature mortality in anorexia nervosa: A meta-analysis redux, *Comprehensive Psychiatry* 55 (2014): 1773-1784; G. Di Cola and coauthors, Cardiovascular disorders in anorexia nervosa and potential therapeutic targets, *Internal and Emergency Medicine* 9 (2014): 717-721.

15. C. M. Grilo, Psychological and behavioral treatments for binge-eating disorder, *Journal of Clinical Psychiatry* 78, Supplement 1 (2017): 20-24.

16. M. Kells and S. Kelly-Weeder, Nasogastric tube feeding for individuals with anorexia nervosa: An integrative review, *Journal of the American Psychiatric Nurses Association* 22 (2016): 449-468.

17. S. S. Khalsa and coauthors, What happens after treatment? A systematic review of relapse, remission, and recovery in anorexia nervosa, *Journal of Eating Disorders* (2017), epub, doi: 10.1186/s40337-017-0145-3.

18. APA, *Diagnostic and statistical manual of men- tal disorders,* 2013.

19. A. M Chao and coauthors, Binge eating and weight loss outcomes in individuals with type 2 diabetes: 4-year results from the Look AHEAD study, *Obesity* 25 (2017): 1830-1837; S. E. Racine and coauthors, Examining associations between negative urgency and key components of objective binge episodes, *International Journal of Eating Disorders* 41 (2015): 527-538.

20. R. D. Rienecke, Family-based treatment of eating disorders in adolescents: Current insights, *Adolescent Health, Medicine, and Therapeutics* 8 (2017): 69-79.

21. A. Raevuori and coauthors, Highly increased risk of type 2 diabetes in patients with binge eating disorder and bulimia nervosa, *International Journal of Eating Disorders* 48 (2015): 555-562.

22. A. Meule and A. N. Gearhardt, Food addiction in the light of DSM-5, *Nutrients* 6 (2014): 3653-3671; A. J. Flint and coauthors, Food-addiction scale measurement in 2 cohorts of middle-aged and older women, *American Journal of Clinical Nutrition* 99 (2014): 578-586.

23. A. Goracci and coauthors, Pharmacotherapy of binge-eating disorder: A review, *Journal of Addiction Medicine* 9 (2015): 1-19; M. E. Bocarsly and coauthors, GS 455534 selectively sup- presses binge eating of palatable food and atten- uates dopamine release in the accumbens of sugar-bingeing rats, *Behavioral Pharmacology* 25 (2014): 147-157; N. A. Hadad and L. A. Knack- stedt, Addicted to palatable foods: Comparing the neurobiology of bulimia nervosa to that of drug addiction, *Psychopharmacology* 231 (2014): 1897-1912.

24. N. H. Golden and coauthors, Preventing obesity and eating disorders in adolescents, *Pediatrics* 138 (2016): 114-123.

第 10 章

1. 2018 Physical Activity Guide-lines Advisory Committee, *2018 Physical Activity Guidelines Advisory Committee Scientific Report* (Washington, DC: U.S. Department of Health and Human Services, 2018); K. M. Diaz and coauthors, Patterns of sedentary behavior and mortality in U.S. middleaged and older adults: A national cohort study, *Annals of Internal Medicine* 167 (2017): 465-475; American Heart Association, Sedentary behavior and cardiovascular morbidity and mortality: A science advisory from the American Heart Association, *Circulation* 134 (2016): e262-e279.

2. Centers for Disease Control and Prevention, Exercise or physical activity, 2017, available at www. cdc.gov/nchs/fastats/exercise.htm; Healthy People.gov, 2020 Topics and objectives, Physical activity, available at www.healthypeople.gov/2020/topics-objectives/topic/physical-activity.

3. B. Bond and coauthors, Exercise intensity and the protection from postprandial vascu-lar dysfunction in adolescents, *Heart and Circulatory Physiology* (2015), epub, doi:10.1152/ajpheart.00074.2015; M. Catoire and S. Kersten, The search for exercise factors

in humans, *FASEB Journal* 29 (2015): 1615-1628; R. Y. Aysano and coauthors, Acute effects of physical exercise in type 2 diabetes: A review, *World Journal of Diabetes* 15 (2014): 659-665; K. Iizuka, T. Machida, and M. Hirafuji, Skeletal muscle is an endocrine organ, *Journal of Pharmacological Sciences* 125 (2014): 125-131.

4. W. Fan and R. M. Evans, Exercise mimetics: Impact on health and performance, *Cell Metabolism* 25 (2017): 242-247; J. Giudice and J. M. Taylor, Muscle as a paracrine and endocrine organ, *Current Opinion in Pharmacology* 34 (2017): 49-55; J. O. Chen and coauthors, Irisin: A new molecular marker and target in metabolic disorder, *Lipids in Health and Disease* 14 (2015), epub, doi: 10.1186/1476-511X-14-2.

5. C. Handschin, Caloric restriction and exercise "mimetics": Ready for prime time? *Pharmacological Research* 103 (2016): 158-166.

6. 2018 Physical Activity Guidelines Advisory Committee. *2018 Physical Activity Guidelines Advisory Committee Scientific Report* (Washington, DC: U.S. De-partment of Health and Human Services, 2018).

7. M. McCarthy and coauthors, Breaking up sedentary time with seated upper body activity can regulate metabolic health in obese high risk adults: A randomised crossover trial, *Diabetes, Obesity, and Metabolism* 19 (2017): 1732-1739; E. Stamatakis and coauthors, Asso- ciation of "weekend warrior" and other leisure time physical activity patterns with risks for all-cause, cardiovascular disease, and cancer mortality, *JAMA Internal Medicine* 177 (2017): 335-342; M. E. Armstrong and coauthors, Frequent physical activity may not reduce vascular disease risk as much as moderate activity: Large prospective study of UK women, *Circulation* 131 (2015): 721-729; U. Ekelund and coauthors, Physical activity and all-cause mortality across levels of overall and abdominal adiposity in European men and women: The European Prospective Investigation into Cancer and Nutrition Study (EPIC), *American Journal of Clinical Nutri-tion* 101 (2015): 613-621; C. Y. Wu and coauthors, The association of physical activity with all-cause, cardiovascular, and cancer mortality among older adults, *Preventive Medicine* 72(2015): 23-29.

8. 2018 Physical Activity Guidelines Advisory Committee, *2018 Physical Activity Guidelines Advisory Committee Scientific Report* (Washington, DC: U.S. De-partment of Health and Human Services, 2018).

9. F. Damas and coauthors, A review of resistance traininginduced changes in skeletal muscle protein synthesis and their contribution to hypertrophy, *Sports Medicine* 45 (2015): 801-807; S. Phillips, Building an "optimal diet": Putting protein into practice, presented at the Academy of Nutrition and Dietetics' Food and Nutrition Conference and Expo, Atlanta, October 2014.

10. Y. Hellsten and M. Nyberg, Cardiovascular adaptations to exercise training, *Comprehensive Physiology* 6 (2015): 1-32; C. Y. Wu and coauthors, The association of physical activity with allcause, car-diovascular, and cancer mortality among older adults, *Preventive Medicine* 72 (2015): 23-29.

11. S. Steib and coauthors, Doseresponse relationship of ne-uromuscular training for injury prevention in youth athletes: Ametaanalysis, *Frontiers in Physiology* (2017), epub, doi: 10.3389/fphys.2017.00920; M. S. Vavilala and coauthors, Early changes in cerebral autoregulation among youth hospitalized after sports-related traumatic brain injury, *Brain Injury* 32 (2017): 269-275; A. C. McKee and coauthors, The neuropathology of sport, *Acta Neuropathologica* 127 (2014): 29-51; J. Calatayud and coauthors, Exercise and ankle sprain injuries: A comprehensive review, *Physician and Sportsmedicine* 42 (2014): 88-93.

12. American College of Sports Medicine, *ACSM's Guidelines for Exercise Testing and Prescription,* 9th ed. (Philadelphia: Lippincott, Williams, and Wilkins, 2014).

13. J. S. Baker, M. C. McCormick, and R. A. Robergs, Interaction among skeletal muscle metabolic energy systems during intense exercise, *Journal of Nutrition and Metabolism* (2010), epub, doi: 10.1155/2010/905612.

14. S. Kuzmiak-Glancy and W. T. Willis, Skeletal muscle fuel selection occurs at the mitochondrial level, *Journal of Experimental Biology* 217 (2014): 1993-2003.

15. Position of the Academy of Nutrition and Dietetics, Dietitians of Canada, and the American College of Sports Medicine: Nutrition and athletic performance, *Journal of the Academy of Nutrition and Dietetics* 116 (2016): 501-528.

16. D. Ndahimana and coauthors, Accuracy of dietary reference intake predictive equation for estimated energy requirements in female tennis athletes and nonathlete college students: Comparison with the doubly labeled water method, *Nutrition Research and Practice* 11 (2017): 51-56.

17. Position of the Academy of Nutrition and Dietetics, Dietitians of Canada, and the American College of Sports Medicine: Nutrition and athletic performance, 2016.

18. C. Cabral-Santos and coauthors, Physiological acute response to high-intensity intermittent and moderate-intensity continuous 5 km running performance: Implications for training prescription, *Journal of Human Kinetics* 56 (2017): 127-137; B. K. Greer and coauthors, EPOC comparison between isocaloric bouts of steady-state aerobic, intermittent aerobic, and resistance training, *Research Quarterly for Exercise and Sport* (2015): 190-195.

19. K. Karstoft and coauthors, The effects of interval vs. continuous exercise on excess postexercise oxygen consumption and substrate oxidation rates in subjects with type 2 diabetes, *Metabolism* 65 (2016): 1316-1325; I. Larsen and coauthors, High- and moderate-intensity aerobic exercise and excess postexercise oxygen consumption in men with metabolic syndrome, *Scandinavian Journal of Medicine & Science in Sports* 24 (2014): e174-e179.

20. B. Murray and C. Rosenbloom, Fundamentals of glycogen metabolism for coaches and athletes, *Nutrition Reviews* 76 (2018): 243-259; J. Bergstrom and coauthors, Diet, muscle glycogen and physical performance, *Acta Physiologica Scandanavica* 71 (1967): 140-150.

21. K. J. Stuempfle and coauthors, Race diet of finishers and nonfinishers in a 100 mile (161 km) mountain footrace, *Journal of the American College of Nutrition* 30 (2011): 529-535.

22. R. J. S. Costa and coauthors, Systematic review: Exercise-induced gastrointestinal syndrome—implications for health and intestinal disease, *Alimentary Pharmacology & Therapeutics* 46 (2017): 246-265; R. J. S. Costa and coauthors, The impact of gastrointestinal symptoms and dermatological injuries on nutritional intake and hydration status during ultramarathon events, *Sports Medicine* (2016), epub, doi: 10.1186/s40798-015-0041-9.

23. M. Cole and coauthors, The effects of acute carbohydrate and caffeine feeding strategies on cycling efficiency, *Journal of Sports Sciences* 36 (2018): 817-823.

24. K. A. Pollak and coauthors, Exogenously applied muscle metabolites synergistically evoke sensations of muscle fatigue and pain in human subjects, *Experimental Physiology* 99 (2014): 368-380.

25. P. Proia and coauthors, Lactate as a metab- olite and a regulator in the central nervous system, *International Journal of Molecular Sciences* (2016), epub, doi: 10.3390/ijms17091450.

26. M. M. Hall and coauthors, Lactate: Friend or foe, *PM and R: The Journal of Injury, Function, and Rehabilitation* 8 (2016): S8-S15; J. F. Moxnes and Ø. Sandbakk, The kinetics of lactate production and removal during wholebody exercise, *Theoretical Biology and Medical Modeling* 9 (2012), epub, doi: 10.1186/1742- 4682-9-7.

27. K. D. Gejl and coauthors, Muscle glycogen content modifies SR Ca^{2+} release rate in elite endurance athletes, *Medicine and Science in Sports and Exercise* 46 (2014): 496-505.

28. M. B. Reid, Redox interventions to increase exercise performance, *Journal of Physiology* 594 (2016): 5125-5133.

29. S. G. Impey and coauthors, Fuel for the work required: A practical approach to amalgamating trainlow paradigms for endurance athletes, *Physiological Reports* (2016), epub, doi: 10.14814/phy2.12803.

30. M. Pöchmüller and coauthors, A systematic review and

metaanalysis of carbohydrate benefits associated with randomized controlled competitionbased performance trials, *Journal of the International Society of Sports Medicine* (2016), epub, doi: 10.1186/s12970-016-0139-6; C. Williams and I. Rollo, Carbohydrate nutrition and team sport performance, *Sports Medicine* 45 (2016): S13-S22.

31. E. Prado de Oliveira, R. C. Burnini, and A. Jeukendrup, Gastrointestinal complaints during exercise: Prevalence, etiology, and nutritional recommendations, *Sports Medicine* 44 (2014): S79-S85.

32. A. F. Alghannam and coauthors, Influence of postexercise carbohydrateprotein ingestion on muscle glycogen metabolism in recovery and subsequent running exercise, *International Journal of Sport Nutrition and Exercise Metabolism* 26 (2016): 572-580.

33. L. L. Spriet, New insights into the interaction of carbohydrate and fat metabolism during exercise, *Sports Medicine* 44 (2014): S87-S96.

34. C. K. Chang, K. Borer, and P. J. Lin, Lowcarbohydratehighfat diet: Can it help exercise performance? *Journal of Human Kinetics* 56 (2017): 81-92; E. R. Helms and coauthors, High-protein, low-fat, short-term diet results in less stress and fatigue than moderateprotein moderate-fat diet during weight loss in male weightlifters: A pilot study, *International Journal of Sport Nutrition and Exercise Metabolism* 25 (2015): 163-170.

35. Position of the Academy of Nutrition and Dietetics, Dietitians of Canada, and the American College of Sports Medicine: Nutrition and athletic performance, *Journal of the Academy of Nutrition and Dietetics* 116 (2016): 501-528.

36. M. Martorell and coauthors, Docosahexaenoic acid supplementation promotes erythrocyte antioxidant defense and reduces protein nitrosative damage in male athletes, *Lipids* 50 (2015): 131-148; F. M. DiLorenzo, C. J. Drager, and J. W. Rankin, Docosahexaenoic acid affects markers of inflammation and muscle damage after eccentric exercise, *Journal of Strength and Conditioning Research* 28 (2014): 2768-2774.

37. D. M. Camera and coauthors, Selective modulation of microRNA expression with protein ingestion following concurrent resistance and endurance exercise in human skeletal muscle, *Frontiers in Physiology* (2016), epub, doi: 10.3389/fphys.2016.00087.

38. W. J. Smiles and coauthors, Modulation of autophagy signaling with resistance exercise and protein ingestion following shortterm energy deficit, *American Journal of Physiology-Regulatory, Integrative and Comparative Physiology* (2015), epub, doi: 10.1152/ajpregu.00413.2014.

39. W. K. Mitchell and coauthors, Human skeletal muscle protein metabolism responses to amino acid nutrition, *Advances in Nutrition* 7 (2016): 828S-838S; D. M. Camera and coau- thors, Protein ingestion increases myofibrillar protein synthesis after concurrent exercise, *Medicine and Science in Sports and Exercise* 47 (2015): 82-91; D. K. Layman and coauthors, Defining meal requirements for protein to optimize metabolic roles of amino acids, *American Journal of Clinical Nutrition* 101 (2015): 1330S-1338S.

40. I. Kim, N. E. P. Deutz, and R. R. Wolfe, Update on maximal anabolic response to dietary protein, *Clinical Nutrition* 37 (2018): 411-418; C. M. Kersick and coauthors, International Society of Sports Nutrition position stand: Nutrient timing, *Journal of the International Society of Sports Nutrition* (2017), epub, doi: 10.1186/s12970-0189-4.

41. E. Simmons, J. D. Fluckey, and S. E. Riechman, Cumulative muscle protein synthesis and protein intake requirements, *Annual Review of Nutrition* 36 (2016): 17-43; D. J. Beale, Evidence inconclusive—comment on article by Schoenfeld et al., *Journal of the International Society of Sports Nutrition* (2016), epub, doi: 10.1186/s12970-016- 0148-5B; J. Schoenfeld, A. A. Aragon, and J. W. Krieger, The effect of protein timing on muscle strength and hypertrophy: A meta-analysis, *Journal of the International Society of Sports Nutrition* (2013), epub, doi: 10.1186/1550-2783-10-53.

42. C. J. Mitchell and coauthors, Acute postexercise myofibrillar protein synthesis is not correlated with resistance training-induced muscle hypertrophy in young men, *PLoS One*

9 (2014), epub, doi: 10.1371/journal. pone.0089431.

43. P. T. Reidy and coauthors, Protein supplementation does not affect myogenic adaptations to resistance training, *Medicine and Science in Sports and Exercise* 49 (2017): 1197-1208; T. M. McLellan, S. M. Pasiakos, and H. R. Lieberman, Effects of protein in combination with carbohydrate supplements on acute or repeat endurance exercise performance: A systematic review, *Sports Medicine* 44 (2014): 535-550.

44. Simmons, Fluckey, and Riechman, Cumulative muscle protein synthesis and protein intake requirements, 2016.

45. Reidy and coauthors, Protein supplementation does not affect myogenic adaptations to resistance training, 2017.

46. Position of the Academy of Nutrition and Dietetics, Dietitians of Canada, and the American College of Sports Medicine: Nutrition and athletic performance, *Journal of the Academy of Nutrition and Dietetics* 116 (2016): 501-528; N. R. Rodriguez and S. L. Miller, Effective translation of current dietary guidance: Understanding and communicating the concepts of minimal and optimal levels of dietary protein, *American Journal of Clinical Nutrition* 101 (2015): 1353S-1358S.

47. I. Alaunyte, V. Stojceska, and A. Plunkett, Iron and the female athlete: A review of dietary treatment methods for improving iron status and exercise performance, *Journal*

of the International Society of Sports Nutrition (2015), epub, doi: 10.1186/ s12970-015-0099-2; Y. H. Chiu and coauthors, Early changes of the anemia phenomenon in male 100-km ultramarathoners, *Journal of the Chinese Medical Association* 78 (2015): 108-113.

48. R. B. Parks, S. J. Hetzel, and M. A. Brooks, Iron deficiency and anemia among collegiate athletes: A retrospective chart review, *Medicine and Science in Sports and Exercise* 49 (2017): 1711-1715; W. Kong, G. Gao, and Y. Chang, Hepcidin and sports anemia, *Cell and Bioscience* 4 (2014), epub, doi: 10.1186/2045-3701-4-19.

49. A. Coates, M. Mountjoy, and J. Burr, Incidence of iron deficiency and iron deficient anemia in elite runners and triathletes, *Clinical Journal of Sports Medicine* 27 (2017): 493-498; D. M. DellaValle and J. D. Haas, Iron supplemen- tation improves energetic efficiency in iron- depleted female rowers, *Medicine and Science in Sports and Exercise* 46 (2014): 1204-1215; S. Pasricha and coauthors, Iron supplementation benefits physical performance in women of reproductive age: A systematic review and meta-analysis, *Journal of Nutrition* 144 (2014): 906-914.

50. A. N. Peiris, S. Jaroudi, and R. Noor, Heat stroke, Journal of the American Medical Association 318 (2018): 2503; Executive summary of National Athletic Trainers' Association position statement on exertional heat illnesses, 2014, available at www.nata.

org/sites/default/files/Heat-Illness-Executive-Summary.pdf.

51. Position of the Academy of Nutrition and Dietetics, Dietitians of Canada, and the American College of Sports Medicine: Nutrition and athletic performance, *Journal of the Academy of Nutrition and Dietetics* 116 (2016): 501-528.

52. J. D. Adams and coauthors, Dehydration Impairs Cycling Performance, Independently of Thirst: A Blinded Study, *Medicine and Science in Sports and Exercise* 50 (2018): 1697-1703.

53. E. L. Earhart and coauthors, Effects of oral sodium supplementation on indices of thermoregulation in trained, endurance athletes, *Journal of Sports Science and Medicine* 14 (2015): 172-178.

54. E. R. Parr and coauthors, Alcohol ingestion impairs maximal postexercise rates of myofibrillar protein synthesis following a single bout of concurrent training, *PLoS One* 9 (2014), epub, doi: 10.1371/journal. pone.0088384.

55. M. J. Cramer and coauthors, Postexercise glycogen recovery and exercise performance is not significantly different between fast food and sport supplements, *Journal of the International Society of Sports Medicine* 25 (2015): 448-455.

56. Kersick and coauthors, International Society of Sports Nutrition position stand: Nutrient timing, 2017.

57. B. Besbrow and coauthors, Comparing the rehydration potential

of different milk-based drinks to a carbohydrate-electrolyte beverage, *Applied Physiology and Nutrition Metabolism* 39 (2014): 1366-1372.

争论 10

1. M. Comassi and coauthors, Acute effects of different degrees of ultraendurance exercise on systemic inflammatory responses, *Internal Medicine Journal* 45 (2015): 74-79.

2. M. B. Reid, Redox interventions to increase exercise performance, *Journal of Physiology* 594 (2016): 5125-5133; C. L. Draeger and coauthors, Controversies of antioxidant vitamins supplementation in exercise: Ergogenic or ergolytic effects in humans? *Journal of the International Society of Sports Nutrition* 11 (2014), epub, doi: 10.1186/1550-2783-11-4; T. D. Scribbans and coauthors, Resveratrol supplementation does not augment performance adaptations or fibre-type-specific responses to high-intensity interval training in humans, *Applied Physiology, Nutrition, and Metabolism* 39 (2014): 1305-1313.

3. R. C. Leonardo-Mendonça and coauthors, Redox status and antioxidant response in professional cyclists during training, *European Journal of Sport Science* 14 (2014): 830-838; S. K. Powers and coauthors, Exercise-induced improvements in myocardial antioxidant capacity: The antioxidant players and cardioprotection, *Free Radical Research* 48 (2014): 43-51; G. Sharifi, A. B. Najafabadi, and F. E. Ghashghaei, Oxidative stress and total antioxidant capacity in handball players, *Advances in Biomedical Research* 3 (2014), epub, doi: 10.4103/2277-9175.139538.

4. L. L. Petiz and coauthors, Vitamin A oral supplementation induces oxidative stress and suppresses IL-10 and HSP70 in skeletal muscle of trained rats, *Nutrients* (2017), epub, doi: 10.3390/nu9040353; G. Paulsen and coauthors, Vitamins C and E supplementation alters protein signaling after a strength training session, but not muscle growth during 10 weeks of training, *Journal of Physiology* 592 (2014): 5391-5408.

5. S. Porcelli and coauthors, Aerobic fitness affects the exercise performance responses to nitrate supplementation, *Medicine and Science in Sports and Exercise* 47 (2015): 1643-1651; R. K. Boorsma, J. Whitfield, and L. L. Spriet, Beetroot juice supplementation does not improve performance of elite 1500m runners, *Medicine and Science in Sports and Exercise* 46 (2014): 2326-2334; W. T. Clements, S. R. Lee, and R. J. Bloomer, Nitrate ingestion: A review of the health and physical performance effects, *Nutrients* 6 (2014): 5224-5264.

6. M. B. Reid, Redox interventions to increase exercise performance, *Journal of Physiology* 594 (2016): 5125-5133.

7. A. M. Jones, Influence of dietary nitrate on the physiological determinants of exercise performance: A critical review, *Applied Physiology in Nutrition and Metabolism* 39 (2014): 1019-1028.

8. J. Nyakayiru and coauthors, Beetroot juice supplementation improves high-intensity intermittent type exercise performance in trained soccer players, *Nutrients* (2017), epub, doi: 10.3390/nu9030314.

9. L. J. Wylie and coauthors, Influence of beetroot juice supplementation on intermittent exercise performance, *European Journal of Applied Physiology* 116 (2016): 416-425.

10. G. L. Kent and coauthors, Dietary nitrate supplementation does not improve cycling time-trial performance in the heat, *Journal of Sports Sciences* 36 (2018): 1204-1211; S. Porcelli and coauthors, Aerobic fitness affects the exercise performance responses to nitrate supplementation, *Medicine and Science in Sports and Exercise* 47 (2015): 1643-1651; Boorsma, Whitfield, and Spriet, Beetroot juice supplementation does not improve performance of elite 1500-m runners, 2014.

11. A. L. Friis and coauthors, Dietary beetroot juice - effects on physical performance in COPD patients: A randomized controlled crossover trial, *International Journal of Chronic Obstructive Pulmonary Disease* (2017), epub, doi: 10.2147/ COPD.S135752.

12. L. Nybäck and coauthors, Physiological and performance effects of nitrate supplementation during roller-skiing in normoxia and normobaric hypoxia, *Nitric Oxide* 70 (2017): 1-8.

13. G. M. K. Rossetti and coau-

thors, Dietary nitrate supplementation increases acute mountain sickness severity and sense of effort during hypoxic exercise, *Journal of Applied Physiology* 123 (2017): 983-992.

14. B. H. Jacobson and coauthors, Effect of energy drink consumption on power and velocity of selected sport performance activities, *Journal of Strength and Conditioning Research* (2017), epub ahead of print, doi: 10.1519/ JSC.0000000000002026; L. Arcoverde and coauthors, Effect of caffeine ingestion on anaerobic capacity quantified by different methods, *PLoS One* (2017), epub, doi: 10.1371/ journal. pone.0179457; R. S. Cruz and coauthors, Caffeine affects time to exhaustion and substrate oxidation during cycling at maximal lactate steady state, *Nutrients* 7 (2015): 5254-5264; S. M. An, J. S. Park, and S. H. Kim, Effect of energy drink dose on exercise capacity, heart rate recovery and heart rate variability after high-intensity exercise, *Journal of Exercise Nutrition and Biochemistry* 18 (2014): 31-39.

15. M. Cole and coauthors, The effects of acute carbohydrate and caffeine feeding strategies on cycling efficiency, *Journal of Sports Sciences* (2017), epub ahead of print, doi: 10.1080/02640414.2017.1343956.

16. J. L. Temple and coauthors, The safety of ingested caffeine: A comprehensive review, *Frontiers in Psychiatry* (2017), epub, doi: 10.3389/fpsyt.2017.00080; G. Mohney, Teen's caffeine-related death highlights the dangers of the common stimulant, *ABC News,* May 16, 2017, available at abcnews.go.com/ Health/teens-caffeine-related-death-highlights-dangers-common-stimulant/ story?id=47437035.

17. K. Novakova and coauthors, Effect of Lcarnitine supplementation on the body carnitine pool, skeletal muscle energy metabolism and physical performance in male vegetarians, *European Journal of Nutrition* (2015), epub ahead of print, doi: 10.1007/s00394-015-0838-9.

18. L. W. Judge and coauthors, Creatine usage and education of track and field throwers at NCAA Division I universities, *Journal of Strength and Conditioning Research* (2014), epub ahead of print, doi: 10.1519/ JSC.0000000000000818.

19. C. L. Camic and coauthors, The effects of polyethylene glycosylated creatine supplementation on anaerobic performance measure and body composition, *Journal of Strength and Conditioning Research* 28 (2014): 825-833; M. C. Devries and S. M. Phillips, Creatine supplementation during resistance training in older adults—A meta-analysis, *Medicine and Science in Sports and Exercise* 46 (2014): 1194-1203.

20. Devries and Phillips, Creatine supplementation during resistance training in older adults, 2014; Judge and coauthors, Creatine usage and education of track and field throwers at NCAA Division I universities, 2014.

21. L. M. Burke, Practical considerations for bicarbonate loading and sports performance, *Nestlé Nutrition Institute Workshop Series* 75 (2013): 15-26.

22. P. M. Bellinger, β-alanine supplementation for athletic performance: An update, *Journal of Strength and Conditioning Research* 28 (2014): 1751-1770; R. M. Hobson and coauthors, Effects of β-alanine supplementation on exercise performance: A metaanalysis, *Amino Acids* 43 (2012): 25-37; A. E. Smith and coauthors, Exerciseinduced oxidative stress: The effects of β-alanine supplementation in women, *Amino Acids* 43 (2012): 77-90; A. E. Smith-Ryan and coauthors, High-velocity intermittent running: Effects of beta-alanine supplementation, *Journal of Strength and Conditioning Research* 26 (2012): 2798-2805.

23. P. M. Bellinger and C. L. Minahan, Performance effects of acute β-alanine induced paresthesia in competitive cyclists, *European Journal of Sport Science* 30 (2015): 1-8.

24. P. T. Reidy and B. B. Rasmussen, Role of ingested amino acids and protein in the promo- tion of resistance exercise-induced muscle protein anabolism, *Journal of Nutrition* 146 (2016): 155-183.

25. N. Babault and coauthors, Pea proteins oral supplementation promotes muscle thickness gains during resistance training: A doubleblind, randomized, placebocontrolled clinical trial vs. whey protein, *Journal of the International Society of Sports Nutrition* 12 (2015), epub, doi:

10.1186/s12970-014-0064-5.

26. S. M. Pasiakos, T. M. McLellan, and H. R. Lieberman, The effects of protein supple- ments on muscle mass, strength, and aerobic and anaerobic power in healthy adults: A systematic review, *Sports Medicine* 45 (2015): 111-131.

27. P. A. Cohen, J. C. Travis, and B. J. Venhuis, A synthetic stimulant never tested in humans, 1,3-dimethylbutylamine (DMBA) is identified in multiple dietary supplements, *Drug Testing and Analysis* 7 (2015): 83-87.

28. M. E. Arensberg and coauthors, Summit on Human Performance and Dietary Supplements summary report, Nutrition Today 49 (2014): 7-15.

第 11 章

1. E. J. Benjamin and coauthors, Heart disease and stroke statistics—2017 update: A report from the American Heart Association, *Circulation* 135 (2017): e146-e603.

2. Benjamin and coauthors, Heart disease and stroke statistics—2017, 2017.

3. Benjamin and coauthors, Heart disease and stroke statistics—2017, 2017.

4. S. M. Alfonso and coauthors, The impact of dietary fatty acids on macrophage cholesterol homeostasis, *Journal of Nutritional Biochemistry* 25 (2014): 95-103; B. Messner and D. Bernhard, Smoking and cardiovascular disease: Mechanisms of endothelial dysfunction and early atherogenesis, *Arteriosclerosis, Thrombosis, and Vascular Biology* 34 (2014): 509-515.

5. Benjamin and coauthors, Heart disease and stroke statistics—2017 update, 2017.

6. American Heart Association, Menopause and heart disease, updated June 23, 2017, available at www.heart. org/HEARTORG/Conditions/More/ MyHeartandStrokeNews/Menopause- and-Heart-Disease_UCM_448432_ Article.jsp.

7. A. V. Khera and coauthors, Genetic risk, adherence to a healthy lifestyle, and coronary disease, *New England Journal of Medicine* 375 (2016): 2349-2358.

8. Benjamin and coauthors, Heart disease and stroke statistics—2017, 2017.

9. P. A. James and coauthors, 2014 Evidencebased guidelines for the management of high blood pressure in adults: Report from the panel members appointed to the Eighth Joint National Committee (JNC8), *Journal of the American Medical Association* 311 (2014):507-520.

10. Benjamin and coauthors, Heart disease and stroke statistics— 2017, 2017; R. V. Same and coauthors, Relationship between sedentary behavior and cardiovascular risk, *Current Cardiology Reports* 18 (2016): 6.

11. C. Tudor-Locke and coau- thors, Step-based physical activity metrics and cardiometabolic risk: NHANES 2005-2006, *Medicine and Science in Sports and Exercise* 49 (2017): 283-291;G. N. Healy and coauthors, Replacing sitting time with standing or stepping: Associations with cardiometabolic risk biomarkers, *European Heart Journal* 36 (2015): 2643-2649.

12. A. Rao, V. Pandya, and A. WhaleyConnell, Obesity and insulin resistance in resistant hypertension: Implications for the kidney, *Advances in Chronic Kidney Disease* 22 (2015): 211-217.

13. Benjamin and coauthors, He- art disease and stroke statistics—2017 update, 2017.

14. H. O'Keefe and coauthors, Alcohol and cardiovascular health: The dose makes the poison . . . or the remedy, *Mayo Clinic Proceedings* 89 (2014): 382-393.

15. C. S. Ceron and coauthors, Vascular oxidative stress: A key factor in the development of hypertension associated with ethanol consumption, *Current Hypertension Reviews* 10 (2014): 213-222.

16. R. C. Hoogeveen and coauthors, Small dense lowdensity lipoprotein cholesterol concentrations predict risk for coronary heart disease: The Atherosclerosis Risk in Communities (ARIC) study, *Arteriosclerosis, Thrombosis, and Vascular Biology* 34 (2014): 1069- 1077; N. B. Allen and coauthors, Blood pressure trajectories in early adulthood and subclinical atherosclerosis in middle age, *Journal of the American Medical Asso- ciation* 311 (2014): 490- 497.

17. A. Ramirez and P. P. Hu, Low high-density lipoprotein and risk of myocardial infarction, *Clinical Medicine Insights: Cardiology* 9

(2015): 113-117; H. K. Siddiqi, D. Kiss, and D. Rader, HDL-cholesterol and cardiovascular disease: Rethinking our approach, *Current Opinion in Cardiology* 30 (2015): 536-542.

18. A. Tenenbaum, R. Klempfner, and E. Z. Fisman, Hyper-triglyceridemia: A too long unfairly neglected major cardiovascular risk factor, *Cardiovascular Diabetology* 13 (2014): 159.

19. F. M. Sacks and coauthors, Dietary fats and cardiovascular disease: A Presidential Advisory from the American Heart Association, *Circulation* 136 (2017): e1-e23; R. Micha and coauthors, Etiologic effects and optimal intakes of foods and nutrients for risk of cardiovascular diseases and diabetes: Systematic reviews and metaanalyses from the Nutrition and Chronic Diseases Expert Group (NutriCoDE), *PLoS One,* 2017, https://doi.org/10.1371/journal.pone.0175149.

20. Sacks and coauthors, Dietary fats and cardiovascular disease, 2017; Benjamin and coauthors, Heart disease and stroke statistics—2017 update, 2017; A. M. Freeman and coauthors, Trending cardiovascular nutrition controversies, *Journal of the American College of Cardiology* 69 (2017): 1172-1187; U.S. Department of Health and Human Services and U.S. Department of Agriculture, *2015-2020 Dietary Guidelines for Americans*, 8th ed. (2015), available at http://health.gov/dietaryguidelines/2015/guidelines/; R. H. Eckel and coauthors,

2013 AHA/ACC guideline on lifestyle management to reduce cardiovascular risk: A report of the American College of Cardiology/American Heart Associa- tion Task Force on Practice Guidelines, *Circula- tion* 129 (2014): S76-S99.

21. D. Mozzaffarian, Dietary and policy priorities for cardiovascular disease, diabetes, and obesity, *Circulation* 133 (2016): 187-225.

22. Benjamin and coauthors, Heart disease and stroke statistics—2017 update, 2017.

23. M. Al Rifai and coauthors, The association of nonalcoholic fatty liver disease, obesity, and metabolic syndrome with systemic inflammation and subclinical atherosclerosis: The Multi-Ethnic Study of Atherosclerosis (MESA), *Atherosclerosis* 239 (2015): 629-633; F. Bonomini, L. F. Rodella, and R. Rezzani, Metabolic syndrome, aging, and involvement of oxidative stress, *Aging and Disease* 10 (2015): 109-120.

24. Benjamin and coauthors, Heart disease and stroke statistics—2017 update, 2017.

25. G. N. Healy and coauthors, Replacing sitting time with standing or stepping: Associations with cardiometabolic risk biomarkers, *European Heart Journal* 36 (2015): 2643-2649; M. Hamer, E. Stamatakis, and A. Steptoe, Effects of substituting sedentary time with physical activity on metabolic risk, *Medicine and Science in Sports and Exercise* 46 (2014): 1946-1950.

26. Benjamin and coauthors, Heart disease and stroke statistics—2017 update, 2017.

27. Y. Huang and coauthors, Prehypertension and the risk of stroke: A meta-analysis, *Neurology* 82 (2014): 1153-1161.

28. D. C. Goff and coauthors, 2013 ACC/AHA guidelines on the assessment of cardiovascular risk: A report of the American College of Cardiology/American Heart Association Task Force on Practice Guidelines, *Circulation* 129 (2014): S49-S73; Eckel and coauthors, 2013 AHA/ACC guideline on lifestyle management to reduce cardiovascular risk, 2014; N. J. Stone and coau- thors, ACC/AHA guideline on the treatment of blood cholesterol to reduce atherosclerotic cardiovascular risk in adults: A report of the American College of Cardiology/American Heart Association Task Force on Practice Guidelines, *Circulation* 129 (2014): S1-S45.

29. R. Micha and coauthors, Association between dietary factors and mortality from heart disease, stroke, and type 2 diabetes in the United States, *Journal of the American Medical Association* 317 (2017): 912-924.

30. S. N. Adebamowo and coauthors, Association between intakes of magnesium, potassium, and calcium and risk of stroke: 2 cohorts of US women and updated meta-analyses, *American Journal of Clinical Nutrition* 101 (2015): 1269-1277; H. M. Noh and coauthors, Associ- ation between high blood pressure and intakes of

sodium and potassium among Korean adults: Korean National Health and Nutrition Examination Survey, 2007-2012, *Journal of the Academy of Nutrition and Dietetics* 115 (2015): 1950-1957; A. Binia and coauthors, Daily potassium intake and sodiumto-potassium ratio in the reduction of blood pressure: A metaanalysis of randomized controlled trials, *Journal of Hypertension* 33 (2015): 1509-1520.

31. O. Oyebode and coauthors, Fruit and vegetable consumption and all-cause, cancer, and CVD mortality: Analysis of Health Survey for England data, *Journal of Epidemiology and Community Health* 68 (2014): 856-862; X. Wang and coauthors, Fruit and vegetable consumption and mortality from all causes, cardiovascular disease and cancer: Systematic review and doseresponse metaanalysis of prospective cohort studies, *BMJ* (2014), doi: 10.1136/bmj. g4490; E. Garcia-Fernandez and coauthors, Mediterranean diet and cardiodiabesity: A review, *Nutrients* 6 (2014): 3474-3500.

32. Sacks and coauthors, Dietary fats and cardiovascular disease, 2017.

33. Sacks and coauthors, Dietary fats and cardiovascular disease, 2017.

34. J. Jiang and coauthors, Effect of marinederived n-3 polyunsaturated fatty acids on major eicosanoids: A systematic review and meta-analysis from 18 randomized controlled trials, *PLoS One* 25 (2016): e0147351; O. A. Khawaja J. M. Gaziano, and L. Djoussé, N-3 fatty acids for the prevention of cardiovascular disease,

Current Atherosclerosis Reports 16 (2014): 450-457.

35. M. Poreba and coauthors, Treatment with high-dose n-3 PUFAs has no effect on platelet function, coagulation, metabolic status or inflammation in patients with atherosclerosis and type 2 diabetes, *Cardiovascular Diabetology* (2017), epub, doi: 10.1186/s12933-017-0523-9; M. Lagarde and coauthors, In vitro and in vivo bimodal effects of docosahexaenoic acid supplements on redox status and platelet function, *Prostaglandins, Leukotrienes and Essential Fatty Acids* (2016), epub ahead of print, doi: 10.1016/j.plefa.2016.03.008.

36. A. Hernaez and coauthors, Mediterranean diet improves high-density lipoprotein function in high-cardiovascularrisk individuals, *Circu lation* 135 (2017): 633-643; D. P. Redlinger and coauthors, How effective are current dietary guidelines for cardiovascular disease preven- tion in healthy middle-aged and older men and women? A randomized controlled trial, *American Journal of Clinical Nutrition* 101 (2015): 922-930.

37. Eckel and coauthors, 2013 AHA/ACC guide- line on lifestyle management to reduce cardio- vascular risk, 2014.

38. Centers for Disease Control and Prevention, *Diabetes: Working to reverse the US epidemic, at a glance, 2016,* www.cdc.gov/chronicdisease/resources/publications/aag/diabetes.htm.

39. E. Selvin and coauthors, Identifying trends in undiagnosed diabetes in U.S. adults by using a confirmatory definition: A crosssectional study, *Annals of Internal Medicine* 167 (2017): 769-776.

40. International Diabetes Foundation, *Diabetes Atlas*, 7th ed., 2015, www.diabetesatlas.org.

41. American Diabetes Associa-tion, Classification and diagnosis of diabetes, *Diabetes Care* 40 (2017): S11-S24.

42. A. Llewellyn and coauthors, Childhood obesity as a predictor of morbidity in adulthood: A systematic review and meta-analysis, *Obesity Reviews* 17 (2016): 56-67; B. Tobisch, L. Blatniczky, and L. Barkai, Cardiometabolic risk factors and insulin resistance in obese children and adolescents: Relation to puberty, *Pediatric Obesity* 10 (2015): 37-44.

43. American Diabetes Associa-tion, Classification and diagnosis of diabetes, 2017.

44. K. J. Basile and coauthors, Genetic susceptibility to type 2 diabetes and obesity: Follow-up findings from genomewide association studies, *International Journal of Endocrinology* (2014), epub, doi:10.1155/2014/769671.

45. American Diabetes Association, Classification and diagnosis of diabetes, 2017.

46. Centers for Disease Control and Prevention, *Diabetes: Working to reverse the US epidemic, at a glance, 2016,* www.cdc.gov/chronicdisease/resources/publications/aag/diabetes.htm.

47. Centers for Disease Control

and Prevention, Prediabetes, updated December 28, 2016, available at www.cdc.gov/diabetes/basics/prediabetes.html.

48. American Diabetes Association, Classification and diagnosis of diabetes, 2017.

49. American Diabetes Association, Lifestyle management, *Diabetes Care* 40 (2017): S33-S43.

50. S. Ding and coauthors, Adjustable gastric band surgery or medical management in patients with type 2 diabetes: A randomized clinical trial, *Journal of Clinical Endocrinology and Metabolism* 100 (2015): 2546-2556; L. Sjöström and coauthors, Association of bariatric surgery with long-term remission of type 2 diabetes and with microvascular and macrovascular complications, *Journal of the American Medical Association* 311 (2014): 2297-2304.

51. S. Fan and coauthors, Physical activity level and incident type 2 diabetes among Chinese adults, *Medicine and Science in Sports and Exercise* 47 (2015): 751-756; D. T. Lackland and J. H. Voeks, Metabolic syndrome and hypertension: Regular exercise as part of lifestyle management, *Current Hypertension Reports* 16 (2014): 492; C. P. Earnest and coauthors, Aerobic and strength training in concomitant metabolic syndrome and type 2 diabetes, *Medicine and Science in Sports and Exercise* 46 (2014): 1293-1201.

52. A.B. Evert and coauthors, Nutrition therapy recommendations

for the management of adults with diabetes: A position statement from the American Diabetes Association, *Diabetes Care* 37 (2014): S120-S143.

53. Evert and coauthors, Nutrition therapy recommendations for the management of adults with diabetes, 2014.

54. Position of the Academy of Nutrition and Dietetics: The role of medical nutrition therapy and Registered Dietitian Nutritionists in the prevention and treatment of prediabetes and type 2 diabetes, *Journal of the Academy of Nutrition and Dietetics* 118 (2018): 343-353; Evert and coauthors, Nutrition therapy recommendations for the management of adults with diabetes, 2014.

55. E. M. Balk and coauthors, Combined diet and physical activity promotion programs to prevent type 2 diabetes among persons at increased risk: A systematic review for the Community Preventive Services Task Force, *Annals of Internal Medicine* 163 (2015): 437-451; K. C. Portero and coauthors, Therapeutic interventions to reduce the risk of progression from prediabetes to type 2 diabetes mellitus, *Therapeutics and Clinical Risk Management* 10 (2014): 173-188.

56. American Cancer Society, *Cancer Facts and Figures 2017* (Atlanta, GA: American Cancer Society, 2017), available at www.cancer.org/research/cancer-facts-statistics.html.

57. American Cancer Society, *Cancer Facts and Figures 2017*.

58. American Cancer Society,

Cancer Prevention and Early Detection Facts and Figures 2017-2018 (Atlanta, GA: American Cancer Society, 2017), available at www.cancer.org/content/dam/cancer-org/research/cancer-facts-and-statistics/cancer-prevention-and-early-detection-facts-and-figures/cancer-prevention-and-early-detection-facts-and-figures-2017.pdf; E. Theodoratou and coau- thors, Nature, nurture, and cancer risks: Genetic and nutritional contributions to cancer, *Annual Review of Nutrition* 37 (2017): 293-320; T. Lohse and coauthors, Adherence to the cancer prevention recommendations of the World Cancer Research Fund/American Institute for Cancer Research and mortality: A censuslinked cohort, *American Journal of Clinical Nutrition* 104 (2016): 678-685.

59. M. Arnold and coauthors, Duration of adulthood overweight, obesity, and cancer risk in the Women's Health Initiative: A longitudinal study from the United States, *PLoS Medicine* 13 (2016): e1002081; M. Song and E. Giovannucci, Preventable incidence and mortality of carcinoma associated with lifestyle factors among white adults in the United States, *JAMA Oncology* 2 (2016): 1154-1161; M. L. Neuhouser and coauthors, Overweight, obesity, and postmenopausal invasive breast cancer risk: A secondary analysis of the Women's Health Initiative Randomized Clinical Trials, *JAMA Oncology* 1 (2015): 611-621; Y. Chen, C. Yu, and Y. Li, Physical activity and risks of esophageal and gastric cancers: A meta-analysis, *PLoS One* 9 (2014):

e88082; S. Ghosh and coauthors, Association of obesity and circulating adipose stromal cells among breast cancer survivors, *Molecular Biol- ogy Reports* 41 (2014): 2907-2916.

60. D. T. Fisher, M. M. Appenheimer, and S. S. Evans, The two faces of IL-6 in the tumor environment, *Seminars in Immunology* 26 (2014): 38-47.

61. G. Grosso and coauthors, Possible role of diet in cancer: Systematic review and multiple metaanalyses of dietary patterns, lifestyle factors, and cancer risk, *Nutrition Reviews* 75 (2017): 405-419; C. Sapienza and J. P. Issa, Diet, nutrition, and cancer epigenetics, *Annual Review of Nutrition* 36 (2016): 665-681; W. C. Willett, T. Key, and I. Romieu, Diet, obesity, and physical activity, in B. W. Stewart and C. P. Wild (eds.), *World Cancer Report* (Lyon, France: International Agency for Research on Cancer, 2014), pp. 124-133.

62. Willett, Key, and Romieu, Diet, obesity, and physical activity, 2014.

63. M. L. Neuhouser and coauthors, Overweight, obesity, and postmenopausal invasive breast cancer risk: A secondary analysis of the Women's Health Initiative Randomized Clinical Trials, *JAMA Oncology* 1 (2015): 611-621; S. Ghosh and coauthors, Association of obesity and circulating adipose stromal cells among breast cancer survivors, *Molecular Biology Reports* 41 (2014): 2907-2916.

64. C. Scoccianti and coauthors, European code against cancer 4th edition: Alcohol drinking and cancer, *Cancer Epidemiology* 39 (2015): S67-S74; C. D. Castro and J. A. Castro, Alcohol drinking and mammary cancer: Pathogenesis and potential dietary preventive alternatives, *World Journal of Clinical Oncology* 5 (2014): 713-729; J. Rehm and K. Shield, Alcohol consumption, in B. W. Stewart and C. P. Wild (eds.), *World Cancer Report* (Lyon, France: International Agency for Research on Cancer, 2014), pp. 96-104.

65. U. Hammerling and coauthors, Consumption of red/processed meat and colorectal carcinoma: Possible mechanisms underlying the significant association, *Critical Reviews in Food Science and Nutrition* 56 (2016): 614-634; D. Demeyer and coauthors, Mechanisms linking colorectal cancer to the consumption of (processed) red meat: A review, *Critical Reviews in Food Science and Nutrition* 56 (2016): 2747-2766; World Health Organization, International Agency for Research on Cancer, IARC Monographs evaluate consumption of red meat and processed meat, Press release no. 240, October 2015, available at www. iarc.fr/en/media-centre/pr/2015/pdfs/ pr240_E.pdf; Z. Abid, A. J. Cross, and R. Sinha, Meat, dairy, and cancer, *American Journal of Clinical Nutrition* 100 (2014): 386S-393S.

66. Abid, Cross, and Rashmi, Meat, dairy, and cancer, 2014; Willett, Key, and Romieu, Diet, obesity, and physical activity, 2014.

67. Abid, Cross, and Rashmi, Meat, dairy, and cancer, 2014.

68. J. Hooda, A. Shah, and L. Zhang, Heme, an essential nutrient from dietary proteins, critically impacts diverse physiological and pathological processes, *Nutrients* 6 (2014): 1080-1102.

69. American Cancer Society, Cancer Facts and Figures 2017 (Atlanta, GA: American Cancer Society, 2017), available at www. cancer.org/content/dam/cancer-org/ research/cancer-facts-and-statistics/ annual-cancer-facts-and-figures/2017/ cancer-facts-and-figures-2017.pdf.

70. A. T. Kunzmann and coauthors, Dietary fiber intake and risk of colorectal cancer and incident and recurrent adenoma in the Prostate, Lung, Colorectal, and Ovarian Cancer Screening trial, *American Journal of Clinical Nutrition* 102 (2015): 881-890; T. Norat and coauthors, Fruits and vegetables: Updating the epidemiologic evidence for WCRF/AICR lifestyle recommendations for cancer prevention, *Cancer Treatment and Research* 159 (2014): 35-50.

71. F. Turati and coauthors, Fruit and vegetables and cancer risk: A review of southern Euro- pean studies, *British Journal of Nutrition* 113 (2015): S102-S110; Norat and coauthors, Fruits and vegetables: Updating the epidemiologic evidence for WCRF/ AICR lifestyle recommendations for cancer prevention; O. Oyebode and coauthors, Fruit and vegetable consumption and all-cause, cancer, and CVD mortality: Analysis of Health Survey for England data, *Journal*

Epidemiology and Community Health 68 (2014): 856-862.

72. Sapienza and Issa, Diet, nutrition, and cancer epigenetics, 2016; S. M. Tortorella and coauthors, Dietary sulforaphane in cancer chemoprevention: The role of epigenetic regulation and HDAC inhibition, *Antioxidants and Redox Signaling* 22 (2015): 1382-1424; P. Gupta and coauthors, Phenethyl isothiocyanate: A comprehensive review of anticancer mechanisms, *Biochimica et Biophysica Acta* 1846 (2014): 405-424.

73. American Cancer Society, Cancer Facts and Figures 2017 (Atlanta, GA: American Cancer Society, 2017), available at www.cancer.org/content/dam/cancer-org/research/cancer-facts-and-statistics/annual-cancer-facts-and-figures/2017/cancer-facts-and-figures-2017.pdf.

74. Willett, Key, and Romieu, Diet, obesity, and physical activity, 2014.

75. S. Brandhorst and V.D. Longo, Fasting and caloric restriction in cancer prevention and treatment, *Recent Results in Cancer Research* 2017 (2016): 241-266; A. Cangemi and coauthors, Dietary restriction: Could it be considered as speed bump on tumor progression road? *Tumor Biology* 37 (2016): 7109-7118.

消费者指南专栏 11

1. National Institutes of Health, National Center for Com-plementary and Integrative Health, Complementary, alternative, or integrative health: What's in a name? updated June, 2016, available at https://nccih.nih.gov/health/integrative health; E. F. Myers, Herbal/botanical medicine, *Nutrition Today* 50 (2015): 194-206.

2. G. Onder and R. Liperoti, Herbal medications, *Journal of the American Medical Association* 315 (2016): 1068.

3. Onder and Liperoti, Herbal medications, 2016.

4. A. J. Vickers and K. Linde, Acupuncture for chronic pain, *Journal of the American Medical Association* 311 (2014): 955-956.

5. K. P. Hill, Medical marijuana for treatment of chronic pain and other medical and psychiatric problems: A clinical review, *Journal of the American Medical Association* 313 (2015): 2474-2483; P. F. Whiting and coauthors, Cannabinoids for medical use: A systematic review and metaanalysis, *Journal of the American Medical Association* 313 (2015): 2456-2473.

6. J. Meiman, R. Thiboldeaux, and H. Anderson, Lead poisoning and anemia associated with the use Ayurvedic medications purchased on the internet—Wisconsin, 2015, *Morbidity and Mortality Weekly Report* 64 (2015): 883.

7. Onder and Liperoti, Herbal medications, 2016.

8. National Institutes of Health, National Center for Complementary and Integrative Health, Herbs at a glance, Ginkgo, updated September 2016, available at https://nccih.nih.gov/health/ginkgo/ataglance.htm.

争论 11

1. N. M. Lindor, S. N. Thibodeau, and W. Burke, Whole-genome sequencing in healthy people, *Mayo Clinic Proceedings* 92 (2017): 159-172S; McGrath and D. Ghersi, Building towards precision medicine: Empowering medical professionals for the next revolution, *BMC Medical Genomics* (2016), epub, doi: 10.1186/s12920-016-0183-8.

2. FDA allows marketing of first direct-to-consumer tests that provide genetic risk information for certain conditions, *FDA News Release,* 2017, available at www.fda.gov/NewsEvents/Newsroom/PressAnnouncements/ucm551185.htm.

3. M. Kohlmeier and coauthors, Guide and position of the International Society of Nutrigenetics/Nutrigenomics on personalized nutrition, *Journal of Nutrigenetics and Nutrigenomics* 9 (2016): 28-46; Position of the Academy of Nutrition and Dietetics: Nutritional genomics, *Journal of the Academy of Nutrition and Dietetics* 114 (2014): 299-319.

4. Position of the Academy of Nutrition and Dietetics: Nutritional genomics, 2014. 5. E. Callaway, Epigenomics starts to make its mark, *Nature* 509 (2014): 33; C. Lavebratt, M. Almgren, and T. J. Eström, Epigenetic regulation in obesity, *International Journal of Obesity* 36 (2012): 757-765.

5. A. P. Feinberg, The key role

of epigenetics in human disease prevention and mitigation, *New England Journal of Medicine* 378 (2018): 1323-1334; M. LahtiPulkkinen and coauthors, Intergenerational transmission of birth weight across 3 generations, American Journal of Epidemiology 187 (2018): 1165-1173.

6. S. M. Tortorella and coauthors, Dietary sulforaphane in cancer chemoprevention: The role of epigenetic regulation and HDAC inhibition, *Antioxidants and Redox Signaling* 22 (2015): 1382-1424.

7. J. I. Young, S. Züchner, and G. Wang, Regulation of the epigenome by vitamin C, *Annual Review of Nutrition* 35 (2015): 545-564.

8. R. H. Bahous and coauthors, High dietary folate in pregnant mice leads to pseudo-MTHFR deficiency and altered methyl metabolism, with embryonic growth delay and short-term memory impairment in offspring, *Human Molecular Genetics* 26 (2017): 888-900; K. E. Christensen and coauthors, Moderate folic acid supplementation and MTHFD1-synthetase deficiency in mice, a model for the R653Q variant, result in embryonic defects and abnormal placental development, *American Journal of Clinical Nutrition* 104 (2016): 1459-1469.

9. M. McGee, S. Bainbridge, and B. FontaineBisson, A crucial role for maternal dietary methyl donor intake in epigenetic programming and fetal growth outcomes, *Nutrition Reviews* 76 (2018): 469-478; R. Dominguez

Salas and coauthors, Maternal nutrition at conception modulates DNA methylation of human metastable epialleles, *Nature Communications* (2014), epub, doi: 10.1038/ncomms4746; J. Zhang and coauthors, DNA methylation: The pivotal interaction between early-life nutrition and glucose metabolism in later life, *British Journal of Nutrition* 112 (2014): 1850-1857.

10. Federal Trade Commission, Direct-to- consumer genetic tests, 2014, available at www.consumer.ftc. gov/articles/0166-direct-consumer-genetic-tests.

11. M. Fox, What you're giving away in those home DNA tests, nbcnews.com, 2017, available at www.nbcnews.com/health/health-news/what-you-re-givingaway-those-home-dna-tests-n824776; R. Poinhos and coauthors, Psycho- logical determinants of consumer acceptance of personalised nutrition in 9 European countries, *PLOS ONE* (2014), epub, doi: 10.1371/journal. pone.0110614.

12. T. Haeusermann and coauthors, Open sharing of genomic data: Who does it and why? *PLoS One* (2017), epub, doi: 10.1371/journal. pone.0177158.

13. Position of the Academy of Nutrition and Dietetics: Nutritional genomics, 2014.

14. D. E. Nielsen and coauthors, Diet and exercise changes following direct-to-consumer personal genomic testing, *BMC Medical Genomics* (2017), epub, doi: 10.1186/s12920-

017-0258-1.

15. S. W. Gray and coauthors, Personal genomic testing for cancer risk: Results from the impact of personal genomics study, *Journal of Clinical Oncology* 35 (2017): 636-644.

16. D. Corella and coauthors, Effects of the Ser326Cys polymorphism in the DNA repair OGG1 gene on cancer, cardiovascular, and all-cause mortality in the PREDIMED study: Modulation by diet, *Journal of the Academy of Nutrition and Dietetics* 118 (2018): 589-604.

第 12 章

1. Position of the Academy of Nutrition and Dietetics: Food and water safety, *Journal of the Academy of Nutrition and Dietetics* 114 (2014): 1819-1829.

2. Centers for Disease Control and Prevention, Estimates of Foodborne Illness in the United States, 2017, available www.cdc.gov/foodborneburden/index.html.

3. U.S. Food and Drug Administration, Food Safety Modernization Act (FSMA), 2017, available at www.fda. gov/Food/GuidanceRegulation/FSMA/.

4. Centers for Disease Control and Prevention, Incidence and trends of infection with pathogens transmitted commonly through food—Food-borne Diseases Active Surveillance Network, 10 U.S. sites, 2006-2013, *Morbidity and Mortality Weekly Report* 63 (2014): 328-332.

5. Centers for Disease Control and Prevention, List of multistate foodborne outbreak investiga- tions,

2015, available at www.cdc.gov/foodsafety/outbreaks/multistate-outbreaks/outbreaks-list.html.

6. L. Bottichio and coauthors, Outbreak of *Salmonella* Oslo infections linked to Persian cucumbers—United States, 2016, *Morbidity and Mortality Weekly Report* 65 (2017):1430-1433.

7. U.S. Food and Drug Administration, FDA investigating multistate outbreak of *E. coli* O157:H7 infections likely linked to romaine lettuce from Yuma growing region, May 2018, available at www.fda.gov/Food/RecallsOutbreaksEmergencies/Outbreaks/ucm604254.htm.

8. United States Department of Agriculture, Food product dating, 2016, available at www.fsis.usda.gov.

9. C. P. Gerba and coauthors, Bacterial occurrence in kitchen hand towels, *Food Protection Trends* 34 (2014): 312-317.

10. M. Cardinale and coauthors, Microbiome analysis and confocal microscopy of used kitchen sponges reveal massive colonization by *Acinetobacter, Moraxella* and *Chryseobacterium* species, *Scientific Reports* (2017), epub, doi: 10.1038/s41598-017-06055-9.

11. Cardinale and coauthors, Microbiome analysis and confocal microscopy of used kitchen sponges reveal massive colonization by *Acinetobacter, Moraxella* and *Chryseobacterium* species, 2017.

12. A. Lando and coauthors, U.S. Food and Drug Administration, *2016 FDA food safety survey,* available at www.fda.gov/downloads/Food/FoodScienceResearch/ConsumerBehaviorResearch/UCM529453.pdf.

13. Centers for Disease Control and Prevention, Foodborne illness, foodborne disease, 2014, available at www.cdc.gov/foodsafety/facts.html.

14. S. J. Chai and coauthors, *Salmonella enterica* serotype Enteritidis: Increasing incidence of domestically acquired infections, *Clinical Infectious Diseases* 54 (2012): S488-S497.

15. W. Wang, M. Li, and Y. Li, Intervention strategies for reducing *Vibrio Parahaemolyticus* in seafood: A review, *Journal of Food Science* 80 (2015): R10-R19.

16. C. M. Cossaboom and coauthors, *Brucella abortus* vaccine strain RB51 infection and exposures associated with raw milk consumption—Wise County, Texas, 2017, *Morbidity and Mortality Weekly Report* 67 (2018): 286; Centers for Disease Control and Prevention, Raw milk, (2016), available at www.cdc.gov/foodsafety/rawmilk/raw-milk-index.html.

17. U.S. Department of Agriculture and U.S. Department of Health and Human Services, *Scientific report of the 2015 Dietary Guidelines Advisory Committee, 2015,* A-4, available at www.health.gov.

18. Centers for Disease Control and Prevention, Multistate outbreak of Listeriosis linked to whole cantaloupes from Jensen farms, Colorado, August 2012, available at www.cdc.gov/listeria/outbreaks/cantaloupes-jensen-farms/082712/.

19. Centers for Disease Control and Prevention, Multistate outbreak of *E. coli* O157:H7 infections linked to romaine lettuce, April 2018, available at www.cdc.gov/ecoli/2018/o157h7-04-18/index.html; M. Berlanga and R. Guerrero, Living together in biofilms: The microbial cell factory and its biotechnological implications, *Microbial Cell Factories* (2015), epub, doi: 10.1186/s12934-016-0569-5; Position of the Academy of Nutrition and Dietetics: Food and water safety, 2014..

20. Centers for Disease Control and Prevention, Multistate outbreak of Shiga toxin-producing *Escherichia coli* O121 infections linked to raw clover sprouts, 2014, available at www.cdc.gov/ecoli/2014/O121-05-14/index.html.

21. L. H. Gould and coauthors, Outbreaks of disease associated with food imported into the United States, 1996-2014, *Emerging Infectious Diseases* (2017): 525-528.

22. U.S. Food and Drug Administration, *FDA Food Safety Modernization Act* (FSMA), 2018, available at www.fda.gov/Food/GuidanceRegulation/FSMA/default.htm.

23. U.S. Department of Agriculture, Agricultural Marketing Service, Country of origin labeling, 2014, available at www.ams.usda.gov/AMSv1.0/cool.

24. U.S. Department of Agriculture, Keeping "bag" lunches safe, 2013, available at www.fsis.usda.gov.

25. U.S. Food and Drug Administration, Food irradiation: What you need to know, 2014, available at

www.fda.gov/Food/ResourcesForYou/Consumers/ucm261680.htm.

26. U.S. Food and Drug Administration, Kinetics of microbial inactivation for alternative food processing technologies—High pressure processing, 2014, available at www.fda.gov/Food/FoodScienceResearch/ucm100158.htm.

27. A. Valdés and coauthors, State of the art of antimicrobial edible coatings for food packaging applications, *Coatings* (2017), epub, doi: 10.3390/coatings7040056.

28. World Health Organization, *Antimicrobial resistance: Global Report on Surveillance* (Geneva: WHO, 2014), pp. 3-6; C. Nathan and O. Cars, Antibiotic resistance—Problems, progress, and prospects, *New England Journal of Medicine* 371 (2014): 1761-1763; Institute of Medicine, *Antimicrobial resistance: A problem without borders* (Washington, DC: National Academies Press, 2014).

29. FDA Annual Summary Report on Antimicrobials Sold or Distributed in 2015 for Use in Food-Producing Animals, available at www.fda.gov/AnimalVeterinary/NewsEvents/CVMUpdates/ucm534244.htm.

30. U.S. Food and Drug Administration, For consumers: Seven things pregnant women and parents need to know about arsenic in rice and rice cereal (2017), available at www.fda.gov/ForConsumers/ConsumerUpdates/ucm493677.htm.

31. S. Munera-Picazo and coauthors, Inorganic and total arsenic contents in rice-based foods for children with celiac disease, *Journal of Food Science* 79 (2014): T122-T128 .

32. F. Maqbool and coauthors, Immunotoxicity of mercury: Pathological and toxicological effects, *Journal of Environmental Science and Health, Part C Environmental Carcinogenesis and Ecotoxicology Reviews* 35 (2017): 29-46.

33. K. M. Rice and coauthors, Environmental mercury and its toxic effects, *Journal of Preventive Medicine and Public Health* 47 (2014): 74-83.

34. P. E. Drevnick and coauthors, Spatiotemporal patterns of mercury accumulation in lake sediments of western North America, *Science of the Total Environment* 568 (2016): 1157-1170; P. W. Drevnick, C. H. Lamborg, and M. J. Horgan, Increase in mercury in Pacific yellowfin tuna, *Environmental Toxicology* (2015), epub, doi: 10.1002/etc.2883.

35. K. Kindy, Food additives on the rise as FDA scrutiny wanes, *Washington Post,* August 17, 2015, available at www.washingtonpost.com/national/food-additives-on-the-rise-as-fda-scrutiny-wanes/2014/08/17/828e9bf8-1cb2-11e4-ab7b-696c295ddfd1_story.html

36. A. Etemadi and coauthors, Mortality from different causes associated with meat, heme iron, nitrates, and nitrites in the NIH-AARP Diet and Health Study: Population based cohort study, *British Medical Journal* (2017) epub, doi.org/10.1136/bmj.j1957.

37. J. Suez and coauthors, Artificial sweeteners induce glucose intolerance by altering the gut microbiota, *Nature* 514 (2014): 181-186.

38. J. L. Kuk and R. E. Brown, Aspartame intake is associated with greater glucose intolerance in individuals with obesity, *Applied Physiology, Nutrition, and Metabolism* 41 (2016): 796-798.

39. T. Sathyapain and coauthors, Aspartame sensitivity? A double blind randomised crossover study, *PLoS ONE* 10 (2015), epub, doi: 10.1371/ journal.pone.0116212; U.S. Department of Agriculture and U.S. Department of Health and Human Services, *Scientific report of the 2015 Dietary Guidelines Advisory Committee,* 2015, D-5:35-41, available at www.health.gov; American Cancer Institute, Aspartame, 2014, available at www.cancer.org/cancer/cancercauses/othercarcinogens/athome/aspartame; M. L. McCullough and coauthors, Artificially and sugar-sweetened carbonated beverage consumption is not associated with risk of lymphoid neoplasms in older men and women, *Journal of Nutrition* 144 (2014): 2041-2049.

40. A. Sharma, Monosodium glutamate-induced oxidative kidney damage and possible mechanisms: A mini-review, *Journal of Biomedical Science* 22 (2015), epub, doi: 10.1186/s12929-015-0192-5; M. Lee, MSG: Can an amino acid really be harmful?

Clinical Correlations (2014), epub, available at www.clinicalcorrelations.org/?p=7655.

41. C. Philippat and coauthors, Prenatal exposure to nonpersistent endocrine disruptors and behavior in boys at 3 and 5 years, *Environmental Health Perspectives* (2017), epub, doi: 10.1289/EHP1314; D. Chen and coau- thors, Bisphenol analogues other than BPA: Environmental occurrence, human exposure, and toxicity-a review, *Environmental Science and Technology* 50 (2016): 5438-5453; Y. Chen and coauthors, Exposure to the BPA-substi- tute Bisphenol S causes unique alterations of germline function, *PLoS Genetics* (2016), epub, doi: 10.1371/journal.pgen.1006223; B. Mole, Doubts grow over BPA replacement, *Science News,* April 4, 2015, p. 10; M. D. Mersha and coauthors, Effects of BPA and BPS exposure limited to early embryogenesis persist to impair nonassociative learning in adults, *Behavior and Brain Function* (2015), epub, doi: 10.1186/ s12993-015-0071-y; J. R. Rochester and A. L. Bolden, Bisphenol S and F: A systematic review and comparison of the hormonal activity of Bisphenol A substitutes, *Environmental Health Perspectives* 123 (2015): 643-650.

42. National Toxicology Program, Draft NTP research report on the CLARITY-BPA Core Study: A perinatal and chronic extended-dose-range study of bisphenol A in rats, (2018), avail- able at https://ntp.niehs. nih.gov/ntp/about_ntp/rrprp/2018/april/rr09peerdraft.pdf.

43. U.S. Food and Drug Administration, Statement from Stephen Ostroff M.D., Deputy Commissioner for Foods and Veterinary Medicine, on National Toxicology Program draft report on Bisphenol A, (2018), available at www.fda.gov/NewsEvents/Newsroom/PressAnnouncements/ucm598100.htm.

消费者指南专栏 12

1. Organic Trade Association, Maturing U.S. organic sector sees steady growth of 6.4 percent in 2017, available at https://ota.com/news/press-releases/20201.

2. J. L. Wan-chen and coauthors, You taste what you see: Do organic labels bias taste perceptions? *Food Quality and Preference* 29 (2013): 33-39.

3. M. Baran´ski and coauthors, Higher antioxidant and lower cadmium concentrations and lower incidence of pesticide residues in organ- ically grown crops: A systematic literature review and meta-analysis, *British Journal of Nutrition* 112 (2014): 794-811.

4. C. L. Curl and coauthors, Estimating pesticide exposure from dietary intake and organic food choices: The Multi-ethnic Study of Athero-sclerosis (MESA), *Environmental Health Perspectives* (2015), epub, doi: 10.1289/ ehp.1408197.

5. Environmental Working Group, Shoppers guide to pesticides in produce, 2015, available at www.ewg.org/foodnews/.

6. U.S. Department of Agriculture and U.S. Department of Health and Human Services, *Scientific report of the 2015 Dietary Guidelines Advisory Committee,* 2015, A-4, available at www.health.gov.

7. Baran´ski and coauthors, Higher antioxidant and lower cadmium concentrations and lower incidence of pesticide residues in organically grown crops, 2014.

8. D. S´rednicka-Tober and coauthors, Composition differences between organic and conventional meat: A systematic literature review and meta-analysis, *British Journal of Nutrition* 115 (2016): 994-1011.

9. C. Strassner and coauthors, How the organic food system supports sustainable diets and translates these into practice, *Frontiers in Nutrition* (2015), epub, doi: 10.3389/fnut.2015.00019.

10. T. Yang and coauthors, Effectiveness of commercial and homemade washing agents in removing pesticide residues on and in apples, *Journal of Agricultural and Food Chemistry* 65 (2017): 9744-9752.

争论 12

1. J. Lyon, Nobel laureates pick food fight with GMO foes, *Journal of the American Medical Association* 316 (2016): 1752-1753; S. Wunder- lich and K. A. Gatto, Consumer perception of genetically modified organisms and sources of information, *Advances in Nutrition* 6 (2015): 842-851.

2. D. R. Schilling, Genetically engineered "spi- der goat" spins out

elastic material superior to Kevlar, Industry Tap into News, May 2014, available at www.industrytap.com/genetically-engineered-spider-goat-spins-elastic-material-superior-kevlar/19392.

3. Hypoallergenic peanuts: Who cares and why? Accessed March 2015, epub available at www.ncat.edu/caes/agresearch/impacts/NCAT%20-%20Ibrahim%20ph.pdf.

4. E. Waltz, USDA approves next-generation GM potato, *Nature Biotechnology* 33 (2015): 12-13.

5. E. Lief, Embrace of "Golden Rice" globally remains frustratingly slow, *American Council on Science and Health,* 2017, available at www.acsh.org/news/2017/05/18/embrace-golden-rice-globally-remains-frustratingly-slow-11297.

6. M. R. La Frano and coauthors, Bioavailability of iron, zinc, and provitamin A carotenoids in biofortified staple crops, *Nutrition Reviews* 72 (2014): 289-307.

7. H. Jin and coauthors, Engineering biofuel tolerance in non-native producing microorganisms, *Biotechnology Advances* 32 (2014): 541-548.

8. U.S Environmental Protection Agency, EPA can strengthen its oversight of herbicide resistance with better management controls, 2017, available at www.epa.gov/sites/production/files/2017-06/documents/_epaoig_20170621-17-p-0278.pdf.

9. U.S. Food and Drug Administration, AquAdvantage salmon fact sheet, 2017, available at www.fda.gov/AnimalVeterinary/DevelopmentApprovalProcess/GeneticEngineering/Genetically-EngineeredAnimals/ucm473238.htm.

10. Union of Concerned Scientists, Protect our food: A campaign to take the harm out of pharma and industrial crops, available at www.ucsusa.org/food_and_environment/genetic_engineering/protect-our-food.html.

11. M. V. DiLeo and coauthors, An assessment of the relative influences of genetic background, functional diversity at major regulatory genes, and transgenic constructs on the tomato fruit metabolome, *Plant Genome* 7 (2014), epub, doi: 10.3835/plantgenome2013.06.0021.

12. International Food Information Council Foundation, A guide to understanding modern agricultural biotechnology, 2013, available at www.foodinsight.org/sites/default/files/Undstg%20Modern%20Ag%20Biotechnology.pdf.

13. J. Fernandez-Cornejo and coauthors, Genetically Engineered Crops in the United States (Economic Research Report 162) (Washington, D.C.: U.S. Department of Agriculture, 2014), pp. 24-26.

14. National Bioengineered Food Disclosure Standard: A Proposed Rule by the Agricultural Marketing Service, Federal Register, 05/04/2018, available at www.federalregister.gov/documents/2018/05/04/2018-09389/national-bioengineered-food-disclosure-standard.

第13章

1. J. Abbasi, The paternal epigenome makes its mark, *Journal of the American Medical Asso- ciation* 317 (2017): 2049-2051; L. Giahi and coauthors, Nutritional modifications in male infertility: A systematic review covering 2 decades, *Nutrition Reviews* 74 (2016): 118-130; T. K. Jensen and coauthors, Habitual alcohol consumption associated with reduced semen quality and changes in reproductive hormones: A crosssectional study among 1221 young Danish men, *BMJ Open* 4 (2014): e005462.

2. R. F. Goldstein and coauthors, Association of gestational weight gain with maternal and infant outcomes, *Journal of the American Medical Association* 317 (2017): 2207-2225; E. Gresham and coauthors, Effects of dietary interventions on neonatal and infant outcomes: A systematic review and meta-analysis, *American Journal of Clinical Nutrition* 100 (2014): 1298-1321.

3. C. Berti and coauthors, Earlylife nutritional exposures and lifelong health: Immediate and long-lasting impacts of probiotics, vitamin D, and breastfeeding, *Nutrition Reviews* 75 (2017): 83-97; D. Ley and coauthors, Early-life origin of intestinal inflammatory disorders, *Nutrition Reviews* 75 (2017): 175-187;

J. G. O. Avila and coauthors, Impact of oxidative stress during pregnancy on fetal epigenetic patterns and early origin of vascular diseases, *Nutrition Reviews* 73 (2015): 12-21; T. L. Crume and coauthors, The long-term impact of intrauterine growth restriction in a diverse U.S. cohort of children; The EPOCH study, *Obesity (Silver Springs)* 22 (2014): 608-615.

4. A. M. W. Laerum and coauthors, Psychiatric disorders and general functioning in low birth weight adults: A longitudinal study, *Pediatrics* 139 (2017): e20162135; C. Xie and coauthors, Stunting at 5 years among SGA newborns, *Pediatrics* 137 (2016): e20152636; E. E. Ziegler, Nutrient needs for catch-up growth in low-birthweight infants, *Nestle Nutrition Institute Workshop Series* 81 (2015): 135-143; A. Lahat and coauthors, ADHD among young adults born at extremely low birth weight: The role of fluid intelligence in childhood, *Frontiers in Psy- chology* 19 (2014): 446.

5. S. L. Murphy and coauthors, Annual summary of vital statistics: 2013-2014, *Pediatrics* 139 (2017): e20163239.

6. Position of the Academy of Nutrition and Dietetics: Nutrition and lifestyle for a healthy pregnancy outcome, *Journal of the Academy of Nutrition and Dietetics* 114 (2014): 1099-1103.

7. Goldstein and coauthors, Association of gestational weight gain with maternal and infant outcomes, 2017; Position of the Academy of

Nutrition and Dietetics: Obesity, reproduction and pregnancy outcomes, *Journal of the Academy of Nutrition and Dietetics* 116 (2016): 677-691.

8. Position of the Academy of Nutrition and Dietetics, Obesity, reproduction, and pregnancy outcomes, 2016; R. C. Ma and coauthors, Clinical management of pregnancy in the obese mother: Before conception, during pregnancy and post partum, *Lancet Diabetes and Endocrinol- ogy* 4 (2016): 1037-1049.

9. Position of the Academy of Nutrition and Dietetics, Obesity, reproduction, and pregnancy outcomes, 2016; J. Marchi and coauthors, Risks associated with obesity in pregnancy, for the mother and the baby: A systematic review of reviews, *Obesity Reviews* 16 (2015): 621-638.

10. 10 K. M. Godfrey and coauthors, Influence of maternal obesity on the long-term health of offspring, *Lancet Diabetes and Endocrinology* 5 (2017): 53-64; S. A. Leonard and coauthors, Trajectories of maternal weight from before pregnancy through postpartum and associa- tions with childhood obesity, *American Journal of Clinical Nutrition* 106 (2017): 1295-1301.

11. Berti and coauthors, Early-life nutritional exposures and lifelong health: Immediate and long-lasting impacts of probiotics, vitamin D, and breastfeeding, 2017; Ley and coauthors, Early-life origin of intestinal inflammatory disorders, 2017; Avila and coauthors, Impact of oxidative

stress during pregnancy on fetal epigenetic patterns and early origin of vascular diseases, 2015; J. Zheng and coauthors, DNA methylation: The pivotal interaction between early-life nutrition and glucose metabolism in later life, *British Journal of Nutrition* 112 (2014): 1850-1857.

12. C. G. Campbell and L. L. Kaiser, Practice Paper of the Academy of Nutrition and Dietetics: Nutrition and lifestyle for a healthy pregnancy outcome, 2014, available at www. eatrightpro.org.

13. V. Leventakou and coauthors, Fish intake during pregnancy, fetal growth, and gestational length in 19 European cohort studies, *American Journal of Clinical Nutrition* 99 (2014): 506-516; K. A. Mulder, D. J. King, and S. M. Innis, Omega-3 fatty acid deficiency in infants before birth identified using a randomized trial of maternal DHA supplementation in preg- nancy, *PLoS One* 9 (2014): e83764.

14. P. M. Emmett, L. R. Jones, and J. Golding, Pregnancy diet and associated outcomes in the Avone Longitudinal Study of Parents andChildren, *Nutrition Reviews* 73 (Suppl 3) (2015):154-174.

15. Centers for Disease Control and Prevention, Birth defects COUNT, updated March 31, 2016, available at www.cdc.gov/ncbddd/ birthdefectscount/data.html.

16. Centers for Disease Control and Prevention, Birth defects COUNT, 2016.

17. E. T. M. Leermakers and

coauthors, Effects of choline on health across the life course: A systematic review, *Nutrition Reviews* 73 (2015): 500-522.

18. C. R. Peterson and D. Ayoub, Congenital rickets due to vitamin D deficiency in the mothers, *Clinical Nutrition* 34 (2015): 793-798.

19. M. K. Ozias and coau-thors, Typical prenatal vitamin D supplement intake does not prevent decrease of plasma 25-hydroxyvitamin D at birth, *Journal of the American College of Nutrition* 33 (2014): 394-399.

20. A. L. Fisher and E. Nemeth, Iron homeostasis during pregnancy, *American Journal of Clinical Nutrition* 106 (2017): 1567S-1574S.

21. C. Cao and M. D. Fleming, The placenta: The forgotten essential organ of iron transport, *Nutrition Reviews* 74 (2016): 421-431.

22. Position of the Academy of Nutrition and Dietetics: Nutrition and lifestyle for a healthy pregnancy outcome, 2014.

23. D. G. Weismiller and K. M. Kolasa, Special concerns through an early pregnancy journey, *Nutrition Today* 51 (2016): 175-185; N. M. Nnam, Improving maternal nutrition for better pregnancy outcomes, *Proceedings of the Nutrition Society* 74 (2015): 454-459; L. Englund-Ögge and coauthors, Maternal dietary patterns and preterm delivery: Results from large prospective cohort study, *BMJ* 348 (2014): g1446; J. A. Grieger, L. E. Crzeskowiak, and V. L. Clifton, Preconception dietary patterns in

human pregnancies are associated with pre- term delivery, *Journal of Nutrition* 144 (2014): 1075-1080.

24. C. G. Campbell and L. L. Kaiser, Practice paper of the Academy of Nutrition and Dietetics: Nutrition and lifestyle for a healthy pregnancy outcome, July 2014, available at **www.eatrightpro.org**.

25. Women, Infants, and Children, WIC, Frequently asked questions about WIC, updated May 4, 2017, available at **www.fns.usda. gov/wic/frequently-asked-questions- about-wic**.

26. Goldstein and coauthors, Association of gestational weight gain with maternal and infant outcomes, 2017; N. P. Deputy, A. J. Sharma, and S. Y. Kim, Gestational weight gain—United States, 2012 and 2013, *Morbidity and Mortality Weekly Report* 64 (2015): 1215-1220; Position of the Academy of Nutrition and Dietetics: Nutrition and lifestyle for a healthy pregnancy outcome, 2014.

27. Position of the Academy of Nutrition and Dietetics: Obesity, reproduction, and pregnancy outcomes, 2016; Ma and coauthors, Clinical management of pregnancy in the obese mother: Before conception, during pregnancy and postpartum, 2016; A. B. Berenson and coauthors, Obesity risk knowledge, weight misperception, and diet and health- related attitudes among women intending to become pregnant, *Journal of the Academy of Nutrition*

and Dietetics 116 (2016): 69-75; A. C. Flynn and coauthors, Dietary interventions in overweight and obese pregnant women: A systematic review of the content, delivery, and outcomes of randomized controlled trials, *Nutrition Reviews* 74 (2016): 312-328.

28. M. Z. Kapadia and coauthors, Weight loss instead of weight gain within the guidelines in obese women during pregnancy: A systematic review and meta-analyses of maternal and infant outcomes, *PLoS One* 10 (2015): e0132650.

29. M. Perales, R. Artal, and A. Lucia, Exercise during pregnancy, *Journal of the American Medical Association* 317 (2017): 1113-1114; M. Perales and coauthors, Maternal cardiac adaptations to a physical exercise program during pregnancy, *Medicine and Science in Sports and Exercise* 48 (2016): 896-906; S. E. Badon and coauthors, Leisure time physical activity and gestational diabetes mellitus in the Omega Study, *Medicine and Science in Sports and Exercise* 48 (2016): 1044-1052; Position of the Academy of Nutrition and Dietetics: Nutrition and Life- style for a healthy pregnancy outcome, 2014.

30. S. T. Harris and coauthors, Exercise dur- ing pregnancy and its association with gestational weight gain, *Maternal and Child Health Journal* 19 (2015): 528-537; R. Barakat and coauthors, A program of exercise throughout pregnancy: Is it safe to mother and newborn? *American Journal of Health Promotion* 29

(2014): 2-8.

31. U.S. Department of Health and Human Services, Office of Adolescent Health, Teen pregnancy and childbearing, 2016, available at www.hhs.gov/ash/oah/adolescent-development/reproductive-health-and-teen-pregnancy/teen-pregnancy-and-childbearing/index.html.

32. S. V. Dean and coauthors, Preconception care: Nutritional risks and interventions, *Repro- ductive Health* 11 (2014): S3.

33. J. L. Bottorff and coauthors, Tobacco and alcohol use in the context of adolescent pregnancy and postpartum: A scoping review of the literature, *Health and Social Care in the Commu- nity* 22 (2014): 561-574.

34. R. W. Corbett and K. M. Kolasa, Pica and weight gain in pregnancy, *Nutrition Today* 49 (2014): 101-108.

35. 35 G. Koren, S. Madjunkova, and C. Maltepe, The protective effects of nausea and vomiting of pregnancy against adverse fetal outcome—A systematic review, *Reproductive Toxicology* 47 (2014): 77-80.

36. A. Matthews and coauthors, Interventions for nausea and vomiting in early pregnancy, *Cochrane Database of Systemic Reviews* 3 (2014): CD007575.

37. Centers for Disease Control and Prevention, Reproductive Health: Tobacco use and pregnancy, updated September 29, 2017, available at www.cdc.gov/reproductivehealth/maternalinfanthealth/tobacco-usepregnancy/index.htm; S. C. Curtin and T. J. Mathews, Smoking prevalence and cessation before and during pregnancy: Data from the birth certificate, 2014, *National Vital Statistics Reports* 65, February 10, 2016, Hyattsville, MD: National Center for Health Statistics. 2016.

38. S. Phelan, Smoking cessa-tion in pregnancy, *Obstetrics and Gynecology Clinics of North America* 41 (2014): 255-266.

39. M. N. Kooijman and coauthors, Fetal smoke exposure and kidney outcomes in school-aged children, *American Journal of Kidney Diseases* 66 (2015): 412-420.

40. G. Banderali and coauthors, Short and long term health effects of parental tobacco smoking during pregnancy and lactation: A descriptive review, *Journal of Translational Medicine* 13 (2015): 327.

41. E. M. Hollams and coauthors, Persistent effects of maternal smoking during pregnancy on lung function and asthma in adolescents, *American Journal of Respiratory and Critical Care Medicine* 189 (2014): 401-407.

42. American Academy of Pediatrics, Task Force on Sudden Infant Death Syndrome, SIDS and other sleep-related infant deaths: Updated recommendations for a safe infant sleeping environment, *Pediatrics* 138 (2016): e20162938.

43. C. G. Campbell and L. L. Kaiser, Practice paper of the Academy of Nutrition and Dietetics: Nutrition and lifestyle for a healthy pregnancy outcome, July 2014, available at www.eatrightpro.org.

44. M. Neri and coauthors, Drugs of abuse in pregnancy, poor neonatal development, and future neurodegeneration. Is oxidative stress the culprit? *Current Pharmaceutical Design* 21 (2015): 1358-1368; A. M. Cressman and coauthors, Cocaine abuse during pregnancy, *Journal of Obstetrics and Gynaecology Canada* 36 (2014): 628-631.

45. United States Food and Drug Administration, Eating fish: What pregnant women and parents should know, updated October 19, 2017, available at www.fda.gov/Food/ResourcesForYou/Consumers/ucm393070.htm.

46. Centers for Disease Control and Prevention, People at risk—Pregnant women and newborns, updated June 29, 2017, available at www.cdc.gov/listeria/risk-groups/pregnant-women.html.

47. E. Pannia and coauthors, Role of maternal vitamins in programming health and chronic disease, *Nutrition Reviews* 74 (2016): 166-180.

48. The American College of Obstetricians and Gynecologists, Committee Opinion, Moderate caffeine consumption during pregnancy, reaffirmed 2016, available at www.acog.org/Resources-And-Publications/Committee-Opinions/Committee-on-Obstetric-Practice/Moderate-Caffeine-Consumption-During-Pregnancy.

49. L. W. Chen and coauthors, Maternal caffeine intake during

pregnancy and risk of preg- nancy loss: A categorical and dose-response meta-analysis of prospective studies, *Public Health Nutrition* 19 (2016): 1233-1244; J. Li and coauthors, A meta-analysis of risk of pregnancy loss and caffeine and coffee consumption during pregnancy, *International Journal of Gynaecology and Obstetrics* 130 (2015): 116-122; J. Rhee and coauthors, Maternal caffeine consumption during pregnancy and risk of low birth weight: A dose-response meta-analysis of observational studies, *PLoS One* 10 (2015): e0132334; D. C. Greenwood and coauthors, Caffeine intake during pregnancy and adverse birth outcomes: A systematic review and dose-response meta-analysis, *European Journal of Epidemiology* 29 (2014): 725-734; A. T. Hoyt and coauthors, Maternal caffeine consumption and small for gestational age births: Results from a population-based case-control study, *Maternal and Child Health Journal* 18 (2014): 1540-1551.

50. Centers for Disease Control, Fetal alcohol spectrum disorders, updated June 6, 2017, available at **www.cdc.gov/ncbddd/fasd/data.html**; H. E. Hoyme and coauthors, Updated clin- ical guidelines for diagnosing fetal alcohol spectrum disorders, *Pediatrics* 138 (2016): e20154256.

51. Centers for Disease Control, Fetal alcohol spectrum disorders, updated June 6, 2017, available at **www.cdc.gov/ncbddd/fasd/data.html**.

52. Hoyme and coauthors, Updated clinical guidelines for diagnosing fetal alcohol spectrum disorders, 2016.

53. Position of the Academy of Nutrition and Dietetics, Obesity, reproduction, and pregnancy outcomes, 2016; A. Allalou and coauthors, A predictive metabolic signature for the transition from gestational diabetes to type 2 diabetes, *Diabetes* 65 (2016): 2529-2539; W. Bao and coauthors, Long-term risk of type 2 diabetes mellitus in relation to BMI and weight change among women with a history of gestational diabetes mellitus: A prospective cohort study, *Diabetologia* 58 (2015): 1212-1219.

54. American Diabetes Associa-tion, Classification and diagnosis of diabetes, *Diabetes Care* 40 (2017): S11-S24.

55. H. N. Moussa, S. E. Arian, and B. M. Sibai, Management of hypertension disorders in pregnancy, *Women's Health* 10 (2014): 385-404.

56. Moussa, Arian, and Sibai, Management of hypertension disorders in pregnancy, 2014.

57. J. A. Mennella, L. M. Daniels, and A. R. Reiter, Learning to like vegetables during breastfeeding: A randomized clinical trial of lactating mothers and infants, *American Journal of Clinical Nutrition* 106 (2017): 67-76; S. Nicklaus, The role of dietary experience in the development of eating behavior during the first years of life, *Nutrition and Metabolism* 70 (2017): 241-245.

58. Committee on Food Allergies: Global burden, causes, treatment, prevention, and public policy, in V. A. Stallings and M. P. Oria, eds., Food and Nutrition Board, Health and Medicine Division, National Academies of Sciences, Engineering, and Medicine, *Finding a Path to Safety in Food Allergy: Assessment of the Global Burden, Causes, Prevention, Management, and Public Policy* (Washington, D.C.: National Academies Press, 2016), available at www.nap.edu/23658.

59. C. G. Perrine and coauthors, Lactation and maternal cardio-metabolic health, *Annual Review of Nutrition* 36 (2016): 627-645; Position of the Academy of Nutrition and Dietetics, Obesity, reproduction, and pregnancy outcomes, 2016; N. Lòpez-Olmedo and coauthors, The associations of maternal weight change with breastfeeding, diet and physical activity during the postpartum period, *Maternal and Child Health Journal* 20 (2016): 270-280; M. P. Jarlenski and coauthors, Effects of breastfeeding on postpartum weight loss among U.S. women, *Preventive Medicine* 69 (2014): 146-150.

60. A Zourladani and coauthors, The effect of physical exercise on postpartum fitness, hormone levels, and lipid levels: A randomized controlled trial in primiparous, lactating women, *Archives of Gynecology and Obstetrics* 291 (2015): 525-530; D. R. Evenson and coauthors, Sum- mary of international guidelines for physical activity after pregnancy, *Obstetrical*

and Gyneco- logical Survey 69 (2014): 407-414.

61. Centers for Disease Control and Prevention, Health effects of Secondhand smoke, updated January 11, 2017, available at www.cdc.gov/tobacco/data_statistics/fact_sheets/secondhand_smoke/health_effects; J. D. Thacher and coauthors, Preand postnatal exposure to parental Smoking and allergic disease through adolescence, Pediatrics 134 (2014): 428-434.

62. Breastfeeding, in American Academy of Pediatrics, Pediatric Nutrition, 7th ed., ed. R. E. Kleinman (Elk Grove Village, Ill.: American Academy of Pediatrics, 2014), pp. 41-59.

63. Breastfeeding, in American Academy of Pediatrics, Pediatric Nutrition, 2014.

64. Formula feeding of term infants, in Pediatric Nutrition, 7th ed., ed. R. E. Kleinman (Elk Grove Village, IL: American Academy of Pediatrics, 2014), pp. 61-81.

65. Position of the Academy of Nutrition and Dietetics: Promoting and supporting breastfeeding, Journal of the Academy of Nutrition and Dietetics 115 (2015): 444-449; Breastfeeding, in American Academy of Pediatrics, Pediatric Nutrition, 2014.

66. Position of the Academy of Nutrition and Dietetics: Promoting and supporting breastfeeding, 2015; Breastfeeding, in American Academy of Pediatrics, Pediatric Nutrition, 2014.

67. American Academy of Pediatrics,

New Mother's Guide to Breastfeeding, 3rd ed., ed. J. Y. Meek (New York, Bantam Books, 2017), pp. 64-94.

68. T. Jost and coauthors, Impact of human milk bacteria and oligosaccharides on neonatal gut microbiota establishment and gut health, Nutrition Reviews 73 (2015): 426-437.

69. Jost and coauthors, Impact of human milk bacteria and oligosaccharides on neonatal gut microbiota establishment and gut health, 2015; T. Smilowitz and coauthors, Breast milk oligosaccharides: Structure-function relation- ships in the neonate, Annual Review of Nutrition 34 (2014): 143-169.

70. J. T. Brenna and S. E. Carlson, Docosahexaenoic acid and human brain development: Evidence that a dietary supply is needed for optimal development, Journal of Human Evolu- tion 77 (2014): 99-106.

71. S. M. Innis, Impact of maternal diet on human milk composition and neurological development of infants, American Journal of Clinical Nutrition 99 (2014): 734S-741S; Brenna and Carlson, Docosahexaenoic acid and human brain development: Evidence that a dietary supply is needed for optimal development, 2014.

72. U. Ramakrishnan and coauthors, Prenatal supplementation with DHA improves attention at 5 y or age: A randomized controlled trial, American Journal of Clinical Nutrition 104 (2016): 1075-1082; J. J. Qingqing and coauthors, Effect of n-3 PUFA supplementation on cog- nitive function

throughout the life span from infancy to old age: A systematic review and meta-analysis of randomized controlled trials, American Journal of Clinical Nutrition 100 (2014): 1422-1436.

73. American Academy of Pediatrics, Fat-soluble vitamins, in Pediatric Nutrition, 7th ed., ed. R. E. Kleinman (Elk Grove Village, Ill.: American Academy of Pediatrics, 2014), pp. 495-515.

74. American Academy of Pediatrics, Breastfeeding, in Pediatric Nutrition, 7th ed., ed. R. E. Kleinman (Elk Grove Village, Ill.: American Academy of Pediatrics, 2014), pp. 41-59.

75. B. Lönnerdal, Human milk: Bioactive proteins/peptides and functional properties, Nestle Nutrition Institute Workshop Series 86 (2016): 97-107; M. A. Koch and coauthors, Maternal IgG and IgA antibodies dampen mucosal T helper cell responses in early life, Cell 165 (2016): 827-841; Jost and coauthors, Impact of human milk bacteria and oligosaccharides on neonatal gut microbiota establishment and gut health, 2015; Position of the Academy of Nutri- tion and Dietetics: Promoting and supporting breastfeeding, Journal of the Academy of Nutrition and Dietetics 115 (2015): 444-449; Smilowitz and coauthors, Breast milk oligosaccharides: Structure-function relationships in the neonate, 2014.

76. Jost and coauthors, Impact of human milk bacteria and oligosaccharides on neonatal gut microbiota establishment and gut health, 2015; B. M. Jakaitis and P. W.

Denning, Human breast milk and the gastrointestinal innate immune system, *Clinics in Perinatology* 41 (2014): 423-435.

77. I. Tromp and coauthors, Breastfeeding and the risk of respiratory tract infections after infancy: The Generation R Study, *PLoS One* 12 (2017): e0172763; G. Bowatte and coauthors, Breastfeeding and childhood acute otitis media: A systematic review and meta-analysis, *Acta Paediatricsa* 104 (2015): 85-95.

78. K. Grimshaw and coauthors, Modifying the infant's diet to prevent food allergy, *Archives of Disease in Childhood* 102 (2017): 179-186; V. Bion and coauthors, Evaluating the efficacy of breastfeeding guidelines on longterm outcomes for allergic disease, *Allergy* 71 (2016): 661-670; C. J. Lodge and coauthors, Breast-feeding and asthma and allergies: A systematic review and meta-analysis, *Acta Paediatrica* 104 (2015): 38-53.

79. J. M. D. Thompson and coauthors, Duration of breastfeeding and risk of SIDS: An individual participant data metaanalysis, *Pediatrics* 140 (2017): e20171324; R. A. Danall and coauthors, American Academy of Pediatrics' Task Force on SIDS fully supports breastfeeding, *Breastfeeding Medicine* 9 (2014): 486-487.

80. P. Rzehak and coauthors, Infant feeding and growth trajectory patterns in childhood and body composition in young adulthood, *American Journal of Clinical Nutrition*

106 (2017): 568-580; W. Liang and coauthors, Breastfeeding reduces childhood obesity risks, *Childhood Obesity* 13 (2017): 197-204; A. Zamora-Kapoor and coauthors, Breastfeeding in infancy is associated with body mass index in adolescence: A retrospective cohort study comparing American Indians/Alaska Natives and Non-Hispanic whites, *Journal of the Academy of Nutrition and Dietetics* 117 (2017): 1049-1056; R. J. Hancox and coauthors, Association between breastfeed- ing and body mass index at age 6-7 years in an international survey, *Pediatric Obesity* 10 (2015): 283-287; C. M. Lefebvre and R. M. John, The effect of breastfeeding on childhood overweight and obesity: A systematic review of the litera- ture, *Journal of the American Association of Nurse Practitioners* 26 (2014): 386-401.

81. Lefebvre and John, The effect of breastfeeding on childhood overweight and obesity: A systematic review of the literature, 2014.

82. S. Bar, R. Milanaik, and A. Adesman, Longterm neuro-developmental benefits of breastfeeding, *Current Opinion in Pediatrics* 28 (2016): 559-566; S. Cai and coauthors, Infant feeding effects on early neurocognitive development in Asian children, *American Journal of Clinical Nutrition* 101 (2015): 326-336.

83. American Academy of Pediatrics, Formula feeding of term infants, in *Pediatric Nutrition*, 2014.

84. American Academy of Pediatrics, Formula feeding of term infants, in *Pediatric Nutrition*, 2014.

85. American Academy of Pediatrics, Formula feeding of term infants, in *Pediatric Nutrition*, 2014.

86. American Academy of Pediatrics, Complementary feeding, in *Pediatric Nutrition*, 7th ed., ed. R. E. Kleinman (Elk Grove Village, Ill.: American Academy of Pediatrics, 2014), pp. 123-139.

87. American Academy of Pediatrics, Complementary feeding, in *Pediatric Nutrition*, 2014.

88. R. Pérez-Escamilla, S. Segura-Pérez, and M. Lott, Feeding guidelines for infants and young toddlers, *Nutrition Today* 52 (2017): 223-231.

89. American Academy of Pediatrics, Complementary feeding, in *Pediatric Nutrition*, 2014.

90. M. B. Heyman and S. A. Abrams, Fruit juice in infants, children, and adolescents: Current recommendations, *Pediatrics* 139 (2017): e20170967.

91. Heyman and Abrams, Fruit juice in infants, children, and adolescents: Current recommendations, 2017.

92. P. J. Turner and D. E. Camp-bell, Implementing primary prevention for peanut allergy at a population level, *Journal of the American Medical Association* 317 (2017): 1111-1112; A. Togias and coauthors, Addendum guidelines for the prevention of peanut allergy in the United States: Report of the National Institute of

Allergy and Infectious Deseases—sponsored expert panel, *Annals of Allergy, Asthma, and Immunology* 118 (2017): 166.e7-173.e7; G. Du Toit and coauthors, Randomized trial of peanut consumption in infants at risk for peanut allergy, *New England Journal of Medicine* 372 (2015): 803-813; D. M. Fleischer and coauthors, Consensus communication on early peanut introduction and the prevention of peanut allergy in high-risk infants, *Pediatrics* 136 (2015): 600-604.

消费者指南专栏 13

1. R. L. Dunn and coauthors, Engaging fieldbased professionals in a qualitative assessment of barriers and positive contributors to breastfeeding using the social ecological model, *Maternal and Child Health Journal* 19 (2015): 6-16; A. Brown, Maternal trait personality and breastfeeding duration: The importance of confidence and social support, *Journal of Advanced Nursing* 70 (2014): 587-598; A. S. Teich, J. Barnett, and K. Bonuck, Women's perceptions of breastfeeding barriers in early postpartum period: A qualitative analysis nested in two randomized controlled trials, *Breastfeeding Medicine* 9 (2014): 9-15.

2. J. M. Nelson, R. Li, and C. G. Perrine, Trends of U.S. hospitals distributing infant formula packs to breastfeeding mothers, 2007 to 2013, *Pediatrics* 135 (2015): 1051-1056.

3. Centers for Disease Control and Prevention, *Breastfeeding Report Card United States, 2016,* available at www.cdc.gov/breastfeeding/data/reportcard.htm.

4. U.S. Department of Health and Human Services, *Healthy People 2020,* available at **www.healthypeople.gov.**

争论 13

1. NCD Risk Factor Collaboration, Worldwide trends in bodymass index, underweight, overweight, and obesity from 1975 to 2016:A pooled analysis of 2416 population-based measurement studies in 128.9 million children, adolescents, and adults, *Lancet* (2017), epub ahead of print, doi: **http://dx.doi.org/10.1016/S0140-6736(17)32129-3.**

2. U.S. Preventive Services Task Force, Screening for obesity in children and adolescents: U.S. Preventive Services Task Force Recommendation Statement, *Journal of the American Medical Association* (2017): 2417-2426.

3. Y. Jo, The differences in characteristics among households with and without obese children: Findings from USDA's FoodAPS, EIB-179, April 2017, available at **www.ers.usda.gov/webdocs/publications/85028/eib-179.pdf?v=42989;** P. Dolton and M. Xiao, The intergenerational transmission of body mass index across countries, *Economics and Human Biology* 24 (2017): 140-152; M. Ng and coauthors, Global, regional, and national prevalence of overweight and obesity in children and adults during 1980-2013: A systematic analysis for the Global Burden of Disease Study 2013, *Lancet* (2014): 766-781; C. L.

Ogden and coauthors, Prevalence of child and adult obesity in the United States, 2011-2012, *Journal of the American Medical Association* 311 (2014): 806-814.

4. Centers for Disease Control and Prevention, Prevalence of Childhood Obesity in the United States, 2011-2014 (2017), available at **www.cdc.gov/obesity/data/childhood.html.**

5. J. C. Jones-Smith and coauthors, Socioeconomic status and trajectory of overweight from birth to mid-childhood: The Early Childhood Longitudinal Study-Birth Cohort, *PLoS One* (2014), epub, doi: 10.1371/journal. pone.0100181.

6. M. Jones and coauthors, BMI health report cards: Parents' perceptions and reactions, *Health Promotion Practice* (2017), epub ahead of print, doi: 10.1177/1524839917749489; K. E. Rhee, R. McEachern, and E. Jelalian, Parent readiness to change differs for overweight child dietary and physical activity behaviors, *Journal of the Academy of Nutrition and Dietetics* (2014), epub, doi: 10.1016/j.jand.2014.04.029.

7. U.S. Preventive Services Task Force, Screening for obesity in children and adolescents: U.S. Preventive Services Task Force Recommendation Statement, 2017.

8. A. W. Harrist and coauthors, The social and emotional lives of overweight, obese, and severely obese children, *Child Development* 87 (2016): 1564-1580.

9. E. M. Throop and coauthors,

Pass the popcorn: "Obesogenic" behaviors and stigma in children's movies, *Obesity* 22 (2014): 1694-1700.

10. Centers for Disease Control and Prevention, Healthy weight—It's not a diet, it's a lifestyle!: About BMI for Children and Teens, 2014, available at www.cdc.gov.

11. Mayo Clinic, Diseases and conditions: Type 2 diabetes in children: Definition, 2015, available at www.mayoclinic.org/diseases-conditions/type-2-diabetes-in-children/basics/definition/con-20030124-40k.

12. A. Umer and coauthors, Childhood obesity and adult cardiovascular disease risk factors: A systematic review with meta-analysis, *BMC Public Health* (2017), epub, doi: 10.1186/ s12889-017-4691-z.

13. A. C. Skinner and coauthors, Cardiometabolic risks and severity of obesity in children and young adults, *New England Journal of Medi- cine* 373 (2015): 1307-1317.

14. T. W. Wang and coauthors, Tobacco product use among middle and high school students, United States, 2011-2017, *Morbidity and Mortality Weekly Report* 67 (2108): 629-633; W. L. Chan She PingDelfos and coauthors, Use of the Dietary Guideline Index to assess cardiometabolic risk in adolescents, *British Journal of Nutrition* 113 (2015): 1741-1752; Kids Health, Cholesterol and your child, 2015, available at kidshealth.org/parent/medical/heart/cholesterol.html.

15. S. L. Jackson and coauthors, Hypertension among youths—United States, 2001-2016, *Morbidity and Mortality Weekly Reports* 67 (2018): 758-762; L. Jing and coauthors, Ambulatory systolic blood pressure and obesity are `independently associated with left ventricular hypertrophic remodeling in children, *Journal of Cardiovascular Magnetic Resonance* (2017), epub, doi: 10.1186/s12968-017-0401-3.

16. M-J. Buscot and coauthors, BMI trajectories associated with resolution of elevated youth BMI and incident adult obesity, *Pediatrics* 141 (2018): e20172003.

17. N. H. Golden, M. Schneider, and C. Wood, Preventing obesity and eating disorders in adolescents, *American Academy of Pediatrics* 138 (2016): 114-123; B. Y. Rollins and coau- thors, Maternal controlling feeding practices and girls' inhibitory control interact to predict changes in BMI and eating in the absence of hunger from 5 to 7 y, *American Journal of Clini- cal Nutrition* 99 (2014): 249-257.

18. American Academy of Pediatrics Policy Statement: Media and young minds, *Pediatrics* 138 (2016): 89-94; American Academy of Pedi- atrics, Media and children, 2015, available at www.aap.org.

19. E. J. Boyland and coauthors, Advertising as a cue to consume: A systematic review and meta-analysis of the effects of acute exposure to unhealthy food and nonalcoholic beverage advertising on intake in children and adults, *American Journal of Clinical Nutrition* 103 (2016): 519-533; M. R. Longacre and coauthors, Child-targeted TV advertising and preschoolers' consumption of high-sugar breakfast cereals, *Appetite* 108 (2016): 295-302.

20. M. M. Putnam, C. E. Cotto, and S. L. Calvert, Character apps for children's snacks: Effects of character awareness on snack selection and consumption patterns, *Games for Health Journal* (2018), epub, doi: 10.1089/g4h.2017.0097; American Psychological Association, The impact of food advertising on childhood obesity, 2017, available at www.apa.org/topics/kids-media/food.aspx.

21. W. C. Frazier III and J. L. Harris, Trends in television food advertising to young people: 2016 update, Rudd Brief, (2017), available at uconnruddcenter.org/files/TVAdTrends2017.pdf.

22. American Heart Association, Policy position statement on food adve-rtising and marketing practices to children, 2015, available at www.heart.org/advocacy; World Health Organization, A framework for implementing the set of recommendations on the marketing of foods and nonalcoholic beverages to children, 2012, available at www.who.int.

23. M. Buscot and coauthors, BMI trajectories associated with resolution of elevated youth BMI and incident adult obesity, *Pediatrics* (2018), epub, doi: 10.1542/peds.2017-2003; A. H. Kristensen and coauthors, Reducing childhood obesity through U.S. federal

policy: A microsimulation analysis, *American Journal of Preventive Medicine* 47 (2014): 604-612.

24. S. N. Bleich and coauthors, Interventions to prevent global childhood overweight and obesity: A systematic review, *Lancet Diabetes and Endocrinology* 6 (2018): 332-346; M. Hunsberger, Early feeding practices and family structure: Associations with overweight in children, *Proceedings of the Nutrition Society* 73 (2014): 132-136.

25. Mayo Clinic, Childhood obesity: Treatment and drugs, 2015, available at www.Mayoclinic.org.

26. H. Bergmeier, H. Skouteris, and M. Heatherington, Systematic research review of observational approaches used to evaluate mother-child mealtime interactions during preschool years, *American Journal of Clinical Nutrition* 101 (2015): 7-15.

27. J. Martin-Biggers and coauthors, Translating it into real life: A qualitative study of the cognitions, barriers, and supports for key obesogenic behaviors of parents of preschoolers, *BMC Public Health* 15 (2015): 189-203.

28. S. McGinty, T. K. Richmond, and N. K. Desai, Managing adolescent obesity and the role of bariatric surgery, *Current Opinion in Pediatrics* 27 (2015): 434-441; M. H. Zeller and coauthor, Severe obesity and comorbid condi- tion impact on the weight-related quality of life of the adolescent patient, *Journal of Pediatrics* 166 (2015): 651-659.

29. A. S. Khalsa, Attainment of "5-2-1-0" obesity recommendations in preschool-aged children, *Preventive Medicine Reports* 8 (2017): 79-87.

30. U.S. Department of Agriculture and U.S. Department of Health and Human Services, Scientific report of the 2015 Dietary Guidelines Advisory Committee, 2015, D: 3-7, available at www.health.gov; R. B. Ervin and coauthors, Consumption of added sugar among U.S. children and adolescents, 2005-2008 (NCHS Data Brief 87), 2012.

31. J. A. Mitchell and coauthors, Physical activity and pediatric obesity: A quantile regression analysis, *Medicine and Science in Sports and Exercise* 49 (2017): 466-473; T. Skrede and coauthors, Moderate-to-vigorous physical activity, but not sedentary time, predicts changes in cardiometabolic risk factors in 10-y-old children: The Active Smarter Kids Study, *American Journal of Clinical Nutrition* 105 (2017): 1391-1398; I. Dias and coauthors, Effects of resistance training on obese adolescents, *Medi- cine and Science in Sports and Exercise* 47 (2015): 2636-2644.

32. P. T. Katzmarzyk and coauthors, An evolving scientific basis for the prevention and treatment of pediatric obesity, *International Journal of Obesity* 38 (2014): 887-905.

33. M. Miller and coauthors, Sleep duration and incidence of obesity in infants, children, and adolescents: A systematic review and meta-analysis of prospective studies, *Sleep* (2018), epub, doi: 10.1093/sleep/zsy018; A.

Rangan and coauthors, Shorter sleep duration is associated with higher energy intake and an increase in BMI z-score in young children predisposed to overweight, *International Journal of Obesity* 42 (2017): 59-64; B. L. Jones, B. H. Fiese, and The STRONG Kids Team, Parent routines, child routines, and family demographics associated with obesity in parents and preschool-aged children, *Frontiers in Psychology* (2014), epub, doi: 10.3389/fpsyg.2014.00374.

34. E. N. Mullins and coauthors, Acute sleep restriction increases dietary intake in preschoolage children, *Journal of Sleep Research* 26 (2017): 48-54.

第 14 章

1. E. C. Banfield and coauthors, Poor adherence to U.S. dietary guidelines for children and adolescents in the national health and nutrition examination survey population, *Journal of the Academy of Nutrition and Dietetics* 116 (2016): 21-27; Position of the Academy of Nutrition and Dietetics: Nutrition guidance for healthy chil- dren ages 2 to 11 years, *Journal of the Academy of Nutrition and Dietetics* 114 (2014): 1257-1276.

2. L. L. Birch and A. E. Doub, Learning to eat: Birth to age 2 y, *American Journal of Clinical Nutrition* 99 (2014): 723S-728S.

3. R. S. Gibson, A. M. Heath, and E. A. Szymlek-Gay, Is iron and zinc nutrition a concern for ve-getarian infants and young children

in industrialized countries? *American Journal of Clinical Nutrition* 100 (2014): 459S-468S.

4. Committee on Dietary Reference Intakes, *Dietary Reference Intakes for energy, carbohydrate, fiber, fat, fatty acids, cholesterol, protein, and amino acids* (Washington, D.C.: National Academies Press, 2005), Chapter 11.

5. Committee on Dietary Reference Intakes, *Dietary Reference Intakes for calcium and vitamin D* (Washington, D.C.: National Academies Press, 2011), pp. 5-35.

6. M. Nimesh and coauthors, An unsuspected pharmacological vitamin D toxicity in a child and its brief review of literature, *Toxicology International* 22 (2015): 167-169.

7. P. M. Gupta and coauthors, Iron status of toddlers, nonpregnant females, and pregnant females in the United States, *American Journal of Clinical Nutrition* 106 (2017): 1640S-1646S.

8. Banfield and coauthors, Poor adherence to U.S. dietary guidelines for children and adolescents in the national health and nutrition examination survey population, 2016.

9. K. J. Newens and J. Walton, A review of sugar consumption from nationally representative dietary surveys across the world, *Journal of Human Nutrition and Dietetics* 29 (2016): 225-240.

10. C. L. Brown and coauthors, Association of picky eating with weight status and dietary quality among lowincome preschoolers, *Academic Pediatrics* (2017), epub ahead of print, doi: 10.1016/j.acap.2017.08.014.

11. A. Fildes and coauthors, Common genetic architecture underlying young children's food fussiness and liking for vegetables and fruit, *American Journal of Clinical Nutrition* 103 (2016): 1099-1104.

12. N. Zucker and coauthors, Psychological and psychosocial impairment in preschoolers with selective eating, *Pediatrics* 136 (2015): 574-575; S. Monnery-Patris and coauthors, Smell differential reactivity, but not taste differential reactivity, is related to food neophobia in toddlers, *Appetite* 95 (2015): 303-309; V. Quick and coauthors, Relationships of neophobia and pickiness with dietary variety, dietary quality and diabetes management adherence in youth with type 1 diabetes, *European Journal of Clinical Nutrition* 68 (2014): 131-136.

13. J. A. Saltzman and coauthors, Predictors and outcomes of mealtime emotional climate in families with preschoolers, *Pediatric Psychology* 43 (2017): 195-206.

14. A. M. Ashman and coauthors, Maternal diet during early childhood, but not pregnancy, predicts diet quality and fruit and vegetable accep- tance in offspring, *Maternal and Child Nutrition* 12 (2016): 579-590.

15. P. M. Gupta and coauthors, Iron, anemia, and iron deficiency anemia among young children in the United States, *Nutrients,* 2016, doi: 10.3390/nu8060330; J. R. Doom and M. K. Georgieff, Striking while the iron is hot: Understanding the biological and neurodevelopmental effects of iron deficiency to optimize intervention in early childhood, *Current Pediatric Reports* 2 (2014): 291-298.

16. B. B. Lanphear and coauthors, Prevention of childhood lead toxicity, *Pediatrics* (2016), epub, doi: 10.1542/peds.2016-1493; Centers for Disease Control and Prevention, Lead, available at www.cdc.gov/nceh/lead.

17. K. Dubanoski, Notes from the field: Lead poisoning in an infant associated with a metal bracelet— Connecticut, *Morbidity and Mortality Weekly Report* 66 (2016): 916.

18. World Health Organization, Lead poisoning and health (2017), available at **www.who.int/mediacentre/factsheets/fs379/en/**.

19. World Health Organization, Lead poisoning and health (2017), available at **www.who.int/mediacentre/factsheets/fs379/en/**.

20. KidsHealth, Lead poisoning (2015), available at **kidshealth.org/parent/medical/brain/lead_poisoning.html**.

21. B. P. Lanphear and Council on Environmen- tal Health, American Academy of Pediatrics Policy Statement, Prevention of childhood lead toxicity, *Pediatrics* 138 (2016): 146-160.

22. Y. Wang, K. Wu, and W. Zhao, Blood zinc, calcium and lead levels in Chinese children aged 1-36 months, *International Journal of Clinical and Experimental Medicine* 8 (2015): 1424-

1426; X. Ji and coauthors, Evaluation of blood zinc, calcium and blood lead levels among children aged 1-36 months, *Nutricion Hospitalaria* 30 (2014): 548-551; C. S. Sim and coauthors, Iron deficiency increases blood lead levels in boys and premenarche girls surveyed in NHANES 2010-2011, *Environmental Research* (2014), epub, doi: 10.1016/j.envres.2014.01.004.

23. Food Allergy Research & Education, About food allergies, 2015, available at www.foodallergy.org/about-food-allergies.

24. B. I. Nwaru and coauthors, Prevalence of common food allergies in Europe: A systematic review and meta-analysis, *Allergy* 69 (2014): 992-1007; S. H. Sicherer and coauthors, The natural history of egg allergy in an observational cohort, *Journal of Allergy and Clinical Immunology* 133 (2014): 492-499.

25. S. M. Jones and A. W. Burks, Food allergy, *New England Journal of Medicine* 377 (2017): 1168-1176.

26. R. Meyer and coauthors, A practical approach to vitamin and mineral supplementation in food allergic children, *Clinical and Trans- lational Allergy* 5 (2015): 11.

27. S. C. Collins, Practice paper of the Academy of Nutrition and Dietetics: Role of the registered dietitian nutritionist in the diagnosis and management of food allergies, *Journal of the Academy of Nutrition and Dietetics* 116 (2016): 1621-1631.

28. R. G. Heine, Food allergy prevention and treatment by targeted nutrition, *Annals of Nutrition and Metabolism* 72 (2018): 33-45; Jones and Burks, Food allergy, 2017; D. M. H. Freeland and coauthors, Oral immunotherapy for food allergy, *Seminars in Immunology* (2017), epub ahead of print, doi: 10.1016/j.smim.2017.08.008; B. P. Vickery and coau- thors, Early oral immunotherapy in peanutallergic preschool children is safe and highly effective, *Journal of Allergy and Clinical Immunol- ogy* 139 (2016): 183-181.

29. V. A. Stallings and M. P. Oria, eds., National Academies of Sciences Engineering and Medicine Committee on Food Allergies: Global burden, causes, treatment, prevention, and public policy, (2017), epub available at www.nationalacademies.org/hmd/Activities/Nutrition/FoodAllergies.aspx.

30. Centers for Disease Control and Prevention, Attention-Deficit/Hyperactivity Disorder, Data and Statistics, (2017), available at www.cdc.gov/ncbddd/adhd/data.html.

31. J. T. Nigg and K. Holton, Restriction and elimination diets in ADHD treatment, *Child and Adolescent Psychiatric Clinics* 23 (2014): 937-953; E. Hawkey and J. T. Nigg, Omega-3 fatty acid and ADHD: Blood level analysis and meta-analytic extension of supplementation trials, *Clinical Psychology Review* 34 (2014): 496-505.

32. Centers for Disease Control and Prevention, Attention Deficit/Hyperactivity Disorder (ADHD), (2017), available at www.cdc.gov/ncbddd/adhd/facts.html.

33. National Institute of Dental and Craniofacial Research, Dental caries (tooth decay) in children (age 2 to 11), (2014), available at http://nidcr.nih.gov/DataStatistics/FindDataByTopic/DentalCaries/DentalCariesChildren2to11.htm.

34. S. Park and coauthors, Association of sugar-sweetened beverage intake during infancy with dental caries in 6-year olds, *Clinical Nutri- tion Research* 4 (2015): 9-17; A. Sheiham and W. P. T. James, A reappraisal of the quantitative relationship between sugar intake and dental caries: The need for new criteria for developing goals for sugar intake, *BMC Public Health* 14 (2014): 863.

35. U.S. Department of Agriculture and U.S. Department of Health and Human Services, Scientific Report of the 2015 Dietary Guidelines Advisory Committee (2015), C:15, available at health.gov/dietaryguidelines/2015-scientific-report/pdfs/scientific-report-of-the-2015-dietary-guidelines-advisory-committee.pdf.

36. J. D. Coulthard, L. Palla, and G. K. Pot, Breakfast consumption and nutrient intakes in 4-18-year olds: UK National Diet and Nutrition Survey Rolling Programme (2008-2012), *British Journal of Nutrition* 118 (2017): 280-290; S. S. Pineda Vargas and coauthors, Eating ready-to- eat cereal for breakfast is positively associated with daily nutrient intake, but not weight, in Mexican-American children

and adolescents, *Nutrition Today* 51 (2016): 206-215.

37. C. N. Rasberry and coauthors, Healthrelated behaviors and academic achievement among high school students—United States, 2015, *Morbidity and Mortality Weekly Report* 66 (2017): 921-927.

38. F. Koohdani and coauthors, Midmorning snack programs have a beneficial effect on cognitive performance of students from high socioeconomic background, *Nutrition Today* 51 (2016): 310-315.

39. Position of the Academy of Nutrition and Dietetics, Society for Nutrition Education and Behavior, and School Nutrition Association: Comprehensive Nutrition Programs and Services in Schools, *Journal of the Academy of Nutrition and Dietetics* 118 (2018): 913-919; National School Lunch Program, 2016, available at **www.fns.usda.gov/nslp/national-school-lunch-program-nslp**.

40. K. L. Hubbard and coauthors, What's in children's backpacks? Foods brought from home, *Journal of the Academy of Nutrition and Dietetics* (2014), epub, doi: 10.1016/j. jand.2014.05.010; M. R. Longacre and coauthors, School food reduces household income disparities in adolescents' frequency of fruit and vegetable intake, *Preventive Medicine* 69 (2014):202-207.

41. U.S. Department of Agriculture, Food and Nutrition Service, Nutrition standards in the National School Lunch and School Breakfast Programs: Final

rule, *Federal Register* 77 (2012): 4088-4167.

42. M. A. Adams and coauthors, Location of school lunch salad bars and fruit and vegetable consumption in middle schools: A cross-sectional plate waste study, *Journal of the Academy of Nutrition and Dietetics* 116 (2016): 407-416.

43. American Academy of Pediatrics, Policy statement: Snacks, sweetened beverages, added sugars, and schools, *Pediatrics* 135 (2015): 575-583.

44. H. H. Laroche and coauthors, Healthy concessions: High school students' responses to healthy concession stand changes, *Journal of School Health* 87 (2017): 98-105; Centers for Disease Control and Prevention, Adolescent and school health: Competitive foods in schools,2014, available at **www.cdc.gov/healthyyouth/nutrition/standards.htm**.

45. E. Hennessy and coauthors, State-level school competitive food and beverage laws are associated with children's weight status, *Journal of School Health* 84 (2014): 609-616.

46. E. C. Banfield and coauthors, Poor adherence to U.S. dietary guidelines for children and adolescents in the national health and nutrition examination survey population, 2016.

47. L. M. Lipsky and coauthors, Diet quality of US adolescents during the transition to adulthood: Changes and predictors, *American Journal of Clinical Nutrition* 105 (2017): 1424-1432; M. E. Harrison and coauthors,

Systematic review of the effects of family meal frequency on psychosocial outcomes in youth, *Canadian Family Physician* 61 (2015): e96-e106.

48. Committee on Adolescent Healthy Care, Committee Opinion No. 714: Obesity in adolescents, *Obstetrics and Gynecology* 130 (2017): e127-e140.

49. J. L. Moss, B. Liu, and L. Zhu, Comparing percentages and ranks of adolescent weightrelated outcomes among U.S. states: Implications for intervention development, *Preventive Medicine* 105 (2017): 109-115; B. S. Metcalf and coauthors, Exploring the adolescent fall in physical activity: A 10-yr cohort study (Early Bird 41), *Exercise and Science in Sports and Medicine* 47 (2015): 2084-2092.

50. C. M. Weaver and coauthors, The National Osteoporosis Foundation's position statement on peak bone mass development and lifestyle factors: A systematic review and implementation recommendations, *Osteoporosis Interna- tional* 27 (2016): 1281-1386.

51. G. Miller and coauthors, Trends in beverage consumption among high school students— United States, 2007-2015, *Morbidity and Mortality Weekly Report* 66 (2017): 112-116.

52. M. Luger and coauthors, Sugar-sweetened beverages and weight gain in children and adults: A systematic review from 2013 to 2015 and a comparison with previous studies, *Obesity Facts* 10 (2017): 674-693; S. D. Poppitt, Beverage

consumption: Are alcoholic and sugary drinks tipping the balance toward overweight and obesity? *Nutrients* 7 (2015): 6700-6715.

53. R. Katta and S. P. Desai, Diet and dermatology, *Journal of Clinical Aesthetic Dermatology* 7 (2014): 46-51.

54. L. M. Lipsky and coauthors, Diet quality of US adolescents during the transition to adulthood: Changes and predictors, *American Journal of Clinical Nutrition* 105 (2017): 1424-1432.

55. G. Miller and coauthors, Trends in beverage consumption among high school students— United States, 2007-2015, *Morbidity and Mortality Weekly Report* 66 (2017): 112-116; H. A. Hoertel, M. J. Will, and H. J. Leidy, A randomized crossover, pilot study examining the effects of a normal protein vs. high protein breakfast on food cravings and reward signals in overweight/obese "breakfast skipping," late-adolescent girls, *Nutrition Journal* (2014), epub, doi: 101186/1475-2891-13-80; J. M. Poti, K. J. Duffey, and B. M. Popkin, The association of fast food consumption with poor dietary outcomes and obesity among children: Is it the fast food or the remainder of the diet? *American Journal of Clinical Nutrition* 99 (2014): 162-171.

56. J. M. Berge and coauthors, Family food preparation and its effects on adolescent dietary quality and eating patterns, *Journal of Adolescent Health* 59 (2016): 530-536.

57. Y. Li and coauthors, Impact of healthy lifestyle factors on life expectancies in the U.S. pop- ulation, *Circulation* (2018), epub ahead of print, doi: 10.1161/CIRCULATIONAHA.117.032047; W. Rizza, N. Veronese, and L. Fontana, What are the roles of calorie restriction and diet quality in promoting healthy longevity? *Ageing Research Reviews* 13 (2014): 38-45.

58. E. Arias, M. Heron, J. Xu, United States Life Tables, 2013, National Vital Statistics Reports 66 (2017), epub, available at **www.cdc. gov/nchs/ data/nvsr/nvsr66/nvsr66_03. pdf**.

59. M. P. Rozing, T. B. L. Kirkwood, and R. G. J. Westendorp, Is there evidence for a limit to human lifespan? *Nature* 546 (2017): E11-E12; X. Dong, B. Milholland, and J. Vijg, Evidence for a limit to human lifespan, *Nature* 538 (2016): 257-259.

60. P. Liu and coauthors, Sarcopenia as a predictor of all-cause mortality among communitydwelling older people: A systematic review and meta-analysis, *Maturitas* 103 (2017): 16-22.

61. K. N. P. Starr and C. W. Bales, Excessive body weight in older adults: Concerns and rec- ommendations, *Clinics in Geriatric Medicine* 31 (2015): 311-326.

62. Position of the Academy of Nutrition and Dietetics: Individualized nutrition approaches for older adults: Long-term care, post-acute care, and other settings, *Journal of the Academy of Nutrition and Dietetics* 118 (2018): 724-735; M. Hamer and G. O'Donovan, Sarcopenic obesity, weight loss and mortality: The English Longitudinal Study of Ageing, *American Journal of Clinical Nutrition* 106 (2017): 125-129.

63. P. JafariNasabian and coauthors, Osteosarcopenic obesity in women: Impact, prevalence, and management challenges, *International Journal of Women's Health* (2017), epub, doi: 10.2147/IJWH.S106107; D. T. Villareal and coauthors, Aerobic or resistance exercise, or both, in dieting obese older adults, *New England Journal of Medicine* 376 (2017): 1943-1955.

64. Federal Interagency Forum on Aging-Re- lated Statistics, Older Americans 2016: Key indicators of well-being (Washington, DC: U.S. Government Printing Office, 2016), available at **https://agingstats.gov/docs/ LatestReport/Older-Americans-2016-Key-Indicators-of-WellBeing.pdf**.

65. O. Theou and coauthors, Association between sedentary time and mortality across levels of frailty, *Canadian Medical Association Journal* 189 (2017): E1056-E1064; R. A. Field- ing and coauthors, Dose of physical activity, physical functioning and disability risk in mobility-limited older adults: Results from the LIFE study randomized trial, *PLoS One* (2017), epub, doi: 10.1371/journal. pone.0182155.

66. M. Steffl and coauthors, Relationship between sarcopenia and physical activity in older people: A systematic review and meta-analysis, *Clinical Interventions in Aging* 12

(2017): 835-845.

67. E. Arentson-Lantz and coauthors, Protein: A nutrient in focus, *Applied Physiology, Nutrition, and Metabolism* 40 (2015): 755-761; D. Paddon-Jones and coauthors, Protein and healthy aging, *American Journal of Clinical Nutri- tion* 101 (2015): 1339S-1345S; R. M. Daly and coauthors, Protein-enriched diet, with the use of lean red meat, combined with progressive resistance training enhances lean tissue mass and muscle strength and reduces circulating IL-6 concentrations in elderly women: A cluster randomized controlled trial, *American Journal of Clinical Nutrition* 99 (2014): 899-910; I. Kim and coauthors, Quantity of dietary protein intake, but not pattern of intake, affects net protein balance primarily through differences in protein synthesis in older adults, *American Journal of Physiology—Endocrinology and Metabolism* 308 (2014): E21-E28.

68. A. C. Tricco and coauthors, Comparisons of interventions for preventing falls in older adults: A systematic review and meta-analysis, *Journal of the American Medical Association* 318 (2017): 1687-1699; American College of Sports Medicine, Position stand: Exercise and physical activity for older adults, *Medicine and Science in Sports and Exercise* 41 (2009): 1510-1530.

69. Position of the Academy of Nutrition and Dietetics: Food and nutrition for older adults: Promoting health and wellness, *Journal of the*

Academy of Nutrition and Dietetics 112 (2012): 1255-1277, reaffirmed 2016.

70. R. D. Pollock and coauthors, An investigation into the relationship between age and physiological function in highly active older adults, *Journal of Physiology* 593 (2015): 657-680.

71. W. K. Mitchell and coauthors, Human skeletal muscle protein metabolism responses to amino acid nutrition, *Advances in Nutrition* 7 (2016): 828S-838S.

72. D. R. Moore and coauthors, Protein ingestion to stimulate myofibrillar protein synthesis requires greater relative protein intakes in healthy older versus younger men, *Journals of Gerontology, Series A Biological Sciences and Med- ical Sciences* 70 (2015): 57-62.

73. S. A. Motalebi and coauthors, Effect of lowcost resistance training on lower-limb strength and balance in institutionalized seniors, *Exper- imental Aging Research* 44 (2018): 48-61; R. A. Fielding and coauthors, Dose of physical activ- ity, physical functioning and disability risk in mobility-limited older adults: Results from the LIFE study randomized trial, *PLoS One* (2017), epub, doi: 10.1371/journal.pone.0182155.

74. S. B. Kritchevsky and coauthors, Exercise's effect on mobility disability in older adults with and without obesity: The LIFE study randomized clinical trial, *Obesity* 25 (2017): 1199-1205.

75. A. R. Mobley, Identifying practical solutions to meet America's

fiber needs: Proceedings from the Food & Fiber Summit, *Nutrients* 6 (2014): 2540-2551; U.S. Department of Agriculture, *What we eat in America: Nutrient intakes from food by gender and age,* NHANES 2009-2010, available at **www.ars.usda.gov/SP2UserFiles/Place/12355000/pdf/0910/Table_1_NIN_GEN_09.pdf.**

76. C. Reyes and coauthors, Association between overweight and obesity and risk of clinically diagnosed knee, hip, and hand osteoarthritis: A population-based cohort study, *Arthritis and Rheumatology* 68 (2016): 1869-1875; L. A. Zdziarski, J. G. Wasser, and H. K. Vincent, Chronic pain management in the obese patient: A focused review of key challenges and potential exercise solutions, *Journal of Pain Research* 8 (2015): 63-77; H. Bliddal, A. R. Leeds, and R. Christensen, Osteoarthritis, obesity and weight loss: Evidence, hypothe- ses and horizons—A scoping review, *Obesity Reviews* 15 (2014): 578-586.

77. M. Abdulrazaq and coauthors, Effect of omega-3 polyunsaturated fatty acids on arthritic pain: A systematic review, *Nutrition* 39-40 (2017): 57-66.

78. M. C. Hochberg and coauthors, Combined chondroitin sulfate and glucosamine for painful knee osteoarthritis: A multicentre, randomised, double-blind, noninferiority trial versus celecoxib, *Annals of the Rheumatic Diseases* (2014), epub, doi: 10.1136/annrheum-dis-2014-206792.

79. S. K. Rai and coauthors,

The Dietary Approaches to Stop Hypertension (DASH) diet, Western diet, and risk of gout in men: Prospective cohort study, *British Medical Journal* 357 (2017), epub, doi: 10.1136/bmj.j1794.

80. M. L. Maes, D. R. Fixen, and S. A. Linnebur, Adverse effects of proton-pump inhibitor use in older adults: A review of the evidence, *Therapeutic Advances in Drug Safety* 8 (2017): 273-297.

81. National Eye Institute, Cataracts, **www.nei.nih.gov/eyedata/cataract**. W. G. Christen and coauthors, Age-related cataract in men in the Selenium and Vitamin E Cancer Prevention Trial Eye Endpoints Study, *JAMA Ophthalmology* 133 (2015): 17-24; S. Rau- tiainen and coauthors, Total antioxidant capac- ity of the diet and risk of age-related cataract: A population-based prospective cohort of women, *JAMA Ophthalmology* 132 (2014): 247-252.

82. J. Zheng Selin and coauthors, High-dose supplements of vitamins C and E, low-dose multivitamins, and the risk of age-related cataract: A population-based prospective, *American Jour- nal of Epidemiology* 177 (2013): 548-555.

83. C. Baumeier and coauthors, Caloric restriction and intermittent fasting alter hepatic lipid droplet proteome and diacylglycerol species and prevent diabetes in NZO mice, *Biochimica et Biophysica Acta* 1851 (2015): 566-576; N. Makino and coauthors, Calorie restriction

increases telomerase activity, enhances autophagy, and improves diastolic dysfunction in diabetic rat hearts, *Molecular and Cellular Biochemistry* 403 (2015): 1-11; S. E. Olivo-Marston and coauthors, Effects of calorie restriction and diet-induced obesity on murine colon carcinogenesis, growth and inflammatory factors, and microRNA expression, *PLoS One* (2014), epub, doi: 10.1371/journal. pone.0094765.

84. J. A. Mattison and coauthors, Caloric restriction improves health and survival of rhesus monkeys, *Nature Communications* (2017), epub, doi: 10.1038/ncomms14063; R. J. Colman and coauthors, Caloric restriction reducesage-related and all-cause mortality in rhesus monkeys, *Nature Communications* (2014), epub, doi: 10.1038/ncomms4557.

85. J. C. Mathers, Impact of nutrition on the ageing process, *British Journal of Nutrition* 113 (2015): S18-S22; S. Steven and R. Taylor, Restoring normoglycaemia by use of a very low calorie diet in long- and short-duration Type 2 diabetes, *Diabetic Medicine* (2015), epub, doi: 10.1111/dme.12722; A. R. Barnosky and coauthors, Intermittent fasting vs. daily calo- rie restriction for type 2 diabetes prevention: A review of human find-ings, *Translational Research: The Journal of Laboratory and Clinical Medicine* 164 (2014): 302-311.

86. E. L. Goldberg and coauthors, Life-span-extending caloric restriction or mTOR inhibition impair adaptive

immunity of old mice by distinct mechanisms, *Aging Cell* 14 (2015): 130-138; D. Omodei and coauthors, Immune-metabolic profiling of anorexic patients reveals an antioxidant and anti-in-flammatory phenotype, *Metabolism* 64 (2015):396-405.

87. D. K. Ingram and G. S. Roth, Calorie restriction mimetics: Can you have your cake and eat it, too? *Ageing Research Reviews* 20 (2015): 46-62; J. H. Park and coauthors, Daumone fed late in life improves survival and reduces hepatic inflammation and fibrosis in mice, *Aging Cell* 13 (2014): 709-718; J. P. de Magalhães and coauthors, Genome-environment interactions that modulate aging: Powerful targets for drug discovery, *Pharmacological Reviews* 64 (2012): 88-101.

88. D. Monti and coauthors, Inflammaging and human longevity in the omics era, *Mechanisms of Ageing and Development* 165 (2017): 129-138.

89. P. B. Gorelick and coauthors, Defining optimal brain health in adults: A presidential advisory from the American Heart Association/American Stroke Association, *Stroke* (2017), epub ahead of print, doi.org/10.1161/STR.0000000000000148; O. van de Rest and coauthors, Dietary patterns, cognitive decline, and dementia: A systematic review, *Advances in Nutrition* 6 (2015): 154-168; A. Smyth and coauthors, Healthy eating and reduced risk of cognitive decline: A cohort from 40 countries, *Neurology* 84 (2015): 2258-2265; L. Mosconi

and coauthors, Mediterranean diet and mag- netic resonance imaging-assessed brain atro- phy in cognitively normal individuals at risk for Alzheimer's disease, *Journal of Prevention of Alzheimer's Disease* 1 (2014): 23-32.

90. M. Karimi and coauthors, DHA-rich n-3 fatty acid supplementation decreases DNA methylation in blood leukocytes: The OmegAD study, *American Journal of Clinical Nutrition* 106 (2017): 1157-1165.

91. G. P. Rodrigues and coauthors, Mineral status and superoxide dismutase enzyme activity in Alzheimer's disease, *Journal of Trace Elements in Medicine and Biology* 44 (2017): 83-87.

92. E. K. Kantor and coauthors, Trends in prescription drug use among adults in the United States from 1999-2012, *Journal of the American Medical Association* 314 (2015): 1818-1831.

消费者指南专栏 14

1. A. Ryu and T. H. Kim, Premenstrual syndrome: A mini review, *Maturitas* 82 (2015): 436-440; F. W. Tolossa and M. L. Bekele, Prevalence, impacts and medical managements of premenstrual syndrome among female stu- dents: Cross-sectional study in College of Health Sciences, Mekelle University, Mekelle, northern Ethiopia, *BMC Women's Health* 14 (2014): 52.

2. P. M. Tacani and coauthors, Characterization of symptoms and edema distribution in premenstrual syndrome, *International Journal of Women's Health* 7 (2015): 297-303; Tolossa and Bekele, Prevalence, impacts and medical man- agements of premenstrual syndrome among female students, 2014.

3. Ryu and Kim, Premenstrual syndrome: A mini review, 2015.

4. S. A. Elliott and coauthors, The influence of the menstrual cycle on energy balance and taste preference in Asian Chinese women, *Euro- pean Journal of Nutrition* 54 (2015): 1323-1332.

5. E. R. Bertone-Johnson and coauthors, Plasma 25-hydroxyvitamin D and risk of premenstrual syndrome in a prospective cohort study, *BMC Women's Health* 14 (2014): 56.

6. F. Y. Azizieh, K. O. Alyahya, and K. Dingle, Association of self-reported symptoms with serum levels of vitamin D and multivariate cytokine profile in healthy women, *Journal of Inflammation Research* (2017), epub, doi: 10.2147/JIR.S127892.

7. M. Tartagni and coauthors, Vitamin D supplementation for premenstrual syndromerelated mood disorders in adolescents with severe hypovitaminosis D, *Journal of Pediatric and Adolescent Gynecology* 29 (2016): 357-361; Tolossa and Bekele, Prevalence, impacts and medical managements of premenstrual syndrome among female students, 2014; R. E. Anglin and coauthors, Vitamin D deficiency and depression in adults: Systematic review and meta-analysis, *British Journal of Psychiatry* 202 (2013): 100-107.

8. J. A. Shaffer and coauthors, Vitamin D supplementation for depressive symptoms: A systematic review and metaanalysis of randomized controlled trials, *Psychosomatic Medicine* 76 (2014): 190-196.

9. A. Lasco, A. Catalano, and S. Benvenga, Improvement of primary dysmenorrhea caused by a single oral dose of vitamin D: Results of a randomized, double-blind, placebo-controlled study, *Archives of Internal Medicine* 172 (2012): 366-367.

争论 14

1. J. H. Choi and C. M. Ko, Food and drug interactions, *Journal of Lifestyle Medicine* 7 (2017): 1-9.

2. C. J. Charlesworth and coauthors, Polyphar- macy among adults aged 65 years and older in the United States: 1988-2010, *Journals Gerontology Series A: Biological Sciences and Medical Sciences* 70 (2015): 989-995; D. Gnjidic and coauthors, Polypharmacy cut-off and outcomes: Five or more medicines were used to identify communitydwelling older men at risk of different adverse outcomes, *Journal of Clinical Epidemiology* 65 (2012): 989-995.

3. Choi and Ko, Food and drug interactions, 2017.

4. V. T. Martin and B. Vij, Diet and headache: Part 1, *Headache* 56 (2016): 1543-1552.

5. U.S. Department of Agriculture and U.S. Department of Health and Human Services, *Scientific report of*

the 2015 Dietary Guidelines Advisory Committee, 2015, D-5:32-35, available at www.health.gov.

6. G. Grosso and coauthors, Coffee, caffeine, and health outcomes: An umbrella review, *Annual Review of Nutrition* 37 (2017): 131-156;

M. Ding and coauthors, Caffeinated and decaffeinated coffee consumption and risk of type 2 diabetes: A systematic review and a dose-response meta-analysis, *Diabetes Care* 37 (2014): 569-586.

7. U.S. Food and Drug Administration, Mixing medications and dietary supplements can endanger your health, Consumer Health Information, October 2014, available at www.fda.gov/consumer.

8. R. A. Breslow, C. Dong, and A. White, Prevalence of alcohol-interactive prescription medication use among current drinkers: United States, 1999-2010, *Alcoholism: Clinical and Experimental Research* 39 (2015): 371-379.

9. G. Lee and coauthors, Medical cannabis for neuropathic pain, *Current Pain and Headache Reports* (2018), epub, doi: 10.1007/s11916-018-0658-8; M. E. Gerich and coauthors, Medical marijuana for digestive disorders: High time to prescribe? *American Journal of Gastroenterology* 110 (2015): 208-214; P. J. Robson, Therapeutic potential of cannabinoid medicines, *Drug Test-ing and Analysis* 6 (2014): 24-30.

10. A. R. Turner and S. Agrawal, Marijuana (Treasure Island (FL):

StatPearls Publishing, 2017), epub, available at www.ncbi.nlm.nih.gov/books/NBK430801/.

第 15 章

1. A. Coleman-Jensen and coauthors, *House-hold food security in the United States in 2016, A repor summary from the Economic Research Service,* 2017, available at www.ers.usda.gov/webdocs/publications/84973/err237_summary.pdf?v=42979.

2. FAO, IFAD, UNICEF, WFP and WHO, *The state of food security and nutrition in the world 2017: Building resilience for peace and food security,* 2017, Rome, FAO, available at www.fao.org/state-of-food-security-nutrition/en/.

3. Position of the Academy of Nutrition and Dietetics: Food Insecurity in the United States, *Journal of the Academy of Nutrition and Dietetics* 117 (2017): 1991-2002.

4. J. L. Semega, K. R. Fontenot, and M. A. Kollar, U. S. Census Bureau, Income and poverty in the United States: 2016, (2017), Report Number: P60-259, available at www.census.gov/library/publications/2017/demo/p60-259.html.

5. D. C. Martins and coauthors, Assessment of food intake, obesity, and health risk among the homeless in Rhode Island, *Public Health Nursing* 32 (2015): 453-461; J. Kaur, M. M. Lamb, and C. L. Ogden, The association between food insecurity and obesity in children—The National Health and Nutrition Examination

Survey, *Jour-nal of the Academy of Nutrition and Dietetics* 115 (2015): 751-758.

6. K. Kassel, A. Melton, and R. M. Morrison, Selected charts from ag and food statistics: Charting the essentials, 2017, Economic Research Service Administrative Publication No. (AP-078), available at www.ers.usda.gov/publications/pub-details/?pubid=85462.

7. K. Mulik and L. Haynes-Maslow, The affordability of MyPlate: An analysis of SNAP benefits and the actual cost of eating according to the Dietary Guidelines, *Journal of Nutrition Educa-tion and Behavior* 49 (2017): 623-631.

8. M. D. Gamlin, *Ending U.S. hunger and poverty by focusing on communities where it's most likely,* Bread for the World Briefing Paper 31, March 2017, available at www.bread.org/library/ending-us-hunger-and-poverty-focusing-communities-where-its-most-likely.

9. Food and Agriculture Organization of the United Nations, International Fund for Agricultural Development, and World Food Pro-gramme, *The state of food insecurity in the world 2014,* 2014, p. 4.

10. Food and Agriculture Organization of the United Nations, International Fund for Agricultural Development, and World Food Pro-gramme, *The state of food insecurity in the world 2014,* 2014.

11. P. L. Tigga, J. Sen, and N. Mondal, Association of some

socioeconomic and sociodemographic variables with wasting among preschool children of North Bengal, India, *Ethiopian Journal of Health Sciences* 25 (2015): 63-72.

12. E. Andresen and coauthors, Malnutrition and elevated mortality among refugees from South Sudan, *Morbidity and Mortality Weekly Report* 63 (2014): 700; N. Gupta, Conflict, children and malnutrition in CAR, *Borgen Magazine,* February 19, 2015, available at www.borgenmagazine.com/conflict-children-malnutrition-car/; K. Fahim, Malnutrition hitsmillions of children in Yemen, *New York Times,* December 18, 2014, available at www.nytimes.com/2014/12/19/world/middleeast/yemen-children-starve-as-government-weakens.html?r=0.

13. A. Seal and coauthors, A weak health response is increasing the risk of excess mortality as food crisis worsens in Somalia, *Conflict and Health* (2017), epub, doi: 10.1186/s13031- 017-0114-0.

14. World Health Organization, Nutrition: Micronutrient deficiencies, (2018), available at www.who.int.

15. International Food Policy Research Institute, 2014 Global Hunger Index: The challenge of hidden hunger, available at www.ifpri.org.

16. C. Shekhar, Hidden hunger: Addressing micronutrient deficiencies using improved crop varieties, *Chemistry and Biology* 20 (2013): 1305-1306; World Health Organization, Global prevalence of vitamin A deficiency in populations at risk: 1995-2005 (Geneva: World Health Organization, 2009); Standing Committee on the Scientific Evaluation of Dietary Reference Intakes, Food and Nutrition Board, Institute of Medicine, Dietary Reference Intakes for vita- min A, Vitamin K, arsenic, boron, chromium, copper, iodine, iron, manganese, molybdenum, nickel, silicon, vanadium, and zinc (Washington, D.C.: National Academies Press, 2001),pp. 4-9-4-10.

17. P. J. Becker and coauthors, Consensus state- ment of the Academy of Nutrition and Dietetics/ American Society for Parenteral and Enteral Nutrition: Indicators recommended for the iden- tification and documentation of pediatric malnutrition (under-nutrition), *Journal of the Academy of Nutrition and Dietetics* 114 (2014): 1988-2000.

18. I. Trehan and M. J. Manary, Management of severe acute malnutrition in lowincome and middle-income countries, *Archives of Disease in Childhood* 100 (2015): 283-287.

19. B. de Gier and coauthors, Helminth infections and micronutrients in school-age children: A systematic review and metaanalysis, *American Journal of Clinical Nutrition* 99 (2014): 1499-1509.

20. M. Wolde, Y. Berhan, and A. Chala, Determinants of underweight, stunting and wasting among schoolchildren, *BMC Public Health* (2015), epub, doi: 10.1186/s12889-014-1337-2.

21. P. Bahwere and coauthors, Soya, maize, and sorghum-based ready-to-use therapeutic food with amino acid is as efficacious as the standard milk and peanut paste-based formulation for the treatment of severe acute malnutrition in children: A noninferiority individually randomized controlled efficacy clinical trial in Malawi, *American Journal of Clinical Nutrition* 106 (2017): 1100-1112.

22. I. Trehan and coauthors, Extending supplementary feeding for children younger than

5 years with moderate acute malnutrition leads to lower relapse rates, *Journal of Pediatric Gastroenterology and Nutrition* 60 (2015): 544-549.

23. Bahwere and coauthors, Soya, maize, and sorghum-based ready-to-use therapeutic food with amino acid is as efficacious as the standard milk and peanut paste-based formulation for the treatment of severe acute malnutrition in children: A noninferiority individually randomized controlled efficacy clinical trial in Malawi, 2017.

24. Food and Agriculture Organization of the United Nations, World agriculture: Towards 2015/2030, 2015.

25. U.S. Census Bureau, World vital events per time unit: 2018, available at www.census.gov/popclock/.

26. A. J. McMichael, Globalization, climate change, and human health, *New England Journal of Medicine* 368 (2015): 1335-1343; National Academies of Science and the Royal Society, Climate change evidence and

causes, 2014, available at http://nas-sites.org/americasclimate- choices/events/a-discussion-on-climate-change-evidence-and-causes.

27. T. Watts and coauthors, The *Lancet* Countdown on health and climate change: From 25 years of inaction to a global transformation for public health, *Lancet* 391 (2018): 581-630.

28. United Nations, International Decade for Action: Water for life 2005-2015, available at www.un.org/waterforlifedecade/scarcity.shtml.

29. National Oceanic and Atmospheric Administration, NOAA, USGS and partners predict third largest Gulf of Mexico summer "dead zone" ever, (2017), available at www.noaa.gov/media-release/noaa-usgs-and-partners-predict-third-largest-gulf-of-mexico-summer-dead-zone-ever; Pacific Marine Environmental Laboratory, National Oceanic and Atmospheric Administration, Ocean acidification: How will changes in ocean chemistry affect marine life?(2017), available at www.pmel.noaa.gov/co2/story/Ocean+Acidification; K. Minogue, Climate change expected to expand majority of ocean dead zones, *Smithsonian Science News* 5 (2014), available at http://smithsonianscience.org/2014/11/climate-change-expected- expand-majority-ocean-dead-zones.

30. Food and Agricultural Organization of the United Nations, *The State of the world fisheries and aquaculture,* 2014, available at www.fao.org/3/a-i3720e.pdf.

31. U.S. Department of Agriculture and U.S. Department of Health and Human Services, *Scientific report of the 2015 Dietary Guidelines Advisory Committee,* 2015, D-5:17-20, available at www.health.gov.

32. D. Gunders with J. Bloom, *Wasted: How America is losing up to 40 percent of its food from farm to fork to landfill,* (2017), available at www.nrdc.org.

33. J. Bayala and coauthors, Editorial for the Thematic Series in Agriculture & Food Security: Climate-smart agricultural technologies in West Africa: Learning from the ground AR4D experiences, *Agriculture and Food Security* (2017), epub, doi.org/10.1186/s40066-017-0117-5.

34. Environmental Protection Agency, *Basic information about food waste,* April 26, 2014, available at www.epa.gov.

35. U.S. Department of Agriculture and U.S. Department of Health and Human Services, *Scientific report of the 2015 Dietary Guidelines Advisory Committee,* 2015.

36. C. Vogliano, A. Steiber, and K. Brown, Linking agriculture, nutrition, and health: The role of the Registered Dietitian Nutritionist, *Journal of the Academy of Nutrition and Dietetics* 115 (2015): 1710-1714.

争论 15

1. National Academies of Sciences, Engineering, and Medicine, Consensus Study Report Highlights: Science Breakthroughs to Advance Food and Agricultural Research by 2030 (July 2018), available at https://www.nap.edu/resource/25059/ScienceBreakthroughs2030ReportBrief.pdf; Food and Agriculture Organization of the United Nations, *World agriculture: Towards 2015/2030,* Summary report, 2015, available at www.fao.org/docrep/004/y3557e/y3557e00.htm.

2. C. Brown and coauthors, Switchgrass biofuel production on reclaimed surface mines: I. Soil quality and dry matter yield, *BioEnergy Research* (2015), epub, doi: 10.1007/s12155-015-9658-2; B. Mole, Bacteria make plants into biofuel, *Science News,* July 12, 2014, p. 16.

3. World Health Organization, Global and regional food consumption patterns and trends: Availability and changes in consumption of animal products, April 2015, available at www.who.int/nutrition/topics/3_foodconsumption/en/index4.html.

4. U.S. Department of Agriculture and U.S. Department of Health and Human Services, *Scientific report of the 2015 Dietary Guidelines Advisory Com- mittee,* 2015, D-5:9-16, available at www.health.gov.

5. K. Bälter and coauthors, Is a diet low in greenhouse gas emissions a nutritious diet? Analyses of self-selected diets in the LifeGene study, *Archives of Public Health* (2017), epub doi: 10.1186/s13690-017-0185-9; U.S. Department of Agriculture and U.S. Department of Health and

Human Services, *Scientific report of the 2015 Dietary Guidelines Advisory Committee,* 2015; J. Sabaté and S. Soret, Sustainability of plantbased diets: Back to the future, *American Journal of Clinical Nutrition* 100 (2014): 476S-482S.

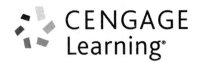

Supplements Request Form（教辅材料申请表）

Lecturer's Details（教师信息）

Name: （姓名）		Title: （职务）	
Department: （系科）		School/University: （学院 / 大学）	
Official E-mail: （学校邮箱）		Lecturer's Address /Post Code: （教师通讯地址 / 邮编）	
Tel: （电话）			
Mobile: （手机）			

Adoption Details（教材信息）　　　原版□　　翻译版□　　影印版□

Title:（英文书名） Edition:（版次） Author:（作者）	
Local Publisher: （中国出版社）	
Enrolment:（学生人数）	Semester: （学期起止日期时间）

Contact Person & Phone/E-Mail/Subject:

（系科 / 学院教学负责人电话 / 邮件 / 研究方向）

（我公司要求在此处标明系科 / 学院教学负责人电话 / 传真及电话和传真号码并在此加盖公章 .）

教材购买由我□　我作为委员会的一部份□　其他人□ [姓名：　　　　] 决定。

Please fax or post the complete form to

（请将此表格传真至 ）：

Youcanalsoscan the QRcode,
您也可以扫描二维码，

Apply for teaching materials online through our public account
通过我们的公众号线上申请教辅资料

CENGAGE LEARNING BEIJINGATTN: Higher Education
DivisionTEL: (86)10-83435000
FAX: (86)10 82862089
EMAIL:asia.infochina@cengage.com
www.cengageasia.com
ADD: 北京市海淀区科学院南路 2 号
融科资讯中心 C 座南楼 707 室 100190

Note: Thomson Learning has changed its name toCENGAGE Learning

VERIFICATION FORM / CENGAGE LEANING

食物和人体都是由同样的材料组成的

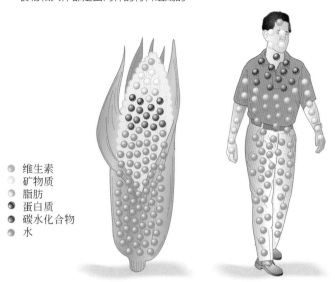

图例:
- 维生素
- 矿物质
- 脂肪
- 蛋白质
- 碳水化合物
- 水

图1-2 食物和人体的成分

面包中的营养素

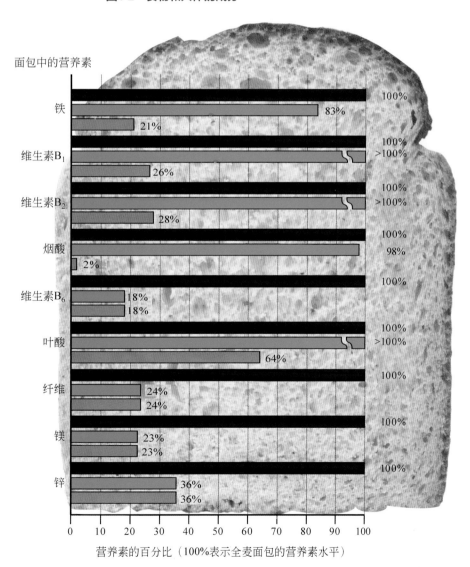

营养素	数值
铁	100% / 83% / 21%
维生素B$_1$	100% / >100% / 26%
维生素B$_2$	100% / >100% / 28%
烟酸	100% / 98% / 2%
维生素B$_6$	100% / 18% / 18%
叶酸	100% / >100% / 64%
纤维	100% / 24% / 24%
镁	100% / 23% / 23%
锌	100% / 36% / 36%

图例:
- 全麦面包
- 强化白面包
- 未强化白面包

0 10 20 30 40 50 60 70 80 90 100

营养素的百分比（100%表示全麦面包的营养素水平）

图4-10 全麦面包、强化白面包、未强化白面包中的营养素

大多数脂肪是饱和脂肪酸、单不饱和脂肪酸和多不饱和脂肪酸的混合物

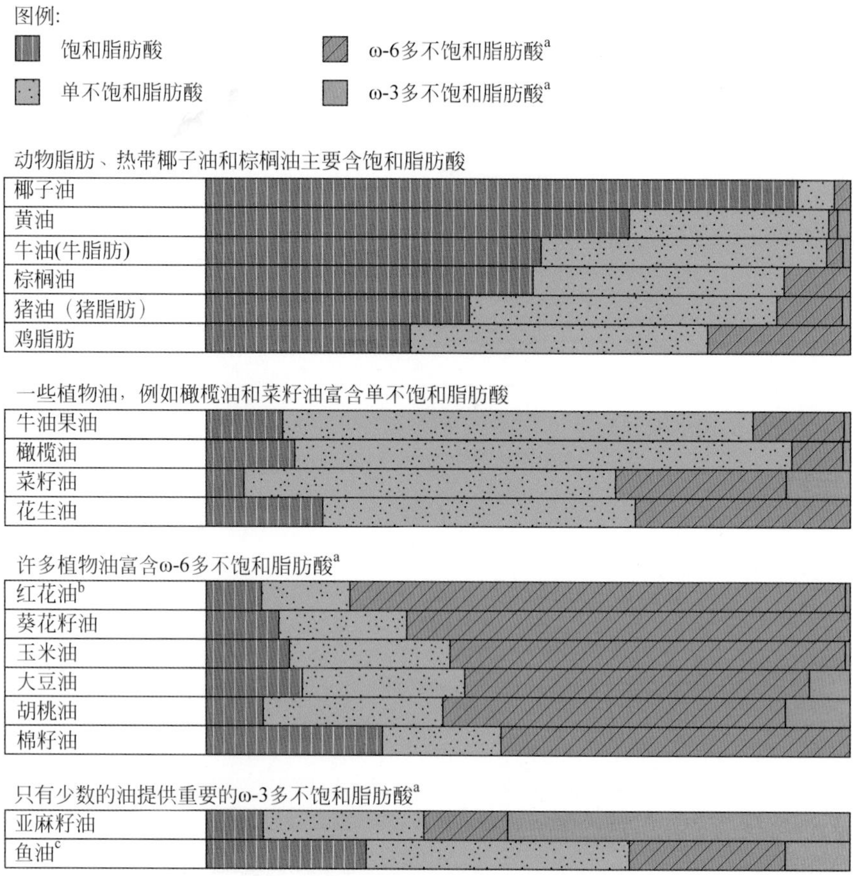

图例：

■ 饱和脂肪酸　　　　▨ ω-6多不饱和脂肪酸[a]

▦ 单不饱和脂肪酸　　▨ ω-3多不饱和脂肪酸[a]

动物脂肪、热带椰子油和棕榈油主要含饱和脂肪酸

| 椰子油 |
| 黄油 |
| 牛油(牛脂肪) |
| 棕榈油 |
| 猪油（猪脂肪） |
| 鸡脂肪 |

一些植物油，例如橄榄油和菜籽油富含单不饱和脂肪酸

| 牛油果油 |
| 橄榄油 |
| 菜籽油 |
| 花生油 |

许多植物油富含ω-6多不饱和脂肪酸[a]

| 红花油[b] |
| 葵花籽油 |
| 玉米油 |
| 大豆油 |
| 胡桃油 |
| 棉籽油 |

只有少数的油提供重要的ω-3多不饱和脂肪酸[a]

| 亚麻籽油 |
| 鱼油[c] |

a 这些多不饱和脂肪酸家族将在后面的章节中进行说明。
b 沙拉或烹饪类型的红花油含有超过70％的亚油酸。
c 根据USDA中鲑鱼、沙丁鱼和鲱鱼油的数据得出的鱼油平均值。
注：USDA营养数据库（http://ndb.nal.usda.gov）列出了许多其它食品的脂肪酸含量

图5-6　常见食物脂肪中的脂肪酸组成

正常红细胞是盘状的，在镰状细胞贫血患者中，血红蛋白链的一个位点的谷氨酸被替换成了缬氨酸，导致红细胞变形、功能丧失。

镰状红细胞　　　　　　正常红细胞

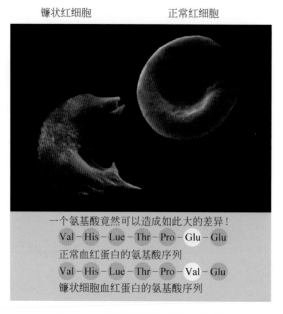

一个氨基酸竟然可以造成如此大的差异！
Val－His－Lue－Thr－Pro－Glu－Glu
正常血红蛋白的氨基酸序列
Val－His－Lue－Thr－Pro－Val－Glu
镰状细胞血红蛋白的氨基酸序列

图6-5　正常红细胞和镰状红细胞

该人手臂皮肤上的硬块反映了角蛋白在上皮细胞中的累积

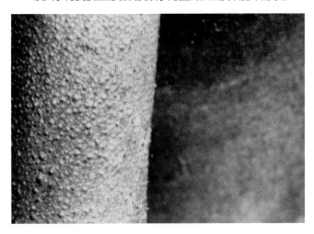

图7-3　维生素A缺乏症的皮肤

右边的手显示皮肤因过量的 β - 胡萝卜素而变色，与另一个人的正常手（左）进行了比较。

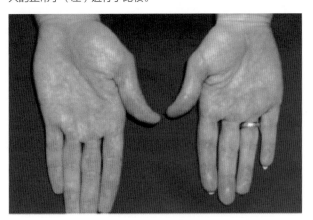

图7-5　β-胡萝卜素过多症状：皮肤变色

这个孩子的弓形腿是由于他患有维生素 D 缺乏症——佝偻病。

这个孩子有串珠状的肋骨，这是佝偻病的一种症状。

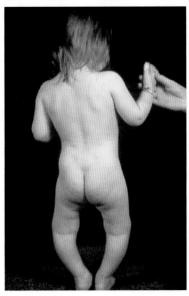 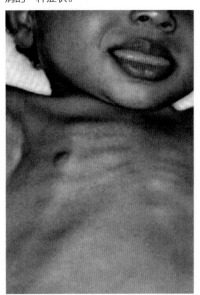

图7-6　佝偻病

维生素C缺乏会导致支持牙齿的胶原蛋白分解。

皮肤上会出现细微的出血点（红色斑点），这表明有可能发生看不见的内部出血。

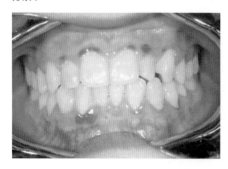
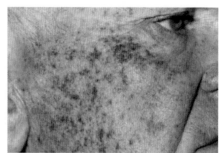

图7-11　坏血病症状——牙龈和皮肤上的表现

正常的粗糙而凹凸不平的舌头会变得光滑肿胀，并且嘴角会发炎和破裂。

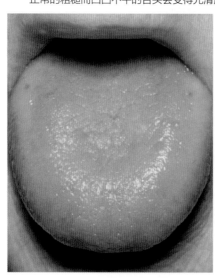
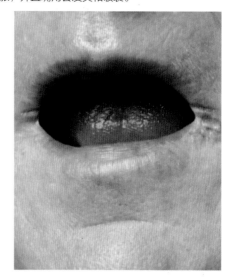

图7-15　维生素B缺乏症状：舌头和口腔的表现

脚气病有两种形式：湿性脚气病，特征为水肿（液体积聚）；干性脚气病，无水肿。此人的脚面保留了医师拇指的印记，显示出湿性脚气病的水肿。

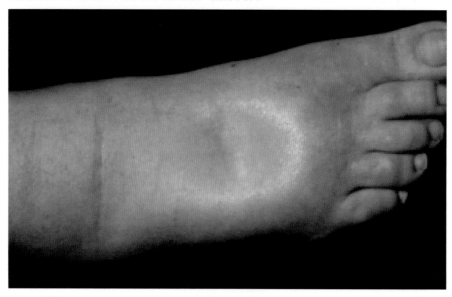

图7-16　脚气

糙皮病的典型"片状油漆"皮炎在暴露于光的皮肤上发展。皮肤变黑并剥落。

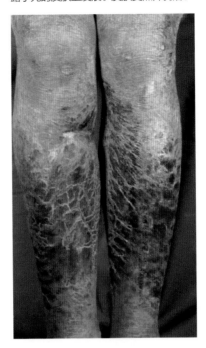

图7-17　糙皮病

脊柱裂的特征是脊髓的骨包裹不完全闭合。如图所示，脊髓可能从脊柱异常突出。

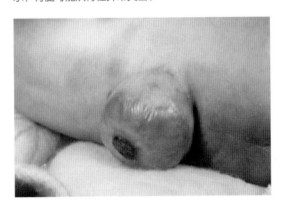

图7-18　脊柱裂——一种神经管缺陷

叶酸缺乏的贫血与维生素 B₁₂ 缺乏的贫血没有区别。恶性贫血的血细胞。细胞大于正常细胞，具有不则形状。

正常血细胞。这些红细胞的大小、形状和颜色表明它们是正常的。

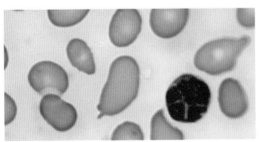 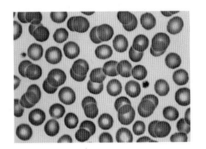

图7-20　贫血和正常血细胞

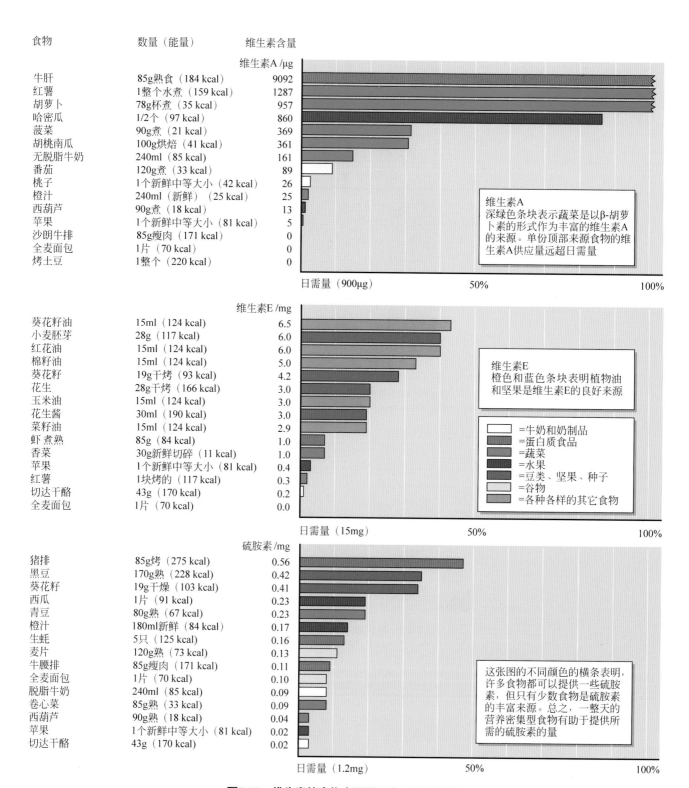

食物	数量（能量）	维生素含量

维生素A /μg

牛肝	85g熟食（184 kcal）	9092
红薯	1整个水煮（159 kcal）	1287
胡萝卜	78g杯煮（35 kcal）	957
哈密瓜	1/2个（97 kcal）	860
菠菜	90g煮（21 kcal）	369
胡桃南瓜	100g烘焙（41 kcal）	361
无脱脂牛奶	240ml（85 kcal）	161
番茄	120g煮（33 kcal）	89
桃子	1个新鲜中等大小（42 kcal）	26
橙汁	240ml（新鲜）（25 kcal）	25
西葫芦	90g煮（18 kcal）	13
苹果	1个新鲜中等大小（81 kcal）	5
沙朗牛排	85g瘦肉（171 kcal）	0
全麦面包	1片（70 kcal）	0
烤土豆	1整个（220 kcal）	0

维生素A
深绿色条块表示蔬菜是以β-胡萝卜素的形式作为丰富的维生素A的来源。单份顶部来源食物的维生素A供应量远超日需量

日需量（900μg）　50%　100%

维生素E /mg

葵花籽油	15ml（124 kcal）	6.5
小麦胚芽	28g（117 kcal）	6.0
红花油	15ml（124 kcal）	6.0
棉籽油	15ml（124 kcal）	5.0
葵花籽	19g干烤（93 kcal）	4.2
花生	28g干烤（166 kcal）	3.0
玉米油	15ml（124 kcal）	3.0
花生酱	30ml（190 kcal）	3.0
菜籽油	15ml（124 kcal）	2.9
虾 煮熟	85g（84 kcal）	1.0
香菜	30g新鲜切碎（11 kcal）	1.0
苹果	1个新鲜中等大小（81 kcal）	0.4
红薯	1块烤的（117 kcal）	0.3
切达干酪	43g（170 kcal）	0.2
全麦面包	1片（70 kcal）	0.0

维生素E
橙色和蓝色条块表明植物油和坚果是维生素E的良好来源

=牛奶和奶制品
=蛋白质食品
=蔬菜
=水果
=豆类、坚果、种子
=谷物
=各种各样的其它食物

日需量（15mg）　50%　100%

硫胺素 /mg

猪排	85g烤（275 kcal）	0.56
黑豆	170g熟（228 kcal）	0.42
葵花籽	19g干燥（103 kcal）	0.41
西瓜	1片（91 kcal）	0.23
青豆	80g熟（67 kcal）	0.23
橙汁	180ml新鲜（84 kcal）	0.17
生蚝	5只（125 kcal）	0.16
麦片	120g熟（73 kcal）	0.13
牛腰排	85g瘦肉（171 kcal）	0.11
全麦面包	1片（70 kcal）	0.10
脱脂牛奶	240ml（85 kcal）	0.09
卷心菜	85g熟（33 kcal）	0.09
西葫芦	90g熟（18 kcal）	0.04
苹果	1个新鲜中等大小（81 kcal）	0.02
切达干酪	43g（170 kcal）	0.02

这张图的不同颜色的横条表明，许多食物都可以提供一些硫胺素，但只有少数食物是硫胺素的丰富来源。总之，一整天的营养密集型食物有助于提供所需的硫胺素的量

日需量（1.2mg）　50%　100%

图7-22　维生素的食物来源显示出一系列价值

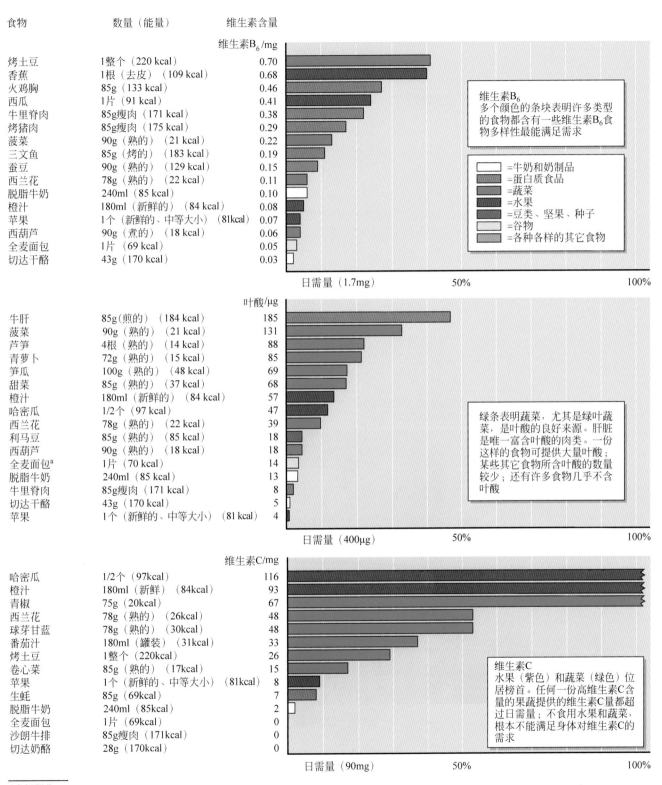

食物	数量（能量）	维生素含量

维生素B₆/mg

烤土豆	1整个（220 kcal）	0.70
香蕉	1根（去皮）（109 kcal）	0.68
火鸡胸	85g（133 kcal）	0.46
西瓜	1片（91 kcal）	0.41
牛里脊肉	85g瘦肉（171 kcal）	0.38
烤猪肉	85g瘦肉（175 kcal）	0.29
菠菜	90g（熟的）（21 kcal）	0.22
三文鱼	85g（烤的）（183 kcal）	0.19
蚕豆	90g（熟的）（129 kcal）	0.15
西兰花	78g（熟的）（22 kcal）	0.11
脱脂牛奶	240ml（85 kcal）	0.10
橙汁	180ml（新鲜的）（84 kcal）	0.08
苹果	1个（新鲜的、中等大小）（81kcal）	0.07
西葫芦	90g（煮的）（18 kcal）	0.06
全麦面包	1片（69 kcal）	0.05
切达干酪	43g（170 kcal）	0.03

维生素B₆
多个颜色的条块表明许多类型的食物都含有一些维生素B₆食物多样性最能满足需求

=牛奶和奶制品
=蛋白质食品
=蔬菜
=水果
=豆类、坚果、种子
=谷物
=各种各样的其它食物

日需量（1.7mg）　　50%　　100%

叶酸/μg

牛肝	85g（煎的）（184 kcal）	185
菠菜	90g（熟的）（21 kcal）	131
芦笋	4根（熟的）（14 kcal）	88
青萝卜	72g（熟的）（15 kcal）	85
笋瓜	100g（熟的）（48 kcal）	69
甜菜	85g（熟的）（37 kcal）	68
橙汁	180ml（新鲜的）（84 kcal）	57
哈密瓜	1/2个（97 kcal）	47
西兰花	78g（熟的）（22 kcal）	39
利马豆	85g（熟的）（85 kcal）	18
西葫芦	90g（熟的）（18 kcal）	18
全麦面包[a]	1片（70 kcal）	14
脱脂牛奶	240ml（85 kcal）	13
牛里脊肉	85g瘦肉（171 kcal）	8
切达干酪	43g（170 kcal）	5
苹果	1个（新鲜的、中等大小）（81 kcal）	4

绿条表明蔬菜，尤其是绿叶蔬菜，是叶酸的良好来源。肝脏是唯一富含叶酸的肉类。一份这样的食物可提供大量叶酸；某些其它食物所含叶酸的数量较少；还有许多食物几乎不含叶酸

日需量（400μg）　　50%　　100%

维生素C/mg

哈密瓜	1/2个（97kcal）	116
橙汁	180ml（新鲜）（84kcal）	93
青椒	75g（20kcal）	67
西兰花	78g（熟的）（26kcal）	48
球芽甘蓝	78g（熟的）（30kcal）	48
番茄汁	180ml（罐装）（31kcal）	33
烤土豆	1整个（220kcal）	26
卷心菜	85g（熟的）（17kcal）	15
苹果	1个（新鲜的、中等大小）（81kcal）	8
生蚝	85g（69kcal）	7
脱脂牛奶	240ml（85kcal）	2
全麦面包	1片（69kcal）	0
沙朗牛排	85g瘦肉（171kcal）	0
切达奶酪	28g（170kcal）	0

维生素C
水果（紫色）和蔬菜（绿色）位居榜首。任何一份高维生素C含量的果蔬提供的维生素C量都超过日需量；不食用水果和蔬菜，根本不能满足身体对维生素C的需求

日需量（90mg）　　50%　　100%

[a]未经强化

图7-22　（续）

图例：
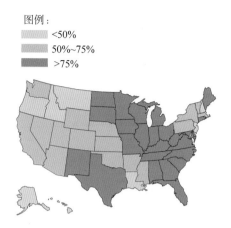

图8-19 通过公共供水系统使用含氟化物水的美国人口

来源：Data from Centers for Disease Con-trol and Prevention, National Water fluoridation statistics, 2014, available from www.cdc.gov/fluoridation/statistics/2014stats.htm.

上面的地图按州显示 2011 年肥胖率（BMI≥30）。底部图显示了仅仅四年后的肥胖状况。在过去的几十年中，增长明显更大，但是分析方法的改变不应与今天的估计直接进行比较。

2011

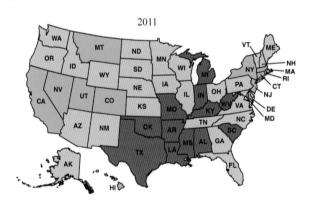

<20%	20%至24.9%	25%至29.9%	30%至34.9%	≥35%
0个州	11个州	27个州	12个州	0个州

2015

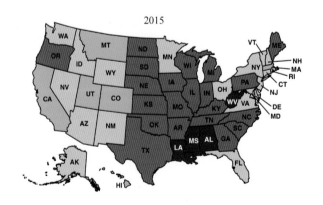

<20%	20%至24.9%	25%至29.9%	30%至34.9%	≥35%
0个州	6个州	19个州	21个州	4个州

图9-1 肥胖患病率上升

来源：www.cdc.gov/obesity/data/prevalence-maps.html.september 2016.

很多死亡可归为多种死因，但是膳食影响多种慢性病的发展，特别是心脏病、某些癌症、卒中（中风）和糖尿病。

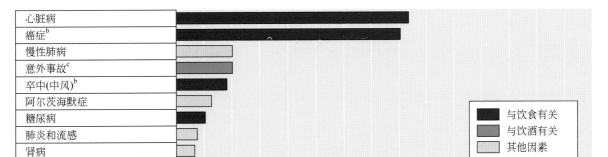

a死亡率按年龄段调整，进行年龄段和时间的比较。
b酒精增加某些癌症和卒中的危险。
c交通事故和其他事故是导致15~24岁年龄段人死亡的主要原因，其次是凶杀、自杀、癌症和心脏病。所有事故死亡人数的一半是由酒精造成的。

图11-1 美国的前10大死因ᵃ

来源：Data from National Center for Health Statistics: K. D. Kochanek, and coauthors, Deaths: Final data for 2014, National Vital Statistics Reports 65, 4（2016）: 1–122.

当汞毒害发育中的胎儿时，结果很严重。这个人患有水俣病，这是一种因出生前汞中毒导致的终生的身心残疾。

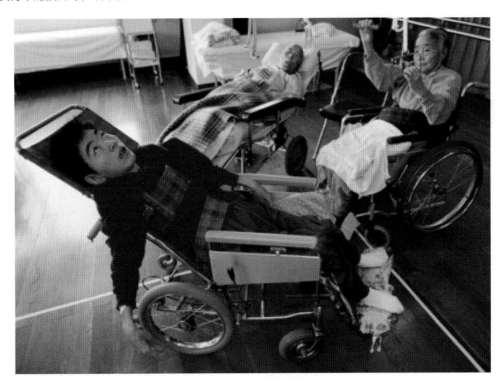

图12-14 汞中毒疾病

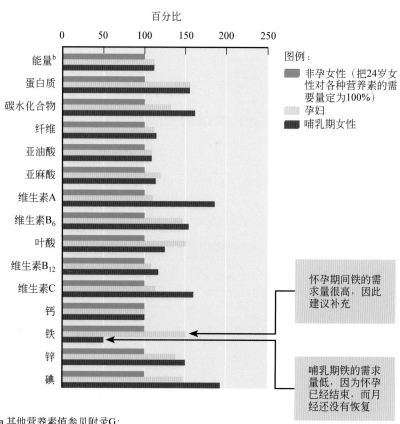

a 其他营养素值参见附录G；

b 孕中期能量供给量；孕晚期能量供给量较此稍高些，孕早期无需提供额外的能量。哺乳期前6个月能量供给量，哺乳期第6~12个月能量供给量略高。

图13-3　非孕期、怀孕期及哺乳期女性营养素需要量ᵃ的对比

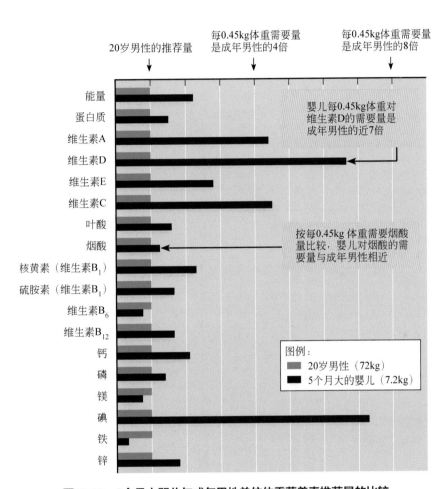

图13-10　5个月大婴儿与成年男性单位体重营养素推荐量的比较

成长表格反映了整个人口范围内儿童随着年龄增长的 BMI 值数据。盖比是女性，所以这张图表是给女孩的；附录 I 提供了一张男孩的图表。

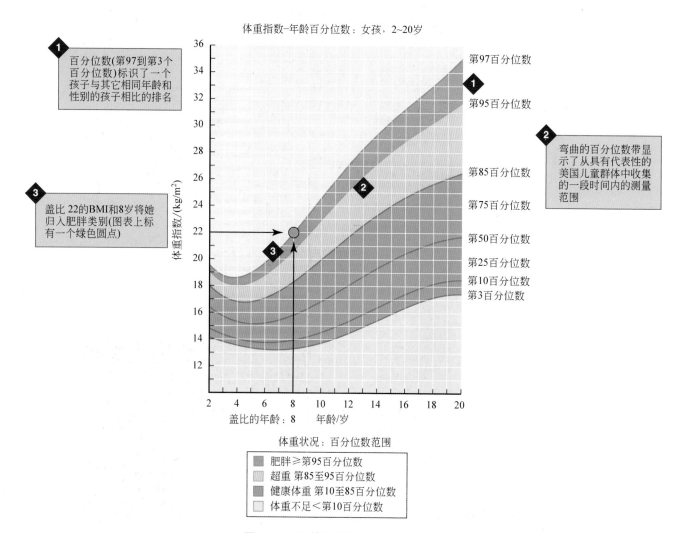

图C13-1　评估儿童的肥胖：一个示例